千金翼方校释

一九八二国家中医古籍整理出版规划

中医古籍整理丛书重刊

唐·孙思邈 著

李景荣 苏礼 焦振廉 任娟莉 校释

马继兴 学术顾问 李培振

人民卫生出版社

图书在版编目（CIP）数据

千金翼方校释/（唐）孙思邈著；李景荣等校释. —北京：
人民卫生出版社，2014

（中医古籍整理丛书重刊）

ISBN 978-7-117-18732-9

Ⅰ.①千…　Ⅱ.①孙…②李…　Ⅲ.①《千金方》-注释
Ⅳ.①R289.342

中国版本图书馆 CIP 数据核字（2014）第 068433 号

人卫智网	www.ipmph.com	医学教育、学术、考试、健康，
		购书智慧智能综合服务平台
人卫官网	www.pmph.com	人卫官方资讯发布平台

千金翼方校释

著　　者： 唐·孙思邈

校　　释： 李景荣等

出版发行： 人民卫生出版社（中继线 010-59780011）

地　　址： 北京市朝阳区潘家园南里 19 号

邮　　编： 100021

E - mail： pmph @ pmph. com

购书热线： 010-59787592　010-59787584　010-65264830

印　　刷： 三河市宏达印刷有限公司

经　　销： 新华书店

开　　本： 850×1168　1/32　**印张：** 26

字　　数： 699 千字

版　　次： 2014 年 12 月第 1 版　2024 年 3 月第 1 版第 12 次印刷

标准书号： ISBN 978-7-117-18732-9

定　　价： 75.00 元

打击盗版举报电话：**010-59787491**　E-mail：**WQ @ pmph.com**

质量问题联系电话：**010-59787234**　E-mail：**zhiliang @ pmph.com**

　　《千金翼方》为唐代名医孙思邈所撰,乃《备急千金要方》之续编。其撰述内容有本草、妇人、伤寒、小儿、养性、避谷、退居、补益、中风、杂病、万病、飞炼、疮痈、色脉、针灸、禁经等共 30 卷。除其扩展《备急千金要方》有关内容外,于本草、妇科、美容、伤寒、养生、中风、针灸等方面尤为详悉。该书内容广博,收载了我国唐代以前大量的珍贵资料,涉及现代医学的药物学、传染病学、食疗养生学、老年医学、性医学、心身医学及社会医学等诸多领域,充分体现了我国隋唐以前医药学的发展水平和辉煌成就,对后世医药学术的发展,产生了深远的影响。

　　此次,由陕西省中医药研究院李景荣等同志经过系统研究,对本书进行了全面校勘和注释,力求既可最大限度地反映《千金翼方》原貌,又能萃集古今有关《千金翼方》的研究成果,为教学、医疗、科研提供一部版本可靠、资料翔实、可供研究、切于实用的新通行本。

　　此书与《孙真人千金方》、《备急千金要方校释》并为"《千金方》古本整理研究"的系列书籍。可供中医药研究人员、临床医生使用。

内
容
提
要

3

《中医古籍整理丛书》是我社 1982 年为落实中共中央和国务院关于加强古籍整理的指示精神,在卫生部、国家中医药管理局领导下,组织全国知名中医专家和学者,历经近 10 年时间编撰完成。这是一次新中国成立 60 年以来规模最大、水平最高、质量最好的中医古籍整理,是中医理论研究和中医文献研究成果的全面总结。本丛书出版后,《神农本草经辑注》获得国家科技进步三等奖、国家中医药管理局科技进步一等奖,《黄帝内经素问校注》、《黄帝内经素问语译》、《伤寒论校注》、《伤寒论语译》等分别获得国家中医药管理局科技进步一等奖、二等奖和三等奖。

本次所选整理书目,涵盖面广,多为历代医家所推崇,向被尊为必读经典著作。特别是在《中医古籍整理出版规划》中《黄帝内经素问校注》、《伤寒论校注》等重点中医古籍整理出版,集中反映了当代中医文献理论研究成果,具有较高的学术价值,在中医学术发展的历史长河中,将占有重要的历史地位。

30 年过去了,这些著作一直受到广大读者的欢迎,在中医界产生了很大的影响。他们的著作多成于他们的垂暮之年,是他们毕生孜孜以求、呕心沥血研究所得,不仅反映了他们较高的中医文献水平,也体现了他们毕生所学和临床经验之精华。诸位先贤治学严谨,厚积薄发,引用文献,丰富翔实,训诂解难,校勘严谨,探微索奥,注释精当,所述按语,彰显大家功底,是不可多得的传世之作。

中医古籍浩如烟海,内容广博,年代久远,版本在漫长的历史流传中,散佚、缺残、衍误等为古籍的研究整理带来很大困难。《中医古籍整理丛书》作为国家项目,得到了卫生部和国家中医药管理局的大力支持,不仅为组织工作的实施和科研经费的保障提供了有力支持,而且为珍本、善本版本的调阅、复制、使用等创造了便利条件。因此,本丛书的版本价值和文献价值随着时间的推移日益凸显。

由于原版书出版时间已久,图书市场上今已很难见到,部分著作甚至已成为中医读者的收藏珍品。为便于读者研习,我社决定精选部分具有较大影响力的名家名著,编为《中医古籍整理丛书重刊》出版,以飨读者。

2013 年 2 月

出版者的话

　　在浩如烟海的古医籍中，保存了中国医药学精湛的理论和丰富的临证经验。为继承发扬祖国医药遗产，过去，我社影印、排印出版了一批古医籍，以应急需。根据中共中央和国务院关于加强古籍整理的指示精神，以及卫生部 1982 年制定的《中医古籍整理出版规划》的要求，今后，我社将经过中医专家、学者和研究人员在最佳版本基础上整理的古医籍，做到有计划、有系统地陆续出版，以满足广大读者和中医药人员的需要。

　　这次中医古籍整理出版，力求保持原书原貌，并注意吸收中医文史研究的新发现、新考证；有些医籍经过整理后，在一定程度上可反映当代学术研究的水平。然而，历代中医古籍所涉及的内容是极其广博的，所跨越的年代也是极其久远的。由于历史条件所限，有些医籍夹杂一些不当之说，或迷信色彩，或现代科学尚不能解释的内容等，希望读者以辩证唯物主义的观点加以分析，正确对待，认真研究，从中吸取精华，以推动中医学术的进一步发展。

人民卫生出版社
1996 年 12 月

《千金翼方》为唐代名医孙思邈所撰,乃《备急千金要方》之续编。其撰述内容有本草、妇人、伤寒、小儿、养性、避谷、退居、补益、中风、杂病、万病、飞炼、疮痈、色脉、针灸、禁经,共 30 卷。除其扩展《备急千金要方》有关内容外,于本草、妇科、美容、伤寒、养生、中风、杂病、解毒杂疗、针灸等尤所详悉。千金两方载述广博,条理清晰,系我国第一部百科全书式的医学典籍,至今仍具有重要的学术意义和实用价值。惜因年代久远,错讹较多,加之文词深奥,难以卒读。校释《千金翼方》的目的是使其成为一部既能最大限度地保持原貌,又能反映古今研究成果,校勘准确,注释简明,具有当代研究水平的新版本,以期对中医临床、科研、教学有所裨益。

兹将校释方法简要说明如下:

一、本书校勘方式采用"以善为主"法。

二、本书的版式有两种:一是依据新校古籍通则,采用通行的繁体正字竖排。二是为满足各层次读者需要,采用简体横排。

三、依据原文文义、医理及意群划分段落。

四、依据古籍出版要求,采用现代标点符号标点。

五、底本与校本

底本:《千金翼方》 人民卫生出版社 1955 年据日本影元大德梅溪书院本影印本

主校本:《千金翼方》 明万历三十三年(1605 年)乙巳王肯堂校刻本(简称王本)

参校本:《备急千金要方》 人民卫生出版社 1955年据日本江户本影印本

《新雕孙真人千金方》 日本东京静嘉堂
　　文库藏本之复印本

《外台秘要》 人民卫生出版社 1955 年据
　　明代经余居本影印本

《重修政和经史证类备用本草》 人民卫
　　生出版社 1957 年据金代晦明轩本影印本

　　参与校勘的其他医籍主要有:《黄帝内经素问》、《灵枢经》、《黄
帝内经太素》、《脉经》、《针灸甲乙经》、《肘后备急方》、《诸病源候
论》、《新修本草》等,其版本详见书后参考书目。

　　六、校勘

　　1. 校勘以对校为主,兼用本校,慎用理校。

　　2. 凡底本不误,校本有误者,悉依底本为准。

　　3. 凡底本中能确认的讹字且有校本可据者,据校本改,
　　　 出具校记。

　　4. 凡底本中能确认的讹字但无校本可据者,据文义改,
　　　 出具校记。

　　5. 凡底本中能确认的文字脱漏且有校本可据者,据校本
　　　 补,出具校记。

　　6. 凡底本中能确认的文字脱漏但无校本可据者,据文义
　　　 补,出具校记。

　　7. 凡底本中能确认的衍文且有校本可据者,据校本删,
　　　 出具校记。

　　8. 凡底本中能确认的衍文但无校本可据者,据文义删,
　　　 出具校记。

　　9. 凡底本中文字倒置,义不可通,有校本可据者,据校本
　　　 乙正。

　　10. 凡底本中文字倒置,义不可通,但无校本可据者,据
　　　　 文义乙正,出具校记。

　　11. 凡底本中文字有疑义,但无校本可据或校本不足为
　　　　 据,难以遽定是非者,出校存疑。

12. 凡底本与校本文字不同,义均可通而以校本义胜者,
    出校存异。

13. 全书总目录与正文不一致处,据正文订正,不出校
    记。正文小标题之有误漏者,则据全书总目录订正,
    并出校说明。

七、注释

1. 凡底本中文词生僻疑难者,予以训释,并出具书证。

2. 凡底本中人名、国名、地名、书名、年号、解剖部位名、
   病证名、药名、穴名等,酌其要者或生僻者予以注释。

3. 注释以先总释后分述为序,力求文简意赅,明白晓畅。

4. 注释所引书证一般以训诂专籍及古籍传注为据,酌用
   文献书证。

八、文字

1. 繁简体字转换一律以中国文字改革委员会编发的
   《简化字总表》所列字目为准。但个别中医专用字,
   如癥瘕的"癥"字,妒乳的"妒"字等仍沿用。凡底本
   文字在《简化字总表》中无相应简化字者,一律用繁
   体正字。

2. 凡底本中采用异体字,且与正体字音义全同或近乎全
   同者,改用正体字,不出校记。

3. 凡底本中采用异体字,但与正体字音义尚有距离者,
   改用正字,出具校记。

4. 凡底本中采用古体字,或古今杂用有碍理解者,改用
   今体字,出具校记。

5. 凡底本中采用通借字,悉改用本字,出具校记。

6. 凡底本中采用俗字,参照异体字的方法处理。

7. 凡底本中采用避讳字,其缺笔者改为正字,出具校记。
   改字者区分为两种情况:其有碍文义者,改正后出具
   校记;其无碍文义者,则仍用原字。

8. 凡底本中文字因刊刻而致笔画误漏,字书查无可据,

予以径改。

九、凡底本中引用古籍之书名悉仍其原貌。

十、凡底本中小字注文,依正文校勘或注释原则处理,酌情出校记。

校 释 者
1996 年 12 月

校正千金翼方表[1]

臣闻医方之学,其来远矣。上古神农[2]播谷尝药,以养其生。黄帝[3]岐伯[4]君臣问对,垂于不刊[5],为

---

〔1〕 表 古代奏章的一种。《释名·释书契》:"下言于上曰表。"

〔2〕 神农 传说古帝名。姜姓。原居姜水流域,后向东发展,与黄帝战于阪泉,败绩。以火德旺,古史又称炎帝、烈山氏。相传他始教民为耒、耜以兴农业,尝百草以为医药。参见皇甫谧《帝王世纪》。

〔3〕 黄帝 少典之子,姓公孙,居轩辕之丘,故号轩辕氏。又居姬水,因改姓姬。国于有熊,故亦称有熊氏。败炎帝于阪泉,又与蚩尤战于涿鹿之野,斩杀蚩尤。诸侯尊为天子,以代神农氏。有土德之瑞,故号黄帝。传说蚕桑、医药、舟车、宫室、文字等之制,皆始于黄帝。参见《史记·五帝本纪》。

〔4〕 岐伯 "岐"原作"歧",今改。《通志·氏族略二》:"岐氏,周故都也,今凤翔岐山是也。太王居之,至文王始迁于丰,其支庶留岐,故为岐氏。又,古有岐伯,为黄帝师。"岐伯,古名医。相传为黄帝臣,曾与黄帝论医。今所传《黄帝内经》,为后人托名岐伯与黄帝论医之语。《汉书·艺文志·方技略》:"太古有岐伯、俞拊,中世有扁鹊、秦和,盖论病以及国,原诊以知政。"

〔5〕 不刊 无可改易。按"刊",削除。《广雅·释诂三》:"刊,削也。"《尚书·禹贡》:"随山刊木。"古时书文字于竹简上,有误则削去。扬雄《答刘歆书》:"是县(悬)诸日月,不刊之书也。"

13

万世法。中古有长桑[1]、扁鹊[2],汉有阳庆[3]、仓公[4]、张机[5]、

---

〔1〕 长桑　战国时人,扁鹊之师。曾授予扁鹊神奇之药及秘方书。参见《史记·扁鹊仓公列传》。

〔2〕 扁鹊　春秋战国时名医。姓秦,名越人,勃海鄚郡(今河北任丘)人。家于卢国,又名卢医。扁鹊创立切脉医术,精通临证各科,能随各地需要而行医。《汉书·艺文志》载有《扁鹊内经》九卷、《扁鹊外经》十二卷,已佚。现存《难经》是托名之作。参见《史记·扁鹊仓公列传》。

〔3〕 阳庆　即公乘阳庆,西汉医家。临淄(今山东临淄)人。精研医术,曾传授医书,药方于淳于意。参见《史记·扁鹊仓公列传》。

〔4〕 仓公　西汉医学家(约公元前205—? 年)。姓淳于,名意,齐临淄(今山东临淄)人。曾任齐太仓长,故又称仓公。辨证审脉,治病多验。《史记·扁鹊仓公列传》记载了他的二十五例医案,是我国现存最早的医案记录。

〔5〕 张机　东汉杰出的医学家(公元二世纪中叶至三世纪)。字仲景,南阳郡(今河南南阳)人。著有《伤寒杂病论》一十六卷。首倡对伤寒六经辨证和杂病的八纲辨证原则,奠定了中医辨证论治的基础,对中医学发展有很大影响。他的著作经后人整理成《伤寒论》和《金匮要略》两书。

华佗[1]，晋宋如王叔和[2]、葛稚川[3]、皇甫谧[4]、范汪[5]、

---

[1] 华佗　东汉末杰出的医学家(公元？—208年)。又名旉，字元化，沛国谯(今安徽亳县)人。精晓医术，尤擅外科。曾创用麻沸散进行全身麻醉，做腹腔肿物切除手术。主张体育锻炼，以增强体质，仿虎、鹿、熊、猿、鸟的动作，创"五禽戏"。著述已佚，现存《中藏经》为后人托名之作。

[2] 王叔和　西晋著名医学家(生活于公元三世纪)。名熙，高平(今山西高平，一说山东兖州)人。曾任太医令。著有《脉经》十卷，总结二十四种脉象，使古代脉学系统化，是我国现存最早的脉学专著。另将张仲景《伤寒杂病论》加以整理，使其得以保存与流传。

[3] 葛稚川　东晋医药学家，道家(公元284—364年)。名洪，字稚川，自号抱朴子，丹阳句容(今江苏句容)人。通经史，好老庄，尤喜炼丹之术。精研医方，撰有《金匮药方》一百卷，后节略为三卷，称《肘后备急方》，内容包括各科医学，其中有对天花、恙虫病等最早的记载。所撰《玉函方》、《神仙服食方》均已佚，其部分内容为《外台秘要》、《医心方》所收录。尚撰有《抱朴子》等，杂有神仙长生等臆测之说。其炼丹术对化学和制药化学的发展有较大影响。

[4] 皇甫谧(mì　密)　魏晋间著名针灸学家(公元215—282年)。幼名静，字士安，自号玄晏先生，安定朝那(今甘肃平凉)人。因患风痹疾而钻研医学。据《素问》、《针经》、《明堂孔穴针灸治要》撰成《针灸甲乙经》，对经络理论、穴位位置的统一、名称、取穴法等阐述颇详，是我国现存最早的针灸专书，对后世针灸学的发展有着很大的影响。另著有《帝王世纪》、《高士传》、《烈女传》、《逸士传》、《玄晏春秋》等。

[5] 范汪　晋代医家(生卒年不详)。字玄平，又称范东阳，颍阳(今河南许昌)人。收集民间单验方，撰成《范东阳杂药方》(又称《范汪方》)一百七十卷，已佚，部分内容散见于《外台秘要》、《医心方》等书。

15

胡洽[1]、深师[2]、陶景[3]之流,凡数十家,皆师祖农黄,著为经方。迨及唐世,孙思邈出,诚一代之良医也,其行事见诸史传,撰《千金方》三十卷。辨论精博,囊括众家,高出于前辈。犹虑或有所遗,又撰《千金翼方》以辅之。一家之书,可谓大备矣。其书之传于今,讹舛[4]尤甚,虽洪儒[5]硕学[6]不能辨之。

　　仁宗皇帝诏儒臣校正医书,臣等今校定《千金翼方》。谓乎物之繁,必先得其要,故首之以药录纂要;凡治病者宜别药之性味,故次之以本草;人之生育,由母无疾,故次之以妇人;疾病之急,无急于伤寒,故次之以伤寒;然后养其少小,故次之以小儿;人身既立,必知所以自养,故次之以养性;养性者,莫善于养气,故次之以避谷;气之盈乃可安闲[7],故次之以退居;退居者当事补养,故次之以补益;若补养失宜则风疾乃作,故次之以中风;风者百病之长,邪气缘而毕至,故次之以杂病;又次之以万病;愈诸疾者必资乎大药,

----

[1]　胡洽　南北朝时期北齐医家。原名胡道洽,广陵(今江苏江都)人。撰有《百病方》二卷,已佚,其部分内容散见于《外台秘要》《医心方》等书。

[2]　深师　南北朝时期宋齐间医僧。善治脚气病,曾选录同代医家支法存等人的有关方药,撰成《深师方》三十卷,已佚,后世医著多有引录。

[3]　陶景　即陶弘景。因避唐高宗的太子弘讳,省称陶景。南朝齐梁时期道教思想家、医学家(公元456—536年)。字通明,自号华阳隐居,丹阳秣陵(今南京)人。曾整理古代的《神农本草经》,并增收魏晋间名医所用新药,成《本草经集注》七卷,共载药物七百三十种。首创以玉石、草木、虫、兽、果、菜、米实分类,对本草学的发展有一定的影响(原书已佚,现在敦煌发现残本)。其内容为历代本草书籍收载,得以流传。另著有《真诰》、《真灵位业图》、《陶氏效验方》、《补阙肘后百一方》、《药总诀》等。

[4]　讹舛(chuǎn　喘)　错误。《旧唐书·高宗纪》:"以明堂制度,历代不同;汉魏以还,弥更讹舛。"

[5]　洪儒　同"鸿儒"。大儒。学问渊博的读书人。《公羊传序》徐彦疏引《春秋繁露》:"能通一经,曰儒生。博览群书,号曰洪儒。"

[6]　硕学　指品节高尚、学问渊博的人。

[7]　闲(xián　贤)　原作"间",据文义改。按"闲",此处谓安闲。《集韵·山韵》:"闲,安也。"《庄子·天地》:"天下无道,则修德就闲。"

故次之以飞炼;乳石性坚,久服生热,故次之以疮痈;众多之疾,源乎脉证,故次之以色脉;色脉既明,乃通腧穴,故次之以针灸;而禁经终焉。总三十卷,目录一卷。臣以为晋有人欲刊正《周易》及诸药方,与祖讷[1]论。祖云:辨释经典,纵有异同,不足以伤风教。至于汤药,小小不达,则后人受弊不少。是医方不可以轻议也。臣等不敢肆臆见,妄加涂窜,取自神农以来书行于世者而质之,有所未至以俟来者。书成缮写,将预圣览。

　　恭惟皇帝陛下天纵深仁,孝述前烈,刊行方论,拯治生类,俾天下家藏其书,人知其学,皆得为忠孝。亦皇风之高致焉。

太子右赞善大夫　臣高保衡

尚书都官员外郎　臣孙奇

太常少卿充秘阁校理　臣林亿

---

[1] 祖讷　晋代范阳人,字士言,累官光禄大夫,事迹不详。

原〔1〕夫神医秘术，至赜〔2〕参于道枢〔3〕。宝饵凝灵〔4〕，宏功浃〔5〕于真畛。知关籥〔6〕玄牝〔7〕，驻历〔8〕之效已深。辔策天机〔9〕，全生〔10〕之德为大。稽〔11〕炎

---

〔1〕　原　推求本源。《汉书·薛宣传》：“《春秋》之义，原心定罪。”颜师古注：“原，谓寻其本也。”

〔2〕　至赜（zé　责）　谓幽深之极。《周易·系辞上》：“圣人有见天下之至赜，而拟诸其形容，象其物宜。”

〔3〕　道枢　道家的学术思想。

〔4〕　宝饵凝灵　喻药物的珍贵与灵验。

〔5〕　浃（jiā　佳）　遍；遍及。《楚辞·大招》：“冥凌浃行，魂逃只。”王逸注：“浃，遍也。”《徐霞客游记·滇游日记十二》：“山雨忽来，倾盆倒峡，浃地交流。”

〔6〕　关籥　横持门户之木。《国语·楚语下》：“为之关籥蕃篱，而远备闭之，犹恐其至也。”此引申指最紧要之处。

〔7〕　玄牝　“牝”原作“牡”，据文义改。按“玄”，微妙；“牝”，雌性。“玄牝”，老子用语，谓“道”就像微妙的母体一样生殖万物。《老子》第六章：“谷神不死，是谓玄牝。玄牝之门，是谓天地之根。”

〔8〕　驻历　谓经过漫长历史时间的检验。

〔9〕　辔（pèi　配）策天机　谓能驾驭自然界造化的奥秘。按“辔策”，缰绳与马鞭。《礼记·曲礼上》：“执策分辔。”引申为驾驭。“天机”，造化的奥秘。陆游《剑南诗稿十九·醉中草书因戏作此诗》：“稚子问翁新悟处，欲言直恐泄天机。”

〔10〕　全生　谓保全生命，以终天年。《庄子·养生主》：“可以保身，可以全生。”

〔11〕　稽　考核。《广雅·释言》：“稽，考也。”

农〔1〕于纪箓〔2〕,资太一而返营魂〔3〕。镜〔4〕轩后〔5〕于遗编〔6〕,事岐伯而宣药力。故能尝味之绩,郁腾天壤〔7〕,诊体之教〔8〕,播在神寰〔9〕。医道由是滥觞〔10〕,时义肇基〔11〕于此。亦有志其大者,高密

---

〔1〕 炎农 指神农氏。见前《校正千金翼方表》"神农"条注释。

〔2〕 纪箓 犹记录。文字记载。此谓《神农本草经》。按"箓",图箓,图书。《广韵·烛韵》:"箓,图箓。"《字汇·竹部》:"箓,图书。"

〔3〕 资太一而返营魂 谓凭借运用古代"道"的哲学思想于医疗卫生实践以保障人们的身心健康。按"资",凭借。《篇海类编·珍宝类·贝部》:"资,凭。""太一",中国哲学术语。"太"是至高至极,"一"是绝对唯一的意思。《庄子·天下》称老子之学"主之以太一"。《吕氏春秋·大乐》:"万物所出,造于太一。"注:"太一,道也。"亦作为虚无的"道"的别名。"返"原作"反",今改。按"反",同"返",返回。《论语·子罕》:"吾自卫反鲁,然后乐正,《雅》、《颂》各得其所。""营魂",指心灵、精神。《后汉书·寇恂传》附寇荣上书:"惧独含恨以葬江鱼之腹,无以自别于世,不胜狐死首丘之情,营魂识路之怀。"

〔4〕 镜 借鉴。《汉书·谷永传》:"愿陛下追观夏、商、周、秦所以失之,以镜考己行。"颜师古注:"镜谓监照之。"

〔5〕 轩后 指黄帝。见前《校正千金翼方表》"黄帝"条注释。

〔6〕 遗编 指《黄帝内经》。

〔7〕 郁腾天壤 谓繁荣昌盛于天地之间。按"郁",繁盛貌。《诗经·秦风·晨风》:"郁彼北林。""天壤",犹言天地。《晋书·张华传》:"普天壤而遐观,吾又安知大小之所如!"

〔8〕 诊体之教 指医学理论与临床实践知识。

〔9〕 神寰 犹言宇内、天下。

〔10〕 滥觞(shāng 伤) 本谓江河发源之处水极浅小,仅能浮起酒杯。《孔子家语·三恕》:"夫江始出于岷山,其源可以滥觞。"王肃注:"觞,可以盛酒,言其微。"后以之比喻事物的起源、开始。

〔11〕 肇(zhào 兆)基 开始建立基础。《尚书·武成》:"至于大王,肇基王迹。"

问紫文之术〔1〕;先其远者,伯阳流玉册之经〔2〕;拟斯寿于乾坤,岂伊难老。俦厥龄于龟鹤,讵可蠲疴〔3〕。兹乃〔4〕大道之真以持身抑斯之谓也。若其业济含灵〔5〕,命悬兹乎,则有越人彻视于腑脏〔6〕,秦和洞达于膏肓〔7〕,仲景候色而验眉〔8〕,元化刳肠而湔胃〔9〕,斯

---

〔1〕 高密问紫文之术 高密,春秋时代杞人,字邃。道家,从事天文历算,人称紫文之术。

〔2〕 伯阳流玉册之经 谓老子著有《道德经》传世。老子姓李名耳,字伯阳,楚国苦县(今河南鹿邑东)厉乡曲仁里人。相传春秋时思想家,道家的创始人。著有《老子》。该书为道家的主要经典。老子学说对中国哲学的发展有很大影响。《老子》又称《道德经》、《老子五千文》,称《玉册之经》以示珍重。"玉册"亦作"玉策"。珍藏的秘籍。左思《魏都赋》:"窥玉策于金縢,案图箓于石室。"

〔3〕 蠲(juān 捐)疴 谓祛除疾病。按"蠲",除去。《广雅·释诂三》:"蠲,除也。""疴",疾病。《广雅·释诂一》:"疴,病也。"

〔4〕 乃 助词。无实义,起调节音节的作用。

〔5〕 含灵 佛教名词。人类。古时认为人为万物之灵,故称"含灵"。

〔6〕 越人彻视于腑脏 谓秦越人为人治病,能透见其脏腑癥结。秦越人,号扁鹊。参见前《校正千金翼方表》"扁鹊"条注释。

〔7〕 秦和洞达于膏肓 谓医和能透彻了解人体内部潜在的疾病。按"秦和",春秋时期秦国名医医和(约公元前六世纪)。他指出疾病并非鬼神所致,而是由于自然界气候的异常变化引起。提出六气(阴、阳、风、雨、晦、明)异常致病说,认为它是引致疾病的主要原因。"膏肓",谓心膈之间。膏,心下微脂;肓,膈上薄膜。《左传·成公十年》:"公梦疾为二竖子,曰:彼良医也,惧伤我,焉逃之? 其一曰:居肓之上,膏之下,若我何?"后因以喻难治之症,如病入膏肓。此喻潜藏人体深层的疾病。

〔8〕 仲景候色而验眉 相传张仲景通过望诊而预见侍中王粲二十年后当眉毛脱落的事。参见《针灸甲乙经·序》。

〔9〕 元化刳(kū 枯)肠而湔(jiān 肩)胃 谓华佗剖腹割治和冲洗患病的肠胃。按"刳",剖开。《说文解字·刀部》:"刳,判也。"《后汉书·华佗传》:"因刳破腹背,抽割积聚。""湔",洗。《广韵·仙韵》:"湔,洗也。"《史记·扁鹊仓公列传》:"湔浣肠胃,漱涤五脏。"元化为华佗的字。见前《校正千金翼方表》"华佗"条注释。

皆方轨叠迹,思韫入神[1]之妙,极变探幽,精超绝代之巧。晋宋[2]方技[3]既其无继,齐梁[4]医术曾何足云。若夫医道之为言,实[5]惟意也。固以神存心手之际,意析毫芒之里。当其情之所得,口不能言;数之所在,言不能谕[6]。然则三部九候[7],乃经络之枢机[8]。气[9]少神余,亦针刺之钩轴[10]。况乎良医则贵察声色,神

---

[1] 思韫(yùn 韵)入神 谓思维丰富而敏捷,达到了一种极其奥妙的境界。

[2] 晋宋 指西东两晋及南北朝的刘宋王朝。公元265—479年。

[3] 方技 古代泛指有关医药和养生的技术知识。《汉书·艺文志·方技略》:"方技者,皆生生之具,王官之一守也……今其技术晻昧,故论其书,以序方技为四种。"按"方技四种",指医经、经方、房中(主要论述性卫生问题)、神仙(主要论述延年益寿之道)。

[4] 齐梁 指南北朝的萧齐与萧梁两朝。公元479—557年。

[5] 实 原作"寔",今改。按"寔",通"实"。《说文通训定声·解部》:"寔,假借为实。"《礼记·坊记》:"寔受其福。"孔颖达疏:"寔,实也。"

[6] 言不能谕 谓用语言不能表达。按"谕",通晓,明白。《玉篇·口部》:"谕,晓也。"

[7] 三部九候 脉诊方法。①遍身诊法:把人体头部、上肢、下肢分成三部,每部各有上、中、下动脉,在这九个部位的动脉波动处诊脉,称为三部九候。详参《素问·三部九候论》。②寸口诊法:寸口脉分寸、关、尺三部,每部以轻、中、重指力按,分浮、中、沉。详参《难经·十八难》。

[8] 枢机 喻事物运动的关键。《周易·系辞上》:"言行,君子之枢机。"王弼注:"枢机,制动之主。"

[9] 气 此指构成人体和维持生命活动的基本物质及其生理功能。

[10] 钩轴 钩以制陶,轴以转车。喻执掌国政,指宰相之职。吕温《凌烟阁勋臣颂·房玄龄》:"大邦钧轴,至则委汝。"在此以喻关键。

工〔1〕则深究萌芽。心考锱铢〔2〕,安假悬衡之验〔3〕。敏同机骇〔4〕,曾无挂发之淹。非天下之至精,其孰能与于此。是故先王镂〔5〕之于玉板〔6〕,往圣藏之以金匮,岂不以营叠至道括囊真赜者欤。余幼智蔑闻〔7〕,老成无已。才非公干〔8〕,夙婴沉疾。德异士

〔1〕 神工　古代指医术高超的医生。按"工",医工,医生。《素问·汤液醪醴论》:"病为本,工为标。"《素问·宝命全形论》:"今末世之刺也,虚者实之,满者泄之,此皆众工所共知也。"

〔2〕 心考锱铢　喻心思极其细致、精确。按:"锱"、"铢"都是古代很小的重量单位。《孙子算经》卷上:"称之所起,起于黍。十黍为一累,十累为一铢。二十四铢为一两。"《说文解字·金部》:"锱,六铢也。"

〔3〕 安假悬衡之验　谓如同用天平衡量东西。"悬衡",天平。柳宗元《答吴秀才谢示新文书》:"夫观文章,宜若悬衡然,增之铢两则俯,反之则仰,无可私者。""假",凭借。《国语·晋语一》:"无必假手于武王。"韦昭注:"假,借也。"

〔4〕 敏同机骇　谓机智敏捷如同制服惊马一般。按"机",智巧,机巧。《字汇·木部》:"机,又巧术;又变也。"《列子·仲尼》:"大夫不问齐鲁之多机乎?"张湛注:"机,巧也。多巧能之人。""骇",马受惊。《一切经音义》卷八十四引《古今正字》:"骇,马惊也。"

〔5〕 镂(lòu　漏)　雕刻。《左传·哀公元年》:"器不雕镂。"

〔6〕 玉板　刊刻文字的白石板。《韩非子·喻老》:"周有玉版,纣令胶鬲索之,文王不予;费仲来求,因予之。"

〔7〕 蔑闻　没有见识。按"蔑",无,没有。《诗经·大雅·板》:"丧乱蔑资,曾莫惠我师。"毛传:"蔑,无。""闻",知识见闻,苏辙《上枢密韩太尉书》:"求天下奇闻壮观,以知天地之广大。"

〔8〕 才非公干　"公干",办理公事。《水浒》十四:"晁盖道:都头官身,不敢久留,若再到敝村公干,千万来走一遭。""才非公干",此谓自谦不具备办理公事的才能。

安[1]，早缠尫瘵[2]。所以志学之岁，驰百金而徇[3]经方。耄[4]及之年，竟三余[5]而勤药饵。酌华公之录帙[6]，异术同窥。采葛生之《玉函》[7]，奇方毕综。每以为生者两仪之大德[8]，人者五行之秀气。气化[9]则人育，伊人禀气而存。德合则生成，是生曰德而立。既知生不再于我，人处物为灵，可幸蕴灵心阙颐[10]我性源

---

〔1〕 士安　即皇甫谧。参见前《校正千金翼方表》"皇甫谧"条注释。

〔2〕 早缠尫（wāng　汪）瘵（zhài　债）　谓早年为疾病缠身，身体瘦弱。《左传·僖公二十一年》："夏大旱，公欲焚巫、尫。"杜预注："瘠病之人，其面上向，俗谓天哀其病，恐雨入其鼻，故为之旱。""瘵"，病。《尔雅·释诂上》："瘵，病也。"郭璞注："今江东呼病曰瘵。"又，指肺结核病。严用和《济生方·诸虚门·劳瘵论治》："夫劳瘵一证，为人之大患。凡受此病者，传变不一，积年染痒，甚至灭门。"

〔3〕 徇（xùn　迅）　谋求。《一切经音义》卷二十一引《苍颉篇》："徇，求也。"孔仲平《续世说·直谏》："愿知稼穑之艰难，无徇一朝之宴逸。"

〔4〕 耄（mào　帽）　泛指老年。《礼记·曲礼上》："八十、九十曰耄。"《盐铁论·孝养》："七十曰耄。"

〔5〕 三余　三国时魏人董遇常教学生利用"三余"的时间读书，谓"冬者岁之余，夜者日之余，阴雨者时之余"。后以"三余"泛指空间时间。

〔6〕 华公之录帙　指华佗的医著。

〔7〕 葛生之《玉函》　指葛洪所撰《玉函方》，已佚。参见前《校正千金翼方表》"葛稚川"条注释。

〔8〕 生者两仪之大德　谓世界上一切事物都是在阴阳二气运动规律的推动下孳生着、发展着。按"生"，生长，长出。《礼记·月令》："（季春之月）萍始生。"引申为一切事物的产生。"两仪"，指阴阳或天地。《周易·系辞上》："是故易有太极，是生两仪。""德"，中国哲学范畴。指具体事物从"道"所得的特殊规律或特殊性质。《管子·心术上》："德者道之舍。""大德"，盛大的功德。《周易·系辞下》："天地之大德曰生。"

〔9〕 气化　泛指阴阳之气化生万物。通常表示生理性的气机运行变化。如脏腑的功能，气血的输布，经络的流注等。又专用于概括某些器官的特殊功能。如三焦对体液的调节称"三焦气化"，膀胱的排尿功能称"膀胱气化"。

〔10〕 颐　保养。《尔雅·释诂下》："颐，养也。"

24

者。由检押神秘〔1〕，幽求今古，撰方一部，号曰《千金》，可以济物摄生，可以穷微尽性。犹恐岱山〔2〕临目，必昧秋毫〔3〕之端；雷霆在耳，或遗玉石之响。所以更撰《方翼》三十卷，共成一家之学。譬辊轫〔4〕之相济，运转无涯；等羽翼之交飞，抟摇不测〔5〕。矧夫易道深矣，孔宣系《十翼》〔6〕之辞；玄文奥矣，陆绩增玄翼之说〔7〕。或沿斯义，述此方名矣。贻〔8〕厥子孙，永为家训。虽未能譬言中庶〔9〕，比

---

〔1〕 检押神秘　谓探索奥秘。按"检押"，亦作"检柙"。犹法度。《申鉴·杂言上》："故检柙之臣不虚于侧。"黄省曾注："检柙，犹法度也。"此谓探索（奥秘或规律）。"神秘"，犹言奥秘。梁武帝《游仙》诗："水华究灵奥，阳精测神秘。"

〔2〕 岱（dài　代）山　泰山的别名。《尚书·禹贡》："海、岱惟青州。"

〔3〕 秋毫　鸟兽在秋天新长出来的细毛。《孟子·梁惠王上》："明足以察秋毫之末。"朱熹注："毛至秋而末锐，小而难见也。"此以喻极纤小的事物。

〔4〕 辊（ní　倪）轫（yuè　月）　车杠与衡相固着的销子。用于大车谓之"辊"，用于小车谓之"轫"。《论语·为政》："大车无辊，小车无轫，其何以行之哉！"此以喻事物的关键。

〔5〕 抟摇不测　喻鸟在天空盘旋、升腾，飞到很高很远的地方。按"抟"，盘旋。庄子《逍遥游》："鹏之徙于南冥也，水击三千里，抟扶摇而上者九万里。""不测"，不可探测。贾谊《过秦论上》："据亿丈之城，临不测之溪以为固。"

〔6〕 《十翼》　即《易传》。相传孔子作。据近人研究，大抵系战国末期或秦汉之际的作品。"翼"有辅助之意。是解释《周易》的十篇著作（《彖》上下、《象》上下、《系辞》上下、《文言》、《序卦》、《说卦》、《杂卦》）的总称。

〔7〕 陆绩增玄翼之说　"陆绩"（公元187—219年），字公纪，三国吴郡吴县（今属江苏省）人。仕吴，官至郁林太守。通天文、历算，作《浑天图》，注《周易》，撰《太玄经注》，对《十翼》有所阐发。

〔8〕 贻　遗留。《尚书·五子之歌》："有典有则，贻厥子孙。"孔安国传："贻，遗也。"

〔9〕 中庶　官名。即中庶子。负责诸侯卿大夫的庶子的教育管理。汉以后为太子属官。《史记·扁鹊仓公列传》所载"中庶子喜方者"，系指爱好方术的负责虢太子医疗事务的官员。

润上池〔1〕,亦足以慕远测深,稽门叩键者哉。倘〔2〕经目〔3〕于君子,庶〔4〕知余之所志焉。

(李景荣)

---

〔1〕 上池　即上池之水。未沾及地面的水,如草木上的露水等。此以喻高明的医术。

〔2〕 倘　连词。表示假设,相当于"倘若"、"如果"。《史记·伯夷列传》:"倘所谓天道,是邪非邪?"张守节正义:"倘,未定之词也。为天道不敢的言是非,故云倘也。"

〔3〕 经目　过目阅读。

〔4〕 庶　副词。表示希望。《诗经·大雅·江汉》:"四平既平,王国庶定。"

校正千金翼方后序

　　夫疾病之至急者有三：一曰伤寒；二曰中风；三曰疮痈。是三种者[1]，疗之不早，或治不对病，皆死不旋踵。孙氏撰《千金方》，其中风疮痈可谓精至，而伤寒一门，皆以汤散膏丸类聚成篇，疑未得其详矣。又著《千金翼》三十卷，辨论方法，见于《千金》者十五六。惟伤寒谓大医汤药虽行百无一效，乃专取仲景之论，以太阳方证比类相附，三阴三阳宜忌霍乱发汗吐下后阴易劳复病为十六篇，分上下两卷，亦一时之新意。此于《千金》为辅翼之深者也。从而著之论曰：伤寒热病自古有之，名贤睿哲多所防御。至于仲景特有神功，寻思旨趣，莫测其致。有以见孙氏尊而神之之心也。是二书者，表里相明，至纤至悉，无不赅备。世又传《千金髓》者，观其文意，殊非孙氏所作，乃好事者为之耳。王焘[2]集《外台秘要方》，各载所出，亦未之见。似出于唐之末代[3]，

---

〔1〕　是三种者　"三"原作"二"，据文义改。

〔2〕　王焘　唐代医学家。郿（今陕西郿县）人。曾在弘文馆（国家图书馆）任职二十年，采集诸家医方，整理医学文献，编成《外台秘要》四十卷，内容丰富，几乎囊括各科，其中汇集了许多已佚的前代医药文献，并有许多民间验方，可称是集唐代以前方书大成之作。

〔3〕　唐之末代　"代"原作"伐"，据文义改。

博雅者勿谓其一家书也。至于合药生熟之宜,炮炙之制,分两升斗之剂[1],并载《千金》凡例中,此不著云尔。

(李景荣)

---

[1] 剂 原作"齐",今改。按"齐",古"剂"字。《周礼·天官·亨人》:"亨人掌共鼎镬,以给水火之齐。"郑玄注:"齐,多少之量。"《吕氏春秋·本味》:"调和之事,必以甘酸苦辛咸,先后多少,其齐甚微,皆有自起。"高诱注:"齐,和分也。"陈奇猷校释:"齐,今剂字。"

千金翼方校释目录

铁精　光明盐　绿盐　蜜陀僧　桃花石　珊瑚　石
花　石床

青琅玕　礜石　特生礜石　握雪礜石　方解石　苍
石　土阴孽　代赭　卤咸　大盐　戎盐　白垩　铅
丹　粉锡　锡铜镜鼻　铜弩牙　金牙　石灰　冬灰
锻灶灰　伏龙肝　东壁土　紫铆骐驎竭　硇砂　姜
石　赤铜屑　铜矿石　白瓷瓦屑　乌古瓦　石燕
梁上尘

青芝　赤芝　黄芝　白芝　黑芝　紫芝　赤箭　天
门冬　麦门冬　术　女萎萎蕤　黄精　干地黄　生
地黄　昌蒲　远志叶附　泽泻叶实附　署预　菊花
甘草　人参　石斛　牛膝　卷柏　细辛　独活　升
麻　茈胡叶附　防葵　菩实　菴䕡子　薏苡仁根附
车前子叶根附　薪蓂子　茺蔚子茎附　木香　龙胆
菟丝子　巴戟天　白英　白蒿

肉苁蓉　地肤子　忍冬　蒺藜子叶附　防风叶附
石龙刍　络石　千岁虆汁　黄连　沙参　丹参　王
不留行　蓝实叶附　景天花附　天名精　蒲黄　香
蒲　兰草　决明子　芎䓖　蘪芜　续断　云实花附
黄芪茎叶附　徐长卿　杜若　蛇床子　茵陈蒿　漏
芦　茜根　飞廉　营实根附　薇衔　五味子　旋花
根附　白兔藿　鬼督邮　白花藤

当归　秦艽　黄芩子附　芍药　干姜　生姜　藁本
实附　麻黄　葛根汁叶花附　前胡　知母　大青

柳华叶实子汁附 桐叶花附 梓白皮叶附 苏方木
接骨木 枳椇皮附 木天蓼 乌臼木根皮 赤瓜木
实附 诃梨勒 枫柳皮 卖子木 大空 紫真檀
椿木叶皮樗木附 胡椒 橡实壳附 无食子 杨栌
木 槲若皮附

发髲 乱发 人乳汁 头垢 人屎 人溺 龙骨白
龙骨齿角等附 牛黄 麝香 马乳 牛乳 羊乳
酥 熊脂 白胶 阿胶 醍醐 底野迦 酪 犀角
羚羊角 羖羊角 羊髓 青羊胆 羊肺 羊心 羊
肾 羊齿 羊肉 羊骨 羊屎 牛角䚡 水牛角髓
胆心肝肾齿肉屎等附 黄犍牛乌牯牛溺 白马茎眼蹄
附 白马蹄 赤马蹄 牡狗阴茎胆心脑齿等附 白狗
血 鹿茸骨角髓肉等附 獐骨肉髓等附 虎骨膏肉等附
豹肉 狸骨肉阴茎等附 兔头骨脑肝肉等附 六畜毛
蹄甲 鼺鼠 麋脂角附 豚卵蹄附 猪四足 豭猪
肉 凡猪肉 猪屎 鼹鼠 獭肝肉附 狐阴茎五脏
肠等附 雄狐屎 貒肉胞膏 野猪黄 驴屎尿乳轴垢
等附 豺皮 丹雄鸡头附 白雄鸡肉 乌雄鸡肉
黑雌鸡 黄雌鸡 白鹅膏毛肉等附 鹜肪 白鸭屎
肉附 雁肪 鹧鸪 雉肉 鹰屎白 雀卵脑头血等附
雄雀屎 鹳骨 雄鹊肉 鸲鹆肉 燕屎 孔雀屎
鸬鹚屎头附 鸥头

石蜜 蜜蜡 白蜡 蜂子 大黄蜂子 土蜂子 牡
蛎 桑螵蛸 海蛤 文蛤 魁蛤 石决明 秦龟

龟甲　鲤鱼胆肉骨齿附　蠡鱼　鲍鱼　鲮鱼　鳝鱼
鲫鱼　伏翼　天鼠屎　猬皮　石龙子　露蜂房　樗
鸡　蚱蝉　白僵蚕　木虻　蜚虻　蜚蠊　䗪虫　蛴
螬　蛞蝓　蜗牛　水蛭　鳖甲肉附　鲍鱼甲肉附
乌贼鱼骨肉附　蟹爪附　原蚕蛾屎附　鳗鲡鱼　鲛
鱼皮　紫贝　虾蟆　鼋　牡鼠肉粪附　蚺蛇胆膏附
蝮蛇胆肉附　鲮鲤甲　蜘蛛　蜻蛉　石蚕　蛇蜕
蛇黄　蜈蚣　马陆　蠼螋　雀瓮　鼠妇　萤火　衣
鱼　白颈蚯蚓　蝼蛄　蜣螂　斑猫　芫青　葛上亭
长　地胆　马刀　田中螺汁　贝子　甲香　珂

豆蔻　葡萄　蓬蘽　覆盆子　大枣　生枣　藕实茎
鸡头实　芰实　栗　樱桃　梅实　枇杷叶　柿　木
瓜实　甘蔗　石蜜　沙糖　芋　乌芋　杏核仁花实
附　桃核仁　桃花　桃枭　桃毛　桃蠹　李核仁根
实附　梨　柰　安石榴壳附　东行根

白瓜子　白冬瓜　瓜蒂花附　冬葵子　葵根　苋实
苦菜　荠实附　芜菁及芦菔　芜菁子　莱菔根　龙
葵子附　菘　芥　苜蓿　荏子叶附　蓼实叶附　葱
实　葱根　葱汁　薤　韭子根附　白蘘荷　蒜菜
紫苏子附　水苏　假苏　香薷　薄荷　秦荻梨　苦
瓠　水芹　马芹子　莼　落葵　蘩蒌　蕺　葫蒜也
蒜小蒜也　菫汁　芸薹

胡麻　青蘘　麻蕡　麻子　饴糖　大豆黄卷　生大
豆　赤小豆　豉　大麦　𥢼麦糵附　小麦　青粱米
黄粱米　白粱米　粟米　丹黍米　糵米　秫米　陈

廪米　酒　腐婢　藕豆叶附　黍米　粳米　稻米
稷米　醋　酱　食盐

青玉　白玉髓　玉英　璧玉　合玉石　紫石华　白
石华　黑石华　黄石华　厉石华　石肺　石肝　石
脾　石肾　封石　陵石　碧石青　逐石　白肌石
龙石膏　五羽石　石流青　石流赤　石耆　紫加石
终石　玉伯　文石　曼诸石　山慈石　石濡　石芸
石剧　路石　圹石　败石　越砥石　金茎　夏台
柴紫　鬼目　鬼盖　马颠　马唐　马逢　牛舌实
羊乳　羊实　犀洛　鹿良　菟枣　雀梅　雀翘　鸡
涅　相乌　鼠耳　蛇舌　龙常草　离楼草　神护草
黄护草　吴唐草　天雄草　雀医草　木甘草　益决
草　九熟草　兑草　酸草　异草　灌草叶　葹草
莘草　勒草　英草华　吴葵叶　封华　北荇华　隑
华　排华　节华　徐李　新雉木　合新木　俳蒲木
遂阳木　学木核　木核　枸核　荻皮　桑茎实　蒲
阴实　可聚实　让实　蕙实　青雌　白背　白女肠
白扇根　白给　白并　白辛　白昌　赤举　赤涅
黄秫　徐黄　黄白支　紫蓝　紫给　天蓼　地朕
地芩　地筋　地耳　土齿　燕齿　酸恶　酸赭　巴
棘　巴朱　蜀格　纍根　苗根　参果根　黄辩　良
达　对庐　粪蓝　委蛇　麻伯　王明　类鼻　师系
逐折　并苦　领灰　父陛根　索十　荆茎　鬼丽
竹付　秘恶　唐夷　知杖　垄松　河煎　区余　三
叶　五母麻　疥拍腹　常吏之生　救赦人者　丁公
寄　城里赤柱　城东腐木　芥　载　庆　腂　雄黄
虫　天社虫　桑蠹虫　石蠹虫　行夜　蜗篱　麇鱼

千金翼方卷第一　药录纂要

采药时节第一

论曰:夫药采取不知时节,不以〔1〕阴干曝干,虽有药名,终无药实。故不依时采取,与朽木不殊〔2〕,虚费人功,卒〔3〕无裨益,其法虽具大经〔4〕,学者寻览,造次〔5〕难得,是以甄别,即日可知耳。

萎蕤立春后采,阴干

菊花正月采根,三月采叶,五月采茎,九月采花,十一月采实,皆阴干

白英春采叶,夏采茎,秋采花,冬采根

络石正月采

飞廉正月采根,七八月采花,阴〔6〕

藁本正月二月采,曝三十日成

通草正月采,阴

女菀正月二月采,阴

乌头乌喙正月二月采,春采为乌头,冬采为附子,八月上旬采根,阴

---

〔1〕　不以　谓不能依时而用。按"以",用。《玉篇·人部》:"以,用也。"

〔2〕　不殊　谓无有差别。按"殊",异,不同。《玉篇·歹部》:"殊,《苍颉》云:殊,异也。"

〔3〕　卒　终于,终究。《后汉书·酷吏传·周纡》:"爝火虽微,卒能燎野。"

〔4〕　大经　指《新修本草》之图经部分。唐高宗显庆间由英国公李勣领衔编修本草,本文二十卷,目录一卷;图二十五卷,目录一卷;图经七卷,凡五十四卷。其图经部分虽佚,但内容仍间见于《证类本草》及《千金翼方》中。又,《外台秘要》卷三十一·采药时节作"本经"。

〔5〕　造次　仓卒,急遽。《论语·里仁》:"君子无终食之间违仁,造次必于是,颠沛必于是。"

〔6〕　阴　谓阴干。

1

蒴藋春夏采叶,秋冬采茎根

柏叶四时各依方面采,阴

枸杞春夏采叶,秋采茎实,冬采根,阴

茗春采

桃枭正月采

天门冬二月三月七月八月采,曝[1]

麦门冬二月三月八月十月采,阴

术二月三月八月九月采,曝

黄精二月采,阴

干地黄二月八月采,阴

署预二月八月采,曝

甘草二月八月采,曝干,十日成

人参二月四月八月上旬采,曝干,无令见风

牛膝二月八月十月采,阴

细辛二月八月采,阴

独活二月八月采,曝

升麻二月八月采,日干

柴胡二月八月采,曝

龙胆二月八月十一月十二月采,阴

巴戟天二月八月采,阴

白蒿二月采

防风二月十月采,曝

黄连二月八月采

沙参二月八月采,曝

王不留行二月八月采

黄芪二月十月采,阴

杜若二月八月采,曝

茜根二月三月采,曝

[1] 曝　谓曝干。

当归二月八月采,阴

秦艽二月八月采,曝

芍药二月八月采,曝

前胡二月八月采,曝

知母二月八月采,曝

栝楼二月八月采根,曝三十日成

石龙芮五月五日采子,二月八月采皮,阴

石韦二月采,阴

狗脊二月八月采,曝

萆薢二月八月采,曝

菝葜二月八月采,曝

白芷二月八月采,曝

紫菀二月三月采,阴

百合二月八月采,曝

牡丹二月八月采,阴

防己二月八月采,阴

地榆二月八月采,曝

莎草根二月八月采

大黄二月八月采,火干

桔梗二月八月采,曝

甘遂二月采,阴

赭魁二月采

天雄二月采,阴

贯众二月八月采,阴

虎掌二月八月采,阴

白敛二月八月采,曝

羊桃二月采,阴

狼毒二月八月采,阴

鬼臼二月八月采

茯苓茯神二月八月采,阴

桂二月八月十月采,阴

杜仲二月五月六月九月采

商陆二月八月采,日干

丁香二月八月采

榆皮二月采皮,曝干,八月采实

猪苓二月八月采,阴

秦皮二月八月采,阴

石南二月四月采叶,八月采实,阴

蓝叶二月三月采,曝,本草无

赤箭三月四月八月采,曝

防葵三月三日采,曝

芎䓖三月四月采,曝

徐长卿三月采

黄芩三月三日采,阴

大青三月四月采,阴

玄参三月四月采,曝

苦参三月八月十月采,曝

杜蘅三月三日采,曝

紫草三月采,阴

白薇三月三日采,阴

紫参三月采,火干

泽兰三月三日采,阴

王瓜三月采,阴

垣衣三月三日采,阴

艾叶三月三日采,曝

水萍三月采,曝

芫花三月三日采,阴

泽漆三月三日七月七日采,阴

藜芦三月采,阴

羊踯躅三月采,阴

茵芋三月三日采,阴

射干三月三日采,阴

青葙子三月采茎叶,阴,五月六月采子

紫葛三月八月采,日干

白附子三月采

桑上寄生三月三日采,阴

厚朴二月九月十月采,阴

芜荑三月采,阴

黄环三月采,阴

乌芋三月三日采,曝

桃花三月三日采,阴

苦菜三月三日采,阴

远志四月采,阴

菥蓂子四月五月采,曝

景天四月四日七月七日采,阴

蒲黄四月采

兰草四月五月采

蘼芜四月五月采,曝

白头翁四月采

夏枯草四月采

溲疏四月采

鼠尾草四月采叶,七月采花,阴

昌蒲[1]五月十二月采,阴

卷柏五月七月采,阴

泽泻五月六月八月采,阴,叶五月采,实九月采

车前子五月五日采,阴

茺蔚子五月采

---

〔1〕 昌蒲　即石菖蒲,又名昌本、昌阳、昌羊,为天南星科植物石菖蒲的根
　　茎。又,《外台秘要》卷三十一·采药时节作"菖蒲"。

石龙芮五月七月[1]采,曝

丹参五月采,曝

天名精五月采

肉苁蓉五月五日采,阴

蛇床子五月采,阴

茵陈蒿[2]五月及立秋采,阴

旋花五月采,阴

葛根五月采,曝

酸浆五月采,阴

蠡实五月采,阴

大小蓟五月采

荩草五月采实

旋复花五月采,日干

鸢尾五月采

半夏五月八月采,曝

莨菪子五月采

蜀漆五月采,阴

茼茹五月采,阴

萹蓄五月采,阴

生漆夏至后采

蕤核五月六月采,日干

松萝五月采,阴

五加皮五月七月采茎,十月采根,阴

莽草五月采,阴

郁李根五月六月采

栾华五月采

---

〔1〕　七月　原作"七日",据《外台秘要》卷三十一·采药时节改。

〔2〕　茵陈蒿　又名茵陈,为菊科植物大籽蒿的幼嫩茎叶。又谓白蒿,为菊科
　　　植物大籽蒿的全草。详参《证类本草》卷六·草部上品之上·白蒿。

覆盆子五月采

梅实五月采,火干

杏核仁五月采

蘩蒌五月五日采

葫五月五日采

蒜五月五日采

青蘘五月采,本草无

紫芝六月八月采

茅根六月采

莞花六月采,阴

昨叶何草夏采,日干

松脂六月采

五木耳[1]六月采,曝干

石斛七月八月采,阴

蒺藜子七月八月采,曝

续断七月八月采,阴

薇衔七月采

麻黄立秋采,阴

瞿麦立秋采,阴

海藻七月七日采,曝

陆英立秋采

菌桂立秋采

槐实七月七日十月巳日采

桃核仁七月采,阴

瓜蒂七月七日采,阴

水苏七月采

麻蕡七月七日采

―――――――

〔1〕 五木耳 生于五种不同树木上的木耳。按《证类本草》卷十三·木部中品引《唐本草》:"楮耳人常食,槐耳用疗痔,榆、柳、桑耳,此为五耳。"

7

腐婢七月采，阴

蓍实八月九月采，日干

薏苡仁八月采实，根无时

地肤子八月十月采，阴

漏芦八月采，阴

营实八月九月采，阴

五味子八月采，阴

败酱八月采

恒山八月采，阴

牙子八月采，曝

蛇含八月采，阴

蘿菌[1]八月采，阴

连翘八月采，阴

屋游八月九月采

女青八月采，阴

牡荆实八月九月采，阴

酸枣八月采，阴

楮实八月九月采，日干

秦椒八月九月采

卫矛八月采，阴

巴豆八月采，阴

蜀椒八月采，阴

雷丸八月采，曝

大枣八月采，曝

藕实八月采

鸡头实八月采

白瓜子八月采

菟丝子九月采，曝

---

〔1〕 蘿菌 原作"蘿困"，据《外台秘要》卷三十一·采药时节改。

茛草九月十月采

干姜九月采

松实九月采，阴

辛夷九月采，曝

枳实九月十月采，阴

山茱萸九月十月采，阴

吴茱萸九月九日采，阴

栀子九月采，曝

皂荚九月十月采，阴

栗九月采

茳九月采，阴

麻子九月采

大豆九月采

菴䕡子十月采

决明子十月十日采，阴百日

云实十月采，曝

贝母十月采，曝

女贞立冬采

橘柚十月采

款冬花十一月采，阴

棘刺冬至后一百二十日采

苋实十一月采

忍冬十二月采，阴

大戟十二月采，阴

木兰十二月采，阴

冬葵子十二月采

白鲜四月五月采，阴

葶苈立夏后采，阴

论曰：凡药皆须采之有时日，阴干曝干，则有气力。若不依时采之,则与凡草不别,徒弃功用,终无益也。学者当要及时采掇[1],以供所用耳。

药名第二

论曰:有天竺[2]大医耆婆[3]云:天下物类[4]皆是灵药,万物之中,无一物而非药者,斯乃大医也。故《神农本草》举其大纲,未尽其理。亦犹咎繇创律[5],但述五刑[6],岂卒[7]其事。且令后学者因事典法[8],触类长之[9]无穷竭,则神农之意从可知矣。所以

---

〔1〕采掇　采集。按"掇",拾取。《说文解字·手部》:"掇,拾取也。"

〔2〕天竺　国名,印度的古称。玄奘《大唐西域记》二·滥波国:"详夫天竺之称,异议纠纷,旧云身毒,或贤豆,今从正音,宜云印度。"

〔3〕耆婆　古印度名医。姓阿提梨,名宾迦罗。著有《耆婆脉经》、《耆婆六十四问》等。

〔4〕物类　万物,众物。按"类",众,众多。《淮南子·要略》:"乃始揽物引类,览取拆掇,浸想宵类。"高诱注:"类,众也。"

〔5〕咎繇创律　谓咎繇创制法律。按"咎繇",人名,即皋陶,偃姓。传说为舜之臣,掌刑狱之事。《楚辞·九章·惜诵》:"俾山川以备御兮,命咎繇使听直。"

〔6〕五刑　五种刑法。古代或以墨、劓、剕、宫、大辟为五刑;或以甲兵、斧钺、刀锯、钻笮、鞭扑为五刑。唐律于名例之首,列笞、杖、徒、流、死五刑,明清律因袭为制。

〔7〕卒　终,完毕。《诗经·豳风·七月》:"无衣无褐,何以卒岁。"郑玄笺:"卒,终也。"

〔8〕因事典法　谓凭依奉行用药的准则。按"事",奉行。《论语·颜渊》:"回虽不敏,请事斯语矣。""典",常道,法则。《尔雅·释诂上》:"典,常也。""典法",谓用药的准则。

〔9〕触类长之　谓触逢事类而增长所知。按"触",触动,引发。《周易·系辞上》:"触类而长之,天下之能事毕矣。"虞翻注:"触,动也。"孔颖达疏:"触类而长之者,谓触逢事类而增长之。"

述录药名品,欲令学徒[1]知无物之非药耳。

玉泉　玉屑　丹砂　空青　绿青　曾青　白青　扁青　石胆
云母　朴消　消石　芒消　滑石　石钟乳　紫石英　矾石马
齿矾绛矾黄矾青矾　白石英　五石脂　太一余粮　紫禹余粮
石中黄子　禹余粮　黄禹余粮　金屑　银屑　水银汞粉附
雄黄　雌黄　殷孽　孔公孽　石脑　石硫黄　熏黄　阳起石
疑水石[2]　石膏　磁石　玄石　理石　长石　肤青　石黛
铁落　铁　生铁　钢铁[3]　铁精　铁浆　食盐　光明盐
绿盐　蜜陀僧　桃花石　珊瑚　石花　乳床　青琅玕　礜石
特生礜石　握雪礜石　方解石　苍石　土阴孽　代赭　卤咸
大盐　戎盐　青盐　赤盐　白垩　铅丹　锡粉　锡铜镜鼻
铜弩牙　金牙　石灰　冬灰　炭　锻灶灰　伏龙肝　东壁土
半天河　地浆　硇砂　姜石　赤铜屑　铜矿石　铜青　白瓷
瓦屑　乌古瓦　石燕　梁上尘　不灰木[4]　青芝　赤芝
黄芝　白芝　黑芝　紫芝　赤箭　天门冬　麦门冬　术　女
萎萎蕤　黄精　干地黄　昌蒲　远志小草　泽泻叶实附　署
预　菊花　甘草　人参　石斛　牛膝　卷柏　细辛　独活
升麻　柴胡　防葵　菁实　菴䕡子　薏苡仁　车前子叶附
蒺藜子　芜蔚子　木香　龙胆　菟丝子　巴戟天　白英　白
蒿　肉苁蓉　地肤子　忍冬　蒺藜子　防风叶附　石龙刍
络石　千岁虆　黄连　沙参　丹参　蓝实　景天　天名精
王不留行　蒲黄　兰草　决明子　芎䓖　香蒲蒲根附　蘪芜

---

[1]　学徒　从师受业的人,学生。蔡邕《蔡中郎集》三·司空杨秉碑:"于是
　　　门人学徒,相与刊石碑,表勒鸿勋。"

[2]　疑(níng　宁)水石　即凝水石,亦即寒水石。详见本书卷二·玉石部中
　　　品"凝水石"注。按"疑",凝。《荀子·解蔽》:"以可知人之性,求可以知
　　　物之理,而无所疑止之,则没世穷年不能遍也。"杨倞注:"疑,或为凝。"

[3]　钢铁　原作"刚铁",据本书卷二·玉石部中品改。

[4]　不灰木　又名无灰木,为硅酸盐类矿物角闪石石棉。性味甘寒,无毒,
　　　能清热,除烦,利尿,主治肺热咳嗽,咽喉肿痛,烦热,小便不利等。

续断　云实　黄芪　徐长卿　杜若　蛇床子　茵陈蒿　漏芦
茜根　飞廉　营实　蔷薇根　薇衔　五味子　旋花　白菀藿
鬼督邮　白花藤　当归　秦艽　黄芩　芍药　藁本实附　干
姜生姜附　麻黄根子附　葛根汁叶花附　栝楼实茎叶附　大青
贝母　前胡　知母　玄参　苦参　石龙芮　石韦　狗脊　草
薢菝葜　通草　瞿麦　败酱　白芷　杜蘅　紫草　紫
菀[1]　白鲜皮　白薇　菓耳　茅根　百合　酸浆　王参
女萎　淫羊藿　蠡实花叶附　款冬花　牡丹　防己　女菀[2]
泽兰　地榆　王孙　爵床　白前　百部根　王瓜　荠苨[3]
高良姜　马先蒿　蜀羊泉　积雪草　恶实　莎草　大小蓟
垣衣　艾叶　水萍　海藻　昆布　茳草　陟厘　蕲草　凫葵
井中苔萍蓝附　鳢肠[4]　蒟酱　百脉根　萝摩子[5]　白药
蘹香子　郁金　姜黄　百两金　阿魏　大黄　桔梗　甘遂
葶苈　芫花　泽漆　大戟　荛花　旋复花　钩吻　藜芦　赭
魁　及己　天雄　乌头射罔乌喙附　附子　侧子　羊踯躅
茵芋　射干　鸢尾　贯众花附　半夏　由跋　虎掌　莨菪子
蜀漆　恒山　青葙子　牙子　白敛　白及　蛇含　草蒿　藋
菌　连翘　白头翁　蔄茹　苦芺　羊桃　羊蹄　鹿藿　牛扁

---

〔1〕　紫菀　原作"紫苑"，今改。又名青菀、紫蒨，为菊科植物紫菀的根及根
　　　茎。按"苑"，通"菀"。《正字通·艸部》："苑，通作菀。"
〔2〕　女菀　原作"女苑"，今改。又名白菀，女宛，为菊科植物女菀的全草或
　　　根。性味辛温，无毒，能温中化痰，和中，利尿，主治咳嗽气喘，肠鸣腹
　　　泄，小便短涩等。按"苑"，通"菀"。《正字通·艸部》："苑，通作菀。"
〔3〕　荠苨　原作"荠苣"，据本书卷二·草部中品之下改。
〔4〕　鳢肠　即墨旱莲，又名莲子草，为菊科植物鳢肠的全草。性味甘酸凉，
　　　入肝肾二经，能凉血止血，补肾益阴，主治吐血，咳血，衄血，便血，尿血，
　　　血痢，须发早白及白喉等。
〔5〕　萝摩子　即萝摩子，又名斫合子，为萝摩科植物萝摩的果实。性味甘辛
　　　温，无毒，能补益精气，生肌止血，解毒，主治虚劳，阳痿，金疮出血等。

陆英 蒴藋〔1〕 荩草 夏枯草 乌韭 蚤休 虎杖 石长
生 鼠尾草 马鞭草 马勃 松脂实叶根节花等附 蛇莓 苎
根 菰根 狼跋子〔2〕 弓弩弦 败天公 败蒲席 败船茹
屋游 赤地利 赤车使者 三白草 牵牛子 猪膏母 刘寄
奴草 紫葛 蓖麻子 葎草 格注草 独行根 狗舌草 乌
蔹莓 豨莶〔3〕 狼毒 鬼臼 芦根 甘蕉根 萹蓄 酢浆
草 茵实 蒲公草 商陆 女青 水蓼 角蒿 白附子 鹤
虱 鱼网 马绊绳 昨叶何草 破扇 破故纸 甑带灰 鬼
盖 屐屧鼻绳 雀麦 茯苓茯神附 琥珀玉附 柏实叶皮等附
麻布叩幅头 菌桂 牡桂 桂 杜仲 故麻鞋底 枫香脂皮
附〔4〕 干漆生漆附〔5〕 蔓荆实 牡荆 女贞实 蕤核 五加
皮 沉香薰陆香鸡舌香藿香詹糖香枫香等附 丁香 蘗木根附
辛夷 木兰 桑上寄生 榆皮花附 酸枣 槐实枝皮等附
枸杞 楮实叶皮茎白汁附 苏合香 龙眼 厚朴 猪苓 竹
叶根汁实沥〔6〕皮茹笋附 枳实刺茹附 山茱萸 吴茱萸根附
秦皮 栀子 槟榔 合欢 秦椒 卫矛 紫葳 芫花 食茱
萸 椋子木 折伤木 每始王木 茗苦櫄 蜀桑根 松萝
桑根 白皮叶耳五木耳桑灰等附 白棘 安息香 龙脑 菴摩
勒 棘刺花〔7〕实枣针附 毗梨勒 紫铆 骐驎竭 胡桐泪
黄环 石南实附 巴豆 蜀椒 莽草 郁李仁根附 鼠李

---

〔1〕 蒴藋 原作"蒴藿",据本书卷三·草部下品之下改。
〔2〕 狼跋子 原作"狼跋子",据本书卷三·草部下品之下改。
〔3〕 豨莶 原作"豨莶",今改。又名火莶、猪膏莓。为菊物植物腺梗豨莶、
    豨莶或毛梗豨莶的全草。按"豨",同"豨"。《集韵·微韵》:"豨,猪也。
    《方言》:南楚谓之豨。或从犬。"
〔4〕 附 原作"付"。据《证类本草·目录》改。
〔5〕 附 原作"付",据《证类本草·目录》改。
〔6〕 沥 原作"历",据《证类本草·目录》改。
〔7〕 棘刺花 又名刺原、棘花,为鼠李科植物酸枣的花。其果实即酸枣,其
    棘刺名棘针,又名枣针。

栾华　杉材　楠材　钓樟根皮　榿实　蔓椒　雷丸　溲疏　榉树皮　白杨皮　水杨叶　栾荆　小蘖　荚蒾　钓藤　药实根　皂荚　楝实根附　柳华叶实汁附　桐叶花附　梓白皮　苏枋木〔1〕　接骨木　枳椇　木天蓼　乌臼木　赤爪木　诃梨勒　枫柳皮　卖子木　大空　紫真檀　胡椒　椿木叶樗木附　橡实　无食子　杨栌木　槲若　盐麸子〔2〕　紫荆　发髲　乱发　人乳汁　头垢　屎溺　龙骨白龙骨齿角等附　牛黄　麝香　象牙齿睛等附　马乳　牛乳　羊乳　酥　熊脂胆附　白胶　阿胶　醍醐　底野迦酪　犀角　羚羊角　鹿茸　羖羊角髓肺骨肉齿骨头血肚暗靥蹄屎附　牛角䚡髓胆肾心肝齿眼尾脂肉喉咙脂中毛耳中垢屎溺屎中豆等附　獐骨肉髓等附　豹肉　狼牙狸骨肉阴茎等附　虎骨膏爪肉〔3〕等附　兔头骨脑肝肉等附　笔头灰　六畜毛蹄甲　鼺鼠　麋脂角附　豚卵蹄心肾胆肚胰毛筋齿膏肉耳中垢等附　鼹鼠　獭肝肉屎附　狐阴茎五脏肠屎等附　貒膏〔4〕肉胞等附　野猪黄　驴屎〔5〕屎乳轴垢等附　豺皮　野驼脂　败鼓皮　白马茎头蹄齿心肝肺肉骨鬐膏鬐毛溺通汁屎中粟等附　狗阴茎腹心脑齿血肉粪中骨等附　丹雄鸡白雄鸡黄雄鸡脂乌雄鸡肉胆心血冠血肪肝屎白肠肶胵里黄皮左右翘毛黑雌鸡黄雌鸡鸡子卵中白皮鸡喙东门上鸡头等附　白鹅膏毛肉子等附　鹜肪　雁肪　鹧鸪　雉肉喉下白毛附　鹰屎白脂雕屎附　鹳骨　雄鹊　鸲鹆〔6〕　燕屎　雀卵脑头血屎附　伏翼　天鼠屎　孔雀　鸬鹚

---

〔1〕　苏枋木　即苏木，又名苏方木。详见本书卷三·木部下品"苏方木"注。
〔2〕　盐麸子　又名盐肤子，为漆树科植物盐肤木的果实。性味酸凉，无毒，能生津润肺，降火化痰，敛汗，止痢，主治痰嗽，喉痹，黄疸，盗汗，痢疾等。
〔3〕　膏爪肉　"肉"下原衍"威"字，据《证类本草·目录》删。
〔4〕　貒膏　又名貒脂，为鼬科动物猪獾的脂肪油。性味甘平，无毒，主治咳逆上气，秃疮，顽癣，痔疮等。
〔5〕　驴屎　原作"胪屎"，据《证类本草·目录》改。
〔6〕　鸲(qú 渠)鹆(yù 遇)　又名寒皋、八哥，为椋鸟科动物八哥的肉。性味甘平，无毒，能下气，止血，主治久嗽，呃逆，痔疮出血等。

屎头附　鸱头　石蜜　蜜蜡白蜡附　牡蛎　桑螵蛸　蜂子黄蜂
土蜂附　海蛤　文蛤　魁蛤　石决明　真珠　秦龟　龟甲
蠡鱼　鲍鱼　鲤鱼胆肉骨附　鲭鱼　鳝鱼血附　鲫鱼　黄鱼
胆　猬皮　石龙子　露蜂房　樗鸡　蚱蝉　白僵蚕　木虻
蜚虻　蜚蠊　䗪虫　蛴螬　蛞蝓　蜗牛　水蛭　水马　鳖甲
肉附　鮀鱼甲肉附　蟹爪附　螈蚕蛾[1]屎附　蚕子纸　乌贼
鱼骨　鳗鲡鱼　鲛鱼皮　紫贝　虾蟆　蛙　牡鼠肉粪附　蚺
蛇胆膏附　蝮蛇胆肉附　鲮鲤甲[2]　蜘蛛　蜻蛉　石蚕[3]
蛇蜕　蛇黄　乌蛇　蜈蚣　马陆　蠼螋　雀瓮　鼠妇　萤火
衣鱼　蝼蛄　蛧螂　白项蚯蚓　斑猫　芫青　地胆　马刀
葛上亭长　贝子　甲香　珂　甲中螺汁　豆蔻　葡萄　蓬蘽
覆盆子　大枣生枣及叶附　藕实茎　鸡头实　芰实　栗　樱
桃　橘柚　橙叶　梅实　枇杷叶　柿　木瓜　甘蔗　石蜜
沙糖　芋　乌芋　杏核仁花实附　桃核仁花枭毛蠹皮叶胶实附
李核仁根实附　梨叶附　柰　安石榴壳根附　白瓜子　白冬瓜
瓜蒂子附　苋实　冬葵子根叶附　苦菜　荠　芜菁　莱服[4]
龙葵　菘芥　苜蓿　荏子　蓼　葱实　薤　白蘘荷　蒜菜
苏　水苏　假苏　香薷　薄荷　秦荻梨　苦瓠　水芹　马芹

---

〔1〕螈蚕蛾　即原蚕蛾，又名晚蚕蛾。为蚕蛾科昆虫家蚕蛾的雄性全虫。
　　　按"螈"，同"蝝"。晚蚕，即一年中孵化两次的蚕。《集韵·桓韵》："蝝，晚
　　　蚕也。通作螈。"
〔2〕鲮鲤甲　原作"陵鲤甲"，据本书卷四·虫鱼部改。按"鲮鲤甲"，即穿山
　　　甲，为鲮鲤科动物鲮鲤的鳞甲。性味咸凉，入肝胃二经，能消肿溃痈，搜
　　　风活络，通经下乳，主治痈疽疮肿，风寒湿痹，月经停闭，乳汁不通等。
〔3〕石蚕　又名沙虱、石蠹虫，为石蚕科昆虫石蛾或其近缘昆虫的幼虫。性
　　　味咸寒，能治五癃，破石淋，利水道，除热，堕胎。
〔4〕莱服　即莱菔，又名罗服、荠根，为十字花科植物莱菔的新鲜根。性味
　　　辛甘凉，入肺胃二经，能消积滞，化痰热，下气宽中，解毒，主治食积胀
　　　满，痰嗽失音，吐血衄血，消渴痢疾等。

子 莼 落葵 蘩蒌〔1〕 鸡肠草 菥 葫 蒜 菫 芸薹 胡麻叶附 青蘘〔2〕 麻蕡子附 饴糖 大豆黄卷生寸豆附 赤小豆 豉 大麦 矿麦 小麦 麦奴 青粱米 黄粱米 白粱米 粟米 丹黍米 蘪米 秫米 陈廪米 春杵头糠酒腐婢 藊豆叶附 黍米 粳米 稻米稻穰附 稷米 醋 酱荜豆 上六百八十种皆今时见用药,并可收采,以备急要用也。

药出州土第三

论曰:按本草所出郡县皆是古名,今之学者卒寻而难晓。自圣唐开闢〔3〕,四海无外,州县名目,事事惟新,所以须甄明即因土地名号,后之学者容易即知。其出药土地,凡一百三十三州,合五百一十九种。其余州土皆有,不堪进御,故不繁录耳。

关内道

雍州柏子仁 茯苓

华州覆盆子 杜衡 茵芋 木防己 黄精 白术 柏白皮 茯苓 茯神 天门冬 署预 王不留行 款冬花 牛膝 细辛 鳖甲 丹参 鬼臼 白芷 白敛 狼牙 水蛭 松花 鳖头 桑螵蛸 松子 松萝 兔肝 远志 泽泻 五味子 菝葜 桔梗 玄参 沙参 续断 山茱萸 草薢 白薇 通草 小草 石南 石韦 龟头 麦门冬

同州寒水石 斑猫〔4〕 麻黄 䗪虫 麻黄根 芜荑 蒲黄 麻黄

---

〔1〕 蘩蒌 原作"蘩蒌",据本书卷四·菜部改。按"蘩蒌",即蘩缕。详见本书卷四·菜部"蘩蒌"注。

〔2〕 青蘘 原作"青襄",据本书卷四·米谷部改。按"青蘘",即胡麻叶。详见本书卷四·米谷部"青蘘"注。

〔3〕 开闢 开创。《文选·张衡·西京赋》:"大厦耽耽,九户开闢。"

〔4〕 斑猫 原作"班猫",今改。即斑蝥。按"班",通"辬(斑)"。《说文解字注·文部》:"斑者,辬之俗……又或假班为之。"

岐州鬼督邮　樗鸡　獐骨　獐髓　及己　藜芦　秦艽　甘草

宁州菴䕡子　芫青　蒿蓄　菴䕡花　荆子　虻虫

鄜州芍药　蒿茹　黄芩　秦艽

原州兽狼牙　苁蓉　黄芪　枫柳皮　白药

延州芫䕡

泾州泽泻　防风　秦艽　黄芩

灵州代赭　野猪黄　苁蓉　狟脂[1]

盐州青盐

河南道

洛州秦椒　黄鱼胆　黄石脂

穀州半夏　桔梗

郑州秦椒

陕州栝楼　柏子仁

汝州鹿角　鹿茸

许州鹿茸

虢州茯苓　茯神　桔梗　桑上寄生　细辛　栝楼　白石英

豫州吴茱萸　鹿茸

齐州阿胶　荣婆药　防风

莱州牡蛎　蒿茹　海藻　马刀　七孔决明　文蛤　牛黄　海蛤　乌
　贼鱼

兖州防风　羊石　仙灵脾　云母　紫石英　桃花石

密州海蛤　牛黄

泗州麋脂　麋角

徐州桑上寄生

淄州防风

沂州紫石英

---

〔1〕　狟脂　原作"狟脂"，今改。按"狟"，同"貆"。貉类。《集韵·元韵》：
　　　"狟，貉类。或从犬。"

河东道

蒲州龙骨　紫参　蒲黄[1]　五味子　石胆　龙角　龙齿

绛州防风

隰州当归　大黄

汾州石龙芮　石膏

潞州赤石脂　不灰木　人参　白石脂

泽州人参　禹余粮　防风　白石英

并州白蔹　鬼督邮　白龙骨　柏子仁　矾石　礜石　甘草

晋州白垩　紫参

代州柏子仁

蔚州松子

慈州白石脂

河北道

怀州牛膝

相州知母　磁石

箕州人参

沧州蘑菌

幽州人参　知母　蛇胆

檀州人参

营州野猪黄

平州野猪黄

山南西道

梁州小檗　芒消　理石　皂荚　苏子　貆脂　防己　野猪黄

洋州野猪黄　貆脂

凤州鹿茸

始州重台　巴戟天

通州药子

---

[1]　蒲黄　原作"浦黄"，据本书卷二·草部上品之下改。

渠州卖子木

商州香零皮　厚朴　熊胆　龙胆　枫香脂　昌蒲　枫香木　秦椒　辛
　夷　恒山　獭肝　熊□　杜仲　莽草　枳实　芍药

金州獭肝　枳茹　莽草　蜀漆　獭肉　枳实　枳刺　恒山

山南东道

邓州夜干[1]　甘菊花　蜥蜴　蜈蚣　栀子花　牡荆子

均州萎蕤

荆州橘皮

襄州石龙芮　蓝实　蜀水花　茗草　雷丸　鲮鲤甲　乌梅　牵牛子
　干白鸱鹕头　橙叶　栀子花　蜥蜴　蜈蚣　孔公孽　败酱　贝母

夔州橘皮

硖州杜仲

房州野猪黄　貊脂

唐州鹿茸

淮南道

扬州[2]白芷　鹿脂　蛇床子　鹿角

寿州光州蕲州黄州舒州并出生石斛

申州白及

江南东道

润州踯躅　贝母　卷柏　鬼臼　半夏

越州榧子　刘寄奴

婺州睦州歙州建州并出黄连

泉州干姜

江南西道

宣州半夏　黄连

---

〔1〕　夜干　即射干。《证类本草》卷十·草部下品之上引陶隐居云：“……亦
　　　疗毒肿，方多作夜干字，今射亦作夜音。”

〔2〕　扬州　原作“杨州”，今改。按“杨”，通“扬”。《说文解字注·木部》：
　　　“杨，古假杨为扬。”

饶州黄连

吉州陟厘

江州生石斛

岳州杉木　蝉蜕　楠木　鳖甲

潭州生石斛

朗州牛黄

永州石燕

郴州钓樟根

辰州丹砂

陇右道

秦州防葵　芎䓖　狼毒　鹿角　兽狼牙　鹿茸　藦芜

成州防葵　狼牙

兰州苁蓉　鹿角胶

武州石胆　雄黄　雌黄

廓州大黄

宕州藁本　独活　当归

河西道

凉州大黄　白附子　鹿茸

甘州椒根

肃州肉苁蓉　百脉根

伊州伏翼　葵子

瓜州甘草

西州蒲桃

沙州石膏

剑南道

益州苧根　枇杷叶　黄环　郁金　姜黄　木兰　沙糖　蜀漆　百两金
　　薏苡　恒山　干姜　百部根　慎火草

眉州巴豆

绵州天雄　乌头　附子　乌喙　侧子　甘皮　巴戟天

资州折伤木

嘉州巴豆 紫葛

邛州卖子木

泸州蒟酱

茂州升麻 羌活 金牙 芒消 马齿矾 朴消 大黄 雄黄 矾石
　　马牙消

嶲州高良姜

松州当州并出当归

扶州芎䒌

龙州侧子 巴戟天 天雄 乌头 乌喙 附子

柘州黄连

岭南道

广州石斛 白藤花 丁根 决明子 甘椒根

韶州石斛 牡桂 钟乳

贺州梧州象州并出蚺蛇胆

春州封州泷州并出石斛

恩州蚺蛇胆

桂州滑石 蚺蛇胆

柳州桂心 钓樟根

融州桂心

潘州蚺蛇胆

交州槟榔[1] 三百两银 龙眼 木蓝子

峰州豆蔻

马牙石一名长石,一名太乳,一名牛脑石,出在齐州历城县。

论曰:既知无物非药及所出土地,复采得时,须在贮积,以供时急,不得虚弃光阴,临事忽遽[2],失其机要,使风烛[3]不救,实可悲

---

〔1〕 槟榔　原作"槟榔",据《外台秘要》卷三十一·药所出州土改。

〔2〕 忽遽　匆忙,仓卒。按"遽",仓卒。《玉篇·辵部》:"遽,卒也。"

〔3〕 风烛　风之吹烛。喻生命之不长。萧统《昭明太子集》三·十二月绵带
　　书·蕤宾五月:"验风烛之不停,如水泡之易灭。"

哉,博学者深可思之,用为备耳。

用药处方第四

论曰:凡人在身感病无穷,而方药医疗有限。由此观之,设药方之篇,是以恢其大意,岂能得之万一,聊举所全以发后学〔1〕。此篇凡有六十五章,总摄众病,善用心者所以触类长之,其救苦亦以博矣,临事处方,可得依之取诀也。

治风第一〔2〕

当归　秦艽　干姜　藁本　麻黄　葛根　前胡　知母　石韦
狗脊　萆薢　杜蘅　白薇　白芷　菜耳　女萎　桔梗　大戟
乌头　乌喙　附子　侧子　天雄　踯躅　茵芋　贯众　白及
蒴藋　蕳茹　鬼箭　磁石　石膏　天门冬　萎蕤　白术　昌
蒲　泽泻　署预　菊花　细辛　独活　升麻　菴䕡　薏苡
巴戟天　松叶　松节　石南　蜀椒　莽草　防风　王不留行
芎䓖　黄芪〔3〕　杜若　辛夷　牡荆子　五加皮　木兰　枸
杞　竹叶　厚朴　松实　秦皮　牡丹皮　防己　秦椒　女菀
泽兰　竹沥　山茱萸　吴茱萸　蒺藜子　曾青　礜石　代赭

湿痹腰脊第二

白胶　阿胶　鹿茸　鹿角　鹿脂　鸡头　蔓荆　竹沥　肉苁
蓉　防风　芎䓖　景天　丹参　络石　千岁虆汁　王不留行
山樱木汁　蛇床　漏芦　茜根　飞廉　礜石　桔梗　芫花
旋复花　附子　侧子　天雄　踯躅　茵芋　当归　秦艽　芍
药　干姜　葛根　石龙芮　狗脊　萆薢　菝葜　败酱　菜

---

〔1〕　以发后学　谓用以启发后之学者。按"发",启发。《广雅·释诂四》:"发,明也。"
〔2〕　第一　目录作"药品"。下同。
〔3〕　黄芪　原作"黄蓍",据本书卷二·草部上品之下改。

耳[1]　白鲜　蠡实　青襄　大豆卷　石南　蜀椒　蔓荆
皂荚　天门冬　白术　萎蕤　干地黄　昌蒲　泽泻　菊花
署药[2]　石斛　牛膝　细辛　柴胡　菴蕳　薏苡　车前子
柏子仁　薪蓂　蒴藋[3]　桂心　杜仲　干漆　五加皮　酸
枣　枸杞　松子　桑上寄生　续断　天名精

挛急疼曳[4]第三

秦艽　藁本　狗脊　萆薢　通草　石南　防风　芎䓖　续断
天门冬　女萎　干地黄　石斛　牛膝　薏苡　菟丝　杜仲
干漆　荆子　枸杞　大豆卷　天雄　附子　野葛　蒴藋[3]

身瘨痒第四

青琅玕　石灰　丹砂　雄黄　水银　硫黄　牙子　白及　铁
落　枳实　蒺藜子　莽草　柳花　蜀羊泉　水萍　防风　蔄
茹　羊蹄　莀草　败酱　藜芦　青葙　青蒿　羖羊角　蝉蜕
秦艽　天鼠屎[5]

惊痫第五

铅丹　紫石英　白石脂　秦皮　银屑　玄石　铁精　钓

---

[1]　菓耳　原作"藁耳",据本书卷二·草部中品之上改。

[2]　署药　即署预,亦即山药。按山药唐以前名署预,唐人因避唐代宗李豫
名讳,改为署药;至宋英宗赵曙后,宋人为避其名讳,复改名为山药。详
参《证类本草》卷六·草部上品之上。

[3]　蒴藋　原作"蒴翟",据本书卷三·草部下品之下改。

[4]　疼(tān 坍)曳　谓肢体乏倦困顿的病证。按"疼",乏倦《玉篇·疒
部》:"疼,力极也。"《广韵·箇韵》:"疼,病也。""曳",困顿。《后汉书·
冯衍传》:"贫而不衰,贱而不恨,年虽疲曳,犹庶几名贤之风。"李贤注:
"曳,犹顿也。"

[5]　天鼠屎　原作"天鼠矢",今改。即夜明砂,又名石肝,为蝙蝠科动物蝙
蝠等多种蝙蝠的干燥粪便。按"矢",通"屎"。《庄子·人间世》:"夫爱
马者,以筐盛矢。"陆德明释文:"矢,或作屎,同。"

藤[1]　款冬花　牡丹皮　白鲜皮　紫菀　女菀　柏子仁
茯苓　茯神　桔梗　荛花　葨葀子　蛇衔　远志　人参　细
辛　防葵　龙胆　杏仁　龙骨　龙齿　牛黄　头发　白芝
龙角　羊齿　羊骨　乱发　牛齿　白马茎　白马齿　赤马齿
白马悬蹄　鹿茸　牡狗齿　豚卵　狐五脏　石蜜　海蛤　蚱
蝉　露蜂房　白僵蚕　蛇蜕[2]　雀瓮　蛇黄　鼠妇　蜣螂
六畜毛蹄甲

鬼魅[3]第六

代赭　粉锡　金牙　卫矛　赤箭　铜镜鼻　升麻　牛黄　青
木香　蓝实　蘼芜　徐长卿　云实　黄环　狸骨　獭肝　桃
花　桃枭　蜈蚣　蛇胆　亭长　芫青　班猫　石长生　狼毒
鬼臼　商陆　踯躅　白及　野葛　琥珀　六畜毛蹄甲

蛊毒第七

方解石　代赭　金牙　卫矛　赤箭　徐长卿　升麻　瓜蒂
雷丸　紫菀　黄环　青木香　巴豆　麝香　景天　襄荷　犀
角　羚羊角　豚卵　獭肝　狐茎　鹳骨　蜂房　胡燕屎　鲛
鱼皮　白项蚯蚓　蛇蜕　蜈蚣　斑猫　芫青　芫花　藜芦
野葛　榧子　猪苓　败鼓皮　桑上亭长　六畜毛蹄甲

痰实第八

淡竹叶　枳实　吴茱萸　厚朴　胡椒　槟榔仁　莱菔　茯苓
恒山　松萝　旋复花　大黄　芫花　荛花　半夏　乌头　黄
芩　前胡　巴豆　柴胡　白术　细辛　朴消　芒消

---

[1]　钩藤　即钩藤。《证类本草》卷十四·木部下品引唐本注云："出梁州，
　　叶细长，茎间有刺若钓钩者是。"

[2]　蛇蜕　原作"蛇脱"，今改。按"脱"，同"蜕"。《集韵·薛韵》："脱，虫新
　　出皮悦好貌。"曹植《神龟赋》："蛇折麟于平皋，龙脱骨于深谷。"《初学
　　记》卷三十引作"蜕骨"。

[3]　鬼魅　鬼怪精魅。此谓鬼怪精魅而致的诸类病证。按"魅"，旧时以为
　　物老变成的精怪。《说文解字·鬼部》："彪，老精物也。魅，或从未声。"

痼冷积聚腹痛肠坚第九

礜石　雄黄　殷孽　厚朴　特生礜石　曾青　戎盐　硫黄
阳起石　石膏　理石　高良姜　朴消　芫花　桔梗　吴茱萸
葶苈　旋复花　麦门冬　太一余粮　泽泻　茯苓　人参　柴
胡　蒺藜　藋菌　防葵　牡丹　菀花　海藻　肉苁蓉　丹参
巴戟天　莽草　芍药　乌头　麻黄　贝母　干姜　玄参　苦
参　茼茹　狼毒　大黄　附子

腹痛胀满呕吐第十

厚朴　竹茹　枳实　吴茱萸　槟榔　葛根　桑白皮　松萝
橘皮　大黄　桔梗　甘遂　干姜　大戟　藜芦　半夏　恒山
朴消　生姜　藁本　阿胶　禹余粮　人参　戎盐

胸胁满第十一

方解石　兰草　杜若　莎草　竹叶　厚朴　枳实　干姜　前
胡　玄参　紫菀　枸杞　桔梗　菀花　茯苓　芫花　旋复花
射干　乌头　半夏　恒山　人参　菊花　细辛　柴胡

补五脏第十二

白石脂　五石脂　琥珀　紫菀　石韦　大黄　桔梗　石蜜
龙骨　牛髓　鹿肉　鹅肉　干漆　柏子仁　女贞　银屑　沙
参　酸枣　五味子　枳实　山茱萸　麦门冬　干地黄　昌蒲
泽泻　署药　人参　石斛　细辛　蔛莄　龙胆　巴戟天　牡
丹　韭　贝母　芜菁　葱白　覆盆　当归　钟乳　玄参
苦参

益气第十三

玉泉　钟乳　五石脂　白石英　柏子仁　柏叶　兰草　续断
茵陈　黄芪　飞廉　营实　五味子　旋花　泽泻　署药　巴
戟天　大枣　牡蒙　青襄　乌麻　枳实　赤箭　芜菁子　苦
菜　蒲桃　覆盆子　芍药　紫草　淫羊藿　羊肉　桑螵蛸
牛髓　蜡　牛肉　鹿茸　鹿角　麋角　猪肚　云母粉　兔屎
兔肉　戎盐　石蜜

长阴阳益精气第十四

羊肾 牛肾 肉苁蓉 蓬蘽[1] 磁石 理石 地肤子 决明子 杜若 白棘 蛇床子 茜根 黑石脂 五味子 天雄 附子 栝楼 玄参 石韦 石龙芮 白薇 萆薢 紫参 麦门冬 远志 小草[2] 署药 石斛 牛膝 卷柏 细辛 柴胡 车前子 茺蔚子 菟丝子 巴戟天 茯苓 枸杞 杜仲 丹砂 扁青 云母 滑石 钟乳

补骨髓第十五

五石脂 干漆 金屑 干地黄 防葵 菟丝子 乌麻 天门冬 青蘘 贝母 淫羊藿 附子 天雄 羊肾 羚羊角[3] 磁石

长肌肉第十六

藁本 天门冬 当归 白马茎 桑上寄生 冬葵子 白芷 蠡实 垣衣 麦门冬 麻仁 干地黄 泽泻 署药 菟丝子 石斛 甘草 女贞子 五加皮 枳实 胡麻 玉泉 磁石 赤石脂 厚朴 蒲桃 赤箭 五味子 酸枣仁

坚筋骨第十七

玉泉 云母 杜仲 干漆 枸杞 硫黄 蔓荆 络石 磁石 戎盐 续断 乌麻 金屑 五加皮 酸枣仁

阴下湿痒第十八

木兰 槐皮 五加皮 杜仲 蛇床子 漏芦 飞廉 阳起石

消渴第十九

曾青 滑石 紫石英 白石英 凝水石 丹砂 石膏 理石

---

〔1〕 蓬蘽(léi 雷) 又名陵蘽、阴蘽，为蔷薇科植物灰白毛莓的果实。性味甘酸温，无毒，能补肝肾，缩小便，主治多尿，头目眩晕等。

〔2〕 小草 又名细草，为远志科植物细叶远志的茎叶。能益精，补阴，主治虚损，梦遗等。

〔3〕 羚羊角 原作"零羊角"，据本书卷三·人兽部改。

竹笋　桑白皮　枸杞根　松脂　茯苓　马乳　兔骨　紫参
赤小豆　大麦　小麦　泽泻　莱菔　人参　麦门冬　莼菜
腐婢　粟米　青粱[1]　甘草　牡蛎　猪肚　鸡屎白　云实
黄连　礜石　栝楼　葛根　玄参　苦参　茅根　竹根　长石
知母　菰根　生葛汁　王瓜　冬瓜　水萍　羊酪

消食第二十

白术　桔梗　大黄　黄芩　大豆屑熬　矿麦蘗[2]　皂荚　莱
菔根　麦门冬　吴茱萸　槟榔　橘皮　小蒜　厚朴　苦参

淋闭第二十一

玉泉　石胆　芒消　茯苓　琥珀　石燕　瞿麦　胡燕屎　茅
根　鲤鱼齿　髭发[3]　乱发　头垢

利小便第二十二

消石　滑石　紫参　栝楼　百合　白石脂　海藻　榆皮　地
肤子　山茱萸　蒲黄　棘仁[4]　天门冬　车前子　麻子仁
赤小豆　郁李仁　冬瓜　冬葵子　牵牛子　茅根　葎草　犍
牛尿　橘皮　楝实　长石　天名精　苦参　茵陈　秦艽

止小便利第二十三

赤石脂　铅丹　粉锡　昌蒲　王瓜　栝楼　菝葜　牡蛎　菰

---

〔1〕　青粱　原作"青梁"，今改。即青粱米，为禾本科植物粟的一种青粱的种
仁。性味甘微寒，无毒，能补中，益气，主治烦热，消渴等。按"梁"，通
"粱"。《说文通训定声·壮部》："梁，假借为粱。"
〔2〕　矿麦蘗　原作"矿麦蘖"，今改。为禾本科植物裸麦的发芽颖果。性味
咸温，无毒，能消食，和中，主治食积胀满，食欲不振，呕吐泄泻等。按
"蘖"，通"蘗（蘖）"。《说文通训定声·泰部》："蘖（蘖），假借为蘖（蘖）。"
〔3〕　髭发　即发髭。详见本书卷三·人兽部"发髭"注。
〔4〕　棘仁　即酸枣仁。按《证类本草》卷十二·木部上品引《本草衍义》云：
"殊不知小则为棘，大则为酸枣。平地则易长，居崖堑则难生。故棘多
生崖堑上，久不樵则成干，人方呼为酸枣，更不言棘……其实一本。"《急
就篇》第三章："棘，小枣之树也。"

根　芦根　鸡肠草　龙骨　鹿茸　鹿角　鸡肶胵　山茱萸

明目第二十四

玉泉　丹砂　空青　紫贝　萤火　贝齿　马珂[1]　石胆
钟乳　礜石　五石脂　卤咸　戎盐[2]　理石　特生礜石
蔓荆子　桑椹子　槐子　蕤仁　地肤子　铁精　长石　黄连
景天花　香蒲　决明子　飞廉　杜若　枳实　秦艽　合欢
秦椒　棘仁　人参　细辛　薯实　菴䕡　菟丝子　茺蔚子
薪蓂　乌麻　莕子　芜菁子[3]　蓼子　葱子　前胡　玄参
瞿麦　石决明　石龙芮　羚羊角　羖羊角　青牛胆　兔肝
狗脊

止泪第二十五

空青　曾青　蔓荆　蕤仁　绿盐　苦参　白芷　杜若　菊花
栾花[4]　薪蓂　皂荚　芎䓖　决明子　白术

目赤痛第二十六

空青　车前子　曾青　石胆　矾石　戎盐　薪蓂　蕤仁[5]
莕子　栾花　鲤鱼胆　蘗木[6]　石盐　萎蕤　决明子

益肝胆第二十七

空青　曾青　礜石　酸枣仁　细辛　龙胆　苦参　荠菜

---

〔1〕　马珂　即珂，又名马珂螺。详见本书卷四·虫鱼部"珂"注。
〔2〕　戎盐　原作"戎咸"，据本书卷二·玉石部下品改。
〔3〕　芜菁子　原作"芜青子"，今改。又名蔓菁子，为十字花科植物芜菁的种
　　　子。性味辛平，入肝脾二经，能明目，清热，利湿，主治青盲目暗，黄疸痢
　　　疾等。按"青"，同"菁"。《诗经·卫风·淇奥》："瞻彼淇奥，绿竹青青。"
　　　陆德明释文："青，本或作菁。"
〔4〕　栾花　即栾华。
〔5〕　蕤仁　又名蕤核、蕤子，为蔷薇科植物单花扁核木的干燥成熟果核。性
　　　味甘寒，入肝心二经，能祛风散热，养肝明目，主治目赤肿痛，昏暗羞明，
　　　眦烂多泪，鼻衄等。
〔6〕　蘗木　原作"蘗木"，据本书卷三·木部中品改。

黄连

补养心气第二十八

紫石英　远志　羚羊角　人参

补养肾气第二十九

六畜肾　络石　泽泻　石南　萆薢　车前子　狗脊　栗子
沙参　白棘　玄参　黑石脂　磁石　瞿麦　粟米　石斛
鹿茸

补脾第三十

大枣　樱桃　甘蔗　石蜜

咳逆上气第三十一

石胆　蘼芜　蜀椒　款冬　桑根白皮　狼毒　竹叶　女菀
白前　吴茱萸　百部根　当归　麻黄　贝母　紫菀　白鲜皮
莞花　藜芦　乌头　附子　鬼臼　射干　半夏　蜀漆　昌蒲
远志　甘草　细辛　防葵　杏仁　桃仁　瓜丁　貒脂肉　牡
蛎[1]　桂心　白石脂　羊肺　紫石英　钟乳　硫黄　蒺藜
芫花　五味子　茯苓

下气第三十二

铅丹　梅实　蛇床　石韦　水苏　竹叶　苏子　薄荷　蒺藜
秦荻梨　甘草　石斛　细辛　牡荆　枇杷叶　甘蔗　署药
马肉　白石英　鹿茸　杏仁　石膏　橘皮　钟乳　云母　礜
石　胡椒

霍乱转筋第三十三

木瓜　鸡屎白　干姜　附子　瞿麦　女萎　香薷　藊豆　薄
荷　橘皮　人参　桂心　白术　厚朴

肠痔第三十四

石胆　消石　丹砂　五石脂　水银　雄黄　殷孽　石硫黄

---

〔1〕　牡蛎　原作"牡砺"，据本书卷四·虫鱼部改。

孔公孽　磁石　蘗木　槐子　桐皮　飞廉　败酱　露蜂房
鳗鲡鱼　蛇蜕皮　蠡鱼　猬皮　鳖甲　猪后足　悬蹄

鼠漏并痔第三十五

黄芪　续断　连翘　夏枯草　王不留行　鼠尾草　萹蓄　通
草　狼毒　败酱　桐叶　及己　蛇衔草　侧子　地榆　王瓜
昆布　牡蛎　蠡鱼　露蜂房　文蛤　龟甲　猬皮　鳖甲　蛖
蛇胆　蛇蜕皮　斑猫　虎骨　地胆　猪悬蹄　五石脂　鲮
鲤甲

三虫第三十六

粉锡　梓白皮　山茱萸　槟榔　卫矛　芫荑　天门冬　天名
精　桑白皮　干漆　蔓荆　苦参　藘茹　雷丸　特生礜石
楝实　苋实　麝香　通草　白颈蚯蚓　桃仁　桃花　连翘
贯众　鹤虱　萹蓄　青桐　藋芦　牙子　榧实　槲皮　薏
苡根

下部䘌第三十七

石硫黄　雄黄　雌黄　苦参　艾叶　大蒜　盐　马鞭草　蛖
蛇胆

崩中下血第三十八

白瓷屑　伏龙肝　败船茹　青石脂　卫矛　桃毛　紫葳　蘗
木　当归　桑上寄生　白敛　茅根　牡狗齿　玉泉　鲤鱼骨
白僵蚕[1]　龙骨　白胶　阿胶　牛角䚡[2]　阳起石　地榆
生地黄　茜根　白芷　艾叶　景天花　乌贼鱼骨　小麦　大
小蓟根

女人血闭第三十九

铜镜鼻　铜弩牙　桃仁　茅根　乌贼鱼骨　白芷　栝楼　大
黄　桑螵蛸　牛角䚡　蛴螬　虻虫　䗪虫　水蛭　芎劳　䕁

---

〔1〕　白僵蚕　原作"白僵"二字,据本书卷四·虫鱼部补。
〔2〕　牛角䚡　原作"牛角腮",据本书卷三·人兽部改。

蔄子　阳起石　紫葳　黄芩　巴豆　牛膝　瞿麦　当归

女人寒热疝瘕漏下第四十

白垩　干漆　苁蓉　黄芪　蛇床子　禹余粮　阳起石　秦椒

产难胞衣不出第四十一

代赭　石燕　冬葵子　弓弩弦　滑石　蚱蝉　泽泻　续断
羖羊角　王不留行

女人阴冷肿痛第四十二

松萝　白鲜皮　卷柏

阴蚀疮第四十三

土阴孽　萹蓄　五加皮　黑石脂　矾石　蘖木　桐叶　礜石
石胆　虾蟆　龟甲　狐茎

伤寒温疫第四十四

犀角屑　羚羊角　徐长卿　麻黄　前胡　生葛汁　葛根　大
青　栝楼　柴胡　青木香　吴蓝　贝母　玄参　白薇　知母
桂心　芍药

健忘第四十五

远志　昌蒲　人参　茯神　著实　菖茹　白马心　龙胆　龟
甲　通草

通九窍第四十六

大枣　芥子　远志　昌蒲　细辛　蔓荆

下部痢第四十七

樜实　龙骨　鼠尾草　营实　黄连　黄芩　干姜　附子　仓
米　蜀椒　五石脂　无食子　槲若　地榆　龙胆　黄檗

虚损泄精[1]第四十八

白棘　韭子　鹿茸　山茱萸　泽泻　菟丝子　牡蛎　白龙骨

---

〔1〕　泄精　"泄"原作"洩"，今改。按"洩"，同"泄"。《广韵·薛韵》："泄，漏
泄也。亦作洩。"

唾粘如胶并唾血第四十九

紫菀 紫参 旋复花 麻黄 茯苓 桂心 槐子 芎劳 干姜 射干 小麦

吐血第五十

戎盐 柏叶 水苏 败船茹 生地黄汁 竹茹 蛴螬 艾叶 白胶 大小蓟根 羚羊角 马屎

下血第五十一

白瓷屑 伏龙肝 柏叶 青羊脂 艾叶 五石脂 赤箭 天名精 蒲黄 生地黄 黄芩 茜根 败船茹 水苏 白胶 马屎 槲脉

衄血第五十二

乱发灰 水苏 紫参 柏叶 王不留行 生地黄汁

尿血第五十三

龙骨 戎盐 鹿茸 葱涕汁

耳聋第五十四

磁石 昌蒲 山茱萸 乌鸡脂 鹅脂 通草 王瓜

止汗第五十五

牡蛎 龙骨 柏实 卫矛

出汗第五十六

山茱萸 细辛 石膏 蜀椒 干姜 葱白须 桂心 葛根 麻黄

坚齿第五十七

桑上寄生 香蒲 蔓荆 秦椒 蜀椒 鼠李根 戎盐

痈肿第五十八

营实 飞廉 蒺藜子 白棘 王不留行 木兰皮 络石 紫石英 五石脂 磁石 芍药 防己 泽兰 大蒜 连翘 黄芪 白敛 苦参 败酱 通草 王瓜

恶疮第五十九

白及　蘁芦　蛇衔　青葙　牙子　狼毒　营实　黄芩　当归
苦参　萆薢　雌黄　松脂　漏芦　及己　通草　地榆　蜀
羊泉

热极喘口舌焦干第六十

石膏　石蜜　麦门冬　栝楼　络石　杏仁　茯苓　松脂　紫
菀　款冬　梅子　大黄　甘草

利血脉第六十一

玉泉　丹砂　空青　长石　芒消　干地黄　人参　甘草　通
草　芍药　桂心　蜀椒　麻子

失魂魄第六十二

玉泉　丹砂　紫石英　茯神　琥珀　龙骨　人参　牛黄

悦人面第六十三

白瓜子　雄黄　丹砂　落葵子　鹿髓　菌桂　旋复花　麝香
瓜楼

口疮第六十四

黑石脂　干地黄　黄连　龙胆　大青　升麻　蘗木　小蘗
苦竹叶　酪　酥　豉　石蜜

脚弱疼冷第六十五

石斛　石钟乳　殷孽　孔公孽　石硫黄　附子　豉　丹参
五加皮　竹沥　大豆　天雄　侧子　木防己　独活　松节
牛膝

（焦振廉）

千金翼方卷第二 本草上

论曰:金石草木,自有本经,而条例繁富,非浅学近识所能悟之。忽逢事逼,岂假披讨[1]。所以录之于卷,附之于方,使忠臣孝子匆遽之际,造次可见,故录之以冠篇首焉。

玉石部上品二十二味

玉泉 味甘平,无毒。主五脏百病,柔筋强骨,安魂魄,长肌肉,益气,利血脉,疗妇人带下十二病,除气癃,明耳目,久服耐寒暑,不饥渴,不老神仙,轻身长年。人临死服五斤,死三年色不变。一名玉札。生蓝田山谷,采无时。

玉屑 味甘平,无毒。主除胃中热,喘息烦懑,止渴,屑如麻豆服之,久服轻身长年。生蓝田,采无时。

丹砂 味甘微寒,无毒。主身体五脏百病,养精神,安魂魄,益气,明目,通血脉,止烦懑消渴,益精神,悦泽人面,杀精魅邪恶鬼,除中恶腹痛,毒气疥瘘诸疮,久服通神明,不老,轻身神仙。能化为汞,作末名真朱,光色如云母可析者良。生符陵山谷,采无时。

空青 味甘酸寒,大寒,无毒。主青盲耳聋,明目,利九窍,通血脉,养精神,益肝气,疗目赤痛,去肤翳,止泪出,利水道,下乳汁,通关节,破坚积,久服轻身,延年不老,令人不忘,志高神仙。能化铜铁铅锡作金。生益州山谷及越巂山有铜处,铜精熏则生空青,其腹中空,三月中旬采,亦无时。

---

[1] 披讨 翻阅研讨。按"披",翻阅。《世说新语·贤媛》:"汉元帝宫人既多,乃令画工图之,欲有呼者,辄披图召之。"

34

绿青　味酸寒，无毒。主益气，疗衄鼻[1]，止泄痢。生山之阴穴中，色青白。

曾青　味酸小寒，无毒。主目痛，止泪出，风痹，利关节，通九窍，破癥坚积聚，养肝胆，除寒热，杀白虫，疗头风脑中寒，止烦渴，补不足，盛阴气，久服轻身不老。能化金铜，生蜀中山谷及越巂，采无时。

白青　味甘酸咸平，无毒。主明目，利九窍，耳聋，心下邪气，令人吐，杀诸毒三虫，久服通神明，轻身，延年不老。可销[2]为铜剑，避五兵[3]。生豫章山谷，采无时。

扁青　味甘平，无毒。主目痛，明目，折跌痈肿金疮不瘳，破积聚，解毒气，利精神，去寒热风痹及丈夫茎中百病，益精，久服轻身不老。生朱崖山谷武都朱提，采无时。

石胆　味酸辛寒，有毒。主明目，目痛，金疮，诸痫痉，女子阴蚀痛[4]，石淋寒热，崩中下血，诸邪毒气，令人有子，散癥积，咳逆上气及鼠瘘恶疮，炼饵服之不老，久服增寿神仙。能化铁为铜成金银。一名毕石，一名黑石，一名棋石，一名铜勒。生羌道山谷羌里勾青山，二月庚子辛丑日采。

云母　味甘平，无毒。主身皮死肌，中风寒热，如在车船上，除邪气，安五脏，益子精，明目，下气坚肌，续绝补中，疗五劳七伤，虚损少气，止痢，久服轻身延年，悦泽不老，耐寒暑，志高神仙。一名云珠，色多赤；一名云华，五色具；一名云英，色多青；一名云

---

[1]　衄鼻　"衄"原作"衂"，据《证类本草》卷三·玉石部上品改。按"衄"，鼻塞病。《释名·释疾病》："鼻塞曰衄。衄，久也。涕久不通，遂至窒塞也。"又谓鼻流清涕。《素问·金匮真言论》："春不鼽衄。"王冰注："衄，谓鼻中水出。"

[2]　销　原作"消"，今改。按"消"，通"销"。熔化。《说文通训定声·小部》："消，假借为销。"

[3]　五兵　五种兵器。古代或以戈、殳、戟、酋矛、夷矛为五兵，或以矛、戟、钺、盾、弓矢为五兵，或以矛、戟、弓、剑、戈为五兵。

[4]　蚀痛　"蚀"原作"融"，据《证类本草》卷三·玉石部上品改。

液,色多白;一名云砂,色青黄;一名磷石,色正白。生太山山谷齐卢山及琅邪北定山石间,二月采。

石钟乳　味甘温,无毒。主咳逆上气,明目益精,安五脏,通百节,利九窍,下乳汁,益气,补虚损,疗脚弱疼冷,下焦肠竭,强阴,久服延年益寿,好颜色,不老,令人有子,不炼服之令人淋。一名公乳,一名芦石,一名夏石。生少室山谷及太山,采无时。

朴消　味苦辛寒,大寒,无毒。主百病,除寒热邪气,逐六腑积聚,结固留癖,胃中食饮热结,破留血闭绝,停痰痞满,推陈致新,能化七十二种石,炼饵服之轻身神仙。炼之白如银,能寒能热,能滑能涩,能辛能苦,能咸能酸,入地千岁不变,色青白者佳,黄者伤人,赤者杀人,一名消石朴。生益州山谷有咸水之阳,采无时。

消石　味苦辛寒,大寒,无毒。主五脏积热,胃胀闭,涤去蓄结饮食,推陈致新,除邪气,疗五脏十二经脉中百二十疾,暴伤寒,腹中大热,止烦懑消渴,利小便及瘘蚀疮,炼之如膏,久服轻身。天地至神之物,能化成十二种石。一名芒消。生益州山谷及武都陇西西羌,采无时。

芒消　味辛苦,大寒。主五脏积聚,久热胃闭,除邪气,破留血,腹中痰实结搏,通经脉,利大小便及月水,破五淋,推陈致新。生于朴消。

矾石　味酸寒,无毒。主寒热,泄痢白沃[1],阴蚀恶疮,目痛,坚骨齿,除痼热在骨髓,去鼻中息肉,炼饵服之轻身,不老增年。岐伯云:久服伤人骨。能使铁为铜,一名羽碈,一名羽泽。生河西山谷及陇西武都石门,采无时。

滑石　味甘寒,大寒,无毒。主身热泄澼,女子乳难[2]癃闭,利小便,荡胃中积聚寒热,益精气,通九窍六腑津液,去留结,止渴,令

---

〔1〕　泄痢白沃　谓泄下之物色白如沫。按"沃",泡沫状物。《素问·五常政大论》:"流衍之纪,是谓封藏……其令流注,其动漂泄沃涌。"王冰注:"沃,沫也。"

〔2〕　乳难　即难产。按"乳",生产,生子。《广雅·释诂一》:"乳,生也。"

人利中,久服轻身,耐饥长年。一名液石,一名共石,一名脱石,一名番石,生赭阳山谷及太山之阴,或掖北白山,或卷山,采无时。

紫石英 味甘辛温,无毒。主心腹咳逆邪气,补不足,女子风寒在子宫,绝孕十年无子,疗上气,心腹痛,寒热邪气结气,补心气不足,定惊悸,安魂魄,填下焦,止消渴,除胃中久寒,散痈肿,令人悦泽,久服温中,轻身延年。生太山山谷,采无时。

白石英 味甘辛微温,无毒。主消渴,阴痿不足,咳逆,胸膈间久寒,益气,除风湿痹,疗肺痿,下气,利小便,补五脏,通日月光,久服轻身长年,耐寒热。生华阴山谷及太山,大如指,长二三寸,六面如削,白澈有光,其黄端白棱名黄石英,赤端名赤石英,青端名青石英,黑端名黑石英。二月采,亦无时。

青石赤石黄石白石黑石脂[1]**等** 味甘平,主黄疸泄痢,肠澼脓血,阴蚀,下血赤白,邪气痈肿,疽痔恶疮,头疡疥瘙,久服补髓益气,肥健不饥,轻身延年。五石脂各随五色补五脏。生南山之阳山谷中。

青石脂 味酸平,无毒。主养肝胆气,明目,疗黄疸,泄痢肠澼,女子带下百病及痈痔恶疮,久服补髓益气,不饥延年。生齐区山及海崖,采无时。

赤石脂 味甘酸辛大温,无毒。主养心气,明目益精,疗腹痛泄澼,下痢赤白,小便利及痈疽疮痔,女子崩中漏下,产难,胞衣不出,久服补髓,好颜色,益智不饥,轻身延年。生济南射阳及太山之阴,采无时。

黄石脂 味苦平,无毒。主养脾气,安五脏,调中,大人小儿泄痢肠澼[2],下脓血,去白虫,除黄,痈疽痈虫,久服轻身延年。生嵩高山,色如莺雏,采无时。

---

〔1〕 青石赤石黄石白石黑石脂 即五色石脂。按《本经》石脂不分条目,至《别录》分为五色,以补五脏,然性味功效略同。今惟称赤石脂,为红色的硅酸盐类矿物多水高岭土块状体。

〔2〕 肠澼 "澼"原作"癖",据《证类本草》卷三·玉石部上品改。

白石脂　味甘酸平，无毒。主养肺气，厚肠，补骨髓，疗五脏惊悸不足，心下烦，止腹痛，下水，小肠澼热，溏便脓血，女子崩中漏下，赤白沃，排痈疽疮痔，久服安心不饥，轻身长年。生太山[1]之阴，采无时。

黑石脂　味咸平，无毒。主养肾气，强阴，主阴蚀疮，止肠澼泄痢，疗口疮咽痛，久服益气，不饥延年。一名石涅，一名石墨。出颍川阳城，采无时。

太一余粮　味甘平，无毒。主咳逆上气，癥瘕血闭，漏下，除邪气，肢节不利，大饱绝力，身重，久服耐寒暑，不饥，轻身，飞行千里，神仙。一名石脑。生太山山谷，九月采。

石中黄子　味甘平，无毒。久服轻身，延年不老。此禹余粮壳中未成余粮黄浊水也，出余粮处有之，陶云芝品中有石中黄子，非也。

禹余粮[2]　味甘寒，平，无毒。主咳逆，寒热烦懑，下赤白，血闭癥瘕，太热，疗小腹痛结烦疼，炼饵服之不饥，轻身延年。一名白余粮。生东海池泽及山岛中，或池泽中。

玉石部中品 二十九味

金屑　味辛平，有毒。主镇精神，坚骨髓，通利五脏，除邪毒气，服之神仙。生益州，采无时。

银屑　味辛平，有毒。主安五脏，定心神，止惊悸，除邪气，久服轻身长年。生永昌，采无时。

水银　味辛寒，有毒。主疥瘘痂疡白秃，杀皮肤中痒，堕胎，除热，以敷男子阴，阴消无气，杀金银铜锡毒，熔化还复为丹，久服神仙

---

[1]　太山　《证类本草》卷三·玉石部上品作"泰山"。按"太山"，即"泰山"。

[2]　禹余粮　又名禹哀、白余粮，为氧化物类矿物褐铁矿的一种矿石。按古本草所载，尚有太一余粮、石脑、石中黄子等，性味及效用有差，然今用惟有禹余粮。

不死。一名汞。生符陵平土，出于丹砂。

雄黄　味苦甘平，寒，大温，有毒。主寒热，鼠瘘恶疮，疽痔死肌，疗疥虫䘌疮，目痛，鼻中瘜肉及绝筋破骨，百节中大风，积聚癖气，中恶腹痛，鬼疰，杀精物恶鬼邪气百虫毒，胜五兵，杀诸蛇虺[1]毒，解藜芦毒，悦泽人面，炼食之轻身神仙，饵服之皆飞入人脑中，胜鬼神，延年益寿，保中不饥。得铜可作金，一名黄食石。生武都山谷敦煌山之阳，采无时。

雌黄　味辛甘平，大寒，有毒。主恶疮头秃痂疥，杀毒虫虱身痒，邪气诸毒，蚀鼻中瘜肉，下部䘌疮，身面[2]白驳，散皮肤死肌及恍惚邪气，杀蜂蛇毒，炼之久服轻身，增年不老，令人脑满。生武都山谷，与雄黄同山生，其阴山有金，金精熏则生雌黄，采无时。

殷孽[3]　味辛温，无毒。主烂伤瘀血，泄痢，寒热鼠瘘，癥瘕结气，脚冷疼弱。一名姜石，钟乳根也。生赵国山谷，又梁山及南海，采无时。

孔公孽　味辛温，无毒。主伤食不化，邪结气恶，疮疽瘘痔，利九窍，下乳汁，男子阴疮，女子阴蚀及伤食，病常欲眠睡。一名通石，殷孽根也，青黄色。生梁山山谷。

石脑　味甘温，无毒。主风寒虚损，脚腰疼痹，安五脏，益气。一名石饴饼。生名山土石中，采无时。

石硫黄　味酸温，大热，有毒。主妇人阴蚀，疽痔恶血，坚筋骨，除头秃，疗心腹积聚，邪气冷癖在胁，咳逆上气，脚冷疼弱无力及鼻衄恶疮，下部䘌疮上血，杀疥虫，能化金银铜铁奇物。生东海牧

[1]　虺（huǐ　毁）蛇名。指古称"土虺"的蝮蛇；又指小蛇；又指大蛇；又指蛊蛇；又为传说中怪蛇名。又，蜥蜴类动物。《诗经·小雅·正月》："哀今之人，胡为虺蜴。"孔颖达疏："陆机（玑）疏云：虺蜴一名蝾螈，（水）蜴也。或谓之蛇医，如蜥蜴，青绿色，大如指，形状可恶。"
[2]　身面　"面"原作"而"，据《证类本草》卷四·玉石部中品改。
[3]　殷孽　石钟乳之一钟。碳酸钙液从洞顶下滴，逐渐凝结下垂而成冰檐状物，其附于石上的粗大根盘称为"殷孽"；其下较细部分或有中空者，称为"孔公孽"；再下延成呈较细的圆柱状或管状者，是为钟乳。

羊山谷中及太山河西山,矾石液也。

阳起石　味咸微温,无毒。主崩中漏下,破子脏中血,癥瘕结气,寒热腹痛,无子,阴痿不起,补不足,疗男子茎头寒,阴下湿痒,去臭汗,消水肿,久服不饥,令人有子。一名白石,一名石生,一名羊起石,云母根也。生齐山山谷及琅邪,或云山阳起山,采无时。

凝水石　味辛甘寒,大寒,无毒。主身热,腹中积聚邪气,皮中如火烧,烦满,水饮之除时气热盛,五脏伏热,胃中热,烦满,止渴,水肿,小腹痹,久服不饥。一名白水石,一名寒水石,一名凌水石,色如云母可析者良,盐之精也。生常山山谷,又中水县[1]及邯郸。

石膏　味辛甘微寒,大寒,无毒。主中风寒热,心下逆气惊喘,口干舌焦,不能息,腹中坚痛,除邪鬼,产乳金疮,除时气头痛身热,三焦大热,皮肤热,肠胃中隔气[2],解肌发汗,止消渴,烦逆腹胀,暴气喘息,咽热,亦可作浴汤。一名细石,细理白泽者良,黄者令人淋。生齐山山谷及齐卢山鲁蒙山,采无时。

磁石　味辛咸寒,无毒。主周痹[3]风湿,肢节中痛,不可持物,洗洗[4]酸痟,除大热烦满及耳聋,养肾脏,强骨气,益精除烦,通关节,消痈肿鼠瘘,颈核喉痛,小儿惊痫,炼水饮之,亦令人有子。一名玄石,一名处石。生太山川谷及慈山山阴,有铁处则生其阳,采无时。

玄石[5]　味咸温,无毒。主大人小儿惊痫,女子绝孕,小腹冷痛,

---

〔1〕　中水县　原作"水中县",据《证类本草》卷四·玉石部中品改。

〔2〕　隔气　"隔"原作"膈",据《证类本草》卷四·玉石部中品改。按"隔",阻隔。《玉篇·阜部》:"隔,塞也。""隔气",谓郁滞阻隔之气。

〔3〕　周痹　病证名。因风寒湿邪侵入血脉而致,症见周身疼痛,游走不定,沉重麻木等。参见《灵枢经·周痹》。

〔4〕　洗洗　同"洒洒",恶寒貌。《本草纲目·木部·秦皮》:"秦皮,主治风寒湿痹,洗洗寒气,除热。"

〔5〕　玄石　即磁石之一种,又名处石。按《证类本草》卷四·玉石部中品引《本草衍义》:"……其玄石即磁石之黑色者也,多滑净,其治体大同小异,不可不分而为二也。"

少精身重，服之令人有子。一名玄水石，一名处石。生太山之阳，山阴有铜，铜者雌，玄者雄。

理石　味辛甘寒，大寒，无毒。主身热，利胃解烦，益精明目，破积聚，去三虫，除荣卫中去来大热结热，解烦毒，止消渴及中风痿痹。一名立制石，一名肌石，如石膏顺理而细。生汉中山谷及卢山，采无时。

长石　味辛苦寒，无毒。主身热，胃中结气，四肢寒厥，利小便，通血脉，明目，去瞖眇〔1〕，下三虫，杀蛊毒，止消渴，下气，除胁肋肺间邪气，久服不饥。一名方石，一名土石，一名直石，理如马齿，方而润泽玉色〔2〕。生长子山谷及太山临淄，采无时。

肤青　味辛咸平，无毒。主蛊毒蛇菜肉诸毒，恶疮。不可久服，令人瘦。一名推青，一名推石。生益州川谷。

铁落　味辛甘平，无毒。主风热，恶疮疡疽疮痂疥气在皮肤中，除胸膈中热气，食不下，止烦，去黑子〔3〕。一名铁液，可以染皂。生牧羊平泽及祊城，或祊城，采无时。

铁　主坚肌耐痛。

生铁　微寒，主疗下部及脱肛。

钢铁　味甘，无毒。主金疮，烦满热中，胸膈气塞，食不化。一名跳铁。

铁精　平，微温。主明目，化铜，疗惊悸，定心气，小儿风痫，阴㿗脱肛。

光明盐　味咸甘平，无毒。主头面诸风，目赤痛，多眵〔4〕泪。生盐

---

〔1〕　瞖眇　因目生瞖障而致失明。按"瞖"，目生瞖障。《正字通·目部》："瞖，目障也。""眇"，偏盲。《篇海类编·身体类·目部》："眇，偏盲。"亦指两目失明。苏轼《日喻》："生而眇者不识日。"

〔2〕　方而润泽玉色　"而"原作"面"，据《证类本草》卷四·玉石部中品改。

〔3〕　黑子　即黑痣，亦即黡。《类篇·面部》："黡，面上黑子。"

〔4〕　眵（chī　笞）　目汁，即眼屎。《广韵·支韵》："眵，目汁凝也。"章炳麟《新方言·释形体》："眵，今人谓眼中凝汁为眼眵。读如矢。"

州五原盐池下，凿取之，大者如升，皆正方光澈[1]，一名石盐。

绿盐　味咸苦辛平，无毒。主目赤泪出，肤翳眵暗。

蜜陀僧　味咸辛平，有小毒。主久痢五痔，金疮，面上瘢皯[2]，面膏药用之。

桃花石　味甘温，无毒。主大肠中冷脓血痢，久服令人肌热能食。

珊瑚　味甘平，无毒。主宿血，去目中翳，鼻衄，末吹鼻中。生南海。

石花[3]　味甘温，无毒。酒渍服，主腰脚风冷，与殷孽同。一名乳花。

石床　味甘温，无毒。酒渍服，与殷孽同。一名乳床，一名逆石。

玉石部下品三十一味

青琅玕　味辛平，无毒。主身痒，火疮痈伤，白秃疥瘙，死肌浸淫[4]在皮肤中，煮炼服之，起阴气。可化为丹，一名石珠，一名青珠。生蜀郡平泽，采无时。

礜石　味辛甘大热，生温，熟热，有毒。主寒热鼠瘘，蚀疮死肌，风痹，腹中坚癖邪气，除热明目，下气，除膈中热，止消渴，益肝气，破积聚，痼冷腹痛，去鼻中瘜肉。久服[5]令人筋挛，火炼百日，服一刀圭，不炼服则杀人及百兽。一名青分石，一名立制石，一名固羊石，一名白礜石，一名太白石，一名泽乳，一名食盐。生汉

----

[1]　光澈　《证类本草》卷四·玉石部中品作"光彻"。

[2]　瘢皯　谓皮肤上的黑色斑点。按"皯"，面黑而憔悴。《说文解字·皮部》："皯，面黑气也。""瘢"，皮肤上的斑点。《汉书·王莽传》："莽因曰：诚见君面有瘢，美玉可以灭瘢，欲献其璵耳。"

[3]　石花　石钟乳之一种。《证类本草》卷四·玉石部中品引《蜀本草》："凡钟乳之类有五种：一钟乳，二殷孽，三孔公孽，四石床，五石花。虽一体而注疗有异。"

[4]　浸淫　《证类本草》卷五·玉石部下品"浸"作"侵"。

[5]　久服　"服"原作"腹"，据《证类本草》卷五·玉石部下品改。

中山谷及少室,采无时。

特生礜石　味甘温,有毒。主明目利耳,腹内绝寒,破坚结及鼠瘘,杀百虫恶兽,久服延年。一名苍礜石,一名鼠毒。生西域,采无时。

握雪礜石　味甘温,无毒。主痫冷积,轻身延年。多食令人热。

方解石　味苦辛大寒,无毒。主胸中留热结气,黄疸,通血脉,去蛊毒。一名黄石。生方山,采无时。

苍石　味甘平,有毒。主寒热,下气,瘘蚀,杀禽兽。生西城[1],采无时。

土阴孽　味咸,无毒。主妇人阴蚀,大热干痂。生高山崖上之阴,色白如脂,采无时。

代赭　味苦甘寒,无毒。主鬼疰,贼风蛊毒,杀精物恶鬼,腹中毒邪气,女子赤沃漏下,带下百病,产难,胞衣不出,堕胎,养血气,除五脏血脉中热,血痹血瘀,大人小儿惊气入腹及阴痿不起。一名须丸,一名血师。生齐国山谷,赤红青色,如鸡冠有泽[2]染爪甲不渝者良,采无时。

卤咸　味苦咸寒,无毒。主大热,消渴狂烦,除邪及下蛊毒,柔肌肤,去五脏肠胃留热结气,心下坚,食已呕逆喘满,明目,目痛。生河东盐池。

大盐　味甘咸寒,无毒。主肠胃结热,喘逆,胸中病,令人吐。生邯郸及河东池泽。

戎盐　味咸寒,无毒。主明目,目痛,益气,坚肌骨,去毒蛊,心腹痛,溺血吐血,齿舌血出。一名胡盐。生胡盐山及西羌北地酒泉福禄城东南角,北海青,南海赤,十月采。

白垩　味苦辛温,无毒。主女子寒热,癥瘕月闭,积聚,阴肿痛,漏下,无子,泄痢,不可久服,伤五脏,令人羸瘦。一名白善。生邯

---

〔1〕　西城　原作"西域",据《证类本草》卷五·玉石部下品改。按《证类本草》卷五·玉石部下品引唐本注云:"西城在汉川金州也。"即今陕西安康。

〔2〕　有泽　"泽"字原缺,据《证类本草》卷五·玉石部下品补。

郸山谷,采无时。

铅丹　味辛微寒,主吐逆胃反,惊痫癫疾,除热下气,止小便利,除毒热脐挛,金疮溢血,炼化还成九光[1],久服通神明。一名铅华,生于铅。生蜀郡平泽。

粉锡[2]　味辛寒,无毒。主伏尸毒螫,杀三虫,去鳖瘕,疗恶疮,堕胎,止小便利。一名解锡。

锡铜镜鼻　主女子血闭,癥瘕伏肠,绝孕及伏尸邪气。生桂阳山谷。

铜弩牙　主妇人产难血闭,月水不通,阴阳隔塞。

金牙　味咸,无毒。主鬼疰,毒蛊诸疰。生蜀郡,如金色者良。

石灰　味辛温,主疽疡疥瘙,热气恶疮,癫疾死肌堕眉,杀痔虫,去黑子瘜肉,疗髓骨疽。一名恶灰,一名希灰。生中山川谷。

冬灰[3]　味辛微温,主黑子,去疣[4]瘜肉,疽蚀疥瘙。一名藜灰。生玄谷[5]川泽。

锻灶灰　主癥瘕坚积,去邪恶气。

伏龙肝　味辛微温,主妇人崩中吐血,止咳逆,止血,消痈肿毒气。

东壁土　主下部痒,脱肛。

紫铆骐驎竭[6]　味甘咸平,有小毒。主五脏邪气,带下,止痛,破积血,金疮生肉。与骐驎竭二物,大同小异。

硇砂　味咸苦辛温,有毒。不宜多服,主积聚,破结血烂胎,止痛

---

〔1〕　九光　“九”原作“丸”,据《证类本草》卷五·玉石部下品改。

〔2〕　粉锡　即铅粉,又名解锡、水粉、胡粉,为用铅加工制成的碱式碳酸铅。

〔3〕　冬灰　即草木灰,又名藜灰,为柴草烧成的灰。

〔4〕　疣　原作“肬”,今改。按“肬”,与“疣”同。《说文解字·肉部》:“肬,赘也。从肉,尤声。”桂馥《札朴·览古·食肬》:“肬疣古今字,谓赘肬也。”

〔5〕　玄谷　《证类本草》卷五·玉石部下品作“方谷”。

〔6〕　骐驎竭　即血竭,又名海蜡,为棕榈科植物麒麟竭果实及树干中的树脂。按“骐驎”,同“麒麟”。《战国策·赵策四》:“刳胎焚天,而骐驎不至。”《史记·孔子世家》作“麒麟”。

下气,疗咳嗽宿冷,去恶肉,生好肌。柔金银,可为焊药[1]。出
西戎[2],形如牙消,光净者良,驴马药亦用。

姜石　味咸寒,无毒。主热,豌豆疮疔毒等肿。生土石间,状如
姜,有五种色,白者最良,所在有之,以烂不碨者好,齐州历城东
者良。

赤铜屑　以醋和如麦饭,袋盛,先刺腋下脉出血,封之,攻腋臭,神
效。又熬使极热,投酒中,服五合,日三,主贼风反折。又烧赤铜
五斤,纳酒二斗中百遍,服同前,主贼风,甚验。

铜矿石　味酸寒,有小毒。主疗肿恶疮,驴马脊疮,臭腋,石上水
磨取汁,涂之,其疗肿末之,敷疮上良。

白瓷瓦屑　平,无毒。主妇人带下白崩,止呕吐逆[3],破血止血,
水磨涂疮,灭瘢。定州者良,余皆不如。

乌古瓦　寒,无毒。以水煮及渍汁饮,止消渴。取屋上年深者良。

石燕　以水煮汁饮之,主淋有效。妇人难产,两手各把一枚,立
验。出零陵。

梁上尘　主腹痛,噎,中恶,鼻衄,小儿软疮。

草部上品之上四十一味

青芝[4]　味酸平,主明目,补肝气,安精魂,仁恕,久食轻身不老,
延年神仙。一名龙芝。生泰山。

---

[1]　焊药　焊接金铁的药。《集韵·翰韵》:"釬(焊),固金铁药。"
[2]　西戎(róng　容)　古代泛指我国西部诸少数民族。《尔雅·释地》:"九
夷、八狄、七戎、六蛮,谓之四海。"《大戴礼记·千乘》:"西辟之民曰戎。"
[3]　止呕吐逆　《证类本草》卷五·玉石部下品"吐"下无"逆"字。
[4]　青芝　灵芝草之一种。《本经》所载有六芝,即青芝、赤芝、黄芝、白芝、
黑芝及紫芝。六芝皆入药用,性味及效用有差,然今用多为紫芝和赤芝
二种。紫芝又名木芝,为多孔菌科植物紫芝的全株。赤芝与紫芝同科,
惟色稍异。

赤芝 味苦平,主胸腹结,益心气,补中,增智慧[1],不忘,久食轻身不老,延年神仙。一名丹芝。生霍山。

黄芝 味甘平,主心腹五邪,益脾气,安神,忠信和乐,久食轻身不老,延年神仙。一名金芝。生嵩山。

白芝 味辛平,主咳逆上气,益肺气,通利口鼻,强志意,勇悍,安魄,久食轻身不老,延年神仙。一名玉芝。生华山。

黑芝 味咸平,主癃,利水道,益肾气,通九窍,聪察,久食轻身不老,延年神仙。一名玄芝。生常山。

紫芝 味甘温,主耳聋,利关节,保神,益精气,坚筋骨,好颜色,久服轻身,不老延年。一名木芝。生高夏山谷。六芝皆无毒,六月八月采。

赤箭[2] 味辛温,主杀鬼精物,蛊毒恶气,消痈肿,下支满疝,下血,久服益气力,长阴肥健,轻身增年。一名离母,一名鬼督邮。生陈仓川谷雍州及太山少室,三月四月八月采根,曝干。

天门冬 味苦甘平,大寒,无毒。主诸暴风湿偏痹,强骨髓,杀三虫,去伏尸,保定肺气,去寒热,养肌肤,益气力,利小便,冷而能补,久服轻身益气,延年不饥。一名颠勒。生奉高山谷,二月三月七月八月采根,曝干。

麦门冬 味甘平,微寒,无毒。主心腹结气,伤中[3]伤饱,胃络脉绝,羸瘦短气,身重目黄,心下支满,虚劳客热,口干燥渴,止呕吐,愈痿蹶,强阴益精,消谷调中,保神,定肺气,安五脏,令人肥健,美颜色,有子,久服轻身,不老不饥。秦名羊韭,齐名爱韭,楚名马韭,越名羊蓍[4],一名禹葭,一名禹余粮,叶如韭,冬夏长生。生函谷川谷及堤坂肥土石间久废处,二月三月八月十月采,阴干。

---

[1] 增智慧 "慧"原作"惠",据《证类本草》卷六·草部上品之上改。按"惠",通"慧"。《列子·周穆王》:"秦人逢氏有子,少而惠。"
[2] 赤箭 即天麻,为兰科植物天麻的根茎。
[3] 伤中 《证类本草》卷六·草部上品之上作"肠中"。
[4] 羊蓍 《证类本草》卷六·草部上品之上作"羊蓍"。

术　味苦甘温，无毒。主风寒湿痹，死肌痉疸，止汗除热，消食，主大风在身面，风眩头痛，目泪出，消痰水，逐皮间风水结肿，除心下急满及霍乱吐下不止，利腰脐间血，益津液，暖胃，消谷嗜食，作煎饵久服轻身，延年不饥。一名山蓟，一名山姜，一名山连。生郑山山谷汉中南郑，二月三月八月九月采根，曝干。

女萎萎蕤　味甘平，无毒。主中风暴热，不能动摇，跌筋结肉，诸不足，心腹结气，虚热湿毒，腰痛，茎中寒及目痛，眦烂泪出，久服去面黑皯，好颜色润泽，轻身不老。一名荧，一名地节，一名玉竹，一名马薰，生太山山谷及丘陵，立春后采，阴干。

黄精　味甘平，无毒。主补中益气，除风湿，安五脏，久服轻身，延年不饥。一名重楼，一名菟竹，一名鸡格，一名救穷，一名鹿竹，生山谷。二月采根，阴干。

干地黄　味甘苦寒，无毒。主折跌绝筋伤中，逐血痹，填骨髓，长肌肉，作汤除寒热积聚，除痹，主男子五劳七伤，女子伤中，胞漏下血，破恶血，溺血，利大小肠，去胃中宿食，饱力断绝，补五脏内伤不足，通血脉，益气力，利耳目，生者尤良。

生地黄　大寒，主妇人崩中血不止及产后血上薄心[1]闷绝，伤身[2]胎动，下血胎不落，堕坠踠折，瘀血留血，衄鼻吐血，皆捣饮之，久服轻身不老。一名地髓，一名芐，一名芑。生咸阳川泽，黄土地者佳，二月八月采根，阴干。

昌蒲　味辛温，无毒。主风寒湿痹，咳逆上气，开心孔，补五脏，通九窍，明耳目，出音声，主耳聋痈疮，温肠胃，止小便利，四肢湿痹，不得屈伸，小儿温疟，身积热不解，可作浴汤，久服轻身，聪耳明目，不忘，不迷惑，延年，益心智，高志不老。一名昌阳。生上洛池泽及蜀郡严道，一寸九节者良，露根不可用，五月十二月采根，阴干。

---

〔1〕　血上薄心　谓气血逆乱向上逼迫于心。按"薄"，迫，逼迫。《楚辞·九章·涉江》："腥臊并御，芳不得薄兮。"洪兴祖补注："薄，迫也，逼近之意。"

〔2〕　伤身　谓伤胎。按"身"，身孕。《正字通·身部》："身，女怀妊曰身。"

远志　味苦温，无毒。主咳逆伤中，补不足，除邪气，利九窍，益智慧，耳目聪明，不忘，强志倍力[1]，利丈夫，定心气，止惊悸，益精，去心下膈气[2]，皮肤中热，面目黄，久服轻身不老，好颜色，延年。叶名小草，主益精，补阴气，止虚损梦泄。一名棘苑[3]，一名葽绕，一名细草。生太山及冤句川谷，四月采根叶，阴干。

泽泻　味甘咸寒，无毒。主风寒湿痹，乳难，消水，养五脏，益气力，肥健，补虚损五劳，除五脏痞满，起阴气，止泄精，消渴淋沥，逐膀胱三焦[4]停水，久服耳目聪明，不饥延年，轻身，面生光，能行水上。扁鹊云：多服病人眼。一名水泻，一名及泻，一名芒芋，一名鹄泻。生汝南池泽，五月六月八月采根，阴干。叶味咸，无毒，主大风，乳汁不出，产难，强阴气，久服轻身，五月采。实味甘，无毒，主风痹消渴，益肾气，强阴，补不足，除邪湿，久服面生光，令人无子，九月采。

署预　味甘温，平，无毒。主伤中，补虚羸，除寒热邪气，补中，益气力，长肌肉，主头面游风，风头眼眩，下气，止腰痛，补虚劳羸瘦，充五脏，除烦热，强阴，久服耳目聪明，轻身不饥，延年。一名山芋，秦楚名玉延，郑越名土藷。生嵩高山谷，二月八月采根，曝干。

菊花　味苦甘平，无毒。主风头头眩肿痛，目欲脱，泪出，皮肤死肌，恶风湿痹，疗腰痛去来陶陶[5]，除胸中烦热，安肠胃，利五脉，调四肢，久服利血气，轻身，耐老延年。一名节华，一名日精，一名女节，一名女华，一名女茎，一名更生，一名周盈，一名傅延年，一名阴成。生雍州川泽及田野，正月采根，三月采叶，五月采

---

[1]　倍力　谓增益气力。按"倍"，增加。《集韵·队韵》："倍，加也。"

[2]　膈气　当作"隔气"。《证类本草》卷四·玉石部中品·石膏："除时气头痛，身热，三焦大热，肠胃中隔气……"可参。

[3]　棘苑　《证类本草》卷六·草部上品之上作"棘菀"。

[4]　三焦　"焦"原作"膲"，今改。按"膲"，同"焦"。《广韵·宵韵》："膲，人之三膲。"《集韵·宵韵》："膲，三膲无形之府，通作焦。"

[5]　陶陶　长久貌。《楚辞·九思·哀岁》："冬夜兮陶陶，雨雪兮冥冥。"

茎，九月采花，十一月采实，皆阴干。

甘草　味甘平，无毒。主五脏六腑寒热邪气，坚筋骨，长肌肉，倍力，金疮㾜[1]，解毒，温中下气，烦懑短气，伤脏咳嗽，止渴，通经脉，利血气，解百药毒，为九土[2]之精，安和七十二种石，一千二百种草，久服轻身延年。一名蜜甘，一名美草，一名蜜草，一名蕗草。生河西川谷积沙山及上郡，二月八月除日采根，曝干，十日成。

人参　味甘微寒，微温，无毒。主补五脏，安精神，定魂魄，止惊悸，除邪气，明目，开心益智，疗肠胃中冷，心腹鼓痛，胸胁逆满，霍乱吐逆，调中，止消渴，通血脉，破坚积，令人不忘，久服轻身延年。一名人衔，一名鬼盖，一名神草，一名人微，一名土精，一名血参，如人形者有神。生上党山谷及辽东，二月四月八月上旬采根，竹刀刮，曝干，无令见风。

石斛　味甘平，无毒。主伤中，除痹下气，补五脏虚劳羸瘦，强阴益精，补内绝不足，平胃气，长肌肉，逐皮肤邪热痱气，脚膝疼冷痹弱，久服厚肠胃，轻身延年，定志除惊。一名林兰，一名禁生，一名杜兰，一名石蓫。生六安山谷水旁石上，七月八月采茎，阴干。

牛膝　为君，味苦酸平，无毒。主寒湿痿痹，四肢拘挛，膝痛不可屈伸，逐血气，伤热火烂，堕胎，疗伤中少气，男子阴消，老人失溺，补中续绝，填骨髓，除脑中痛及腰脊痛，妇人月水不通，血结，益精，利阴气，止发白，久服轻身耐老。一名百倍。生河内川谷及临朐，二月八月十月采根，阴干。

卷柏　味辛甘温，平，微寒，无毒。主五脏邪气，女子阴中寒，热痛，癥瘕血闭，绝子，止咳逆，治脱肛，散淋结，头中风眩，痿躄，强

---

〔1〕㾜(zhǒng　肿)　足肿之疾。《广韵·肿韵》"㾜，足肿疾。"《诗经·小雅·巧言》："既微且㾜。"毛传："骭疡为微，肿足为㾜。"

〔2〕九土　九州之土。《国语·鲁语上》："共工氏之伯九有也，其子曰后土，能平九土。"

阴益精，久服轻身，和颜色，令人好容体。一名万岁，一名豹足，一名求股，一名交时。生常山山谷石间，五月七月采，阴干。

细辛　味辛温，无毒。主咳逆，头痛脑动，百节拘挛，风湿痹痛，死肌，温中下气，破痰，利水道，开胸中，除喉痹齆鼻[1]，风痫癫疾，下乳结汁不出[2]，血不行，安五脏，益肝胆，通精气，久服明目，利九窍，轻身长年。一名小辛。生华阴山谷，二月八月采根，阴干。

独活　味苦甘平，微温，无毒。主风寒所击，金疮止痛，奔豚[3]痫痓[4]，女子疝瘕，疗诸贼风，百节痛风无久新者，久服轻身耐老。一名羌活，一名羌青，一名护羌使者，一名胡王使者，一名独摇草，此草得风不摇，无风自动。生雍州川谷或陇西南安，二月八月采根，曝干。

升麻　味甘苦平，微寒，无毒。主解百毒，杀百精老物[5]殃鬼[6]，避温疫瘴气，邪气蛊毒，入口皆吐出，中恶腹痛，时气毒疠，头痛寒热，风肿诸毒，喉痛口疮，久服不夭，轻身长年。一名周麻。生益州山谷，二月八月采根，日干。

---

〔1〕　齆（wèng　瓮）鼻　鼻腔阻塞之病。《龙龛手镜·鼻部》："齆，鼻塞病也。"

〔2〕　汁不出　《证类本草》卷六·草部上品之上"汁"作"汗"。

〔3〕　奔豚　原作"贲肫"，今改。按"贲"，通"奔"。《说文通训定声·屯部》："贲，假借为奔。""肫"，同"豚"。《集韵·魂韵》："豚，《说文》：小豕也。或作豚，通作肫。"

〔4〕　痫痓　因惊痫而致痉强搐搦。按"痓"，风痉之证。《集韵·至韵》："痓，风病。"《素问·气厥论》："肺移热于肾，传为柔痓。"王冰注："痓，谓骨痓而不随。"《本草纲目·百病主治药上·痓风》："痓风，即痉病，属太阳督脉二经。其症发热，口噤如痫，身体强直，角弓反张，甚则搐搦。"

〔5〕　老物　古时以为万物之老者皆有神灵，因之为岁终蜡祭的对象。《周礼·春官·籥章》："国祭蜡，则龡豳颂，击土鼓，以息老物。"郑玄注："求万物而祭之者，万物助天成岁事，至此，为其老而劳，乃祀而息之。"

〔6〕　殃鬼　能为人灾祸之鬼。按"殃"，凶，灾祸。《说文解字·歹部》："殃，咎也。"《广雅·释言》："殃，祸也。"《周易·坤卦》："积不善之家，必有余殃。"

茈胡[1]　为君,味苦平,微寒,无毒。主心腹,去肠胃中结气,饮食积聚,寒热邪气,推陈致新,除伤寒心下烦热,诸痰热结实,胸中邪逆,五脏间游气,大肠停积水胀及湿痹拘挛,亦可作浴汤,久服轻身,明目益精。一名地薰,一名山菜,一名茹草。叶名芸蒿,辛香可食。生弘农川谷及冤句,二月八月采根,曝干。

防葵　味辛甘苦寒,无毒。主疝瘕肠泄,膀胱热结,溺不下,咳逆,温疟,癫痫惊邪狂走,疗五脏虚气,小腹支满,胪胀[2],口干,除肾邪,强志,久服坚骨髓,益气轻身。中火者不可服,令人恍惚见鬼。一名梨盖,一名房慈,一名爵离,一名农果,一名利茹,一名方盖。生临淄川谷及嵩高太山少室,三月三日采根,曝干。

薯实　味苦酸平,无毒。主益气,充肌肤,明目,聪慧先知,久服不饥,不老轻身。生少室山谷,八月九月采实,日干。

菴䕡子　味苦微寒,微温,无毒。主主五脏瘀血,腹中水气,胪胀留热,风寒湿痹,身体诸痛,疗心下坚,膈中,寒热周痹,妇人月水不通,消食明目,久服轻身,延年不老,驱驴[3]食之神仙。生雍州川谷,亦生上党及道边,十月采实,阴干。

薏苡仁　味甘微寒,无毒。主筋急拘挛,不可屈伸,风湿痹,下气,除筋骨邪气不仁,利肠胃,消水肿,令人能食,久服轻身益气。其根下三虫。一名解蠡,一名屋菼,一名起实,一名𧄦[4]。生真定平泽及田野,八月采实,采根无时。

---

〔1〕　茈胡　即柴胡,又名地熏、山菜、茹草,为伞形科植物北柴胡、狭叶柴胡等的根。

〔2〕　胪胀　腹胀。按"胪",肚腹前部。《急就篇》第四章:"寒气泄注腹胪胀。"《广韵·鱼韵》:"胪,腹前曰胪。"

〔3〕　驱驴　原作"驱驴",据《证类本草》卷六·草部上品之上改。按"驱驴",兽名。形似骡,可骑乘。慧琳《一切经音义》卷七十八引《考声》:"驱驴,似骡而小,面短而折。"

〔4〕　𧄦　《证类本草》卷六·草部上品之上作"𧄦"。按《说文解字·艸部》:"𧄦,艸也。"朱骏声通训定声:"《广雅·释草》:𧄦,薏以也。"则"𧄦"与"𧄦"俱为薏苡异名。

车前子　味甘咸寒,无毒,主气癃,止痛,利水道小便,除湿痹,男子伤中,女子淋沥,不欲食,养肺,强阴益精,令人有子,明目,疗赤痛,久服轻身耐老。叶及根味甘寒,主金疮,止血衄鼻,瘀血血瘕,下血,小便赤,止烦下气,除小虫。一名当道,一名芣苢,一名虾蟆衣,一名牛遗,一名胜舄。生真定平泽丘陵阪道中,五月五日采,阴干。

蒺藜子　味辛微温,无毒。主明目,目痛泪出,除痹,补五脏,益精光,疗心腹腰痛,久服轻身不老。一名蒺菥,一名大蕺,一名马辛,一名大茅。生咸阳川泽及道旁,四月五月采,曝干。

茺蔚子　味辛甘微温,微寒,无毒。主明目益精,除水气,疗血逆大热,头痛心烦,久服轻身。茎主瘾疹上音隐,下音诊痒,可作浴汤。一名益母,一名益明,一名大札,一名贞蔚。生海滨池泽。五月采。

木香　味辛温,无毒。主邪气,避毒疫温鬼,强志,主淋露,疗气劣,肌中偏寒,主气不足,消毒,杀鬼精物,温疟蛊毒,行药之精,久服不梦寤魇寐,轻身,致神仙。一名蜜香。生永昌山谷。

龙胆　味苦寒,大寒,无毒。主骨间寒热,惊痫邪气,续绝伤,定五脏,杀蛊毒,除胃中伏热,时气温热,热泄下痢,去肠中小虫[1],益肝胆气,止惊惕,久服益智不忘,轻身耐老。一名陵游。生齐朐山谷及冤句,二月八月十一月十二月采根,阴干。

菟丝子　味辛甘平,无毒。主续绝伤,补不足,益气力,肥健,汁去面默,养肌强阴,坚筋骨,主[2]茎中寒,精自出,溺有余沥,口苦燥渴,寒血为积,久服明目,轻身延年。一名菟芦,一名菟缕,一名蓎蒙,一名玉女,一名赤网,一名菟累。生朝鲜川泽田野,蔓延草木之上,色黄而细为赤网,色浅而大为菟累,九月采实,曝干。

巴戟天　味辛甘微温,无毒。主大风邪气,阴痿不起,强筋骨,安五脏,补中,增志益气,疗头面游风,小腹及阴中相引痛,下气,补五劳,益精,利男子。生巴郡及下邳山谷,二月八月采根,阴干。

---

〔1〕　小虫　"虫"原作"蛊",据《证类本草》卷六·草部上品之上改。
〔2〕　主　原作"生",据《证类本草》卷六·草部上品之上改。

白英　味甘寒，无毒。主寒热，八疸消渴，补中益气，久服轻身延年。一名榖菜，一名白草。生益州山谷，春采叶，夏采茎，秋采花，冬采根。

白蒿　味甘平，无毒。主五脏邪气，风寒湿痹，补中益气，长毛发令黑，疗心悬[1]，少食常饥，久服轻身，耳目聪明，不老。

草部上品之下 三十八味

肉苁蓉　味甘酸咸微温，无毒。主五劳七伤，补中，除茎中寒热痛，养五脏，强阴，益精气，多子，妇人癥瘕，除膀胱邪气，腰痛，止痢，久服轻身。生河西山谷及代郡雁门，五月五日采，阴干。

地肤子　味苦寒，无毒。主膀胱热，利小便，补中，益精气，去皮肤中热气，散恶疮疝瘕，强阴，久服耳目聪明，轻身耐老，使人润泽。一名地葵，一名地麦。生荆州平泽及田野，八月十日采实，阴干。

忍冬　味甘温，无毒。主寒热身肿，久服轻身，长年益寿。十二月采，阴干。

蒺藜子　味苦辛温，微寒，无毒。主恶血，破癥结积聚，喉痹乳难，身体风痒，头痛咳逆，伤肺肺痿，止烦下气，小儿头疮，痈肿阴癀，可作摩粉。其叶主风痒，可煮以浴，久服长肌肉，明目轻身。一名旁通，一名屈人，一名止行，一名豺羽，一名升推，一名即藜，一名茨。生冯翊平泽或道旁，七月八月采实，曝干。

防风　味甘辛温，无毒。主大风头眩痛[2]，恶风，风邪目盲无所见，风行周身，骨节疼痹烦懑，胁痛胁风，头面去来，四肢挛急，字乳[3]金疮内痉，久服轻身。叶主中风热汗出。一名铜芸，一名

---

[1]　心悬　谓心有虚悬，无所依傍感。按"悬"，悬空。赵希鹄《古翰墨真迹辩》："山谷（黄庭坚）乃悬腕书，深得《兰序》风韵。"

[2]　大风头眩痛　"眩"原作"眩"，据《证类本草》卷七·草部上品之下改。

[3]　字乳　谓妇人生产。按"字"、"乳"，俱为生产。《说文解字·子部》："字，乳也。"段玉裁注："人及鸟生子曰乳。"《广雅·释诂一》："乳，生也。"

茴草，一名百枝，一名屏风，一名简根，一名百蜚。生沙苑川泽及邯郸琅邪上蔡，二月十月采根，曝干。

石龙刍　味苦微寒，微温，无毒。主心腹邪气，小便不利，淋闭风湿，鬼疰恶毒，补内虚不足，痞满，身无润泽，出汗，除茎中热痛，杀鬼疰恶毒气，久服补虚羸，轻身，耳目聪明，延年。一名龙须，一名草续断，一名龙朱[1]，一名龙华，一名悬莞[2]，一名草毒，九节多味者良。生梁州山谷湿地，五月七月采茎，曝干。

络石　味苦温，微寒，无毒。主风热，死肌痈伤，口干舌焦，痈肿不消，喉舌肿不通，水浆不下，大惊入腹，除邪气，养肾，主腰髋痛，坚筋骨，利关节，久服轻身明目，润泽好颜色，不老延年，通神。一名石鲮，一名石磋[3]，一名略石，一名明石，一名领石，一名悬石。生太山川谷或石山之阴，或高山岩石上，或生人间，正月采。

千岁藥[4]汁　味甘平，无毒。主补五脏，益气，续筋骨，长肌肉，去诸痹，久服轻身，不饥耐老，通神明。一名藥芜。生太山川谷。

黄连　味苦寒，微寒，无毒。主热气目痛，眦伤泪出，明目，肠澼腹痛下痢，妇人阴中肿痛，五脏冷热，久下泄澼脓血，止消渴大惊，除水利骨，调胃厚肠，益胆，疗口疮，久服令人不忘。一名王连。生巫阳[5]川谷及蜀郡太山，二月八月采。

沙参　味苦微寒，无毒。主血积惊气，除寒热，补中，益肺气，疗胃痹，心腹痛，结热邪气头痛，皮间邪热，安五脏，补中，久服利人。一名知母，一名苦心，一名志取，一名虎须，一名白参，一名识美，一名文希。生河内川谷及冤句般阳续山，二月八月采根，曝干。

丹参　味苦微寒，无毒。主心腹邪气，肠鸣幽幽如走水，寒热积聚，破癥除瘕，止烦懑，益气养血，去心腹痼疾结气，腰脊强，脚

---

〔1〕　龙朱　《证类本草》卷七·草部上品之下作"龙珠"。

〔2〕　悬莞　原作"悬莴"，据《证类本草》卷七·草部上品之下改。

〔3〕　石磋　《证类本草》卷七·草部上品之下作"石蹉"。

〔4〕　千岁藥(léi　雷)　即葛虆汁，为葡萄科植物葛虆的藤汁。

〔5〕　巫阳　原作"巫阳"，据《证类本草》卷七·草部上品之下改。

痹,除风邪留热,久服利人。一名郄蝉草,一名赤参,一名木羊乳。生桐柏山川谷及太山,五月采根,曝干。

王不留行　味苦甘平,无毒。主金疮,止血,逐痛出刺,除风痹内寒,止心烦,鼻衄痈疽,恶疮瘘乳,妇人产难,久服轻身,耐老增寿。生太山山谷,二月八月采。

蓝实　味苦寒,无毒,主解诸毒,杀蛊蚑[1]疰鬼螫毒,久服头不白,轻身。其叶汁杀百药毒,解狼毒射罔毒。其茎叶可以染青。生河内平泽。

景天　味苦酸平,无毒,主大热火疮,身热烦,邪恶气,诸蛊毒痂疕,寒热风痹,诸不足。花主女人漏下赤白,轻身明目,久服通神不老。一名戒火,一名火母,一名救火,一名据火,一名慎火。生太山川谷,四月四日七月七日采,阴干。

天名精　味甘寒,无毒。主瘀血血瘕欲死,下血止血,利小便,除小虫,去痹,除胸中结热,止烦渴,逐水,大吐下,久服轻身耐老。一名麦句姜,一名虾蟆蓝,一名豕首,一名天门精,一名玉门精,一名彘颅,一名蟾蜍兰,一名觐。生平原川泽,五月采。

蒲黄　味甘平,无毒。主心腹膀胱寒热,利小便,止血,消瘀血,久服轻身,益气力,延年神仙。生河东池泽,四月采。

香蒲　味甘平,无毒。主五脏心下邪气,口中烂臭,坚齿,明目聪耳,久服轻身耐老。一名睢,一名醮。生南海池泽。

兰草　味辛平,无毒。主利水道,杀蛊毒,避不祥,除胸中痰癖,久服益气,轻身不老,通神明。一名水香。生大吴池泽,四月五月采。

决明子　味咸苦甘平,微寒,无毒。主青盲,目淫肤赤白膜,眼赤痛泪出,疗唇口青,久服益精光,轻身。生龙门川泽,石决明生豫章,十月十日采,阴干百日。

芎䓖　味辛温,无毒。主中风入脑,头痛寒痹,筋挛缓急,金疮,妇人血闭无子,除脑中冷动,面上游风去来,目泪出,多涕唾,忽忽

---

〔1〕蚑(qí　奇)　虫名。《文选・枚乘・七发》:"蚑蟜蝼蚁闻之,柱喙而不能前。"吕延济注:"蚑蟜蝼蚁,皆小虫名也。"

如醉[1]，诸寒冷气，心腹坚痛，中恶卒急肿痛，胁风痛，温中内寒。一名胡䓖，一名香果，其叶名蘼芜。生武功川谷斜谷西岭，三月四月采根，曝干。

蘼芜　味辛温，无毒。主咳逆，定惊气，避邪恶，除蛊毒鬼疰，去三虫，久服通神，主身中老风，头中久风风眩。一名薇芜，一名茳蓠，芎䓖苗也。生雍州川泽及冤句，四月五月采叶，曝干。

续断　味苦辛微温，无毒。主伤寒，补不足，金疮痈伤折跌，续筋骨，妇人乳难，崩中漏血，金疮血内漏，止痛，生肌肉，及踠伤[2]恶血腰痛，关节缓急，久服益气力。一名龙豆，一名属折，一名接骨，一名南草，一名槐。生常山山谷，七月八月采，阴干。

云实　味辛苦温，无毒。主泄痢肠澼，杀虫蛊毒[3]，去邪恶结气，止痛，除寒热消渴。花主见鬼精物，多食令人狂走，杀精物，下水烧之致鬼，久服轻身，通神明，益寿。一名员实，一名云英，一名天豆。生河间川谷，十月采，曝干。

黄芪　味甘微温，无毒，主痈疽久败疮，排脓止痛，大风癞疾，五痔鼠瘘，补虚，小儿百病，妇人子脏风邪气，逐五脏间恶血，补丈夫虚损，五劳羸瘦，止渴，腹痛泄痢，益气，利阴气。白水者[4]冷补。其茎叶疗渴及筋挛，痈肿疽疮。一名戴糁，一名戴椹，一名独椹，一名芰草，一名蜀脂，一名百本。生蜀郡山谷白水汉中，二月十日采，阴干。

徐长卿　味辛温，无毒。主鬼物百精，蛊毒疫疾，邪恶气，温疟，久服强悍轻身，益气延年。一名鬼督邮。生太山山谷及陇西，三月采。

杜若　味辛微温，无毒。主胸胁下逆气，温中，风入脑户，头肿痛，

---

[1]　忽忽如醉　谓恍惚不清，犹若醉酒。按"忽忽"，恍惚不清貌。《淮南子·原道》："忽兮怳兮，不可为象兮。"高诱注："忽、怳，无形貌也。"

[2]　踠(wò　沃)伤　(手足等)猛折而筋骨受伤。《后汉书·方术传上·李南》："马踠足，是以不得速。"李贤注："踠，屈损也。"

[3]　杀虫蛊毒　"虫"原作"蛊"，据《证类本草》卷七·草部上品之下改。

[4]　白水者　《证类本草》卷七·草部上品之下作"生白水者"四字。

多涕泪出,眩倒,目䀎䀎[1],止痛,除口臭气,久服益精明目,轻身,令人不忘。一名杜蘅,一名杜连,一名白连,一名白芩,一名若芝。生武陵川泽及冤句,二月八月采根,曝干。

蛇床子　味苦辛甘平,无毒。主妇人阴中肿痛,男子阴痿湿痒,除痹气,利关节,癫痫恶疮,温中下气,令妇人子脏热,男子阴强,久服轻身,好颜色,令人有子。一名蛇粟,一名蛇米,一名虺床,一名思益,一名绳毒,一名枣棘,一名墙蘼。生临淄川谷及田野,五月采实,阴干。

茵陈蒿　味苦平,微寒,无毒。主风湿寒热,邪气热结,黄疸,通身发黄,小便不利,除头热,去伏瘕,久服轻身益气,耐老,面白悦,长年,白兔食之仙。生太山及丘陵坂岸上,五月及立秋采,阴干。

漏芦　味苦咸寒,大寒,无毒。主皮肤热,恶疮疽痔,湿痹,下乳汁,止遗溺,热气疮痒如麻豆,可作浴汤,久服轻身益气,耳目聪明,不老延年。一名野兰。生乔山山谷,八月采根,阴干。

茜根　味苦寒,无毒。主寒湿风痹,黄疸,补中止血,内崩下血,膀胱不足,踒跌蛊毒,久服益精气,轻身,可以染绛。一名地血,一名茹藘,一名茅蒐,一名蒨。生乔山川谷,二月三月采根,曝干。

飞廉　味苦平,无毒。主骨节热,胫重酸疼,头眩顶重,皮间邪风如蜂螫针刺,鱼子细起,热疮痈疽痔,湿痹,止风邪咳嗽,下乳汁,久服令人身轻,益气明目,不老,可煮可干。一名漏芦,一名天荠,一名伏猪,一名飞轻,一名伏兔,一名飞雉,一名木禾。生河内川泽,正月采根,七月八月采花,阴干。

营实　味酸温,微寒,无毒。主痈疽,恶疮结肉,跌筋败疮,热气阴蚀不瘳,利关节,久服轻身益气。根止泄痢腹痛,五脏客热,除邪逆气,疽癞诸恶疮[2]金疮伤挞,生肉复肌。一名墙薇,一名墙麻,一名牛棘,一名牛勒,一名蔷蘼,一名山棘。生零陵川谷及蜀

---

[1]　䀎䀎　目不明貌。《玉篇・目部》:"䀎,目不明。"《素问・脏气法时论》:"虚则目䀎䀎无所见,耳无所闻。"
[2]　疽癞诸恶疮　"癞"原作"瘫",据《证类本草》卷七・草部上品之下改。

郡，八月九月采，阴干。

薇衔　味苦平，微寒，无毒。主风湿痹，历节痛，惊痫吐舌，悸气贼风，鼠瘘痈肿暴癥，逐水，疗痿蹶，久服轻身明目。一名麋衔，一名承膏，一名承肌，一名无心，一名无颠。生汉中川泽及冤句邯郸，七月采茎叶，阴干。

五味子　味酸温，无毒。主益气，咳逆上气，劳伤羸瘦，补不足，强阴，益男子精，养五脏，除热，生阴中肌。一名会及，一名玄及。生齐山山谷及代郡，八月采实，阴干。

旋花　味甘温，无毒。主益气，去面皯黑，色媚好。其根味辛，主腹中寒热邪气，利小便，久服不饥轻身。一名筋根花，一名金沸，一名美草。生豫州平泽，五月采，阴干。

白兔藿　味苦平，无毒。主蛇虺蜂虿猘狗菜肉蛊毒鬼疰风疰诸大毒不可入口者，皆消除之，又去血，可末著痛上，立消，毒入腹者，煮饮之即解。一名白葛。生交州山谷。

鬼督邮　味辛苦平，无毒。主鬼疰，卒忤中恶，心腹邪气，百精毒，温疟疫疾，强腰脚，益膂力。一名独摇草。

白花藤　味苦寒，无毒。主解诸药菜肉中毒，酒渍服之，主虚劳风热[1]。生岭南[2]交州广州平泽。

草部中品之上三十八味

当归　味甘辛温，大温，无毒。主咳逆上气，温疟寒热，洗洗在皮肤中，妇人漏下绝子，诸恶疮疡，金疮，煮饮之，温中止痛，除客血内塞，中风痉汗不出，湿痹，中恶客气，虚冷，补五脏，生肌肉。一名干归。生陇西川谷，二月八月采根，阴干。

秦胶　味苦辛平，微温，无毒。主寒热邪气，寒湿风痹，肢节痛，下

---

[1] 风热　"热"原作"势"，据《证类本草》卷七·草部上品之下改。

[2] 岭南　地区名，泛指五岭以南地区。又道名，唐太宗贞观元年置，治所在广州，所辖约相当于今两广地区。

水,利小便,疗风无问久新,通身挛急。生飞乌山谷,二月八月采根,曝干。

黄芩　味苦平,大寒,无毒。主诸热黄疸,肠澼泄痢,逐水,下血闭,恶疮疽蚀,火疡,疗痰热,胃中热,小腹绞痛,消谷,利小肠,女子血闭,淋露下血,小儿腹痛。一名腐肠,一名空肠,一名内虚,一名黄文,一名经芩,一名妬妇。其子主肠澼脓血。生秭归川谷及冤句,三月三日采根,阴干。

芍药　味苦酸平,微寒,有小毒。主邪气腹痛,除血痹,破坚积,寒热疝瘕,止痛,利小便,益气,通顺血脉,缓中,散恶血,逐贼血,去水气,利膀胱大小肠,消痈肿,时行寒热,中恶,腹痛腰痛。一名白术〔1〕,一名余容,一名犁食,一名解仓,一名铤。生中岳川谷及丘陵,二月八月采根,曝干。

干姜　味辛温,大热,无毒。主胸满,咳逆上气,温中止血,出汗,逐风湿痹,肠澼下痢,寒冷腹痛,中恶,霍乱胀满,风邪诸毒,皮肤间结气,止唾血,生者尤良。

生姜　味辛微温,主伤寒头痛鼻塞,咳逆上气,止呕吐,久服去臭气,通神明。生犍为川谷及荆州扬州,九月采。

藁本　味辛苦温,微温,微寒,无毒。主妇人疝瘕,阴中寒肿痛,腹中急,除风头痛,长肌肤,悦颜色,避雾露,润泽,疗风邪亸曳,金疮,可作沐药面脂。实主风流四肢。一名鬼卿,一名地新,一名微茎。生崇山山谷,正月二月采根〔2〕,曝干,三十日成。

麻黄　味苦温,微温,无毒。主中风伤寒,头痛温疟,发表出汗,去邪热气,止咳逆上气,除寒热,破癥坚积聚,五脏邪气,缓急风,胁痛,字乳余疾,止好唾,通腠理,疏伤寒头疼,解肌,泄邪恶气,消赤黑斑毒。不可多服,令人虚。一名卑相,一名龙沙,一名卑盐。生晋地及河东,立秋采茎,阴干令青。

葛根　味甘平,无毒。主消渴,身大热,呕吐,诸痹,起阴气,解诸

〔1〕　白术　《证类本草》卷八·草部中品之上作"白木"。
〔2〕　采根　"根"原作"干",据《证类本草》卷八·草部中品之上改。

毒,疗伤寒中风头痛,解肌,发表出汗,开腠理,疗金疮,止痛,胁风痛。生根汁大寒,疗消渴,伤寒壮热。葛谷主下痢。十岁以^[1]上白葛烧以粉疮,止痛断血。叶主金疮,止血。花主消酒。一名鸡齐根,一名鹿藿,一名黄斤。生汶山川谷,五月采根,曝干。

前胡　味苦微寒,无毒。主疗痰满,胸胁中痞,心腹结气,风头痛,去痰实,下气,治伤寒寒热,推陈致新,明目益精。二月八月采根,曝干。

知母　味苦寒,无毒。主消渴热中,除邪气,肢体浮肿,下水,补不足,益气,疗伤寒,久疟烦热,胁下邪气,膈中恶及风汗内疸。多服令人泄。一名蚳母,一名连母,一名野蓼,一名地参,一名水参,一名水浚,一名货母,一名蝭母,一名女雷,一名女理,一名儿草,一名鹿列,一名韭逢,一名儿踵草,一名东根,一名水须,一名沈燔,一名荨。生河内川谷,二月八月采根,曝干。

大青　味苦大寒,无毒。主疗时气头痛,大热口疮。三月四月采茎,阴干。

贝母　味辛苦平,微寒,无毒。主伤寒烦热,淋沥邪气,疝瘕喉痹,乳难,金疮风痉,疗腹中结实,心下满,洗洗恶风寒,目眩项直,咳嗽上气,止烦,热渴出汗,安五脏,利骨髓。一名空草,一名药实,一名苦花,一名苦菜,一名商草,一名勒母^[2]。生晋地,十月采根,曝干。

栝楼根　味苦寒,无毒。主消渴身热,烦懑大热,补虚安中,续绝伤,除肠胃中痼热^[3],八疸身面黄,唇干口燥,短气,通月水,止小便利。一名地楼,一名果蠃,一名天瓜,一名泽姑。实名黄瓜,

---

〔1〕　以　原作"已",今改。按"已",同"以"。《正字通・已部》:"已,与巳古共一字。隶作吕、以。"《孙子・作战》:"故车战,得车十乘已上,赏其先得者。"

〔2〕　勒母　《证类本草》卷八・草部中品之上作"勤母"。

〔3〕　肠胃中痼热　"痼"原作"固",据《证类本草》卷八・草部中品之上改。

主胸痹,悦泽人面。茎叶疗中热伤暑。生弘农川谷及山阴地,入土深者良,生卤地者有毒,二月八月采根,曝干,三十日成。

玄参　味苦咸微寒,无毒。主腹中寒热积聚,女子产乳余疾,补肾气,令人目明,主暴中风伤寒,身热支满,狂邪忽忽不知人,温疟洒洒[1],血瘕,下寒血,除胸中气,下水,止烦渴,散颈下核痈肿,心腹痛,坚癥,定五脏,久服补虚明目,强阴益精。一名重台,一名玄台,一名鹿肠,一名正马,一名咸,一名端。生河间川谷及冤句,三月四月采根,曝干。

苦参　味苦寒,无毒。主心腹结气,癥瘕积聚,黄疸,溺有余沥,逐水,除痈肿,补中,明目止泪,养肝胆气,安五脏,定志益精,利九窍,除伏热肠澼,止渴醒酒,小便黄赤,疗恶疮,下部蜃疮,平胃气,令人嗜食,轻身。一名水槐,一名苦蘵,一名地槐,一名菟槐,一名桥槐[2],一名白茎,一名虎麻,一名禄茎[3],一名禄白,一名陵郎。生汝南山谷及田野,三月八月十月采根,曝干。

石龙芮　味苦平,无毒。主风寒湿痹,心腹邪气,利关节,止烦懑,平肾胃气,补阴气不足,失精茎冷,久服轻身,明目不老,令人皮肤光泽,有子。一名鲁果能,一名地椹,一名石能,一名彭根,一名天豆。生太山川泽石边,五月五日采子,二月八月采皮,阴干。

石韦　味苦甘平,无毒。主劳热邪气,五癃闭不通,利小便水道,止烦下气,通膀胱满,补五劳,安五脏,去恶风,益精气。一名石鞭,一名石皮。用之去黄毛,毛射人肺,令人咳,不可疗。生华阴山谷石上,不闻水及人声者良,二月采叶,阴干。

狗脊　味苦甘平,微温,无毒。主腰背强,关机缓急,周痹寒湿膝痛,颇利老人,疗失溺不节,男子脚弱腰痛,风邪淋露,少气目暗,坚脊,利俯仰,女子伤中,关节重。一名百枝,一名强膂,一名扶

---

〔1〕　洒洒　恶寒貌。《素问·疏五过论》:"病深无气,洒洒然时惊。"王冰注:"洒洒,寒貌。"

〔2〕　桥槐　《证类本草》卷八·草部中品之上作"骄槐"。

〔3〕　禄茎　《证类本草》卷八·草部中品之上作"岑茎"。

盖。一名扶筋。生常山川谷,二月八月采根[1],曝干。

萆薢　味苦甘平,无毒。主腰背痛,强骨节,风寒湿周痹,恶疮不瘳,热气伤中,恚怒,阴痿失溺,关节老血,老人五缓。一名赤节。生真定山谷,二月八月采根,曝干。

菝葜　味甘平,温,无毒。主腰背寒痛,风痹,益血气,止小便利。生山野,二月八月采根,曝干。

通草　味辛甘平,无毒。主去恶虫,除脾胃寒热,通利九窍血脉关节,令人不忘,疗脾疸,常欲眠,心烦,哕出音声,疗耳聋,散痈肿诸结不消及金疮恶疮,鼠瘘踒折,鼻瘜肉,堕胎,去三虫。一名附支,一名丁翁。生石城山谷及山阳,正月采枝,阴干。

瞿麦　味苦辛寒,无毒。主关格,诸癃结小便不通,出刺,决痈肿,明目去翳,破胎堕子,下闭血,养肾气,逐膀胱邪逆,止霍乱,长毛发。一名巨句麦,一名大菊,一名大兰。生太山川谷,立秋采实,阴干。

败酱　味苦咸平,微寒,无毒。主暴热火疮赤气,疥瘙疽痔,马鞍热气,除痈肿浮肿,结热风痹,不足,产后腹痛[2]。一名鹿肠,一名鹿首,一名马草,一名泽败。生江夏川谷,八月采根,曝干。

白芷　味辛温,无毒。主女人漏下赤白,血闭阴肿,寒热,风头侵目泪出,长肌肤润泽,可作面脂,疗风邪,久渴吐呕,两胁满,风痛,头眩目痒,可作膏药面脂,润颜色。一名芳香,一名白茝,一名䖀,一名莞,一名苻蓠,一名泽芬。叶名蒚麻,可作浴汤。生河东川谷下泽,二月八月采根,曝干。

杜蘅　味辛温,无毒。主风寒咳逆,香人衣体。生山谷,三月三日采根,熟洗,曝干。

紫草　味苦寒,无毒。主心腹邪气,五疸,补中益气,利九窍,通水道,疗腹肿胀满痛,以合膏,疗小儿疮及面齇。一名紫丹,一名紫芙。生砀山山谷及楚地,三月采根,阴干。

---

[1] 采根　"根"字原脱,据《证类本草》卷八·草部中品之上补。
[2] 腹痛　《证类本草》卷八·草部中品之上作"疾痛"。

紫菀　味苦辛温，无毒。主咳逆上气，胸中寒热结气，去蛊毒痿
蹶，安五脏，疗咳唾脓血，止喘悸，五劳体虚，补不足，小儿惊痫。
一名紫蒨，一名青苑。生房陵山谷及真定邯郸，二月三月采根，
阴干。

白鲜　味苦咸寒，无毒。主头风黄疸，咳逆淋沥，女子阴中肿痛，
湿痹死肌，不可屈伸起止行步，疗四肢不安，时行腹中大热，饮水
欲走大呼，小儿惊痫，妇人产后余痛。生上谷川谷及冤句，四月
五月采根，阴干。

白薇　味苦咸平，大寒，无毒。主暴中风，身热支满[1]，忽忽不知
人，狂惑邪气，寒热酸疼，温疟洗洗，发作有时，疗伤中淋露，下水
气，利阴气，益精。一名白幕，一名薇草，一名春草，一名骨美，久
服利人，生平原川谷，三月三日采根，阴干。

菜耳实[2]　味甘苦温，叶味苦辛微寒，有小毒。主风头寒痛，风湿
周痹，四肢拘挛痛，恶肉死肌，膝痛溪毒，久服益气，耳目聪明，强
志轻身。一名胡菜，一名地葵，一名葹，一名常思。生安陆川谷
及六安田野，实熟时采。

茅根　味甘寒，无毒。主劳伤虚羸，补中益气，除瘀血血闭，寒热，
利小便，下五淋，除客热在肠胃，止渴坚筋，妇人崩中，久服利人。
其苗主下水。一名兰根，一名茹根，一名地菅，一名地筋，一名兼
杜。生楚地山谷田野，六月采根。

百合　味甘平，无毒。主邪气腹胀心痛，利大小便，补中益气，除
浮肿胪胀，痞满寒热，通身疼痛及乳难，喉痹肿，止涕泪。一名重
箱，一名重迈，一名摩罗，一名中逢花，一名强瞿。生荆州川谷，
二月八月采根，曝干。

酸浆　味酸平，寒，无毒。主热烦满，定志益气，利水道，产难吞其
实，立产。一名醋浆。生荆楚川泽及人家田园中，五月采，阴干。

紫参　味苦辛寒，微寒，无毒。主心腹积聚，寒热邪气，通九窍，利

---

〔1〕　支满　《证类本草》卷八·草部中品之上作"肢满"。
〔2〕　菜耳实　即苍耳子，为菊科植物苍耳带总苞的果实。

大小便,疗肠胃大热,唾血衄血,肠中聚血,痈肿诸疮,止渴益精。
一名牡蒙,一名众戎,一名童肠,一名马行。生河西及冤句山谷,
三月采根,火炙使紫色。

女萎　味辛温,主风寒洒洒,霍乱泄痢,肠鸣游气,上下无常,惊痫
寒热,百病出汗。李氏本草云:止下消食。

淫羊藿　味辛寒,无毒。主阴痿绝伤,茎中痛,利小便,益气力,强
志,坚筋骨,消瘰疬赤痈,下部有疮洗出虫。丈夫久服令人无子。
一名刚前。生上郡阳山山谷。

蠡实〔1〕　味甘平,温,无毒。主皮肤寒热,胃中热气,风寒湿痹,坚
筋骨,令人嗜食,止心烦懑,利大小便,长肌肉肥大,久服轻身。
花叶去白虫,疗喉痹。多服令人溏泄。一名荔实,一名剧草,一
名三坚,一名豕首。生河东川谷,五月采实,阴干。

草部中品之下三十九味

款冬　味辛甘温,无毒。主咳逆上气,善喘喉痹,诸惊痫,寒热邪
气,消渴,喘息呼吸。一名橐吾,一名颗东,一名虎发〔2〕,一名菟
奚,一名氐冬。生常山山谷及上党水旁,十一月采花,阴干。

牡丹　味辛苦寒,微寒,无毒。主寒热,中风瘛疭痉,惊痫邪气,除
癥坚瘀血留舍肠胃,安五脏,疗痈疮,除时气,头痛客热,五劳劳
气,头腰痛,风噤癫疾。一名鹿韭,一名鼠姑。生巴郡山谷及汉
中,二月八月采根,阴干。

防己　味辛苦平,温,无毒。主风寒温疟,热气诸痫,除邪,利大小
便,疗水肿风肿,去膀胱热,伤寒寒热邪气,中风手脚挛急,止泄,
散痈肿恶结,诸蜗〔3〕疥癣虫疮,通腠理,利九窍。一名解离,纹
如车辐理解者良。生汉中川谷,二月八月采根,阴干。

---

〔1〕　蠡实　即马蔺子,又名荔实,为鸢尾科植物马蔺的种子。
〔2〕　虎发　《证类本草》卷九·草部中品之下作"虎须"。
〔3〕　蜗　恐当作"㖞"。

女菀　味辛温,无毒。主风寒洗洗,霍乱泄痢,肠鸣上下无常处,惊痫,寒热百疾,疗肺伤咳逆出汗,久寒在膀胱,支满,饮酒夜食发病。一名白菀,一名织女菀,一名茆。生汉中川谷或山阳,正月二月采,阴干。

泽兰　味苦甘微温,无毒。主乳妇内衄,中风余疾,大腹水肿,身面四肢浮肿,骨节中水,金疮,痈肿疮脓,产后金疮内塞。一名虎兰,一名龙枣,一名虎蒲。生汝南诸大泽旁,三月三日采,阴干。

地榆　味苦甘酸微寒,无毒。主妇人乳痓痛七伤,带下十二病,止痛,除恶肉,止汗,疗金疮,止脓血,诸瘘恶疮[1],消酒,除消渴,补绝伤,产后内塞,可作金疮膏。生桐柏及冤句山谷,二月八月采根,曝干。

王孙　味苦平,无毒。主五脏邪气,寒湿痹,四肢疼酸,膝冷痛,疗百病,益气。吴名白功草,楚名王孙,齐名长孙,一名黄孙,一名黄昏,一名海孙,一名蔓延。生海西川谷及汝南城郭垣[2]下。

爵床　味咸寒,无毒。主腰脊痛不得著床,俯仰艰难,除热,可作浴汤。生汉中川谷及田野。

白前　味甘微温,无毒。主胸胁逆气,咳嗽上气。

百部根　微温,有小毒[3]。主咳嗽上气。

王瓜　味苦寒,无毒。主消渴内痹,瘀血月闭,寒热酸疼,益气愈聋,疗诸邪气,热结鼠瘘,散痈肿留血,妇人带下不通,下乳汁,止小便数不禁,逐四肢骨节中水,疗马骨刺人疮。一名土瓜,生鲁地平泽田野及人家墙间。三月采根,阴干。

荠苨　味甘寒,无毒。主解百药毒。

高良姜　大温,无毒。主暴冷,胃中冷逆,霍乱腹痛。

马先蒿　味苦平,无毒。主寒热鬼疰,中风湿痹,女子带下病,无

---

〔1〕　诸瘘恶疮　《证类本草》卷九·草部中品之下"疮"下有"热疮"二字。

〔2〕　郭垣　外城的城墙。按"郭",外城,古时在城的外围加筑的城墙。《释名·释宫室》:"郭,廓也,廓落在城外也。"

〔3〕　有小毒　《证类本草》卷九·草部中品之下无此三字。

子。一名马屎蒿。生南阳川泽。

蜀羊泉　味苦微寒，无毒。主头秃恶疮，热气疥瘙痂癣虫，疗龋齿，女子阴中内伤，皮间实积。一名羊泉，一名羊饴。生蜀郡川谷。

积雪草　味苦寒，无毒。主大热恶疮，痈疽浸淫，赤熛皮肤赤，身热。生荆州川谷。

恶实[1]　味辛平，无毒。主明目补中，除风伤。根茎疗伤寒寒热汗出，中风面肿，消渴热中，逐水，久服轻身耐老。生鲁山平泽。

莎草根[2]　味甘微寒，无毒。主除胸中热，充皮毛，久服利人益气，长须眉。一名薃，一名侯莎，其实名缇。生田野，二月八月采。

大小蓟根　味甘温，主养精保血，大蓟主女子赤白沃，安胎，止吐血衄鼻，令人肥健。五月采。

垣衣　味酸，无毒。主黄疸，心烦咳逆，血气暴热在肠胃，金疮内塞，久服补中益气，长肌，好颜色。一名昔邪，一名乌韭，一名垣嬴，一名天韭，一名鼠韭。生古垣墙阴或屋上，三月三日采，阴干。

艾叶　味苦微温，无毒。主灸百病，可作煎，止下痢，吐血，下部䘌疮，妇人漏血，利阴气，生肌肉，避风寒，使人有子。一名冰台[3]，一名医草。生田野，三月三日采，曝干，作煎勿令见风。

水萍　味辛酸寒，无毒。主暴热身痒，下水气，胜酒，长须发，止消渴，下气，以沐浴生毛发，久服轻身。一名水花，一名水白，一名水苏。生雷泽池泽，三月采，曝干。

海藻　味苦咸寒，无毒。主瘿瘤气，颈下核，破散结气，痈肿癥瘕，坚气，腹中上下鸣，下十二水肿，疗皮间积聚暴溃，留气热结，利小便。一名落首，一名薄。生东海池泽，七月采，曝干。

---

〔1〕　恶实　即牛蒡子，为菊科植物牛蒡的果实。

〔2〕　莎草根　即香附，又名雀头香，为莎草科植物莎草的根茎。

〔3〕　冰台　原作"水台"，据《证类本草》卷九·草部中品之下改。

昆布　味咸寒，无毒。主十二种水肿，瘿瘤聚结气，瘘疮。生东海。

荭草　味咸微寒，无毒。主消渴，去热，明目益气。一名鸿䓖，如马蓼而大。生水旁，五月采实。

陟厘　味甘大温，无毒。主心腹大寒，温中消谷，强胃气，止泄痢。生江南池泽。

井中苔及萍　大寒，主漆疮热疮，水肿。井中蓝杀野葛巴豆诸毒。

蒴草　味甘寒，无毒。主暴热喘息，小儿丹肿。一名蒴荣。生水旁。

凫葵　味甘冷，无毒。主消渴，去热淋，利小便。生水中，即荇菜也。一名接余，五月采。

菟葵　味甘寒，无毒。主下诸石五淋，止虎蛇毒。

鳢肠　味甘酸平，无毒。主血痢，针灸疮发洪血不可止者，敷之立已，汁涂须眉，生速而繁。生下湿地。

蒟酱　味辛温，无毒。主下气温中，破痰积。生巴蜀。

百脉根　味甘苦微寒，无毒。主下气止渴，去热，除虚劳，补不足，酒浸若水煮，丸散兼用之。出肃州巴西。

萝摩子　味甘辛温，无毒。主虚劳，叶食之功同于子。陆机[1]云：一名芄兰。幽州谓之雀瓢。

白药[2]　味辛温，无毒。主金疮，生肌。出原州。

蘹香子[3]　味辛平，无毒。主诸瘘，霍乱及蛇伤。

郁金　味辛苦寒，无毒。主血积，下气，生肌止血，破恶血，血淋尿血，金疮。

姜黄　味辛苦大寒，无毒。主心腹结积，疰忤，下气破血，除风热，

---

[1]　陆机　人名，或作陆玑。三国吴郡人，字元恪，任吴太子中庶子、乌程令。撰有《毛诗草木鸟兽鱼虫疏》二卷。

[2]　白药　即白药子，又名白药根，为防己科植物金线吊乌龟的块根。

[3]　蘹香子　即茴香，又名小茴香，为伞形科植物茴香的果实。

消痈肿，功力烈于郁金。

阿魏　味辛平，无毒。主杀诸小虫，去臭气，破癥积，下恶气，除邪鬼蛊毒。生西蕃及昆仑。

（焦振廉）

千金翼方卷第三　本草中

草部下品之上三十七味

大黄将军　味苦寒，大寒，无毒。主下瘀血血闭，寒热，破癥瘕积聚，留饮宿食，荡涤肠胃，推陈致新，通利水谷，调中化食，安和五脏，平胃下气，除痰实，肠间结热，心腹胀满，女子寒血闭胀，小腹痛，诸老血留结。一名黄良。生河西山谷及陇西，二月八月采根，火干。

桔梗　味辛苦微温，有小毒。主胸胁痛如刀刺，腹满，肠鸣幽幽，惊恐悸气，利五脏肠胃，补血气，除寒热风痹，温中消谷，疗喉咽痛，下蛊毒。一名利如，一名房图，一名白药，一名梗草，一名荠苨。生嵩高山谷及冤句，二月八月采根，曝干。

甘遂　味苦甘寒，大寒，有毒。主大腹，疝瘕腹满，面目浮肿，留饮宿食，破癥坚积聚，利水谷道，下五水，散膀胱留热，皮中痞，热气肿满。一名甘藁，一名陵藁，一名陵泽，一名重泽，一名主田。生中山川谷，二月采根，阴干。

葶苈　味辛苦寒，大寒，无毒。主癥瘕积聚结气，饮食寒热，破坚逐邪，通利水道，下膀胱水，伏留热气，皮间邪水上出，面目浮肿，身暴中风热痱痒[1]，利小腹，久服令人虚。一名丁历，一名蕈蒿，一名大室，一名大适。生藁城平泽及田野，立夏后采实，阴干，得酒良。

芫花　味辛苦温，微温，有小毒。主咳逆上气，喉鸣喘，咽肿短气，蛊毒鬼疟，疝瘕痈肿，杀虫鱼，消胸中痰水，喜唾水肿，五水在五

---

〔1〕　痱痒　谓生痱而瘙痒。按"痱"，痱子。《玉篇·疒部》："痱，热生小疮。"《正字通·疒部》："痱，今俗以触热肤疹如沸者曰痱子。"

69

脏皮肤及腰痛,下寒毒肉毒,久服令人虚。一名去水,一名毒鱼,一名杜芫。其根名蜀桑根,疗疥疮,可用毒鱼。生淮源川谷,三月三日采花,阴干。

泽漆　味苦辛微寒,无毒。主皮肤热,大腹水气,四肢面目浮肿,丈夫阴气不足,利大小肠,明目轻身。一名漆茎,大戟苗也。生太山川泽,三月三日七月七日采茎叶,阴干。

大戟　味苦甘寒,大寒,有小毒。主蛊毒,十二水,腹满急痛,积聚,中风皮肤疼痛,吐逆,颈腋痈肿,头痛,发汗,利大小肠。一名邛钜。生常山,十二月采根,阴干。

荛花　味苦辛寒,微寒,有毒。主伤寒温疟,下十二水,破积聚大坚癥瘕,荡涤肠胃中留癖饮食,寒热邪气,利水道,疗痰饮咳嗽。生咸阳川谷及河南中牟,六月采花,阴干。

旋复花　味咸甘温,微温[1],冷利,有小毒。主结气胁下满,惊悸,除水,去脏间寒热,补中下气,消胸上痰结,唾如胶漆,心胁痰水,膀胱留饮,风气湿痹,皮间死肉,目中眵䁾[2],利大肠,通血脉,益色泽。一名戴椹,一名金沸草,一名盛椹。其根主风湿。生平泽川谷,五月采花,日干,二十日成。

钩吻　味辛温,有大毒。主金疮乳痓,中恶风,咳逆上气,水肿,杀鬼疰蛊毒,破癥积,除脚膝痹痛,四肢拘挛,恶疮疥虫。杀鸟兽。一名野葛,折之青烟出者名固活,甚热,不入汤。生傅高山谷及会稽东野。

藜芦　味辛苦寒,微寒,有毒。主蛊毒咳逆,泄痢肠澼,头疡疥瘙,恶疮,杀诸虫毒,去死肌,疗哕逆,喉痹不通,鼻中瘜肉,马刀烂疮,不入汤。一名葱苒,一名葱葵,一名山葱,生太山山谷,三月采根,阴干。

---

[1]　微温　《证类本草》卷十·草部下品之上"微"下无"温"字。"微"从下读。

[2]　目中眵䁾　谓眼中多眵而目眶红肿。按"䁾",目眶红肿。《释名·释疾病》:"䁾,目眦伤赤曰䁾。䁾,末也,创在目两末也。"

赭魁[1]　味甘平,无毒。主心腹积聚,除三虫。生山谷,二月采。

及己　味苦平,有毒。主诸恶疮,疥痂瘘蚀及牛马诸疮。

乌头　味辛甘温,大热,有大毒。主中风恶风,洗洗出汗,除寒湿痹,咳逆上气,破积聚寒热,消胸上痰冷,食不下,心腹冷疾,脐间痛,肩胛痛不可俯仰,目中痛不可久视,又堕胎。其汁煎之名射罔,杀禽兽。

射罔　味苦,有大毒。疗尸疰癥坚及头中风,痹痛。一名奚毒,一名即子,一名乌喙。

乌喙　味辛微温,有大毒。主风湿,丈夫肾湿阴囊痒,寒热历节,掣引腰痛,不能行步,痈肿脓结,又堕胎。生朗陵山谷,正月二月采,阴干。长三寸以上为天雄。

天雄　味辛甘温,大温,有大毒。主大风寒湿痹,历节痛,拘挛缓急,破积聚邪气,金疮,强筋骨,轻身健行,疗头面风,去来疼痛,心腹结积,关节重,不能行步,除骨间痛,长阴气,强志,令人武勇,力作不倦,又堕胎。一名白幕。生少室山谷,二月采根,阴干。

附子　味辛甘温,大热,有大毒。主风寒咳逆,邪气,温中,金疮,破癥坚积聚血瘕,寒湿踒躄拘挛,膝痛脚疼冷弱,不能行步,腰脊风寒,心腹冷痛,霍乱转筋,下痢赤白,坚肌骨,强阴,又堕胎,为百药长。生犍为山谷及广汉,冬月采为附子,春采为乌头。

侧子　味辛大热,有大毒。主痈肿,风痹历节,腰脚疼冷,寒热鼠瘘,又堕胎。

羊踯躅　味辛温,有大毒。主贼风在皮肤中淫淫痛,温疟恶毒,诸痹邪气,鬼疰蛊毒。一名玉支。生太行山川谷及淮南山,三月采花,阴干。

茵芋　味苦温,微温,有毒。主五脏邪气,心腹寒热,羸瘦如疟状,发作有时,诸关节风湿痹痛,疗久风流走四肢,脚弱。一名莞草,

----

〔1〕　赭魁　即薯良,为薯蓣科植物薯莨的块茎。

71

一名卑共。生太山川谷,三月三日采叶,阴干。

射干　味苦平,微温,有毒。主咳逆上气,喉痹咽痛,不得消息[1],散结气,腹中邪逆,食饮大热,疗老血[2]在心脾间,咳唾,言语气臭,散胸中热气。久服令人虚。一名乌扇,一名乌蒲,一名乌翣,一名乌吹,一名草姜。生南阳川谷田野,三月三日采根,阴干。

鸢尾　味苦平,有毒。主蛊毒邪气,鬼疰诸毒,破癥瘕积聚,大水,下三虫,疗头眩,杀鬼魅。一名乌园,生九疑山[3]谷,五月采。

贯众　味苦微寒,有毒。主腹中邪热气,诸毒,杀三虫,去寸白,破癥瘕,除头风,止金疮。花疗恶疮,令人泄。一名贯节,一名贯渠,一名百头,一名虎卷,一名扁符,一名伯萍,一名药藻,此谓草鸱头。生玄山山谷及冤句少室山,二月八月采根,阴干。

半夏　味辛平,生微寒,熟温,有毒。主伤寒寒热,心下坚,下气,喉咽肿痛,头眩胸胀,咳逆肠鸣,止汗,消心腹胸膈痰热满结,咳嗽上气,心下急痛坚痞,时气呕逆,消痈肿,堕胎,疗痿黄,悦泽面目。生令人吐,熟令人下,用之汤洗令滑尽。一名守田,一名地文,一名水玉,一名示姑。生槐里川谷,五月八月[4]采根,曝干。

由跋　主毒肿结热。

虎掌　味苦温,微寒,有大毒。主心痛,寒热结气,积聚伏梁,伤筋痿拘缓,利水道,除阴下湿,风眩。生汉中山谷及冤句,二月八月采,阴干。

莨菪子　味苦甘寒,有毒。主齿痛出虫,肉痹拘急,使人健行,见鬼,疗癫狂风痫,颠倒拘挛,多食令人狂走,久服轻身,走及奔马,

----

[1]　不得消息　谓不能消散平息。按"消息",消减平息。《释名·释言语》:"消,削也,言减削也。"《字汇·心部》:"息,绝也。"《淮南子·览冥训》:"火爁炎而不灭,水浩洋而不息。"高诱注:"息,消。"

[2]　老血　瘀久不散之血。按"老",历时久长。赵抃《书院》:"雨久藏书蠹,风高老屋斜。"

[3]　九疑山　亦作九嶷山,又名苍梧山,在今湖南宁远县境,相传为虞舜葬处。

[4]　八月　原作"八日",据《证类本草》卷十·草部下品之上改。

强志益力,通神。一名横唐,一名行唐。生海滨川谷及雍州,五月采子。

蜀漆 味辛平,微温,有毒。主疟及咳逆寒热,腹中癥坚痞结,积聚邪气,蛊毒鬼疰,疗胸中邪结气,吐出之。生江林山川谷及蜀汉中,常山苗也,五月采叶,阴干。

恒山 味苦辛寒,微寒,有毒。主伤寒寒热,热发温疟,鬼毒,胸中痰结吐逆,疗鬼蛊往来,水胀,洒洒恶寒,鼠瘘。一名互草。生益州川谷及汉中,八月采根,阴干。

青葙子 味苦微寒,无毒。主邪气皮肤中热,风瘙身痒,杀三虫,恶疮疥虱痔蚀,下部䘌疮。子名草决明,疗唇口青。一名草蒿,一名萋蒿。生平谷道旁,三月采茎叶,阴干,五月六月采子。

牙子 味苦酸寒,有毒。主邪气热气,疥瘙恶疡疮痔,去白虫。一名狼牙,一名狼齿,一名狼子,一名犬牙。生淮南川谷及冤句,八月采根,曝干。中湿腐烂生衣者杀人。

白敛 味苦甘平,微寒,无毒。主痈肿疽疮,散结气,止痛除热,目中赤,小儿惊痫温疟,女子阴中肿痛,下赤白,杀火毒。一名菟核,一名白草,一名白根,一名昆仑。生衡山山谷,二月八月采根,曝干。

白及 味苦辛平,微寒,无毒。主痈肿,恶疮败疽,伤阴死肌,胃中邪气,贼风鬼击,痱缓不收[1],除白癣疥虫。一名甘根,一名连及草。生北山川谷,又冤句及越山。

蛇含 味苦微寒,无毒。主惊痫,寒热邪气,除热,金疮,疽痔鼠瘘,恶疮头疡,疗心腹邪气,腹痛湿痹,养胎,利小儿。一名蛇衔。生益州山谷,八月采,阴干。

草蒿 味苦寒,无毒。主疥瘙,痂痒恶疮,杀虱,留热在骨节间,明目。一名青蒿,一名方溃。生华阴川泽。

---

[1] 痱缓不收 谓中风而致肢体缓弱不能收摄。按"痱",中风病。《说文解字·疒部》:"痱,风病也。"《灵枢经·热病》:"痱之为病也,身无痛者,四肢不收。"

蘹菌 味咸甘平,微温,有小毒。主心痛,温中,去长虫白癣蛲虫蛇螫毒,癥瘕,诸虫疽蜗,去蛔虫寸白,恶疮。一名蘹芦,生东海池泽及渤海章武,八月采,阴干。

草部下品之下 六十八味

连翘 味苦平,无毒。主寒热,鼠瘘瘰疬,痈肿恶疮,瘿瘤结热,蛊毒,去白虫。一名异翘,一名兰华,一名折根,一名轵,一名三廉。生太山山谷,八月采,阴干。

白头翁 味苦温,无毒,有毒。主温疟,狂易[1]寒热,癥瘕积聚,瘿气,逐血止痛,疗金疮鼻衄。一名野丈人,一名胡王使者,一名奈何草。生高山山谷及田野,四月采,亦疗毒痢。

茴茹 味辛酸寒,微寒,有小毒。主蚀恶肉败疮死肌,杀疥虫,排脓恶血,除大风热气,善忘不乐,去热痹,破癥瘕,除息肉。一名屈据,一名离娄。生代郡川谷,五月采根,阴干,黑头者良。

苦芙 微寒,主面目通身漆疮,作灰疗金疮,大验。

羊桃 味苦寒,有毒。主熛热,身暴赤色,风水积聚,恶疡,除小儿热,去五脏五水大腹,利小便,益气,可作浴汤。一名鬼桃,一名羊肠,一名苌楚,一名御弋,一名铫弋。生山林川谷及生田野,二月采,阴干。

羊蹄 味苦寒,无毒。主头秃疥瘙,除热,女子阴蚀,浸淫疽痔,杀虫。一名东方宿,一名连虫陆,一名鬼目,一名蓄。生陈留川泽。

鹿藿 味苦平,无毒。主蛊毒,女子腰腹痛不乐,肠痈,瘰疬疡气。生汶山山谷。

牛扁 味苦微寒,无毒。主身皮疮热气,可作浴汤,杀牛虱小虫,又疗牛病。生桂阳川谷。

---

[1] 狂易 癫狂怪异之疾。《汉书·外戚传》:"素有狂易病。"颜师古注:"狂而变易常性也。"

陆英　味苦寒,无毒。主骨间诸痹,四肢拘挛疼酸,膝寒痛,阴痿,短气不足,脚肿。生熊耳川谷及冤句,立秋采。

蒴藋　味酸温,有毒。主风瘙瘾疹,身痒滋痹[1],可作浴汤。一名堇草,一名芨。生田野,春夏采叶,秋冬采茎根。

荩草　味苦平,无毒。主久咳上气,喘逆久寒,惊悸,痂疥白秃疡气,杀皮肤小虫。可以染黄作金色。生青衣川谷,九月十月采。

夏枯草　味苦辛寒,无毒。主寒热瘰疬,鼠瘘头疮,破癥,散瘿结气,脚肿湿痹,轻身。一名夕句,一名乃东,一名燕面。生蜀郡川谷,四月采。

乌韭　味甘寒,无毒。主皮肤往来寒热,利小肠膀胱气,疗黄疸,金疮内塞,补中益气,好颜色。生山谷石上。

蚤休　味苦微寒,有毒。主惊痫摇头弄舌,热气在腹中,癫疾,痈疮阴蚀,下三虫,去蛇毒。一名蚩休。生山阳川谷及冤句。

虎杖根　微温,主通利月水,破留血癥结。

石长生　味咸苦微寒,有毒。主寒热,恶疮大热,避鬼气不祥,下三虫。一名丹草。生咸阳山谷。

鼠尾草　味苦微寒,无毒。主鼠瘘寒热,下痢脓血不止,白花者主白下,赤花者主赤下。一名葝,一名陵翘。生平泽中,四月采叶,七月采花,阴干。

马鞭草　主下部䘌疮。

胡桐泪[2]　味咸苦大寒,无毒。主大毒热,心腹烦懑,水和服之取吐;又主牛马急黄黑汗,水研二三两灌之,立瘥;又为金银焊药。出肃州以西平泽及山谷中,形似黄矾而坚实,有夹烂木者。云是胡桐树滋沦入土石碱卤地作之。其树高大,皮叶似白杨青桐桑辈,故名胡桐木,堪器用,又名胡桐律。《西域传》云:胡桐似桑

---

[1]　滋痹　《证类本草》卷十一·草部下品之下作"湿痹"。按"滋",湿润。《字汇·水部》:"滋,浸也。""滋痹",当即湿痹。

[2]　胡桐泪　又名胡桐律、石律,为杨柳科植物胡杨的树脂在土中留存多年而成。

而曲。

马勃　味辛平，无毒。主恶疮马疥。一名马疕。生园中久腐处。

鸡肠草　主肿[1]，止小便利[2]。

蛇莓汁　大寒，主胸腹大热不止，疗溪毒射工，伤寒大热，甚良。

苎根　寒，主小儿赤丹。其渍苎汁疗渴。

菰根　大寒，主肠胃固热，消渴，止小便利。

狼跋子　有小毒，主恶疮蜗疥，杀虫鱼。

弓弩弦　主难产，胞衣不出。

舂杵头细糠　主卒噎。

败天公[3]　平，主鬼疰精魅。

半天河[4]　微寒，主鬼疰，狂邪气恶毒，洗诸疮用之。

地浆　寒，主解中毒烦闷。

败蒲席　平，主筋溢恶疮。

败船茹　平，主妇人崩中，吐痢血不止，烧作灰服之。

败鼓皮　平，主中蛊毒，烧作灰，水服。

屋游　味甘寒，主浮热在皮肤，往来寒热，利小肠膀胱气。生屋上阴处，八月九月采。

赤地利　味苦平，无毒。主赤白冷热诸痢，断血破血，带下赤白，生肌肉。所在山谷有之。

赤车使者　味辛苦温，有毒。主风冷邪疰，蛊毒癥瘕，五脏积气。

刘寄奴草　味苦温，主破血下胀。多服令人痢。生江南。

三白草　味甘辛寒，有小毒。主水肿脚气，利大小便，消痰破癖，

---

[1]　肿　《证类本草》卷二十九·菜部下品作"毒肿"二字。

[2]　止小便利　"止"原作"上"，据《证类本草》卷二十九·菜部下品改。

[3]　败天公　破败的竹笠。《证类本草》卷十一·草部下品之下引陶隐居云："此人所戴竹笠之败者也，取上竹烧，酒服之。"

[4]　半天河　竹篱头或树孔中积留的雨水。《证类本草》卷五·玉石部下品引陶隐居云："此竹篱头水也，及空树中水皆可，饮之并洗疮用之。"

除积聚,消疔肿。生池泽畔。

牵牛子　味苦寒,有毒。主下气,疗脚满水肿,除风毒,利小便。

猪膏莓　味辛苦平,无毒。主金疮,止痛[1],断血生肉,除诸恶疮,消浮肿,捣封之,汤渍散敷并良。

紫葛　味甘苦寒,无毒。主痈肿恶疮,取根皮捣为末,醋和封之。生山谷中,不入方用。

蓖麻子　味甘辛平,有小毒。主水癥,水研二十枚服之,吐恶沫,加至三十枚,三日一服,瘥则止;又主风虚寒热,身体疮痒,浮肿,尸疰恶气,笮取油[2]涂之。叶主脚气风肿不仁,捣蒸敷之。

葎草　味甘苦寒,无毒。主五淋,利小便,止水痢,除疟虚热渴,煮汁及生汁服之。生故墟道旁。

格注草　味辛苦温,有大毒。主蛊疰,诸毒痛疼等。生齐鲁山泽。

独行根[3]　味辛苦冷,有毒。主鬼疰积聚,诸毒热肿,蛇毒,水磨为泥封之,日三四,立瘥;水煮一二两,取汁服,吐蛊毒。

狗舌草　味苦寒,有小毒。主蛊疥瘙痒[4],杀小虫[5]。

乌蔹莓　味酸苦寒,无毒。主风毒热肿,游丹蛇伤,捣敷并饮汁。

豨莶　味苦寒,有小毒。主热䘌,烦懑不能食,生捣汁,服三四合,多则令人吐。

狼毒　味辛平,有大毒。主咳逆上气,破积聚,饮食寒热,水气,胁下积癖,恶疮鼠瘘,疽蚀,鬼精蛊毒。杀飞鸟走兽。一名续毒。生秦亭山谷及奉高,二月八月采根,阴干,陈而沉水者良。

鬼臼　味辛温,微温,有毒。主杀蛊毒,鬼疰精物,避恶气不祥,逐

---

〔1〕止痛　"止"原作"上",据《证类本草》卷十一·草部下品之下改。

〔2〕笮(zhà　乍)取油　"笮"原作"窄",据《证类本草》卷十一·草部下品之下改。按"笮",榨汁。玄应《一切经音义》卷九:"笮,今谓以槽笮出汁也。"

〔3〕独行根　即青木香,又名马兜铃根,为马兜铃科植物马兜铃及北马兜铃的根。

〔4〕主蛊疥瘙痒　"痒"字原脱,据《证类本草》卷十一·草部下品之下补。

〔5〕小虫　"虫"原作"蛊",据《证类本草》卷十一·草部下品之下改。

邪,解百毒,疗咳嗽喉结,风邪烦惑,失魄妄见,去目中肤翳,杀大毒,不入汤。一名爵犀,一名马目毒公,一名九臼,一名天臼,一名解毒。生九真山谷及冤句,二月八月采根。

卢根　味甘寒,主消渴客热,止小便利。

甘蕉根　大寒,主痈肿结热。

萹蓄〔1〕　味苦平,无毒。主浸淫疥瘙疽痔,杀三虫,疗女子阴蚀。生东莱山谷,五月采,阴干。

酢浆草　味酸寒,无毒。主恶疮瘑瘘,捣敷之,杀诸小虫。生道旁。

茴实　味苦平,无毒。主赤白冷热痢,散服饮之;吞一枚,破痈肿。

蒲公草〔2〕　味甘平,无毒。主妇人乳痈肿,水煮汁饮之及封之,立消。一名搆耨草。

商陆　味辛酸平,有毒。主水胀疝瘕痹,熨除痈肿,杀鬼精物,疗胸中邪气,水肿痿痹,腹满洪直,疏五脏,散水气,如人形者有神。一名蒻根,一名夜呼。生咸阳川谷。

女青　味辛平,有毒。主蛊毒,逐邪恶气,杀鬼温疟,避不祥。一名雀瓢,蛇衔根也。生朱崖,八月采,阴干。

水蓼　主蛇毒,捣敷之;绞汁服,止蛇毒入内;心闷,水煮渍;捋脚,消气肿。

角蒿　味辛苦平,有小毒。主甘湿䘌,诸恶疮有虫者。

昨叶何草〔3〕　味酸平,无毒。主口中干痛,水谷血痢,止血。生上党,屋上如蓬,初生一名瓦松,夏采,日干。

白附子　主心痛血痹,面上百病,行药势。生蜀郡,三月采。

鹤虱　味苦平,有小毒。主蛔蛲虫,用之为散,以肥肉臛汁服方寸匕,亦丸散中用。生西戎。

---

〔1〕　萹蓄　原作"篇蓄",据《证类本草》卷十一·草部下品之下改。

〔2〕　蒲公草　即蒲公英,又名凫公英、仆公英,为菊科植物蒲公英的带根全草。

〔3〕　昨叶何草　即瓦松,为景天科植物瓦松或晚红瓦松等的全草。

甑带灰 主腹胀痛,脱肛,煮汁服,主胃反,小便失禁不通及淋,中恶尸痊,金疮刃不出。

屐屧鼻绳灰 水服,主噎哽,心痛胸满。

故麻鞋底 水煮汁服之,解紫石英发毒,又主霍乱吐下不止,及解食牛马肉毒,腹胀,吐痢不止。

雀麦 味甘平,无毒。主女人产不出,煮汁饮之。一名蘥,一名燕麦。生故墟野林下,叶似麦。

笔头灰 久者 主小便不通,小便数难,阴肿,中恶,脱肛,淋沥,烧灰,水服之。

木部上品三十四味

茯苓 味甘平,无毒。主胸胁逆气,忧恚惊邪恐悸,心下结痛,寒热烦懑,咳逆,口焦舌干,利小便,止消渴好唾[1],大腹淋沥,膈中痰水,水肿淋结,开胸腑,调脏气,伐肾邪,长阴,益气力,保神守中,久服安魂养神,不饥延年。一名伏菟,其有抱根[2]者名茯神。

茯神 平,主避不祥,疗风眩风虚,五劳口干,止惊悸,多恚怒,善忘,开心益智,安魂魄,养精神。生太山山谷大松下,二月八月采,阴干。

琥珀 味甘平,无毒。主安五脏,定魂魄,杀精魅邪鬼,消瘀血,通五淋。生永昌。

松脂 味苦甘温,无毒。主疽,恶疮头疡,白秃疥瘙,风气,安五脏,除热,胃中伏热,咽干消渴及风痹死肌,炼之令白,其赤者主恶痹,久服轻身,不老延年。一名松膏,一名松肪。生太山山谷,六月采。

---

〔1〕 好唾 《证类本草》卷十二·木部上品作"好睡"。
〔2〕 抱根 "抱"原作"木",据《证类本草》卷十二·木部上品改。

松实　味苦温，无毒。主风痹寒气，虚羸少气，补不足。九月采，
　　阴干。

松叶　味苦温，主风湿疮，生毛发，安五脏，守中，不饥延年。

松节　温，主百节久风风虚，脚痹疼痛。

松根白皮　主避谷不饥。

柏实　味甘平，无毒。主惊悸，安五脏，益气，除风湿痹，疗恍惚，
　　虚损吸吸，历节，腰中重痛，益血止汗，久服令人润泽美色，耳目
　　聪明，不饥不老，轻身延年。生太山山谷。柏叶尤良。

柏叶　味苦微温，无毒。主吐血衄血利血[1]，崩中赤白，轻身益
　　气，令人耐寒暑，去湿痹，止饥。四时各依方面采，阴干。

柏白皮　主火灼烂疮，长毛发。

菌桂　味辛温，无毒。主百病，养精神，和颜色，为诸药先聘通使，
　　久服轻身不老，面生光华，媚好常如童子。生交趾桂林山谷岩崖
　　间，无骨，正圆如竹，立秋采。

牡桂　味辛温，无毒。主上气咳逆，结气喉痹，吐吸心痛，胁风胁
　　痛，温筋通脉，止烦出汗，利关节，补中益气，久服通神，轻身不
　　老。生南海山谷。

桂　味甘辛大热，有小毒。主温中，利肝肺气，心腹寒热冷疾，霍乱
　　转筋，头痛腰痛，出汗，止烦止唾，咳嗽鼻齆，能堕胎，坚骨节，通
　　血脉，理疏不足，宣导百药，无所畏，久服神仙不老。生桂阳，二
　　月八月十月采皮，阴干。

杜仲　味辛甘平，温，无毒。主腰脊痛，补中，益精气，坚筋骨，强
　　志，除阴下痒湿，小便余沥，脚中酸疼，不欲践地，久服轻身耐老。
　　一名思仙，一名思仲，一名木绵。生上虞山谷及上党汉中，二月
　　五月六月九月采皮。

枫香脂[2]　味辛苦平，无毒。主瘾疹风痒，浮肿齿痛。一名白胶

---

〔1〕　利血　《证类本草》卷十二·木部上品作"痢血"。

〔2〕　枫香脂　即白胶香，为金缕梅科植物枫香的树脂。

香。其树皮味辛平,有小毒,主水肿,下水气,煮汁用之。所在大山皆有。

干漆　味辛温,无毒,有毒。主绝伤,补中,续筋骨,填髓脑,安五脏,五缓六急,风寒湿痹,疗咳嗽,消瘀血痞结,腰痛,女子疝瘕,利小肠,去蛔虫,生漆去长虫,久服轻身耐老。生汉中川谷,夏至后采,干之。

蔓荆实　味苦辛微寒,平,温,无毒。主筋骨间寒热,湿痹拘挛,明目坚齿,利九窍,去白虫长虫,主风头痛脑鸣,目泪出,益气,久服轻身耐老,令人润泽颜色[1]。小荆实亦等。

牡荆实　味苦温,无毒。主除骨间寒热,通利胃气,止咳逆,下气。生河间南阳宛句山谷,或平寿都乡高岸上及田野中,八月九月采实,阴干。

女贞实　味苦甘平,无毒。主补中,安五脏,养精神,除百疾,久服肥健,轻身不老。生武陵川谷,立冬采。

桑上寄生　味苦甘平,无毒。主腰痛,小儿背强痈肿,安胎,充肌肤[2],坚发齿,长须眉,主金疮,去痹,女子崩中,内伤不足,产后余疾,下乳汁。其实明目,轻身通神。一名寄屑,一名寓木,一名宛童,一名蔦。生弘农川谷桑上,三月三日采茎叶,阴干。

蕤核　味甘温,微寒,无毒。主心腹邪结气,明目,目赤痛伤泪出,目肿眦烂,齆鼻,破心下结痰痞气,久服轻身,益气不饥。生函谷川谷及巴西。

五加皮　味辛苦温,微寒,无毒。主心腹疝气腹痛,益气,疗躄,小儿不能行,疽疮阴蚀,男子阴痿,囊下湿,小便余沥,女人阴痒及腰脊痛,两脚疼痹风弱,五缓虚羸,补中益精,坚筋骨,强志意,久服轻身耐老。一名豺漆,一名豺节,五叶者良。生汉中及宛句,五月七月采茎,十月采根,阴干。

沉香薰陆香鸡舌香藿香詹糖香枫香　并微温,悉疗风水毒肿,

---

[1]　润泽颜色　《证类本草》卷十二·木部上品作"光泽脂致"。

[2]　充肌肤　"肌"原作"饥",据《证类本草》卷十二·木部上品改。

去恶气。薰陆詹糖去伏尸,鸡舌藿香疗霍乱心痛,枫香疗风瘾疹痒毒。

蘗木　味苦寒,无毒。主五脏肠胃中结热[1],黄疸肠痔,止泄痢,女子漏下赤白,阴伤蚀疮,疗惊气在皮间,肌肤热赤起,目热赤痛,口疮,久服通神。根一名檀桓,主心腹百病,安魂魄,不饥渴,久服轻身,延年通神。生汉中山谷及永昌。

辛夷　味辛温,无毒。主五脏身体寒热,风头脑痛,面䵟,温中解肌,利九窍,通鼻塞涕出,治面肿引齿痛,眩冒,身兀兀[2]如在车船[3]之上者,生须发,去白虫,久服下气,轻身明目,增年耐老,可作膏药用之。去心及外毛,毛射人肺[4],令人咳。一名辛矧,一名侯桃,一名房木。生汉中川谷,九月采实,曝干。

木兰　味苦寒,无毒。主身大热在皮肤中,去面热,赤皰[5]酒齇[6],恶风癫疾,阴下痒湿,明耳目,疗中风伤寒及痈疽水肿,去臭气。一名林兰,一名杜兰,皮似桂而香。生零陵山谷及太山,十二月采皮,阴干。

榆皮　味甘平,无毒。主大小便不通,利水道,除邪气,肠胃邪热气,消肿,性滑利,久服轻身不饥。其实尤良,疗小儿头疮痂疕[7]。花

---

〔1〕　结热　"结"下原有"气"字,据《证类本草》卷十二·木部上品删。

〔2〕　兀兀　摇动貌。《后汉书·刘表传》:"未有弃亲即异,兀其根本而能全于长世者也。"

〔3〕　车船　"船"原作"舡",今改。按"舡",同"船"。《广韵·仙韵》:"舡",同"船"。

〔4〕　射人肺　谓伤人肺脏。按"射",伤,中伤。《资治通鉴·汉文帝前六年》:"胡亥今日即位而明日射人,忠谏者谓之诽谤,深计者谓之妖言,其视杀人若草菅然。"

〔5〕　赤皰　面部的赤疮。按"皰",面疮。《说文解字·皮部》:"皰,面生气也。"徐锴系传:"面疮也。"

〔6〕　酒齇　鼻子上长的红色小疮,即酒糟鼻上的红癍。

〔7〕　头疮痂疕　谓头疮上疮壳。按"痂疕",疮上所结疮壳。《急就篇》第四章:"痂疕疥疠痴聋盲。"颜师古注:"痂,疮上甲也;疕谓薄者也。"《广雅·释言》:"疕,痂也。"

主小儿痫，小便不利，伤热。一名零榆。生颍川山谷，二月采皮取白，曝干，八月采实。并勿令中湿，湿则伤人。

酸枣　味酸平，无毒。主心腹寒热，邪结气聚，四肢酸疼湿痹，烦心不得眠，脐上下痛，血转久泄，虚汗烦渴，补中，益肝气，坚筋骨，助阴气，令人肥健，久服安五脏，轻身延年。生河东川泽，八月采实，阴干，四十日成。

槐实　味苦酸咸寒，无毒。主五内邪气热，止涎唾，补绝伤，五痔火疮，妇人乳瘕，子脏[1]急痛，以七月七日取之，捣取汁，铜器盛之，日煎令可作丸，大如鼠屎，纳窍中，三易乃愈，又堕胎，久服明目益气，头不白，延年。枝主洗疮及阴囊下湿痒。皮主烂疮。根主喉痹寒热。生河南平泽。可作神烛。

楮实　味甘寒，无毒。主阴痿水肿，益气，充肌肤，明目，久服不饥，不老轻身。生少室山，一名榖实，所在有之，八月九月采实，日干，四十日成。叶味甘，无毒，主小儿身热，食不生肌，可作浴汤，又主恶疮，生肉。皮主逐水，利小便。茎主瘾疹痒，单煮洗浴。皮间白汁疗癣。

枸杞　味苦寒，根大寒，子微寒，无毒。主五内邪气，热中消渴，周痹风湿，下胸胁气，客热头痛，补内伤，大劳嘘吸，坚筋骨，强阴，利大小肠，久服坚筋骨，轻身不老，耐寒暑。一名杞根，一名地骨，一名枸忌，一名地辅，一名羊乳，一名却暑，一名仙人杖，一名西王母杖。生常山平泽及诸丘陵阪岸，冬采根，春夏采叶，秋采茎实，阴干。

苏合香　味甘温，无毒。主避恶，杀鬼精物，温疟，蛊毒痫痓，去三虫，除邪，令人无梦魇，久服通神明，轻身长年。生中台川谷。

橘柚　味辛温，无毒。主胸中瘕热逆气，利水谷，下气，止呕咳，除膀胱留热停水，五淋，利小便，主脾不能消谷，气冲胸中，吐逆霍

---

[1]　子脏　即子宫，又名子处。《灵枢经·五色》："面王以下者，膀胱子处也。"张景岳注："子处，子宫也。"

乱,止泄,去寸白,久服之去臭,下气[1],通神明,长年[2]。一名
橘皮。生于南山川谷及生江南,十月采。

木部中品 三十二味

龙眼　味甘平,无毒。主五脏邪气,安志,厌食,除虫去毒,久服强
魂聪明,轻身不老,通神明。一名益智,其大者似槟榔。生南海
山谷。

厚朴　味苦温,大温,无毒。主中风伤寒,头痛寒热,惊悸,气血
痹,死肌,去三虫,温中益气,消痰下气,疗霍乱及腹痛胀满,胃中
冷逆,胸中呕不止,泄痢淋露,除惊,去留热,心烦懑,厚肠胃。一
名厚皮,一名赤朴。其树名榛。其子名逐折,疗鼠瘘,明目益气。
生交趾冤句,三月九月十月采皮,阴干。

猪苓　味甘苦平,无毒。主痎疟,解毒,蛊疰不祥,利水道,久服轻身
耐老,一名豭[3]猪屎。生衡山山谷及济阴冤句,二月八月采,阴干。

篁竹叶　味苦平,大寒,无毒,主咳逆上气,溢筋急恶疡,杀小虫,
除烦热风痉,喉痹呕吐。根作汤,益气止渴,补虚,下气消毒。汁
主风痉。实通神明,轻身益气。生益州。

淡竹叶　味辛平,大寒。主胸中痰热,咳逆上气。沥大寒,疗暴中
风风痹,胸中大热,止烦闷。皮茹微寒,主呕哕,温气寒热,吐血
崩中,溢筋。

竹笋　味甘,无毒。主消渴,利水道,益气,可久食。

枳实　味苦酸寒,微寒,无毒。主大风在皮肤中,如麻豆苦痒,除
寒热结,止痢,长肌肉,利五脏,益气轻身,除胸胁痰澼[4],逐停
水,破结实,消胀满,心下急,痞痛逆气,胁风痛,安胃气,止溏泄,

---

〔1〕　下气　"下"字原脱,据《证类本草》卷二十三·果部上品补。

〔2〕　长年　《证类本草》卷二十三·果部上品此上有"轻身"二字。

〔3〕　豭　公猪。《说文解字·豕部》:"豭,牡豕也。"

〔4〕　痰澼　《证类本草》卷十三·木部中品作"痰癖"。

明目。生河内川泽,九月十月采,阴干。

山茱萸　味酸平,微温,无毒。主心下邪气寒热,温中,逐寒湿痹,去三虫,肠胃风邪,寒热疝瘕,头风风气去来,鼻塞目黄,耳聋面皰,温中,下气出汗,强阴益精,安五脏,通九窍,止小便利,久服轻身明目,强力长年。一名蜀枣,一名鸡足,一名魃实。生汉中山谷及琅邪冤句东海承县,九月十月采实,阴干。

吴茱萸　味辛温,大热,有小毒。主温中,下气止痛,咳逆寒热,除湿血痹,逐风邪,开腠理,去痰冷,腹内绞痛,诸冷实不消,中恶心腹痛,逆气,利五脏。根杀三虫。根白皮杀蛲虫,治喉痹咳逆,止泄注,食不消,女子经产余血,疗白癣。一名藙。生上谷川谷及冤句,九月九日采,阴干。

秦皮　味苦微寒,大寒,无毒。主风寒湿气,洗洗寒气,除热,目中青翳白膜,疗男子少精,妇人带下,小儿痫,身热,可作洗目汤,久服头不白,轻身,皮肤光泽,肥大,有子。一名岑皮,一名石檀。生庐江川谷及冤句,二月八月采皮,阴干。

栀子　味苦寒,大寒,无毒。主五内邪气,胃中热气,面赤,酒皰齄鼻,白癞赤癞,疮疡,疗目热赤痛,胸心大小肠大热,心中烦闷,胃中热。一名木丹,一名越桃。生南阳川谷,九月采实,曝干。

槟榔　味辛温,无毒。主消谷逐水,除痰癖,杀三虫伏尸,疗寸白。生南海。

合欢　味甘平,无毒。主安五脏,利心志,令人欢乐无忧,久服轻身明目,得所欲。生益州山谷。

秦椒　味辛温,生温熟寒,有毒。主风邪气,温中,除寒痹,坚齿发,明目,疗喉痹,吐逆疝瘕,去老血,产后余疾,腹痛出汗,利五脏,久服轻身,好颜色,耐老增年,通神。生大山[1]川谷及秦岭上,或琅邪,八月九月采实。

卫矛　味苦寒,无毒。主女子崩中下血,腹满汗出,除邪,杀鬼毒

---

[1]　大山　《证类本草》卷十三·木部中品作"太山"。

蛊疰,中恶腹痛,去白虫,消皮肤风毒肿,令阴中解,一名鬼箭。生霍山山谷,八月采,阴干。

紫葳　味酸微寒,无毒。主妇人产乳余疾,崩中,癥瘕血闭,寒热羸瘦,养胎。茎叶味苦,无毒,主痿蹶,益气。一名陵苕,一名芙华。生西海川谷及山阳。

芜荑　味辛平,无毒。主五内邪气,散皮肤骨节中淫淫温行毒,去三虫,化食,逐寸白,散肠中嗢嗢喘息。一名无姑,一名蕨瑭。生晋山川谷,三月采实,阴干。

食茱萸　味辛苦大热,无毒。功用与吴茱萸同,少为劣尔,疗水气用之乃佳。

椋子木　味甘咸平,无毒。主折伤,破恶血,养好血,安胎止痛,生肉。

每始王木　味苦平,无毒。主伤折跌筋骨,生肌,破血止痛,酒水煮浓汁饮之。生资州山谷。

折伤木　味甘咸平,无毒。主伤折筋骨疼痛,散血补血,产后血闷,止痛,酒水煮浓汁饮之。生资州山谷。

茗苦荼茗[1]　味甘苦微寒,无毒。主瘘疮,利小便,去痰热渴,令人少睡。春采之。

苦荼　主下气,消宿食,作饮加茱萸葱姜等良。

桑根白皮　味甘寒,无毒。主伤中,五劳六极,羸瘦,崩中脉绝,补虚益气,去肺中水气,唾血热渴,水肿,腹满胪胀,利水道,去寸白,可以缝金疮。采无时,出土上者杀人。叶主除寒热出汗。汁解蜈蚣毒。

桑耳　味甘,有毒。黑者主女子漏下赤白汁,血病,癥瘕积聚,阴痛,阴阳寒热,无子,疗月水不调;其黄熟陈白者止久泄,益气不饥;其金色者治癖饮积聚,腹痛金疮。一名桑菌,一名木麦。五

---

〔1〕　苦荼(chá　荼)茗　"荼"原作"搽",今改。按"搽",同"荼"。《广韵·麻韵》:"搽,春藏叶,可以为饮,巴南人曰葭搽。"《集韵·麻韵》:"荼,或从木,亦省。"《本草纲目·果部·茗》:"杨慎《丹铅录》云:荼,即古茶字。"

木耳名檽[1],益气不饥,轻身强志。生犍为山谷,六月多雨时采,即曝干。

松萝　味苦甘平,无毒。主瞋怒邪气,止虚汗头风,女子阴寒肿痛,疗痰热温疟,可为吐汤,利水道。一名女萝。生熊耳山川谷松树上,五月采,阴干。

白棘[2]　味辛寒,无毒。主心腹痛,痈肿溃脓,止痛,决刺结,疗丈夫虚损,阴痿,精自出,补肾气,益精髓。一名棘针,一名棘刺。生雍州川谷。

棘刺花　味苦平,无毒。主金疮内漏。冬至后百二十日采之。实主明目,心腹痿痹,除热,利小便。生道旁,四月采。一名菥蓂,一名马朐,一名刺原。又有枣针,疗腰痛,喉痹不通。

安息香　味辛苦平,无毒。主心腹恶气,鬼疰。出西戎,似松脂,黄黑色,为块,新者亦柔韧。

龙脑香及膏香　味辛苦微寒,一云温平,无毒。主心腹邪气,风湿积聚,耳聋,明目,去目赤肤翳。出婆律国,形似白松脂,作杉木气,明净者善,久经风日或如雀屎者不佳,云合糯一作粳米炭相思子贮之则不耗。膏主耳聋。

菴摩勒　味苦甘寒,无毒。主风虚热气。一名余甘。生岭南交广爱等州。

毗梨勒　味苦寒,无毒。功用与菴摩勒同。出西域及岭南交爱等州,戎人谓之三果。

木部下品四十五味

黄环　味苦平,有毒。主蛊毒,鬼疰鬼魅,邪气在脏中,除咳逆寒热。一名凌泉,一名大就。生蜀郡山谷,三月采根,阴干。

石南　味辛苦平,有毒。主养肾气,内伤阴衰,利筋骨皮毛,疗脚弱,

---

[1]　檽　原作"檽",据《证类本草》卷十三·木部中品改。
[2]　白棘　即棘针,又名棘刺、枣针,为鼠李科植物酸枣的棘刺。

五脏邪气,除热。女子不可久服,令思男。实杀蛊毒,破积聚,逐风痹。一名鬼目。生华阴山谷,二月四月采叶,八月采实,阴干。

巴豆　味辛温,生温熟寒,有大毒。主伤寒温疟寒热,破癥瘕结聚坚积,留饮痰癖,大腹水胀,荡涤五脏六腑,开通闭塞,利水谷道,去恶肉,除鬼毒蛊疰邪物,杀虫鱼,疗女子月闭烂胎,金疮脓血,不利丈夫阴,杀斑猫毒,可炼饵之,益血脉,令人色好变化,与鬼神通。一名巴椒。生巴郡川谷,八月采,阴干,用之去心皮。

蜀椒　味辛温,大热,有毒。主邪气咳逆,温中,逐骨节皮肤死肌,寒湿痹痛,下气,除六腑寒冷,伤寒温疟,大风汗不出,心腹留饮宿食,肠澼下痢,泄精,女子字乳余疾,散风邪瘕结,水肿黄疸,鬼疰蛊毒,杀虫鱼毒,久服之头不白,轻身增年,开腠理,通血脉,坚齿发,调关节,耐寒暑,可作膏药。多食令人乏气,口闭者杀人。一名巴椒,一名蓎藙。生武都川谷及巴郡,八月采实,阴干。

莽草　味辛苦温,有毒。主风头痈肿,乳痈疝瘕,除结气疥瘙,杀虫鱼,疗喉痹不通,乳难,头风痒,可用沐,勿令入眼。一名䂄,一名春草。生上谷山谷及冤句,五月采叶,阴干。

郁李仁　味酸平,无毒。主大腹水肿,面目四肢浮肿,利小便水道。根主齿龈肿龋齿,坚齿,去白虫。一名爵李,一名车下李,一名棣。生高山川谷及丘陵上,五月六月采根。

鼠李　主寒热瘰疬疮。其皮味苦微寒,无毒,主除身皮热毒。一名牛李,一名鼠梓,一名椑。生田野,采无时。

栾华　味苦寒,无毒。主目痛泪出,伤眦,消目肿。生汉中川谷,五月采。

杉材　微温,无毒。主疗漆疮。

楠材　微温,主霍乱吐下不止。

榧实　味甘,无毒。主五痔,去三虫,蛊毒鬼疰。生永昌。

蔓椒　味苦温,无毒。主风寒湿痹,历节疼,除四肢厥气,膝痛。一名豕椒,一名猪椒,一名彘椒,一名狗椒。生云中川谷及丘冢间,采茎根,煮酿酒。

钓樟根皮　主金疮,止血。

雷丸　味苦咸寒,微寒,有小毒。主杀三虫,逐毒气,胃中热,利丈夫,不利女子,作摩膏,除小儿百病,逐邪气恶风,汗出,除皮中热,结积蛊毒,白虫寸白自出不止,久服令阴痿。一名雷失[1],一名雷实。赤者杀人。生石城山谷及汉中土中,八月采根,曝干。

溲疏　味辛苦寒,微寒,无毒。主身皮肤中热,除邪气,止遗溺,通利水道,除胃中热,下气,可作浴汤。一名巨骨。生熊耳川谷及田野故丘墟地,四月采。

檞树皮　大寒,主时行头痛,热结在肠胃。

白杨皮　味苦,无毒。主毒风脚气肿,四肢缓弱不随,毒气游易[2]在皮肤中,痰癖等,酒渍服之,取叶圆大蒂小,无风自动者良。

水杨叶　嫩枝味苦平,无毒。主久痢赤白,捣和水绞取汁,服一升,日二,大效。

栾荆　味辛苦温,有小毒。主大风,头面手足诸风,癫痫狂痉,湿痹寒冷疼痛。俗方大用之,而本草不载,亦无别名,但有栾花,功用又别,非此花也。

小蘖[3]　味苦大寒,无毒。主口疮甘䘌[4],杀诸虫,去心腹中热气。一名山石榴。

荚蒾　味甘苦平,无毒。主三虫,下气消谷。

钓藤　微寒,无毒。主小儿寒热,十二惊痫。

药实根　味辛温,无毒。主邪气,诸痹疼酸,续绝伤,补骨髓。一名连木,生蜀郡山谷,采无时。

皂荚　味辛咸温,有小毒。主风痹死肌邪气,风头泪出,利九窍,

---

〔1〕　雷失　《证类本草》卷十四·木部下品作"雷矢"。

〔2〕　游易　游移。按"易",移。《尚书·盘庚中》:"我乃劓殄灭之,无遗育,无俾易种于兹新邑。"蔡沈传:"无有遗育,毋使移其种于此新邑也。"

〔3〕　小蘖　即小檗,又名子檗、山石榴,为小檗科植物大叶小檗、细叶小檗或日本小檗的根及茎枝。

〔4〕　甘䘌　《证类本草》卷十四·木部下品作"疳䘌"。

杀精物,疗腹胀满,消谷,除咳嗽囊结,妇人胞不落,明目益精。可为沐药,不入汤。生雍州川谷及鲁邹县,如猪牙者良,九月十月采荚,阴干。

楝实　味苦寒,有小毒。主温疾伤寒,大热烦狂,杀三虫疗疡,利小便水道。根微寒,疗蛔虫,利大肠。生荆山山谷。

柳华　味苦寒,无毒。主风水黄疸,面热黑,痂疥恶疮,金疮。一名柳絮。叶主马疥痂疮,取煎煮以洗马疥,立愈,又疗心腹内血,止痛。实主溃痈,逐脓血。子汁疗渴。生琅邪川泽。

桐叶　味苦寒,无毒。主恶蚀疮著阴。皮主五痔,杀三虫,疗奔豚气病。花主敷猪疮,饲猪肥大三倍。生桐柏山谷。

梓白皮　味苦寒,无毒。主热,去三虫,疗目中疾。叶捣敷猪疮,饲猪肥大三倍。生河内山谷。

苏方木[1]　味甘咸平,无毒。主破血,产后血胀闷欲死者,水煮若[2]酒煮五两,取浓汁服之,效。

接骨木　味甘苦平,无毒。主折伤,续筋骨,除风痒龋齿,可作浴汤。

枳椇[3]　味甘平,无毒。主头风,小腹拘急。一名木蜜。其木皮温,无毒,主五痔,和五脏。以木为屋,屋中酒则味薄,此亦奇物。

木天蓼　味辛温,有小毒。主癥结积聚,风劳虚冷。生山谷中。

乌臼木根皮　味苦微温,有毒。主暴水,癥结积聚。生山南平泽。

赤瓜木　味苦寒,无毒。主水痢,风头身痒。生平陆,所在有之。实味酸冷,无毒,汁服主水痢,沐头及洗身上疮痒。一名羊梂,一名鼠查。

诃梨勒　味苦温,无毒。主冷气,心腹胀满,下食。生交爱州。

枫柳皮　味辛大热,有毒。主风龋齿痛。出原州。

---

〔1〕　苏方木　即苏木,又名苏枋、苏方,为豆科植物苏木的干燥心材。
〔2〕　若　或。《汉书·晁错传》:"其亡夫若妻者,县官买予之。"
〔3〕　枳椇　即枳椇子,又名木蜜、白石木子,为鼠李科植物枳椇的带有肉质果柄的果实或种子。

卖子木〔1〕　味甘微咸平,无毒。主折伤血内溜〔2〕,续绝,补骨髓,
止痛安胎。生山谷中,其叶似柿,出剑南邛州。

大空　味辛苦平,有小毒。主三虫,杀虮虱,生山谷中,取根皮作
末,油和涂,虮虱皆死。

紫真檀　味咸微寒,主恶毒风毒。

椿木叶　味苦,有毒。主洗疮疥风疽,水煮叶汁用之。皮主甘蟨。
樗木根叶尤良。

胡椒　味辛大温,无毒。主下气,温中去痰,除脏腑中风冷。生西
戎,形如鼠李子,调食用之,味甚辛辣,而芳香当不及蜀椒。

橡实　味苦微温,无毒。主下痢,厚肠胃,肥健人。其壳为散及煮
汁服,亦主痢,并堪染用。一名杼斗,槲栎皆有斗,以栎为胜,所
在山谷中皆有。

无食子〔3〕　味苦温,无毒。主赤白痢,肠滑,生肌肉。出西戎。

杨栌木　味苦寒,有毒。主疽瘘恶疮,水煮叶汁洗疮,立瘥。生篱
垣间,一名空疏,所在皆有。

槲若　味甘苦平,无毒。主痔,止血,疗血痢,止渴,取脉炙用之。
皮味苦,水煎浓汁,除蛊毒及瘘,俗用甚效。

人兽部八十二味

发髲〔4〕　味苦温,小寒,无毒。主五癃,关格不通,利小便水道,疗

〔1〕　卖子木　即龙船花,为茜草科植物龙船花的花。
〔2〕　血内溜　谓血液积留于体内。按"溜",积留。《战国策·韩策一》:"段规
　　谓韩王曰:分地必取成皋。韩王曰:成皋,石溜之地也,寡人无所用之。"
〔3〕　无食子　即没食子,又名墨石子、无石子,为没食子蜂科昆虫没食子蜂
　　的幼虫寄生于壳斗科植物没食子树幼枝上所产生的虫瘿。
〔4〕　发髲(bì　必)　陈久经年的人发。按"髲",假发,古时剔刑人之发以为
　　发饰。《说文解字·髟部》:"髲,鬄也。"《释名·释首饰》:"髲,被也,发
　　少者得以被助其发也。鬄,剔也,剔刑人之发为之也。"详参《证类本草》
　　卷十五·人部。

小儿痫,大人痓,仍自还神化,合鸡子黄煎之,消为水,疗小儿惊热。

乱发　微温,主咳嗽五淋,大小便不通,小儿惊痫,止血鼻衄,烧之
吹纳,立止。

人乳汁　主补五脏,令人肥白悦泽。

头垢　主淋闭不通。

人屎　寒,主疗时行大热狂走,解诸毒,宜用绝干者,捣末,沸汤沃
服之。

人溺　疗寒热头疼温气,童男者尤良。溺白垽[1]疗鼻衄,汤火灼
疮。东向圊溺坑中青泥疗喉痹,消痈肿,若已有脓即溃。

龙骨　味甘平,微寒,无毒。主心腹鬼疰,精物老魅,咳逆,泄痢脓
血,女子漏下,癥瘕坚结,小儿热气惊痫,疗心腹烦满,四肢痿枯,
汗出,夜卧自惊,恚怒,伏气[2]在心下,不得喘息,肠痈内疽,阴
蚀,止汗,缩小便,溺血,养精神,定魂魄,安五脏。白龙骨疗梦寐
泄精,小便泄精。齿主小儿大人惊痫,癫疾狂走,心下结气,不能
喘息,诸痉,杀精物,小儿五惊十二痫,身热不可近,大人骨间寒
热,又杀蛊毒。角主惊痫瘛疭,身热如火,腹中坚及热泄,久服轻
身,通神明,延年。生晋地川谷及太山岩水岸土穴中死龙处,采
无时。

牛黄　味苦平,有小毒。主惊痫寒热,热盛狂痉,除邪逐鬼,疗小
儿百病,诸痫热,口不开,大人狂癫[3],又堕胎,久服轻身增年,
令人不忘。生晋地平泽,于牛得之,即阴干百日,使时燥,无令见
日月光。

麝香　味辛温,无毒。主避恶气,杀鬼精物,温疟,蛊毒痫痉,去三

---

〔1〕溺白垽　原作"溺白垼",据《证类本草》卷十五·人部改。按"垽",沉淀
物,渣滓。《尔雅·释器》:"淀谓之垽。"郭璞注:"滓淀也。今江东呼
垽。""溺白垽",即今人中白。

〔2〕伏气　郁积在内的病气。按"伏",藏匿。《广雅·释诂四》:"伏,藏也。"

〔3〕狂癫　"癫"原作"颠",今改。按"颠",通"瘨(癫)"。《说文通训定声·
坤部》:"颠,假借为瘨。"

虫,疗诸凶邪鬼气,中恶心腹暴痛,胀急痞满,风毒,妇人产难,堕
胎,去面䵟[1],目中肤翳,久服除邪,不梦寤魇寐,通神仙。生中
台川谷及益州雍州山谷,春分取之,生者益良。

马乳　止渴。

牛乳　微寒,补虚羸,止渴。

羊乳　温,补寒冷虚乏。

酥　微寒,补五脏,利大肠,主口疮。

熊脂　味甘微寒,微温,无毒。主风痹不仁,筋急,五脏腹中积聚,
寒热羸瘦,头疡白秃,面皯疱,食饮吐呕,久服强志不饥,轻身长
年。生雍州山谷,十一月取。

白胶　味甘平,温,无毒。主伤中劳绝,腰痛羸瘦,补中益气,妇人
血闭无子,止痛安胎,疗吐血下血,崩中不止,四肢酸疼,多汗淋
露,折跌伤损,久服轻身延年。一名鹿角胶。生云中,煮鹿角为
之,得火良。

阿胶　味甘平,微温,无毒。主心腹内崩劳极,洒洒如疟状,腰腹
痛,四肢酸疼,女子下血,安胎,丈夫小腹痛,虚劳羸瘦,阴气不
足,脚酸不能久立,养肝气,久服轻身益气。一名傅致胶。生东
平郡,煮牛皮作之,出东阿。

醍醐　味甘平,无毒。主风邪痹气,通润骨髓,可为摩药,性冷利,
功优于酥。生酥中。

底野迦[2]　味辛苦平,无毒。主百病,中恶客忤,邪气心腹积聚。
出西戎。

酪　味甘酸寒,无毒。主热毒,止渴,解散发利,除胸中虚热,身面
上热疮肌疮。

犀角　味苦酸咸寒,微寒,无毒。主百毒蛊疰,邪鬼瘴气,杀钩吻
鸩羽蛇毒,除邪,不迷惑魇寐,疗伤寒温疫,头痛寒热,诸毒气,久

---

〔1〕　面䵟(yìng　硬)　面上黑斑。《广韵·证韵》:"䵟,面黑子。"

〔2〕　底野迦　即鸦片,为罂粟科植物罂粟果实中的液汁凝固而成。

服轻身俊健[1]。生永昌山谷及益州。

羚羊角　味咸苦寒，微寒，无毒。主明目益气，起阴，去恶血注下，避蛊毒恶鬼不祥，安心气，常不魇寐，疗伤寒时气寒热，热在肌肤，温风注毒伏在骨间，除邪气惊梦，狂越僻谬[2]及食噎不通，久服强筋骨，轻身[3]，利丈夫。生石城山川谷及华阴山，采无时。

羖羊角　味咸苦温，微寒，无毒。主青盲，明目，杀疥虫，止寒泄，避恶鬼虎狼，止惊悸，疗百节中结气，风头痛及蛊毒吐血，妇人产后余疾[4]，烧之杀鬼魅，避虎狼，久服安心益气，轻身。生河西川谷，取无时，勿使中湿，湿即有毒。

羊髓　味甘温，无毒。主男女伤中，阴气[5]不足，利血脉，益经气，以酒服之。

青羊胆　主青盲，明目。

羊肺　补肺，主咳嗽。

羊心　止忧恚膈气[6]。

羊肾　补肾气，益精髓。

羊齿　主小儿羊痫[7]寒热。三月三日取之。

羊肉　味甘大热，无毒。主缓中[8]，字乳余疾及头脑大风汗出，虚劳寒冷，补中益气，安心止惊。

---

[1]　俊健　"俊"原作"骏"，今改。按"骏"，通"俊"。才智过人。《字汇补·马部》："骏，与俊同。英儁也。"

[2]　狂越僻谬　谓举动狂妄越礼，言语邪僻荒谬。按"僻"，邪，不端。《集韵·昔韵》："僻，邪也。"

[3]　轻身　《证类本草》卷十七·兽部中品作"起阴益气"四字。

[4]　余疾　《备急千金要方》卷二十六·食治、《证类本草》卷十七·兽部中品并作"余痛。"

[5]　阴气　《备急千金要方》卷二十六·食治作"阴阳气"三字。

[6]　膈气　《备急千金要方》卷二十六·食治作"膈中逆气"四字。

[7]　羊痫　《备急千金要方》卷二十六·食治作"惊痫"。

[8]　缓中　《备急千金要方》卷二十六·食治作"暖中止痛"四字。

羊骨　热,主虚劳寒中,羸瘦。

羊屎　燔之,主小儿泄痢肠鸣,惊痫。

牛角䚡　下闭血瘀血疼痛,女人带下血,燔之,味苦,无毒。

水牛角　疗时气寒热头痛。髓补中,填骨髓,久服增年。髓味甘温,无毒,主安五脏,平三焦,温骨髓,补中,续绝伤,益气,止泄痢消渴,以酒服之。胆可丸药,胆味苦,大寒,除心腹热,渴利,口焦燥,益目精。心主虚忘。肝主明目。肾主补肾气,益精。齿主小儿牛痫。肉味咸平,无毒,主消渴,止吐泄,安中益气,养脾胃,自死者不良。屎寒,主水肿恶气,用涂门户著壁者,燔之,主鼠瘘恶疮。

黄犗牛乌牯牛溺　主水肿,腹胀脚满,利小便。

白马茎　味咸甘平,无毒。主伤中脉绝,阴不起,强志益气,长肌肉肥健,生子,小儿惊痫,阴干百日。眼主惊痫,腹满疟疾。悬蹄主惊邪瘛疭,乳难,避恶气鬼毒,蛊疰不祥,止衄血内漏,龋齿。生云中平泽。

白马蹄　疗妇人瘘下白崩。

赤马蹄　疗妇人赤崩。齿主小儿马痫[1]。鬐头膏主生发。鬐毛主女子崩中赤白。心主喜忘。肺主寒热,小儿茎痿。肉味辛苦冷,主热,下气,长筋,强腰脊,壮健强志,轻身不饥。脯疗寒热痿痹。屎名马通,微温,主妇人崩中,止渴及吐下血,鼻衄金疮,止血。头骨主喜眠,令人不睡。溺味辛微寒,主消渴,破癥坚积聚,男子伏梁积疝,妇人瘕疾,铜器承饮之。

牡狗[2]阴茎　味咸平,无毒。主伤中,阴痿不起,令强热大,生子,除女子带下十二疾。一名狗精。六月上伏取,阴干百日。胆主明目,痂疡恶疮。心主忧恚气,除邪。脑主头风痹,下部䘌疮,鼻中瘜肉[3]。齿主癫痫寒热,卒风痱,伏日取之。头骨主金疮,

---

〔1〕　马痫　《证类本草》卷十七·兽部中品作"惊痫"。

〔2〕　牡狗　公狗。按"牡",雄兽。《说文解字·牛部》:"牡,畜父也。"

〔3〕　瘜肉　"肉"字原脱,据《证类本草》卷十七·兽部中品补。

止血。四脚蹄煮饮之，下乳汁。

白狗血　味咸，无毒。主癫疾发作。肉味咸酸温，主安五脏，补绝伤，轻身益气。屎中骨主寒热，小儿惊痫。

鹿茸　味甘酸温，微温。无毒。主漏下恶血，寒热惊痫，益气强志，生齿不老，疗虚劳，洒洒如疟，羸瘦，四肢酸疼，腰脊痛，小便利，泄精溺血，破留血在腹，散石淋痈肿，骨中热疽痒。骨安胎下气，杀鬼精物，不可近阴，令痿，久服耐老，四月五月解角时取，阴干使时燥。角味咸，无毒，主恶疮痈肿，逐邪恶气，留血在阴中，除小腹血急痛，腰脊痛，折伤恶血，益气，七月取。髓味甘温，主丈夫女子伤中绝脉，筋急痛，咳逆，以酒和服之良。肾平，主补肾气。肉温，补中，强五脏，益气力，生者疗口僻，割薄之。

獐骨　微温，主虚损泄精。肉温，补益五脏。髓益气力，悦泽人面。

虎骨　主除邪恶气，杀鬼疰毒，止惊悸，主恶疮鼠瘘，头骨尤良。膏主狗啮疮。爪避恶魅。肉主恶心欲呕，益气力。

豹肉　味酸平，无毒。主安五脏，补绝伤，轻身益气，久服利人。

狸骨　味甘温，无毒。主风疰尸疰鬼疰，毒气在皮中淫跃如针刺者，心腹痛走无常处及鼠瘘恶疮，头骨尤良。肉疗诸疰。阴茎主月水不通，男子阴癀，烧之，以东流水服之。

兔头骨　平，无毒。主头眩痛，癫疾。骨主热中消渴。脑主冻疮。肝主目暗。肉味辛平，无毒，主补中益气。

六畜毛蹄甲　味咸平，有毒。主鬼疰蛊毒，寒热惊痫，癫痉狂走，骆驼毛尤良。

鼺鼠　主堕胎，令产易。生山都平谷。

麋脂　味辛温，无毒。主痈肿恶疮死肌，寒风湿痹，四肢拘缓不收，风头肿气，通腠理，柔皮肤，不可近阴，令痿，一名宫脂。角味甘，无毒，主痹，止血，益气力。生南山山谷及淮海边，十月取。

豚卵　味甘温，无毒。主惊痫癫疾，鬼疰蛊毒，除寒热奔豚，五癃邪气，挛缩，一名豚颠，阴干藏之，勿令败。悬蹄主五痔，伏热在肠,肠痛内蚀。

猪四足　小寒,主伤挞,诸败疮,下乳汁。心主惊邪忧恚。肾冷,
和理肾气,通利膀胱。胆主伤寒热渴。肚主补中益气,止渴利。
齿主小儿惊痫,五月五日取。髻膏生发。肪膏主煎诸膏药,解斑
猫芫青毒。

猳猪肉　味酸冷,疗狂病。

凡猪肉　味苦,主闭血脉,弱筋骨,虚人肌,不可久食,病人金疮者
尤甚。

猪屎　主寒热,黄疸湿痹。

鼹鼠　味咸,无毒。主痈疽,诸瘘蚀恶疮,阴蜃烂疮。在土中行,五
月取,令干,燔之。

獭肝　味甘,有毒。主鬼疰蛊毒,却[1]鱼鲠,止久嗽,烧服之。肉
疗疫气温病及牛马时行病,煮屎灌之亦良。

狐阴茎　味甘,有毒。主女子绝产阴痒,小儿阴㿗卵肿。五脏及
肠味苦微寒,有毒,主蛊毒寒热,小儿惊痫。

雄狐屎　烧之避恶,在木石上者是。

貒肉胞膏　味甘平,无毒。主上气乏气,咳逆,酒和三合服之,日
二,又主马肺病虫颡等病。肉主久水胀不瘥垂死者,作羹臛食
之,下水大效。胞干之,汤磨,如鸡卵许空腹服,吐诸蛊毒。

野猪黄　味辛甘平,无毒。主金疮,止血生肉,疗癫痫,水研如枣
核,日二服,效。

驴屎　熬之,主熨风肿瘘疮。屎汁主心腹卒痛,诸疰忤。尿主癥
癖,胃反吐不止,牙齿痛,水毒。牝驴[2]尿主燥水,牡驴[3]尿主
湿水,一服五合良。燥水者画体成字,湿水者不成字。乳主小儿
热急黄等,多服使痢。尾下轴垢主疟,水洗取汁,和面如弹丸二

---

〔1〕　却　去除。《老子》第四十六章:"天下有道,却走马以粪。"陆德明释文:
"却,除也。"

〔2〕　牝驴　母驴。按"牝",雌兽。《说文解字·牛部》:"牝,畜母也。"

〔3〕　牡驴　公驴。按"牡",公马。《玉篇·马部》:"牡,牝马也。"

枚,作烧饼,疟未发前食一枚,至发时食一枚,疗疟无久新,发无期者。

豹皮　性热,主冷痹脚气,熟之以缠病上,即瘥。

丹雄鸡　味甘微温,微寒,无毒。主女人崩中,漏下赤白沃,补虚温中,止血,久伤乏疮,通神,杀毒,避不祥。头主杀鬼,东门上者尤良。

白雄鸡肉　味酸,微温。主下气,疗狂邪,安五脏,伤中消渴。

乌雄鸡肉　微温,主补中止痛[1]。胆微寒,主疗目不明,肌疮。心主五邪。血主踒折骨痛及痿痹。肪主耳聋。肠主遗溺,小便数不禁。肝及左翅毛主起阴。冠血主乳难。肶胵里黄皮微寒,主泄,利小便,利遗溺,除热止烦。屎白微寒,主消渴,伤寒寒热,破石淋及转筋,利小便,止遗溺,灭瘢痕。

黑雌鸡　主风寒湿痹,五缓六急,安胎。血无毒,主中恶腹痛及踒折骨痛,乳难。翮羽主下血闭。

黄雌鸡　味酸,甘平。主伤中消渴,小便数不禁,肠澼泄利,补益五脏,续绝伤,疗劳益气。肋骨主小儿羸瘦,食不生肌。鸡子主除热火疮,痫痉,可作虎魄[2],神物。卵白微寒,疗目热赤痛,除心下伏热,止烦懑咳逆,小儿下泄,妇人产难,胞衣不出,醯渍[3]之一宿,疗黄疸,破大烦热。卵中白皮主久咳结气,得麻黄紫菀和服之,立已。鸡白蠹肥脂。生朝鲜平泽。

白鹅膏　主耳卒聋,以灌之。毛主射工水毒。肉平,利五脏。

鹜肪　味甘,无毒。主风虚寒热。

白鸭屎　名通[4],主杀石药毒,解结缚,散蓄热。肉补虚除热,和

---

[1]　止痛　《备急千金要方》卷二十六·食治作"止心痛"三字。

[2]　虎魄　即琥珀,又名育沛、虎珀,为古代松科植物的树脂埋藏地下经久凝结而成的碳氢化合物。

[3]　醯(xī　夕)渍　谓以醋浸渍。按"醯",醋。《说文解字·皿部》:"醯,酸也。"

[4]　名通　谓其名又曰鸭通。按"通",本谓马屎。《古今韵会举要·东韵》:"通,马通,药名。《本草》云:马矢也。"因以名鸭屎为鸭通。

脏腑，利水道。

雁肪　味甘平，无毒。主风挛拘急偏枯，气不通利，久服长毛发须眉，益气不饥，轻身耐老。一名鹜肪。生江南池泽，取无时。

鹧鸪　味甘温，无毒。主岭南野葛菌毒，生金毒及温瘴久欲死不可瘥者，合毛熬，酒渍服之，生捣取汁服最良。生江南，形似母鸡，鸣云钩辀格磔者是。

雉肉　味酸微寒，无毒。主补中，益气力，止泄痢，除蚁瘘[1]。

鹰屎白　主伤挞，灭瘢。

雀卵　味酸温，无毒。主下气，男子阴痿不起，强之令热，多精有子。脑主耳聋。头血主雀盲。

雄雀屎　疗目痛，决痈疖，女子带下，溺不利，除疝瘕。五月取之良。

鹳骨　味甘，无毒。主鬼蛊，诸疰毒五尸，心腹疾。

雄鹊肉　味甘寒，无毒。主石淋，消结热。可烧作灰，以石投中，散解者是雄也。

鸲鹆肉　味甘平，无毒。主五痔，止血，炙食，或为散饮服之。

燕屎　味辛平，有毒。主蛊毒鬼疰，逐不祥邪气，破五癃，利小便。生高山平谷。

孔雀屎　微寒，主女子带下，小便不利。

鸬鹚屎　一名蜀水花，去面黑野靥痣[2]。头微寒，主鲠及噎，烧服之。

鸱头　味咸平，无毒。主头风眩颠倒，痫疾。

（焦振廉）

---

〔1〕　除蚁瘘　《备急千金要方》卷二十六·食治作"靥主蚁瘘"四字。

〔2〕　靥痣　"靥"原作"魇"，据《证类本草》卷十九·禽部下品改。"痣"原作"誌"，今改。按"誌"，同"痣"。《史记·高祖本纪》："左股有七十二黑子。"张守节正义："许北人呼为靥子，吴楚谓之誌。""靥痣"，即黑痣。

千金翼方卷第四　本草下

虫鱼部七十四味　论一首

石蜜　味甘平，微温，无毒。主心腹邪气，诸惊痫痓，安五脏诸不足，益气补中，止痛解毒，除众病，和百药，养脾气，除心烦，食饮不下，止肠澼，肌中疼痛，口疮，明耳目，久服强志轻身，不饥不老，延年神仙。一名石饴。生武都山谷河源山谷及诸山石中，色白如膏者良。

蜜蜡　味甘微温，无毒。主下痢脓血，补中，续绝伤，金疮，益气不饥，耐老。

白蜡　疗久泄澼后重见白脓，补绝伤，利小儿，久服轻身不饥。生武都山谷，生于蜜房木石间。

蜂子　味甘平，微寒，无毒。主风头，除蛊毒，补虚羸伤中，心腹痛，大人小儿腹中五虫口吐出者，面目黄，久服令人光泽，好颜色，不老，轻身益气。

大黄蜂子　主心腹胀满痛，干呕，轻身益气。

土蜂子　主痈肿嗌痛。一名蜚零。生武都山谷。

牡蛎　味咸平，微寒，无毒。主伤寒寒热，温疟洒洒，惊恚怒气，除拘缓，鼠瘘，女子带下赤白，除留热在关节荣卫，虚热去来不定，烦懑，止汗，心痛气结，止渴，除老血，涩大小肠，止大小便，疗泄精，喉痹咳嗽，心胁下痞热，久服强骨节，杀邪鬼，延年。一名蛎蛤，一名牡蛤。生东海池泽，采无时。

桑螵蛸　味咸甘平，无毒。主伤中，疝瘕阴痿，益精生子，女子血闭腰痛，通五淋，利小便水道，又疗男子虚损，五脏气微，梦寐失精遗溺，久服益气养神。一名蚀疣，生桑枝上，螳螂子也。二月三日采,蒸之,当火炙,不尔令人泄。

海蛤　味苦咸平,无毒。主咳逆上气,喘息烦懑,胸痛寒热,疗阴痿。一名魁蛤。生东海。

文蛤　味咸平,无毒。主恶疮,蚀五痔,咳逆胸痹,腰痛胁急,鼠痿,大孔出血,崩中漏下。生东海,表有文,取无时。

魁蛤〔1〕　味甘平,无毒。主痿痹,泄痢便脓血。一名魁陆,一名活东。生东海,正圆,两头空,表有纹,取无时。

石决明　味咸平,无毒。主目障翳痛青盲,久服益精轻身。生南海。

秦龟〔2〕　味苦,无毒。主除湿痹气,身重,四肢关节不可动摇。生山之阴土中,二月八月取。

龟甲　味咸甘平,有毒。主漏下赤白,破癥瘕痎疟,五痔阴蚀,湿痹四肢重弱,小儿囟不合,头疮难燥,女子阴疮及惊恚气,心腹痛,不可久立,骨中寒热,伤寒劳复,或肌体寒热欲死,以作汤良,久服轻身不饥,益气资智,亦使人能食。一名神屋。生南海池泽及湖水中,采无时。勿令中湿,中湿即有毒。

鲤鱼胆　味苦寒,无毒。主目热赤痛,青盲,明目,久服强悍,益志气。肉味甘,主咳逆上气,黄疸,止渴,生者主水肿脚满,下气。骨主女子带下赤白。齿主石淋。生九江池泽,取无时。

蠡鱼〔3〕　味甘寒,无毒。主湿痹,面目浮肿,下大水,疗五痔。有疮者不可食,令人瘢白。一名鲖鱼〔4〕。生九江池泽,取无时。

---

〔1〕　魁蛤　即蚶,又名魁陆、瓦屋子,为蚶科动物魁蚶、泥蚶、毛蚶等蚶子的肉。

〔2〕　秦龟　即蟕蠵,又名山龟。按《证类本草》卷二十·秦龟条引陶隐居云:"此即山中龟不入水者,形大小无定……秦龟即蟕蠵。"《集韵·支韵》:"蟕,蟕蠵,龟属。"与习用之龟甲不同。

〔3〕　蠡(lǐ 鲤)鱼　即鳢鱼,又名鲖鱼,为鳢科动物乌鳢的肉或全体。

〔4〕　鲖鱼　原作"铜鱼",据《证类本草》卷二十·虫鱼部上品改。

鲍鱼　味辛臭温，无毒。主坠堕骸蹶[1]踠折瘀血，血痹在四肢不散者，女子崩中血不止。勿令中咸。

鲌鱼　味甘，无毒。主百病。

鳝鱼[2]　味甘大温，无毒。主补中益血，疗沈唇，五月五日取头骨烧之，止痢。

鲫鱼　主诸疮，烧以酱汁和涂之，或取猪脂煎用，又主肠痈。头灰主小儿头疮，口疮重舌，目翳。一名鲋鱼。合莼作羹，主胃弱不下食；作鲙主久赤白痢。

伏翼　味咸平，无毒。主目瞑痒痛，疗淋[3]，利水道，明目，夜视有精光，久服令人喜乐，媚好无忧。一名蝙蝠。生太山川谷及人家屋间，立夏后采，阴干。

天鼠屎　味辛寒，无毒。主面痈肿，皮肤洗洗[4]时痛，腹中血气，破寒热积聚，除惊悸，去面黑皯。一名鼠法，一名石肝。生合浦山谷，十月十二月取。

猬皮　味苦平，无毒。主五痔阴蚀，下血赤白，五色血汁不止，阴肿痛引腰背，酒煮杀之，又疗腹痛疝积，亦烧为灰，酒服之。生楚山川谷田野，取无时。勿使中湿。

石龙子　味咸寒，有小毒。主五癃邪结气，破石淋，下血，利小便水道[5]。一名蜥蜴，一名山龙子，一名守宫，一名石蜴。生平阳

---

〔1〕骸蹶　因跌仆而伤折于骸。按"骸"，与"腿"同。大腿。《玉篇·骨部》："骸，骸股也。"《字汇补·骨部》："骸，案《金石韵府》：古文腿字。"又，胯骨。慧琳《一切经音义》卷六十一："脊骸……《玉篇》：骸，髋也。髋音宽。髋，胯骨也。"

〔2〕鳝鱼　原作"鳢鱼"，今改。按"鳢"，同"鳝"。《龙龛手鉴·鱼部》："鳢"，"鳝"的俗字。

〔3〕疗淋　"疗"字原脱，据《证类本草》卷十九·禽部中品补。

〔4〕洗洗　寒貌。《证类本草》卷十三·木部中品："秦皮……主治风寒湿痹，洗洗寒气，除热。"

〔5〕利小便水道　"水"上原衍一"利"字，据《证类本草》卷二十一·虫鱼部中品删。

川谷及荆山山石间,五月取,著石上令干。

露蜂房 味苦咸平,有毒。主惊痫瘈疭,寒热邪气,癫疾,鬼精蛊毒,肠痔,火熬之良,又疗蜂毒毒肿。一名蜂肠,一名百穿,一名蜂勠。生牂牁山谷,七月七日采,阴干。

樗鸡 味苦平,有小毒。主心腹邪气,阴痿,益精强志,生子,好色,补中轻身,又疗腰痛,下气,强阴多精。不可近目。生河内川谷樗树上,七月采,曝干。

蚱蝉 味咸甘寒,无毒。主小儿惊痫,夜啼癫病,寒热惊悸,妇人乳难,胞衣不出,又堕胎。生杨柳上,五月采,蒸干之,勿令蠹。

白僵蚕 味咸辛平,无毒。主小儿惊痫夜啼,去三虫,灭黑鼾,令人面色好,男子阴疡病,女子崩中赤白,产后余病,灭诸疮瘢痕。生颖川平泽,四月取自死者。勿令中湿,中湿有毒,不可用。

木虻 味苦平,有毒。主目赤痛,眦伤泪出,瘀血血闭,寒热瘆瘎[1],无子。一名魂常。生汉中川泽,五月取。

蜚虻[2] 味苦微寒,有毒。主逐瘀血,破下血积坚痞,癥瘕寒热,通利血脉及九窍,女子月水不通,积聚,除贼血在胸腹五脏者及喉痹结塞。生江夏川谷,五月取,腹有血者良。

蜚蠊 味咸寒,有毒。主血瘀癥坚,寒热,破积聚,喉咽痹,内寒无子,通利血脉。生晋阳川泽及人家屋间,立秋采。

䗪虫 味咸寒,有毒。主心腹寒热洗洗,血积癥瘕,破坚,下血闭,生子大良。一名地鳖,一名土鳖。生河东川泽及沙中人家墙壁下土中湿处,十月取,曝干。

蛴螬 味咸微温,微寒,有毒。主恶血血瘀,痹气破折,血在胁下坚满痛,月闭,目中淫肤,青翳白膜,疗吐血在胸腹不去及破骨踒折血结,金疮内塞,产后中寒,下乳汁。一名蟦蛴,一名蟹齐,一

---

〔1〕 瘆瘎 "瘆"原作"酸",今改。按"酸",通"瘆"。疼痛。《广雅·释诂二》:"瘆,痛也。"王念孙疏证:"瘆字通作酸。""瘎",战慄。《集韵·支韵》:"瘎,慄也。"

〔2〕 蜚虻 即虻虫,为虻科昆虫复带虻或其他同属昆虫的雌性全虫。

名勃齐。生河内平泽及人家积粪草中,取无时,反行者良。

蛞蝓　味咸寒,无毒。主贼风喎僻[1]轶筋及脱肛,惊痫挛缩。一
　　名陵蠡,一名土蜗,一名附蜗。生太山池泽及阴地沙石垣下,八
　　月取。

蜗牛　味咸寒,主贼风喎僻[2],踠跌,大肠下脱肛,筋急及惊痫。

水蛭　味咸苦平,微寒,有毒。主逐恶血瘀血,月闭,破血瘕积聚,
　　无子,利水道及堕胎。一名蚑,一名至掌。生雷泽池泽,五月六
　　月采,曝干。

鳖甲　味咸平,无毒。主心腹癥瘕坚积,寒热,去痞瘜肉,阴蚀痔
　　恶肉,疗温疟,血瘕腰痛,小儿胁下坚。肉味甘,主伤中,益气,补
　　不足。生丹阳池泽,取无时。

鮀鱼甲　味辛微温,有毒。主心腹癥瘕,伏坚积聚,寒热,女子崩
　　中,下血五色,小腹阴中相引痛,疮疥死肌,五邪涕泣时惊,腰中
　　重痛,小儿气癃,眦溃[3]。肉主少气吸吸,足不立地。生南海池
　　泽,取无时。

乌贼鱼骨　味咸微温,无毒。主女子漏下赤白经汁,血闭,阴蚀肿
　　痛,寒热癥瘕,无子,惊气入腹,腹痛环脐,阴中寒肿,令人有子,
　　又止疮多脓汁不燥。肉味酸平,主益气强志。生东海池泽,取
　　无时。

蟹　味咸寒,有毒。主胸中邪气热结痛,喎僻面肿,败漆,烧之致
　　鼠,解结散血,愈漆疮,养筋益气。爪主破胞堕胎。生伊洛池泽
　　诸水中,取无时。

原蚕蛾　雄者,有小毒,主益精气,强阴道,交接不倦,亦止精。屎

---

[1]　喎僻　“僻”原作“贼”,据《证类本草》卷二十一·虫鱼部中品改。

[2]　贼风喎(wāi　歪)僻　因外界邪风之气入于经络而致嘴歪。按“喎”,
　　同“㖞”。嘴歪。《玉篇·口部》:“喎,同㖞。口戾也。”《灵枢经·经脉》:
　　“病者狂疟温淫,汗出亸衄,口喎唇胗。”

[3]　眦溃　“眦”原作“皆”,据《证类本草》卷二十一·虫鱼部中品改。

温,无毒,主肠鸣,热中消渴,风痹瘾疹[1]。

鳗鲡鱼　味甘,有毒。主五痔疮瘘,杀诸虫。

鲛鱼皮　主蛊气蛊疰方用之,即装刀靶[2]鳝鱼皮也。

紫贝　主明目,去热毒。

虾蟆　味辛寒,有毒。主邪气,破癥坚血,痈肿阴疮,服之不患热病,疗阴蚀疽疠恶疮,猘犬伤疮,能合玉石。一名蟾蜍,一名醋[3],又一名去甫,一名苦蠪。生江湖池泽,五月五日取,阴干,东行者良。

鼃[4]　味甘寒,无毒。主小儿赤气,肌疮脐伤,止痛,气不足。一名长股。生水中,取无时。

牡鼠　微温,无毒。疗踒折,续筋骨,捣敷之,三日一易。四足及尾主妇人堕胎易产。肉热,无毒,主小儿哺露[5]大腹,炙食之。粪微寒,无毒,主小儿痫疾大腹,时行劳复。

蚺蛇胆　味甘苦寒,有小毒。主心腹𧏚痛,下部𧏚疮,目肿痛。膏平,有小毒,主皮肤风毒,妇人产后腹痛余疾。

蝮蛇胆　味苦微寒,有毒。主𧏚疮。肉酿作酒,疗疠[6]疾诸瘘,心

---

[1]　瘾疹　"疹"原作"胗",今改。按"胗",通"疹"。《素问·四时刺逆从论》:"少阴有余,病皮痹隐胗。"

[2]　刀靶　刀柄。按"靶",柄。慧琳《一切经音义》卷六十二引《字书》:"靶,柄也。"

[3]　醋(cù 醋)　即鼁醋。《尔雅·释鱼》:"鼁醋,蟾诸。"郭璞注:"似虾蟆,居陆地,淮南谓之去蚁。"

[4]　鼃(wā 哇)　即青蛙,又名鲑鱼、田鸡,为蛙科动物黑斑蛙或金线蛙等的全体。按"鼃",田鸡类。《说文解字·黾部》:"鼃,虾蟆也。"段玉裁注:"鼃,虾蟆属。"

[5]　哺露　原作"痛露",据《证类本草》卷二十二·虫鱼部下品改。按"哺露",病证名。因哺乳不当,伤于脾胃,气血衰少,不能荣养而致,症见形瘦骨立,虚乏发热等。详参《诸病源候论》卷四十七·哺露候。

[6]　疠　原作"癞",今改。按"癞",通"疠"。恶疮疾。《集韵·夳韵》:"疠,《说文》:恶疾也。或从赖。"

腹痛,下结气,除蛊毒。其腹中吞鼠有小毒,疗鼠瘘。

鲮鲤甲　微寒,主五邪惊啼悲伤,烧之作灰,以酒或水和方寸匕,疗蚁瘘。

蜘蛛　微寒,主大人小儿癀,七月七日取其网,疗喜忘。

蜻蛉〔1〕　微寒,强阴止精。

石蚕　味咸寒,有毒。主五癃,破石淋,堕胎。肉解结气,利水道,除热。一名沙虱。生江汉池泽。

蛇蜕　味咸甘平,无毒。主小儿百二十种惊痫瘈疭,癫疾寒热,肠痔,虫毒蛇痫,弄舌摇头,大人五邪,言语僻越,恶疮呕咳,明目,火熬之良。一名龙子衣〔2〕,一名蛇符,一名龙子皮,一名龙子单衣,一名弓皮。生荆州川谷及田野,五月五日十五日取之良。

蛇黄〔3〕　主心痛疰忤,石淋产难,小儿惊痫,以水煮研,服汁。出岭南蛇腹中,得之圆重如锡,黄黑青杂色。

蜈蚣　味辛温,有毒。主鬼疰蛊毒,啖诸蛇虫鱼毒,杀鬼物老精,温疟,去三虫,疗心腹寒热结聚,堕胎,去恶血。生大吴川谷江南,赤头足者良。

马陆　味辛温,有毒。主腹中大坚癥,破积聚瘜肉,恶疮白秃,疗寒热痞结,胁下满。一名百足,一名马轴。生玄菟川谷。

蠮螉　味辛平,无毒。主久聋,咳逆毒气,出刺出汗,疗鼻窒。其土房主痈肿风头。一名土蜂。生熊耳川谷及牂牁,或人屋间。

雀瓮　味苦平,无毒。主小儿惊痫,寒热结气,蛊毒鬼疰。一名燥舍〔4〕。生汉中,采蒸之,生树枝间,蛅蟖房也,八月取。

鼠妇　味酸温,微寒,无毒。主气癃不得小便,妇人月闭血瘕,痫痉寒热,利水道。一名负蟠,一句蜲蝛,一名蜲蛱。生魏郡平谷及人家地上,五月五日取。

---

〔1〕　蜻蛉　即蜻蜓,又名负劳、蝍蛉、桑粮,为蜓科昆虫蜻蜓的全虫。
〔2〕　龙子衣　原作"石出子衣"四字,据《证类本草》卷二十二·虫鱼部下品改。
〔3〕　蛇黄　即蛇含石,为氧化物矿物褐铁矿的结核。
〔4〕　燥舍　《证类本草》卷二十二·虫鱼部下品作"躁舍"。

萤火　味辛微温,无毒。主明目,小儿火疮,伤热气,蛊毒鬼疰,通神精。一名夜光,一名放火,一名熠耀,一名即炤。生阶地池泽,七月七日取,阴干。

衣鱼　味咸温,无毒。主妇人疝瘕,小便不利,小儿中风,项强背起,摩之,又疗淋,堕胎,涂疮灭瘢,一名白鱼,一名蟫。生咸阳平泽。

白颈蚯蚓　味咸寒,大寒,无毒。主蛇瘕,去三虫伏尸,鬼疰蛊毒,杀长虫,仍自化作水,疗伤寒伏热,狂谬,大腹黄疸。一名土龙。生平土,三月取,阴干。

蝼蛄　味咸寒,无毒。主产难,出肉中刺,溃痈肿,下哽噎,解毒,除恶疮。一名蟪蛄,一名天蝼,一名𪊞。生东城平泽,夜出者良,夏至取,曝干。

蜣螂　味咸寒,有毒。主小儿惊痫瘛疭,腹胀寒热,大人癫疾狂易,手足端寒,肢满,奔豚。一名蛣蜣。火熬之良,生长沙池泽,五月五日取,蒸藏之,临用当炙。勿置水中,令人吐。

斑猫　味辛寒,有毒。主寒热,鬼疰蛊毒,鼠瘘疥癣,恶疮,疽蚀死肌,破石癃血积,伤人肌,堕胎。一名龙尾。生河东川谷,八月取,阴干。

芫青　味辛微温,有毒。主蛊毒,风疰鬼疰,堕胎。三月取,曝干。

葛上亭长　味辛微温,有毒。主蛊毒鬼疰,破淋结积聚,堕胎。七月取,曝干。

地胆　味辛寒,有毒。主鬼疰,寒热鼠瘘,恶疮死肌,破癥瘕,堕胎,蚀疮中恶肉,鼻中瘜肉,散结气石淋,去子服一刀圭,即下。一名蚖青,一名青蛙。生汶山川谷,八月取。

马刀　味辛微寒,有毒。主漏下赤白,寒热,破石淋,杀禽兽贼鼠,除五脏间热,肌中鼠𪕮,止烦懑,补中,去厥痹,利机关。用之当炼,得水烂人肠,又云得水良。一名马蛤。生江湖池泽及东海,取无时。

田中螺汁　大寒,主目热赤痛,止渴。

贝子　味咸平,有毒。主目瞖,鬼疰蛊毒,腹痛下血,五癃,利水道,除寒热温疰,解肌,散结热,烧用之良。一名贝齿。生东海池泽。

甲香　味咸平,无毒。主心腹满痛,气急,止痢下淋。生南海。

珂〔1〕　味咸平,无毒。主目中瞖,断血生肌。贝类也,大如蚫,皮黄黑而骨白,以为马饰,生南海,采无时。

论曰:鸟兽虫鱼之类凡一百一十六种,皆是生命。各各自保爱其身,与人不殊。所以称近取诸身,远取诸物,人自受命〔2〕,即鸟兽自爱,固可知也。是以须药者皆须访觅先死者,或市中求之。必〔3〕不可得,自杀生以救己命。若杀之者,非立方之意也,慎之慎之。

果部三十一味

豆蔻　味辛温,无毒。主温中,心腹痛,呕吐,去口臭气。生南海。

葡萄　味甘平,无毒。主筋骨湿痹,益气倍力,强志,令人肥健耐饥,忍风寒,久食轻身,不老延年,可作酒,逐水,利小便。生陇西五原敦煌山谷。

蓬蔂　味酸咸平,无毒。主安五脏,益精气,长阴令坚,强志倍力,有子,又疗暴中风,身热大惊,久服轻身不老。一名覆盆,一名陵蔂,一名阴蔂。生荆山平泽及冤句。

覆盆子　味甘平,无毒。主益气轻身,令发不白。五月采。

大枣　味甘平,无毒。主心腹邪气,安中养脾,助十二经,平胃气,通九窍,补少气少津液,身中不足,大惊,四肢重,和百药,补中益

---

〔1〕　珂　又名马珂、马珂螺,为蛤蜊科动物凹线哈蜊的贝壳。

〔2〕　受命　恐当作"爱命"。

〔3〕　必　若,假如。《史记·廉颇蔺相如列传》:"王必无人,臣愿奉璧往使。"

气,强力,除烦闷,疗心下悬,肠澼,久服轻身长年,不饥[1]神仙。一名干枣,一名美枣,一名良枣。八月采,曝干。三岁陈核中仁,燔之味苦,主腹痛邪气。

生枣　味甘辛,多食令人多寒热,羸瘦者不可食。叶覆麻黄能令出汗。生河东平泽。

藕实茎　味甘平,寒,无毒。主补中养神,益气力,除百疾,久服轻身耐老,不饥延年。一名水芝丹,一名莲。生汝南池泽,八月采。

鸡头实　味甘平,无毒。主湿痹,腰脊膝痛,补中,除暴疾,益精气,强志,令耳目聪明,久服轻身不饥,耐老神仙。一名雁喙实,一名芡。生雷泽池泽,八月采。

芰实　味甘平,无毒。主安中,补五脏,不饥轻身。一名菱。

栗　味咸温,无毒。主益气,厚肠胃,补肾气,令人耐饥。生山阴,九月采。

樱桃　味甘,主调中,益脾气,令人好颜色,美志。

梅实　味酸平,无毒。主下气,除热烦满,安心,肢体痛,偏枯不仁,死肌,去青黑痣,恶疾,止下痢,好唾口干。生汉中川谷,五月采,火干。

枇杷叶　味苦平,无毒。主卒哕[2]不止,下气。

柿　味甘寒,无毒。主通鼻耳气,肠澼不足。

木瓜实　味酸温,无毒。主湿痹邪气,霍乱大吐下,转筋不止。其枝亦可煮用之。

甘蔗　味甘平,无毒。主下气和中,助脾气,利大肠。

石蜜　味甘寒,无毒。主心腹热胀,口干渴,性冷利。出益州及西戎,煎炼沙糖为之,可作饼块,黄白色。

----

〔1〕　不饥　"饥"原作"肌",据《备急千金要方》卷二十六·果实、《证类本草》卷二十三·果部上品改。

〔2〕　哕(yè　膹)　干呕。《难经·十六难》:"心痛,掌中热而哕。"滑寿本义:"哕,干呕也。"

沙糖　味甘寒,无毒。功体与石蜜同,而冷利过之。笮[1]甘蔗汁煎作,蜀地西戎江东并有之。

芋　味辛平,有毒。主宽肠胃,充肌肤,滑中。一名土芝。

乌芋　味苦甘微寒,无毒。主消渴痹热,温中益气。一名藉姑,一名水萍。二月生,叶如芋,三月三日采根,曝干。

杏核仁　味甘苦温,冷利,有毒。主咳逆,上气雷鸣,喉痹,下气,产乳金疮,寒心奔豚,惊痫,心下烦热,风气去来,时行头痛,解肌,消心下急,杀狗毒。五月采之,其两仁者杀人,可以毒狗。花味苦,无毒,主补不足,女子伤中,寒热痹,厥逆。实味酸,不可多食,伤筋骨。生晋山川谷。

桃核仁　味苦甘平,无毒。主瘀血血闭,瘕邪气,杀小虫,止咳逆上气,消心下坚,除卒暴击血,破癥瘕,通月水,止痛。七月采,取仁阴干。

桃花　杀疰恶鬼,令人好颜色,味苦平,无毒,主除水气,破石淋,利大小便,下三虫,悦泽人面。三月三日采,阴干。

桃枭[2]　味苦微温,主杀百鬼精物,疗中恶腹痛,杀精魅五毒不祥。一名桃奴,一名枭景,是实著树不落实中者。正月采之。

桃毛　主下血瘕,寒热积聚,无子,带下诸疾,破坚闭。刮取毛用之。

桃蠹　杀鬼,避邪恶不祥。食桃树虫也。茎白皮味苦辛,无毒,除邪鬼,中恶腹痛,去胃中热。叶味苦平,无毒,主除尸虫,出疮中虫。胶炼之,主保中不饥[3],忍风寒。实味酸,多食令人有热。生太山川谷。

---

[1]　笮(zé　泽)　压榨。《玉篇·竹部》:"笮,压也。"

[2]　桃枭　即碧桃干,又名桃奴,为蔷薇科植物桃或山桃的未成熟果实。

[3]　饥　原作"饱",据《证类本草》卷二十三·果部下品改。

李核仁　味苦平,无毒。主僵仆跻[1],瘀血骨痛。根皮大寒,主消
　　渴,止心烦,逆奔气。实味苦,除痼热,调中。

梨　味甘微酸寒,多食令人寒中,金疮乳妇尤不可食。

柰　味苦寒,多食令人胪胀,病人尤甚。

安石榴　味甘酸,无毒。主咽燥渴,损人肺,不可多食。酸实壳疗
　　下痢,止漏精。

东行根　疗蛔虫寸白。

菜部四十一味

白瓜子　味甘平,寒,无毒。主令人悦泽,好颜色,益气不饥[2],久
　　服轻身耐老,主除烦懑不乐,久服寒中,可作面脂,令面悦泽。一
　　名水芝,一名白瓜则绞切子。生嵩高平泽,冬瓜仁也,八月采。

白冬瓜　味甘,微寒。主除小腹水胀,利小便,止渴。

瓜蒂　味苦寒,有毒。主大水,身面四肢浮肿,下水,杀蛊毒,咳逆
　　上气及食诸果病在胸腹中,皆吐下之,去鼻中瘜肉,疗黄疸。花
　　主心痛咳逆。生嵩高平泽,七月七日采,阴干。

冬葵子　味甘寒,无毒。主五脏六腑寒热羸瘦,五癃,利小便,疗
　　妇人乳难内闭,久服坚骨,长肌肉,轻身延年。生少室山,十二月
　　采之。

葵根　味甘寒,无毒。主恶疮,疗淋,利小便,解蜀椒毒。叶为百
　　菜主,其心伤人。

苋实　味甘寒,大寒,无毒。主青盲白翳,明目除邪,利大小便,去

---

〔1〕　僵仆跻　谓因倾倒或坠落而伤损。按"僵",向后仰倒。《说文解字·人
　　部》:"僵,偾也。"段玉裁注:"僵谓仰倒。如《庄子》:推而僵之。""仆",向
　　前倾倒。《广韵·宥韵》:"仆,前倒。""跻",下坠,坠落。《集韵·霁韵》:
　　"跻,坠也。"

〔2〕　不饥　"饥"原作"肌",据《备急千金要方》卷二十六·菜蔬、《证类本草》
　　卷二十七·菜部上品改。

寒热,杀蛔虫,久服益气力,不饥轻身。一名马苋,一名莫实,细
苋亦同。生淮阳川泽及田中,叶如蓝,十一月采。

苦菜　味苦寒,无毒。主五脏邪气,厌谷,胃痹肠澼,渴热中疾,恶
疮,久服安心益气,聪察少卧,轻身耐老,耐饥寒,高气不老。一
名荼苦,一名选,一名游冬。生益州川谷山陵道旁,凌冬不死,三
月三日采,阴干。

荠　味甘温,无毒。主利肝气,和中。其实主明目目痛。

芜菁及芦菔　味苦温,无毒。主利五脏,轻身益气,可长食之。

芜菁子　主明目。

莱菔根　味辛甘温,无毒。散服及炮煮服食,大下气消谷,去痰
澼[1],肥健人,生捣汁服[2]主消渴,试有大效。

龙葵　味苦寒,无毒。食之解劳少睡,去虚热肿。其子疗疔肿。
所在有之。

菘　味甘温,无毒。主通利肠胃,除胸中烦,解酒渴。

芥　味辛温,无毒。归鼻,主除肾邪气,利九窍,明耳目,安中,久食
温中。

苜蓿　味苦平,无毒。主安中利人,可久食。

荏子　味辛温,无毒。主咳逆,下气,温中补体。叶主调中,去臭
气。九月采,阴干。

蓼实　味辛温,无毒。主明目,温中,耐风寒,下水气,面目浮肿,
痈疡。叶归于舌,除大小肠邪气,利中益志。马蓼去肠中蛭虫,
轻身。生雷泽川泽。

葱实　味辛温,无毒。主明目,补中不足。其茎葱白平,可作汤,
主伤寒寒热出汗,中风面目肿,伤寒骨肉痛,喉痹不通,安胎,归
于目,除肝邪气,安中,利五脏,益目睛,杀百药毒。

葱根　主伤寒头疼。

---

[1] 痰澼　《证类本草》卷二十七·菜部上品作"痰癖"。
[2] 生捣汁服　"汁"字原脱,据《证类本草》卷二十七·菜部上品补。

葱汁　平温，主溺血，解藜芦毒。

薤　味辛苦温，无毒。主金疮疮败，轻身不饥，耐老，归于骨，菜芝也，除寒热，去水气，温中散结，利病人，诸疮中风寒，水肿，以涂之。生鲁山平泽。

韭　味辛微酸温，无毒。归于心，安五脏，除胃中热，利病人，可久食。子主梦泄精溺白。根主养发。

白蘘荷　微温，主中蛊及疟。

蒸菜[1]　味甘苦，大寒。主时行壮热，解风热毒。

紫苏　味辛温，主下气，除寒中，其子尤良。

水苏　味辛微温，无毒。主下气杀谷[2]，除饮食，避口臭，去毒，避恶气，久服通神明，轻身耐老，主吐血衄血血崩。一名鸡苏，一名劳祖，一名芥蒩，一名芥苴。生九真池泽，七月采。

假苏[3]　味辛温，无毒。主寒热鼠瘘，瘰疬生疮，破结聚气，下瘀血，除湿痹。一名鼠蓂，一名姜芥。生汉中川泽。

香薷　味辛微温，主霍乱腹痛吐下，散水肿。

薄荷　味辛苦温，无毒。主贼风伤寒，发汗，恶气，心腹胀满，霍乱，宿食不消，下气，煮汁服，亦堪生食，人家种之，饮汁发汗，大解劳乏。

秦荻梨　味辛温，无毒。主心腹冷胀，下气消食，人所啖者。生下湿地，所在有之。

苦瓠　味苦寒，有毒。主大水，面目四肢浮肿，下水，令人吐。生晋地川泽。

水芹　味甘平，无毒。主女子赤沃，止血养精，保血脉，益气，令人肥健嗜食。一名水英。生南海池泽。

马芹子　味甘辛温，无毒。主心腹胀满，下气消食。调味用之，香

---

〔1〕　蒸菜　即莙荙菜，又名甜菜，为藜科植物莙荙菜的茎叶。

〔2〕　杀谷　谓消克水谷。按"杀"，克。《尔雅·释诂上》："杀，克也。"此谓消克。

〔3〕　假苏　即荆芥，又名鼠实、鼠蓂，为唇形科植物荆芥的全草。

似橘皮而无苦味。

莼　味甘寒，无毒。主消渴，热痹。

落葵　味酸寒，无毒。主滑中，散热。实主悦泽人面。一名天葵，一名繁露。

蘩蒌　味酸平，无毒。主积年恶疮不愈。五月五日日中采，干用之。

蕺　味辛微温，主蠷螋溺疮。多食令人气喘。

葫　味辛温，有毒。主散痈肿矗疮，除风邪，杀毒气，独子者亦佳，归五脏。久食伤人，损目明。五月五日采。

蒜　味辛温，有小毒。归脾肾，主霍乱腹中不安，消谷理胃，温中，除邪痹毒气。五月五日采之。

堇[1]**汁**　味甘寒，无毒。主马毒疮，捣汁洗之并服之。堇，菜也，出《小品方》。《万异方》[2]云：除蛇蝎毒及痈肿。

芸薹　味辛温，无毒。主风游丹肿，乳痈。

米谷部三十味

胡麻　味甘平，无毒。主伤中虚羸，补五内，益气力，长肌肉，填髓脑，坚筋骨，疗金疮，止痛及伤寒温疟大吐后虚热羸困，久服轻身不老，明耳目，耐饥渴，延年。以作油微寒，利大肠，胞衣不落。生者摩疮肿，生秃发。一名巨胜，一名狗虱，一名方茎，一名鸿藏，叶名青蘘。生上党川泽。

青蘘　味甘寒，无毒。主五脏邪气，风寒湿痹，益气，补脑髓，坚筋骨，久服耳目聪明，不饥，不老增寿。巨胜苗也，生中原川谷。

麻蕡　味辛平，有毒。主五劳七伤，利五脏，下血寒气，破积止痹，

---

〔1〕　堇　即石龙芮，又名苦堇、水堇、堇葵，为毛茛科植物石龙芮的全草。按《本草经》又有石龙芮，实为石龙芮子，系石龙芮的果实。一物而所用不同，效用亦异。

〔2〕　《万异方》《证类本草》卷二十九·菜部下品作"万毕方"。

散脓,多食令人见鬼狂走,久服通神明,轻身。一名麻勃,此麻花
上勃勃者,七月七日采良。

麻子　味甘平,无毒。主补中益气,中风汗出,逐水,利小便,破积
血,复血脉,乳妇产后余疾,长发,可为沐药,久服肥健,不老神
仙。九月采,入土者损人,生太山川谷。

饴糖　味甘微温,主补虚乏,止渴,去血。

大豆黄卷　味甘平,无毒。主湿痹筋挛膝痛,五脏胃气结积,益
气,止毒,去黑皯,润泽皮毛。

生大豆　味甘平,涂痈肿,煮汁饮杀鬼毒,止痛,逐水胀,除胃中热
痹,伤中淋露,下瘀血,散五脏结积内寒,杀乌头毒,久服令人身
重。炒为屑味甘,主胃中热,去肿除痹,消谷,止腹胀。生太山平
泽,九月采。

赤小豆　味甘酸平,无毒。主下水,排痈肿脓血,寒热,热中消渴,
止泄,利小便,吐逆卒澼,下胀满。

豉　味苦寒,无毒。主伤寒头痛寒热,瘴气恶毒,烦躁满闷,虚劳喘
吸,两脚疼冷,又杀六畜胎子诸毒。

大麦　味咸温,微寒,无毒。主消渴,除热,益气调中,又云令人多
热,为五谷长。

矿麦　味甘微寒,无毒。主轻身,除热,久服令人多力健行。以作
糵温,消食和中。

小麦　味甘微寒,无毒。主除热,止躁渴咽干,利小便,养肝气,止
漏血唾血。以作曲温,消谷止痢。以作面温,不能消热止烦。

青粱米　味甘微寒,无毒。主胃痹,热中消渴,止泄,利小便,益气
补中,轻身长年。

黄粱米　味甘平,无毒。主益气,和中止泄。

白粱米　味甘微寒,无毒。主除热,益气。

粟米　味咸微寒,无毒。主养肾气,去胃脾中热,益气。陈者味
苦,主胃热消渴,利小便。

丹黍米　味苦微温,无毒。主咳逆,霍乱,止泄,除热,止烦渴。

蘗米　味苦,无毒。主寒中,下气除热。

秫米　味甘微寒,止寒热,利大肠,疗漆疮。

陈廪米　味咸酸温,无毒。主下气,除烦渴,调胃止泄。

酒　味苦甘辛大热,有毒。主行药势,杀[1]百邪恶气。

腐婢　味辛平,无毒。主痎疟寒热,邪气泄痢,阴不起,止消渴,病酒头痛。生汉中,即小豆花也,七月采,阴干。

藊豆　味甘微温,主和中下气。叶主霍乱吐下不止。

黍米　味甘温,无毒。主益气补中。多热,令人烦。

粳米　味甘苦平,无毒。主益气,止烦止泄。

稻米　味苦,主温中。令人多热,大便坚。

稷米　味甘,无毒。主益气,补不足。

醋　味酸温,无毒。主消痈肿,散水气,杀邪毒。

酱　味咸酸冷利,主除热,止烦懑,杀百药热汤及火毒。

食盐　味咸温,无毒。主杀鬼蛊邪疰毒气,下部䘌疮,伤寒寒热,吐胸中痰澼[2],止心腹卒痛,坚肌骨。多食伤肺,喜咳。

有名未用一百七十五味

青玉　味甘平,无毒。主妇人无子,轻身,不老长年。一名毂玉。生蓝田。

白玉髓　味甘平,无毒。主妇人无子,不老延年。生蓝田玉石间。

玉英　味甘,主风,疗皮肤痒。一名石镜,明白可作镜。生山窍,十二月采。

璧玉　味甘,无毒。主明目益气,使人多精生子。

合玉石　味甘,无毒。主益气,疗消渴,轻身避谷。生常山中丘,如龙肪。

---

〔1〕　杀　原作"殺",据《证类本草》卷二十五·米谷部中品改。
〔2〕　痰澼　《证类本草》卷四·玉石部中品作"痰癖。"

116

紫石华　味甘平，无毒。主渴，去小肠热。一名茈石华。生中牛山阴，采无时。

白石华　味辛，无毒。主痹消渴，膀胱热。生液北乡北邑山，采无时。

黑石华　味甘，无毒。主阴痿消渴，去热，疗月水不利。生弗其劳山阴石间，采无时。

黄石华　味甘，无毒。主阴痿，消胸膈中热，去百毒。生液北山，黄色，采无时。

厉石华　味甘，无毒。主益气养神，止渴除热，强阴。生江南，如石花，采无时。

石肺　味辛，无毒。主疠咳，寒久痿，益气明目。生水中，状如肺，黑泽有赤纹，出水即干。陶隐居云：今浮石亦疗咳[1]，似肺而不黑泽，恐非是。

石肝　味酸，无毒。主身痒，令人色美。生常山，色如肝。

石脾　味甘，无毒。主胃寒热，益气，令人有子。一名胃石，一名膏石，一名消石。生隐蕃山谷石间，黑如大豆，有赤纹，色微黄而轻薄如棋子，采无时。

石肾　味咸，无毒。主泄痢，色如白珠。

封石　味甘，无毒。主消渴热中，女子疽蚀。生常山及少室，采无时。

陵石　味甘，无毒。主益气，耐寒，轻身长年。生华山，其形薄泽。

碧石青　味甘，无毒。主明目益精，去白癣，延年。

逐石[2]　味甘，无毒。主消渴伤中，益气。生太山阴，采无时。

白肌石　味辛，无毒。主强筋骨，止渴，不饥，阴热不足。一名肌石，一名洞石。生广焦国卷山青石间。

龙石膏　无毒，主消渴，益寿。生杜陵，如铁脂，中黄。

---

〔1〕　亦疗咳　"咳"原作"效"，据《证类本草》卷三十·有名未用玉石类改。

〔2〕　逐石　《证类本草》卷三十·有名未用玉石类、本书目录并作"遂石"。

五羽石　主轻身长年。一名金黄。生海水中蓬葭山上仓中,黄如金。

石流青　味酸,无毒。主疗泄,益肝气,明目,轻身长年。生武都山石间,青白色。

石流赤　味苦,无毒。主妇人带下,止血,轻身长年。理如石耆,生山石间。

石耆　味甘,无毒。主咳逆气。生石间,色赤如铁脂,四月采。

紫加石　味酸,主痹血气。一名赤英,一名石血,赤无理。生邯郸山,如爵茈,二月采。

终石　味辛,无毒。主阴痿痹,小便难,益精气。生陵阴,采无时。

玉伯　味酸温,无毒。主轻身益气,止渴。一名玉遂。生石上,如松,高五六寸,紫花,用茎叶。

文石　味甘,主寒热心烦。一名黍石。生东郡山泽中水下,五色,有汁润泽。

曼诸石　味甘,主益五脏气,轻身长年。一名阴精。六月七月出石上[1],青黄色,夜有光。

山慈石　味苦平,有毒,主女子带下。一名爱茈。生山之阳,正月生,叶如藜芦,茎有衣。

石濡　主明目,益精气,令人不饥渴,轻身长年。一名石芥。

石芸　味甘,无毒。主目痛,淋露,寒热,溢血。一名螫烈,一名顾喙。二月五月采茎叶,阴干。

石剧　味甘,无毒。主渴,消中。

路石　味甘酸,无毒。主心腹,止汗生肌,酒痂,益气耐寒,实骨髓。一名陵石。生草石上,天雨独干,日出独濡,花黄,茎赤黑,三岁一实,赤如麻子,五月十月采茎叶,阴干。

旷石　味甘平,无毒。主益气养神,除热止渴。生江南,如石草。

败石　味苦,无毒,主渴痹。

---

〔1〕 出石上　"出"字原缺,据《证类本草》卷三十·有名未用草木类补。

越砥石　味甘，无毒。主目盲，止痛，除热瘑。

金茎　味苦平，无毒，主金疮内漏。一名叶金草。生泽中高处。

夏台　味甘，主百疾，济绝气。

柒紫　味苦，主小腹痛，利小腹，破积聚，长肌肉，久服轻身长年。
　生冤句，二月七月采。

鬼目　味酸平，无毒。主明目。一名来甘。实赤如五味，十月采。

鬼盖　味甘平，无毒。主小儿寒热，痫。一名地盖。生垣墙下，丛
　生，赤，旦生暮死。

马颠　味甘，有毒。疗浮肿，不可多食。

马唐　味甘寒，主调中，明耳目。一名羊麻，一名羊粟。生下湿
　地，茎有节，生根，五月采。

马逢　味辛，无毒。主癣虫。

牛舌实　味咸温，无毒。主轻身益气。一名象户。生水中泽旁，
　实大，叶长尺，五月采。

羊乳　味甘温，无毒。主头眩痛，益气，长肌肉。一名地黄。三月
　采，立夏后母死。

羊实　味苦寒，主头秃恶疮，疗瘙痂癣。生蜀郡。

犀洛　味甘，无毒。主瘅。一名星洛，一名泥洛。

鹿良　味咸臭，主小儿惊痫，奔豚痫疭，大人痉。五月采。

菟枣　味酸，无毒。主轻身益气。生丹阳陵地，高尺许，实如枣。

雀梅　味酸寒，有毒。主蚀恶疮。一名于雀。生海水石谷间，叶
　与实如麦李。

雀翘　味咸，主益气明目。一名去母，一名更生。生蓝中，叶细
　黄，茎赤有刺，四月实，兑黄中黑，五月采，阴干。

鸡涅　味甘平，无毒。主明目，目中寒风，诸不足，水肿[1]邪气，补
　中，止泄痢，疗女子白沃。一名阴洛。生鸡山，采无时。

相乌　味苦，主阴痿。一名乌葵。如兰香，赤茎，生山阳，五月十

---

〔1〕　水肿　原作"水腹"，据《证类本草》卷三十·有名未用草木类改。

五日采,阴干。

鼠耳　味酸,无毒。主痹寒,寒热,止咳。一名无心。生田中下地,厚叶[1]肥茎。

蛇舌　味酸平,无毒。主除留血,惊气蛇痫。生大水之阳,四月采花,八月采根。

龙常草　味咸温,无毒。主轻身,益阴气,疗痹寒湿。生河水旁,如龙刍,冬夏生。

离楼草　味咸平,无毒。主益气力,多子,轻身长年。生常山,七月八月采实。

神护草　可使独守,叱咄人,寇盗不敢入门。生常山北,八月采。

黄护草　无毒,主痹,益气,令人嗜食。生陇西。

吴唐草　味甘平,无毒。主轻身益气,长年。生故稻田中,日夜有光,草中有膏。

天雄草　味甘温,无毒。主益气,阴痿。生山泽中,状如兰,实如大豆,赤色。

雀医草　味苦,无毒。主轻身益气,洗浴烂疮,疗风水。一名白气。春生,秋花白,冬实黑。

木甘草　主疗痈肿盛热,煮洗之。生木间,三月生,大叶如蛇床[2],四四相值,但折枝种之便生,五月花白,实核赤,三月三日采。

益决草　味辛温,无毒。主咳逆肺伤。生山阴,根如细辛。

九熟草　味甘温,无毒。主出汗,止泄,疗闷。一名乌粟,一名雀粟。生人家庭中,叶如枣,一岁九熟,七月采。

兑草　味酸平,无毒。主轻身益气,长年。生蔓草木上,叶黄有毛,冬生。

酸草　主轻身延年。生名山醴泉上,阴居,茎有五叶青泽,根赤

---

[1]　叶　原作"华",据《证类本草》卷三十·有名未用草木类改。
[2]　蛇床　《证类本草》卷三十·有名未用草木类作"蛇状"。

黄,可以消玉。一名丑草。

异草　味甘,无毒。主瘘痹寒热,去黑子。生篱木上,叶如葵,茎旁有角,汁白。

灌草叶　主痈肿。一名鼠肝,叶滑青白。

茋草　味辛,无毒。主伤金疮。

莘草　味甘,无毒。主盛伤痹肿。生山泽,如蒲黄,叶如芥。

勒草　味甘,无毒。主瘀血,止精溢盛气。一名黑草。生山谷,如栝楼。

英草华　味辛平,无毒。主痹气,强阴,疗面劳疸,解烦,坚筋骨,疗风头,可作沐药。生蔓木上,一名鹿英。九月采,阴干。

吴葵叶　味咸,无毒。主理心,心气不足。

封华　味甘,有毒。主疥疮,养肌,去恶肉。夏至日采。

北荇华　味苦,无毒。主气脉溢。一云芹华。

兼华　味甘,无毒。主上气,解烦,坚筋骨。

棑华[1]　味苦,主水气,去赤虫,令人好色,不可久服。春生乃采。

节华　味苦,无毒。主伤中,瘘痹溢肿。皮主脾中客热气。一名山节,一名达节,一名通漆。十月采,曝干。

徐李　主益气轻身,长年。生太山阴,如李小形,实青色无核,熟采食之。

新雉木　味苦香温,无毒。主风眩痛,可作沐药。七月采,阴干,实如桃。

合新木　味辛平,无毒。解心烦,止疮痛。生辽东。

俳蒲木　味甘平,无毒。主少气,止烦。生陵谷,叶如奈,实赤三核。

遂阳木　味甘,无毒。主益气。生山中,如白杨叶,三月实,十月熟赤可食。

学木核　味甘寒,无毒。主胁下留饮,胃气不平,除热。如蕤核,

---

〔1〕棑(bèi　背)华　原作"排华",据《证类本草》卷三十·有名未用草木类改。

五月采，阴干。

木核　疗肠澼。花疗不足。子疗伤中。根疗心腹逆气，止渴。十月采。

枸核　味苦，疗水，身面痈肿。五月采。

荻皮　味苦，止消渴，去白虫，益气。生江南，如松，叶有刺，实赤黄，十月采。

桑茎实　味酸温，无毒。主字乳余疾，轻身益气。一名草王。叶如荏，方茎大叶，生园中，十月采。

蒲阴实　味酸平，无毒。主益气，除热止渴，利小便，轻身长年。生深山谷及园中，茎如芥，叶小，实如樱桃，七月成。

可聚实　味甘温，无毒。主轻身益气，明目。一名长寿。生山野道中，穗如麦，叶如艾，五月采。

让实　味酸，主喉痹，止泄痢。十月采，阴干。

蕙实　味辛，主明目，补中。根茎中汤[1]一作涕疗伤寒寒热出汗，中风面肿，消渴热中，逐水。生鲁山平泽。

青雌　味苦，主恶疮秃败疮，火气，杀三虫。一名虫损，一名孟推。生方山山谷。

白背　味苦平，无毒。主寒热，洗浴疥恶疮。生山陵，根似紫葳，叶如燕卢，采无时。

白女肠　味辛温，无毒。主泄痢肠澼，疗心痛，破疝瘕。生深山谷中，叶如蓝，实赤。赤女肠亦同。

白扇根　味苦寒，无毒。主疟，皮肤寒热出汗，令人变。

白给　味辛平，无毒。主伏虫，白癣肿痛。生山谷，如藜芦，根白相连，九月采。

白并　味苦，无毒。主肺咳上气，行五脏，令百病不起。一名玉箫，一名箭悍。叶如小竹，根黄皮白，生山陵，三月四月采根，曝干。

---

[1]　根茎中汤　《证类本草》卷三十·有名未用草木类"汤"作"涕"。

白辛　味辛，有毒。主寒热。一名脱尾，一名羊草。生楚山，三月采根，白而香。

白昌　味甘，无毒。主食诸虫。一名水昌，一名水宿，一名茎蒲。十月采。

赤举　味甘，无毒。主腹痛。一名羊饴，一名陵渴。生山阴，二月花，兑蔓草上，五月实黑，中有核，三月三日采叶，阴干。

赤涅　味甘，无毒。主痊，崩中，止血益气。生蜀郡山石阴地湿处，采无时。

黄秫　味苦，无毒。主心烦，止汗出。生如桐根。

徐黄　味辛平，无毒。主心腹积瘕。茎主恶疮。生泽中，大茎细叶，香如藁本。

黄白支　生山陵，三月四月采根，曝干。

紫蓝　味咸，无毒。主食肉得毒，能消除之。

紫给　味咸，主毒风头，泄注。一名野葵。生高陵下地，三月三日采根，根如乌头。

天蓼　味辛，有毒。主恶疮，去痹气。一名石龙。生水中。

地朕　味苦平，无毒。主心气，女子阴疝血结。一名承夜，一名夜光。三月采。

地芩　味苦，无毒。主小儿痫，除邪，养胎，风痹，洗洗寒热，目中青臀，女子带下。生腐木积草处，如朝生，天雨生盖，黄白色，四月采。

地筋　味甘平，无毒。主益气止渴，除热在腹脐，利筋。一名菅根，一名土筋。生泽中，根有毛，三月生，四月实白，三月三日采根。

地耳　味甘，无毒。主明目益气，令人有子。生丘陵，如碧石青。

土齿　味甘平，无毒。主轻身益气，长年。生山陵地中，状如马牙。

燕齿　主小儿痫，寒热。五月五日采。

酸恶　主恶疮，去白虫。生水旁，状如泽泻。

酸赭　味酸，主内漏，止血不足。生昌阳山，采无时。

巴棘　味苦，有毒。主恶疥疮，出虫。一名女木。生高地，叶白有刺，根连数十枚。

巴朱　味甘，无毒。主寒，止血带下。生雒阳。

蜀格　味苦平，无毒。主寒热痿痹，女子带下，痈肿。生山阳，如藋菌，有刺。

纍根　主缓筋，令不痛。

苗根　味咸平，无毒。主痹及热中，伤跌折。生山阴谷中蔓草藤上，茎有刺，实如椒。

参果根　味苦，有毒。主鼠瘘。一名百连，一名乌蓼，一名鼠茎，一名鹿蒲。生百余根，根有衣裹茎，三月三日采根。

黄辩　味甘平，无毒。主心腹疝瘕，口疮脐伤。一名经辩。

良达　主齿痛，止渴，轻身。生山阴，茎蔓延，大如葵，子滑小。

对庐　味苦寒，无毒。主疥，诸久疮不瘳，生死肌，除大热，煮洗之。八月采，似菴蕳。

粪蓝　味苦，主身痒疮，白秃漆疮，洗之。生房陵。

委蛇　味甘平，无毒。主消渴少气，令人耐寒。生人家园中，大枝长须，多叶而两两相值，子如芥子。

麻伯　味酸，无毒。主益气，出汗。一名君莒，一名衍草，一名道止，一名自死。生平陵，如兰，叶黑厚白裹茎，实赤黑，九月采根。

王明　味苦，主身热邪气，小儿身热，以浴之。生山谷，一名王草。

类鼻　味酸温，无毒。主痿痹。一名类重。生田中高地，叶如天名精，美根，五月采。

师系　味甘，无毒。主痈肿恶疮，煮洗之。一名臣尧，一名臣骨，一名鬼芭。生平泽，八月采。

逐折　杀鼠，益气明目。一名百合。厚实，生禾间，茎黄，七月实黑如大豆。

并苦　主咳逆上气，益肺气，安五脏。一名蛾薰，一名玉荆。三月采，阴干。

领灰　味甘，有毒。主心腹痛，炼中不足。叶如芒草，冬生，烧作灰。

父陛根　味辛，有毒，以熨痈肿肤胀。一名膏鱼，一名梓藻。

索十[1]　味苦，无毒，主易耳。一名马耳。

荆茎　疗灼烂。八月十月采，阴干。

鬼翢　生石上，挼之日柔为沭。

竹付　味甘，无毒。主止痛，除血。

秘恶　味酸，无毒，主疗肝邪气。一名杜逢。

唐夷　味苦，无毒，主疗踒折。

知杖　味甘，无毒，疗疝。

垄松　味辛，无毒，主眩痹。

河煎　味酸，主结气，痈在喉颈者。生海中，八月九月采。

区余　味辛，无毒，主心腹热癥。

三叶　味辛，主寒热，蛇蜂螫人。一名起莫，一名三石，一名当田。生田中，茎小黑白，高三尺，根黑，三月采，阴干。

五母麻　味苦，有毒。主痿痹不便，下痢。一名鹿麻，一名归泽麻，一名天麻，一名若一草。生田野，五月采。

疥拍腹　味辛温，无毒。主轻身，疗痹。五月采，阴干，生上党。

常吏之生　味苦平，无毒。主明目。实有刺，大如稻米。

救赦人者　味甘，有毒。主疝痹，通气，诸不足。生人家宫室，五月十月采，曝干。

丁公寄　味甘，主金疮痛，延年。一名丁父。生石间，蔓延木上，叶细大枝，赤茎，母大如磧，黄有汁，七月七日采。

城里赤柱　味辛平，疗妇人漏血白沃，阴蚀，湿痹邪气，补中益气。生晋平阳。

城东腐木　味咸温，主心腹痛，止泄便脓血。

---

[1]　索十　本书卷四目录、《证类本草》卷三十·有名未用草木类并作"索干"。

125

芥　味苦寒，无毒。主消渴，止血，妇人疾，除痹。一名梨，叶如大青。

载　味酸，无毒。主诸恶气。

庆　味苦，无毒。主咳嗽。

腜　味甘，无毒。主益气延年。生山谷中，白顺理，十月采。

雄黄虫　主明目，避兵不祥，益气力。状如蠼螋。

天社虫[1]　味甘，无毒。主绝孕，益气。如蜂大腰，食草木叶，三月采。

桑蠹虫　味甘，无毒。主心暴痛，金疮，肉生不足。

石蠹虫　主石癃，小便不利。生石中。

行夜　疗腹痛寒热，利血。一名负盘。

蜗篱　味甘，无毒。主烛馆，明目。生江夏。

麋鱼　味甘，无毒。主痹，止血。

丹戬　味辛，主心腹积血。一名飞龙。生蜀都，如鼠负青股蜚，翼[2]赤，七月七日采。

扁前　味甘，有毒。主鼠瘘，癫，利水道。生山陵，如牛虻，翼赤，五月八月采。

蚖类　疗痹，内漏。一名蚖短，土色而纹。

蜚厉　主妇人寒热。

梗鸡　味甘，无毒。疗痹。

益符　疗闭。一名无舌。

地防　令人不饥不渴。生黄陵，如濡，居土中。

黄虫　味苦，疗寒热。生地上，赤头长足，有角，群居，七月七日采。

---

〔1〕　天社虫　本书卷四目录作"天杜虫"。
〔2〕　翼　《证类本草》卷三十·有名未用虫类作"头"。

唐本退二十味

薰草　味甘平，无毒。主明目止泪，疗泄精，去臭恶气，伤寒头痛，上气腰痛。一名蕙草。生下湿地，三月采，阴干，脱节者良。

姑活　味甘温，无毒。主大风邪气，湿痹寒痛，久服轻身，益寿耐老。一名冬葵子。生河东。

别羁　味苦微温，无毒。主风寒湿痹，身重，四肢疼酸，寒邪，历节痛。一名别枝，一名别骑，一名鳖羁。生蓝田川谷，二月八月采。

牡蒿　味苦温，无毒。主充肌肤，益气，令人暴肥，不可久服，血脉满盛。生田野，五月八月采。

石下长卿　味咸平，有毒。主鬼疰精物，邪恶气，杀百精蛊毒，老魅注易，亡走啼哭，悲伤恍惚。一名徐长卿。生陇西池泽山谷。

麋舌　味辛微温，无毒。主霍乱腹痛，吐逆心烦。生水中，五月采。

练石草　味苦寒，无毒。主五癃，破石淋，膀胱中结气，利水道小便。生南阳川泽。

弋共　味苦寒，无毒。主惊气，伤寒腹痛，羸瘦，皮中有邪气，手足寒，无色。生益州山谷。

蕈草　味咸平，无毒。主养心气，除心温温辛痛，浸淫身热，可作盐花。生淮南平泽，七月采。

五色符　味苦微温，主咳逆，五脏邪气，调中益气，明目，杀虱，青符白符赤符黑符黄符，各随色补其脏。白符一名女木。生巴郡山谷。

襄草　味甘苦寒，无毒。主温疟寒热，酸嘶邪气，避不祥。生淮南山谷。

蒟根　味甘寒，平，有小毒。主下热气，益阴精，令人面悦好，明目，久服轻身耐老，以作蒸饮酒病人。生嵩高平泽，二月八月采。

鼠姑　味苦平，寒，无毒。主咳逆上气，寒热鼠瘘，恶疮邪气。一名蘵。生丹水。

船虹　味酸，无毒。主下气，止烦懑，可作浴汤药。色黄，生蜀郡，立秋取。

屈草　味苦微寒，无毒。主胸胁下痛，邪气肠间，寒热阴痹，久服轻身益气，耐老。生汉中川泽，五月采。

赤赫　味苦寒，有毒。主痂疡恶败疮，除三虫邪气。生益州川谷，二月八月采。

淮木　味苦平，无毒。主久咳上气，伤中虚羸，补中益气，女子阴蚀，漏下赤白沃。一名百岁城中木。生晋阳平泽。

占斯　味苦温，无毒。主邪气湿痹，寒热疽疮，除水，坚积血癥，月闭无子，小儿躄不能行，诸恶疮痈肿，止腹痛，令女人[1]有子。一名炭皮。生太山山谷，采无时。

婴桃　味辛平，无毒。主止泄肠澼，除热调中，益脾气，令人好色美志。一名牛桃，一名英豆。实大如麦，多毛，四月采，阴干。

鸩鸟毛　有大毒，入五脏烂，杀人。其口主杀蝮蛇毒。一名鸩日。生南海。

（焦振廉）

---

〔1〕　女人　原作"人子"，据《证类本草》卷三十·有名未用唐本退改。

千金翼方卷第五　妇人一

论曰：妇人之病难疗，比之丈夫十倍费功，所以古人别立妇人之方焉。是以今方具在四卷，一卷泛疗妇人，三卷专论产后。好学者宜细意用心观之，乃得睹[1]其深趣耳。

妇人求子第一论一首　方七首

论曰：夫人求子者，服药须有次第，不得不知。其次第者，男服七子散，女服荡胞汤，及坐药，并服紫石门冬丸，则无不得效矣。不知此者，得力鲜焉[2]。

七子散　主丈夫风虚，目暗[3]，精气衰少无子，补不足方。

牡荆子　五味子　菟丝子　车前子　蒺藜子　石斛　薯蓣
干地黄　杜仲去皮，炙　鹿茸炙　远志各二两　附子炮，去皮
蛇床子　芎䓖各一两半　山茱萸　天雄炮，去皮　人参　茯苓
黄芪　牛膝各五分　桂心二两半　巴戟天三两　肉苁蓉七分
钟乳二两，无亦得

上二十四味捣筛为散，酒服方寸匕，日二，不知，加至二匕，以知为度。忌生冷醋滑猪鸡鱼蒜油面。不能酒者，蜜和丸服亦佳。

---

〔1〕　睹　懂得，明白。《三国志·吴志·吴主传》："惟君天资忠亮，命世作佐，深睹历数，达见废兴。"

〔2〕　得力鲜焉　谓得到帮助很少。按"鲜"，少。《尔雅·释诂》："鲜，寡也。"郭璞注："谓少。"

〔3〕　暗　原作"闇"，据《备急千金要方》卷二·求子改。按"闇"，通"暗"。《六书故·工事一》："闇，与暗通。"《周礼·春官·眂祲》："五曰闇。"孙诒让正义："闇，即暗之借字。"

一方加覆盆子二两。行房法一依《素女经》[1]，女人月信断一日为男，二日为女，三日为男，四日为女，以外无子，每日午时夜半后行事，生子吉，余时生子不吉。

荡胞汤　主妇人断绪[2]二三十年，及生来无子并数数失子，服此皆有子长命无病方。

朴消　桃仁去皮尖两仁者,熬　茯苓　牡丹皮　大黄各三两　人参桂心　芍药　厚朴炙　细辛　牛膝　当归　橘皮各二两　附子一两半,炮去皮　虻虫去翅足,熬　水蛭各六十枚,熬

上一十六味㕮咀，以酒五升、水六升合渍一宿，煮取三升。分四服，日三夜一服，每服相去三时辰，少时更服如常。覆被少取汗，汗不出，冬月著火笼，必下积血及冷赤脓如赤小豆汁，本为妇人子宫内有此恶物令然，或天阴脐下痛，或月水不调，为有冷血不受胎。若斟酌下尽，气力弱，人困不堪更服，亦一日二三服即止。如大闷不堪，可食醋饭[3]冷浆，一口即止，然恐去恶物不尽，不大得药力，若能忍服尽大好，一日后仍著导药。《千金》更有桔梗甘草各二两。

坐导药方

皂荚一两,炙,去皮子　五味子　干姜　细辛各三两　葶苈子熬苦瓠[4]各三分,《千金》作山茱萸　矾石烧半日　大黄　戎盐　蜀

---

〔1〕《素女经》　一部古代论述房中术的专书。约成书于战国至两汉间。早佚。佚文较完整地为《医心方》卷二十八所转引。类似内容又可见于马王堆汉墓出土古医书《合阴阳》。

〔2〕断绪　谓断绝子绪。按"绪"，世系。《南史·羊侃传》："唯侃是衣冠余绪，帝宠之逾于他者。"此谓子绪。

〔3〕醋饭　"醋"原作"酢"，今改。按"酢"，同"醋"。酸味。《说文解字·酉部》徐锴系传："酢，今人以此为酬醋字，反以醋为酒酢，时俗相承之变也。"《续博物志》卷十："木瓜味酢，善疗转筋。"

〔4〕苦瓠(hù　户)　即苦壶卢，为葫芦科植物苦葫芦的果实。性味苦寒，能利水消肿，主治水肿黄疸，消渴癃闭，痈肿恶疮，疥癣等。其茎、叶、花、种子、陈旧的老熟果皮亦供药用。

椒汗　当归各二两

上一十一味捣筛，纳轻绢袋子中，如指许大，长三寸，盛药令满，纳子门[1]中。坐卧任意，勿行走急，小便时即去之，仍易新者。一日当下青黄冷汁，汁尽止，即可幸御[2]，自有子。若未见病出，亦可至十日安之。《千金》无蘦芦，一本又有砒霜三分。著药后一日乃服紫石天门冬丸。

紫石天门冬丸

紫石英七日研之　乌头炮，去皮　天门冬各三两，去心　乌贼鱼骨　牛膝各一两半　人参　牡丹皮　桑寄生　干姜　细辛　厚朴炙　食茱萸　续断各五分　署预一两半　柏子仁一两　牡荆子《千金》作牡蒙　禹余粮　紫葳　石斛　辛夷心　卷柏　当归　芎䓖　桂心　干地黄　甘草炙，各二两

上二十六味捣筛为末，炼蜜和，丸如梧桐子。酒服十丸，日三，稍加至三十丸，慎如药法。

白薇丸　主久无子或断绪，上热下冷，百病皆疗方。

白薇　车前子各三分　泽兰　太一余粮　赤石脂　细辛　人参　桃仁去皮尖，熬　覆盆子　麦门冬去心　白芷各一两半　紫石英　石膏研　藁本　菴䕡子　卷柏各五分　蒲黄　桂心各二两半　当归　芎䓖　蛇床子各一两　干姜　蜀椒汗　干地黄各三两　茯苓　远志去心　白龙骨各二两　橘皮半两

上二十八味捣筛为末，炼蜜和，丸如梧桐子。酒服十五丸，日再，增至四十丸，以知为度，亦可增至五十丸。慎猪鸡蒜生冷醋滑驴马等肉，觉有娠则止。秘之，勿妄传也。

---

[1] 子门　子宫之门，即子宫颈口。《类经》："子门，即子宫之门。"

[2] 幸御　谓房事。《礼记·内则》："故妾虽老，年未满五十，必与五日之御。"按"御"，进，接。蔡邕《独断》卷上："御者，进也……妃妾接于寝，皆曰御。"

庆云散　主丈夫阳气不足,不能施化[1],施化无成方。

覆盆子　五味子各二升　菟丝子一升　白术熬令色变　石斛各三两　天雄一两,炮去皮　天门冬九两,去心　紫石英二两　桑寄生四两

上九味捣筛为散,先食酒服方寸匕,日三。素不耐冷者,去寄生,加细辛四两;阳气不少而无子者,去石斛,加槟榔十五枚,良。

承泽丸　主妇人下焦三十六疾,不孕绝产方。

梅核仁　辛夷各一升　葛上亭长[2]七枚　泽兰子五合　溲疏[3]　藁本各一两

上六味捣筛为末,炼蜜和,丸如大豆。先食酒服二丸,日三,不知稍增之。若腹中无坚积者,去亭长,加通草一两;恶甘者,和药先以苦酒搜散,乃纳少蜜,和为丸。

妇人积聚第二方一十三首

牡蒙丸　主男子疝瘕,女子血瘕[4],心腹坚,积聚,乳余疾[5],小腹坚满贯脐痛,热中,腰背痛,小便不利,大便难,不下食,有伏

---

〔1〕　施化　即阳施阴化。谓阳气蒸腾温煦,阴气凝聚化育。此谓男女两精结合,形成胚胎的过程。

〔2〕　葛上亭长　又名亭长,为芫菁科昆虫豆芫菁的全虫。性味辛微温,有毒,能逐瘀,破积,主治经闭,癥瘕积聚,瘰肿等。

〔3〕　溲疏　又名巨骨,为虎耳草科植物溲疏的果实。性味苦平,能除邪气,止遗溺,通利水道,下气,主治身皮肤中热等。

〔4〕　血瘕　病证名。妇女因血瘀聚积而生的有形肿块,质坚硬,伴以少腹急痛,阴中若有冷风,或背脊痛,腰痛不可俯仰。《素问·阴阳类论》:"阴阳并绝,浮为血瘕,沉为脓胕。"

〔5〕　乳余疾　妇女产后杂病。按"乳",生产。《广雅·释诂一》:"乳,生也。"又,王本作"产乳余疾"四字。

蛊,胪胀肿,久寒热胃脘[1]有邪气方。

牡蒙　苁蓉　乌喙炮,去皮　石膏研　藜芦各三分　巴豆六十枚,去心皮,熬　干姜　桂心各二两　半夏五分,洗

上九味捣筛为末,别捣巴豆如膏,合诸药令调和,捣至熟。以饮服如小豆二丸,日三。如不相得,入少蜜。

乌头丸　主心腹积聚,膈中气闷胀满,疝瘕,内伤瘀血,产乳众病及诸不足方。

乌头炮,去皮　巴豆去心皮,熬,各半两　人参　消石各一两　大黄二两　戎盐一两半　苦参　黄芩　䗪虫熬　半夏洗　桂心各三分

上一十一味捣筛为末,纳蜜青牛胆汁拌和,捣三千杵,丸如梧桐子大。宿不食,酒服五丸。卧须臾当下,黄者心腹积也;青如粥汁者,膈上邪气也;下崩血如腐肉者,内伤也;赤如血者,乳余疾也;如蛊刺者,虫也[2]。下已必渴,渴饮粥,饥食酥糜[3],三日后当温食,食必肥浓,四十日平复。

---

〔1〕 胃脘　原作"胃管",其义有二:①脏器部位名称。指胃腔。②经穴名称。指中脘(穴)。属任脉。穴在腹正中线上,脐上四寸。(据《千金要方》卷十一·坚癥积聚:"胃管……穴在巨阙下二寸。")按"管",穴道,腧穴。《庄子·人间世》:"五管在上,两髀为胁。"成玄英疏:"管,五脏腧也。"本书经穴名称,诸如胃管、上管、中管、下管之"管"字均从此义。先秦用韵主要根据《说文解字》谐声、中古音切和异文现象来推求。"管"字从竹,官声;"脘"字从肉,完声;二者上古音韵均属元部韵;中古音韵均为古满切,上缓见;故"管"通"脘",今"胃管"改为"胃脘"。此指胃腔。

〔2〕 如蛊刺者,虫也。　王本作"如虫刺者,蛊也。"

〔3〕 酥糜　"酥"原作"苏",今改。按"苏",同"酥"。物体疏松。《物类相感志·饮食》:"煮芋,以灰煮之则苏。""糜",米粥。《释名·释饮食》:"糜,煮米使糜烂也。"

干姜丸〔1〕 治妇人瘕结胁肋下疾。

干姜一两半 芎䓖 芍药各二两 前胡熬 干地黄熬 桃仁熬,去皮尖两仁者 茯苓各一两 人参 当归各三两 杏仁熬,去皮尖两仁者 朴消 蜀椒汗 蛴螬熬 䗪虫熬 虻虫去翅足,熬 水蛭各一合,熬

上一十六味捣筛为末,炼蜜和,丸如梧桐子。未食以饮服三丸,可增至十丸。《千金》用大黄柴胡各二两,无前胡地黄。

生地黄丸 主妇人脐下结坚,大如杯升,月经不通,发热往来,下痢羸瘦,此为气瘕也。若生肉癥〔2〕不可瘥,未生癥者可疗方。

生地黄三十斤,捣绞取汁 干漆一斤,熬,捣筛为末

上二味相和,微火煎令可丸,药成,丸如梧桐子大,食后以酒服五丸。《千金》云:服三丸。《集验》:至七八丸止。

辽东都尉所上丸 主脐下坚癖,无所不疗。

恒山〔3〕 巴豆去心皮,熬 大黄各一分 天雄二枚大者,炮 藋芦〔4〕一两半,一方二两 干姜 人参 苦参 丹参 沙参 玄参 细辛 白薇各三分 龙胆 牡蒙各一两 芍药 附子炮,去皮 狼牙 牛膝 茯苓各五分

上二十味捣筛为末,炼蜜和丸。宿勿食,酒服五丸,日三。主

〔1〕 干姜丸 《千金要方》卷四·月水不通用治"妇人寒热羸瘦,酸消怠惰,胸中支满,肩背脊重痛,腹里坚满积聚,或痛不可忍,引腰小腹痛,四肢烦疼,手足厥逆,寒至肘膝,或烦满,手足虚热,意欲投水中,百节尽痛,心下常苦悬痛,时寒时热,恶心,涎唾喜出,每爱咸酸甜苦之物,身体或如鸡皮,月经不通,大小便苦难,食不生肌。"

〔2〕 肉癥 病证名。指妇女脐下结块,大如杯升,按之坚硬,月经不通,身体羸瘦之病证。参见《肘后备急方》卷四·治卒心腹癥坚方。

〔3〕 恒山 原作"恒山",今改。按"恒"为"恒"的缺笔避讳字,宋人为避宋真宗赵恒名讳而改。"恒山",即常山。

〔4〕 藋芦 又名藋菌。性味咸甘平,有小毒,能温中止痛,驱虫,主治癥瘕,恶疮白秃,虫蛇螫毒等。

大羸瘦而黄[1]，月水不调，当十五日[2]服之，下长虫[3]，或下种种病出。二十五日腹中所苦悉愈，肌肤充盛，五十日万病除矣，断绪者皆有子也。

五京丸　主妇人腹中积聚，九痛七害，久寒腰中冷引小腹，害食苦下，或热痢，得冷便下方。

　　干姜三两　黄芩一两　吴茱萸一升　附子炮，去皮　狼毒　当归　牡蛎各二两，熬

　　上七味[4]捣筛为末，炼蜜和，丸如梧桐子大。酒日服五丸，加至十丸。此出京氏五君，故名五京丸。久患冷，当服之。

鸡鸣紫丸　主妇人腹中癥瘕积聚。

　　大黄二两　前胡　人参各四两　皂荚炙，去皮子　藜芦　巴豆去皮心，熬　礜石[5]炼　乌喙炮去皮，各半两　代赭五分　阿胶一两半，炙　桂心一分　杏仁去皮尖，熬　干姜　甘草各三分

　　上一十四味捣筛为末，炼蜜和丸。鸡鸣时饮服一丸，如梧桐子，日益一丸，至五丸止，仍从一丸起。下白者风也，赤者癥瘕也，青者疝也，黄者心腹病也，如白泔烂腐者水也。

炭皮丸　主妇人忧恚[6]，心下支满[7]，膈气腹热，月经不利，血气上抢心[8]，欲呕不可眠，懈怠不勤。

---

〔1〕　大羸瘦而黄　王本"而"作"面"。

〔2〕　十五日　王本作"二十五日"四字。

〔3〕　长虫　即蛔虫。

〔4〕　七味　《备急千金要方》卷四·月水不通五京丸有蜀椒，为八味。

〔5〕　礜石　《备急千金要方》卷四·月水不通鸡鸣紫丸作"矾石"。

〔6〕　忧恚　忧愁而愤恨。《三国志·魏志·袁术传》注引《献帝春秋》："（日磾）既以失节屈辱，忧恚而死。"

〔7〕　支满　支撑胀满。《素问·脏气法时论》："心病者，胸中痛，胁支满。"

〔8〕　抢（qiǎng　枪）心　冲撞心下。按"抢"，顶触，冲撞。《广韵·阳韵》："抢，突也。"《汉书·扬雄传上》："徒角抢题注。"颜师古注："抢，犹刺也……言众兽迫急，以角抢地，以额注地。"

炭皮[1]　芎藭各一分　桂心　干姜　干漆熬　白术各一分半
蜀椒汗　黄芩　芍药　土瓜根　大黄炙令烟出　虻虫各半两,
去翅足,熬

上一十二味捣筛为末,炼蜜和,丸如梧桐子。饮服五丸,日三,
不知稍增之。

七气丸　主妇人劳气、食气、胸满气,吐逆大下气,其病短气,胸胁
满,气结痛,小便赤黄,头重方。

葶苈子熬　半夏各一两,洗　大黄　玄参　人参　苦参　麦门
冬去心　黄芩　干姜　芎藭　远志去心,各一两半　消石一两
瞿麦一两半

上一十三味捣筛为末,炼蜜和,丸如梧桐子。以酒服六丸,日
一服。亦理呕逆,破积聚。

半夏汤　主妇人胸满,心下坚,咽中贴贴,如有炙脔[2],咽之不下,
吐之不出方。

半夏一升,洗　生姜五两　茯苓　厚朴各四两

上四味[3]㕮咀,以水六升煮取三升,分三服。《千金》有苏叶
二两。

厚朴汤　主妇人下焦劳冷,膀胱肾气损弱,白汁[4]与小便俱出。

厚朴如手大长四寸,去皮炙,削,以酒五升煮两沸,去滓,取桂心
一尺绢筛,纳汁中调和,宿勿食,晓顿服之。

温经汤　主妇人小腹痛方。

茯苓六两　芍药　土瓜根各三两　薏苡仁半升

上四味㕮咀,以酒三升渍一宿,晓加三升水煎取二升,分再

---

[1] 炭皮　又名占斯、木占斯。性味苦温,无毒,主治邪气湿痹,寒热疝疮,
坚积血癥,月闭无子,小儿躄不能行,诸恶痈痛肿等。

[2] 如有炙脔　"脔"原作"腐",据《备急千金要方》卷三·杂治改。按"脔",
肉块。《淮南子·说林》:"尝一脔肉,而知一镬之味。""炙肉脔",即烤肉
块。此喻咽部似有一块烤肉堵塞的异样感觉。

[3] 四味　《备急千金要方》卷三·杂治半夏汤有苏叶,为五味。

[4] 白汁　"白"原作"曰",据王本改。

服之。

大补内[1]**黄芪汤** 主妇人七伤,骨髓疼,小腹急满,面目黄黑,不能食饮,并诸虚不足,少气心悸不安方。

黄芪 半夏各三两,洗 大枣三十枚 当归 干地黄 桂心 人参 茯苓 远志去心 芍药 泽泻 五味子 麦门冬去心 白术 甘草各二两,炙 干姜四两

上一十六味㕮咀,以水一斗半煮取二升,一服五合,日三[2]。

妇人乳疾第三方六首

治乳坚方

当归 芍药 黄芪 蒺藜子 鸡骨 附子炮去皮 枳实各二两,炙 桂心三两 人参 薏苡仁各一两

上一十味捣筛为散,酒服方寸匕,日三服。

治乳痈始作方

大黄 楝实 芍药 马蹄炙

上四味等分,捣筛为散,酒服方寸匕,取汗出瘥。《广济》云:治乳痈大坚硬,赤紫色,衣不得近,痛不可忍,经宿乃消。

排脓散 主乳痈方。

铁粉 细辛 芎劳 人参 防风 干姜 黄芩 桂心 芍药 苁蓉各一两 当归 甘草炙,各五分

上一十二味捣筛为散,酒服方寸匕,日三夜一服,加至一匕半,服十日,脓血出多,勿怪,是恶物除。

生鱼薄乳痈方

---

〔1〕 内 王本作"益"。
〔2〕 日三 王本"三"下有"夜一"二字。

生鲫鱼长五寸　伏龙肝　大黄　莽草[1]各六两

上四味，别捣鱼如膏，下筛，三物更捣令调，以生地黄汁和如粥，敷肿上，日五六，夜二三。

治乳痈，初有异则行此汤，并将丸补之即愈方

麦门冬一升，去心　黄芩　黄芪　芍药　茯苓　甘草炙　通草各二两　桑寄生　防风　人参各三两　糖八两　大枣十枚

上一十二味㕮咀，以水一斗煮取三升，去滓纳糖，分四服。

次服**天门冬丸**

天门冬五两，去心　通草　黄芪　防风　干地黄　桑寄生　人参各二两　羌活三两　大黄二两半　白芷一两半　升麻一两半　泽兰　茯神　天雄炮去皮　黄芩　枳实炙　五味子各一两

上一十七味捣筛为末，炼蜜和丸。酒服二十丸，日二，加至三十丸。

妇人杂病第四方一十三首

治妇人断产方　故蚕子布一尺，烧一味末，酒下，终身不复怀孕也。

治妇人无故尿血方

龙骨五两

上一味捣筛为散，酒服方寸匕，空腹服，日三，久者二十服愈。

又方　鹿角屑　大豆黄卷　桂心各一两

上三味捣筛为散，空腹酒服方寸匕，日三服。

又方　船故茹[2]为散，酒服方寸匕，日三服。亦主遗尿。

治妇人遗尿不知出时方

---

〔1〕　莽草　又名春草，为木兰科植物狭叶茴香的叶。性味辛温，有毒，能祛风消肿，主治头风痈肿，皮肤麻痹，瘰疬乳痈，喉痹疝瘕，癣疥秃疮，风虫牙痛等。

〔2〕　船故茹　即败船茹，为补木船缝隙所用过的竹茹。性味甘寒，主治崩漏，吐血衄血，尿血赤痢，金疮等。

白薇　芍药各二两半

上二味捣筛为散,酒服方寸匕,日三服。

又方　矾石熬　牡蛎熬,各三两

上二味捣筛为散,酒服方寸匕。亦治丈夫。

治妊娠得热病五六日,小便不利,热入五脏方

葵子一升　榆白皮一把,切

上二味水五升煮五沸,服一升,日三服。

又方　葵子　茯苓各一两

上二味捣筛为散,水服方寸匕,日三,小便利则止。

治妇人小便不通方

葵子二升　朴消一两

上二味以水五升煮取二升,分再服。

治妇人卒不得小便方

杏仁七枚,熬令变色,去皮尖

上一味捣筛为散,以水服之,立下。

又方　紫菀为末,井花水〔1〕服三指撮〔2〕,立通。

治丈夫妇人转胞〔3〕,不得小便八九日方

滑石一两,碎　寒水石一两,碎　葵子一升

上三味以水一斗煮取五升,服一升,即利。

妇人经服硫黄丸,忽患头痛项冷,冷歇又心胸烦热,眉骨眼眦痒痛,
有时生疮,喉中干燥,四肢痛痒方

栝楼根　麦门冬去心　龙胆各三两　土瓜根八两　大黄二两
杏仁一升,去尖皮两仁,熬

上六味捣筛为末,别捣杏仁如泥,炼蜜和,丸如梧桐子大。饮

---

〔1〕　井花水　又名井华水,为清晨最先汲取的井水或泉水。

〔2〕　三指撮　用三个指头撮取药物所得的分量。

〔3〕　转胞　病名,又名转脬、胞转。以脐下急痛、小便不通为主症。多由强
忍小便(忍尿急走、忍尿入房、饱食忍尿),或肾气虚弱,膀胱气化不行,
或妊娠气陷,胎元压迫,或寒热所迫,或惊忧暴怒,水气上逆,气迫膀胱,
使膀胱屈戾不舒而致。

下十丸,日三,稍加至二十丸。

妇人面药第五论一首　方三十九首

论曰:面脂手膏,衣香澡豆[1],仕人贵胜,皆是所要。然今之医门极为秘惜,不许子弟泄漏一法,至于父子之间亦不传示。然圣人立法,欲使家家悉解,人人自知。岂使愚于天下,令至道不行,拥蔽圣人之意,甚可怪也。

面脂　主面及皴䵟[2]黑䵖[3],凡是面上之病悉皆主之方。

丁香十分　零陵香　桃仁去皮　土瓜根　白敛　白及　栀子花　沉香　防风　当归　辛夷　麝香研　芎䓖　商陆各三两　白芷　萎蕤　菟丝子　甘松香　藿香各十五分　蜀水花　青木香各二两　茯苓十四分　木兰皮　藁本　白僵蚕各二两半　冬瓜仁四两　鹅脂　羊髓各一升半　羊肾脂一升　猪胰[4]六具　清酒五升　生猪肪脂三大升

上三十二味[5]切,以上件酒挼猪胰汁,渍药一宿于脂中,以炭火煎,三上三下,白芷黄,绵滤贮器中,以涂面。

面脂方

防风　芎䓖　白芷　白僵蚕　藁本　萎蕤　茯苓　白敛　细辛　土瓜根　栝楼仁　桃仁去皮尖　蜀水花　青木香　当

---

[1] 澡豆　"澡"原作"藻",据《外台秘要》卷三十二·面膏面脂兼疗面病方改。按"澡豆",古代洗浴用品。一般用猪胰磨成糊,合豆粉、香料等,经自然干燥制成豆粒状或块状,有去污作用。本方及后数方加入药物后,除增强洁肤、润肤作用外,对皮肤还有营养、保健、祛病之功效。

[2] 䵟(yǎn　演)　黑痣。《广韵·琰韵》:"䵟,面有黑子。"

[3] 黑䵖(gǎn　杆)　谓皮肤黧黑枯槁。《说文解字·皮部》:"䵖,面黑气也。"《广雅·释诂一》:"䵖,病也。"《楚辞·渔夫》王逸注:"䵖,霉黑也。"

[4] 猪胰　性味甘平,微毒,能益肺、补脾,润燥,主治咳嗽咯血,喘急下痢,乳汁不通,手足皲裂等。

[5] 三十二味　《备急千金要方》卷六下·面药无白及,为三十一味。

归 辛夷各半两 鹅脂一升 羊肾脂一升 猪脂二升

上一十九味细切,绵裹,酒二升渍一日一夜,纳脂中,急火煎之,三上三下,然后缓火一夜,药成去滓,以寒水石粉半两纳脂中,以柳木篦[1]熟搅,任用之。

又方 杏仁二升,去皮尖 白附子三两 蜜陀僧二两,研如粉 生白羊髓二升半 真珠十四枚,研如粉 白鲜皮一两 鸡子白七枚 胡粉二两,以帛四重裹,一石米下蒸之,熟下阴干。

上八味,以清酒二升半先取杏仁盆中研之如膏,又下鸡子白研二百遍,又下羊髓研二百遍,捣筛诸药纳之,研五百遍至千遍,弥佳。初研杏仁,即少少下酒薄[2],渐渐下使尽药成,以指捻看如脂,即可用也,草药绢筛直取细如粉,佳。

又方 当归 芎䓖 细辛各五分 蜀水花[3] 蜜陀僧 商陆 辛夷 木兰皮 栝楼 白僵蚕 藁本 桃花 香附子 杜蘅 鹰屎 零陵香 萎蕤 土瓜根各三分 麝香 丁香各半两 白术二两 白芷七分 白附子 玉屑各一两 鹅脂五合[4] 鹿髓一升 白蜡四两 猪膏二两 羊髓一升

上二十九味细切,醋浸密封一宿,明晓以猪膏煎三上三下,以白芷黄为药成,去滓,搅数万遍,令色白,敷[5]面,慎风日,良。

面膏方

杜蘅 牡蛎熬,一云杜若 防风 藁本 细辛 白附子 白芷 当归 木兰皮 白术 独活 萎蕤 天雄 茯苓 玉屑各一两 菟丝子 防己 商陆 栀子花 橘皮一云橘仁 白敛

---

[1] 柳木篦 用柳木制成的篦子。按"篦",篦子。《字汇·竹部》:"篦,亦竹为之,去发垢者。"

[2] 薄 淡。《庄子·胠箧》:"鲁酒薄而邯郸围。"此谓稀释。

[3] 蜀水花 即鸬鹚粪,为鸬鹚科动物鸬鹚的粪。性寒,有小毒,主治面上黑䵟靥痣,酒齄鼻,汤水疮瘢,疔疮痔疣,并能杀虫、戒酒。

[4] 五合 "五"原作"在",据文义改。

[5] 敷 原作"傅",今改。按"傅",通"敷"。《广雅·释言》:"傅,敷也。"《说文通训定声·豫部》:"傅,假借为敷。"《后汉书·华佗传》:"傅以神膏。"

人参各三两　甘松香　青木香　藿香　零陵香　丁香各二两
麝香半两　白犬脂　白鹅脂无鹅脂，以羊髓代之　牛髓各一升
羊胰三具

上三十二味，以水浸膏髓等五日，日别再易水；又五日，日别一
易水；又十日，二日一易水，凡二十止。以酒一升挼[1]羊胰令
消尽，去脉，乃细切香于瓷器中浸之，密封一宿，晓以诸脂等合
煎，三上三下，以酒水气尽为候，即以绵布绞去滓，研之千遍，待
凝乃止，使白如雪，每夜涂面，昼则洗却，更涂新者，十日以后色
等桃花。《外台》有冬瓜仁蘼芜花，无白敛人参。

面膏　主有䵟黵[2]及瘰瘰[3]并皮肤皴劈[4]方。

防风　藁本　辛夷　芍药　当归　白芷　牛膝　商陆　细
辛　蜜陀僧　芎䓖　独活　鸡舌香　零陵香　萎蕤　木兰
皮　麝香　丁香　未穿真珠各　两　菟仁　杏仁各二两，去皮
尖　牛髓五升　油一升　腊月猪脂三升，炼　獐鹿脑各一具，若
无獐鹿，羊脑亦得

上二十五味，先以水浸脑髓使白，藿香以上咬咀如麦片，乃于
脑髓脂油内煎之，三上三下，即以绵裹搦去滓，乃纳麝香及真珠
末，研之千遍，凝即涂面上，甚妙。今据药止二十六味，后云藿香以
上，而方中无藿香，必脱漏三味也。

又方　香附子十枚大者　白芷一两　零陵香二两　茯苓一大两，细切

[1] 挼(nuó　挪)　同"挼"。揉搓。《集韵·戈挼》："挼：《说文》：推也，一曰两手相切摩也。或作挼。"
[2] 䵟黵(gǎn zèng　杆赠)　证名，即面䵟黵，又名黧黑斑、黧黑䵟黵。由肾亏火旺，血虚不荣，火燥结滞，或肝郁气滞而致，症见面部皮损呈黄褐或淡黑色斑块，形状大小不一，枯暗无光泽，境界清楚，不高出皮肤。
[3] 瘰瘰(luǒ　裸)　病名，即荨麻疹，又称隐疹、瘖瘰。因内蕴湿热，复感风寒，郁于皮腠而致，症见皮肤出现大小不等的风团，剧痒，时隐时现。参见《诸病源候论》卷二·风瘖瘰候。
[4] 皮肤皴(cūn　村)劈　皮肤因受冻而皱裂。按"皴劈"，皱裂。《唐诗经事·雪》："岂知饥寒人，脚手生皴劈。"

蔓菁油二升,无即猪脂代之　牛髓　羊髓各一斗　白蜡八两　麝香半两

上九味切,以油髓微火煎五物,令色变,去滓,纳麝香,研千遍,凝,每澡豆洗面而涂之。

面药方

朱砂研　雄黄研　水银霜各半两　胡粉二团　黄鹰屎一升

上五味合和,净洗面,夜涂之。以一两药和面脂,令稠如泥,先于夜欲卧时,澡豆净洗面,并手干拭,以药涂面,厚薄如寻常涂面厚薄,乃以指细细熟摩之,令药与肉相入,乃卧。一上经五日五夜勿洗面,止就上作妆即得,要不洗面。至第六夜洗面涂,一如前法。满三度洗更不涂也,一如常洗面也,其色光净,与未涂时百倍也。

悦泽面方

雄黄研　朱砂研　白僵蚕各一两　真珠十枚,研末

上四味并粉末之,以面脂和胡粉,纳药和搅,涂面作妆,晓以醋浆水洗面讫,乃涂之,三十日后如凝脂。五十岁人涂之,面如弱冠[1],夜常涂之勿绝。

令面生光方　蜜陀僧研,以乳煎之涂面,即生光。

令面白媚好方

白附子　白芷　杜若　赤石脂　白石脂　杏仁去皮尖　桃花瓜子　牛膝　鸡屎白　萎蕤　远志去心

上一十二味各三分,捣筛为末,以人乳汁一升、白蜜一升和,空腹服七丸,日三服。

鹿角涂面方

鹿角一握　芎䓖　细辛　白敛　白术　白附子　天门冬去心白芷各二两　杏仁二七枚,去皮尖　牛乳三升

上一十味,鹿角先以水渍之,百日令软,总纳乳中,微火煎之令

---

[1] 弱冠　《礼记·曲礼上》:"二十曰弱,冠。"古时男子二十岁行冠礼,因为还没达到壮年,故称弱冠。后泛指男子二十岁左右的年龄。

汁竭,出角,以白练袋〔1〕盛之,余药勿收,至夜取牛乳石上摩鹿角涂面,晓以清浆水洗之,令老如少也。一方用酥三两。

急面皮方　大猪蹄一具治如食法,水二升、清浆水一升〔2〕釜中煎成胶,以洗面。又和澡豆,夜涂面,晓以浆水洗,令面皮急矣。

治妇人令好颜色方

女菀二两半　铅丹五分

上二味捣筛为散,酒服一刀圭〔3〕,日再服,男十日,女二十日。知则止,黑色皆从大便出,色白如雪。

又方　白瓜子五分　白杨皮三分　桃花一两

上三味捣筛为散,以饮服方寸匕,日三服,三十日面白,五十日手足白。一云:欲白加瓜子,欲赤加桃花。

令人面手白净澡豆方〔4〕

白鲜皮　白僵蚕　白附子　鹰矢白　白芷　芎䓖　白术　青木香一方用藁本　甘松香　白檀香　麝香　丁香各三两　桂心六两　瓜子一两,一方用土瓜根　杏仁三十枚,去皮尖　猪胰三具　白梅三七枚　冬瓜仁五合　鸡子白七枚　面三升

上二十味,先以猪胰和面,曝令干,然后合诸药捣筛为散,又和白豆屑二升,用洗手面,十日内色白如雪,二十日如凝脂。《千金》有枣三十枚,无桂心。

又方　麝香二分　猪胰两具　大豆黄卷一升五合　桃花一两　菟丝子三两　冬葵子五合,一云冬瓜子　白附子二两　木兰皮三两　蒌蕤二合　栀子花二两　苜蓿一两

上一十一味,以水浸猪胰三四度易水,血色及浮脂尽,乃捣诸味为散,和令相得,曝捣筛,以洗手面,面净光润而香。一方若无

〔1〕　白练袋　白色绢袋。按"练",练制过的白色熟绢。《急就篇》第二章:"绨络缣练素帛蝉。"颜师古注:"练者,煮缣而熟之也。"

〔2〕　升　此下原衍"不渝"二字,据《外台秘要》卷三十二·杂疗面方删。

〔3〕　刀圭　古代量取药末的器具。形状如刀的圭角,一端尖形,中部略凹陷。一刀圭约等于0.27ml,盛金石药末约为0.2g,草木药末约为0.1g。

〔4〕　澡豆方　《备急千金要方》卷六下·面药瓜子作土瓜根,有大枣,无桂心

前件可得者,直取苜蓿香一升、土瓜根商陆青木香各一两,合捣为散,洗手面,大佳。

澡豆方

细辛半两　白术三分　栝楼二枚　土瓜根三分　皂荚五挺,炙去皮子　商陆一两半　冬瓜仁半升　雀屎半合　菟丝子二合　猪胰一具,去脂　藁本　防风　白芷[1]　白附子　茯苓　杏仁去皮尖　桃仁去皮尖,各一两　豆末四升　面一升

上一十九味捣细筛,以面浆煮猪胰一具令烂,取汁和散作饼子,曝之令干,更熟捣细罗之,以洗手面甚佳。

又方　丁香　沉香　青木香　桃花　钟乳粉　真珠　玉屑　蜀水花　木瓜花各三两　㮏花[2]　梨花　红莲花　李花　樱桃花　白蜀葵花　旋复花各四两　麝香一铢

上一十七味[3],捣诸花,别捣诸香,真珠玉屑别研成粉,合和大豆末七合,研之千遍,密贮勿泄。常用洗手面作妆一百日,其面如玉光净润泽,臭气粉滓皆除,咽喉臂膊皆用洗之,悉得如意。

治面疱疮瘢三十年以上,并冷疮虫瘢令灭方

斑猫去翅足,熬　巴豆去心皮,熬,各三枚　胡粉　鹅脂　金淘[4]沙　蜜陀僧　高良姜　海蛤各三两

上八味为粉,以鹅脂和,夜半涂,晓以甘草汤洗之。

治面𬒮黯方

矾石烧　硫黄　白附子各一两

上三味细研,以大醋一盏浸之一宿,净洗面涂之,慎风。

---

〔1〕　白芷　原作"白芒",据《外台秘要》卷三十二·澡豆方改。

〔2〕　㮏(nài　耐)花　即茉莉花。《清稗类钞·植物类》:"茉莉为常绿灌木……北土曰柰。《晋书》:都人簪奈花,为织女带孝。即此。"按"㮏",同"柰"(《玉篇·木部》)。㮏花,为木犀属科植物茉莉的花。性味辛甘温,能理气开郁,避秽和中,主治下痢腹痛,疮毒等。蒸油取液,作面脂以润肤香肌,生发护肤,亦可熏茶、入茶茗。

〔3〕　一十七味　《外台秘要》卷三十二·澡豆方有白莲花,为一十八味。

〔4〕　淘　原作"洮",今改。按"洮"同"淘"。《字汇补·水部》:"洮,与淘同。"

治面疱方

　　白附子　青木香　麝香　由跋　细辛各二两

　　上五味细末,水和之,涂面日三。《外台方》无细辛。

又方　木兰皮五两,取厚者　栀子仁六两

　　上二味为散,以蜜浆服方寸匕,日三服。

治面疱甚如麻豆,痛痒,搔之黄水出,及黑色黯黮[1]不可去方

　　冬瓜子　柏子仁　茯苓　冬葵子

　　上四味等分,捣筛,饮服方寸匕,日三服。《外台方》无冬瓜子。

白膏　主面齄疱[2]疥痈恶疮方。

　　附子十五枚　蜀椒一升　野葛一尺五寸

　　上三味切,醋渍一宿,猪膏一斤煎附子黄,去滓涂之,日三。

栀子丸　治酒齄鼻[3]疱方

　　栀子仁三升　芎䓖四两　大黄六两　好豉熬,三升　木兰皮半斤
　　甘草炙,四两

　　上六味捣筛为末,炼蜜和,丸如梧桐子。以饮服十丸,日三服,
稍加至二十五丸。

---

[1]　黑色黯黮(àn　暗)黮(dǎn　淡,又读 dǎn　胆)　谓色黑而暗。按
"黯黮",昏暗貌。《楚辞·九叹·远游》:"望旧邦之黯黮兮,时混浊
其犹未央。"

[2]　面齄疱　病名,即粉刺,又称面疱。多发于男女年少时。由肺胃蕴热,
上熏颜面,血热郁滞而成,亦与过食辛辣油腻食物有关,症见皮疹如粟,
或见黑头,甚则色赤肿痛,挤破出白色粉渣样物,抠后感染可形成疖肿。
参见《诸病源候论》卷二十七·面疱候。

[3]　酒齄鼻　因鼻色紫红如酒渣而得名。俗称酒齄鼻、酒糟鼻。《诸病源候
论》认为本病与饮酒有关,但在临床上亦由脾胃湿热上熏于肺所致,症
见鼻准发红,久则呈紫黑色。甚者可延及鼻翼,皮肤变厚,鼻头增大,表
面隆起,高低不平,状如赘疣,重症鼻部疹起如黍,色赤肿痛,破后出粉
白汁,日久成白屑。参见《诸病源候论》卷二十七·酒齄候。

又敷方

　　蒺藜子　栀子仁　豉各一两,熬　木兰皮半斤,一方无

　　上四味为末,以醋浆水和之如泥,夜涂上,日未出时以暖水洗之。亦灭瘢痕。

又方　鸬鹚屎一斤

　　上一味捣筛,腊月猪脂和如泥,夜涂之。

飞水银霜方

　　水银一斤　朴消八两　大醋半升　黄矾十两　锡二十两,成炼二遍者　玄精[1]六两　盐花[2]三斤

　　上七味,先炼锡讫,又温水银令热,乃投锡中,又捣玄精黄矾令细,以绢筛之,又捣锡令碎,以盐花并玄精等合和,以醋拌之令湿,以盐花一斤藉底,乃布药令平,以朴消盖上讫,以盆盖合,以盐灰为泥,泥缝固际干之,微火三日,武火四日,凡七日去火,一日开之。扫取极须勤守,勿令须臾间懈慢,大失矣。

炼粉方　胡粉三大升,盆中盛水,投粉于中熟搅,以鸡羽水上扫取,以旧破鸡子十枚,去黄泻白于瓷碗中,以粉置其上,以瓷碗密盖之,五升米下蒸之,乃曝干研用,敷面百倍省,面有光。

灭瘢方

　　衣鱼二枚　白石脂一分　雁[3]屎三分　白附子一分　白僵蚕半两

　　上五味为末,腊月猪脂和敷,慎生冷风日,令肌腻。

灭瘢方

　　丹参　羊脂

　　上二味和煎,敷之灭瘢,神妙。

---

〔1〕　玄精　为年久所结的小片状石膏矿石。性味咸寒,能滋阴降火,软坚消痰,主治壮热烦渴,头风脑痛,目赤障翳,重舌木舌,咽喉生疮等。

〔2〕　盐花　即食盐。

〔3〕　雁　原作"鴈",今改。按"鴈",同"雁"。鸿雁。《说文解字注·鸟部》:"鴈,鴈与雁各字,鹅与舒鹅各物。许意《隹部》雁为鸿雁,《鸟部》鴈为鹅,舒鹅为野鹅,单呼鹅为人家所畜之鹅。今字雁、鴈不分久矣。"

又方　以蜜涂之，佳。

又方　取禹余粮半夏等分捣末，以鸡子黄和，先以新布拭癜上令赤，以涂之，勿见风，涂之二十日，十年癜并灭。

手膏方

桃仁　杏仁各二十枚，去皮尖　橘仁一合　赤㿗[1]十枚　大枣三十枚　辛夷　芎䓖　当归　牛脑　羊脑　白狗脑各二两，无白狗，诸狗亦得

上二十一味，先以酒渍脑，又别以酒六升煮赤㿗以上药，令沸停冷，乃和诸脑等，然后碎辛夷三味，以绵裹之，去枣皮核，合纳酒中，以瓷器贮之，五日以后，先净讫，取涂手，甚光润，而忌近火炙手。

治手足皲裂，血出疼痛方　取猪胰著热酒中以洗之，即瘥。

治冬月冒涉冻凌，面目手足瘃坏[2]，及始热疼痛欲瘃方　取麦窠煮取浓汁，热渍手足兼洗之，三五即度瘥。

治手足皲冻欲脱方

椒　芎䓖各半两　白芷一分　防风一分　姜一分，作盐

上五味，以水四升煎令浓，涂洗之三数遍，即瘥。

治冻伤十指欲堕方　取马屎三升，煮令麻沸，渍，冷易之，半日愈。

熏衣湿衣香第六方六首

熏衣香方[3]

---

[1]　赤㿗(bó　博)　疑即淫羊藿。《尔雅·释草》："㿗，九叶。"郝懿行义疏引翟灏曰："《图经本草》：关中呼淫羊藿为三枝九叶草。疑即此也。"

[2]　手足瘃(zhú　竹)坏　手足冻疮。按"瘃"，手足冻疮。《字汇·疒部》："瘃，手足冻疮。"

[3]　熏衣香方　此类方剂用于衣服洗涤后未干前，乘湿点燃香料熏衣，使香气较持久地附着于衣物上。经此类方剂处理过的衣物能防腐、防蠹，且具芳香气味。又，《外台秘要》卷三十二作"熏衣湿香方"五字。

薰陆香[1]八两 藿香 览探各三两,一方无 甲香[2]二两 詹
糖[3]五两 青桂皮五两

上六味末,前件干香中,先取硬者黏湿难碎者,各别捣,或细切
㕮咀,使如黍粟,然后一一薄布于盘上,自余别捣,亦别布于其
上,有须筛下者,以纱,不得木,细别煎蜜,就盘上以手搜搦令匀,
然后捣之,燥湿必须调适,不得过度,太燥则难丸,太湿则难烧,
湿则香气不发,燥则烟多,烟多则惟有焦臭,无复芬芳,是故香,
复须粗细燥湿合度,蜜与香相称,火又须微,使香与绿烟而共尽。
浥衣香方[4]

沉香 苜蓿香各五两 丁香 甘松香 藿香 青木香 艾纳
香[5] 鸡舌香 雀脑香[6]各一两 麝香半两 白檀香三两
零陵香[7]十两

---

〔1〕 薰陆香 即乳香。

〔2〕 甲香 为蝶螺科动物蝶螺或其近缘动物的掩厣,性味咸平,无毒,主治
腹痛痢疾,淋证痔瘘,疥癣等。并可配合多种香科组成薰衣香方,燃之
具浓郁的芳香气味。

〔3〕 詹糖 即詹糖香。性味苦微温,无毒,能避秽化浊,消风散肿,主治风水
毒肿,恶气伏尸,恶核恶疮等。和胡桃青皮捣,涂发上能乌发。

〔4〕 浥(yì 意)衣香方 使用此类方剂熏衣时,系将其置于衣箱中,靠药物
自然散发的气味袭衣取效。此类方剂具有消毒、防腐作用,且气味芳香
宜人。按“浥”,香气盛貌。苏轼《自普照游二庵》:“山行尽日不逢人,浥
浥野梅香入袂。”又,《外台秘要》卷三十二作“浥衣干香方”五字。

〔5〕 艾纳香 为菊科植物艾纳香的叶及嫩枝。性味辛苦温,能温中活血,祛
风除湿,杀虫,主治寒湿泻痢,腹痛肠鸣,肿胀,筋骨痛疼,跌打损伤,癣
疮等。

〔6〕 雀脑香 《外台秘要》卷三十二浥衣干香方作“雀头香”。按“雀头香”,
即香附子,古代用来合香科。

〔7〕 零陵香 为报春花科植物灵香草的带根全草。性味辛甘温,能祛风寒,
避秽浊。主治伤寒头痛,胸腹胀满,下利遗精,鼻塞牙痛等,并用以组成
熏衣香方。

上一十二味，各捣令如黍粟麸糠等物令细末〔1〕，乃和令相得，若置衣箱中，必须绵裹之，不得用纸，秋冬犹著，盛热暑之时令香速浥，凡诸草香不但须新，及时乃佳，若欲少作者，准此为大率〔2〕也。

干香方

丁香一两　麝香　白檀　沉香各半两　零陵香五两　甘松香七两　藿香八两。

上七味，先捣丁香令碎，次捣甘松香，合捣讫，乃和麝香合和浥衣。

五香丸并汤　主疗一切肿，下气散毒，心痛方。

丁香　藿香　零陵香　青木香　甘松香各三两　桂心　白芷　当归　香附子　槟榔各一两　麝香一铢

上一十味捣筛为末，炼蜜和捣千杵，丸如梧子大。含咽令津尽，日三夜一，一日一夜用十二丸，当即觉香，五日身香，十日衣被香。忌食五辛。其汤法：取槟榔以前随多少皆等分，以水微微火上煮一炊久，大沸定，纳麝香末一铢，勿去滓，澄清，服一升。凡疗肿口中喉中脚底背甲下痈疽痔漏皆服之，其汤不瘥，作丸含之，数以汤洗之。一方有豆蔻，无麝香。

十香丸　令人身体百处皆香方。

沉香　麝香　白檀香　青木香　零陵香　白芷　甘松香　藿香　细辛　芎䓖　槟榔　豆蔻各一两　香附子半两　丁香三分

上一十四味捣筛为末，炼蜜和，绵裹如梧子大，日夕含之，咽津味尽即止。忌五辛。

香粉方

白附子　茯苓　白术　白芷　白敛　白檀各一两　沉香　青

〔1〕各捣令如黍粟麸糠等物令细末　《外台秘要》卷三十二浥衣干香方作"各捣令如黍粟麸糠，勿令细末。"一十二字。

〔2〕大率　大概，大约。《汉书·百官公卿表上》："大率十里一亭，亭有长。"

木香　鸡舌香　零陵香　丁香　藿香各二两　麝香一分　粉
英六升

上一十四味，各细捣筛绢下，以取色青黑者，乃粗捣纱下，贮粉
囊中，置大合子内，以粉覆之，密闭七日后取之，粉香至盛而色
白，如本欲为香粉者，不问香之白黑悉以和粉，粉虽香而色至黑，
必须分别用之，不可悉和之，粉囊以熟帛双纫作之。

令身香第七方一十三首

香身方

甘草五分，炙　芎䓖一两　白芷三分

上三味捣筛为散，以饮服方寸匕，日三服，三十日口香，四十日
身香。

又方　瓜子　松根白皮　大枣各一两

上三味为散，酒服方寸匕，日二服，百日衣被皆香。

又方　瓜子　芎䓖　藁本　当归　杜蘅　细辛　防风各一分

上七味捣筛为散，食后以饮服方寸匕，日三服，五日口香，十日
身香，二十日肉香，三十日骨香，五十日远闻香，六十日透衣香。
一方有白芷。

治诸身体臭方

竹叶十两　桃白皮四两

上二味以水一石二斗煮取五斗，浴身即香也。

治诸腋臭方　伏龙肝为末，和作泥敷之，瘥。

又方　牛脂和胡粉三合煎令可丸，涂之。

又方　三年苦酒和石灰涂之。

又方　赤铜屑以大醋和铜器中，炒令极热，以布裹熨腋下，冷则易
之，瘥。

又方　青木香二两　附子　石灰各一两　矾石半两，烧　米粉一升

上五味捣筛为散，如常粉腋，良。

151

又方　马齿草〔1〕一束捣碎,以蜜和作团,纸裹之,以泥纸上厚半寸,曝干,以火烧熟,破取,更以少许蜜和,仍令热勿使冷也,先以生布揩之,然后药夹腋下令极痛,亦忍不能得,然后以手巾勒两臂著身,即瘥。

石灰散方

石灰一升　青木香　枫香　薰陆香　丁香　阳起石各二两　橘皮二两　矾石四两

上八味并熬,捣筛为散,以绵作袋,粗如四指,长四寸,展使著药,先以布揩令痛,夹之也。

又方　石灰五合　马齿草二两　矾石三两,烧　甘松香一两

上四味合捣筛,先以生布揩病上令黄汁出,拭干,以散敷之,满三日瘥,永除。

又方　二月社日〔2〕盗取社家糜饙〔3〕一团,猥地摩腋下三七遍,掷著五道头,勿令人知,永瘥,人知即不效。

生发黑发第八方一十九首

治发薄不生方　先以醋泔清洗秃处,以生布揩令火热,腊月脂并细研铁生煎三沸,涂之日三遍。

生发须膏方

附子　荆实各二两　松叶　柏叶各三两　乌鸡脂三合

---

〔1〕　马齿草　即马齿苋,为马齿苋科植物马齿苋的全草。性味酸寒,能清热解毒、散血消肿,主治热痢脓血,淋证带下,痈肿恶疮,丹毒瘰疬等。

〔2〕　社日　古代祀神之日。一般在立春、立秋后第五个戊日。《统天万年历》:"立春后五戊为春社,立秋后五戊为秋社。"《荆楚岁时记》:"社日,四邻并结综会社,牲醪,为屋于树下,先祭神,然后飨其胙。"

〔3〕　糜饙(fēn　分)　蒸饭。《说文通训定声·屯部》:"饙,滫饭也。如今北方蒸饭,先以米一滔漉出,再蒸匀熟之。下水滔曰饙,再蒸之曰馏。"

上五味㕮咀，合盛新瓦瓶中，阴干百日出，捣以马鬐膏[1]和如薄粥，涂头发如泽法裹絮中，无令中风，三十日长。

生发膏　令发速长而黑，敷药时特忌风方。

　　乌喙　莽草　续断　皂荚　泽兰　白术　细辛　竹叶各一两
　　防风　辛夷各一两　柏叶细切，四两　杏仁别捣　松叶各三两
　　猪脂三升

　　上一十四味切，先以三年大醋三升渍令一宿，纳药脂中，煎三上三下，膏成去滓，涂发及顶上。《千金》有石南。

生发膏　主发鬓秃落不生方。

　　升麻　茅茢各二两　莽草　白芷　防风各一两　蜣螂[2]四枚
　　马鬐脂　驴鬐脂[3]　雄鸡脂一云熊脂　猪脂　狗脂各五合

　　上十一味，药五味，脂取成煎者，并切，以醋渍一宿，晓合煎之，沸则停火，冷更上，一沸停，三上三下，去滓敷头，以当泽用之，三十日生矣。

又方　羊屎灰灌取汁洗之，三日一洗，不过十洗，即生矣。

治发落方

　　柏叶切，一升　附子二两

　　上二味捣筛，猪脂和，作三十丸，洗发时即纳一丸沐中，发不落。其药以布裹密器贮，勿令泄气。

长发方

　　蔓荆子三升　大附子三枚

　　上二味㕮咀，以酒一斗二升渍之，盛瓷瓶中，封头二十日，取鸡

---

〔1〕　马鬐膏　又名马鬐头膏，为马科动物马项下的皮下脂肪。性味甘平，主治发落面䵟，手足皴粗，偏风口㖞僻等。

〔2〕　蜣螂　为金龟子科昆虫屎蜣螂的干燥全虫。性味咸寒，有毒，能定惊，破瘀，通便，攻毒，主治惊痫癫狂，癥瘕，噎膈反胃，腹胀便结，淋病疳积，血痢痔漏，疔肿恶疮等。

〔3〕　驴鬐脂　为马科动物驴的脂肪。主治咳嗽，疟疾，耳聋，疮疥，眼中瘜肉，浑身风肿，癫狂等。

肪煎以涂之,泽以汁栉发[1],十日长一尺,勿逼面涂。

又方　麻子仁三升　秦椒三升

上二味合,以泔渍一宿,以沐发长矣。

又方　麻子二升　白桐叶一把

上二味以米泔汁煮,去滓,适寒温,沐二十日,长矣。

治发落方　石灰三升水拌令湿,炒令极焦,停冷,以绢袋贮之,以酒三升渍之,密封,冬二七日,春秋七日,取酒温服一合,常令酒气相接,七日落止,百日服之终身不落,新发生也。

又方　桑白皮一石以水一石煮三沸,以沐发三过,即止。

令白发还黑方

陇西白芷　旋复花　秦椒各一升　桂心一尺

上四味捣筛为散,以井花水服方寸匕,日三服,三十日还黑。禁房室。

又方　乌麻[2]九蒸九曝,捣末,枣膏和丸,久服之。

又方　八角附子一枚　大醋半升

上二味于铜器中煎取两沸,纳好矾石大如棋子一枚,消尽纳脂三两,和令相得,下之搅至凝,纳竹筒中,拔白发,以膏涂上,即生黑发。

发黄方　腊月猪膏和羊屎灰蒲灰等分敷之,三日一为,取黑止。

又方　以醋煮大豆烂,去豆,煎冷稠涂发。

又方　熊脂涂发梳之,散头床底,伏地一食顷即出,形尽当黑[3]。用之不过一升。

---

[1] 栉(zhì　治)发　梳理头发。按"栉",梳理。《字汇·木部》:"栉,又梳发,夏禹栉风沐雨。"

[2] 乌麻　即黑脂麻,为胡麻科植物脂麻的黑色种子。性味甘平,能补肝肾,润五脏,主治肝肾不足,虚风眩晕,风痹瘫痪,大便燥结,病后虚羸,须发早白,妇人乳少等。

[3] 形尽当黑　《外台秘要》卷三十二·发黄方作"便尽黑"三字。

染发方　石榴三颗,皮叶亦得,针沙[1]如枣核许大,醋六升、水三升和药合煮,得一千沸即熟,灰汁洗干染之。

瓜子散　治头发早白,又主虚劳脑髓空竭,胃气不和,诸脏虚绝,血气不足,故令人发早白,少而箅发[2],及忧愁早白,远视䀮䀮[3],得风泪出[4],手足烦热,恍惚忘误,连年下痢,服之一年后大验。

　　瓜子一升　白芷去皮　当归　芎䓖　甘草炙,各二两

　　上五味捣筛为散,食后服方寸匕,日三,酒浆汤饮任性服之。一方有松子二两。

(李景荣)

---

〔1〕　针沙　即针砂,为制钢针时磨下的细屑。将针沙置炭火上煅红醋淬,反复六、七次,研成粉用。性味酸辛平,能补血,除湿利水,主治血虚黄胖,水肿气瘿等。《本草拾遗》谓针沙"和没食子染须,至黑。"《本草纲目》卷八·针沙下有染白须发附方两帖,均以针沙为主药。

〔2〕　少而箅发　谓头发稀少而枯槁。按"箅",通"孱"。"箅"与"孱"上古音均为元部韵。"箅"为心母,"孱"为崇母,故"箅"假为"孱"。又按"孱",衰弱,低劣。《集韵·山韵》:"孱,弱也。"《广韵·山韵》:"孱,劣貌。"

〔3〕　䀮䀮(huāng　huāng　荒荒)　视物不清貌。《玉篇·目部》:"䀮,目不明。"《素问·脏气法时论》:"虚则目䀮䀮无所见,耳无所闻。"

〔4〕　得风泪出　"得"字原脱,据《外台秘要》卷三十二·令发黑方补。

千金翼方卷第六　妇人二

产后心闷第一方四首

治产后心闷眼不得开方　当产妇头顶上取发如指大,令人用力挽之,眼即开。

单行羚羊角散　治产后心闷,是血气上冲心方。

羚羊角一枚,烧成灰

上一味捣筛为散,取东流水服方寸匕。若不瘥,须臾更服,取瘥止。

单行羖羊角散　治产后心闷方。

羖羊角〔1〕烧作灰

上一味捣筛为散,以温酒服方寸匕。若不瘥,须臾更服,取瘥止。亦治产难。

单行生赤小豆散　主产后心闷方。

赤小豆

上一味捣筛为散,以东流水服方寸匕。不瘥,须臾更服,即愈。

产后虚烦第二方一十三首

薤白汤　治产后胸中烦热逆气方。

薤白切　半夏洗去滑　人参　甘草炙　知母各二两　麦门冬半升,去心　石膏四两,打碎,绵裹　栝楼三两

---

〔1〕 羖(gǔ　古)羊角　"羖",公羊。《六书故》十七:"羖。牡羊也。""羖羊角",为牛科动物雄性山羊或雄性绵羊的角。性味咸凉,能清热,镇惊,明目,解毒,主治小儿惊痫,风热头痛,烦闷,吐血,青盲,肿毒等。

上八味㕮咀,以水一斗三升煮取四升,分为五服,日三夜再。热甚者,加石膏知母各一两。

竹根汤　主产后虚烦方。

竹根细切,一斗五升

上以水二斗煮取七升,去滓,纳小麦二升、大枣二十枚,复煮麦熟,又纳甘草一两、炙麦门冬一升去心,汤成去滓,温服五合。不瘥,更服取瘥。若短气亦服之,极佳。

人参当归汤　主产后烦闷不安方。

人参　当归　芍药　麦门冬去心　粳米一升　干地黄　桂心各一两　大枣二十枚,去核　淡竹叶切,三升

上九味㕮咀,以水一斗二升先煎竹叶及米,取八升,去滓纳药,煮取三升,适寒温,分三服。若烦闷不安者,当取豉一升,以水三升煮取一升,尽服之,甚良。

甘竹茹汤　主产后内虚,烦热短气方。

甘竹茹　人参　茯苓　黄芩　甘草炙,各一两

上五味㕮咀,以水六升煮取二升,分三服。

知母汤　主产后乍寒乍热,通身温热,胸心烦闷方。

知母三两　黄芩　芍药各二两　桂心　甘草各一两

上五味㕮咀,以水五升煮取二升五合,分为三服。一方不用桂心,加生地黄。

竹叶汤　主产后心烦闷不解方。

生淡竹叶切　麦门冬去心　小麦各一升　大枣十四枚,擘　茯苓　生姜各三两,切　甘草二两,炙

上七味㕮咀,以水一斗先煮竹叶小麦,取八升,纳诸药,煮取三升,分为三服。若心中虚悸者,加人参二两;若其人食少无气力者,可更加白粳米五合;气逆者,加半夏二两。

淡竹茹汤　主产后虚烦,头痛短气欲死,心中闷乱不起方。

生淡竹茹一升,麦门冬五合,去心　小麦五合　大枣十四枚,一方用石膏　生姜三两,切,一方用干姜　甘草炙,一两

上六味㕮咀,以水八升煮竹茹小麦,减一升,仍纳诸药,更煮取

二升,分为二服,羸人分为三服。若有人参,纳一两;若无人参,纳茯苓一两半亦佳。人参茯苓皆治心烦闷及心惊悸,安定精神,有即为良,无自依本方服一剂。不瘥,更作服之。若逆气者,加半夏二两,洗去滑。

单行白犬骨散　主产后烦闷不食方。白犬骨烧之,捣筛,以水和服方寸匕。

单行小豆散　治产后烦闷不能食虚满方。小豆三七枚,烧作屑,以冷水和,顿服之。

单行蒲黄散　治产后苦烦闷方。

　　蒲黄

　　上一味以东流水和服方寸匕,极良。

治产后虚热往来,心胸中烦满,骨节疼及头痛,壮热,晡时辄甚,又似微疟方

　　蜀漆叶　黄芩　桂心　甘草炙,各一两　生地黄一斤　黄芪蝭母[1]各三两　芍药二两

　　上八味㕮咀,以水一斗先煮地黄,取七升,去滓,下诸药,煮取二升五合,分三服,汤治寒热不损人。

芍药汤　治产后虚热头痛方。

　　白芍药　干地黄　牡蛎各五两,熬　桂心三两

　　上四味㕮咀,以水五升煮取三升半,分三服。汤不损人,无毒。亦治腹中急痛,若通身发热,更加黄芩二两,大热即除。

鹿角屑豉汤　主妇人堕身,血不尽去,苦烦闷方。

　　鹿角屑一两　香豉一升半

　　上二味,以水三升先煮豉三沸,去滓,纳鹿角屑,搅令调,频服,须臾血下。

---

〔1〕蝭(chí　池)母　即知母。《本草纲目·草部·知母》:"释名:蝭母。"为百合科植物知母的根茎。性味苦寒,能滋阴降火,润燥滑肠,主治烦热消渴,骨蒸劳热,肺热咳嗽,大便燥结,小便不利等。

阴脱第三方八首

石灰[1]坐渍法　主产后阴道不闭方。

　　石灰一升,熬令能烧草

　　上一味,以水二斗投灰中,适寒温,入汁中坐渍之,须臾复易如常法。此是神秘方不传,已治人有验。

当归散　治妇人阴脱[2]。

　　当归　黄芩各二两　芍药五分　猬皮[3]半两　牡蛎二两半,熬

　　上五味捣筛为散,酒服方寸匕,日三服。禁举重,良。

黄芩散　治妇人阴脱。

　　黄芩　猬皮各半两　芍药一两　当归三分　牡蛎熬　松皮及实百日阴干烧灰,一方用狐茎　竹皮各二两半

　　上七味捣筛为散,饮服方寸匕,日三服。禁劳,勿冷食。

硫黄散　治妇人阴脱。

　　硫黄半两　乌贼鱼骨半两　五味子三铢

　　上三味捣下筛,以粉其上,良,日再三粉之。

治妇人阴脱,**铁精羊脂敷方**　羊脂煎讫,适冷暖涂上,以铁精敷脂上,多少令调,以火炙布,温以熨上,渐推纳之,末磁石酒服方寸匕,日三服。亦治脱肛。

治妇人阴痒脱方

　　矾石熬

　　上一味末之,每日空腹酒和服方寸匕,日三服。

---

〔1〕　石灰　"石"字原脱,据王本补。

〔2〕　阴脱　病名,又称阴挺、阴菌、产肠不收。因难产、产后劳动过早,或素体虚弱,房劳多产而致,症见子宫下脱,甚则挺出阴户之外,或阴道壁膨出,阴户开而不闭。

〔3〕　猬皮　为刺猬科动物刺猬或短刺猬的皮。性味苦平,能降气定痛,凉血止血,主治反胃吐食,腹痛疝气,肠风痔漏,遗精等。

又方　取车虹脂〔1〕敷之，即愈。

当归汤　治妇人产后脏中风，阴肿痛〔2〕洗方。

　　当归　独活各三两　白芷　地榆皮　矾石各二两，熬

　　上五味㕮咀，以水一斗五升煮取一斗二升，以洗浴之。

恶露第四方一十八首

治产后瘕病，烧秤锤〔3〕酒方

　　铁秤锤烧令极赤，投于酒一升中，浸令无声，出锤，顿服之，不
　　瘥更作。

紫汤　治产后恶露〔4〕未尽，又兼有风身中急痛。取大豆一升，先
取新布揩之令光，生熬，令豆不复声才〔5〕断，以清酒一升投豆
中，停三沸，漉去滓，每服一升，日三夜一服。

干地黄汤　治产后恶露不尽，除诸疾，补不足。

　　干地黄三两　芎䓖　桂心　黄芪　当归各三两　细辛　人参
　　茯苓　防风　芍药　甘草炙，各一两

　　上一十一味㕮咀，以水一斗煮取三升，分为三服，日再夜一。

桃仁汤　主产后往来寒热，恶血不尽方。

　　桃仁五两，去皮尖及双仁　吴茱萸二升　黄芪　当归　芍药各二

---

〔1〕　车虹脂　为在车轴上所涂的油脂。性味辛，无毒，主治阴脱，卒心痛，中
　　　恶气，中风发狂，妬乳，乳痈，霍乱，中蛊，妊娠腹痛，疟疾，肿毒，疮疡等。
〔2〕　阴肿痛　"肿"原作"重"，"痛"字原脱，据《备急千金要方》卷三·杂治
　　　补正。
〔3〕　秤锤　即称砣。
〔4〕　恶露　指产妇分娩后，胞宫内遗留的余血和浊液。一般于产后二至三
　　　周内恶露应完全排尽，如超过三周，仍然淋漓不断，或排出很少，均属病
　　　理范围。
〔5〕　才　副词。表示时间，相当于"刚才"、"刚刚"。《广雅·释言》："才，暂
　　　也。"温庭筠《菩萨蛮》："夜来皓月才当午，重门悄悄无语。"

两　生姜　柴胡去苗　百炼苏[1]各八两

上八味㕮咀,四物以酒一斗,水二升合煮,取三升,绞去滓,适寒温,先食服一升,日三服。

厚朴汤　主产后腹中满痛,恶露不尽方。

厚朴炙　干姜炮　桂心各四两　黄芩　芍药　干地黄　茯苓　大黄各三两　桃仁去尖皮　虻虫熬,去翅足　甘草炙,各二两　芒消一两　枳实炙　白术各五两

上一十四味㕮咀,以水一斗、清酒三升合煮取三升,绞去滓,下芒消令烊[2],适寒温,服一升,日三。一方用栀子十四枚。

泽兰汤　主妇人产后恶露不尽,腹痛不除,小腹急痛,痛引腰背,少气力方。

泽兰　生地黄　当归各二两　生姜　芍药各两[3]　大枣十枚,擘　甘草一两半,炙

上七味切,以水九升煮取三升,分为三服。堕身欲死者,服之亦瘥。

甘草汤　治产后余血不尽,逆抢心胸,手足冷,唇干,腹胀,短气。

甘草炙　芍药　桂心各三两　大黄四两　阿胶三两

上五味㕮咀,以东流水一斗煮取三升,绞去滓,纳阿胶令烊,分为三服。一服入腹面即有颜色,一日一夜尽此三服,即下恶血。将养如新产妇也。

大黄汤　治产后恶露不尽。

大黄　当归　生姜　牡丹去心　芍药　甘草炙,各一两　吴茱萸一升

---

[1] 百炼苏　即酥,又名酥油,为牛乳或羊乳经提炼而成的酥油。性味甘微寒,无毒,能补五脏,益气血,止渴润燥,利大肠,主治阴虚劳热,肺痿咳嗽,吐血消渴,便秘,肌肤枯槁,口疮等。

[2] 烊(yáng　洋)　溶化。凡阿胶、鹿角胶、龟板胶、饴糖、蜂蜜、芒硝等,须预先加水炖化,在药汤煎成去滓后加入,再把药罐搁火上稍煎,使其完全溶化于药汤内,叫做烊化。

[3] 各两　此二字间当脱数词。王本生姜作“三两”,芍药作“一两”。

上七味㕮咀，以水一斗煮取四升，分为四服，一日令尽极佳。加人参二两，名人参大黄汤。

当归汤　治产后血留下焦不去。

当归　桂心　甘草炙，各二两　芎藭　芍药各三两　干地黄四两

上六味㕮咀，以水一斗煮取五升，分为五服。

柴胡汤　治产后往来寒热，恶露不尽。

柴胡去苗　生姜各二两，切　桃仁五十枚，去皮尖　当归　芍药　黄芪各三两　吴茱萸二升

上七味㕮咀，以清酒一斗三升煮取三升，先食服一升，日三服。《千金》以水煮。

大黄汤　主产后余疾，有积血不去，腹大短气，不得饮食，上冲心胸，时时烦愦[1]逆满，手足烦疼，胃中结热。

大黄　黄芩　甘草炙，各一两　蒲黄半两　大枣三十枚，擘

上五味㕮咀，以水三升煮取一升，清朝服，至日中当利。若下不止，进冷粥半升即止。若不下，与少热饮自下。人羸者半之。《千金》名蒲黄汤，有芒消一两。

栀子汤　治产后儿生处空，留血不尽，小腹绞痛。栀子三十枚以水一斗煮取六升，纳当归芍药各三两、蜜五合、生姜五两、羊脂一两于栀子汁中，煎取二升，分为三服。

大黄汤　产后血不流方。

大黄　黄芩　当归　芍药　芒消　甘草炙，各一两　桃仁　杏仁各三十枚，去皮尖

上八味㕮咀，以水一斗煮取三升，去滓，纳芒消令烊，分为四服，法当下利，利若不止，作白粥饮一杯暖服，去一炊久乃再服。

生地黄汤　治产后三日或四五日，腹中余血未尽，绞痛强满，气息不通。

〔1〕　烦愦　心中烦闷，昏乱。《楚辞·九思·逢尤》："心烦愦兮意无聊。"《广韵·队韵》："愦，心乱。"

生地黄五两　　生姜三两　　大黄　　细辛　　甘草炙　　桂心　　黄芩
茯苓　　芍药　　当归各一两半　　大枣二十枚,擘

上一十一味㕮咀,以水八升煮取二升五合。分为三服[1]。禁
生冷等,良。

大黄干漆汤　治新产后有血,腹中切痛。

大黄　　干漆熬　　干地黄　　干姜　　桂心各一两

上五味㕮咀,以水、清酒各五升煮取三升,去滓,温服一升。血
当下,若不下,明日更服一升,满三服,病无不瘥。

麻子酒　治产后血不去。麻子五升捣,以酒一斗渍一宿,明旦去
滓,服一升,先食服。不瘥复服一升,不吐下,不得与男子交
通[2],一月将养如初产法。

升麻汤　治产后恶物不尽,或经一月半岁一岁。升麻三两以酒五
升煮取二升,分再服,当吐下恶物,莫怪之,极良。

大黄苦酒　治产后子血不尽。大黄八铢切,以苦酒二升合煮取一
升,适寒温服之,即血下,甚良。

心痛第五方四首

羊肉桂心汤　主产后虚冷心痛方。

羊肉三斤　　桂心四两　　当归　　干姜　　甘草炙,各三两　　吴茱萸
人参　　芎䓖　　干地黄各二两

上九味㕮咀,以水一斗煮肉,取汁五升,去肉纳药,煮取二升
半,分为三服。一方有桔梗三两。

蜀椒汤　主产后心痛,此大寒冷所为方。

蜀椒二合,汗,去目闭口者　　当归　　半夏洗去滑　　桂心　　甘草炙
茯苓　　人参各二两　　芍药三两　　蜜一升　　生姜汁五合

上一十味㕮咀,以水九升煮椒令沸,然后纳药,煮取二升半,去

---

[1]　分为三服　此下《备急千金要方》卷三·恶露有"日三"二字。
[2]　交通　谓房事。

滓,纳姜汁及蜜,复煎取一升半,一服五合,渐加至六合尽。勿吃冷食,佳。

治产后心痛方一云大岩蜜汤。

干地黄 当归 独活 芍药 细辛 桂心 干姜 小草 甘草炙,各三两 吴茱萸一升

上一十味㕮咀,以水九升煮取三升,分三服。《千金》用蜜五合。

芍药汤 主产后心痛,此大寒冷所为方。

芍药 桂心各三两 当归 半夏洗去滑 茯苓各二两 蜀椒二合,汗 生姜汁五合 蜜一升

上八味㕮咀,以水七升煮取二升,去滓,纳姜汁及蜜,复煎取二升五合,一服五合,渐加至六合,其服药每相去一炊久再服。忌冷食。

腹痛第六方一十六首

干地黄汤 主产后两胁满痛,兼除百病。

干地黄 芍药各二两 生姜五两 当归 蒲黄各三两 桂心六两 大枣二十枚,擘 甘草炙,一两

上八味㕮咀,以水一斗煮取二升半,分三服。

芍药汤 主产后腹痛。

芍药四两 茯苓三两 人参 干地黄 甘草各二两

上五味㕮咀,以清酒兼水各六升煮取三升,分服,日三。

猪肾汤 治产后腹痛。

猪肾一枚 茱萸一升 黄芪 当归 芎䓖 人参 茯苓 干地黄各二两 生姜切 厚朴炙 甘草炙,各三两 桂心四两 半夏五两,洗去滑

上一十三味㕮咀,以水二斗煮猪肾令熟,取一斗,吹去肥腻,纳药[1],又以清酒二升煮取三升,分为四服,日三夜一服。

---

[1] 纳药 原脱,据王本补。

又方　羊肉一斤半　葱白一斤　干姜　当归　桂心各三两　芍药
　　芎䓖　干地黄　甘草炙,各二两

上九味㕮咀,先以水二斗煮肉取一斗,去肉纳药,煎取三升,分
为四服,一日令尽。

吴茱萸汤　主妇人先有寒冷胸满痛,或心腹刺痛,或呕吐,或食
少,或肿,生后益剧,或寒,或下更剧,气息绵惙[1]欲绝,皆主之。

吴茱萸二两　防风　桔梗　干姜　干地黄　当归　细辛　甘
草炙,各半两

上八味㕮咀,以水四升煮取一升五合,分为三服。

缓中葱白汤　主产后腹痛少气。

葱白　当归　人参　半夏洗去滑　细辛各二两　天门冬去心
芍药　干姜　甘草炙,各六两　生地黄取汁　吴茱萸各一升

上一十一味㕮咀,以水七升煮取二升,一服一升,日夜服之
令尽。

羊肉当归汤　主产后腹中心下切痛,不能食,往来寒热,若中风乏
气力方。

羊肉三斤,去脂　当归二两　黄芩一方用黄芪　芎䓖　防风各一
两　一方用人参　生姜五两　芍药　甘草炙,各三两

上八味㕮咀,以水二斗煮肉取一斗,出肉,纳诸药,煎取三升,
分为三服。

蒲黄汤　主产后余疾,胸中少气,腹痛头疼,余血未尽,除腹中胀
满欲绝方。

蒲黄　生姜　生地黄各五两　芒消二两　桃仁二十枚,去皮尖
芎䓖　桂心各一两　大枣十五枚,擘

上八味㕮咀,以水九升煮取二升五合,去滓,纳芒消,分为三
服,良验。

败酱汤　主产后疾痛引腰腹如锥刀刺方。

---

〔1〕　绵惙(chuò 绰)　软弱疲困。按"绵",软弱。《集韵·薛韵》:"绵,弱
也。""惙",疲困。《玉篇·心部》:"惙,疲也。"

败酱三两

上一味切，以水四升、酒二升微火煎取二升，适寒温服七合，日三，食前服之，大良。《千金》有桂心芎藭各一两半、当归一两，为四味。

芎藭汤　主产后腹痛。

芎藭二两　女萎五分　黄芩　前胡　桃仁去皮尖　桂心各一两
芍药　大黄各一两半　蒲黄五合　生地黄切，一升半　甘草二两，炙　当归三分

上一十二味㕮咀，以水一升、酒三升合煮取三升，分为四服，日三夜一服。《千金》有黄芪，无黄芩。

独活汤　主产后腹痛，引腰脊拘急方。

独活　当归　芍药　生姜　桂心各三两　大枣一十枚，擘　甘草二两，炙

上七味㕮咀，以水八升煮取三升，分三服，相去如十里久进之。

芍药黄芪汤　治产后心腹痛方。

芍药四分　黄芪三两　白芷　桂心　生姜　甘草炙，各二两　大枣十枚，擘

上七味㕮咀，以酒并水各五升合煮取三升，空腹服一升，日三服。《千金》有人参当归芎藭地黄茯苓，为十二味。

桃仁芍药汤　治产后疾痛方。

桃仁半升，去尖皮　芍药三两　芎藭　当归　干漆熬　桂心　甘草炙，各二两

上七味㕮咀，以水八升煮取三升，分为三服，服别相去一炊久，再服。

单行茱萸酒　治产后腹内疾痛方。吴茱萸一升以酒三升渍一宿，煎取半升，顿服之，亦可再服之。

单行桂酒　主产后疾痛及卒心腹痛方。桂心三两切，以酒三升煮取二升，分为三服。

单行生牛膝酒　主产后腹中甚痛[1]方。生牛膝根五两切，以酒

---

〔1〕甚痛　王本、《备急千金要方》卷三·心腹痛"甚"并作"苦"。

五升煮取二升,分为二服。若用干牛膝,须以酒渍之,然后可煮。

虚损第七方一十七首

羊肉黄芪汤　主产后虚乏,当补益方。

　　羊肉三斤　黄芪　麦门冬各三两,去心　大枣三十枚,擘　干地黄　茯苓　当归　芍药　桂心　甘草炙,各二两

　　上一十味㕮咀,以水二斗煮肉,取一斗,去肉纳药,煎取三升,分为三服,大良。

鹿肉汤　主产后虚闷劳损,补之方。

　　鹿肉四斤　干地黄　芍药　茯苓　黄芪　麦门冬去心　甘草各二两,炙　芎藭　当归　人参各三两　生姜六两　大枣二十枚,擘　半夏一升,洗去滑

　　上一十三味㕮咀,以水三斗煮肉,取二斗,去肉纳药,煎取三升,分为四服,日三夜一服。

獐骨汤　治产后虚乏,五劳七伤,虚损不足,脏腑冷热不调方。

　　獐骨一具,锉　远志去心　黄芪　芍药　橘皮　茯神　厚朴炙　芎藭　甘草炙,各三两　当归　干姜　防风　独活各二两　生姜切　桂心各四两

　　上一十五味㕮咀,以水三斗煮獐骨,取一斗,去滓纳药,煮取三升,分为四服。

羊肉汤　主产后及伤身大虚,上气,腹痛兼微风方。

　　羊肉二斤,无羊肉,用獐肉代　麦门冬七合,去心　生地黄五两　大枣十二枚,擘　黄芪　人参　独活　桂心　茯苓　甘草炙,各二两

　　上一十味㕮咀,以水二斗煮肉,取一斗,去肉纳药,煮取三升半,分为四服,日三夜一服。《千金》有干姜。

羊肉生地黄汤　主产后三日补中理脏,强气力,消化血方。

　　羊肉二斤　芍药三两　生地黄切,二升　当归　芎藭　人参　桂心　甘草炙,各二两

上八味㕮咀,以水二斗煮肉,取一斗,去肉纳药,煎取三升,分
为四服,日三夜一服。

羊肉杜仲汤 治产后腰痛咳嗽方。

羊肉四斤 杜仲炙 紫菀 桂心 当归 白术各三两 细辛
五味子 款冬花 厚朴炙 附子炮去皮 草薢 人参 芎䓖
黄芪 甘草炙,各二两 生姜八两,切 大枣三十枚,擘

上一十八味㕮咀,以水二斗煮肉,取一斗,去肉纳药,煎取三
升,分温三服。

当归建中汤 治产后虚羸不足,腹中疾痛[1]不止,吸吸少气,或
若小腹拘急挛痛引腰背,不能饮食,产后一月日得服四五剂为
善,令人强壮,内补方。

当归四两 桂心三两 甘草炙,二两 芍药六两 生姜三两 大
枣十二枚,擘

上六味㕮咀,以水一斗煮取三升,分为三服,一日令尽。若大
虚,纳饴糖六两作汤成,纳之于火上暖,令饴糖消,若无生姜,则
以干姜三两代之。若其人去血过多,崩伤内衄[2]不止,加地黄
六两、阿胶二两,合八种作汤成,去滓,纳阿胶,若无当归,以芎䓖
代之。

内补芎䓖汤 主妇人产后虚羸,及崩伤过多虚竭,腹中疾痛。

芎䓖 干地黄各四两 芍药五两 桂心二两 大枣四十枚,擘
干姜

上七味㕮咀,以水一斗二升煮取三升,分为三服。若不瘥,更
作至三剂。若有寒苦微下,加附子三两炮,主妇人虚羸少气,七
伤损绝,腹中拘急痛,崩伤虚竭,面目无色及唾血,甚良。

大补中当归汤 治产后虚损不足,腹中拘急,或溺血,小腹苦痛,
或从高堕下犯内,及金疮血多内伤,男子亦宜服之。

当归 干姜 续断 桂心各三两 干地黄六两 芍药四两 芎

[1] 疾痛 王本、《备急千金要方》卷三·心腹痛"疾"并作"疠"。
[2] 内衄 《备急千金要方》卷三·心腹痛作"内竭"。

劳　麦门冬去心　白芷　甘草炙,各二两　大枣四十枚,擘　吴
茱萸一升

上一十二味㕮咀,以酒一斗渍药一宿,明旦以水八升合煮取五
升,去滓,分温五服,日三夜二服。有黄芪,入二两为佳。

缓中汤　主妇人产后腹中拘急,及虚满少气,产后诸虚不足,宽中
补寒。

吴茱萸一升　干姜　当归　白芷　人参　甘草炙,各二两　麦
门冬去心　半夏洗去滑,各三两　芍药六两　细辛一两　生地黄
一斤,取汁

上一十一味㕮咀,以水一斗煮取三升,去滓,纳地黄汁,更上火
合煎三两沸,温服一升,日三服。若无当归,以芎䓖四两代之。

大补汤　治产后虚不足,少气乏力,腹中拘急痛及诸疾痛,内崩伤
绝,虚竭里急,腰及小腹痛。

当归　干地黄　半夏洗去滑　桂心各三两　吴茱萸一升,一本无
人参　麦门冬去心　芎䓖　干姜　甘草炙　白芷各二两　芍
药四两　大枣四十枚,擘

上一十三味㕮咀,以水一斗煮取三升,分三服。

当归芍药汤　治产后虚损[1],逆害饮食方。

当归一两半　芍药　人参　桂心　生姜切　甘草炙,各一两
干地黄二两　大枣二十枚,擘

上八味㕮咀,以水七升煮取三升,分为三服[2]。

鲍鱼汤　主产后腹中虚极,水道闭绝,逆胀,咽喉短气方。

鲍鱼一斤半　麻子仁　细辛　茯苓　生姜切　五味子各一两
地黄五两

上七味㕮咀,以水一斗煮鲍鱼如食法,取汁七升,纳药煎取三
升,分为三服,大有神验。

---

〔1〕 产后虚损　"损"字原脱,据王本、《备急千金要方》卷三·虚损补。
〔2〕 分为三服　此下王本、《备急千金要方》卷三·虚损并有"日三"二字。

厚朴汤　主产后四日之中血气虚[1]，口干嘘吸方。

厚朴炙　枳实炙　生姜各三两　芍药　五味子　茯苓　前胡
各一两　人参半两　大枣二十枚,擘

上九味㕮咀，以水六升煮取二升五合，分为三服，适寒温服。
禁冷物。

生地黄汤　主产后虚损少气方。

生地黄　人参　知母　桂心　厚朴炙　甘草炙,各二两　赤小
豆三升

上七味㕮咀，以水二斗五升煮地黄，取一斗，去滓纳药，煎取三
升,分为三服。

气奔汤　主妇人奔豚气，积劳，脏气不足，胸中烦躁，关元以下如
怀五千钱状方。

厚朴炙　当归　细辛　芍药　桔梗　石膏碎　桂心各三两
大黄五两　干地黄四两　干姜　泽泻　黄芩　甘草炙,各五两

上一十三味㕮咀，以水一斗煮取三升，分温三服，服三剂，佳。
《千金》有吴茱萸，无大黄。

杏仁汤　治产后虚气方。

杏仁去皮尖双仁者　苏叶各一升　半夏一两,洗　生姜十两　桂
心四两　人参　橘皮　麦门冬去心　白前各三两

上九味㕮咀，以水九升煮取二升五合，分三服。

（李景荣）

---

[1]　血气虚　"虚"字原脱,据王本补。

千金翼方卷第七　妇人三

虚乏第一方一十二首[1]

柏子仁丸　主妇人五劳七伤，羸弱瘦削，面无颜色，饮食减少，貌失光泽，及产后半身枯悴，伤坠断绝无子，令人肥白，能久服夫妇不相识，神方。

柏子仁　白石英　钟乳　干姜　黄芪各二两　泽兰九分，取叶熬　藁本　芫藭各三分　芎藭二两半　防风五分　蜀椒一两半，去目及闭口者，汗　人参　紫石英　石斛　赤石脂　干地黄　芍药　五味子　秦艽[2]　肉苁蓉　厚朴炙　龙骨　防葵　细辛　独活　杜仲炙　白芷　茯苓　桔梗　白术　桂心各一两　当归　甘草炙，各七分

上三十三味捣筛为末，炼蜜和，丸如梧子。空肚暖酒服十丸，不知，稍增至三十丸，以知为度。禁食生鱼肥猪肉生冷。《千金》有乌头，无秦艽龙骨防葵茯苓。

小泽兰丸　治妇人产后虚损补益方。

泽兰九分，取叶熬　芫藭熬　藁本　厚朴炙　细辛　人参　柏子仁　白术各三分　蜀椒去目闭口者，汗　白芷　干姜　食茱萸　防风各一两　石膏二两　桂心半两　当归　芎藭　甘草

---

〔1〕　方一十二首　原缺，据本篇实有方数补。

〔2〕　秦艽(jiāo　交)　"艽"原作"芁"，今改。按"芁"，同"艽"。《玉篇·艸部》："芁，同艽。"；"艽，秦艽，药。"《篇海类编·花木类·艸部》："艽，药名，与芁同。""秦芁"即秦艽。为龙胆科植物大叶龙胆、粗茎龙胆或西藏龙胆的根。性味苦辛平，能祛风除湿，和血舒筋，清热利尿，主治风湿痹痛，筋脉拘挛，黄疸便血，骨蒸潮热，小儿疳热，小便不利等。

171

炙,各七分　一方有芍药一两。

上一十八味捣筛为末,炼蜜和,丸梧子大。温酒服二十丸,渐加三十丸,日三服,忌食生鱼肥猪肉。《千金》无干姜,有茯苓。

大五石泽兰丸　主妇人产后虚损,寒中,腹中雷鸣,缓急风头痛寒热,月经不调,绕脐侧侧痛,或心下石坚逆害饮食,手足常冷,多梦纷纭,身体痹痛,荣卫不和,虚弱不能动摇方。

泽兰九分,取叶熬　石膏　干姜　白石英　阳起石各二两　芎䓖　当归各七两　人参　石斛　乌头炮去皮　白术　续断　远志去心　防风各五分　紫石英　禹余粮　厚朴炙　柏子仁　干地黄　五味子　细辛　蜀椒去目闭口者,汗　龙骨　桂心　茯苓各一两半　紫菀　山茱萸各一两　白芷　藁本　芫荑各三两　钟乳　黄芪　甘草炙,各二两半

上三十三味捣筛为末,炼蜜和,丸如梧桐子。酒服二十丸,渐加至三十丸。《千金》无阳起石。

小五石泽兰丸　主妇人劳冷虚损,饮食减少,面失光色,腹中冷痛,月候不调,吸吸少气无力,补益温中方。

泽兰九分,取叶熬　藁本　柏子仁　厚朴炙　白术各一两　芍药　蜀椒去目闭口者,汗　山茱萸　人参各五分　紫石英　钟乳　白石英　肉苁蓉　矾石烧　龙骨　桂心各一两半　石膏　干姜　阳起石各二两　芫荑三分,熬　赤石脂　当归　甘草各七分,炙

上二十三味捣筛为末,炼蜜和,丸如梧子。酒服二十丸,加至三十丸,日三服。

大补益当归丸　治产后虚羸不足,胸中少气,腹中拘急疼痛,或引腰背痛,或产后所下过多不止,虚竭乏气腹中痛,昼夜不得眠,及崩中面目失色,唇口干燥。亦主男子伤绝,或从高堕下内有所伤之处,或损血吐下及金疮等方。

当归　芎䓖　续断　干姜　阿胶炙　甘草炙,各四两　附子炮去皮　白芷　吴茱萸　白术各三两　干地黄十两　桂心二两　赤芍药二两

上一十三味捣筛为末,炼蜜和,丸如梧子。酒服二十丸,日三夜一,渐加至五十丸。若有真蒲黄,可加一升为善。

白芷丸 治妇人产后所下过多,及崩中伤损,虚竭少气,面目失色,腹中痛方。

白芷 续断 干姜 当归各三两 附子一两,炮去皮 干地黄五两 阿胶三两,炙

上七味捣筛为末,炼蜜和,丸如梧子。酒服二十丸,日四五服。无当归用芎䓖代之。亦可加蒲黄一两为善,无续断,用大蓟根代之。

甘草丸 主妇人产后心虚不足,虚悸少气,心神不安,或若恍恍惚惚不自觉方。

甘草三两,炙 人参 泽泻 桂心各一两 大枣五枚 远志去心茯苓 麦门冬去心 菖蒲 干姜各二两

上一十味捣筛为末,炼蜜和,丸如大豆许。酒服二十丸,日四五服,夜二服,不知稍增。若无泽泻,用术代之;若胸中冷,增干姜。

大远志丸 主妇人产后心虚不足,心下虚悸,志意不安,时复愦愦[1],腹中拘急痛,夜卧不安,胸中吸吸[2]少气,药内补伤损,益气,安志定心,主诸虚损方。

远志去心 茯苓 桂心 麦门冬去心 泽泻 干姜 人参当归 独活 阿胶炙 菖蒲 甘草炙 白术各三两 干地黄五两 署预二两

上一十五味捣筛为末,炼蜜和,丸如梧子。空腹温酒服二十丸,日三服,不知稍加至三十丸。大虚身体冷少津液,加钟乳三两为善,钟乳益精气,安心镇志,令人颜色美,至良。

---

〔1〕 愦愦 烦乱不安貌。《素问·至真要大论》:"厥阴之胜,耳鸣头眩,愦愦欲吐。"

〔2〕 吸吸 气息短少,不能接续貌。《灵枢经·癫狂》:"少气,身漯漯也,言吸吸也。"

人参丸　主产后大虚,心悸,志意不安,恍惚不自觉,心中畏恐,夜不得眠,虚烦少气方。

> 人参　茯苓　麦门冬去心　甘草炙,各三两　桂心一两　大枣五十枚,作膏　菖蒲　泽泻　署预　干姜各二两

> 上一十味捣筛为末,炼蜜枣膏和,丸如梧子大。空腹酒下二十丸,日三夜一服,不知,稍增至三十丸。若有远志,得二两纳之为善。气绝[1],纳当归独活各三两更善。此方亦治男子虚心悸不定,至良。

生地黄煎　治妇人产后虚羸短气,胸胁逆满风寒方。

> 生地黄八两　茯苓　麦门冬各一斤,去心　桃仁半升,去皮尖　甘草一尺,炙　人参三两　石斛　桂心　紫菀各四两

> 上九味合捣筛,以生地黄汁八升、淳[2]清酒八升合调铜器中炭火上,纳鹿角胶一斤,数搅之得一升,次纳饴三升、白蜜三升于铜器中,釜汤上煎令调药成。先食服如弹丸一枚,日三,不知,稍加至二丸。

地黄羊脂煎　治产后诸病,羸瘦欲令肥白,食饮平调方。

> 生地黄汁一斗　生姜汁　白蜜各五升　羊脂二斤

> 上四味,先煎地黄汁令得五升,次纳羊脂煎令减半,纳姜汁复煎令减,纳蜜著铜器中重汤煎如饴状。取煎如鸡子大一枚,投温酒中,饮日三服。

生饮白草汁　治产后劳复及肾劳方。

> 白草一把

> 上一味捣绞取汁,顿服,瘥。劳复生虫,去滓取汁,洗眼中虫出。又屋漏水洗赤虫出。

---

〔1〕　气绝　王本、《备急千金要方》卷三·中风并作"风气"。

〔2〕　淳(chún　纯)　味道浓厚。唐·玄应《一切经音义》卷七引《三苍》曰:"淳,浓也。"《文选·枚乘·七发》:"饮食则温淳甘膬,腥醲肥厚。"李善注:"温淳,谓凡味之厚也。"又,"淳"通"醇"。《说文通训定声·屯部》:"淳,假借为醇。"《论衡·自然》:"淳酒味甘,饮之者醉不相知。"

盗汗第二方四首

鲤鱼汤　主妇人体虚流汗不止,或眠中盗汗方。

鲤鱼二斤　葱白切,一升　豉一升　干姜　桂心一两

上五味,先以水一斗煮鱼取六升,去鱼纳诸药,微火煮取二升,分再服,取微汗即愈。

竹皮汤　治妇人汗血,吐血,尿血,下血。

竹皮三升　干地黄四两　人参半两　芍药　当归　桔梗　桂心各两[1]　芎䓖　甘草炙,各二两

上九味㕮咀以水七升煮取三升,分三服。

吴茱萸汤　治妇人产后虚羸盗汗,时濈濈恶寒。

吴茱萸三两

上一味以清酒三升渍之半日,所煮令蚁鼻沸减得二升,分服一升,日再,间日[2]饮。

猪膏煎　治妇人产后体虚,寒热自汗出。

猪膏　生姜汁　白蜜各一升　清酒五合

上四味合煎令调和,五上五下,膏成,随意以酒服,瘥。当用炭火上煎。

下乳第三方一十六首

钟乳汤　治妇人乳无汁。

钟乳　白石脂　消石各一分　通草　生桔梗各二分

上五味㕮咀,以水五升煮,三上三下,余一升,去滓,纳消石令

---

[1] 各两　此二字间当脱数词。王本作"各二两"。

[2] 间(jiàn　件)日　犹隔日。《广韵·裥韵》:"间,隔也。"

烊,绞服无多少,若小儿不能乳,大人嗍[1]之。

漏芦汤　治妇人乳无汁。

漏芦　通草各二两　钟乳一两　黍米一升

上四味㕮咀,黍米宿渍,揩挞[2]取汁三升,煮药三沸,去滓饮之,日三服。

鲫鱼汤　妇人下乳汁。

鲫鱼长七寸　猪肪半斤　漏芦　钟乳各二两

上四味㕮咀,药切,猪脂、鱼不须洗,清酒一斗二升合煮,鱼熟药成,去滓,适寒温,分五服,即乳下,良。饮其间相去须臾一饮,令药力相及。

又方　通草　钟乳　栝楼实　漏芦各三两

上四味㕮咀,以水一斗煮取三升,去滓,饮一升,日三服。

又方　通草　钟乳各四两

上二味切,以酒五升渍一宿,明旦煮沸,去滓,服一升,日三服,夏冷服,冬温服之。

又方　石膏四两碎,以水二升煮三沸,稍稍服一日令尽。

又方　括楼实一枚青色大者,无大者用小者两枚,无青色者黄色者亦好。

上一味熟捣,以白酒一斗煮取四升,去滓,服一升,日三服。

又方　鬼箭[3]五两

上一味切,以水六升煮取四升,一服八合,日三服。亦可烧灰,水服方寸匕。

鼠肉臛方　治妇人乳无汁。

---

[1]　嗍(shuò　硕)　吮吸。《集韵·觉韵》:"敕,《说文》:吮也。或作嗽、嗍。"

[2]　揩(kāi　开)挞(tà　塌)　打碎磨细。按"揩",摩擦。《广雅·释诂三》:"揩,磨也。""挞",打。《列子·黄帝》:"斫挞无伤痛。"张湛注:"挞,打也。"又,《外台秘要》卷三十四·下乳汁方作"研"一字。

[3]　鬼箭　即鬼箭羽,为卫矛科植物卫矛的具翅状物的枝条或翅状附属物。性味苦寒,能破血通经,下乳,杀虫,主治经闭癥瘕,产后无乳,产后瘀滞腹痛,虫积腹痛等。

鼠肉五两　羊肉六两　獐肉半斤

上三味作臛[1]，勿令疾者知之。

鲍鱼大麻子羹　治妇人产后下乳。

鲍鱼肉三斤　麻子仁一升

上二味与盐豉葱作羹，任意食之。

又方　通草　钟乳

上二味等分捣筛，作面粥，服方寸匕，日三服，百日后可兼养两儿。通草横心白者是，勿取羊桃根，色黄者无益。

又方　麦门冬去心　钟乳　通草　理石

上四味等分捣筛，空腹酒服方寸匕，日三服。

又方　漏芦三分　钟乳　栝楼根各五分　蛴螬三合

上四味捣筛，先食糖水服[2]方寸匕，日三服。

又方　栝楼根三两　钟乳四两　漏芦　滑石　通草各二两　白头翁一两

上六味捣筛为散，酒服方寸匕，日再服。

又方　钟乳　通草各五分　云母二两半　屋上败草二把，烧作灰　甘草一两，炙

上五味捣筛为散，食后以温漏芦水服方寸匕，日三服，乳下为度。

又方　麦门冬去心　钟乳　通草　理石　干地黄　土瓜根　蛴螬并等分

上七味捣筛为散，食后酒服方寸匕，日三服。

---

〔1〕　臛　肉羹。《广韵·沃韵》："臛，羹臛。"《楚辞·招魂》："露鸡臛蠵，厉而不爽些。"王逸注："有菜曰羹，无菜曰臛。"

〔2〕　服　原脱，据《备急千金要方》卷二·下乳补。

中风第四方一十一首

甘草汤 治产后在褥中风，背强不能转动，名曰风痓[1]。

甘草炙 干地黄 麦门冬去心 前胡 黄芩 麻黄去节 栝
楼根各二两 芎䓖一两 葛根半斤 杏仁五十枚，去皮尖双仁

上一十味㕮咀，以水一斗、酒五升合煮葛根，取八升，去滓，纳
诸药，煮取二升，分再服。一剂不瘥，更作之，大良。《千金》无
前胡。

羌活汤 治产后中风身体痹疼痛。

羌活 防风 乌头炮去皮 桂心 芍药 干地黄各三两 防
己 女萎 麻黄去节，各一两 葛根半斤 生姜各六两 甘草二
两，炙

上一十二味㕮咀，以水九升、清酒三升合煮，取三升，服五合，
日三夜一服，极佳。

治产后中风时烦方

知母 石膏碎 芍药 甘草炙，各二两 半夏一升，洗 生姜切
防风 白术各三两 独活四两 桂心四两

上一十味㕮咀，以水一斗、清酒五升合煮取三升，分三服。

独活汤 治产后中风，口噤不得言。

独活五两 防风 秦艽 桂心 当归 附子炮去皮 白术
甘草炙，各二两 木防己一两 葛根 生姜各三两

上一十一味㕮咀，以水一斗二升煮取三升，分三服。

竹叶汤 治产后中风，发热，面正赤，喘气，头痛。

淡竹叶 葛根各三两 人参一两 防风二两 大附子一枚，炮去
皮 生姜五两 大枣十五枚，擘 桔梗 桂心 甘草炙，各一两

上一十味㕮咀，以水一斗煮取二升半，分二服，温覆使汗出。

---

[1] 风痓（chì 赤） 痓病。《集韵·至韵》："痓，风病。"此指蓐风。因产后
为风邪所中而致，症见背强不能转动，口噤不开等。

颈项强,用大附子煎药,扬去沫;若呕者,加半夏半升,洗。

防风汤　治产后中风,里急短气。

　　防风　葛根　当归　芍药　人参　干姜　甘草炙,各二两　独活五两

　　上八味㕮咀,以水九升煮取三升,分为三服。

治产后魇言鬼语,由内虚未定,外客风邪所干方

　　羊心一枚　远志去心　芍药　黄芩　牡蛎熬　防风　甘草炙,各二两　干地黄　人参各三两

　　上九味㕮咀,以水一斗煮羊心,取五升,去心纳诸药,煎取三升,分为三服。

鹿肉汤　治产后风虚,头痛壮热,言语邪僻。

　　鹿肉三斤　半夏一升,洗去滑　干地黄　阿胶炙　芎䓖各二两　芍药　独活　生姜切　黄芪　黄芩　人参　甘草炙,各三两　桂心二两　秦艽五两　茯神四两,一云茯苓

　　上一十五味㕮咀,以水二斗煮肉,得一斗二升,去肉下药,煎取三升,纳胶令烊,分四服,日三夜一服。

防风酒　治产后中风。

　　防风　独活各一斤　女萎　桂心各二两　茵芋一两　石斛五两

　　上六味㕮咀,以清酒二斗渍三宿,初服一合,稍加至三四合,日三服。

木防己膏　治产后中风。

　　木防己半斤　茵芋五两

　　上二味切,以苦酒九升渍一宿,猪膏四升煎,三上三下,膏成,炙手摩之千遍,佳。

独活酒　治产后中风方[1]。

　　独活一斤　桂心三两　秦艽五两

　　上三味㕮咀,以酒一斗五升渍三日,饮五合,稍加至一升,不能饮,随性多少。

────────

〔1〕独活酒治产后中风方　原缺,据王本、《备急千金要方》卷三·中风补。

心悸第五方四首

治产后忽苦心中冲悸，或志意不定，恍恍惚惚，言语错谬，心虚所
致方

人参　茯苓各三两　茯神四两　大枣三十枚,擘　生姜八两　芍
药　当归　桂心　甘草各二两

上九味㕮咀，以水一斗煮取三升，分服，日三。

治产后忽苦心中冲悸不定，志意不安，言语误错，惚惚愦愦，不自
觉方

远志去心　人参　麦门冬去心　当归　桂心　甘草炙,各二两
茯苓五两　芍药一两　生姜六两　大枣二十枚,擘

上一十味㕮咀，以水一斗煮取三升，分三服，日三，羸者分四
服。产后得此是心虚所致。无当归，用芎䓖。若其人心胸中逆
气，则加半夏三两，洗去滑。

治产后暴苦心悸不定，言语谬误，恍恍惚惚，心中愦愦，此是心虚所
致方

茯苓五两　芍药　桂心　当归　甘草炙,各三两　生姜六两　大
枣三十枚,擘　麦门冬去心,一升

上八味㕮咀，以水一斗煮取三升，分三服。无当归，用芎䓖代。
若苦心不定，加人参远志各二两；若苦烦闷短气，加生竹叶一升，
先以水一斗三升煮竹叶取一斗，纳药；若有微风，加独活三两、麻
黄二两、桂心二两，用水一斗五升；若颈项苦急背中强者，加独活
葛根麻黄桂心各三两、生姜八两，以水一斗五升煮取三升半，分
四服，日三夜一服。

治产后心冲恐悸不定，恍恍惚惚，不自知觉，言语错误，虚烦短气，
志意不定，此是心虚所致方

远志去心,二两　人参　茯神　当归　芍药　甘草炙,各三两
大枣三十枚,擘　麦门冬一升,去心

上八味㕮咀，以水一斗煮取三升，分三服。若苦虚烦短气者，

加生淡竹叶一升,以水一斗二升煮取一斗,乃用诸药;胸中少气者,益甘草一两为善。

下痢第六方一十七首

阿胶汤　治产后下痢。

　　阿胶　当归　黄檗　黄连各一两　陈廪米一升　蜡如棋子三枚

　　上六味㕮咀,以水八升煮米蟹目沸,去米纳药,煮取二升,去滓,纳胶蜡令烊,分四服,一日令尽。

桂心汤　治产后余寒,下痢便脓血赤白,日数十行,腹痛时时下血。

　　桂心　甘草各二两　白蜜一升　干姜二两　当归三两　赤石脂十两,绵裹　附子一两,炮去皮,破

　　上七味㕮咀,以水六升煮取三升,纳蜜再沸,分三服。

羊脂汤　治产后下痢,诸疗不断。

　　羊脂五两　当归　干姜　黄檗　黄连各三两

　　上五味㕮咀,以水九升煮取三升,去滓,纳脂令烊,分三服。

治产后下痢虚乏羸瘦方

　　黄雌鸡一只,治如食法,去脏,勿中水　赤小豆二升　吴茱萸　独活　人参　黄连　甘草各二两　黄芪　麦门冬去心　当归各三两　大枣三十枚,擘

　　上一十一味㕮咀,以水二斗煮鸡豆,令余一斗,去鸡豆澄清,纳药煮取三升,分三服。鸡买成死者。

治产后寒热下痢方

　　鹿肉三斤　葱白一把　人参　当归　黄芩　桂心　甘草各一两　芍药二两　豉一升　生姜切　干地黄各三两

　　上一十一味㕮咀,以水二斗煮肉取一斗,纳诸药,煮取三升,分三服。

当归汤　治产后下痢腹痛。

　　当归　龙骨各三两　干姜　白术各二两　芎𦻎二两半　熟艾

附子炮去皮　甘草炙,各一两

上八味㕮咀,以水六升煮取三升,分三服,一日令尽。

甘草汤[1]　治产后下痢兼虚极,白头翁加阿胶。

白头翁二两　黄连　秦皮　黄檗各三两　阿胶　甘草各二两

上六味㕮咀,以水七升煮取三升,去滓,纳胶令烊,分三服。

鳖甲汤　治产后早起中风冷泄痢及带下。

鳖甲如手大,炙令黄　白头翁一两　当归　黄连　干姜各二两
黄檗长一尺,广三寸

上六味㕮咀,以水七升煮取三升,分三服。《千金》无白头翁。

干地黄汤　治产后下痢。

干地黄一两　白头翁　干姜　黄连各一两　蜜腊方寸　阿胶如
手掌大一枚

上六味㕮咀,以水五升煮取二升半,去滓,纳胶腊令烊,分三
服,相去一炊顷。《千金》无干姜。

生地黄汤　治产后忽著寒热下痢。

生地黄五两　黄连　桂心　甘草各一两　淡竹皮二升　大枣二
十枚,擘　赤石脂二两

上七味㕮咀,以水一斗煮竹皮取七升,去滓纳药,煮取二升五
合,分为三服。

蓝青丸　治产后下痢。

蓝青熬　鬼臼各一两半　附子炮,一两　蜀椒汗,一两半　黄连
五两,去毛　龙骨　当归各三两　黄檗　人参　茯苓各一两
厚朴炙　阿胶炙　艾　甘草炙,各二两　一方用赤石脂四两。

上一十四味捣筛为末,炼蜜和,丸如梧子,空腹以饮服二十丸。

赤石脂丸　治产后下痢。

赤石脂三两　当归　黄连　干姜　秦皮　白术　甘草炙,各二
两　蜀椒汗　附子各一两,炮去皮

---

〔1〕　甘草汤　《金匮要略》卷下·妇人产后病脉证治名"白头翁加甘草阿胶
汤"。方中"阿胶"上原衍"加"字,据删。

上九味捣末,炼蜜和,丸如梧子大。饮服二十丸,日三服。

治产后下痢赤散方

　　赤石脂三两　桂心一两　代赭二两

　　上三味捣筛为散,酒服方寸匕,日三夜一服,十日当愈。

治产后下痢黑散方

　　麻黄去节　贯众　桂心各一两　干漆熬　细辛各二两　甘草三
两,炙

　　上六味捣筛为散,麦粥服五指撮,日再,五日当愈。

治产后下痢黄散方

　　黄连　大黄各二两　黄芩　䗪虫熬　干地黄各一两

　　上五味捣筛为散,酒服方寸匕,日三服,十日愈。《千金》无大黄。

治妊娠及产后寒热下痢方

　　黄檗一斤　黄连一升　栀子二十枚

　　上三味㕮咀,以水五升渍一宿,煮三沸,服一升,一日一夜令
尽。呕者,加橘皮一把、生姜二两。

治妇人痢,欲痢辄先心痛腹胀满,日夜五六十行方

　　神曲熬　石榴皮各八两　黄檗切　黄连切　乌梅肉　艾叶各一
升　防己二两　附子五两,炮　干姜　阿胶各三两,炙

　　上一十味捣筛为末,炼蜜和,丸如梧桐子大。饮服二十丸,日
三,渐加至三十、四十丸。

淋渴第七方一十一首

桑螵蛸汤　治产后小便数。

　　桑螵蛸三十枚,炙　鹿茸炙　黄芪各三两　生姜四两　人参
牡蛎熬　甘草炙,各二两

　　上七味㕮咀,以水六升煮取二升半,分三服。

栝楼汤　治产后小便数兼渴。

　　栝楼根　黄连　麦门冬去心,各二两　桑螵蛸二十枚,炙　人参
生姜切　甘草炙,各三两　大枣十五枚,擘

上八味㕮咀,以水七升煮取二升半,分三服。

鸡肶胵汤 治产后小便数。

鸡肶胵[1]二十具 鸡肠三具,洗 厚朴炙 人参各二两 生姜五两 麻黄四两,去节 大枣二十枚,擘 当归 干地黄 甘草炙,各二两

上一十味㕮咀,以水一斗煮鸡肶胵肠枣子七升,去滓纳药,煎取三升半,分三服。

治妇人结气成淋,小便引痛,上至少腹,或时溺血,或如豆汁,或如胶饴,每发欲死,食不生肌,面目萎黄,师所不能疗方

贝齿四枚,烧 葵子一升 滑石三两 石膏五两

上四味㕮咀,以水七升煮取二升,去滓,纳猪肪一合,更煎三沸,适寒温,分三服。病不瘥,更合服。

石苇汤 治产后卒淋、血淋、气淋。

石苇去毛 黄芩 通草各一两 榆皮五两 大枣三十枚,擘 葵子二升 生姜切 白术各三两,一方用芍药 甘草一两,炙

上九味㕮咀,以水八升煮取二升半,分三服。

葵根汤 治产后淋涩。

葵根切,一升,一云干者二两 车前子 乱发烧 大黄 桂心 滑石各一两 通草三两 生姜六两,切

上八味㕮咀,以水七升煮取二升半,分为三服。《千金》有冬瓜汁七合。

茅根汤 治产后淋。

白茅根一斤 桃胶 甘草炙,各一两 鲤鱼齿一百枚,擘 生姜三两,切 人参 地麦各二两 瞿麦 茯苓各四两

上九味㕮咀,以水一斗煮取二升半,分三服。

鼠妇散 治产后小便不利。鼠妇七枚熬,黄酒服之。

---

〔1〕 鸡肶胵 即鸡内金,为雉科动物家鸡的干燥砂囊内膜。性味甘平,能消积滞,健脾胃,主治食积胀满,呕吐反胃,泻痢疳积,消渴遗溺,喉痹乳蛾,牙疳口疮等。

滑石散　治产后淋涩。

　　滑石五分　通草　车前子　葵子各一两

　　上四味捣筛为散，以醋浆水服方寸匕，稍加至二匕。

竹叶汤　治产后虚弱少气力。

　　竹叶　人参　茯苓　甘草炙，各一两　大枣十四枚，擘　麦门冬
五两，去心　小麦五合　生姜切　半夏洗，各三两

　　上九味咬咀，以水九升煮竹叶小麦，取七升，去滓纳药，更煮取
二升半，服五合，日三夜一服。

栝楼汤　治产后渴不止。

　　栝楼根四两　人参　麦门冬各三两，去心　大枣三十枚，擘　土
瓜根五两　干地黄　甘草炙，各二两

　　上七味咬咀，以水八升煮取二升半，分三服。

（李景荣）

千金翼方卷第八　妇人四

崩中第一方三十六首

治妇人五崩[1]，身体羸瘦，咳逆烦懑少气，心下痛，面上生疮，腰大痛不可俯仰[2]，阴中肿如有疮之状，毛中痒时痛，与子脏[3]相通，小便不利，常头眩，颈项急痛，手足热，气逆冲急，烦不得卧，腹中急痛，食不下，吞醋[4]噫苦[5]，肠鸣，漏下赤白黄黑汁大臭如胶污衣状，热即下赤，寒即下白，多饮即下黑，多食即下黄，多药即下青，喜怒心中常恐，一身不可动摇，大恶风寒。

鳖甲散方

鳖甲炙　干姜各三分　芎䓖　云母　代赭各一两　乌贼鱼骨　龙骨　伏龙肝　白垩　猬皮炙，各一分　生鲤鱼头　桂心　白术各半两　白僵蚕半分

上一十四味捣筛为散，以淳酒纳少蜜，服方寸匕，日三夜二服。久病者十日瘥，新病者五日瘥。若头风小腹急，加芎䓖桂心各一两，佳。忌生冷猪鸡鱼肉。

---

〔1〕　五崩　指五种带下病。《脉经》："白崩者形如涕，赤崩者形如绛津，黄崩者如烂瓜，青崩者形如蓝色，黑崩者形如衃血也。"

〔2〕　俯仰　"俯"原作"俛"，今改。按"俛"，同"俯"。《广韵·麌韵》："俯，《汉书》又作俛。"

〔3〕　子脏　脏腑名称。奇恒之腑之一。即子宫。又名女子胞、胞宫、胞脏。

〔4〕　吞醋　酸水自胃中上涌至咽喉，不及吐出，随即吞咽而下，故又称吞酸、咽酸。参见《诸病源候论》卷二十一·噫醋候。

〔5〕　噫（ài　爱）苦　嗳气有苦汁或苦味。按"噫"，嗳气，饱食后的逆气，俗谓打饱嗝。《说文解字·口部》："噫，饱出息也。"《景岳全书》杂证谟："噫者，饱食之息，即嗳气也。"

治妇人崩中漏下赤白青黑，腐臭不可近，令人面黑无颜色，皮骨相
　　连，月经失度，往来无常，小腹弦急，或苦绞痛，上至于心，两胁肿
　　胀，令人倚坐[1]，气息乏少，食不生肌肤，腰背疼痛，痛连两脚，
　　不能久立，但欲得卧，神验**大慎火草散**方

　　慎火草　白石脂　鳖甲炙　黄连　细辛　石斛　芎䓖　干姜
　　芍药　当归　熟艾　牡蛎熬　禹余粮各二两　桂心一两　蔷
　　薇根皮　干地黄各四两

　　上一十六味捣筛为散，空腹酒服方寸匕，日三服，稍增至二匕。
　　若寒多，加附子及椒，用椒当汗，去目闭口者；热多，加知母黄芩，
　　加石斛两倍；白多，加干姜白石脂；赤多一方云青黑，加桂心代赭
　　各二两。

治妇人崩中及痢，一日夜数十起，大命欲死，多取诸根煎丸，得入腹
　　即活。若诸根难悉得者，第一取蔷薇根，令多多乃合之。遇有酒
　　以酒服，无酒以饮服。其种种根当得二斛为佳。

蔷薇根煎方

　　蔷薇根　柿根　菝葜[2]　悬钩根[3]各一斛

　　上四味皆剉，合著釜中以水淹，使上余四五寸水，煮使三分减
　　一，去滓。无大釜，稍煮如初法，都毕会汁煎如饴，可为丸如梧桐
　　子大。服十丸，日三服。

治妇人崩中去赤白，或如豆汁，**伏龙肝汤**方

　　伏龙肝[4]如弹丸大七枚　赤石脂　桂心　艾　甘草炙，各二两

---

〔1〕　倚坐　王本、《备急千金要方》卷四·赤白带下崩中漏下并作“偏枯”。
〔2〕　菝葜　为百合科植物菝葜的根茎。性味甘温，能祛风湿，利小便，消肿
　　　毒，主治关节痛疼，肌肉麻木，血崩带下，泄泻痢疾，水肿淋病，疔疮肿
　　　毒，瘰疬痔疮等。
〔3〕　悬钩根　为蔷薇科植物悬钩子的根或根皮。性味苦平，无毒，主治血崩
　　　带下，吐血痔血，泻痢遗精，腰痛疟疾等。
〔4〕　伏龙肝　又名灶心土，为久经柴草熏烧的灶底中心的土块。性味辛温，
　　　能温中燥湿，止呕止血，主治呕吐反胃，腹痛泄泻，吐血衄血，便血尿血，
　　　妊娠恶阻，崩漏带下，痈肿溃疡等。

生地黄切,四升　生姜二两

上七味㕮咀,以水一斗煮取三升,分四服,日三夜一服。

治妇人崩中,血出不息,逆气虚烦,**熟艾汤方**

熟艾一升　蟹爪一升　淡竹茹一把　伏龙肝半斤　蒲黄二两　当归一两　干地黄　芍药　桂心　阿胶　茯苓各二两　甘草五寸,炙

上一十二味㕮咀,以水一斗九升煮艾,取一斗,去滓纳药,煮取四升,纳胶令烊尽,一服一升,一日令尽,羸人以意消息之,可减五六合。

治妇人崩中漏血不绝,**地榆汤**方

地榆根　柏叶各八两　蟹爪　竹茹各一升　漏芦三两　茯苓一两　蒲黄三合　伏龙肝半斤　干姜　芍药　当归　桂心　甘草炙,各二两

上一十三味㕮咀,以水一斗五升煮地榆根,减三升,纳诸药,更煮取四升,分服,日三夜一服。

治妇人产后崩中去血,逆气荡心[1],胸生疮,烦热,**甘草芍药汤**方

甘草炙　芍药　当归　人参　白术各一两　橘皮一把　大黄半两

上七味㕮咀,以水四升煮取二升,分再服,相去一炊顷。

治妇人崩中下血,**榉柳叶汤方**

榉柳叶[2]三斤　麦门冬去心　干姜各二两　大枣十枚,擘　甘草一两,炙

上五味㕮咀,以水一斗煮榉柳叶,取八升,去滓纳诸药,又煮取三升,分三服。

---

[1] 逆气荡心　谓厥气上逆胸中,激荡心神,引起神志障碍。按"荡",冲激、震动。《庄子·庚桑楚》:"此四六者不荡胸中则正。"郭象注:"荡,动也。"成玄英疏:"四六之病,不动荡于胸中,则心神平正。"

[2] 榉柳叶　为榆科植物大叶榉树或其同属植物的叶。性味苦寒,无毒,主治火烂疮,肿烂恶疮,火丹等。

治妇人暴崩中去血不止，**蓟根酒**方

　　大小蓟根各一斤，切

　　上二味以酒一斗渍五宿，服之，随意多少。

治妇人崩中赤白不绝，困笃，**禹余粮丸**方

　　禹余粮五两　乌贼鱼骨三两　白马蹄十两，炙令黄　龙骨三两
　　鹿茸二两，炙

　　上五味捣筛，炼蜜和，丸如梧子。酒服二十丸，日二服，不知，
　　稍加至三十丸。

治妇人积冷，崩中去血不止，腰背痛，四肢沉重，虚极，**大牛角中仁
散**方

　　牛角中仁〔1〕一枚，烧　防风二两　干地黄　桑耳　蒲黄　干姜
　　赤石脂　禹余粮　续断　附子炮去皮　白术　龙骨　矾石烧
　　当归各三两　人参一两

　　上一十五味捣筛为散，温酒服方寸匕，日三服，不知，渐加之。

治妇人崩中下血，虚羸少力，**调中补虚止血方**

　　泽兰熬，九分　蜀椒去目闭口者，汗，七分　代赭　藁本　桂心
　　细辛　干姜　防风各一两

　　干地黄　牡蛎熬，各一两半　柏子仁　厚朴炙，各三分　当归
　　芎䓖　甘草炙，各七分　山茱萸　芜荑各半两

　　上一十七味捣筛为末，炼蜜和，丸如梧子。空腹酒服十丸，日
　　三服，渐加至二十丸，神效。一方用白芷龙骨各三分、人参七分，为二
　　十味。

治妇人崩中下血，切痛不止方

　　桑耳赤色　牡蛎熬令变色，各三两　龙骨二两　黄芩　芍药　甘
　　草炙，各一两

　　上六味捣筛为散，酒服方寸匕，日三服，稍增，以知为度。

治妇人伤中崩中绝阴，使人怠惰不能动作，胸胁心腹四肢满，而身

---

〔1〕　牛角中仁　又名牛角鳃，为牛科动物黄牛或水牛角中的骨质角髓。性
　　　味苦温，主治妇女崩漏，衄血便血，痢疾水泻等。

寒热,甚溺血,**桑根煎**方　桑根白皮细切一斗,麻子仁三升,淳清酒三斗,煮得一斗,绞去滓,大枣百枚去皮核,饴五升,阿胶五两,白蜜三升,复煎得九升,下干姜末,厚朴阔二寸长二尺末,蜀椒末三味,各一升,桂心长一尺二寸,甘草八两,蘗米末一升,干地黄四两,芍药六两,玄参五两,丸如弹丸。日三枚。

又方　小蓟根叶剉　菥母各剉十斤

上一味以水五斗合釜中煮烂熟,去滓,纳铜器中,煎余四升,分四服,一日令尽。菥字未详,不敢刊正。

治妇人崩中方

白茅根二斤　小蓟根五斤

上二味切,以水五斗合煎取四升,分稍稍服之。

治妇人崩中去血,及产后余病,**丹参酒**方

丹参　地黄　忍冬　地榆　艾各五斤

上五味先燥熟舂之,以水渍三宿,去滓,煮取汁,以黍米一斛酿如酒法,熟,初服四合,稍增之,神良。

治妇人崩中去赤白方　取倚死竹蛭烧末,饮服半方寸匕,神良。

治妇人崩中漏下方　取梧桐木长一尺,烧作灰,筛为散,以温酒服方寸匕,日三服。

治妇人白崩中[1]方

芎䓖二两　干地黄　阿胶　赤石脂　桂心　小蓟根各二两

上六味咬咀,以酒六升、水四升合煮,取三升,去滓,纳胶令烊尽,绞去滓,分三服。《千金》有伏龙肝如鸡子大七枚。

治妇人白崩中马通汁方

白马通汁二升　干地黄四两　芎䓖　阿胶　小蓟根　白石脂桂心各二两　伏龙肝如鸡子大七枚

上八味咬咀,以酒七升合马通汁煮取三升,去滓,纳胶令烊尽,

---

[1]　白崩中　病证名。因忧思过度,劳伤心脾,或因虚冷劳极伤于胞脉而致,症见突然阴道流出大量白色液体,质稀如水,或如粘液等。参见《诸病源候论》卷三十八·白崩候。

分三服。

治妇人带下五贲，一曰热病下血，二曰寒热下血，三曰月经未断为房室即漏血，四曰经来举重伤妊脉下血，五曰产后脏开经利。五贲之病，外实内虚，**小牛角鰓散**方

　　小牛角鰓五枚,烧令赤　龙骨一两　禹余粮　干姜　当归各二两　阿胶炙　续断各三两

　　上七味捣筛为散,空腹酒服方寸匕,日三服。《千金》有赤小豆鹿茸乌贼鱼骨,为十味。

治妇人缦[1]下十二病绝产，一曰白带，二曰赤带，三曰经水不利，四曰阴胎，五曰子脏坚，六曰子脏僻，七曰阴阳患痛，八曰腹强一作内强，九曰腹寒，十曰五脏闭，十一曰五脏酸痛，十二曰梦与鬼为夫妇，**龙骨散**方缦下《千金》作淳下。

　　龙骨三两　白僵蚕五枚　乌贼鱼骨　代赭各四两　半夏洗　桂心　伏龙肝　干姜　黄檗各二两　石韦去毛　滑石各一两

　　上一十一味捣筛为散,温酒服方寸匕,日三服。多白,加乌贼鱼骨白僵蚕各二两;多赤,加代赭五两;小腹寒,加黄檗二两;子脏坚,加姜桂各二两。各随疾增之。服药三月,有子住药。药太过多,生两子。当审方取药。寡妇童子不可妄服。

治产后下血不止方

　　菖蒲五两,剉

　　上一味以清酒五升煮取二升,分二服。

治妇人下血**阿胶散**方

　　阿胶八两,炙　乌贼鱼骨二两　芍药四两　当归一两

　　上四味捣筛为散,以蜜溲如麦饭,先食以葱羹汁服方寸匕,日三夜一服。一方桑耳一两。

治诸去血蛊方

　　鹿茸炙　当归各三两　瓜子五合　蒲黄五两

　　上四味捣筛为散,酒服方寸匕,日三服,不知稍增。

─────────────

〔1〕　缦　王本作"腹"。

治妇人漏血崩中，**鲍鱼汤方**

　　鲍鱼　当归各三两，切　　阿胶炙，四两　艾如鸡子大三枚

　　上四味以酒三升、水二升合煮取二升五合，去滓，纳胶烊令尽，一服八合，日三服。

治妇人三十六疾，胞中病，漏下日不绝，**白垩丸方**

　　邯郸白垩　牡蛎熬　禹余粮　白芷　乌贼鱼骨　干姜　龙骨　白石脂　桂心　瞿麦　大黄　石韦去毛　白敛　细辛　芍药　黄连　附子炮去皮　钟乳　茯苓　当归　蜀椒汗，去目闭口者　黄芩　甘草炙，各半两

　　上二十三味捣筛为末，炼蜜和，丸如梧桐子大。酒服五丸，日二，不知，渐加至十丸。

治妇人漏血不止，大崩中方

　　龙骨　芎䓖　附子炮去皮　芍药　禹余粮　干姜各三两　赤石脂四两　当归　桂心各一两　甘草五分，炙

　　上一十味捣筛为散，以温酒服方寸匕，日三服，稍加至二匕。白多，更加赤石脂一两。

治妇人漏血积月不止，**马通汤方**

　　赤马通汁一升，取新马屎绞取汁，干者水浸绞取，无赤马凡马亦得　当归　阿胶炙　干姜各一两　生艾一把　书墨半弹丸大

　　上六味㕮咀，以水八升、清酒二升合煮取三升，去滓，纳马通汁及胶，微火煎取二升，适寒温，分再服，相去一炊顷饮之。

治妇人白漏[1]不绝，**马蹄屑汤方**

　　白马蹄炙令焦，屑　赤石脂各五两　禹余粮　乌贼鱼骨　龙骨　牡蛎熬　干地黄　当归各四两　附子三两，炮去皮　白僵蚕一两，熬　甘草二两，炙

　　上一十一味㕮咀，以水一斗六升煮取三升半，分四服，日三夜一服。

―――――――――

〔1〕　白漏　病证名。因脾肾气虚而致，症见阴道流出白色分泌物，淋漓不断，质稀如水。

治妇人漏血不止方

　　干地黄　大黄各六两　芎䓖四两　阿胶五两　人参　当归　甘
　　草炙,各三两

　　上七味㕮咀,以酒一斗、水五升合煮取六升,去滓,纳胶烊令
尽,一服一升,日三夜一服。

治妇人白漏不绝,**马蹄丸**方

　　白马蹄四两,炙令黄　乌贼鱼骨　白僵蚕　赤石脂各二两　禹
　　余粮　龙骨各三两

　　上六味捣筛为末,炼蜜和,丸如梧子。酒服十丸,不知,渐加至
二十丸。

治妇人漏下,**慎火草散**方

　　慎火草十两,熬令黄　当归　鹿茸一作鹿角　阿胶炙,各四两　龙
　　骨二分

　　上五味捣筛为散,先食酒服方寸匕,日三服。

治妇人漏下不止,**蒲黄散**方

　　蒲黄半升　鹿茸炙　当归各二两

　　上三味捣筛为散,酒服半方寸匕,日三服,不知,渐加至一方
寸匕。

治妇人胞落不安,血漏下相连,月水过度,往来或多或少,小腹急痛
　　上抢心,胁胀,食不生肌方

　　蝉甲三两,炙　禹余粮　干地黄各六两　蜂房炙　蛇皮炙,各一
　　两　猬皮一具,炙　干姜　防风　乌贼鱼骨　桑螵蛸炙　䗪虫
　　熬　甘草炙,各二两

　　上一十二味捣筛为末,炼蜜和,丸如梧桐子大。空腹酒服十
丸,日三服,渐加至二十丸。

月水不利第二方三十四首

治妇人月水不利,闭塞绝产十八年,服此药二十八日有子,**金城太
　守白薇丸**方

白薇　细辛各五分　人参　杜蘅　半夏洗　厚朴炙　白僵蚕　牡蒙各三分　牛膝　沙参　干姜各半两　附子炮，一两半　秦艽半两　当归三分　蜀椒一两半，去目闭口者，汗　紫菀三分　防风一两半

上一十七味捣筛，炼蜜和，为丸如梧桐子。先食酒服三丸，不知，稍增至四五丸。此药不用长服，觉有身[1]则止。崔氏有桔梗丹参各三分。

治经年月水不利，胞中有风冷，故须下之，**大黄朴消汤**方

大黄　牛膝各五两　代赭　干姜　细辛各一两　水蛭熬　虻虫去翅足，熬　芒消各二两　桃仁三升，去皮尖双仁者　麻子仁五合　牡丹皮　紫葳一云紫菀，各三两　甘草炙，三两　朴消三两

上一十四味㕮咀，以水一斗煮取三升，去滓，纳消烊令尽，分三服，五更即服，相去一炊顷，自下之后，将息勿见风。

治妇人月水不利，小腹坚急大便不通，时时见有物下如鼻涕或如鸡子白，皆胞中风冷也方

大黄四两　吴茱萸二升　芍药三两　当归　干地黄　黄芩　干姜　芎藭　桂心　牡丹皮　芒消　人参　细辛　甘草炙，各二两　水蛭熬　虻虫各五十枚，去翅足，熬　桃仁五十枚，去皮尖　黄雌鸡一只，治如食法，勿令中水

上一十八味㕮咀，以清酒五升渍药一炊久，又别以水二斗煮鸡取一斗，去鸡下药，合煮取三升，绞去滓，纳芒消烊令尽，搅调，适寒温，服一升，日三服。

治月水不利小腹痛方

牡丹皮　当归　芎藭　黄芩　大黄　干姜　人参　细辛　消石　芍药　桂心　甘草炙，各二两　水蛭熬　虻虫去翅足，熬　桃仁各五十枚，去皮尖　蛴螬十三枚，熬　干地黄三两　黄雌鸡一只，治如食法

上一十八味㕮咀，以清酒五升渍一宿，别以水二斗煮鸡，取一

[1]　有身　谓妇女怀孕。

194

斗五升,去鸡纳药,煮取三升,去滓,纳消石烊令尽,适寒温,一服
一升,日三服。

治久寒月水不利,或多或少方

吴茱萸三升　生姜一斤　桂心一尺　大枣二十枚,擘　桃仁去皮
尖,五十枚　人参　芍药各三两　小麦　半夏洗,各一升　牡丹
皮四两　牛膝二两　水蛭熬　蟅虫熬　虻虫去翅足,熬　甘草
炙,各一两

上一十五味㕮咀,以清酒三升、水一斗煮取三升,去滓,适寒
温,服一升,日三服。不能饮酒者,以水代之。汤临欲成,乃纳诸
虫。病人不耐药者则饮七合。

治妇人月水不利,腹中满,时自减,并男子膀胱满急,**抵当**[1]**汤**方

大黄二两　桃仁三十枚,去皮尖两仁[2],炙　水蛭二十枚,熬　虎
杖炙,二两,一云虎掌

上四味㕮咀,以水三升煮取一升,顿服之,当即下血。

又方　当归　桂心　干漆熬　大枣擘　虻虫去翅足,熬　水蛭各二
两,熬　芍药　细辛　黄芩　蓡蕤　甘草炙,各一两　吴茱萸
桃仁各一升,去皮尖两仁

上一十三味㕮咀,以酒一斗渍一宿,明旦煮之取三升,分三服。

治妇人月水不利方

当归　芍药　干姜　芒消　吴茱萸各二两　大黄四两　桂心
三两　甘草炙,一两　桃仁去皮尖,三十枚

上九味㕮咀,以水九升煮取三升,去滓,纳芒消烊令尽,分
三服。

治妇人胸胁满,月水不利,时绕脐苦痛,手足烦热,两脚酸,**温经
丸**方

干姜　吴茱萸　附子炮去皮　大黄　芍药各三两　黄芩　干
地黄　当归　桂心　白术各二两　人参　石韦各一两,去毛

---

[1]　抵当　原作"抵党",据文义改。
[2]　仁　原缺,据王本补。

蜀椒一合,去目及闭口,汗　桃仁七十枚,去皮尖及双仁,熬　薏苡
仁一升

上一十五味捣筛为末,炼蜜和,丸如梧桐子。先食酒服一丸,
日三服,不知稍加之,以知为度。

治妇人月水不利,手足烦热,腹满,不欲寐,心烦,**七熬丸方**

大黄半两,熬　前胡　芒消各五分　干姜三分　茯苓二分半　杏
仁去皮尖双仁,一分半,熬　蜀椒去目及闭口,汗　䗪莔各二分,熬
桃仁二十枚,去皮尖双仁,熬　水蛭半合,熬　虻虫半合,去翅足,熬

上一十一味捣筛为末,炼蜜和,丸如梧桐子。饮服七丸,日三
服,渐加至十丸,治寒先食服之。《千金》有芎䓖三分。

治妇人带下,寒气血积,腰腹痛,月水时复不调,手足厥逆,气上荡
心,害饮食方

茯苓　枳实炙　干姜各半两　芍药　黄芩　桂心　甘草炙,各
一两

上七味㕮咀,以水四升煮取二升,分二服,服别相去一炊顷。
诸月水不调,皆悉主之。

治妇人月水不调,或月前或月后,或如豆汁,腰痛如折,两脚疼,胞
中风冷,**牡丹大黄汤**方

牡丹皮三两　大黄　朴消各四两　桃仁一升,去皮尖双仁者　阳
起石　人参　茯苓　水蛭熬　虻虫去翅足,熬　甘草炙,各二两

上一十味㕮咀,以水九升煮取三升,去滓,纳朴消令烊尽,分三
服,服别相去如一炊顷。

治妇人月水不调,或在月前,或在月后,或多或少,乍赤乍白,**阳起
石汤**方

阳起石二两　附子一两,炮去皮　伏龙肝五两　生地黄切,一升
干姜　桂心　人参　甘草炙,各二两　续断　赤石脂各三两

上一十味㕮咀,以水一斗煮取三升二合。分四服,日三夜
一服。

治月水不调,或一月再来,或两月三月一来,或月前或月后闭塞不
通,宜服**杏仁汤**方

　　杏仁去皮尖双仁　桃仁去皮尖双仁　虻虫去翅足,熬　水蛭熬,各
　三十枚　大黄三两

　　上五味㕮咀,以水六升煮取二升五合,分为三服。一服,其病
　当随大小便有所下。若下多者,止勿服;若少者,则尽二服。

治妇人产生余疾,月水时来,腹中绞痛方

　　朴消　当归　薏苡仁　桂心各二两　大黄四两　代赭　牛膝
　桃仁去皮尖两仁,熬,各一两

　　上八味捣筛为末,炼蜜和,丸如梧桐子。先食酒服五丸,日三
　服,不知稍增之。

治妇人经水来绕脐痛,上抢心胸,往来寒热如疟[1]状方

　　薏苡仁　代赭　牛膝各二两　茯苓一两　大黄八两　䗪虫二十
　枚,熬　桃仁五十枚,去皮尖双仁,熬　桂心五寸

　　上八味捣筛为散,宿不食,明朝空腹温酒服一钱匕。

治妇人月事往来,腰腹痛方

　　䗪虫四枚,熬　女青　芎劳各一两　蜀椒去目及闭口,汗　干姜
大黄各二两　桂心半两

　　上七味捣筛为散,先食酒服一刀圭,服之十日,微去下,善养
　之佳。

治妇人月事不通,小腹坚痛不得近,**干漆汤**方

　　干漆熬　大黄　黄芩　当归　芒消　桂心各一两　附子一枚,
　炮去皮　吴茱萸一升　萎蕤　芍药　细辛　甘草炙,各一两

　　上一十二味㕮咀,以清酒一斗渍一宿,煮取三升,绞去滓,纳芒
　消烊令尽,分三服,服别相去一炊顷。

又方　大黄三两　桃仁一升,去皮尖及双仁　芒消　土瓜根　当归
　芍药　丹砂研,各二两

　　上七味㕮咀,以水九升煮取三升,去滓,纳丹砂末及芒消烊令
　尽,为三服,服别相去一炊顷。《千金》有水蛭二两。

────────────

〔1〕　疟　此下王本、《备急千金要方》卷四·月经不调并有"痓"字。

治月水不通，心腹绞痛欲死，通血止痛，岩[1]蜜汤方

　　吴茱萸　大黄　当归　干姜　虻虫去翅足，熬　水蛭熬　干地黄　芎䓖各二两　栀子仁十四枚　桃仁去皮尖，一升，熬　芍药三两　细辛　甘草炙，各一两　桂心一两　牛膝三两　麻仁半升

　　上一十六味㕮咀，以水九升煮取二升半，分三服，日三服，服相去一炊顷。

治血瘕，月水瘀血不通，下病散坚血方[2]

　　大黄　细辛　朴消各一两　消石　附子炮去皮　虻虫去翅足，熬，各三分　黄芩　干姜各一两　芍药　土瓜根　代赭　丹砂各二两，研　牛膝一斤　桃仁二升，去皮尖双仁　蛴螬二枚，炙

　　上一十五味㕮咀，水酒各五升渍药一宿，明旦乃煮取四升，去滓，纳朴消消石烊令尽，分四服，服别相去如一炊顷，去病后宜食黄鸭羹。

又方　水蛭熬　土瓜根　芒消　当归各二两　桃仁一升，去皮尖　大黄　桂心　麻子　牛膝各三两

　　上九味㕮咀，以水九升煮取三升，去滓，纳芒消烊令尽，分三服，服别相去一炊顷。

治月水不通结成癥坚如石，腹大骨立[3]，宜破血下癥物方

　　大黄　消石熬令沸定，各六两　蜀椒去目闭口，汗，一两　代赭　干漆熬　芎䓖　茯苓　干姜　虻虫去翅足，熬，各二两　巴豆二十枚，去皮心，熬

　　上一十味捣筛为末，别治巴豆令如脂，炼蜜丸如梧桐子大。酒服三丸，渐加至五丸，空腹为始，日二服。《千金》有丹砂柴胡水蛭土瓜根，为一十四味。

────────────

〔1〕　岩　原作"严"，据王本改。

〔2〕　治血瘕……散坚血方　"血"及"坚血"三字原脱，据王本、《备急千金要方》卷四·月水不通补。又，本方《备急千金要方》名"消石汤"，丹砂作丹参，有大枣，为十六味。

〔3〕　骨立　谓人极消瘦。《列子·仲尼》："子贡茫然自失，归家淫思，七日不寝不食，以至骨立。"

治产后月水往来,乍多乍少,仍不复通,里急下引腰,身重,**牛膝丸方**

牛膝　桂心　大黄　芎䓖各三两　当归　芍药　人参　牡丹皮各二两　水蛭熬　虻虫熬,去翅足　蟅虫熬,各十枚　蛴螬熬　䗪蠊虫各四十枚,一方无

上一十三味捣筛为末,炼蜜和,丸如梧桐子大。空腹温酒下五丸,日三服,不知,渐增至十丸。

治月水闭不通,洒洒往来寒热方

虻虫一两,去翅足,熬　桃仁十两,去皮尖双仁,熬　桑螵蛸半两　代赭　水蛭熬　蛴螬熬,各二两　大黄三两

上七味捣筛为末,别捣桃仁如膏,乃合药,炼蜜和,为丸如梧桐子大。酒服五丸,日二服。

治月水不通,手足烦热,腹满,默默不欲寐,心烦方

芎䓖五两半　芒消　柴胡各五两　茯苓二两　杏仁五合,去皮尖双仁,熬　大黄一斤　蜀椒去目闭口者,汗　水蛭熬　虻虫去翅足,熬,各半两　桃仁一百枚,去皮尖双仁,熬　蟅虫熬　牡丹皮各二两　干姜六两　葶苈子五合,熬令紫色

上一十四味捣筛为末,别捣桃仁杏仁如泥,炼蜜和,为丸如梧桐子大。空腹酒服七丸,日三服,不知,稍增之。此方与前七熬丸同,多三味。

治腰腹痛月水不通利方

当归四两　芎䓖　人参　牡蛎熬　土瓜根　水蛭熬,各二两　虻虫去翅足,熬　丹砂研　乌头炮去皮　干漆熬,各一两　桃仁五十枚,去皮尖两仁,熬,别捣如泥。

上一十一味捣筛为末,炼蜜和,丸如梧桐子大。空腹酒服三丸,日三服。

治月闭不通不欲食方

大黄一斤　柴胡　芒消各五两　牡蛎熬,一两　葶苈子二两,熬令紫色,别捣　芎䓖二两半　干姜三两　蜀椒汗,一十两,去目及闭口者　茯苓三两半　杏仁五合,熬,别捣如膏　虻虫熬,去翅足　水

蛭熬,各半两　桃仁七十枚,去皮尖双仁,熬,别捣如膏

上一十三味捣筛为末,和前件䗪䗪桃仁杏仁等脂,炼蜜和,为丸如梧桐子大。饮服七丸,日再。亦与七熬丸同,多二味。

治月水不通六七年,或肿满气逆,腹胀癥瘕,服此方数有神效,**大虻虫丸**方

虻虫四百枚,去翅足,熬　水蛭三百枚,熬　蛴螬一升,熬　干地黄　牡丹皮　干漆熬　土瓜根　芍药　牛膝　桂心各四两　黄芩　牡蒙　桃仁熬,去皮尖双仁,各三两　茯苓　海藻各五两　䗪䗪五合,熬令紫色　吴茱萸二两

上一十七味捣筛为末,别捣桃仁䗪䗪如脂,炼蜜和,为丸如梧桐子大。酒服七丸,日三服。《千金》有芒消人参。

治月水不通闭塞方

牛膝一斤　麻子仁三升,蒸之　土瓜三两　桃仁二升,熬,去皮尖双仁

上四味以酒一斗五升渍五宿,一服五合,渐增至一升,日一服,多饮益佳。

治妇人产后风冷,留血不去停结,月水闭塞方

菴䕡子　桃仁去皮尖双仁,熬　麻子仁碎,各二升

上三味以酒三斗合煮至二斗,一服五合,日三服,稍加至一升,佳。

治月水闭不通结瘕,腹大如缸,短气欲死,**虎杖煎**方

虎杖一百斤,去头脑,洗去土,曝燥,切　土瓜根汁　牛膝汁各二斗

上三味,以水一斛渍虎杖一宿,明旦煎余二斗,纳土瓜牛膝汁,搅令调,于汤器中煎使如饴糖。酒服一合,日二夜一服。宿血[1]当下,若病去,但令服尽。

治带下月经闭不通方

大黄六两　朴消五两　桃仁去皮尖及双仁　虻虫去翅足,各一升,并熬

---

[1]　宿血　原缺,据《备急千金要方》卷四·月水不通补。

上四味捣筛为末，别捣桃仁如膏，以淳苦酒四升，以铜铛著火
上煎减一升，纳药三校之，又减一升，纳朴消，煎如饧可止，丸如
鸡子，投一升美酒中〔1〕。当宿不食服之。至日西，下或如豆汁，
或如鸡肝凝血虾蟆子〔2〕，或如膏，此是病下也。

治月水不通，阴中肿痛，**菖蒲汤**方

　　菖蒲　当归各二两　葱白切小，一升　吴茱萸　阿胶熬，各一两
　　上五味㕮咀，以水九升煮取三升，纳胶烊令尽，分为三服。

损伤第三方七首

治妇人因其夫阴阳过度，玉门〔3〕疼痛，小便不通，**白玉汤**方

　　白玉二两半　白术　泽泻各二两　肉苁蓉　当归各五两
　　上五味㕮咀，先以水一斗煮玉五十沸，去玉纳药，煎取二升，分
三服，每服相去一炊顷。

治妇人伤丈夫，苦头痛，欲呕，心闷，**桑白皮汤**方

　　桑白皮半两　干姜一絫〔4〕　桂心五寸　大枣二十枚，擘
　　上四味㕮咀，以水二大升煮取八合，分二服。《千金》云以酒一斗
煮三四沸，去滓，分温服之，适衣无令汗出。

治妇人嫁痛〔5〕单行方

----

〔1〕　以淳苦酒四升……投一升美酒中　《备急千金要方》卷四·月水不通作
　　　"以醇苦酒四升纳铜铛中，炭火煎取二升，下大黄桃仁虻虫等，搅勿住
　　　手，当欲可丸，下朴消，更搅勿住手，良久出之，可丸乃止，取一丸如鸡子
　　　黄投酒中"五十八字。
〔2〕　虾蟆子　即蝌蚪。此喻服用上方治疗后，若从阴道排出之物，色青黑状
　　　如虾蟆子者，为有疗效的标志之一。
〔3〕　玉门　妇女阴道外口。又称儿门、产门、阴门、阴户。
〔4〕　絫　原作"絫"，今改。按"絫"，"累"的古字。《说文解字·厽部》段玉裁
　　　注："絫之隶变作累，累行而絫废。""累"，古代重量单位名。十黍为一絫。
　　　《说文解字·厽部》："絫，十黍之重也。"
〔5〕　嫁痛　病证名，又称小户嫁痛。指妇女阴户小，性交时疼痛的病证。

　　大黄三分

　　上一味切，以好酒一升煮十沸，顿服。

治妇人小户嫁痛连日方

　　芍药半两　生姜切　甘草炙，各三分　桂心一分

　　上四味㕮咀，以酒二升煮三沸，去滓，适寒温，分服。

治妇人小户嫁痛单行方

　　牛膝五两

　　上一味切，以酒三升煮再沸，去滓，分三服。

治妇人小户嫁痛方

　　乌贼鱼骨二枚

　　上一味烧成屑，以酒服方寸匕，日三服，立瘥。

治妇人妊身，为夫所动欲死，单行竹沥汁方　取淡竹断两头节留中节，以火烧中央，以器承两头得汁饮之，立瘥。

（李景荣）

千金翼方卷第九　伤寒上

　　论曰:伤寒[1]热病[2],自古有之。名贤濬哲[3],多所防御。至于仲景,特有神功,寻思旨趣[4],莫测其致[5],所以医人未能钻仰[6]。尝[7]见太医疗伤寒,惟大青、知母等诸冷物投之,极与仲景本意相反,汤药虽行,百无一效。伤其如此,遂披伤寒大论,鸠集[8]要妙,以为其方,行之以来,未有不验。旧法方证,意义幽隐,乃令近智所迷,览之者造次[9]难悟,中庸之士[10],绝而不思,故使

---

〔1〕　伤寒　病名。广义的伤寒,为一切外感热病的总称。《伤寒论》以伤寒命名,即包括多种外感热病在内。《难经·五十八难》:"伤寒有五:有中风,有伤寒,有湿温,有热病,有温病,其所苦各不同。"狭义的伤寒,指外感风寒,感而即发的病证。

〔2〕　热病　病证名。冬季受寒,到了夏季因时令之热而发生的疾病。其主要症状为发热、口渴、便秘、烦躁不安、舌红、苔黄、脉数等。《素问·热论》:"今夫热病者,皆伤寒之类也。"

〔3〕　濬(jùn　俊)哲　有深邃智慧者。《诗经·长发》:"濬哲维商,长发其祥。"毛传:"濬,深。"孔颖达疏:"毛以为有深智者,维我商家之德也。"

〔4〕　旨趣　宗旨,意义。《文选·嵇康·琴赋序》:"览其旨趣,亦未达礼乐之情也。"

〔5〕　致　尽,极。《荀子·荣辱》:"志意致修,德行致厚,智虑致明,是天作所以取天下也。"

〔6〕　钻仰　谓深入研究。《文心雕龙·徵圣》:"天道难闻,犹或钻仰;文章可见,胡宁勿思。"

〔7〕　尝　曾经。《广韵·阳韵》:"尝,曾也。"

〔8〕　鸠集　收集。《抱朴子·金丹》:"余考览养性之书,鸠集久视之方,曾所披涉,篇卷以千计矣。"

〔9〕　造次　仓卒,急遽。《后汉书·吴汉传》:"汉为人质厚少文,造次不能以辞自达。"

〔10〕　中庸之士　中等之才。《荀子·王制》:"元恶不待教而诛,中庸民不待政而化。"

闾里〔1〕之中,岁致夭枉之痛,远想令人慨然无已。今以方证同条,比类相附,须有检讨〔2〕,仓卒易知。夫寻方之大意,不过三种:一则桂枝,二则麻黄,三则青龙。此之三方,凡疗伤寒,不出之也。其柴胡等诸方,皆是吐下发汗后不解之事,非是正对之法。术数未深,而天下名贤止而不学,诚可悲夫。又有仆隶卑下,冒犯风寒,天行疫疬,先被其毒,悯之酸心。聊述兹意,为之救法,方虽是旧,弘之惟新,好古君子,嘉其博济之利,无嗤诮〔3〕焉。

太阳病用桂枝汤法第一五十七证　方五首

论曰:伤寒与痉病〔4〕湿病及热暍〔5〕相滥,故叙而论之。

太阳病发热无汗,而反恶寒,是为刚痉〔6〕。

太阳病发热汗出,而不恶寒,是为柔痉〔7〕。一云恶寒。

太阳病发热,其脉沉细,是为痉。

---

〔1〕 闾(lú　驴)里　乡里。《战国策·齐四》:“今夫士之高者,乃称匹夫,徒步而处农亩,下则鄙野监门闾里,士之贱亦甚矣。”皱彪注:“闾在乡,里在野,并五百家,皆有门。”

〔2〕 检讨　查核,整理。白居易《与元九书》:“仆数月来,检讨囊袠中,得新旧诗,各以类分,分为卷目。”

〔3〕 嗤诮　讥笑责备。寒山《诗》之一四一:“下愚读我诗,不解却嗤诮。”

〔4〕 痉病　病名。谓以肌肉拘急,口噤不开,角弓反张为主要临床表现的病证。疮家误汗,耗伤营血,筋脉失养,内风扰动,故痉。《伤寒悬解》卷十四:“疮家,脓血损伤,再以汗伤其血,则筋脉挛缩而病痉。”

〔5〕 热暍　即中暑。段成式《酉阳杂俎·肉攫部》:“凡鸷鸟,雏生而有惠,出壳之后,即于窠外放巢。大鸷恐其堕坠,及为日所曝,热暍致损,乃取带叶树枝,插其巢畔,防其坠堕及作阴凉也。”

〔6〕 刚痉　病证名。以项背强急、发热、无汗、恶寒为症状特点。《金匮要略论注·痉湿暍病脉证》:“痉即痉,强直之谓也。痉病必有项背强直等证,故曰痉,即省文不言。但治痉病,刚柔之辨,最为吃紧,故特首拈无汗反恶寒为刚,有汗不恶寒为柔,为示辨证之要领耳。”

〔7〕 柔痉　病证名。以项背强急发热、汗出、不恶寒为症状特点。

太阳病发其汗[1]，因致痓。

病者身热足寒，颈项强[2]，恶寒，时头热面赤，目脉赤，独头动摇，是为痓[3]。

上件痓状。

太阳病而关节疼烦，其脉沉缓，为中湿[4]。

病者一身尽疼烦，日晡[5]即剧，此为风湿，汗出[6]所致也。

湿家[7]之为病，一身尽疼，发热，而身色似熏黄[8]也。

湿家之为病，其人但头汗出而背强，欲得被覆[9]。若下之早即哕，或胸满，小便利[10]，舌上如胎[11]，此为丹田[12]有热，胸上[13]

---

〔1〕　发其汗　《伤寒论·辨痓湿暍脉证》作"发汗太多"四字。

〔2〕　颈项强　《伤寒论·辨痓湿暍脉证》"强"下有"急"字。"颈项强"，病证名。谓颈项部拘急牵引，强硬不舒。《伤寒论注》卷三："营血不足，故颈项强。"

〔3〕　是为痓　《伤寒论·辨痓湿暍脉证》作"卒口噤，背反张者，痓病也"十字。

〔4〕　而关……中湿　《伤寒论·辨痓湿暍脉证》作"关节疼痛而烦，脉沉而细者，此名湿痹"十五字。

〔5〕　日晡　《伤寒论·辨痓湿暍脉证》"日"上有"发热"二字。"日晡"，申时，即午后三时至五时。

〔6〕　汗出　《伤寒论·辨痓湿暍脉证》作"此病伤于汗出当风，或久伤取冷"十三字。

〔7〕　湿家　谓素患湿病之人。《医宗金鉴·订正仲景全书·辨痓湿暍脉证》："湿家，谓病湿之人。"

〔8〕　熏黄　谓黄色晦暗。《伤寒贯珠集·太阳篇下》："熏黄者，如烟之熏，色黄而晦，湿气沉滞故也。若热黄则黄而明，所谓身黄如橘子色也。"

〔9〕　被覆　《伤寒论·辨痓湿暍脉证》"覆"下有"向火"二字。

〔10〕　小便利　《伤寒论·辨痓湿暍脉证》"便"下有"不"字。

〔11〕　舌上如胎　舌上好象有苔。按"如"，好象。《广雅·释言》："如，若也。"白居易《琵琶行》："大弦嘈嘈如急雨，小弦切切如私语。""胎"，舌苔。朱右《撄宁生传》："数视其上胎黄。"《金匮要略·痓湿暍病脉证治》："舌上如胎者，以丹田有热，胸上有寒。"

〔12〕　丹田　在脐下三寸，谓下丹田。《抱朴子·地真分丹田为三》："在脐下者为下丹田，在心下者为中丹田，在两眉间者为上丹田。"

〔13〕　胸上　《伤寒论·辨痓湿暍脉证》作"胸中"。

有寒，渴欲饮，则不能饮，而口燥[1]也。

湿家下之，额上汗出，微喘，小便利者死，下利不止者亦死。

问曰：病风湿相搏，身体疼痛，法当汗出而解。值天阴雨，溜下不止，师云此可发汗，而[2]其病不愈者，何故。答曰：发其汗，汗大出者，但风气去，湿气续在，是故不愈。若治风湿者，发其汗，微微似欲出汗者，则风湿俱去也。

病人喘[3]，头痛鼻窒而烦，其脉大，自能饮食，腹中独和无病，病在头中寒湿，故鼻窒，纳药鼻中即愈。

上件湿状。

太阳中热，暍是也，其人汗出，恶寒，身热而渴也。

太阳中暍，身热疼重而脉微弱，此以夏月伤冷水，水行皮肤中[4]也。

太阳中暍，发热恶寒，身重而疼痛，其脉弦细芤迟，小便已洗然[5]，手足逆冷，小有劳热[6]，口前开板齿[7]燥。若发其汗，恶寒则甚；加温针，发热益甚；数下之，淋复甚。

上件暍状。

太阳之为病，头项强痛而恶寒。

太阳病其脉浮。

太阳病发热汗出而恶风，其脉缓，为中风。

太阳中风，发热而恶寒。

太阳病三四日，不吐下，见芤乃汗之。

---

〔1〕　口燥　《伤寒论·辨痓湿暍脉证》"燥"下有"烦"字。

〔2〕　而　《伤寒论·辨痓湿暍脉证》作"汗之"二字。

〔3〕　病人喘　《伤寒论·辨痓湿暍脉证》作"湿家病，身上疼痛，发热，面黄而喘"十三字。

〔4〕　中　《伤寒论·辨痓湿暍脉证》"中"下有"所致"二字。

〔5〕　洗然　《伤寒论·辨痓湿暍脉证》作"洒洒然毛耸"五字。

〔6〕　小有劳热　《伤寒论·辨痓湿暍脉证》作"小有劳，身即热"六字。

〔7〕　口前开板齿　《伤寒论·辨痓湿暍脉证》作"口开前板齿"。"板齿"，谓门牙。杜甫《戏赠友》诗之一："一朝被马踏，唇裂板齿无。"

夫病有发热而恶寒者,发于阳也;不热而恶寒者,发于阴也。发于阳者七日愈,发于阴者六日愈,以阳数七,阴数六故也。

太阳病头痛,至七日以上自愈者,其经竟[1]故也。若欲作再经[2]者,针足阳明,使经不传则愈。

太阳病欲解时,从巳尽未。

风家[3]表解而不了了[4]者,十二日愈。

太阳中风,阳浮而阴濡弱,浮者热自发,濡弱者汗自出。啬啬恶寒[5],淅淅恶风[6],翕翕发热[7],鼻鸣干呕者,桂枝汤主之。

太阳病发热汗出,此为荣弱卫强,故使汗出,以救邪风[8],桂枝汤主之。

太阳病头痛发热,汗出恶风,桂枝汤主之。

---

〔1〕其经竟　《伤寒论·辨太阳病脉证并治》作"以其经尽"四字。"其经竟",谓太阳经已行完。按"竟",终了。《玉篇·音部》:"竟,终也。"柳宗元《田家三首·其三》:"是时收获竟,落日多樵牧。"《伤寒论新义·太阳上篇》:"行其经尽而自愈者,内而阳明气充,拒之不使内传,外则太阳气盛,使之不得留恋,故邪乃不得而去也。"

〔2〕再经　谓病情将要发生传经之变。此指邪将传阳明经。《伤寒论条辨》卷一:"欲作再经,谓病加进也。"

〔3〕风家　谓感受风邪之人。《伤寒论条辨》卷一:"风家谓中风之病也。"

〔4〕不了了　谓不清爽。《伤寒来苏集·伤寒总论》:"不了了者,余邪未除也,七日表解后,复过一候,而五脏元气始充,故十二日精神慧爽而愈。"

〔5〕啬啬恶寒　恶寒深重貌。《伤寒论条辨·辨太阳病脉证并治上》:"啬啬言由于内气馁,不足以担当其渗逼,恶之甚之意。"

〔6〕淅淅恶风　恶风深切貌。《伤寒论条辨·辨太阳病脉证并治上》:"淅淅言恶风由于外体疏,犹惊恨雨水,卒然淅沥其身,而恶之切之意。"

〔7〕翕翕发热　发热如羽毛覆盖之貌。《伤寒论条辨·辨太阳病脉证并治上》:"翕翕为温热而不蒸蒸大热也。"

〔8〕以救邪风　《伤寒论·辨太阳病脉证并治》"以"作"欲"。按"救",治疗。《吕氏春秋·劝学》:"是救病而饮之以堇也。"高诱注:"救,治也。""以救邪风",谓用以治疗风邪引起的太阳中风证。

太阳病项背强几几[1]，而反汗出恶风，桂枝汤主之[2]。本论云桂枝加葛根汤。

太阳病下之，其气上冲[3]，可与桂枝汤，不冲[4]不可与之。

太阳病三日，已发汗吐下温针而不解，此为坏病[5]，桂枝汤复不中与也。观其脉证，知犯何逆，随证而治之。

桂枝汤本为解肌[6]，其人脉浮紧，发热无汗，不可与也，常识此，勿令误也。

酒客不可与桂枝汤，得之则呕，酒客不喜甘故也。

喘家作桂枝汤，加厚朴杏仁佳。

服桂枝汤吐者，其后必吐脓血。

太阳病初服桂枝汤，而反烦不解者，当先刺风池风府，乃却与桂枝汤则愈。

太阳病外证未解，其脉浮弱，当以汗解，宜桂枝汤。

太阳病下之微喘者，表未解故也，宜桂枝汤[7]。一云麻黄汤。

太阳病有外证未解，不可下之，下之为逆，解外宜桂枝汤。

----

[1]　项背强几几（shūshū　殊殊）　谓项背强急，不能自如俯仰。由邪客太阳，津液不能敷布，经脉失于濡养而致。《伤寒贯珠集》卷二："几几项强连背，不能展顾之貌。"

[2]　桂枝汤主之　《伤寒论·辨太阳病脉证并治》作"桂枝加葛根汤主之"八字。

[3]　气上冲　谓自觉胸中有气向上冲逆。因太阳病误下后，正气未衰，逆上与邪相争，故气上冲。此处借气上冲、不上冲，说明表证仍在，或表邪传里。《伤寒论类方·桂枝汤类一》："此误下之症，误下而仍上冲，则邪气犹在阳分，故仍用桂枝汤发表；若不上冲，则其邪已下陷，变病不一，当随宜施治。"

[4]　不冲　《伤寒论·辨太阳病脉证并治上》作"方用前法。若不上冲者"九字。

[5]　坏病　即变证。谓因医治不当而致病情恶化。《伤寒论·辨太阳病脉证并治》成无己注："谓之坏病，言为医所坏病也。"

[6]　解肌　谓用调和荣卫之法，以解除肌表之邪。《伤寒贯珠集》卷一："解肌者，解散肌表之邪，与麻黄之专汗不同。"

[7]　宜桂枝汤　《伤寒论·辨太阳病脉证并治》作"桂枝加厚朴杏仁汤主之"十字。

　　太阳病先发汗，不解而下之，其脉浮，不愈。浮为在外，而反下之，故令不愈。今脉浮，故[1]在外，当解其外则愈，宜桂枝汤。

　　病常自汗出，此为荣气和，卫气不和故也[2]，荣行脉中，卫行脉外，复发其汗，卫[3]和则愈，宜桂枝汤。

　　病人脏无他病，时发热，自汗出而不愈，此卫气不和也，先其时发汗愈，宜桂枝汤。

　　伤寒不大便六七日，头痛有热，与承气汤，其大便反青[4]，此为不在里，故在表也，当发其汗。头痛者必衄，宜桂枝汤。

　　伤寒发汗已解，半日许复烦，其脉浮数，可复发其汗，宜服桂枝汤。

　　伤寒医下之后[5]，身体疼痛[6]，圊[7]便自调，急当救表，宜桂枝汤[8]。

　　太阳病未解，其脉阴阳俱停，必先振[9]，汗出而解，但阳微者，先汗之而解[10]，宜桂枝汤[11]。

　　太阳病未解，热结膀胱，其人如狂，其血必自下，下者即愈。其

---

〔1〕　故　《伤寒论·辨太阳病脉证并治》"故"下有"知"字。

〔2〕　卫气不和故也　《伤寒论·辨太阳病脉证并治》作"荣气和者，外不谐，为卫气不共荣气谐和故尔"十八字。

〔3〕　卫　《伤寒论·辨太阳病脉证并治》"卫"上有"荣"字。

〔4〕　其大便反青　《伤寒论·辨太阳病脉证并治》作"其小便清者"。

〔5〕　后　《伤寒论·辨太阳病脉证并治》作"续得下利者，谷不止"八字。

〔6〕　疼痛　《伤寒论·辨太阳病脉证并治》"痛"下有"者，急当救里，后身疼痛"九字。

〔7〕　圊　原作"清"，今改。按"清"，与"圊"同。《释名·释宫室》："厕，或曰圊。"毕沅疏证："圊亦俗字。据《一切经音义》、《御览》引皆作清。"

〔8〕　宜桂枝汤　《伤寒论·辨太阳病脉证并治》"宜"上有"救里宜四逆汤，救表"八字。

〔9〕　必先振　《伤寒论·辨太阳病脉证并治》"振"下有"栗"字。

〔10〕　阳微……而解　《伤寒论·辨太阳病脉证并治》作"但阳脉微者，先汗出而解"十字。

〔11〕　宜桂枝汤　《伤寒论·辨太阳病脉证并治》作"但阴脉微者，下之而解。若欲下之，宜调胃承气汤主之"二十一字。

外未解，尚未可攻，当先解其外，宜桂枝汤[1]。

伤寒大下后，复发汗，心下痞，恶寒者[2]，不可攻痞，当先解表[3]，宜桂枝汤。

桂枝汤方

桂枝　芍药　生姜各二两，切　甘草二两，炙　大枣十二枚，擘

上五味㕮咀，三味以水七升微火煮取三升，去滓，温服一升，须臾饮热粥一升余，以助药力，温覆令汗出一时许益善。若不汗，再服如前。复不汗，后服小促其间[4]，令半日许三服。病重者，一日一夜乃瘥，当晬时[5]观之，服一剂汤，病证犹在，当复作服之，至有不汗出，当服三剂乃解。

太阳病发其汗，遂漏而不止[6]，其人恶风，小便难，四肢微急，难以屈伸，桂枝加附子汤主之，桂枝中加附子一枚，炮，即是。

太阳病下之，其脉促[7]，胸满者，桂枝去芍药汤主之。若微寒者[8]，桂枝去芍药加附子汤主之，桂枝去芍药，中加附子一枚即是。

---

〔1〕宜桂枝汤　《伤寒论·辨太阳病脉证并治》作"外解已，但少腹急结者，乃可攻之，宜桃核承气汤"十九字。

〔2〕恶寒者　《伤寒论·辨太阳病脉证并治》"者"下有"表未解也"四字。

〔3〕解表　《伤寒论·辨太阳病脉证并治》"表"下有"表解，乃可攻痞。解表"八字。

〔4〕小促其间　谓稍微缩短服药的间隔时间。按"促"，缩减。《字汇·人部》："促，蹙也。"《抱朴子·广譬》："大川不能促其涯，以适连济之情，五岳不能削其峻，以副陟者之欲。"

〔5〕晬时　一周时，一昼夜。《灵枢经·上膈》："下膈者，食晬时乃出。"

〔6〕遂漏而不止　谓不间断地小量出汗。《伤寒来苏集》卷一："阳气不所止息，汗出不已矣。"

〔7〕脉促　脉来急促。《伤寒溯源集》卷四："脉促者，非脉来数时一止，复来之促也，即急促亦可谓之促也。"

〔8〕微寒者　谓脉微而恶寒。《伤寒论浅注·辨太阳病脉证》："若脉不见促而见微，身复恶寒者，为阳虚已极，桂枝去芍药方中加附子汤主之，恐桂、姜之力微，必助之附子而后可。"

太阳病得之八九日，如疟[1]，发热而恶寒，热多而寒少，其人不呕，圊便欲自可[2]，一日再三发，其脉微缓者为欲愈，脉微而恶寒者，此为阴阳俱虚[3]，不可复吐下发汗也；面色反有热者，为未欲解，以其不能得汗出，身必当痒，**桂枝麻黄各半汤**主之

　　桂枝一两十六铢　　芍药　　生姜切　　甘草炙　　麻黄去节，各一两

　　大枣四枚，擘　　杏仁二十四枚，去皮尖两仁者

　　上七味，以水五升先煮麻黄一二沸，去上沫，纳诸药，煮取一升八合，去滓，温服六合。本云：桂枝汤三合，麻黄汤三合，并为六合，顿服。

服桂枝汤，大汗出，若脉洪大，与桂枝汤，其[4]形如疟，一日再发，汗出便解，宜**桂枝二麻黄一汤**方

　　桂枝一两十七铢　　麻黄十六铢　　生姜切　　芍药各一两六铢　　甘草一两二铢，炙　　大枣五枚，擘　　杏仁十六枚，去皮尖两仁者

　　上七味，以水七升煮麻黄一二沸，去上沫，纳诸药，煮取二升，去滓，温服一升，日再服。本云：桂枝汤二分，麻黄汤一分，合为二升，分二服，今合为一方。

太阳病发热恶寒，热多寒少，脉微弱，则无阳也，不可发汗，**桂枝二越婢一汤**主之方

─────────────

〔1〕　如疟　《伤寒论·辨太阳病脉证并治》"疟"下有"状"字。"如疟"，谓发热恶寒呈阵发性，发无定时，似疟非疟。《伤寒贯珠集·太阳篇上》："病如疟状，非真是疟，亦非传少阳也，乃正气内胜，数与邪争故也。"

〔2〕　圊便欲自可　谓大便将自然恢复正常。示热邪未传阳明。按"欲"，将要。《词诠》卷九："欲，将也，言未来之事用之。"许浑《咸阳城东楼》："溪云初起日沉阁，山雨欲来风满楼。""可"，合适。《史记·樗里子甘茂列传》："然则王若欲置相于秦，则莫若向寿者可。"《伤寒论条辨》卷十："不呕不渴，清便欲自可，出者未彻表，入亦未及里也。"

〔3〕　阴阳俱虚　谓表里俱虚。《注解伤寒论·辨太阳病脉证并治上》："脉微而恶寒者，表里俱虚也；阳，表也，阴，里也。脉微为里虚，恶寒为表虚，以表里俱虚，故不可更发汗更下更吐也。"

〔4〕　其　《伤寒论·辨太阳病脉证并治》作"如前法。若"四字。

211

桂枝　芍药　甘草炙　麻黄去节,各十八铢　生姜一两三铢,切

石膏二十四铢,碎　大枣四枚,擘

上七味,以水五升先煮麻黄一二沸,去上沫,纳诸药,煮取二升,去滓,温服一升。本云:当裁为越婢汤桂枝[1],合之饮一升,今合为一方,桂枝汤二分[2]。

服桂枝汤,下之,颈[3]项强痛,翕翕发热,无汗,心下满微痛,小便不利,**桂枝去桂加茯苓白术汤**主之方

茯苓　白术各三两

上于桂枝汤中惟除去桂枝一味,加此二味为汤,服一升[4],小便即利[5]。本云桂枝汤,今去桂枝加茯苓白术。

太阳病用麻黄汤法第二一十六证　方四首

太阳病或已发热,或未发热,必恶寒体痛,呕逆,脉阴阳俱紧,为伤寒。

伤寒一日,太阳脉弱,至四日太阴脉大。

伤寒一日,太阳受之,脉若静者为不传,颇欲呕若躁烦,脉数急者,乃为传。

伤寒[6]其二阳证[7]不见,此为不传。

太阳病头痛发热,身体疼,腰痛,骨节疼,恶风,无汗而喘,麻黄汤主之。

---

[1]　桂枝　《伤寒论·辨太阳病脉证并治》"枝"下有"汤"字。

[2]　桂枝汤二分　《伤寒论·辨太阳病脉证并治》"分"下有"越婢汤一分"五字。

[3]　颈　《伤寒论·辨太阳病脉证并治》作"头"。

[4]　为汤,服一升　《伤寒论·辨太阳病脉证并治》作"以水八升煮取三升,去滓,温服一升"十四字。

[5]　小便即利　《伤寒论·辨太阳病脉证并治》作"小便利即愈"五字。

[6]　伤寒　《伤寒论·辨太阳病脉证并治》"寒"下有"二三日"三字。

[7]　其二阳证　《伤寒论·辨太阳病脉证并治》作"阳明少阳证"五字。

太阳与阳明合病,喘而胸满,不可下也,宜麻黄汤。

太阳〔1〕病十日已去,其脉浮细,嗜卧,此为外解。设胸满胁痛,与小柴胡汤;浮者〔2〕,麻黄汤主之。

太阳病脉浮紧,无汗而发热,其身疼痛,八九日不解,其表证仍在,此当发其汗。服药〔3〕微除,其人发烦,目瞑增剧者必衄,衄乃解。所以然者,阳气重故也,宜麻黄汤。

脉浮而数者,可发其汗,宜麻黄汤。

伤寒脉浮紧,不发其汗,因致衄,宜麻黄汤。

脉浮而紧,浮则为风,紧则为寒,风则伤卫,寒则伤荣,荣卫俱病,骨节烦疼,可发其汗,宜麻黄汤。

太阳病下之微喘者,外未解故也,宜麻黄汤。一云桂枝汤。

麻黄汤方

麻黄去节,三两　桂枝二两　甘草一两,炙　杏仁七十枚,去皮尖两仁者

上七味,以水九升煮麻黄,减二升,去上沫,纳诸药,煮取二升半,去滓,温服八合,覆取微似汗,不须啜粥。余如桂枝法〔4〕。

太阳病项背强几几,无汗恶风,**葛根汤**主之方

葛根四两　麻黄三两,去节　桂枝　芍药　甘草炙,各二两　生姜三两,切　大枣十一枚,擘

上七味,以水一斗煮麻黄葛根,减二升,去上沫,纳诸药,煮取三升,去滓,分温三服。不须与粥,取微汗〔5〕。

太阳与阳明合病,而自利〔6〕,葛根汤主之。用上方。一云:用后葛根黄芩黄连汤。

---

〔1〕　太阳　原缺,据《伤寒论·辨太阳病脉证并治》补。

〔2〕　浮者　《伤寒论·辨太阳病脉证并治》“浮”上有“脉但”二字。

〔3〕　服药　《伤寒论·辨太阳病脉证并治》“药”下有“已”字。

〔4〕　桂枝法　《伤寒论·辨太阳病脉证并治》“法”下有“将息”二字。

〔5〕　不须与粥,取微汗　《伤寒论·辨太阳病脉证并治》作“复取微似汗,不须啜粥,余如桂枝法将息及禁忌”十九字。

〔6〕　而自利　《伤寒论·辨太阳病脉证并治》作“必自下利”四字。

不下利[1],但呕,葛根加半夏汤主之。葛根汤中加半夏半升,
洗,即是。

太阳病,桂枝证,医反下之,遂利不止,其脉促,表未解,喘而汗出,
宜**葛根黄芩黄连汤**方

葛根半斤　甘草二两,炙　黄芩　黄连各三两

上四味,以水八升先煮葛根,减二升,纳诸药,煮取二升,去滓,
分温再服。

太阳病用青龙汤法第三 四证　方二首

太阳中风,脉浮紧,发热恶寒,身体疼痛,不汗出而烦,**大青龙汤**主
之。若脉微弱,汗出恶风者,不可服之,服之则厥,筋惕肉𥄀[2],
此为逆也方

麻黄去节,六两　桂枝二两　甘草二两,炙　杏仁四十枚,去皮尖两
仁者　生姜三两,切　大枣十枚,擘　石膏如鸡子大,碎,绵裹

上七味,以水九升先煮麻黄,减二升,去上沫,纳诸药,煮取三
升,去滓,温服一升,取微似汗,汗出多者,温粉粉之,一服汗者,
勿再服。若复服,汗出多亡阳,逆虚恶风,躁不得眠。

伤寒脉浮缓,其身不疼但重,乍有轻时,无少阴证者,可与大青
龙汤发之。用上方。

伤寒表不解,心下有水气[3],咳而发热,或渴,或利,或噎,或小便
不利,少腹满,或喘者,**小青龙汤**主之方

---

[1]　不下利　《伤寒论·辨太阳病脉证并治》"不"上有"太阳与阳明合病"
七字。

[2]　筋惕肉𥄀　谓筋肉抽搐跳动。因大汗亡阳,肌肤经脉不得温煦而致。
《伤寒明理论》卷三:"发汗过多,津液枯少,阳气太虚,筋肉失所养,故惕
惕然而跳,𥄀𥄀然而动也。"

[3]　心下有水气　《伤寒论·辨太阳病脉证并治》"气"下有"干呕"二字。"心
下有水气",谓里有水饮之邪。"心下",谓胃脘部,此泛指里。"水气",即
水饮之邪。《伤寒论直解》卷二:"心下有水气者,里之水气发动也。"

麻黄去节,三两　芍药　细辛　干姜　甘草炙　桂枝各三两
五味子　半夏各半升,洗

上八味,以水一斗先煮麻黄,减二升,去上沫,纳诸药,煮取三
升,去滓,温服一升。渴,则去半夏,加栝楼根三两;微利者,去麻
黄,加荛花一鸡子大,熬令赤色;噎者,去麻黄,加附子一枚,炮;
小便不利,少腹满,去麻黄,加茯苓四两;喘者,去麻黄,加杏仁半
升,去皮。

伤寒心下有水气,咳而微喘,发热不渴,服汤已而渴者,此为寒
去为欲解,小青龙汤主之。用上方。

太阳病用柴胡汤法第四—十五证　方七首

血弱气尽,腠理开,邪气因入,与正气相搏,在于胁下,正邪分
争,往来寒热,休作有时,默默[1]不欲食饮,脏腑相连,其痛必下,
邪高痛下,故使其呕,小柴胡汤主之。服柴胡而渴者,此为属阳明,
以法治之。

得病六七日,脉迟浮弱,恶风寒,手足温,医再三下之,不能食,
其人胁下满痛,面目及身黄,颈项强,小便难,与柴胡汤,后必下重。
本渴,饮水而呕,柴胡复不中与也,食谷者哕。

伤寒四五日,身体热,恶风,颈项强,胁下满,手足温而渴,小柴
胡汤主之。

伤寒阳脉涩,阴脉弦,法当腹中急痛,先与小建中汤,不瘥,与
小柴胡汤。小建中汤见杂疗门中。

伤寒中风,有柴胡证,但见一证便是,不必悉具也。凡柴胡汤

---

〔1〕　默默　原作"嘿嘿",今改。按"嘿",同"默"。《玉篇·口部》:"嘿,与默
同。""默默",谓病人表情沉默,不欲言语。《伤寒论条辨·辨太阳病脉
证并治》:"默,静也。胸协既满,谷不化消,所以默默不言,不需饮
食也。"

证而下之,柴胡证不罢,复与柴胡汤解者,必蒸蒸而振^[1],却发热汗出而解。

伤寒五六日,中风^[2],往来寒热,胸胁苦满,默默不欲饮食,心烦喜呕,或胸中烦而不呕,或渴,或腹中痛,或胁下痞坚,或心下悸,小便不利,或不渴,外有微热,或咳,**小柴胡汤**主之

　　柴胡八两　黄芩　人参　甘草炙　生姜各三两,切　半夏半升,洗　大枣十二枚,擘

　　上七味以水一斗二升煮取六升,去滓再煎,温服一升,日三。若胸中烦,不呕者,去半夏人参,加栝楼实一枚;渴者,去半夏,加人参合前成四两半^[3];腹中痛者,去黄芩,加芍药三两;胁下痞坚者,去大枣,加牡蛎六两;心下悸,小便不利者,去黄芩,加茯苓四两;不渴,外有微热者,去人参,加桂三两,温覆微发其汗;咳者,去人参大枣生姜,加五味子半升、干姜二两。

　　伤寒五六日,头汗出,微恶寒,手足冷,心下满,口不欲食,大便坚,其脉细,此为阳微结,必有表,复有里。沉^[4]则为病在里。汗出亦为阳微,假令纯阴结,不得有外证,悉入在于里,此为半在外,半在里。脉虽沉紧,不得为少阴。所以然者,阴不得有汗,今头大汗出,故知非少阴也。可与柴胡汤^[5],设不了了者,得屎而解。用上方。

------

〔1〕蒸蒸而振　谓周身战栗而又发热汗出如热气蒸腾。《伤寒贯珠集》卷五:"蒸蒸而振者,气从内达,邪从外出,有战胜之义焉,是以发热汗出而解也。"

〔2〕伤寒五六日,中风　谓始患伤寒或中风,经过数日,太阳证罢,而邪传少阳成少阳证。《伤寒论条辨·辨太阳病脉证并治上》:"伤寒五六日中风,往来寒热,互文也。言伤寒与中风,当五六日之时,皆有此往来寒热以下之证也。五六日,大约言也。"

〔3〕四两半　《伤寒论·辨少阳病脉证并治》"半"下有"瓜楼根四两"五字。

〔4〕沉　《伤寒论·辨少阳病脉证并治》"沉"上有"脉"字。

〔5〕柴胡汤　《伤寒论·辨少阳病脉证并治》作"小柴胡汤"四字。

216

伤寒十三日不解，胸胁满而呕，日晡所发潮热，而微利。此本当柴
　　胡[1]，下之不得利，今反利者，故知医以丸药下之，非其治也。潮
　　热者实也，先再服小柴胡汤以解其外，后以**柴胡加芒消汤**主之方
　　　　柴胡二两十六铢　黄芩　人参　甘草炙　生姜各一两，切　半夏
　　　　一合，洗　大枣四枚，擘　芒硝二两
　　　　上七味以水四升煮取二升，去滓[2]，温分再服，以解其外，不
　　解更作。

柴胡加大黄芒消桑螵蛸汤方[3]

　　　　上以前七味，以水七升下芒消三合、大黄四分、桑螵蛸五枚，煮
　　取一升半，去滓，温服五合，微下即愈。本云：柴胡汤再服以解其
　　外，余二升，加芒消大黄桑螵蛸也。

伤寒八九日，下之，胸满烦惊，小便不利，谵语[4]，一身[5]不可转
　　侧，**柴胡加龙骨牡蛎汤**主之方
　　　　柴胡四两　黄芩　人参　生姜切　龙骨　牡蛎熬　桂枝　茯
　　苓　铅丹各一两半　大黄二两　半夏一合半，洗　大枣六枚，擘
　　　　上一十二味以水八升煮取四升，纳大黄，切如棋子大，更煮一
　　两沸，去滓，温服一升。本云柴胡汤，今加龙骨等。

　　　伤寒六七日，发热，微恶寒，肢节烦疼[6]，微呕，心下支结，外
　　证未去者，宜柴胡桂枝汤。

发汗多，亡阳狂语者，不可下，以为可与**柴胡桂枝汤**和其荣卫，以

────────

[1]　柴胡　《伤寒论·辨少阳病脉证并治》"胡"下有"证"字。
[2]　去滓　《伤寒论·辨少阳病脉证并治》"滓"下有"纳芒消，更煮数沸"
　　七字。
[3]　柴胡加大黄芒消桑螵蛸汤方　今本《伤寒论》、《金匮要略》并无此方。
　　按"方"下主治、药物组成原缺。
[4]　谵语　谓病人神志不清，妄言乱语，多见于实证，由邪热扰乱神明而致。
[5]　一身　《伤寒论·辨少阳病脉证并治》"身"下有"尽重"二字。
[6]　肢节烦疼　"肢"原作"支"，今改。按"支"，通"肢"。四肢。《正字通·
　　支部》："支，与肢通，人四体也。"《淮南子·人间》："商鞅支解，李斯
　　车裂。"

通津液，后自愈方

柴胡四两　黄芩　人参　生姜切　桂枝　芍药各一两半　半夏二合半，洗　甘草一两，炙　大枣六枚，擘

上九味以水六升煮取二升，去滓，温服一升。本云：人参汤作如桂枝法，加柴胡[1]黄芩，复如柴胡法，今用人参作半剂。

伤寒五六日，其人已发汗而复下之，胸胁满微结，小便不利，渴而不呕，但头汗出，往来寒热而烦，此为未解，**柴胡桂枝干姜汤**主之方

柴胡八两　桂枝三两　干姜二两　栝楼根四两　黄芩三两　牡蛎二两，熬　甘草二两，炙

上七味以水一斗二升煮取六升，去滓更煎[2]，温服一升，日二服。初服微烦[3]，汗出愈。

太阳病过经十余日，反再三下之，后四五日柴胡证续在，先与小柴胡汤，呕止小安[4]，其人郁郁微烦者，为未解，与大柴胡汤下者止。

伤寒十余日，邪气结在里，欲复，往来寒热，当与大柴胡汤。

伤寒发热，汗出不解，心中痞坚，呕吐下利者，大柴胡汤主之。

病人表里无证，发热七八日，虽脉浮数，可下之，宜**大柴胡汤**方

柴胡八两　枳实四枚，炙　生姜五两，切　黄芩三两　芍药三两　半夏半升，洗　大枣十二枚，擘

上七味以水一斗二升煮取六升，去滓更煎，温服一升，日三服。一方加大黄二两，若不加，恐不名大柴胡汤。

太阳病用承气汤法第五九证　方四首

发汗后恶寒者，虚故也，不恶寒但热者，实也，当和其胃气，

---

[1]　柴胡　《伤寒论·辨少阳病脉证并治》"柴"上有"半夏"二字。

[2]　煎　《伤寒论·辨少阳病脉证并治》"煎"下有"取三升"三字。

[3]　微烦　《伤寒论·辨少阳病脉证并治》"烦"下有"复服"二字。

[4]　呕止小安　《伤寒论·辨少阳病脉证并治》作"呕不止，心下急"六字。

宜小承气汤〔1〕。

太阳病未解，其脉阴阳俱停〔2〕，必先振〔3〕，汗出而解，但阳〔4〕微者，先汗出而解，阴微者先〔5〕下之而解，宜承气汤〔6〕。一云大柴胡汤。

伤寒十三日〔7〕，过经而谵语，内有热也，当以汤下之。小便利者，大便当坚，而反利，其脉调和者，知医以丸药下之，非其治也。自利者，其脉当微厥，今反和者，此为内实，宜承气汤〔8〕。

太阳病过经十余日，心下温温欲吐〔9〕而胸中痛，大便反溏，其腹微满，郁郁微烦，先时自极吐下者，宜承气汤〔10〕。

二阳并病，太阳证罢，但发潮热，手足漐漐汗出〔11〕，大便难，谵语者，下之愈，宜承气汤〔12〕。

----

〔1〕 宜小承气汤　《伤寒论·辨阳明病脉证并治》作"与调味承气汤"六字。

〔2〕 脉阴阳俱停　谓尺寸脉俱沉浮不见。《伤寒论类方·承气汤类》："脉法无停字，疑似沉滞不起，即下微字之意。寸为阳，尺为阴，微字即上停字之意，与微弱不同，微弱则不当复汗下也。"

〔3〕 振　《伤寒论·辨太阳病脉证并治》"振"下有"栗"字。

〔4〕 阳　《伤寒论·辨太阳病脉证并治》"阳"下有"脉"字。

〔5〕 先汗出……者，先　《伤寒论·辨太阳病脉证并治》作"汗出而解，但阴脉微者"九字。

〔6〕 宜承气汤　《伤寒论·辨太阳病脉证并治》作"若欲下之，宜调胃承气汤主之"十二字。

〔7〕 十三日　《伤寒论·辨太阳病脉证并治》"日"下有"不解"二字。

〔8〕 宜承气汤　《伤寒论·辨阳明病脉证并治》作"调味承气汤主之"七字。

〔9〕 温温欲吐　谓自觉心中蕴郁不畅，泛泛欲吐。《伤寒论条辨广注》卷六："温温者，热气泛沃之状，欲吐而不能吐，则其为干呕可知矣。"

〔10〕 宜承气汤　《伤寒论·辨阳明病脉证并治》作"调味承气汤主之"七字。

〔11〕 漐漐(zhízhí　直直)汗出　汗浸出不住貌。《伤寒论条辨》卷一："漐漐，和润而欲汗之貌。"

〔12〕 承气汤　《伤寒论·辨阳明病脉证并治》作"大承气汤"四字。

太阳病三日，发其汗不解，蒸蒸发热[1]者[2]，调胃承气汤主之。

伤寒吐后，腹满者，承气汤主之[3]。

太阳病吐下发汗后，微烦，小便数，大便因坚，可与小承气汤，和之则愈。

承气汤方[4]

大黄四两　厚朴八两，炙　枳实五枚，炙　芒消三合

上四味，以水一斗先煮二味，取五升，纳大黄，更煮取二升，去滓，纳芒消，更煎一沸，分再服，得下者止。

又方[5]　大黄四两　厚朴二两，炙　枳实大者三枚，炙

上三味以水四升煮取一升二合，去滓，温分再服。初服谵语即止，服汤当更衣，不尔尽服之[6]。

又方[7]　大黄四两　甘草二两，炙　芒消半两

上三味以水三升煮[8]取一升，去滓，纳芒消，更一沸，顿服。

太阳病不解，热结膀胱，其人如狂，血自下，下者即愈。其外不解，尚未可攻，当先解其外。外解，少腹急结者，乃可攻之，宜**桃核承气汤方**[9]

---

〔1〕蒸蒸发热　谓发热如热气蒸腾，从内达外。因邪传阳明，燥实内结，里热亢盛而致。《尚论篇》卷二："蒸蒸者，热势自内腾达于外，如蒸炊然。胃实之验也。"

〔2〕者　《伤寒论·辨阳明病脉证并治》此下有"属胃也"三字。

〔3〕承气汤主之　《伤寒论·辨阳明病脉证并治》作"与调味承气汤"六字。

〔4〕承气汤方　《伤寒论·辨阳明病脉证并治》作"大承气汤方"五字。

〔5〕又方　《伤寒论·辨阳明病脉证并治》作"小承气汤方"五字。

〔6〕服之　《伤寒论·辨阳明病脉证并治》"之"下有"若更衣者，勿服之"七字。

〔7〕又方　《伤寒论·辨阳明病脉证并治》作"调味承气汤方"六字。

〔8〕煮　《伤寒论·辨阳明病脉证并治》此下有"二物"二字。

〔9〕外解……汤方　《外台秘要》卷一·古今录验方作"又疗往来寒热，胸胁逆满，桃仁承气汤方"十六字。

桃仁五十枚,去皮尖　大黄四两　桂枝二两　甘草二两,炙　芒消
一两

上五味以水七升煮取二升半,去滓,纳芒消,更煎一沸,分温
三服[1]。

太阳病用陷胸汤法第六 三十一证　方一十六首

问曰:病有结胸[2],有脏结[3],其状何如。答曰:按之痛,其脉
寸口浮,关上自沉,为结胸。何谓脏结。曰:如结胸状,饮食如故,
时下利,阳脉浮,关上细沉而紧,名为脏结。舌上白胎滑者,为难
治。脏结者,无阳证,不往来寒热,其人反静,舌上胎滑者,不可
攻也。

夫病发于阳,而反下之,热入因作结胸;发于阴,而反汗之[4],
因作痞。结胸者,下之早,故令结胸。结胸者,其项亦强,如柔痓
状,下之即和,宜大陷胸丸。

结胸证其脉浮大,不可下之,下之即死。

结胸证悉具,烦躁者死。

太阳病脉浮而动数,浮则为风,数则为热,动则为痛,数则为
虚。头痛发热,微盗汗出,而反恶寒,其表未解,医反下之,动数则

---

[1]　分温三服　《伤寒论·辨阳明病脉证并治》作“先食温服五合,日三服,
　　当微利”十二字。

[2]　结胸　病证名。主要临床表现为心下痛,按之硬满。因邪气内陷,与有
　　形之痰水凝结于胸中而致。《伤寒准绳》卷五:“盖表当汗,反下之,里之
　　正气为下所损,则表之余热乘虚入里,结于心下为结胸也。”

[3]　脏结　病证名。由脏虚阳衰,阴寒凝结所致的病证。《舒氏伤寒集注》
　　卷二:“脏结之证,本气虚寒。外感皆从寒而不化热,所以表里俱无
　　阳证。”

[4]　汗之　《伤寒论·辨太阳病脉证并治》作“下之”。

迟,头痛即眩[1],胃中空虚,客气动膈,短气躁烦,心中懊忱[2],阳气内陷,心下因坚,则为结胸,大陷胸汤主之。若不结胸,但头汗出,其余无汗,齐颈而还,小便不利,身必发黄。

伤寒六七日,结胸热实,脉沉紧,心下痛,按之如石坚,大陷胸汤主之。

但结胸,无大热,此为水结在胸胁,头[3]微汗出,大陷胸汤主之。

太阳病重发汗而复下之,不大便五六日,舌上燥而渴,日晡如小有潮热,从心下至少腹坚满而痛不可近,大陷胸汤主之。若心下满而坚痛者,此为结胸,大陷胸汤主之。

大陷胸丸方

大黄八两　葶苈子熬　杏仁去皮尖两仁者　芒消各半升

上四味和捣[4],取如弹丸一枚,甘遂[5]末一钱匕,白蜜一两,水二升,合煮取一升,温顿服,一宿乃下[6]。

大陷胸汤方

大黄六两　甘遂末,一钱匕　芒消一升

上三味以水六升先煮大黄,取二升,去滓,纳芒消,煎一两沸,纳甘遂末,分再服[7]。一服得快利,止后服。

小结胸者,正在心下,按之即痛,其脉浮滑,**小陷胸汤**主之

黄连一两　半夏半升,洗　栝楼实大者一枚

---

〔1〕　头痛即眩　《伤寒论·辨太阳病脉证并治》作"膈内拒痛"。

〔2〕　懊忱　烦闷。《素问·六元正纪大论》:"目齿心热,甚则瞀闷懊忱,善暴死。"

〔3〕　头　《伤寒论·辨太阳病脉证并治》此上有"但"字。

〔4〕　和捣　《伤寒论·辨太阳病脉证并治》作"捣筛二味,纳杏仁、芒消,合研如脂,和散"十四字。

〔5〕　甘遂　《伤寒论·辨太阳病脉证并治》此上有"别捣"二字。

〔6〕　乃下　《伤寒论·辨太阳病脉证并治》"下"下有"如不下更服,取下为效。禁如药法"十三字。

〔7〕　分再服　《伤寒论·辨太阳病脉证并治》作"温服一升"四字。

上三味,以水六升先煮栝楼,取三升,去滓,纳诸药,煮取二升,去滓,分温三服。

太阳病二三日,不能卧,但欲起者,心下必结,其脉微弱者,此本寒也,而反下之,利止者,必结胸,未止者,四五日复重下之,此为挟热利[1]。

太阳少阳并病而反下之,结胸,心下坚,下利不复止,水浆不肯下,其人必心烦。病在阳[2],当以汗解,而反以水噀之,若灌之,其热却[3]不得去,益烦,皮粟起,意欲饮水,反不渴,宜服**文蛤散**方

文蛤五两

上一味捣为散,以沸汤五合和服一方寸匕。若不瘥,与五苓散。

五苓散方

猪苓十八铢,去黑皮　白术十八铢　泽泻一两六铢　茯苓十八铢　桂枝半两

上五味各为散,更于臼中治之,白饮和服方寸匕,日三服,多饮暖水,汗出愈[4]。

寒实结胸,无热证者,与**三物小白散**方[5]

桔梗十八铢　巴豆六铢,去皮心,熬赤黑,研如脂　贝母十八铢

上三味捣为散,纳巴豆,更于臼中治之,白饮和服,强人半钱

---

[1] 挟热利　谓里虚挟表热而下利。《伤寒溯源集》卷一:"误下里虚,热邪陷入,虚热相协,中气失守,水谷下趋,随其误下势,必为协热下利也。"又,《伤寒论·辨太阳病脉证并治》"挟"作"协"。

[2] 病在阳　《外台秘要》卷二·伤寒结胸方作"病在太阳"四字。

[3] 却　《伤寒论·辨太阳病脉证并治》作"被劫"二字。

[4] 汗出愈　《伤寒论·辨太阳病脉证并治》"愈"下有"如法将息"四字。

[5] 小白散方　《伤寒论·辨太阳病脉证并治》作"小陷胸汤,白散亦可服"九字,《外台秘要》卷二·伤寒结胸方作"小陷胸汤方。如前法白散亦可服"十三字。按《伤寒总病论·结胸证》:"寒实结胸,无热证者,与三物白散方。小陷胸者,非也。"

匕，羸者减之。病在上则吐[1]，在下则利[2]。不利进热粥一杯，利不止[3]进冷粥一杯。一云冷水一杯。身热皮粟不解，欲引衣自覆，若以水噀之洗之，更益令热却不得出，当汗而不汗即烦，假令汗出已，腹中痛，与芍药三两，如上法。

太阳与少阳并病，头痛[4]，或眩冒，如结胸[5]，心下痞而坚，当刺肺俞肝俞大椎第一间，慎不可发汗，发汗即谵语，谵语则脉弦，五日谵语不止，当刺期门。

心下但满而不痛者，此为痞[6]，**半夏泻心汤**主之

　　半夏半升，洗　黄芩　干姜　人参　甘草各三两，炙　黄连一两
　　大枣十二枚，擘
　　上七味以水一斗煮取六升，去滓[7]，温服一升，日三服。
　　脉浮紧而下之，紧反入里，则作痞，按之自濡，但气痞耳。

太阳中风，吐下[8]呕逆，表解乃可攻之。其人漐漐汗出，发作有时，头痛，心下痞坚满，引胁下[9]，呕即短气[10]，此为表解里未和，**十枣汤**主之方

　　芫花熬　甘遂　大戟各等分
　　上三味捣为散，以水一升五合先煮大枣十枚，取八合，去枣，强人纳药末一钱匕，羸人半钱匕，温服，平旦服。若下少不利

---

〔1〕　在上则吐　《伤寒论·辨太阳病脉证并治》作"在膈上必吐"五字。
〔2〕　在下则利　《伤寒论·辨太阳病脉证并治》作"在膈下必利"五字。
〔3〕　利不止　《伤寒论·辨太阳病脉证并治》"利"下有"过"字。
〔4〕　头痛　《伤寒论·辨太阳病脉证并治》作"头项强痛"四字。
〔5〕　如结胸　《伤寒论·辨太阳病脉证并治》"如"上有"时"字。
〔6〕　此为痞　《伤寒论·辨太阳病脉证并治》"痞"下有"柴胡不中与之"六字。
〔7〕　去滓　《伤寒论·辨太阳病脉证并治》"滓"下有"再煮取三升"五字。
〔8〕　吐下　《伤寒论·辨太阳病脉证并治》作"下利"。
〔9〕　引胁下　《伤寒论·辨太阳病脉证并治》"下"下有"痛"字。
〔10〕　短气　《伤寒论·辨太阳病脉证并治》"气"下有"汗出，不恶寒者"六字。

者[1]，明旦更服，加半钱，得快下[2]，糜粥自养。

太阳病发其汗，遂发热恶寒，复下之则心下痞，此表里俱虚，阴阳气并竭，无阳则阴独，复加烧针，胸烦。面色青黄，肤𥆦，此为难治；今色微黄，手足温者，愈。

心下痞，按之自濡，关上脉浮者，**大黄黄连泻心汤**主之方

大黄二两　黄连一两

上二味以麻沸汤二升渍之须臾，去滓，分温再服。此方必有黄芩。

心下痞，而复恶寒汗出者，**附子泻心汤**主之方

附子一枚，炮，别煮取汁　大黄二两　黄连　黄芩各一两

上四味以麻沸汤二升渍之须臾，去滓，纳附子汁，分温再服。

本以下之，故心下痞，与之泻心，其痞不解，其人渴而口燥，烦，小便不利者，五苓散主之。一方言：忍之一日乃愈。用上方。

伤寒汗出解之后，胃中不和，心下痞坚，干噫[3]食臭，胁下有水气，腹中雷鸣而利，**生姜泻心汤**主之方

生姜四两，切　半夏半升，洗　干姜一两　黄连一两　人参　黄芩　甘草各三两，炙　大枣十二枚，擘

上八味以水一斗煮取六升，去滓[4]，温服一升，日三服。

伤寒中风，医反下之，其人下利，日数十行，谷不化，腹中雷鸣，心下痞坚而满，干呕而烦，不能得安。医见心下痞，为病不尽，复重下之，其痞益甚。此非结热，但胃中虚，客气上逆，故使之坚。**甘草泻心汤**主之方

甘草四两，炙　黄芩　干姜各三两　黄连一两　半夏半升，洗　大枣十二枚，擘　一方有人参三两

上六味以水一斗煮取六升，去滓[4]，温服一升，日三服。

---

[1]　不利者　《伤寒论·辨太阳病脉证并治》作"病不除者"四字。

[2]　得快下　《伤寒论·辨太阳病脉证并治》"下"下有"利后"二字。

[3]　噫　即嗳气。《景岳全书·杂证谟》："噫者，饱食之息，即嗳气也。"

[4]　去滓　《伤寒论·辨太阳病脉证并治》"滓"下有"再煮取三升"五字。

伤寒服汤药,下利不止,心下痞坚。服泻心汤,复以他药下之,利不止。医以理中与之,而利益甚。理中治中焦,此利在下焦,**赤石脂禹余粮汤**主之方

　　赤石脂一斤,碎　　太一禹余粮一斤,碎

　　上二味以水六升煮取二升,去滓,分温三服。若不止,当利小便。

　　伤寒吐下发汗,虚烦,脉甚微,八九日心下痞坚,胁下痛,气上冲喉咽,眩冒,经脉动惕[1]者,久而成痿。

伤寒发汗吐下解后,心下痞坚,噫气不除者,**旋复代赭汤**主之方

　　旋复花三两　　人参二两　　生姜五两,切　　代赭一两,碎　　甘草三两,炙　　半夏半升,洗　　大枣十二枚,擘

　　上七味以水一斗煮取六升,去滓,温服一升,日三服。

太阳病外证未除,而数下之,遂挟热而利不止,心下痞坚,表里不解,**桂枝人参汤**主之方

　　桂枝四两,别切　　甘草四两,炙　　白术　　人参　　干姜各二两

　　上五味,以水九升先煮四味,取五升,去滓纳桂,更煮取三升,去滓,温服一升,日再夜一服。

　　伤寒大下后,复发其汗,心下痞,恶寒者,表未解也,不可攻其痞,当先解表,表解乃攻其痞[2],宜大黄黄连泻心汤。用上方。

病如桂枝证,头项不强痛[3],脉[4]微浮,胸中痞坚,气上冲喉咽,不得息,此为胸有寒,当吐之,宜**瓜蒂散**方

　　瓜蒂熬　　赤小豆各一分

---

〔1〕　经脉动惕　谓全身肌肉跳动不宁,不能自主。因伤寒误治,阳气衰微,津液不足,经脉失养而致。《伤寒贯珠集》卷二:"夫经脉者,资血液以为用者也。汗吐下后,血液之所存几何,而复搏结为饮,不能布散诸经,譬如鱼之失水,能不为之时时动惕耶。"

〔2〕　痞　《伤寒论·辨太阳病脉证并治》此下有"解表,宜桂枝汤,攻痞"八字。

〔3〕　头项不强痛　《伤寒论·辨太阳病脉证并治》作"头不痛,项不强"六字。

〔4〕　脉　《伤寒论·辨太阳病脉证并治》此上有"寸"字。

上二味捣为散，取半[1]钱匕，豉一合，汤七合渍之[2]须臾，去滓，纳散汤中和[3]，顿服之。若不吐，稍加之，得快吐止。诸亡血虚家，不可与瓜蒂散。

太阳病杂疗法第七二十证　方一十三首

中风发热，六七日不解而烦，有表里证，渴欲饮水，水入而吐，此为水逆，五苓散主之。方见结胸门[4]中。

伤寒二三日，心中悸而烦者，**小建中汤**主之方

桂枝三两　甘草二两，炙　芍药六两　生姜三两，切　大枣十一枚，擘　胶饴一升

上六味以水七升煮取三升，去滓纳饴[5]，温服一升[6]。呕家不可服，以甘故也。

伤寒脉浮，而医以火迫劫之，亡阳，惊狂[7]，卧起不安，**桂枝去芍药加蜀漆牡蛎龙骨救逆汤**主之方

桂枝　生姜切　蜀漆各三两，洗去腥　甘草二两，炙　牡蛎五两，熬　龙骨四两　大枣十二枚，擘

上七味，以水八升先煮蜀漆，减二升，纳诸药，煮取三升，去滓，温服一升。一法以水一斗二升煮取五升。

---

[1] 半　《伤寒论·辨太阳病脉证并治》作"一"。

[2] 渍之　《伤寒论·辨太阳病脉证并治》作"煮作稀糜"四字。

[3] 纳散汤中和　《伤寒论·辨太阳病脉证并治》作"取汁合散，温"。

[4] 门　原作"闷"，据文义改。

[5] 纳饴　《伤寒论·辨太阳病脉证并治》作"纳胶饴，更上微火消解"九字。

[6] 升　《伤寒论·辨太阳病脉证并治》此下有"日三服"三字。

[7] 惊狂　《伤寒论·辨太阳病脉证并治》"惊"上有"必"字。

烧针令其汗,针处被寒,核起而赤者,必发奔豚[1],气从少腹上冲者,灸其核上一壮,与**桂枝加桂汤**方

桂枝五两　芍药　生姜各三两　大枣十二枚,擘　甘草二两,炙

上五味以水七升煮取三升,去滓,温服一升。本云:桂枝汤,今加桂满五两。所以加桂者,以能泄奔豚气也。

火逆下之,因烧针烦躁者,**桂枝甘草龙骨牡蛎汤**主之方

桂枝一两　甘草　龙骨　牡蛎各二两,熬

上四味以水五升煮取二升,去滓,温服八合,日三服。

伤寒[2]加温针,必惊。

太阳病六七日出,表证续在,脉微而沉,反不结胸,其人发狂者,以热在下焦,少腹坚满,小便自利者,下血乃愈。所以然者,以太阳随经,瘀在里故也。宜下之,以抵当汤。

太阳病身黄,脉沉结,少腹坚,小便不得者,为无血;小便自利,其人如狂者,血证谛[3]也,抵当汤主之。

伤寒有热,少腹满,应小便不利,今反利者,为有血也,当须下之,不可余药,宜抵当丸。

抵当汤方

大黄二两,破六片　桃仁二十五枚,去皮尖,熬　虻虫去足翅,熬　水蛭各三十枚,熬

上四味以水五升煮取三升,去滓,温服一升,不下更服。

抵当丸方

大黄三两　桃仁二十五枚,去皮尖,熬　虻虫去足翅,熬　水蛭各

---

[1] 奔豚　病名。症见自觉有气从少腹上冲胸咽,如豚之奔突,时发时止。或"从惊发得之",或感寒入里,劫汗伤阳,阳虚阴乘而致。《伤寒论本旨·汗吐下后并误治诸证》:"针处被寒,寒闭其经穴而核起,太阳之邪不得外泄,内遏肾脏水寒之气,必致上冲于心,如豚之奔突,以太阳经脉络肾,寒邪由表犯里也。"

[2] 伤寒　《伤寒论·辨太阳病脉证并治》作"太阳伤寒者"五字。

[3] 谛　谓真实无谬。《伤寒论辨证广注》卷四:"谛者,审也。犹言精审而无差也。"

二十枚,熬

上四味捣,分为四丸,以水一升煮一丸,取七合,服晬时当下〔1〕,不下更服。

妇人中风,发热恶寒,经水适来,得七八日热除而脉迟,身凉,胸胁下满,如结胸状,谵语,此为热入血室,当刺期门,随其虚实而取之〔2〕。

妇人中风七八日,续得寒热,发作有时,经水适断者,此为热入血室,其血必结,故使如疟状,发作有时,小柴胡汤主之。方见柴胡汤门。

妇人伤寒发热,经水适来,昼日了了,暮则谵语,如见鬼状,此为热入血室,无犯胃气及上二焦,必当自愈。

伤寒无大热,口燥渴而烦,其背微恶寒,白虎汤主之〔3〕。

伤寒脉浮,发热无汗,其表不解,不可与白虎汤;渴欲饮水,无表证,白虎汤主之〔3〕。

伤寒脉浮滑,此以表有热,里有寒〔4〕,**白虎汤**主之方

知母六两　石膏一斤,碎　甘草二两,炙　粳米六合

上四味,以水一斗煮米熟,汤成去滓,温服一升,日三服。

又方〔5〕　知母六两　石膏一斤,碎　甘草二两,炙　人参三两　粳米六合

上五味,以水一斗煮米熟,汤成去滓,温服一升,日三服。立夏后至立秋前得用之,立秋后不可服,春三月病常苦里冷,白虎汤

〔1〕当下　《伤寒论·辨太阳病脉证并治》"下"下有"血"字。
〔2〕随其虚实而取之　《伤寒论·辨太阳病脉证并治》作"随其实而泻之"六字。
〔3〕白虎汤主之　《伤寒论·辨阳明病脉证并治》作"白虎加人参汤主之"八字。
〔4〕里有寒　《伤寒论》同。《注解伤寒论》卷六·辨厥阴病脉证并治作"里有热"。按"寒"当作"热"。《医宗金鉴·订正仲景全书·正误存疑篇》:"里有寒之寒字,当是热字。若是寒字,非白虎汤证也,当改之。"
〔5〕又方　《伤寒论·辨阳明病脉证并治》作"白虎加人参汤"六字。

亦不可与之，与之即呕利而腹痛，诸亡血及虚家亦不可与白虎汤，得之则腹痛而利，但当温之。

太阳与少阳合病，自下利者，与黄芩汤；若呕者，与黄芩加半夏生姜汤。

黄芩汤方

黄芩三两　芍药　甘草各二两，炙　大枣一十二枚，擘

上四味以水一斗煮取三升，去滓，温服一升，日再夜一服。

黄芩加半夏生姜汤方

半夏半升，洗　生姜一两半，切

上二味加入前方中即是。

伤寒胸中有热，胃中有邪气，腹中痛，欲呕吐，**黄连汤**主之方

黄连　甘草炙　干姜　桂枝　人参各三两　半夏半升，洗　大枣十二枚，擘

上七味以水一斗煮取六升，去滓，温分五服，昼三夜二服。

伤寒八九日，风湿相搏[1]，身体疼烦，不能自转侧，不呕不渴，下已脉浮而紧[2]，**桂枝附子汤**主之。若其人大便坚，小便自利，**术附子汤**[3]主之方

桂枝四两　附子三枚，炮　生姜三两，切　大枣十二枚，擘　甘草二两，炙

上五味以水六升煮取二升，去滓，分温三服。术附子汤方：于前方中去桂，加白术四两即是。一服觉身痹，半日许复服之尽，其人如冒状，勿怪，即是附子术并走皮中，逐水气未得除，

---

[1] 风湿相搏　谓风寒与湿邪互相搏结而致病。"搏"，执持。《北史·古弼传》："以手搏其耳，以拳殴其背。"此谓结合。《伤寒论条辨》卷一："搏，抟聚也。言风与湿抟合团聚，共为一家之病也。"

[2] 下已脉浮而紧　《伤寒论·辨太阳病脉证并治》作"脉浮虚而涩者"。

[3] 术附子汤　《伤寒论·辨太阳病脉证并治》作"(桂枝附子)去桂加白术汤"六字。

故使之耳。法当加桂四两〔1〕，以大便坚，小便自利，故不加桂也〔2〕。

风湿相搏，骨节疼烦，掣痛不得屈伸，近之则痛剧，汗出短气，小便不利，恶风不欲去衣，或身微肿，**甘草附子汤**主之方

甘草二两，炙　附子二枚，炮　白术三两　桂枝四两

上四味以水六升煮取三升，去滓，温服一升，日三服。初服得微汗即止〔3〕，能食汗止复烦者，将服五合，恐一升多者，后服六七合愈〔4〕。

伤寒脉结代，心动悸，**炙甘草汤**主之方

甘草四两，炙　桂枝　生姜各三两，切　麦门冬去心，半升　麻子仁半升　人参　阿胶各二两　大枣三十枚，擘　生地黄一斤，切

上九味以清酒七升、水八升煮取三升，去滓，纳胶消烊尽，温服一升，日三服。

阳明病状第八七十五证　方一十一首

阳明之为病，胃中寒〔5〕是也。

问曰：病有太阳阳明，有正阳阳明，有微〔6〕阳阳明，何谓也。

---

〔1〕　四两　《伤寒论·辨阳明病脉证并治》"两"下有"此本一方二法"六字。
〔2〕　故不加桂也　《伤寒论·辨阳明病脉证并治》作"去桂也；以大便不硬，小便不利，当加桂，附子三枚恐多也，虚弱家及产妇宜减服之"三十二字。
〔3〕　即止　《伤寒论·辨阳明病脉证并治》作"即解"。
〔4〕　后服六七合愈　《伤寒论·辨阳明病脉证并治》作"宜服六七合为始"七字。
〔5〕　胃中寒　《伤寒论·辨阳明病脉证并治》作"胃家实"。
〔6〕　微　《伤寒论·辨阳明病脉证并治》作"少"字。

答曰：太阳阳明者，脾约[1]是也；正阳阳明者，胃家实[2]是也；微[6]阳阳明者，发其汗，若利其小便，胃中燥[3]，便难是也。

问曰：何缘得阳明病。答曰：太阳病发其汗若下之，亡[4]其津液，胃中干燥，因为阳明。不更衣[5]而便难，复为阳明病也。

问曰：阳明病外证云何。答曰：身热汗出而不恶寒，但反恶热。

问曰：病有得之一日，发热[6]恶寒者何。答曰：然虽二[7]日，恶寒自罢，即汗出，恶热也。曰：恶寒何故自罢。答曰：阳明处中，主土，万物所归，无所复传，故始虽恶寒，二日自止，是为阳明病。

太阳初得病时，发其汗，汗先出复不彻，因转属阳明。

伤寒[8]发热无汗，呕不能食，而反汗出濈濈然[9]，是为转在阳明。

伤寒三日，阳明脉大。

伤寒[8]脉浮而缓，手足温，是为系在太阴，太阴当发黄，小便自利者，不能发黄，至七八日而坚[10]，为属阳明。

---

〔1〕　脾约　病证名。谓脾不能为胃行其津液，致大便坚硬难出。因太阳病汗后，胃热肠燥，津液损伤，约束脾阴之转输而致。《伤寒论后条辨》卷七："脾约者，小便数而大便难，肠胃素乘燥气也。"

〔2〕　胃家实　谓胃与大肠俱属邪实。《伤寒论本旨·阳明篇》："胃家者，统阳明经腑而言也。实者，受邪之谓。"

〔3〕　胃中燥　《伤寒论·辨阳明病脉证并治》"燥"下有"烦实，大"三字。

〔4〕　亡　《伤寒论·辨阳明病脉证并治》"亡"上有"若利小便，此"五字。

〔5〕　不更衣　《伤寒论·辨阳明病脉证并治》"衣"下有"内实"二字。按古人登厕必更衣，不更衣，意即不大便。《伤寒总病论》卷二："更衣即登厕也。"

〔6〕　发热　《伤寒论·辨阳明病脉证并治》作"不发热而"四字。

〔7〕　二　《伤寒论·辨阳明病脉证并治》作"得之一"三字。

〔8〕　伤寒　原作"病"一字，据《伤寒论·辨阳明病脉证并治》改。

〔9〕　濈濈然　汗出连绵不断貌。《伤寒论后条辨》卷七："濈濈，连绵之义。俗云汗一身不了，又一身也。"

〔10〕　而坚　《伤寒论·辨阳明病脉证并治》作"大便硬者"四字。

伤寒传系阳明者，其人濈然后〔1〕汗出。

阳明中风，口苦咽干，腹满，微喘，发热恶寒，脉浮若紧，下之则腹满，小便难也。

阳明病能食为中风，不能食为中寒。

阳明病中寒，不能食，而小便不利，手足濈然汗出，此为欲作坚瘕〔2〕也，必头坚〔3〕后溏。所以然者，胃中冷，水谷不别故也。

阳明病初为欲食之，小便反不数〔4〕，大便自调，其人骨节疼，翕翕如有热状，奄然〔5〕发狂，濈然汗出而解，此为水不胜谷气，与汗共并，坚者即〔6〕愈。

阳明病欲解时，从申尽戌〔7〕。

阳明病不能食，下之不解，其人不能食〔8〕，攻其热必哕。所以然者，胃中虚冷故也。其人本虚，攻其热必哕。

阳明病脉迟，食难用饱，饱即微烦，头眩者必小便难，此欲作谷疸。虽下之，其腹必满如故耳。所以然者，脉迟故也。

阳明病久久而坚者〔9〕，阳明病当多汗，而反无汗，其身如虫行皮中之状，此为久虚故也。

冬〔10〕阳明病反无汗，但小便利，二三日呕而咳，手足若厥者，其人头必痛，若不呕不咳，手足不厥者，头不痛。

---

〔1〕后　《伤寒论·辨阳明病脉证并治》作"微"字。

〔2〕坚瘕　《伤寒论·辨阳明病脉证并治》作"固瘕"。

〔3〕头坚　《伤寒论·辨阳明病脉证并治》作"大便初硬"四字。

〔4〕不数　《伤寒论·辨阳明病脉证并治》作"不利"。

〔5〕奄然　忽然。《后汉书·侯霸传》："未及爵命，奄然而终。"

〔6〕坚者即　《伤寒论·辨阳明病脉证并治》作"脉紧则"。

〔7〕从申尽戌　谓申、酉、戌三个时辰，即现在的十五时后至二十一时前的六个小时。为阳明病欲解有利时辰。《伤寒论集注·辨阳明病脉证篇》："经云日西而阳气衰，阳明之所主也，从申至戌，乃阳明主气之时，表里之邪欲出，必随旺时而解。"

〔8〕下之不解，其人不能食　《伤寒论·辨阳明病脉证并治》无此九字。

〔9〕阳明病久久而坚者　《伤寒论·辨阳明病脉证并治》无此八字。

〔10〕冬　《伤寒论·辨阳明病脉证并治》无此字。

冬[1]阳明病但头眩，不恶寒，故能食而咳者，其人咽必痛，若不咳者，咽不痛。

阳明病脉浮而紧，其热必潮，发作有时，但浮者必盗汗出。

阳明病无汗，小便不利，心中懊恼[2]，必发黄。

阳明病被火，额上微汗出而小便不利，必发黄。

阳明病口燥，但欲漱水不欲咽者，必衄。

阳明病本自汗出，医复重发其汗，病已瘥，其人微烦不了了，此大便坚也。必亡津液，胃中燥，故令其坚。当问小便日几行，若本日三四行，今日再行者，必知大便不久出。今为小便数少，津液当还入胃中，故知必当大便也。

夫病阳多者热，下之则坚，汗出多，极发其汗亦坚。

伤寒呕多，虽有阳明证，不可攻也。

阳明病当心下坚满，不可攻之，攻之遂利不止者[3]，利止者愈。

阳明病合色赤，不可攻之，必发热，色黄者，小便不利也。

阳明病不吐下而烦者，可与承气汤[4]。

阳明病其脉迟，虽汗出，不恶寒，其体必重，短气，腹满而喘，有潮热，如此者，其外为解[5]，可攻其里，手足濈然汗出，此为已坚[6]，承气汤[7]主之。

若汗出多而微[8]恶寒，外为未解，其热不潮，勿与承气汤。若腹大满而不大便者，可与小承气汤，微和其胃气，勿令至大下。

---

〔1〕　冬　《伤寒论·辨阳明病脉证并治》无此字。

〔2〕　心中懊恼　谓自觉胸膈间有烧灼嘈杂感，烦郁闷乱，莫可名状，因湿热上扰心神而致。《伤寒溯源集·阳明中篇》："湿热郁蒸，瘀热在胃，不得发泄，故心中懊恼，而知其必发黄也。"

〔3〕　不止者　《伤寒论·辨阳明病脉证并治》"者"下有"死"字。

〔4〕　承气汤　《伤寒论·辨阳明病脉证并治》作"调味承气汤"五字。

〔5〕　为解　《伤寒论·辨阳明病脉证并治》作"欲解"。

〔6〕　此为已坚　《伤寒论·辨阳明病脉证并治》作"此大便已硬也"六字。

〔7〕　承气汤　《伤寒论·辨阳明病脉证并治》作"大承气汤"四字。

〔8〕　微　《伤寒论·辨阳明病脉证并治》"微"下有"发热"二字。

阳明病潮热,微坚[1],可与承气汤[2],不坚[3]勿与之。

若不大便六七日,恐有燥屎,欲知之法,可与小承气汤,若腹中转失气者,此为有燥屎,乃可攻之;若不转失气者,此但头坚后溏,不可攻之,攻之必腹胀满,不能食。欲饮水者,即[4]哕。其后发热者,必复坚,以小承气汤和之。若不转失气者,慎不可攻之。

夫实则谵语,虚则郑声[5]。郑声者,重语是也。直视谵语,喘满者死,下利者亦死。

阳明病其人多汗,津液外出,胃中燥,大便必坚,坚者则谵语,承气汤[6]主之。

阳明病谵语妄言,发潮热,其脉滑疾,如此者承气汤[6]主之。因与承气汤一升,腹中转气者,复与一升,如不转气者,勿与之,明日又不大便,脉反微涩,此为里虚,为难治,不得复与承气汤。

阳明病谵语有潮热,反不能食者,必有燥屎五六枚,若能食者,但坚耳,承气汤[2]主之。

阳明病下血而谵语者,此为热入血室,但头汗出者,当刺期门,随其实而泻之,濈然汗出者则愈。

汗出而谵语者,有燥屎在胃中,此风也[7],过经乃可下之。下之若早,语言必乱,以表虚里实[8]。下之则愈,宜承气汤[2]。

伤寒四五日,脉沉而喘满,沉为在里,而反发其汗,津液越出,大便为难,表虚里实,久则谵语。

---

〔1〕　微坚　《伤寒论·辨阳明病脉证并治》作"大便微硬者"五字。

〔2〕　承气汤　《伤寒论·辨阳明病脉证并治》作"大承气汤"四字。

〔3〕　不坚　《伤寒论·辨阳明病脉证并治》作"不硬者"三字。

〔4〕　即　《伤寒论·辨阳明病脉证并治》作"与水则"三字。

〔5〕　郑声　谓语言重复,声音低微,因精气虚脱,心神失养而致。《医宗金鉴·订正仲景全书·伤寒论注·辨阳明病脉证并治》:"虚则郑声,精气衰乏,不能自主,语言重复,其声微短,正气虚也。"

〔6〕　承气汤　《伤寒论·辨阳明病脉证并治》作"小承气汤"四字。

〔7〕　风也　《伤寒论·辨阳明病脉证并治》"也"下有"须下之"三字。

〔8〕　里实　《伤寒论·辨阳明病脉证并治》作"里热故也"四字。

阳明病下之，心中懊憹而烦，胃中有燥屎者，可攻。其人腹微满，头坚后溏者，不可下之。有燥屎者，宜承气汤〔1〕。

病者五六日不大便，绕脐痛，躁烦，发作有时，此为有燥屎，故使不大便也。

病者烦热，汗出即解，复如疟状，日晡所发者，属阳明。脉实者当下之，脉浮虚者当发其汗。下之宜承气汤〔1〕，发汗宜桂枝汤。方见桂枝汤门。

大下后，六七日不大便，烦不解，腹满痛者，此有燥屎。所以然者，本有宿食故也，宜承气汤〔1〕。

病者小便不利，大便乍难乍易，时有微热，怫郁〔2〕不能卧，有燥屎故也，宜承气汤〔1〕。

得病二三日，脉弱，无太阳柴胡证而烦，心下坚，至四日虽能食，以小承气汤少与，微和之令小安，至六日与承气汤一升。不大便六七，小便少者，虽不大便〔3〕，但头坚后溏，未定成其坚，攻之必溏，当须小便利，定坚，乃可攻之，宜承气汤〔1〕。

伤寒七八日，目中不了了〔4〕，睛不和〔5〕，无表里证，大便难，微热者，此为实，急下之，宜承气汤〔1〕。

阳明病发热汗多者，急下之，宜承气汤〔1〕。

发汗不解，腹满痛者，急下之，宜承气汤〔1〕。

腹满不减，减不足言，当下之，宜承气汤〔1〕。

---

〔1〕　承气汤　《伤寒论·辨阳明病脉证并治》作"大承气汤"四字。

〔2〕　怫郁　《伤寒论·辨阳明病脉证并治》作"喘冒"。

〔3〕　大便　《伤寒论·辨阳明病脉证并治》作"能食"。

〔4〕　目中不了了　谓目睛视物不清，因热邪内扰，灼竭津液，五脏六腑之精无以上注而致。《伤寒溯源集》卷六："目中不了了，是邪热伏于里而耗竭其津液也。"

〔5〕　睛不和　谓眼珠转动不灵活，因邪热深伏，津液枯燥，精气不得上注于目而致。《伤寒贯珠集》卷三："睛不和者，目直视而不圆转也。"

阳明与少阳合病而利[1]，脉不负者为顺[2]，滑而数者有宿食[3]，宜承气汤[4]。方并见承气汤门。

阳明病脉浮紧，咽干口苦，腹满而喘，发热汗出，不恶寒，反偏恶热，其身体重，发汗即躁，心中愦愦[5]而反谵语，加温针，必怵惕[6]，又烦躁不得眠，下之，胃中空虚，客气动膈，心中懊侬，舌上胎者，

栀子汤[7]主之方

栀子十四枚，擘　香豉四合，绵裹

上二味，以水四升先煮栀子，取二升半，纳豉，煮取一升半，去滓，分再服，温进一服。得快吐，止后服。

三阳合病[8]，腹满身重，难以转侧，口不仁[9]，言语向经[10]，谵语，遗尿，发汗则谵语，下之则额上生汗，手足厥冷[11]，白虎汤主之。按诸本皆云向经，不敢刊改。

----

〔1〕　而利　《伤寒论·辨阳明病脉证并治》作"必下利"三字。

〔2〕　顺　《伤寒论·辨阳明病脉证并治》"顺"下有"也。负者，失也。互相克贼，名为负也"十三字。

〔3〕　有宿食　《伤寒论·辨阳明病脉证并治》"食"下有"也，当下之"四字。

〔4〕　承气汤　《伤寒论·辨阳明病脉证并治》作"大承气汤"四字。

〔5〕　心中愦愦　谓心里昏乱。按"愦"，昏乱。《说文解字·心部》："愦，乱也。"《战国策·齐策四》："文倦于事，愦于忧，而性憃愚。"郭希汾注："愦，昏乱也。"《伤寒来苏集·阳明脉证》："心液亡，故昏昧而愦愦。"

〔6〕　怵(chù　处)惕　心惊而恐惧。《书经·冏命》："怵惕惟厉，中夜以兴，思免厥愆。"孔颖达传："言常惧惟危，夜半以起，思所以免其过悔。"《伤寒来苏集·阳明脉证》："若谬加温针，是以火济火，故心恐惧而怵惕。"

〔7〕　栀子汤　《伤寒论·辨阳明病脉证并治》作"栀子豉汤"四字。

〔8〕　三阳合病　谓太阳、阳明、少阳三经的证候同时出现。《订正伤寒论注》卷九："三阳合病者，太阳、阳明、少阳合而为病也。必太阳之头痛发热，阳明之恶热不眠，少阳之耳聋寒热等证皆具也。"

〔9〕　口不仁　谓食不知味，言语不利，因阳明热盛，津液被灼，胃气失和而致。《伤寒论注》卷三："口者，胃之门户。胃气病，则津液不能上行，故口不仁。"

〔10〕　言语向经　《伤寒论·辨阳明病脉证并治》作"而面垢"三字。

〔11〕　厥冷　《伤寒论·辨阳明病脉证并治》作"逆冷，若自汗出者"七字。

若渴欲饮水，口干舌燥者，白虎汤[1]主之。方见杂疗中。

若脉浮，发热，渴欲饮水，小便不利，**猪苓汤**主之方

猪苓去黑皮　茯苓　泽泻　阿胶　滑石碎，各一两

上五味，以水四升先煮四味，取二升，去滓，纳胶烊消，温服七合，日三服。

阳明病汗出多而渴者，不可与猪苓汤，以汗多，胃中燥，猪苓汤复利其小便故也。

胃中虚冷，其人不能食者，饮水即哕。

脉浮发热，口干鼻燥，能食者，即衄。

若脉浮迟，表热里寒，下利清谷，**四逆汤**主之方

甘草二两，炙　干姜一两半　附子一枚，生，去皮，破八片

上三味以水三升煮取一升二合，去滓，分温再服。强人可大附子一枚，干姜三两。

阳明病发潮热，大便溏，小便自可，而胸胁满不去，小柴胡汤主之。

阳明病胁下坚满，不大便而呕，舌上胎[2]者，可以小柴胡汤。上焦得通，津液得下，胃气因和，身濈然汗出而解。

阳明中风，脉弦浮大而短气，腹部满[3]，胁下及心痛，久按之，气不通，鼻干不得汗，其人嗜卧，一身及目[4]悉黄，小便难，有潮热，时时哕，耳前后肿，刺之小瘥。外不解，病过十日，脉续浮，与小柴胡汤；但浮无余证，与麻黄汤。不溺，腹满加哕，不治。方见柴胡汤门。

阳明病其脉迟，汗出多而微恶寒，表为未解，可发汗，宜桂枝汤。

阳明病脉浮无汗，其人必喘，发汗即愈，宜麻黄汤。方并见上。

―――――――――――

〔1〕白虎汤　《伤寒论·辨阳明病脉证并治》作"白虎加人参汤"六字。

〔2〕舌上胎　《伤寒论·辨阳明病脉证并治》"胎"上有"白"字。

〔3〕腹部满　"部"原作"都"，据《伤寒论·辨阳明病脉证并治》改。

〔4〕目　《伤寒论·辨阳明病脉证并治》"目"上有"面"字。

阳明病汗出，若发其汗，小便自利，此为内竭〔1〕，虽坚不可攻，当须
自欲大便，宜**蜜煎**导而通之，若土瓜根猪胆汁，皆可以导方

　　蜜七合

　　上一味纳铜器中，微火煎之，稍凝如饴状，搅之勿令焦著，欲可
丸，捻〔2〕如指许，长二寸，当热时急作，令头锐〔3〕，以纳谷道中，
以手急抱，欲大便时，乃去之。

又方〔4〕　大猪胆一枚泻汁，和少法醋，以灌谷道中，如一食顷，当
大便出宿食恶物，已试甚良。

　　阳明病发热而汗出，此为热越〔5〕，不能发黄也；但头汗出，其
身无有，齐颈而还，小便不利，渴引水浆〔6〕，此为瘀热在里，身必发
黄，茵陈汤主之。

伤寒七八日，身黄如橘，小便不利，其腹微满，**茵陈汤**主之方

　　茵陈六两　　栀子十四枚，擘　　大黄二两

　　上三味，以水一斗二升先煮茵陈，减六升，纳二味，煮取三升，
去滓，分温三服。小便当利，溺如皂荚沫状，色正赤，一宿〔7〕黄
从小便去。

　　阳明证其人喜忘〔8〕，必有蓄血。所以然者，本有久瘀血，故令

---

〔1〕　内竭　《伤寒论·辨阳明病脉证并治》"内"上有"津液"二字。

〔2〕　捻　《伤寒论·辨阳明病脉证并治》作"并手捻作挺，令头锐，大"九字。

〔3〕　令头锐　《伤寒论·辨阳明病脉证并治》作"冷则硬"。

〔4〕　又方　《伤寒论·辨阳明病脉证并治》作"猪胆汁方"四字。

〔5〕　热越　谓热邪向外发泄。按"越"，播扬。《尔雅·释言》："越，扬也。"
　　　《文选·上林赋》："郁郁菲菲，众香发越。"李善注引郭璞曰："香气射散
　　　也。"《伤寒贯珠集》卷四："热越，热随汗而外越也。"

〔6〕　渴引水浆　谓口渴而大量取用饮料。"引"，持取。《世说新语·言语》
　　　刘孝标注引《（孔）融别传》云："融四岁，与兄食梨，辄引小者。""水浆"，
　　　泛指饮料，如汤水、瓜果浆汁等。

〔7〕　一宿　《伤寒论·辨阳明病脉证并治》"宿"下有"腹减"二字。

〔8〕　喜忘　谓言语行动既往而忘，因瘀血与邪热相搏，扰乱心神而致。又，
　　　《外台秘要》卷一·千金方"喜忘"作"善忘"。

喜忘[1]。虽坚，大便必黑[2]，抵当汤主之。

　　病者无表里证，发热七八日，虽脉浮数，可下之。假令下已，脉数不解而合热，消谷喜饥，至六七日不大便者，有瘀血，抵当汤主之。若数不解[3]，而下不止，必挟热便脓血。方见杂疗中。

食谷而呕者，属阳明，**茱萸汤**[4]主之方

　　吴茱萸一升　人参三两　生姜六两，切　大枣十二枚，擘

　　上四味以水七升煮取二升，去滓，温服七合，日三服。得汤反剧者，属上焦也。

　　阳明病[5]寸口缓，关上小浮，尺中弱，其人发热而汗出复恶寒，不呕，但心下痞，此为医下之也。若不下，其人复不恶寒而渴者，为转属阳明。小便数者，大便即坚，不更衣十日无所苦也。渴欲饮水者，但与之，当以法救渴[6]，宜五苓散。方见疗痞门。

　　脉阳微而汗出少者为自如[7]，汗出多者为太过[8]。太过者，阳绝于内，亡津液，大便因坚。

　　脉浮而芤，浮为阳，芤为阴，浮芤相抟，胃气则生热，其阳则绝。跌阳[9]脉浮而涩，浮则胃气强，涩则小便数，浮涩相抟，大便即坚，其脾为约，**麻子仁丸**主之方

　　麻子仁二升　芍药　枳实炙，各八两　大黄一斤　厚朴一尺，炙

----

〔1〕喜忘　谓言语行动既往而忘，因瘀血与邪热相搏，扰乱心神而致。又，《外台秘要》卷一·千金方"喜忘"作"善忘"。
〔2〕虽坚大便必黑　《伤寒论·辨阳明病脉证并治》作"虽大便坚，反易，色必黑"九字。
〔3〕数不解　《伤寒论·辨阳明病脉证并治》"数"上有"脉"字。
〔4〕茱萸汤　《伤寒论·辨阳明病脉证并治》作"吴茱萸汤"四字。
〔5〕阳明病　《伤寒论·辨阳明病脉证并治》作"太阳病"。
〔6〕者但与之当以法救渴　《伤寒论·辨阳明病脉证并治》作"少少与之，但以法救之，渴者"十一字。
〔7〕自如　《伤寒论·辨阳明病脉证并治》作"自和也"三字。
〔8〕太过　《伤寒论·辨阳明病脉证并治》"过"下有"阳脉实，因发其汗，出多者，亦为太过"十四字。
〔9〕跌阳　《伤寒论·辨阳明病脉证并治》作"趺阳"。

杏仁一升，去皮尖两仁者，熬，别作脂

上六味蜜[1]和，丸如梧桐子大。饮服十丸[2]，日三服，渐加，以知为度。

伤寒发其汗，则[3]身目为黄。所以然者，寒湿相抟，在里不解故也[4]。伤寒其人发黄[5]，**栀子檗皮汤**主之方

栀子十五枚，擘　甘草[6]　黄檗十五分[7]

上三味以水四升煮取二升，去滓，分温再服。

伤寒瘀热在里，身体必黄，**麻黄连翘赤小豆汤**主之方

麻黄去节　连翘各一两　杏仁三十枚，去皮尖　赤小豆一升　大枣十二枚，擘　生梓白皮切，一斤　甘草二两，炙　一方生姜二两，切

上七味，以水[8]一斗煮麻黄一二沸，去上沫，纳诸药，煮取三升，去滓，温服一升[9]。

少阳病状第九九证

少阳之为病，口苦，咽干，目眩也。

少阳中风，两耳无所闻，目赤，胸中满而烦，不可吐下，吐下则

---

〔1〕　蜜　《伤寒论·辨阳明病脉证并治》"蜜"上有"为末，炼"三字。

〔2〕　丸　原作"圆"，据《伤寒论·辨阳明病脉证并治》改。南宋时为避宋钦宗赵桓之名讳，改"丸"为"圆"。

〔3〕　发其汗则　《伤寒论·辨阳明病脉证并治》作"发汗已"三字。

〔4〕　故也　《伤寒论·辨阳明病脉证并治》"也"下有"以为不可下也，于寒湿中求之"十二字。

〔5〕　伤寒其人发黄　《伤寒论·辨阳明病脉证并治》作"伤寒身黄发热者"七字。

〔6〕　甘草　《伤寒论·辨阳明病脉证并治》"草"下有"一两"二字。

〔7〕　十五分　《伤寒论·辨阳明病脉证并治》作"二两"二字。

〔8〕　水　《伤寒论·辨阳明病脉证并治》作"潦水"二字。

〔9〕　温服一升　《伤寒论·辨阳明病脉证并治》作"分温三服，半日服尽"八字。

悸而惊。

伤寒病脉弦细，头痛而发热，此为属少阳。少阳不可发汗，发汗则谵语，为属胃，胃和即愈，不和烦而悸。

太阳病不解，转入少阳，胁下坚满，干呕不能食饮，往来寒热，而未吐下，其脉沉紧，可与小柴胡汤，若已吐下发汗温针，谵语，柴胡证罢，此为坏病，知犯何逆，以法治之。

三阳[1]脉浮大，上关上，但欲寐[2]，目合则汗。

伤寒六七日，无大热，其人躁烦，此为阳去入阴[3]故也。

伤寒三日，三阳为尽，三阴当受其邪，其人反能食而不呕，此为三阴不受其邪。

伤寒三日，少阳脉小，欲已。

少阳病欲解时，从寅尽辰。

（李培振）

---

〔1〕三阳　《伤寒论·辨少阳病脉证并治》"阳"下有"合病"二字。

〔2〕但欲寐　谓精神萎靡，神志恍惚，似睡非睡的昏沉状态，因三阳合病，热盛神昏而致。《伤寒论·辨少阳病脉证并治》"寐"作"眠睡"二字。《伤寒溯源集》卷七："邪自太阳而来，与少阳热邪，阳明热邪，三经郁热之气赤蒸，令人朦昧昏冒，故但欲眠睡。"

〔3〕阳去入阴　谓阳邪离表入里。《伤寒来苏集·伤寒总论》："六七日乃阴阳自和之际，反见烦躁，是阳邪内陷之兆。阴者指里而言，非指三阴也。"

太阴病状第一 八证　方二首

太阴之为病,腹满,吐,食不下,下之[1]益甚,时腹自痛[2],胸下坚结。

太阴病脉浮,可发其汗[3]。

太阴中风,四肢烦疼,阳微阴涩[4]而长,为欲愈。

太阴病欲解时,从亥尽丑。

自利不渴者,属太阴,其脏有寒故也,当温之,宜四逆辈。

伤寒脉浮而缓,手足温,是为系在太阴。太阴当发黄,小便自利,利者[5]不能发黄,至七八日虽烦,暴利[6]十余行,必自止。所以自止者,脾家实[7],腐秽当去故也。

本太阳病,医反下之,因腹满时痛,为属太阴,桂枝加芍药汤主

---

〔1〕　下之　《伤寒论·辨太阴病脉证并治》作"自利"。

〔2〕　痛　《伤寒论·辨太阴病脉证并治》"痛"下有"若下之,必"四字。

〔3〕　汗　《伤寒论·辨太阴病脉证并治》"汗"下有"宜桂枝汤"四字。

〔4〕　阳微阴涩　谓浮取而微,沉取而涩。《医宗金鉴·订正仲景全书·辨太阳病脉证并治》:"阴阳以浮沉言,夫以浮微沉涩之太阴脉,而兼见阳明之长脉,则为阴病阳脉,脏邪传腑,故为欲愈也。"

〔5〕　小便自利,利者　《伤寒论·辨太阴病脉证并治》作"若小便自利者"。

〔6〕　虽烦暴利　《伤寒论·辨太阴病脉证并治》作"虽暴烦,下利日"六字。

〔7〕　脾家实　谓脾阳恢复,而非邪实。《伤寒论今释·辨太阳病脉证并治》:"今暴烦下利,乃正气奋起驱除肠中有害物,故云脾家实,腐秽去,实为正气恢复也。"

之；其实痛〔1〕，加大黄汤〔2〕主之。

桂枝加芍药汤〔3〕方。

桂枝三两　芍药六两　生姜三两，切　甘草二两，炙　大枣十二枚，擘

上五味以水七升煮取三升，去滓，分温三服。

加大黄汤〔4〕方

大黄二两

上于前方中加此大黄二两即是。

人无阳证〔5〕，脉弱，其人续自便利，设当行，大黄芍药者，减之，其人胃气弱，易动故也。

少阴病状第二四十五证　方一十六首

少阴之为病，脉微细，但欲寐。

少阴病欲吐而不烦〔6〕，但欲寐，五六日自利而渴者，属少阴，虚故引水自救；小便白者，少阴病形悉具，其人小便白者，下焦虚寒，不能制溲〔7〕，故白也。夫病其脉阴阳俱紧而反汗出，为阳〔8〕，属少阴，法当咽痛而复吐利。

少阴病咳而下利，谵语，是为被火气劫故也，小便必难，为强责少阴汗也。

少阴病脉细沉数，病在里，不可发其汗。

---

〔1〕　其实痛　《伤寒论·辨太阴病脉证并治》作"大实痛者"四字。
〔2〕　加大黄汤　《伤寒论·辨太阴病脉证并治》作"桂枝加大黄汤"六字。
〔3〕　桂枝加芍药汤　原缺，据《伤寒论·辨太阴病脉证并治》补。
〔4〕　加大黄汤　《伤寒论·辨太阴病脉证并治》作"桂枝加大黄汤"六字。
〔5〕　人无阳证　《伤寒论·辨太阴病脉证并治》作"太阴为病"。
〔6〕　而不烦　《伤寒论·辨少阴病脉证并治》作"不吐，心烦"四字。
〔7〕　溲　《伤寒论·辨少阴病脉证并治》作"水"。
〔8〕　为阳　《伤寒论·辨少阴病脉证并治》作"亡阳也"三字。

少阴病脉微,不可发其汗,无阳[1]故也。阳已虚,尺中弱涩者,复不可下之。

少阴病脉紧者,至七八日下利,其脉暴微,手足反温,其脉紧反去,此为欲解,虽烦下利,必自愈。

少阴病下利,若利自止,恶寒而蜷[2],手足温者,可治。

少阴病恶寒而蜷,时自烦,欲去其衣被,不可治[3]。

少阴中风,其脉阳微阴浮,为欲愈。

少阴病欲解时,从子尽寅。

少阴病八九日,而一身手足尽热,热在膀胱,必便血。

少阴病其人吐利,手足不逆,反发热,不死,脉不足者,灸其少阴七壮。

少阴病但厥无汗,强发之必动血,未知从何道出,或从口鼻目出,是为下厥上竭,为难治。

少阴病恶寒蜷而利,手足逆者,不治。

少阴病下利止而眩,时时自冒者,死。

少阴病其人吐利躁[4]逆者,死。

少阴病四逆恶寒而蜷,其脉不至,其人不烦而躁者,死。

少阴病六七日,其息高[5]者,死。

少阴病脉微细沉,但欲卧,汗出不烦,自欲吐,至五六日自利,复烦躁,不得卧寐者,死。

少阴病始得之,反发热,脉反沉者,**麻黄细辛附子汤**[6]主之方

---

〔1〕 无阳 《伤寒论·辨少阴病脉证并治》作“亡阳”。

〔2〕 蜷 《伤寒论·辨少阴病脉证并治》作“蜷卧”二字。按“蜷”,拳曲不伸。《玉篇·足部》:“蜷,蜷局不伸也。”《素问·举痛论》:“脉寒则缩蜷。”

〔3〕 不可治 《伤寒论·辨少阴病脉证并治》作“可治”二字。

〔4〕 躁 《伤寒论·辨少阴病脉证并治》“躁”下有“烦,四”二字。

〔5〕 息高 谓呼吸表浅,喘促息短,因肾气绝,肺气脱,气息浮游于上,不能纳气归根而致。《伤寒论直解》卷五:“息高者,少阴肾气绝于下,止呼出不能吸入,生气上脱,有出无入,故死。”

〔6〕 麻黄细辛附子汤 《伤寒论·辨少阴病脉证并治》作“麻黄附子细辛汤”。

麻黄二两,去节　细辛二两　附子一枚,炮,去皮,破八片

上三味,以水二斗先煮麻黄,减一升,去上沫,纳诸药,煮取三升,去滓,温服一升[1]

少阴病得之二三日,**麻黄附子甘草汤**,微发汗,以二三日无证,故微发汗方

麻黄二两,去节　附子一枚,炮[2],去皮,破八片　甘草二两,炙

上三味,以水七升先煮麻黄一二沸,去上沫,纳诸药,煮取二升半,去滓,温服八合[3]

少阴病得之二三日以上,心中烦,不得卧者,**黄连阿胶汤**主之方

黄连四两　黄芩一两　芍药二两　鸡子黄二枚　阿胶三挺

上五味,以水六升先煮三味,取二升,去滓,纳胶烊尽[4],纳鸡子黄搅令相得,温服七合,日三服。

少阴病得之一二日,口中和[5],其背恶寒者,当灸之,附子汤主之。

少阴病身体痛,手足寒,骨节痛,脉沉者,**附子汤**主之方

附子二枚,炮,去皮,破八片　茯苓三两　人参二两　白术四两芍药三两

上五味以水八升煮取三升,去滓,分温三服。

少阴病,下利便脓血,桃花汤主之。

少阴病二三日至四五日,腹痛,小便[6]下利不止而便脓血者,以**桃花汤**主之方

赤石脂一斤,一半完,一半末　干姜一两　粳米一升

---

〔1〕一升　《伤寒论·辨少阴病脉证并治》"升"下有"日三服"三字。
〔2〕炮　原作"泡",据《伤寒论·辨少阴病脉证并治》改。
〔3〕八合　《伤寒论·辨少阴病脉证并治》作"一升,日三服"五字。
〔4〕烊尽　《伤寒论·辨少阴病脉证并治》"尽"下有"小冷"二字。
〔5〕口中和　谓口中不燥、不苦、不渴,为里无邪热,胃气和调之征。按"和",和谐。《广雅·释诂三》:"和,谐也。"《伤寒论条辨》卷五:"口中和,谓不燥不渴,里无热也。"
〔6〕小便　《伤寒论·辨少阴病脉证并治》"便"下有"不利"二字。

　　上三味，以水七升煮米熟，汤成去滓，温取七合，纳赤石脂末一方寸匕[1]，一服止，余勿服。

　　少阴病下利便脓血者，可刺。

　　少阴病吐利，手足逆，烦躁欲死者，茱萸汤[2]主之。方见阳明门。

少阴病下利，咽痛，胸满，心烦，**猪肤汤**主之方

　　猪肤一斤

　　上一味以水一斗煮取五升，去滓，纳白蜜一升、白粉五合，熬香，和令相得，温分六服。

少阴病二三日，咽痛者，可与甘草汤，不瘥可与桔梗汤。**甘草汤**[3]方

　　甘草二两[4]

　　上一味以水三升煮取一升半，去滓，温服七合，日再服。

桔梗汤方

　　桔梗一两[5]　甘草二两

　　上二味以水三升煮取一升，去滓，分温再服。

少阴病咽中伤，生疮，不能语言，声不出，**苦酒汤**主之方

　　鸡子一枚，去黄，纳好上苦酒于壳中　半夏洗，破如枣核，十四枚

　　上二味，纳半夏著苦酒中，以鸡子壳置刀环中，安火上令三沸，去滓，少少含咽之，不瘥更作三剂，愈。

少阴病咽中痛，**半夏散及汤**主之[6]方

　　半夏洗　桂枝　甘草炙

　　上三味等分，各异捣，合治之，白饮和服方寸匕，日三服。若不

---

〔1〕　方寸匕　《伤寒论·辨少阴病脉证并治》"匕"下有"日三服"三字。

〔2〕　茱萸汤　《伤寒论·辨少阴病脉证并治》作"吴茱萸汤"四字。

〔3〕　甘草汤　原缺，据《伤寒论·辨少阴病脉证并治》补。

〔4〕　二两　原缺，据《伤寒论·辨少阴病脉证并治》补。

〔5〕　一两　原作"一大枚"，据《伤寒论·辨少阴病脉证并治》改。

〔6〕　主之　原缺，据《伤寒论·辨少阴病脉证并治》补。

能散服者,以水一升煎七沸,纳散两方寸匕,更煮三沸,下火令小冷,少少含咽之。半夏有毒,不当散服。

少阴病下利,**白通汤**主之方

附子一枚,生,去皮,破八片　干姜一两　葱白四茎

上三味以水三升煮取一升,去滓,分温再服。

少阴病下利脉微,服白通汤,利不止,厥逆无脉,干呕[1],烦者,**白通加猪胆汁汤**主之方

猪胆汁一合　人尿五合

上二味纳前汤中,和令相得,温分再服。若无胆,亦可用。服汤脉暴出[2]者死,微续[3]者生。

少阴病二三日不已,至四五日腹痛,小便不利,四肢沉重疼痛而利[4],此为有水气,其人或咳,或小便不利[5],或下利,或呕,**玄武汤**[6]主之方

茯苓　芍药　生姜各三两,切　白术二两　附子一枚,炮,去皮,破八片

上五味以水八升煮取三升,去滓,温服七合。咳者,加五味子半升、细辛一两、干姜一两;小便自利者,去茯苓;下利者,去芍药,加干姜二两;呕者,去附子,加生姜足前为半斤;利不止,便脓血者,宜桃花汤。

---

〔1〕　干呕　"呕"字原缺,据《伤寒论·辨少阴病脉证并治》补。

〔2〕　脉暴出　谓脉搏突然出现浮大躁动之象,因阴液枯竭,将绝之阳,暴脱于外而致。《伤寒贯珠集·少阳篇》:"脉暴出者,无根之阳发露不遗,故死。"

〔3〕　微续　谓脉缓缓渐出,为阴液未竭,阳气渐复之征。《注解伤寒论》卷六:"脉微续者,阳气渐复也,故生。"

〔4〕　而利　《伤寒论·辨少阴病脉证并治》作"自下利者"四字。

〔5〕　小便不利　《伤寒论·辨少阴病脉证并治》作"小便利"三字。

〔6〕　玄武汤　《伤寒论·辨少阴病脉证并治》作"真武汤"。宋代为避宋始祖赵玄朗之名讳,改"玄"为"真"。

少阴病下利清谷，里寒外热，手足厥逆，脉微欲绝，身反恶寒[1]，其人面赤，或腹痛，或干呕，或咽痛，或利止而脉不出，**通脉四逆汤**主之方

　　甘草二两，炙　附子大者，一枚，生，去皮，破八片　干姜三两，强人可四两

　　上三味以水三升煮取一升二合，去滓，分温再服。其脉即出者，愈。面赤者，加葱白九茎；腹痛者，去葱，加芍药二两；呕者，加生姜二两；咽痛者，去芍药，加桔梗一两；利止，脉不出者，去桔梗，加人参二两；病皆与方相应者，乃加减服之。

少阴病四逆，其人或咳或悸，或小便不利，或腹中痛，或泄利下重，**四逆散**主之方

　　甘草炙，枳实炙　柴胡　芍药各十分

　　上四味捣为散，白饮和服方寸匕，日三服。咳者，加五味子干姜各五分，兼主利；悸者，加桂五分；小便不利者，加茯苓五分；腹中痛者，加附子一枚，炮；泄利，下重者，先以水五升煮薤白三升，取三升，去滓，以散三方寸匕纳汤中，煮取一升半，分温再服。

　　少阴病不利[2]六七日，咳而呕，渴，心烦不得眠，猪苓汤主之。方见阳明门。

　　少阴病得之二三日，口燥咽干，急下之，宜承气汤[3]。

　　少阴病利清水色青者，心下必痛，口干燥者，可下之，宜承气汤[3]。一云大柴胡。

　　少阴病六七日，腹满，不大便者，急下之，宜承气汤[3]。方见承气中。

　　少阴病其脉沉者，当温之，宜四逆汤。

　　少阴病其人饮食入则吐，心中温温欲吐，复不能吐，始得之手足寒，脉弦迟，此胸中实，不可下也，当遂吐之。若膈上有寒饮，干

---

〔1〕　恶寒　《伤寒论·辨少阴病脉证并治》作"不恶寒"三字。

〔2〕　不利　《伤寒论·辨少阴病脉证并治》作"下利"。

〔3〕　承气汤　《伤寒论·辨少阴病脉证并治》作"大承气汤"四字。

呕者,不可吐,当温之,宜四逆汤。方见阳明门。

　　少阴病下利,脉微涩者,即呕,汗者必数更衣,反少,当温其上,灸之。一云灸厥阴五十壮。

厥阴病状第三五十六证　方七首

　　厥阴之为病,消渴,气上撞[1],心中疼热,饥而不欲食,甚者则欲吐蛔,下之不肯止[2]。

　　厥阴中风,其脉微浮为欲愈,不浮为未愈。

　　厥阴病欲解时,从丑尽卯。

　　厥阴病渴欲饮水者,与水饮之,即愈。

　　诸四逆厥者,不可下之,虚家亦然。

　　伤寒先厥,后发热而利者,必止,见厥复利。

　　伤寒始发热六日,厥反九日而下利。厥利当不能食,今反能食,恐为除中[3]。饲[4]之黍饼[5],不发热者,知胃气尚在,必愈。恐暴热来出而复去也。后日脉之,其热续在,期之旦日[6]夜半愈。所以然者,本发热六日,厥反九日,复发热三日,并前六日,亦为九日,与厥相应,故期之旦日夜半愈。后三日脉之数,其热不罢,此为

　　〔1〕　气上撞　《伤寒论·辨厥阴病脉证并治》"撞"下有"心"字。
　　〔2〕　不肯止　《伤寒论·辨厥阴病脉证并治》作"利不止"。
　　〔3〕　除中　病证名。即中气消除之意,是胃气将绝的见证。《李千古伤寒论·除中论》:"除中者,除去也。言邪气太盛,除去胃气,欲引食自救,故暴能食也,此为欲胜也。凡伤寒邪传厥阴,阴气作厥而利,当不能食而反能食,食以面饼试之,若胃气绝,得面则必发热,为不治之症,真除中也;若不发热者,胃气尚在,恐是因暴热来而能食,热去即不能食矣,非除中也。宜细察焉。"
　　〔4〕　饲　原作"食",今改。按"食"与"饲"同。以食物给人吃。《诗经·緜蛮》:"饮之食之,教之诲之。"
　　〔5〕　黍饼　《伤寒论·辨厥阴病脉证并治》作"索饼"。
　　〔6〕　旦日　第二天。《谷梁传·宣公八年》:"绎者,祭之旦日之享宾也。"范宁注:"旦日,犹明日也。"

热气有余,必发痈脓。

伤寒脉迟六七日,而反与黄芩汤彻其热,脉迟为寒,与黄芩汤复除其热,腹中冷,当不能食,今反能食,此为除中,必死。

伤寒先厥发热[1],下利必自止,而反汗出,咽中强痛,其喉为痹。发热无汗,而利必自止[2],便脓血。便脓血者,其喉不痹。

伤寒一二日至四五日,厥者必发热,前厥[3]者,后必热[4]。厥深热亦深,厥微热亦微。厥应下之,而发其汗者,口伤烂赤。

凡厥者,阴阳气不相顺接便为厥。厥者,手足逆者是。

伤寒病厥五日,热亦五日,设六日当复厥,不厥者自愈。厥不过五日,以热五日,故知自愈。

伤寒脉微而厥,至七八日肤冷,其人躁无安时,此为脏寒[5],非为蛔厥也[6]。蛔厥者,其人当吐蛔。令病者静,而复时烦,此为脏寒。蛔上入其膈,故烦,须臾复止,得食而呕,又烦者,蛔闻食臭必出,其人常自吐蛔。蛔厥者,**乌梅丸**主之方又主久痢。

乌梅三百枚　细辛六两　干姜十两　黄连十六两　当归四两
蜀椒四两,汗　附子六两,炮　桂枝六两　人参六两　黄檗六两

上一十味异捣,合治之,以苦酒渍乌梅一宿,去核,蒸之五斗米下[7],捣成泥,和诸药令相得,臼中与蜜杵千下,丸如梧桐子大。先食饮服十丸,日三服,少少加至二十丸。禁生冷滑物臭食等。

伤寒热少微厥,稍头寒[8],默默不欲食,烦躁,数日小便利,色白者热除也,得食其病为愈。若厥而呕,胸胁烦满,其后必便血。稍头一作指头。

---

[1] 先厥发热　《伤寒论·辨厥阴病脉证并治》"厥"下有"后"字。
[2] 利必自止　《伤寒论·辨厥阴病脉证并治》"止"下有"若不止,必"四字。
[3] 厥　《伤寒论·辨厥阴病脉证并治》作"热"。
[4] 热　《伤寒论·辨厥阴病脉证并治》作"厥"。
[5] 脏寒　《伤寒论·辨厥阴病脉证并治》作"脏厥"。
[6] 非为蛔厥也　原作"蛔上入其膈",据《伤寒论·辨厥阴病脉证并治》改。
[7] 下　《伤寒论·辨厥阴病脉证并治》"下"下有"饭熟"二字。
[8] 稍头寒　《伤寒论·辨厥阴病脉证并治》"稍"作"指"。

　　病者手足厥冷,言我不结胸,少腹满,按之痛,此冷结在膀胱关元也。

　　伤寒发热四日,厥反三日,复发热四日,厥少热多,其病当愈,四日至六七日不除[1],必便脓血。

　　伤寒厥四日,热反三日,复厥五日,其病为进,寒多热少,阳气退,故为进。

　　伤寒六七日,其脉数[2],手足厥,烦躁,阴[3]厥不还者死。

　　伤寒[4]下利,厥逆,躁不能卧者死。

　　伤寒发热,下利至甚[5],厥不止者死。

　　伤寒六七日,不利,便发热而利,其人汗出不止者死,有阴无阳故也。

　　伤寒五六日,不结胸,腹濡,脉虚,复厥者,不可下之,下之亡血,死。

　　伤寒发热而厥,七日下利者,为难治。

　　伤寒脉促,手足厥逆者,可灸之。

　　伤寒脉滑而厥者,其里有热[6],白虎汤主之。表热见里方见杂疗中。

手足厥寒,脉为之细绝,**当归四逆汤**主之方

　　当归三两　桂心三两　细辛三两　芍药三两　甘草二两,炙　通草二两　大枣二十五枚,擘

　　上七味以水八升煮取三升,去滓,温服一升,日三服。

若其人有寒[7],**当归四逆加吴茱萸生姜汤**主之方

　　吴茱萸二两　生姜八两,切

　　上前方中加此二味,以水四升、清酒四升和煮取三升,去滓,分

---

〔1〕　不除　《伤寒论·辨厥阴病脉证并治》作"热不除者,其后"六字。

〔2〕　数　《伤寒论·辨厥阴病脉证并治》作"微"。

〔3〕　阴　《伤寒论·辨厥阴病脉证并治》作"灸厥阴"三字。

〔4〕　伤寒　《伤寒论·辨厥阴病脉证并治》"寒"下有"发热"二字。

〔5〕　下利至甚　"甚"原缺,据《伤寒论·辨厥阴病脉证并治》补。

〔6〕　里有热　"里"原作"表",据《伤寒论·辨厥阴病脉证并治》改。

〔7〕　有寒　《伤寒论·辨厥阴病脉证并治》作"内有久寒者"五字。

温四服。

大汗出,热不去,拘急〔1〕,四肢疼,若下利,厥而恶寒,四逆汤主之。

大汗出,若大下利〔2〕而厥,四逆汤主之。方并见阳明门。

病者手足逆冷,脉乍紧者,邪结在胸中,心下满而烦,饥不能食,病在胸中,当吐之,宜瓜蒂散。方见疗癖中。

伤寒厥而心下悸,先治其水,当与茯苓甘草汤却治其厥。不尔,其水入胃,必利。**茯苓甘草汤**主之方

茯苓二两　甘草炙,一两　桂枝二两　生姜三两

上四味以水四升煮取二升,去滓,分温三服。

伤寒六七日,其人大下后,脉沉迟,手足厥逆,下部脉不至,咽喉不利,唾脓血,泄利不止,为难治。**麻黄升麻汤**主之方

麻黄去节,二两半　知母十八铢　葳蕤十八铢　黄芩十八铢　升麻一两六铢　当归一两六铢　芍药　桂枝　石膏碎,绵裹　干姜　白术　茯苓　麦门冬〔3〕去心　甘草炙,各六铢

上一十四味,以水一斗先煮麻黄二沸,去上沫,纳诸药,煮取三升,去滓,分温三服,一炊间当汗出,愈〔4〕。

伤寒四五日,腹中痛,若转气下趣少腹,为欲自利。

伤寒本自寒下,医复吐〔5〕之,而寒格,更逆吐〔5〕,食入即出,**干姜黄芩黄连人参汤**主之方

干姜　黄芩　黄连　人参各三两

上四味以水六升煮取二升,去滓,分温再服。

下利有微热,其人渴,脉弱者,自愈。

---

〔1〕 拘急 《伤寒论·辨厥阴病脉证并治》"拘"上有"内"字。

〔2〕 大下利 "大"原作"火",据《伤寒论·辨厥阴病脉证并治》改。

〔3〕 麦门冬 《伤寒论·辨厥阴病脉证并治》作"天门冬"。

〔4〕 一炊间当汗出愈 《伤寒论·辨厥阴病脉证并治》作"相去如炊三斗米顷,令尽,汗出愈"十三字。

〔5〕 吐 《伤寒论·辨厥阴病脉证并治》此下有"下"字。

下利脉数，若微发热汗出者自愈，设脉复紧为未解。

下利手足厥，无脉，灸之不温[1]，反微喘者死，少阴负跌阳[2]者为顺。

下利脉[3]反浮数，尺中自涩，其人必清脓血。

下利清谷，不可攻其表，汗出，必胀满。

下利脉沉弦者下重，其脉大者为未止，脉微弱数者，为欲自止，虽发热不死。

下利脉沉而迟，其人面少赤，身有微热，下利清谷，必郁冒，汗出而解，其人微厥[4]。所以然者，其面戴阳[5]，下虚故也。

下利脉反数而渴者，今自愈。设不瘥，必清脓血，有热故也。

下利后脉绝，手足厥，晬时脉还，手足温者生，不还者[6]死。

伤寒下利，日十余行，其人脉反实者死。

下利清谷，里寒外热，汗出而厥，通脉四逆汤主之。方见少阴门。

热利下重[7]，白头翁汤主之。

---

〔1〕　不温　《伤寒论·辨厥阴病脉证并治》"温"下有"若脉不还"四字。

〔2〕　少阴负跌阳　谓太溪脉小于跌阳脉。少阴谓太溪脉，为肾经脉；跌阳谓冲阳脉，为胃经脉。少阴脉负于跌阳脉，示胃气尚好，生化有源，故为顺。《伤寒论辨证广注·辨少阳病脉证并治法》："跌阳脉，《脉经》原名冲阳……病重者切此以决死生。伤寒以胃气为本，跌阳之脉不衰，知胃气尚在，病虽危，犹可治也。"

〔3〕　脉　《伤寒论·辨厥阴病脉证并治》此上有"寸"字。

〔4〕　其人微厥　《伤寒论·辨厥阴病脉证并治》作"病人必微厥"五字。

〔5〕　戴阳　病证名。指下真寒而上假热的危重病证，因下元虚衰，真阳浮越所致而症见两颧淡红如妆，游移不定，或口鼻作衄，或口燥齿浮，足胫逆冷，脉浮大，按之空虚无力，或微细欲绝等。《伤寒绪论》卷下："凡下元虚惫之人，阳浮于上，与在表之邪相合，则为戴阳。"

〔6〕　不还者　《伤寒论·辨厥阴病脉证并治》"不"上有"脉"字。

〔7〕　下重　谓大便时腹痛窘迫，迫不及待，但又努责难出，肛门重坠，由肝热下迫大肠，秽气郁滞于魄门而致。《伤寒论今释·辨厥阴病脉证并治》："下重即里急后重也，热言其性质，利言其所病，下重言其证候。"

下利,欲饮水者,为有热,**白头翁汤**主之方

白头翁二两　黄檗三两　黄连三两　秦皮三两

上四味以水七升煮取二升,去滓,温服一升,不瘥更服。

下利腹满,身体疼痛,先温其里,乃攻其表。温里宜四逆汤,攻表宜桂枝汤。方并见上。

下利而谵语,为有燥屎,小承气汤主之。方见承气门。

下利后更烦,按其心下濡者,为虚烦也,栀子汤〔1〕主之。方见阳明门。

呕家有痈脓,不可治,呕脓尽自愈。

呕而发热,小柴胡汤主之。方见柴胡门。

呕而脉弱,小便复利,身有微热,见厥难治,四逆汤主之。方见上。

干呕,吐涎沫,而复头痛,吴茱萸汤主之。方见阳明门。

伤寒大吐下之,极虚,复极汗者,其人外气怫郁〔2〕,复与其水,以发其汗,因得哕。所以然者,胃中寒冷故也。

伤寒哕而〔3〕满者,视其前后,知何部不利,利之则愈。

伤寒宜忌第四十五章

忌发汗第一

少阴病,脉细沉数,病在里,忌发其汗。

脉浮而紧,法当身体疼痛,当以汗解。假令尺中脉迟者,忌发其汗。何以知然,此为荣气不足,血气微少故也。

少阴病脉微,忌发其汗,无阳故也。

〔1〕栀子汤　《伤寒论·辨厥阴病脉证并治》作"栀子豉汤"四字。

〔2〕外气怫郁　谓肌表无汗而郁热盛。按"怫郁",郁结。《汉书·邹阳传》:"太后怫郁泣血,无所发怒。"《伤寒论今释·辨厥阴病脉证并治》:"外气怫郁者,表闭不得汗之谓。"

〔3〕而　《伤寒论·辨厥阴病脉证并治》此下有"腹"字。

咽中闭塞，忌发其汗，发其汗即吐血，气微绝，逆冷〔1〕。

厥〔2〕，忌发其汗，发其汗即声乱，咽嘶，舌萎〔3〕。

太阳病发热恶寒，寒多热少〔4〕，脉微弱，则无阳也，忌复发其汗。

咽喉干燥者，忌发其汗。

亡血家忌攻其表，汗出则寒栗而振。

衄家忌攻其表，汗出必额上促急〔5〕。

汗家重发其汗，必恍惚心乱，小便已阴疼。

淋家忌发其汗，发其汗必便血。

疮家虽身疼痛，忌攻其表，汗出则痉。

冬时忌发其汗，发其汗必吐利，口中烂，生疮，咳而小便利。若失小便，忌攻其表，汗则厥逆冷。

太阳病发其汗，因致痉。

宜发汗第二

大法春夏宜发汗。

凡发汗，欲令手足皆周，漐漐一时间益佳，不欲流离〔6〕。若病不解，当重发汗。汗多，则亡阳。阳虚，不得重发汗也。

凡服汤药发汗，中病便止，不必尽剂也。

凡云宜发汗而无汤者，丸散亦可用〔7〕，然不如汤药也〔8〕。

---

〔1〕 逆冷　《伤寒论·辨不可发汗病脉证并治》作"手足厥冷，欲得蜷卧，不能自温"十二字。

〔2〕 厥　《伤寒论·辨不可发汗病脉证并治》此下有"脉紧"二字。

〔3〕 舌萎　《伤寒论·辨不可发汗病脉证并治》"萎"下有"声不得前"四字。

〔4〕 寒多热少　《伤寒论·辨太阳病脉证并治》作"热多寒少"。

〔5〕 促急　《伤寒论·辨不可发汗病脉证并治》作"陷，脉急紧，直视不能眴，不得眠"十二字。

〔6〕 不欲流离　《伤寒论·辨可发汗病脉证并治》作"不可令如水流漓"七字。按"流离"，犹淋漓。司马相如《长门赋》："左右悲而垂泪兮，涕流离而纵横。"

〔7〕 可用　《伤寒论·辨可发汗病脉证并治》"用"下有"要以汗出得解"六字。

〔8〕 药也　《伤寒论·辨可发汗病脉证并治》作"随证良验"四字。

凡脉浮者,病在外,宜发其汗。

太阳病脉浮而数者,宜发其汗。

阳明病脉浮虚者,宜发其汗。

阳明病其脉迟,汗出多而微恶寒者,表为未解,宜发其汗。

太阴病脉浮,宜发其汗。

太阳中风,阳浮而阴濡弱,浮者热自发,濡弱者汗自出,濇濇恶寒,淅淅恶风,翕翕发热,鼻鸣干呕,桂枝汤主之。

太阳病[1]头痛发热,身体疼,腰痛,骨节疼痛,恶风,无汗而喘,麻黄汤主之。

太阳中风,脉浮紧,发热恶寒,身体疼痛,不汗出而烦躁,大青龙汤主之。

少阴病得之二三日,麻黄附子甘草汤微发汗[2]。

忌吐第三

太阳病恶寒而发热,今自汗出,反不恶寒而发热,关上脉细而数,此吐之过也。

少阴病其人饮食入则吐,心中温温,欲吐复不能吐,始得之手足寒,脉弦运[3],若膈上有寒饮,干呕,忌吐,当温之。

诸四逆病厥,忌吐,虚家亦然。

宜吐第四

大法春宜吐。

凡服吐汤,中病便止,不必尽剂也。

病如桂枝证,其头项不强痛,寸口脉浮,胸中痞坚,上撞[4]咽喉,不得息,此为有寒,宜吐之。

---

〔1〕　太阳病　"病"字原缺,据《伤寒论·辨可发汗病脉证并治》补。

〔2〕　微发汗　《伤寒论·辨可发汗病脉证并治》"汗"下有"以二三日无证,故微发汗也"十一字。

〔3〕　脉弦运　《伤寒论·辨少阴病脉证并治》作"脉弦迟者,此胸中实,不可下也,当吐之"十五字。

〔4〕　上撞　《伤寒论·辨可吐》"上"上有"气"字。

病胸上诸实，胸中郁郁而痛，不能食，欲使人按之，而反有涎唾，下利日十余行，其脉反迟，寸口微滑，此宜吐之，利即止。

少阴病其人饮食入则吐，心中温温，欲吐复不能吐，宜吐之。

病者手足逆冷，脉乍紧[1]，邪结在胸中，心下满而烦，饥不能食，病在胸中，宜吐之。

宿食在上脘，宜吐之。

忌下第五

咽中闭塞忌下，下之则上轻下重，水浆不下[2]。

诸外实忌下，下之皆发微热，亡脉则厥[3]。

诸虚忌下，下之则渴，引水易愈，恶水者剧。

脉数者忌下，下之必烦，利不止。

尺中弱涩者复忌下。

脉浮大[4]，医反下之，此为大逆。

太阳证不罢忌下，下之为逆。

结胸证其脉浮大，忌下，下之即死。

太阳与阳明合病，喘而胸满者，忌下。

太阳与少阳合病，心下痞坚，颈项强而眩，忌下。

凡四逆病厥者，忌下，虚家亦然。

病欲吐者，忌下。

太阳病[5]有外证未解，忌下，下之为逆。

少阴病食入即吐，心中温温，欲吐复不能吐，始得之手足寒，脉弦迟，此胸中实，忌下。

伤寒五六日，不结胸，腹濡，脉虚，复厥者，忌下，下之亡血

---

[1] 脉乍紧　《伤寒论·辨可吐》"紧"作"结"。

[2] 不下　《伤寒论·辨不可下病脉证并治》"下"下有"卧则欲蜷，身急痛，下利日数十行"十三字。

[3] 厥　《伤寒论·辨不可下病脉证并治》"厥"下有"者，当齐握热"五字。

[4] 脉浮大　《伤寒论·辨不可下病脉证并治》"大"下有"应发汗"三字。

[5] 太阳病　"太阳"二字原缺，据《伤寒论·辨不可下病脉证并治》补。

则死〔1〕。

宜下第六

大法秋宜下。

凡宜下，以汤胜丸散。

凡服汤下，中病则止，不必尽三服。

阳明病发热汗多者，急下之〔2〕。

少阴病得之二三日，口燥咽干者，急下之〔3〕。

少阴病五六日，腹满，不大便者，急下之〔3〕。

少阴病下利清水色青者，心下必痛，口干者，宜下之〔4〕。

下利三部脉皆浮〔5〕，按其心下坚者，宜下之〔3〕。

下利脉迟而滑者，实也，利未欲止，宜下之〔3〕。

阳明与少阳合病，利〔6〕而脉不负者，为顺〔7〕，脉数而滑者有宿食，宜下之〔3〕。

问曰：人病有宿食，何以别之。答曰：寸口脉浮大，按之反涩，尺中亦微而涩，故知有宿食，宜下之〔3〕。

下利不欲食者，有宿食，宜下之〔3〕。

下利瘥，至其时复发，此为病不尽，宜复下之〔3〕。

凡病腹中满痛者，为寒〔8〕，宜下之〔4〕。

腹满不减，减不足言，宜下之〔4〕。

伤寒六七日，目中不了了，睛不和，无表里证，大便难，微热者，

---

〔1〕　下之亡血则死　《伤寒论·辨厥阴病脉证并治》作"此亡血，下之死"。

〔2〕　下之　《伤寒论·辨可下病脉证并治》"之"下有"宜大柴胡汤"五字。

〔3〕　下之　《伤寒论·辨可下病脉证并治》"之"下有"宜大承气汤"五字。

〔4〕　下之　《伤寒论·辨可下病脉证并治》"之"下有"宜大柴胡、大承气汤"八字。

〔5〕　浮　《伤寒论·辨可下病脉证并治》作"平"。

〔6〕　利　《伤寒论·辨可下病脉证并治》此上有"必下"二字。

〔7〕　为顺　《伤寒论·辨可下病脉证并治》"顺"下有"也；负者失也，互相克贼，名为负也"十三字。

〔8〕　为寒　《伤寒论·辨可下病脉证并治》作"此为实也"四字。

此为实,急下之[1]。

脉双弦而迟,心下坚;脉大而紧者,阳中有阴,宜下之[2]。

伤寒有热而少腹满,应小便不利,今反利,此为血,宜下之[3]。

病者烦热,汗出即解,复如疟,日晡所发者,属阳明,脉实者当下之[1]。

宜温第七

大法冬宜服温热药。

师曰:病发热头痛,脉反沉,若不瘥,身体更疼痛,当救其里,宜温药四逆汤。

下利腹胀满,身体疼痛,先温其里,宜四逆汤。

下利脉迟紧,为痛未欲止,宜温之。

下利脉浮大者,此为虚,以强下之故也。宜温之,与水必哕。

少阴病下利,脉微涩,呕者,宜温之。

自利不渴者,属太阴,其脏有寒故也,宜温之。

少阴病其人饮食入则吐,心中温温,欲吐复不能吐,始得之手足寒,脉弦迟。若膈上有寒饮,干呕,宜温之[4]。

少阴病脉沉者,宜急温之[4]。

下利欲食者,宜就温之。

忌火第八

伤寒加火针[5],必惊。

伤寒脉浮,而医以火迫劫之,亡阳必惊狂,卧起不安。

---

〔1〕下之 《伤寒论·辨可下病脉证并治》"之"下有"宜大柴胡、大承气汤"八字。

〔2〕下之 《伤寒论·辨可下病脉证并治》"之"下有"宜大承气汤"五字。

〔3〕下之 《伤寒论·辨可下病脉证并治》"之"下有"宜抵当丸"四字。

〔4〕温之 《伤寒论·辨少阴病脉证并治》"之"下有"宜四逆汤"四字。

〔5〕伤寒加火针 《伤寒论·辨太阳病脉证并治》作"太阳伤寒者加温针"八字。

伤寒〔1〕其脉不弦紧而弱,弱者必渴,被火必谵语。

太阳病以火熏之,不得汗,其人必躁,到经不解,必圊血。

阳明病被火,额上微汗出,而小便不利,必发黄。

少阴病咳而下利,谵语,是为被火气劫故也,小便必难,为强责少阴汗也。

宜火第九

凡下利,谷道中痛,宜灸枳实若熬盐等熨之。

忌灸第十

微数之脉,慎不可灸,因火为邪,则为烦逆。

脉浮当以汗解,而反灸之,邪无从去,因火而盛,病从腰以下必重而痹,此为火逆。

脉浮热甚,而反灸之,此为实,实以虚治,因火而动,咽燥必唾血。

宜灸第十一

少阴病一二日,口中和,其背恶寒,宜灸之。

少阴病吐利,手足逆,而脉不足〔2〕,灸其少阴七壮。

少阴病下利,脉微涩者,即呕,汗者,必数更衣,反少者,宜温其上,灸之。一云灸厥阴五十壮。

下利手足厥,无脉,灸之主厥,厥阴是也,灸不温反微喘者,死〔3〕。

伤寒六七日,其脉微,手足厥,烦躁,灸其厥阴,厥不还者,死。

脉促,手足厥者,宜灸之。

忌刺第十二

大怒无刺,新内无刺,大劳无刺,大醉无刺,大饱无刺,大渴无

〔1〕 伤寒 《伤寒论·辨太阳病脉证并治》"伤"上有"形作"二字。

〔2〕 手足逆而脉不足 《伤寒论·辨少阳病脉证并治》作"手足不逆冷,反发热者,不死;脉不至"十四字。

〔3〕 下利……死 《伤寒论·辨厥阴病脉证并治》作"下利,手足厥冷,无脉者,灸之,不温,若脉不还,反喘满者,死"二十二字。

刺,大惊无刺,无刺熇熇[1]之热,无刺渌渌[2]之汗,无刺浑浑[3]之脉,无刺病与脉相逆者。

上工刺未生,其次刺未盛,其次刺其衰。工逆此者,是谓伐形。

宜刺第十三

太阳病头痛,至七日自当愈,其经竟故也。若欲作再经者,宜刺足阳明,使经不传则愈。

太阳病初服桂枝汤,而反烦不解,宜先刺风池风府,乃却与桂枝汤则愈。

伤寒腹满而谵语,寸口脉浮而紧者,此为肝乘脾,名曰纵,宜刺期门。

伤寒发热,啬啬恶寒,其人大渴,欲饮酨浆[4]者,其腹必满,而自汗出,小便利,其病欲解,此为肝乘肺,名曰横,宜刺期门。

阳明病下血而谵语,此为热入血室,但头汗出者,刺期门,随其实而泻之。

太阳与少阳合病,心下痞坚,颈项强而眩,宜刺大椎肺俞肝俞,勿下之。

妇人伤寒[5],怀身腹满,不得小便,加从腰以下重,如有水气状,怀身七月,太阴当养[6]不养,此心气实,宜刺泻劳宫及关元,小便利则愈。

---

[1] 熇熇(hèhè　贺贺)　炽热貌。《素问·刺热》:"先寒后热,熇熇暍暍然。"王冰注:"熇熇,甚热状。"

[2] 渌渌　湿润貌。秦简夫《赵礼让肥》第二折:"走的我遍体汗,湿渌渌浑如水浇。"

[3] 浑浑　浑浊,纷乱貌。《素问·脉要精微论》:"浑浑革至如涌泉,病进而色弊。"王冰注:"浑浑,言脉气浊乱也。"

[4] 酨(zài　载)浆　古代一种微酸的酒。《周礼·天官·酒正》:"三曰浆"郑玄注:"浆,今之酨浆也者,此浆亦是酒类,故其字从载,从西省。"

[5] 妇人伤寒　《金匮要略·妇人妊娠病脉证并治》"寒"作"胎"。

[6] 太阴当养　详参《备急千金要方》卷二·养胎"妊娠七月,手太阴脉养"之说。

伤寒喉痹,刺手少阴,穴在腕当小指后动脉是也,针入三分补之。

少阴病下利便脓血者,宜刺。

忌水第十四

发汗后,饮水多者必喘,以水灌之亦喘。

下利其脉浮大,此为虚,以强下之故也。设脉浮革,因尔肠鸣,当温之,与水必哕。

太阳病小便利者,为水多,心下必悸。

宜水第十五

太阳病发汗后,若大汗出,胃中干燥,烦不得眠,其人欲饮水,当稍饮之,令胃气和则愈。

厥阴病[1]渴欲饮水,与水饮之[2],即愈。

呕而吐,膈上者,必思煮饼,急思水者,与五苓散饮之,水亦得也。

发汗吐下后病状第五三十证　方一十五首

发汗后,水药不得入口为逆。

未持脉时,病人手叉[3]自冒[4]心,师因教试令咳,而不即咳者,此必两耳无所闻也。所以然者,重发其汗,虚故也。

发汗后身热,又重发其汗,胃中虚冷,必反吐也。

大下后发汗,其人小便不利,此亡津液,勿治其小便,利必自愈。

病人脉数,数为热,当消谷引食,而反吐者,以医发其汗,阳气

---

〔1〕 厥阴病　"病"字原缺,据《伤寒论·辨厥阴病脉证并治》补。

〔2〕 与水饮之　《伤寒论·辨厥阴病脉证并治》作"少少与之"。《医宗金鉴·订正仲景全书·辨厥阴病脉证并治》:"厥阴病渴欲饮水者,乃阳回欲和,求水自滋,作解之兆。当少少与之以和其胃,胃和汗出自可愈也。若多与之,则水反停渍入胃,必致厥利矣。"

〔3〕 叉　手指相交错。《说文解字·又部》:"叉,手指相错也。"

〔4〕 冒　覆盖。《玉篇·月部》:"冒,覆也。"

微，膈气虚，脉则为数，数为客热，不能消谷，胃中虚冷，故吐也。

病者有寒，复发其汗，胃中冷，必吐蛔。一云吐逆。

发汗后，重发其汗，亡阳，谵语，其脉反和者，不死。服桂枝汤，汗出，大烦渴不解，若脉洪大，与白虎汤。方见杂疗中。

发汗后，身体疼痛，其脉沉迟，**桂枝加芍药生姜人参汤**[1]主之方

桂枝三两　芍药四两　生姜四两，切　甘草二两，炙　大枣十二枚，擘　人参三两

上六味以水一斗二升煮取三升，去滓，温服一升。本云：桂枝汤令加芍药生姜人参。

太阳病发其汗而不解，其人发热，心下悸，头眩，身𥆧而动[2]，振振欲擗地[3]者，玄武汤主之。方见少阴门。

发汗后，其人脐[4]下悸，欲作奔豚，**茯苓桂枝甘草大枣汤**主之方

茯苓半斤　桂枝四两　甘草一两，炙　大枣十五枚，擘

上四味以水一斗先煮茯苓，减二升，纳诸药，煮取三升，去滓，温服一升，日三服。

发汗过多以后，其人叉手自冒心，心下悸而欲得按之，**桂枝甘草汤**主之方

桂枝四两　甘草二两，炙

上二味以水三升煮取一升，去滓，顿服即愈。

发汗，脉浮而数，复烦者，五苓散主之。方见结胸门中。

---

〔1〕桂枝加芍药生姜人参汤　《伤寒论·辨太阳病脉证并治》作"桂枝加芍药生姜各一两人参三两新加汤方"十八字。

〔2〕身𥆧而动　谓全身肌肉不自主地跳动。《伤寒尚论辨似·太阳经上篇》："目筋之跳动为𥆧。身𥆧动，言浑身之肉忽此忽彼，俱如𥆧之跳动也。"

〔3〕振振欲擗地　谓身体颤抖，站立不稳，时时欲仆倒在地之状，因太阳病过汗阳虚，不能温煦筋脉肌肉，水气乘之而致。《伤寒论直解》卷三："振振欲擗地者，合头眩、身𥆧而言也。言眩之极，动之甚，则振振动摇不能撑持而欲擗地也。"

〔4〕脐　原作"齐"今改。按"齐"，通"脐"。肚脐。《说文通训定声·履部》："齐，假借为脐。"

发汗后腹胀满，**厚朴生姜半夏甘草人参汤**主之方

厚朴半斤，炙　生姜半斤，切　半夏半升，洗　甘草二两，炙　人参
一两

上五味以水一斗煮取三升，去滓，温服一升，日三服。

发其汗不解，而反恶寒者，虚故也，**芍药甘草附子汤**主之方

芍药　甘草各三两，炙　附子一枚，炮，去皮，破六片

上三味以水三升煮取一升二合，去滓，分温三服。

不恶寒〔1〕，但热者，实也，当和其胃气，宜小承气汤〔2〕。方见
承气汤门。一云调胃承气汤。

伤寒脉浮，自汗出，小便数，颇复微恶寒而脚挛急，反与桂枝，欲攻
其表〔3〕，得之便厥，咽干，烦躁，吐逆，当作甘草干姜汤以复其
阳；厥愈足温，更作芍药甘草汤与之，其脚即伸；而胃气不和，可
与承气汤；重发汗，复加烧针者，四逆汤主之。**甘草干姜汤**方

甘草四两，炙　干姜二两

上二味以水三升煮取一升，去滓，分温再服。

芍药甘草汤方

芍药　甘草炙，各四两

上二味以水三升煮取一升半，去滓，分温再服。

凡病若发汗，若吐，若下，若亡血，无津液，而阴阳自和者，必
自愈。

伤寒吐下发汗后，心下逆满，气上撞胸，起即头眩，其脉沉紧，发汗
即动经，身为振摇，**茯苓桂枝白术甘草汤**主之方

茯苓四两　桂枝三两　白术　甘草炙，各二两

上四味以水六升煮取三升，去滓，分温三服。

发汗吐下以后不解，烦躁，**茯苓四逆汤**主之方

---

〔1〕 不恶寒　《伤寒论·辨太阳病脉证并治》"不"上有"发汗后恶寒者，虚故
也"九字。

〔2〕 小承气汤　《伤寒论·辨太阳病脉证并治》作"调味承气汤"五字。

〔3〕 欲攻其表　《伤寒论·辨太阳病脉证并治》"表"下有"此误也"三字。

茯苓四两　人参一两　甘草二两,炙　干姜一两半　附子一枚,生,去皮,破八片

上五味以水五升煮取二升,去滓,温服七合,日三服。

发汗吐下后,虚烦不得眠,剧者反覆颠倒,心中懊恢,栀子汤〔1〕主之。若少气,栀子甘草汤〔2〕主之。若呕者,栀子生姜汤〔3〕主之。栀子汤方见阳明门。

栀子甘草汤〔1〕方

于栀子汤中加甘草二两即是。

栀子生姜汤方〔2〕

于栀子汤中加生姜五两即是。

伤寒下后,烦而腹满,卧起不安,**栀子厚朴汤**主之方

栀子十四枚,擘　厚朴四两,炙　枳实四枚,炙

上三味以水三升半煮取一升半,去滓,分二服,温进一服,快吐〔4〕,止后服。

下以后发其汗,必振寒,又其脉微细。所以然者,内外俱虚故也。

发汗,若下之,烦热,胸中窒者,属栀子汤〔5〕证。

下以后复发其汗者,则昼日烦躁不眠,夜而安静,不呕不渴而无表证,其脉沉微,身无大热,属**附子干姜汤**〔6〕方

附子一枚,生,去皮,破八片　干姜一两

上二味以水三升煮取一升,去滓,顿服即安。

太阳病先下而不愈,因复发其汗,表里俱虚,其人因冒〔7〕,冒家当汗出自愈。所以然者,汗出表和故也。表和,故下之。

---

〔1〕栀子汤　《伤寒论·辨太阳病脉证并治》作"栀子豉汤"四字。
〔2〕栀子甘草汤　《伤寒论·辨太阳病脉证并治》作"栀子甘草豉汤"六字。
〔3〕栀子生姜汤　《伤寒论·辨太阳病脉证并治》作"栀子生姜豉汤"六字。
〔4〕快吐　《伤寒论·辨太阳病脉证并治》作"得吐者"三字。
〔5〕栀子汤　《伤寒论·辨太阳病脉证并治》作"栀子豉汤"四字。
〔6〕附子干姜汤　今本《伤寒论》、《金匮要略》并无此方。
〔7〕冒　谓头目晕眩,神识不清,如物蒙蔽。《尚论篇》卷一:"冒者,神识不清,似有物蒙蔽其外也。"

伤寒,医以丸药大下后,身热不去,微烦,**栀子干姜汤**主之方

栀子十四枚,擘 干姜二两

上二味以水三升半煮取一升半,去滓,分二服,温进一服,得快吐,止后服。

脉浮数,法当汗出而愈,而下之,则身体重,心悸者,不可发其汗,当自汗出而解。所以然者,尺中脉微,此里虚,须表里实,津液自和,自汗出愈。

发汗以后,不可行桂枝汤,汗出而喘,无大热,与**麻黄杏子石膏甘草汤**

麻黄四两,去节 杏仁五十枚,去皮尖 石膏半斤,碎 甘草二两,炙

上四味,以水七升先煮麻黄一二沸,去上沫,纳诸药,煮取三升,去滓,温服一升。本云黄耳杯。

伤寒吐下后,七八日不解,热结在里,表里俱热,时时恶风,大渴,舌上干燥而烦,欲饮水数升,白虎汤[1]主之。方见杂疗中。

伤寒吐下后未解,不大便五六日至十余日,其人日晡所发潮热,不恶寒,犹如见鬼神之状,剧者发则不识人,循衣妄撮,怵惕不安,微喘直视,脉弦者生,涩者死;微者,但发热谵语,与承气汤[2]。若下者,勿复服。

大下后,口燥者,里虚故也。

霍乱病状第六一十证 方三首

问曰:病有霍乱者,何也。答曰:呕吐而利,此为霍乱。

问曰:病者发热头痛,身体疼痛,恶寒而复吐利,当属何病。答曰:当为霍乱,霍乱吐下利止,复更发热也。

伤寒其脉微涩,本是霍乱,今是伤寒,却四五日至阴经上,转入

---

[1] 白虎汤 《伤寒论·辨太阳病脉证并治》作"白虎加人参汤"六字。
[2] 与承气汤 《伤寒论·辨太阳病脉证并治》作"大承气汤主之"六字。

阴当利，本素呕下利者，不治。若其人即欲大便，但反失气而不利者，是为属阳明，必坚，十二日愈。所以然者，经竟故也。下利后当坚，坚能食者愈，今反不能食，到后经中颇能食，复一经能食，过之一日当愈。若不愈，不属阳明也。

恶寒脉微而复利，利止必亡血，**四逆加人参汤**主之方

　　四逆汤中加人参一两即是。

霍乱而头痛发热，身体疼痛，热多欲饮水，五苓散主之。寒多不用水者，**理中汤**〔1〕主之方五苓散见结胸门。

　　人参　干姜　甘草炙　白术各三两

　　上四味以水八升煮取三升，去滓，温服一升，日三服。脐上筑〔2〕者，为肾气动，去术，加桂四两；吐多者，去术，加生姜三两；下利多者，复用术；悸者，加茯苓二两；渴者，加术至四两半；腹中痛者，加人参至四两半；寒者，加干姜至四两半；腹满者，去术，加附子一枚。服药后如食顷，饮热粥一升，微自温暖，勿发揭衣被。一方蜜和丸，如鸡黄许大，以沸汤数合和一丸，研碎，温服，日三夜二，腹中未热，益至三四丸，然不及汤。

　　吐利止，而身体痛不休，当消息和解其外，宜桂枝汤小和之。

　　吐利汗出，发热恶寒，四肢拘急，手足厥，四逆汤主之。既吐且利，小便复利而大汗出，下利清谷，里寒外热，脉微欲绝，四逆汤主之。

吐已下断，汗出而厥，四肢〔3〕，不解，脉微欲绝，**通脉四逆加猪胆汤**主之方

　　于通脉四逆汤中加猪胆汁半合即是，服之其脉即出。无猪胆，以羊胆代之。

　　吐利发汗，其人脉平而小烦，此新虚不胜谷气故也。

----

〔1〕　理中汤　《伤寒论·辨霍乱病脉证并治》作"理中丸"。

〔2〕　脐上筑　谓脐上跳动不宁，如有物捣。按"筑"，捣。《广雅·释诂一》："筑，刺也。"《三国志·魏志·少帝纪》："贼以刀筑其口，使不得言。"《伤寒贯珠集》卷三："脐上筑者，脐上筑筑然跳动，肾气上而之脾也。"

〔3〕　四肢　《伤寒论·辨霍乱病脉证并治》"肢"下有"拘急"二字。

阴易病已后劳复第七 七证 方[1]四首 附方六首

伤寒阴易[2]之为病,身体重,少气,少腹里急,或引阴中拘挛,热上
冲胸,头重不欲举,眼中生花,膈胞赤,膝胫拘急,**烧裈散**主之方

　　妇人里裈近隐处烧灰

　　上一味水和服方寸匕,日三,小便即利,阴头微肿,此为愈。

大病已后劳复,**枳实栀子汤**主之方

　　枳实三枚,炙　豉一升,绵裹　栀子十四枚,擘

　　上三味以醋浆七升先煎取四升,次纳二味,煮取二升,纳豉,煮
五六沸,去滓,分温再服[3]。若有宿食,纳大黄如博棋子大[4]五
六枚,服之愈。

　　伤寒瘥已后,更发热,小柴胡汤主之。脉浮者以汗解之,脉沉
实一作紧者以下解之。

大病已后,腰以下有水气,**牡蛎泽泻散**主之方

　　牡蛎熬　泽泻　蜀漆洗　商陆　葶苈熬　海藻洗　栝楼根各
等分

　　上七味捣为散,饮服方寸匕,日三服,小便即利[5]。

伤寒解后,虚羸少气,气逆欲吐,**竹叶石膏汤**主之方

　　竹叶二把　半夏半升,洗　麦门冬一升,去心　甘草炙　人参各
二两　石膏一斤,碎　粳米半升

---

〔1〕　方　此上原衍"一"字,据正文删。
〔2〕　阴易　病证名。伤寒热病新瘥,邪热未尽,因犯房事而余毒相染。男病
　　　易于女,名曰阳易;女病易于男,名曰阴易。《诸病源候论》卷八:"其妇
　　　人得病新瘥,未平复而男子与之交接得病者,名阴易。"
〔3〕　服　《伤寒论·辨阴阳易差后劳复病脉证并治》此下有"覆令微似汗"
　　　五字。
〔4〕　博棋子大　即棋子大小。《备急千金要方》卷二十七·服食法:"博棋长
　　　二寸,方一寸。"
〔5〕　小便即利　《伤寒论·辨阴阳易病脉证并治》作"小便利,止后服"六字。

　　上七味以水一斗煮取六升,去滓,纳粳米,熟汤成[1],温服一升,日三服。

　　大病已后,其人喜唾,久久不了,胸上有寒,当温之,宜理中丸。

　　病人脉已解,而日暮微烦者,以病新瘥,人强与谷,脾胃气尚弱,不能消谷,故令微烦,损谷即愈。

杂方附

　　华佗曰:时病瘥后七日内,酒肉五辛油面生冷醋滑房室皆断之,永瘥。

书生丁季[2]受杀鬼丸方

　　虎头骨炙　丹砂　真珠　雄黄　雌黄　鬼臼　曽青　女青　皂荚去皮子,炙　桔梗　芫荑　白芷　芎䓖　白术　鬼箭削取皮羽　鬼督邮　藜芦　昌蒲以上各二两

　　上一十八味捣筛,蜜和如弹丸大,带之,男左女右[3]。

刘次卿弹鬼丸方

　　雄黄　丹砂各二两　石膏四两　乌头　鼠负各一两

　　上五味以正月建除日,执厌日亦得,捣为散,白蜡五两铜器中火上消之,下药搅令凝,丸如楝实,以赤縠[4]裹一丸,男左女右,肘后带之。

度瘴散方

　　麻黄去节　升麻　附子炮,去皮　白术各一两　细辛　干姜　防己　防风　桂心　乌头炮,去皮　蜀椒汗　桔梗各二分

---

〔1〕　熟汤成　《伤寒论·辨阴阳易病脉证并治》作“煮米熟,汤成去米”七字。

〔2〕　丁季　《备急千金要方》卷九·避温作“丁季回”三字。

〔3〕　带之,男左女右　《备急千金要方》卷九·避温作“绢袋盛,男左女右带之。卒中恶及时疫,吞如梧子一丸,烧一弹丸户内”二十七字。

〔4〕　縠(hú　胡)　皱纱一类的丝织品。《文选·神女赋》:“动雾縠以徐步兮,拂墀声之珊珊。”李善注:“縠,今之轻纱,薄如雾也。”

上一十二味捣筛为散,密贮之,山中所在有瘴气之处,且空腹饮服一钱匕,覆取汗,病重稍加之。

老君神明白散方

白术　附子炮,去皮,各二两　桔梗　细辛各一两　乌头炮,去皮,四两

上五味粗捣筛,绛囊盛带之,所居闾里皆无病。若有得疫者,温酒朝一方寸匕,覆取汗,得吐即瘥。或经三四日者,以三方寸匕纳五升水中煮令沸,分温三服。

太一流金散方

雄黄三两　雌黄　羖羊角各二两　矾石一两,烧令汁尽　鬼箭削取皮羽,一两半

上五味捣筛为散,以细密帛裹之,作三角绛囊,盛一两带心前,并挂门窗牖上。若逢大疫之年,以朔旦平明时以青布裹一刀圭,中庭烧之,有病者亦烧熏之。若遭毒螫者以唾和涂之。

务成子萤火丸

主避疾病恶气百鬼虎狼蛇虺蜂虿诸毒五兵白刃盗贼凶害。昔冠军将军武威太守刘子南从尹公受得此方,以永平十二年,于北界与虏战,败绩,士卒略尽,子南被围,矢下如雨,未至子南马数尺,矢辄堕地,虏以为神人,乃解围而去。子南以方教子及诸兄弟为将者,皆未尝被伤,累世秘之。汉末青牛道士得之,以传安定皇甫隆,隆以传魏武帝,乃稍有人得之。故一名冠军丸,一名武威丸方。

萤火　鬼箭削取皮羽　蒺藜各一两　雄黄　雌黄　矾石各二两,烧汁尽　羖羊角　锻灶灰铁锤柄入铁处烧焦,各一两半

上九味捣筛为散,以鸡子黄并丹雄鸡冠一具和之如杏仁大,作三角绛囊盛五丸,带左臂,若从军系腰中勿离身,若家挂户上,甚避盗贼绝止也。

(李培振)

千金翼方卷第十一　小儿

养小儿第一 合八十九条　方二十首　灸法二首　论一首

　　凡儿在胎,一月胚,二月胎,三月有血脉,四月形体成,五月能动,六月诸骨具,七月毛发生,八月脏腑具,九月谷入胃,十月百神备,则生矣。生后六十日瞳子成,能咳笑[1]应和人;百五十日任脉成,能自反覆;百八十日髋骨成,能独坐;二百一十日掌骨成,能扶伏,三百日胫骨成,能立;三百六十日膝膑成,能行也。若不能依期者,必有不平[2]之处。

　　儿初生落地,口中有血即当去之,不去者,儿若吞之成癖病[3],死。治儿生落地不作声法;取暖水一盆灌浴之,须臾即作声。小儿始生即当举之,举之迟晚则令中寒,腹中雷鸣。先浴之,然后乃断脐,断脐当令长至足趺,短则中寒,令腹中不调,当下痢。若先断脐后浴之,则令脐中水,中水则发腹痛。若脐中水及中冷,则腹绞痛夭纠[4]啼呼,面目青黑,此是中水之过,当灸粉絮以熨之,不时治护,脐至肿者当随轻重,重者便灸之,乃可至八九十壮,

---

〔1〕　咳(hái　孩)笑　婴儿笑。《说文解字·口部》:"咳,小儿笑也。"

〔2〕　不平　谓不平和,不正常。按"平",平舒,平和。《玉篇·干部》:"平,舒也。"

〔3〕　癖病　病名,即痞气,为五积之一,属脾。因脾虚气郁,痞塞不通,留滞积结而致,症见胃脘部有肿块突起,状如覆盘,消瘦乏力等。详参《难经·五十六难》。

〔4〕　夭纠　屈曲拘急貌。亦即"夭矫"。按"夭",弯曲。《说文解字·夭部》:"夭,屈也。""纠"原作"糺",今改。按"糺",同"纠"。拘急。《集韵·黝韵》:"纠,《说文》:绳三合也。或作糺。"《玉篇·丩部》:"纠,戾也,急也。"

轻者脐不大肿,但出汗,时时啼呼者,但捣当归末粉敷之,炙粉絮,日日熨之,至百日乃愈,以啼呼止为候。若儿尿清者,冷也,与脐中水同。

凡初生断儿脐,当令长六寸,脐长则伤肌,脐短则伤脏,不以时断脐,若脐汁不尽者,即自生寒,令儿风脐[1]也。

裹脐法 棰[2]治帛令柔软,方四寸,新绵厚半寸,与帛等合之,调其缓急[3],急则令儿吐唲[4]。儿生二十日乃解视脐,若十许日儿怒啼似衣中有刺者,此或脐燥还刺其腹,当解之易衣,更裹脐,时当闭户下帐,燃[5]火左右,令帐中温暖,换衣亦然,仍以温粉粉之,此谓冬之时寒也。若脐不愈,烧绛帛末作灰粉之。若过一月脐有汁不愈,烧虾蟆灰,治末粉脐中,日三四度。若脐未愈,乳儿太饱,令儿风脐也。

儿新生不可令衣过厚热,令儿伤皮肤肌肉,血脉发杂疮及黄。凡小儿始生,肌肤未成,不可暖衣,暖衣则令筋骨缓弱,宜时见风日,若不见风日,则令肌肤脆软,便易中伤,皆当以故絮衣之,勿用新绵也。天和暖无风之时,令母将儿于日中嬉戏,数令见风日,则血凝气刚,肌肉牢密,堪耐风寒,不致疾病。若常藏在帏帐中,重衣温暖,譬犹阴地之草,不见风日,软脆不堪当风寒也。

儿生十日始得哺如枣核大,二十日倍之,五十日如弹丸大,百日如枣大。若乳汁少,不从此法,当用意少少增之。若三十日乃哺者,令儿无疾。儿若早哺之及多者,令儿头面身体喜生疮,瘥而复

---

[1] 风脐 病名,即脐风。因断脐处理不善,使风冷秽毒之邪侵入脐中而致,症见唇青口撮,牙关紧闭,苦笑面容,甚或四肢抽搐,角弓反张等。

[2] 棰 原作"椎",今改。按"椎",与"棰"同。《战国策·齐策六》:"君王后引椎椎破之。"

[3] 调其缓急 谓调节所裹绵帛的松紧度。

[4] 吐唲(xiàn 现) 吐乳。按"唲",吐乳。《广韵·铣韵》:"唲,小儿欧乳也。"

[5] 燃 原作"然",今改。按"然",与"燃"同。《说文解字·火部》:"然,烧也。"徐铉注:"然,今俗别作燃。"

发,亦令儿尪弱[1]难养[2]。小儿生满三十日乃当哺之,若早哺之,儿不胜谷气,令儿病则多肉耗。三十日后虽哺勿多,若不嗜食,勿强与,强与不消,复成疾病。哺乳不进者,腹中皆有痰澼也,当以四物紫丸微下之,节哺乳数日,便自愈也。小儿寒热亦皆当尔,要当下之,然后乃瘥。

凡乳母乳儿,当先以手极挼,散其热,勿令乳汁奔出。令儿咽辄夺其乳,令得息,息已复乳之,如是十反五反,视儿饥饱节度,知一日之中几乳而足以为常。又常捉去宿乳。儿若卧,乳母当臂枕之,令乳与儿头平乃乳之,如此令儿不噎。母欲寐则夺其乳,恐填口鼻,又不知饥饱也。

儿生有胎寒[3]则当腹痛,痛者偃啼[4],时时吐呗,或腹中如鸡子黄者,按之如水声便没[5],没已复出,此无所苦尔,宜早服当归丸黄芪散即愈。当归丸方见《千金方》中,黄芪散方本缺。

凡乳儿不欲大饱,饱则令吐。凡候儿吐者,是乳太饱也,当以空乳乳之即消。夏若不去热乳,令儿呕逆;冬若不去寒乳,令儿咳痢;母新房以乳儿,令儿羸瘦,交胫不能行;母患热以乳儿,令儿变

---

〔1〕 尪(wāng 汪)弱 瘦小虚弱。《艺文类聚·五一·南朝宋谢灵运谢封康乐侯表》:"岂臣尪弱,所当忝承。"

〔2〕 难养 "养"原作"食",据《备急千金要方》卷五上·初生出腹改。

〔3〕 胎寒 病证名。因小儿胎中受寒,冷气伤于肠胃而致,症见小儿初生百日内乳食难消,腹胀腹痛,啼哭不止,颜面青白等。详参《诸病源候论》卷四十七·胎寒候。

〔4〕 偃啼 病证名,即躽啼。因小儿在胎中时其母伤于风冷,儿生之后邪犹不去,与正气相搏而致,症见腹痛啼哭,腰曲背张,气息急迫等。详参《诸病源候论》卷四十七·躽啼候。

〔5〕 没 隐没不见。刘长卿《初至洞庭怀灞陵别业》:"长天不可望,鸟与浮云没。"

黄,不能食;母怒以乳儿,令儿喜惊[1],发气疝[2],又令儿上气癫狂;母新吐下以乳儿,令儿虚羸。母醉以乳儿,令儿身热腹满。凡小儿不能哺乳,当服紫丸下之。

凡浴小儿,汤极须令冷热调和,冷热失所令儿惊,亦致五脏疾。凡儿冬不可久浴,浴久则伤寒;夏不可久浴,浴久则伤热。凡儿又不当数浴,背冷则令发痫[3],若不浴又令儿毛落。

小儿生辄死,治之法:当候视儿口中悬痈前上腭上有赤胞者,以指摘[4]取决令溃,以少绵拭去,勿令血入咽,入咽杀儿,急急慎之。

凡儿生三十二日一变,六十四日再变,变且蒸;九十六日三变,百二十八日四变,变且蒸;百六十日五变,百九十二日六变,变且蒸;二百二十四日七变,二百五十六日八变,变且蒸;二百八十八日九变,三百二十日十变,变且蒸。积三百二十日小蒸毕后,六十四日大蒸,蒸后六十四日复大蒸,蒸后百二十八日复大蒸,积五百七十六日大小蒸毕。

凡变者上气,蒸者体热。凡蒸平者五日而衰,远者十日而衰。

---

〔1〕　惊　病证名。因小儿气血未充,经脉未盛,神气怯弱,故患病时每易发惊,症见身体面赤,睡眠不安,惊惕上窜等。隋唐时期此证常与痫证混称,以不发搐者为惊,发搐者为痫。详参《诸病源候论》卷四十五·惊候及卷四十五·痫候。

〔2〕　气疝　病名。因饮食寒温不适,气机阻塞,寒气凝聚而致,症见腹部胀痛,时轻时重等。详参《诸病源候论》卷二十·七疝候。

〔3〕　痫　病证名。因小儿形神未定,或突遭惊恐,或外感风邪,或饮食积滞而致,症见意识模糊,目睛上视,颈项反折,背脊强直,手指妄动,四肢抽搐等。按其病因病机分为惊痫、风痫、食痫三种。痫之病名,出自《素问·大奇论》,《诸病源候论》、《备急千金要方》之论有很大发展,但与现代痫病含义不同。详参《诸病源候论》卷四十五·痫候、《备急千金要方》卷五·惊痫第三。

〔4〕　摘(tī　梯)　摘出。玄应《一切经音义》卷四:"摘,剔也。"

先变蒸[1]五日,后五日为十日之中,热乃除尔。

儿生三十二日一变,二十九日先期而热,便治之如法。至三十六七日蒸乃毕尔,恐不解了,故重说之。审计变蒸之日,当其时有热微惊,不得灸刺也,得服药。及变且蒸之时,不欲惊动,勿令旁多人。儿变蒸时,或早或晚,不如法者多。儿变蒸时壮热,不欲食,食辄吐睨,若有寒加之,即寒热交争,腹腰夭纠,嗁不止,熨之当愈也。

凡小儿身热脉乱汗出者,蒸之候也。儿变蒸时,目白者重,赤黑者微,变蒸毕,目精明矣。儿上唇头小白疱起如死鱼目珠子者,蒸候也。初变蒸时有热者,服黑散发汗,热不止服紫丸,热瘥便止,勿复与丸,自当有余热,变蒸尽乃除尔。儿身壮热而耳冷,髋亦冷者,即是蒸候,慎勿治之。儿身热,髋耳亦热者,病也,乃须治之。

紫丸　治小儿变蒸发热不解,并挟伤寒温壮[2],汗后热不歇,及腹中有痰澼,哺乳不进,乳则吐睨,食痫[3]先寒热[4]方。

代赭石　赤石脂各一两　巴豆三十枚,去皮心,熬　杏仁五十枚,去皮尖,熬

上四味末之,巴豆杏仁别捣为膏,和更捣二千杵,当自相得,若硬入少蜜同捣,密器中收之三十日。儿服如麻子一丸,与少乳汁

---

〔1〕　变蒸　婴幼儿在生长发育过程中按一定时间规律出现的生理变化。自出生三十二日开始,至五百六十七日结束,凡十变、五小蒸、三大蒸。变蒸之时有身热,脉乱,汗出等症。一般不属病态,无需治疗,重者可酌予治疗。此说始于西晋王叔和,隋唐医家日相传演,其说益繁。详参《诸病源候论》卷四十五·变蒸候、《备急千金要方》卷五·序例第一。

〔2〕　温壮　病证名。因胃失和调,气机壅塞,蕴积体热而致,症见大便黄而恶臭,或白而酸臭,发热,嗜睡,饮食减少等。详参《诸病源候论》卷四十五·温壮候。

〔3〕　食痫　病证名。因乳食不节,脾胃受病,乳食结滞而生热,上扰神明而致,症见嗳吐酸馊,大便酸臭,发则壮热多惊,四肢抽搐等。详参《太平圣惠方》卷八十五。

〔4〕　先寒热　《备急千金要方》卷五·序例作"先寒后热"四字。

令下,食顷后与少乳,勿令多,至日中当小下热除,若未全除,明旦更与一丸。百日儿服如小豆一丸,以此准量增减,夏月多热,喜令发疹,二三十日辄一服佳。此丸无所不治,虽下不虚人。

黑散　治小儿变蒸中挟时行温病,或非变蒸时而得时行[1]方。

麻黄去节　杏仁去皮尖,熬,各半两　大黄一分

上三味捣为散,一月儿服小豆大一枚,以乳汁和服,抱令得汗,汗出温粉粉之,勿使见风。百日儿服如枣核,大小量之。

相儿命长短法

儿生枕骨不成者,能言而死。

膝骨不成者,能踞[2]而死。

掌骨不成者,能扶伏[3]而死。

踵骨[4]不成者,能行而死。

膑骨不成者,能立而死。

生身不收者死。

鱼口者死。

股间无生肉者死。

颐下破者死。

阴不起者死。

囊下白者死,赤者死。

相法甚博,略述十数条而已。

儿初生额上有旋毛者,早贵,妨父母。

儿初生阴大而与身色同者,成人。

---

[1]　时行　病名,即时气。指疫疠病。详参《肘后备急方》卷二。

[2]　踞　原作"倨",今改。按"倨",通"踞"。坐。《庄子·天运》成玄英疏:"倨,踞也。"《正字通·足部》:"踞,据物坐曰踞。"

[3]　扶伏　《备急千金要方》卷五上·初生出腹作"匍匐"。按"扶伏",即"匍匐"。爬行。《说文假借义证》:"《礼记·檀弓》引《诗》:扶服救之。今《邶风》作匍匐救之。又《左氏昭廿一年传》:扶伏而击之。皆当为匍匐之假借。二字音并同。"

[4]　踵骨　跟骨。按"踵",足跟。《字汇·足部》:"踵,足跟。"

儿初生叫声连延相属者寿，声绝而复扬急者不寿。

儿初生汗血者，多厄不寿。

儿初生目视不正，数动者，大非佳人。

儿初生自开目者，不成人。

儿初生通身软弱，如无骨者，不成人。

儿初生发稀少者，强不听人。

儿初生脐小者，不寿。

儿初生早坐早行早语早齿生，皆恶性，非佳人。

儿初生头四破者，不成人。

儿初生头毛不周匝者，不成人。

啼声散，不成人。

啼声深，不成人。

汗不流，不成人。

小便凝如脂膏，不成人。

常摇手足者，不成人。

无此状候者，皆成人也。

儿初生脐中无血者好。

卵下缝通达而黑者寿，鲜白长大者寿。

论曰：儿三岁以上十岁以下，观其性气高下，即可知其夭寿大略，儿小时识悟通敏过人者多夭，则项讬[1]颜回[2]之流是也。小儿骨法，成就威仪，回转迟舒[3]，稍费人精神雕琢[4]者寿，其预知

---

〔1〕　项讬　又作项橐，春秋时鲁人。据传曾与孔子问难，旧称生七岁而为孔子师，十岁而卒，时人号为小儿神。

〔2〕　颜回　春秋时鲁人（公元前 521—前 490 年），字子渊，孔子弟子。好学，以德行著称，年三十一病死。

〔3〕　迟舒　迟缓，谓不甚敏捷。按"舒"，迟缓。《尔雅·释言》："舒，缓也。"

〔4〕　雕琢　治玉成器，因谓修治，矫正。《淮南子·精神训》："直雕琢其性，矫拂其情，以与世交。"

人意,回旋敏速者亦夭,则杨修[1]孔融[2]之流是也。由此观之,夭寿大略可知也,亦犹[3]梅花早发,不睹岁寒,甘菊晚荣,终于年事,是知晚成者,寿之兆也。

凡小儿之痫有三种,有风痫[4],有惊痫[5],有食痫。然风痫惊痫时时有尔,十人之中未有一二是食痫者,凡是先寒后热发痫者,皆是食痫也。惊痫当按图灸之,风痫当与豚心汤下之,食痫当下乃愈,紫丸佳。

凡小儿所以得风者,缘衣暖汗出,风因而入也。风痫者,初得之时,先屈指如数乃发作,此风痫也;惊痫者,起于惊怖,先啼乃发作,此惊痫也。惊痫微者急持之[6],勿复更惊之,或自止也。其先不哺乳,吐而变热,后发痫,此食痫也,早下之则瘥,四味紫丸逐澼饮最良,去病速而不虚人,赤丸瘥快[7],病重者当用之。小儿衣甚

---

〔1〕　杨修　东汉末年弘农华阴(今属陕西)人(公元 175—219 年),字德祖,文学家。好学能文,才思敏捷,后被曹操所杀,时年四十一。"修"原作"脩",今改。按"脩",通"修"。《字汇补·肉部》:"脩,与修通。"

〔2〕　孔融　东汉末年鲁国(治今山东曲阜)人(公元 153—208 年),字文举。工文学,为"建安七子"之一。为人恃才负气,后因触怒曹操被杀,时年五十五。

〔3〕　犹　原作"由",今改。按"由",通"犹"。刘淇《助字辨略》卷二:"由,与犹通。"

〔4〕　风痫　病证名。因小儿乳养失调,气血不和,复被风邪乘之而致,症见手指妄动,四肢抽搐等。详参《诸病源候论》卷四十五·风痫候。

〔5〕　惊痫　病证名。因小儿心肝热盛,复被惊邪所触,神气溃乱而致,症见发时吐舌急叫,面色乍红乍白,怵惕不安,如人将捕之状。详参《诸病源候论》卷四十五·惊痫候。

〔6〕　急持之　谓急须护持之。按"持",握。《说文解字·手部》:"持,握也。"《战国策·赵策四》:"媪之送燕后也,持其踵为之泣。"此谓护持。

〔7〕　快　原作"駃",今改。按"駃",同"快"。《说文解字·马部》徐铉注:"今俗与快同用。"

寒薄,则腹中乳食不消,其大便皆醋臭,此欲为癖[1]之渐也,便将紫丸以微消之,服法先从少起,常令大便稀,勿使大下也,稀后便渐减之,屎不醋臭乃止药。惊痫但灸及摩生膏,不可下也,惊痫心气不定,下之内虚,益令甚尔,惊痫甚者特为难治,故养小儿常当慎惊,勿令闻大声,抱持之间当安徐,勿令怖也,又天雷时须塞其耳,但作余小声以乱之也。

凡小儿微惊者,以长血脉,但不欲大惊,大惊乃灸惊脉。

小儿有热,不欲哺乳,卧不安,又数惊,此痫之初也,服紫丸便愈,不瘥更服之。儿立夏后有病,治之慎勿妄灸,不欲吐下,但以除热汤浴之,除热散粉之,除热赤膏摩之,又脐中以膏涂之,令儿在凉处,勿禁水浆,常以新水饮之。儿眠时小惊者,一月辄一以紫丸下之,减其盛气,令儿不病痫也。小儿气盛有病,但下之必无所损,若不时下,则将成病,固难治矣。凡下四味紫丸最善,虽下不损人,足以去疾尔。若四味紫丸不时下者,当以赤丸下之,赤丸不下,当更倍之。若已下而余热不尽,当按方作龙胆汤,稍稍服之,并摩赤膏。

凡小儿冬月下无所畏,夏月下难瘥,然有病者不可不下,下后腹中当小胀满,故当节哺乳数日,不可妄下。又乳哺小儿,常令多少有常剂,儿渐大,当稍稍增之,若减少者,此腹中已有小不调也,便微服药停哺,但与乳,甚者十许日,微者五六日止哺,自当如常。若不肯哺而欲乳者,此是有癖,为疾重,要当下之,无不瘥者,不下则致寒热,或反吐而发痫,或更致下痢,此皆病重不早下之所为也,为难治,但先治其轻时,儿不耗损而病速愈。

凡小儿屎黄而臭者,此腹中有伏热,宜微将服龙胆汤。若白而醋者,此挟寒不消也,当服紫丸,微者少与药令内消,甚者小增令小下。皆须节乳哺数日,令胃气平和,若不节乳哺则病易复,复下之则伤其胃气,令腹胀满,再三下之尚可,过此伤矣。

---

[1]　癖　病证名。因饮食不节,寒痰凝聚,气血瘀阻,气血痰食与寒邪相搏而致,症见痞块生于两胁,时痛时止等。详参《诸病源候论》卷二十·癖病诸候及卷四十七·癥瘕癖结候。

凡小儿有癖,其脉大,必发痫,此为食痫,下之便愈。当候掌中与三指脉,不可令起而不时下,致于发痫则难治也,若早下之,此脉终不起也,脉在掌中尚可早治,若至指则病增也。

凡小儿腹中有疾生则身寒热,寒热则血脉动,血脉动则心不定,心不定则易惊,惊则痫发速也。

龙胆汤　治小儿出腹血脉盛实,寒热温壮,四肢惊掣,发热,大吐呗者,若已能进哺,中食实不消,壮热及变蒸不解,中客人鬼气并诸惊痫,方悉主之,十岁以下小儿皆服之,小儿龙胆汤第一,此是新出腹婴儿方[1],若日月长大者,以次依此为例,若必知客忤[2]及魅气[3]者,可加人参当归,各如龙胆多少也。一百日儿加半分,二百日加一分,一岁儿加半两,余药皆准尔。

龙胆　钩藤　柴胡去苗　黄芩[4]　桔梗　芍药　茯神　甘草炙,各一分　蜣螂二枚,炙　大黄一两

上一十味㕮咀,以水二升煮取五合,为一剂也,取之如后节度,药有虚实,虚药宜足数合水也。儿生一日至七日,分一合为三服,儿生八日至十五日,分一合半为三服,儿生十六日至二十日,分二合为三服,儿生二十日至三十日,分三合为三服,儿生三十日至四十日,尽以五合为三服,十岁亦准此,皆溏下即止,勿复服也。

治少小心腹热,除热丹参赤膏方

---

〔1〕　此是新出腹婴儿方　"新"字原脱,据《备急千金要方》卷五上·惊痫补。
〔2〕　客忤　病证名。因小儿神气未定,忽为异声异物或生人冲逆而致,症见惊哭不休,甚或面色变异,吐泻腹痛,瘈疭,状似惊痫等。详参《诸病源候论》卷四十六·中客忤候。按"忤",违逆。《广韵·暮韵》:"忤,逆也。"
〔3〕　魅气　"魅"原作"鬽",据《备急千金要方》卷五上·惊痫改。按"魅气",病证名。旧以为鬼神作祟而致,症见寒热往来,面黄形瘦,发焦腹胀等。按"鬽",小儿鬼。《说文解字·鬼部》:"鬽,小儿鬼。"详参《诸病源候论》卷四十七·被魅候。
〔4〕　黄芩　原作"黄芩",据《备急千金要方》卷五上·惊痫改。

　　丹参　雷丸　芒消　戎盐　大黄各三两

　　上五味切，以苦酒半升浸四种一宿；以成炼猪脂一斤煎，三上三下，去滓纳芒消，膏成，以摩心下。冬夏可用一方，但丹参雷丸。

治少小新生，肌肤幼弱，喜为风邪所中，身体壮热，或中大风[1]，手足惊掣，**五物甘草生摩膏**方

　　甘草炙　防风各一两　白术二十铢　雷丸二两半　桔梗二十铢

　　上五味切，以不中水猪肪一斤微火煎为膏，去滓，取弹丸大一枚，炙手以摩儿百过，寒者更热，热者更寒。小儿无病，早起常以膏摩囟上及手足心，甚避风寒。

矾石丸　主小儿胎寒，偃啼惊痫，胪胀满，不嗜食，大便青黄，并治大人虚冷内冷，或有实不可吐下方

　　马齿矾石一斤，烧半日

　　上一味末之，枣膏和丸。大人服如梧子二枚，日三服，小儿减之，以意增损，以腹中温暖为度，有实亦去，神良。

　　小儿客忤慎忌法：凡小儿衣裳帛绵中不得令有头发，履中亦然。凡白衣青带，青衣白带者，皆令儿中忤。诸远行来马汗未解，行人未澡洗及未易衣而见儿者，皆中客忤。见马及马上物马气，皆忌之。

小儿中客之为病，吐下青黄汁，腹中痛及反倒偃侧[2]似痫状，但目不上插，少睡，面色变五色，脉弦急，若失时不治，小久则难治，治之法　以水和豉捣令熟，丸如鸡子大，以转摩儿囟上及手足心各五遍，又摩心腹脐，上下行转摩之，食顷破视，其中有细毛，弃丸道中，病愈矣。

若吐不止　灸手心主间使大都隐白三阴交，各三炷。

又　可用粉丸如豉法，并用唾之，唾之咒如下，咒曰：摩家公，摩家

────────────

[1]　大风　即风邪。《素问·骨空论》："大风颈项痛，刺风府……"张隐菴注："此言风邪入于经也，当治其风府也。"

[2]　反倒偃侧　谓身体颠倒仰侧，不能安卧。按"偃"，仰。《集韵·铣韵》："偃，仰也。"

母,摩家儿若客忤,从我始,扁鹊虽良,不如善唾良。唾讫,弃丸于道中。

又方　取一刀横著灶上,解儿衣发其心腹讫[1],取刀持向儿咒之,唾辄以刀拟[2]向心腹曰:啡啡。曰:煌煌日,出东方,背阴向阳,葛公葛母,不知何公子,来不视,去不顾,过与生人忤,梁上尘,天之神,户下二鬼所经,大刀环犀对灶君。二七唾,客愈。儿惊,唾啡啡如此二七,啡啡每唾以刀拟之,咒当三遍乃毕,用豉丸一,如上法五六遍讫,取此丸破看,其中有毛,弃丸于道中,即愈矣。

治小儿卒客忤法　取铜镜鼻烧令赤,著少许酒中,大儿饮之,小儿不能饮者含哺之,愈。

又方　取马屎三升烧令烟绝,以酒三升煮三沸,去滓浴儿,即愈。

千金汤　主小儿暴惊啼绝死,或有人从外来,邪气所逐,令儿得病,众医不治方。

　　蜀漆一分,一云蜀椒　左顾牡蛎一分,熬

　　上二味㕮咀,以醋浆水一升煮取五合,一服一合,良。

治小儿新生客忤中恶[3],发痫发热,乳哺不消,中风反折,口吐舌,并注忤[4]面青,目上插,腹满,癫痫[5]羸瘦,痊及三岁不行,**双**

---

〔1〕发其心腹讫　"发"原作"拨",据《备急千金要方》卷五上·客忤改。按"发",显露。《左传·昭公元年》:"天有六气……发为五色。"杜预注:"发,见也。""发其心腹",谓显露病儿胸腹。

〔2〕拟　指向,比划。玄应《一切经音义》卷十六:"拟,向也。"《汉书·苏建传附苏武》:"(卫律)复举剑拟之,武不动。"

〔3〕中恶　病名。因精气衰弱,触犯不正之气而致,症见卒然心腹刺痛,闷乱欲死等。详参《诸病源候论》卷四十六·中恶候。

〔4〕注忤　病证名。因触犯鬼邪之毒气而致,症见卒然心腹疼痛,甚则突然闷绝,虽经治疗余毒未尽,留注身体,随血气而行,发则四肢肌肉游走瞤动,或五内刺痛,时作时休,变动无常等。详参《诸病源候论》卷二十四·注忤候。按"注",同"疰"。病名,指传染病。《释名·释疾病》:"注病,一人死,一人复得,气相灌注也。"毕沅疏证:"注,《太平御览》引作疰。"

〔5〕癫痫　病证名,即痫病。《诸病源候论》卷四十五·痫候:"痫者,小儿病也。十岁以上为癫,十岁以下为痫。"

丸方

上麝香二两　牛黄二两　黄连二两,宣州者　丹砂一两　特生礜石一两,烧　附子一两,炮,去皮　雄黄一两　巴豆六十枚,去皮心,熬　桂心一两　乌贼鱼骨一两　赤头蜈蚣一两,熬

上一十一味各异捣筛,别研巴豆如膏,乃纳诸药,炼蜜和,捣三千杵,密塞之勿泄气。生十日二十日至一月,日服如黍米大二丸,四十日至百日服如麻子大二丸,一岁以上以意增加。有儿虽小而病重者,增大其丸,不必依此丸。小儿病客忤率多耐药,服药当汗出,若汗不出者不瘥也。一日一夜四五服,以汗出为瘥。凡候儿中人〔1〕者,为人乳子未了而有子者,亦使儿客忤。口中衔血即月客也,若有此者当寻服〔2〕此药,即儿可全也。口聚唾,腹起热者,当灸脐中,不过二七壮,并勤服此药。若喜失子者,产讫,儿堕落地声未绝,便即以手指刮舌上,当得所衔血如韭叶者,便以药二丸如粟米大服之,作七日乃止,无不瘥也。若无赤头蜈蚣,赤足者亦得,三枚,皆断取前两节,其后分不可用也。

小儿杂治第二方五十七首　论一首

竹叶汤　主五六岁儿温壮,腹中急满,气息不利,或有微肿,亦主极羸,不下饮食,坚癖,手足逆冷方。

竹叶切,一升　小麦半升　甘草炙　黄芩　栝楼根　泽泻　知母　人参　茯苓　白术　大黄各一两　生姜一两半,切　麦门冬二两,去心　桂心二铢　半夏二两,洗　当归三两,分

上一十六味㕮咀,以水七升煮麦竹叶,取四升,去滓,纳诸药煮取一升六合,分四服。

治小儿连壮热,实滞不去,寒热往来,微惊方

---

〔1〕　中人　即客忤。
〔2〕　寻服　谓随即服用。按“寻”,随即。《助字辨略》卷二:“寻,旋也,随也。凡相因而及曰寻,犹今云随即如何也。”

大黄　黄芩各一两　栝楼根三分　甘草炙　牡蛎熬　人参各半两　桂心二两　龙骨　凝水石　白石脂各半两　滑石二两,碎　消石半两

上一十二味㕮咀,加紫石英半两,以水四升煮取一升半,分服三合,一日令尽。

治小儿寒热咳逆,膈中有澼,乳若吐,不欲食方

干地黄四两　麦门冬半升,去心　五味子半升　大黄一两　消石一两　蜜半升

上六味㕮咀,以水三升煮取一升,去滓,纳消石蜜更煮令沸,服二合,日三,胸中当有宿乳一升许出。儿大者服五合。

射干汤　主小儿咳逆,喘息如水鸡声方。

射干二两　麻黄二两,去节　紫菀一两　甘草一两,炙　桂心五寸　半夏五枚,洗去滑　生姜一两,切　大枣四枚,擘

上八味㕮咀,以水七升煮取一升半,去滓,纳蜜半斤,更煮一沸,饮三合,日三服。

又方　半夏四两,洗　桂心二两　生姜二两,切　紫菀二两　细辛二两　阿胶二两　甘草二两,炙　蜜一合　款冬花二合

上九味㕮咀,以水一斗煮半夏,取六升,去滓,纳诸药更煮取一升五合,五岁儿饮一升,二岁儿服六合,量大小加减之。

治小儿咳逆短气,胸中吸吸,呵出涕唾,咳出臭脓,亦治大人　烧淡竹沥,煮二十沸,小儿一服一合,日五服,大人服一升[1],亦日五服,不妨食息乳哺。

杏仁丸　主小儿大人咳逆上气方。

杏仁三升,去尖皮两仁,熬令黄

上一味熟捣如膏,蜜一升为三分,以一分纳杏仁,捣令强,更纳一分捣之如膏,又纳一分捣熟止,先食已,含之咽汁,多少自在量之。

---

〔1〕　一升　"升"字原脱,据《备急千金要方》卷五下·咳嗽补。

治小儿火灼疮[1]，一身皆有，如麻子小豆，戴脓，乍痛乍痒热方

　　甘草生用　芍药　白敛　黄芩各三分　黄连　黄檗各半两

　　上六味捣筛，以白蜜和涂上，日再，亦可作汤浴之。《千金》有苦参。

治小儿火疮[2]方　熟煮大豆浓汁温浴之，亦令无瘢。

又方　以蜜涂之，日十遍。

苦参汤　主小儿头面热疮[3]方。

　　苦参八两　大黄三两　蛇床子一升　芍药三两　黄芩二两　黄檗五两　黄连三两　菝葜一斤

　　上八味切，以水三斗煮取一斗半，洗之，日三度，大良。《千金》云：治上下遍身生疮。

又方　大黄　黄芩　黄檗　泽兰　矾石　石南各一两　戎盐二两　蛇床子三合

　　上八味切，以水七升煮取三升，以絮纳汤中，洗拭之，日三度。

又方　熬豉令黄，末之，以敷疮上，不过三度愈。

治二百日小儿头面疮起，身体大热方

　　黄芩三分　升麻一两　柴胡一两，去苗　石膏一两，碎　甘草二分半，炙　大黄三两　当归半两

　　上七味咬咀，以水四升煮取二升，分为四服，日三夜一，多煮洗疮佳。

治小儿身体头面悉生疮方　取榆白皮灼令燥，下筛醋和，涂绵覆上，虫出自瘥。

治小儿手足身体肿方　以小便温暖渍之，良。

────────────────

〔1〕　火灼疮　病证名，即王烂疮。因脏腑积热，蕴郁肌肤，外受湿气而致，症见皮肤初如麻粒，迅速蔓延，甚则疮面赤肿湿烂，如汤火所伤。详参《诸病源候论》卷三十五·王烂疮候及卷五十·王灼恶疮候。

〔2〕　火疮　即烧烫伤。

〔3〕　热疮　病证名。因肺胃积热，外感风热而致，症见上唇口角鼻孔周围皮肤出现密集成簇的小水泡，形如粟米，或如小豆，疮液始清渐浊，瘙痒灼痛等。详参《肘后备急方》卷五。

又方　并治瘾疹[1]。

巴豆五十枚,去心皮

上一味以水三升煮取一升,以绵纳汤中,拭病上,随手灭,神良。

治小儿风疮瘾疹方

蒴藋[2]一两　防风一两　羊桃根一两　石南一两　茵芋一两
茺蔚[3]一两　矾石一两　蒺藜一两

上八味切,以醋浆水一斗煮取五升,去滓,纳矾石煎令小沸,温浴之。《千金》有秦椒苦参蛇床枳实升麻,为十三味。

治小儿丹[4],数十种皆主之,**揃汤方**

大黄一两　甘草一两,炙　当归一两　芎𫂨一两　白芷一两　独活一两　黄芩一两　芍药一两　升麻一两　沉香一两　青木香一两　芒消三两　木兰皮一两

上一十三味切,以水一斗二升煮取四升,去滓,纳芒消令烊,以绵揃汤中,适寒温揃之,干则易,取瘥止。

治小儿丹发方　生慎火草[5]捣绞取汁,以拭丹上,日十遍,夜三四。

治小儿丹肿方

枣根　升麻　白敛　黄檗　黄连　大黄　栀子　甘草生用,各二两　生地黄汁一升

---

[1] 瘾疹　病证名。因内蕴湿热,复感风寒,郁于皮腠而致,症见皮肤出现大小不等的风团,甚则成块成片,瘙痒无比,时隐时现等。详参《素问·四时刺逆从论》。

[2] 蒴藋　为忍冬科植物蒴藋的全草或根。性味甘酸温,能祛风除湿,活血散瘀,主治风湿疼痛,水肿,风疹瘙痒,跌打损伤等。

[3] 茺蔚　即益母草。

[4] 丹　病证名。因风热恶毒蕴于皮肤而致,症见皮肤红如涂丹,热如火灼等。详参《诸病源候论》卷三十一·丹候及卷四十九·丹候。

[5] 慎火草　即景天,为景天科植物景天的全草。性味苦酸寒,能清热,解毒,止血,主治丹毒游风,肿毒风疹,外伤出血等。

上九味切,以水一斗四升煮取七升,去滓,纳地黄汁煎三沸,以故帛两重纳汤中,以揾丹上,小暖即易之,常令温。

泽兰汤　主丹疹[1]入腹杀儿方。

泽兰　芎藭　附子炮,去皮　莽草　藁本　细辛　茵芋各半两

上七味㕮咀,以水三升煮取一升半,分四服,服此汤,然后作余汤洗之。

治小儿半身皆红赤,渐渐长引者方

牛膝　甘草生用

上二味细剉,各得五升,以水二斗煮取三五沸,去滓,和灶下黄土涂之。

治小儿头发不生方　取楸叶中心捣绞取汁,涂之生。

治小儿秃疮[2]无发苦痒方

野葛一两,末　猪脂　羊脂各一两

上三味合煎略尽令凝,涂之,不过三数敷即愈。

治小儿秃疮方　取雄鸡屎,陈酱清和洗疮了,敷之三两遍,瘥。

治小儿白秃方　取芫花末,腊月猪肪脂和如泥,先以灰汁洗拭,涂之,日二遍。

治小儿头疮方

胡粉一两　黄连二两

上二味捣为末,洗疮去痂,拭干敷之,即愈,发即如前再敷。亦治阴疮[3]。

----

〔1〕　丹疹　病证名。症见皮起隐疹,相连而微痒,肉色不变,无痛无热等。与后世丹疹不同。详参《诸病源候论》卷三十一·丹疹候。"疹"原作"胗",今改。按"胗",同"疹"。《说文解字·肉部》:"疹,籀文胗。"《广韵·轸韵》:"胗,隐胗,皮外小起。"

〔2〕　秃疮　病名,即癞头疮,又名白秃,头疮等。因气血亏虚,风邪外袭而致,症见突然出现成片脱发,或小如豆粒,或大似钱币。详参《诸病源候论》卷五十·白秃候。

〔3〕　阴疮　病名。因湿热下注而致,症见阴部肿胀,小便淋漓,甚则阴部溃烂成疮。详参《诸病源候论》卷五十·阴肿成疮候。

又方　胡粉二两　水银一两　白松脂二两　猪肪脂四两

上四味合煎,去滓,纳水银胡粉搅令和调,涂之,大人亦同。

治小儿头无发方　烧鲫鱼作末,酱汁和敷之,即生。

治小儿囟开不合方

防风一两半　白及半两　柏子仁半两

上三味捣为散,乳汁和,以涂囟上,日一度,十日知,二十日合。

治小儿脐疮[1]方　烧甑带灰,敷之愈。

治小儿鼻塞不通,有涕出方

杏仁半两,去皮尖　椒一分　附子一分半,炮,去皮　细辛一分半

上四味切,以醋五合渍一宿,明旦以猪脂五两煎之,附子色黄膏成,去滓,以涂絮,导于鼻中,日再,又摩囟上。

治小儿口疮不能取乳方

大青三分　黄连二两

上二味㕮咀,以水二升煮取一升二合,一服一合,日再夜一。

又方　取矾石如鸡子大,置醋中研,涂儿足下三七遍,立愈。

治小儿重舌[2]方　取三屠家肉各如指许大,切,摩舌,儿立能乳,便啼。

又方　衣鱼[3]烧作灰,以敷舌上。

又方　重舌舌强不能收唾者,取鹿角末如大豆许,安舌上,日三,即瘥。

又方　取蛇皮烧灰末,和大醋,以鸡毛取之,以掠舌上,日三遍。

治小儿重舌,舌生疮,涎出方　以蒲黄敷舌上,不过三度愈。

---

〔1〕　脐疮　病名。因小儿初生断脐不洁,先有脐湿,复外感风毒,风湿相搏而致,症见脐部红肿,甚则周围蔓延糜烂,兼有发热,烦躁等。详参《诸病源候论》卷五十·脐疮候。

〔2〕　重舌　病证名。因心脾有热而致,症见舌下血脉胀起,形如小舌,或红或紫,并伴潮热,饮食难下等。详参《诸病源候论》卷四十八·重舌候。

〔3〕　衣鱼　为衣鱼科昆虫衣鱼的全虫。多生于古旧的房屋和古书中,畏光,好食书籍、衣服及浆糊等物。性味咸温,能利尿通淋,祛风解毒,主治淋证,小儿惊痫,疮疖,重舌目翳等。

又方 取田中蜂房烧之，以淳酒和，敷喉咽下，立愈。

治小儿咽痛不得息，若毒气哽咽及毒攻咽喉方

生姜二两，切 橘皮一两 升麻二两 射干二两

上四味㕮咀，以水六升煮取二升，分为三服，亦治大人。

治小儿喉痹咽肿方 以鱼胆二七枚和灶底黄土，以涂咽喉，立瘥。

雀屎丸 主小儿卒中风，口噤不下一物方。取雀屎如麻子大，丸之，饮服即愈，大良，鸡屎白亦良。

治小儿数岁不行方 葬家未闭户时盗取其饭以哺之，不过三日即行，勿令人知之。

治小儿食土方

取肉一斤

上一味，以绳系肉曳地行数里，勿洗，火炙啖之，不食土矣。

治小儿遗尿方

瞿麦 龙胆 石韦 皂荚炙，去皮子 桂心各半两 人参一两 鸡肠草一两 车前子五分

上八味末之，炼蜜和，先食服如小豆五丸，日三，加至六七丸。

治小儿羸瘦有蛔虫方

藋芦五两 黍米泔二升

上二味切，以纳泔中，以水三升五合煮取二升，五岁儿服五合，日三服，儿大者服一升。

治小儿三虫[1]方

雷丸[2] 芎䓖

上二味等分为散，服一钱匕，日三服。

治小儿阴疮脓水出方 煮狼牙汁，洗之愈。

---

[1] 三虫 谓长虫、赤虫、蛲虫。详参《诸病源候论》卷十八·三虫候，《备急千金要方》卷十八·九虫。

[2] 雷丸 为多孔菌科植物雷丸菌的菌核。性味苦寒，有小毒，能消积，杀虫，主治虫积腹痛，疳疾，风痫等。

治小儿气㿗[1]方

　　土瓜根一两　芍药一两　当归一两

　　上三味㕮咀,以水二升煮取一升,服五合,日二服。

治小儿狐疝[2]伤损生㿗[3]方

　　桂心三分　地肤子二两半　白术五分

　　上三味末之,炼蜜和,白酒服如小豆七丸,日三服,亦治大人。

又方　芍药三分　茯苓三分　大黄半两　防葵半两　半夏一分,洗

　　桂心一分　椒一分,汗　干姜一分

　　上八味末之,炼蜜和如大豆,每服一丸,日五服,可加至三丸。

《千金》无干姜。

治小儿核肿[4],壮热有实方

　　甘遂三分　麝香三铢　大黄　前胡各一两　黄芩半两　甘草半

　　两,炙　青木香三分　石膏三分,碎

　　上八味㕮咀,以水七升煮取一升九合,服三合,日四夜二服。

治小儿误吞针方　吞磁石如枣核大,针立下。

　　论曰:文王[5]父母有胎教之法,此圣人之道,未及中庸。是以

---

〔1〕　气㿗　病证名。以阴囊肿坠胀痛为主症。详参《备急千金要方》卷二十
　　　四·阴㿗。

〔2〕　狐疝　病证名。因肝失疏泄而致,症见阴囊时大时小,胀痛俱作,如狐
　　　之出没无常,故名。详参《灵枢经·五色》。

〔3〕　㿗　病名。因啼哭不休,气机下迫,阴寒凝聚而致,症见阴囊肿大,恶
　　　寒,腰背挛急,骨节沉重等。详参《诸病源候论》卷三十四·㿗瘘候及卷
　　　五十·病㿗候。"㿗"原作"癞",今改。按"癞",同"㿗"。《集韵·灰韵》:
　　　"㿗,《仓颉篇》:阴病。或作癞。"

〔4〕　核肿　病名。因湿热下注,气滞血瘀而致,症见小儿睾丸肿大如核等。

〔5〕　文王　即周文王。姓姬名昌。殷时诸侯,居于岐山之下。受到诸侯的
　　　拥护,曾被纣囚于羑里,后获释,为西方诸侯之长,称西伯。迁都于丰。
　　　子武王起兵伐纣,灭殷,建立周王朝。

中庸[1]养子,十岁以下,依礼小学[2],而不得苦精功程[3],必令儿失心惊惧,及不得苦行杖罚,亦令儿得癫痫,此事大可伤怛[4]。但不得大散大漫,令其志荡,亦不得称赞聪明,尤不得诽毁小儿,十一以上得渐加严教。此养子之大经也,不依此法,令儿损伤,父母之杀儿也,不得怨天尤人。

眼病第三合一百三十三方　灸法二首　论一首

真珠散　主目瞖[5]覆瞳,睛不见物方。

上光明朱砂半两　贝子五枚,炭火烧,末之　白鱼[6]七枚,炙　干姜末,半分

上四味研之如粉,以熟帛三筛为散,仰卧,遣人以小指爪挑少许敷[7]眼中,瘥。亦主白肤瞖。

七宝散　主目瞖经年不愈方。

---

〔1〕　中庸　中等之才。《文选·贾谊·过秦论》:"材能不及中庸。"

〔2〕　依礼小学　谓依照相应礼法授学有关小学课程。按"小学",周代贵族子弟八岁入小学,受学礼、乐、射、御、书、数六艺。《大戴礼记·保傅》:"及太子少长,知妃色,则入于小学。"卢辩注:"古者太子八岁入小学,十五岁入太学也。"

〔3〕　苦精功程　谓心性苛急而甚求其学业长进。按"苦",急。《广雅·释诂一》:"苦,急也。""精",甚,很。《吕氏春秋·勿躬》:"君自蔽,则莫之敢禁,夫自为人官,自蔽之精者也。"高诱注:"精,甚。""功",事。《小尔雅·广诂》:"功,事也。""功程",谓授学之事。

〔4〕　伤怛(dá　达)　伤痛,痛心。按"怛",痛苦,忧伤。《方言》卷一:"怛,痛也。"《玉篇·心部》:"怛,悲也。"

〔5〕　目瞖　目睛的瞖膜。按"瞖",瞖膜,瞖障。《玉篇·目部》:"瞖,眼疾也。"《正字通·目部》:"瞖,目障也。"

〔6〕　白鱼　为鲤科动物翘嘴红鲌的肉。性味甘平,能开胃健脾,消食行水,补肝明目。

〔7〕　敷　原作"付",今改。按"付",同"敷"。曾慥《类说·纪异记》:"瓶中药如膏,曰:以此付之即瘥。"

　　琥珀一分　白真珠一分　珊瑚[1]一分　紫贝一分　马珂[2]一
　　分　朱砂二分　蕤仁半两　决明子一分　石胆一分
　　上九味下筛极细,敷目中如小豆,日三,大良。

矾石散　主目瞖及努肉[3]方。矾石上上白者末,纳如黍米大于瞖
　　上及努肉上,即令泪出,以绵拭之,令得恶汁尽,日一,其病逐恶
　　汁出尽,日日渐自薄,便瘥。好上上矾石无过绛矾色明净者,慎
　　如疗眼当法也。

去瞖方
　　贝子十枚,烧末
　　上一味捣筛,取如胡豆著瞖上,日再,正仰卧,令人敷之,如炊
　　一石米久乃拭之。瘜肉者加珍珠如贝子等分,研如粉。

治眼漠漠无所见,决明洗眼方
　　决明子二十五枚,《千金》作一合　蕤仁　秦皮　黄连宣州者佳,各
　　半两,《千金》作十八铢　萤火虫七枚
　　上五味以水八合微火煎取三合,冷,以绵注洗目,日三度。

治五脏客热上熏一作冲,眼外受风寒,令眼病不明方
　　地肤子半两,《千金》作二合　柏子仁一合半　大黄二两　决明子
　　五合　蓝子[4]　瓜子仁　蕤仁　茺蔚子　青葙子　蒺藜子各
　　二合　菟丝子一合,《千金》作二合　黄连一两半,宣州者　细辛五
　　合,《千金》一两六铢　桂心七分　萤火一合,《千金》作六铢
　　上一十五味捣筛,炼蜜和,丸如梧子。每服十五丸,食后,日

---

〔1〕　珊瑚　为矾花科动物桃色珊瑚等珊瑚虫分泌的石灰质骨骼。性味甘
　　　平,无毒,能去瞖明目,安神镇惊,主治目生瞖障,惊痫,吐衄等。
〔2〕　马珂　即珂,为蛤蜊科动物凹线蛤蜊的贝壳。味咸平,无毒,主目中瞖,
　　　断血生肌。
〔3〕　努肉　病证名,亦称胬肉,即胬肉攀睛。因心肺热盛,气滞血瘀而致,症
　　　见赤瘀突起如肉,由眦角发出,横贯白睛,渐侵黑睛,甚至掩及瞳神,故
　　　称胬肉攀睛。详参《世医得效方》卷十六。
〔4〕　蓝子　即蓝实,为蓼科植物蓼蓝的果实。性味甘寒,能清热解毒,主治
　　　温热发斑,咽痛疳蚀,肿毒疮疖等。

三服。

治肝膈上大热,目暗不明方

升麻　大青　黄檗各三两　射干　生玄参四两　蔷薇根白皮
各四两　蜜一升

上七味㕮咀,以水七升煮取一升半,去滓,下蜜两沸,细细含
咽之。

治眼暮无所见方

猪肝一具

上细切,以水一斗煮取熟,置小口器中,及热以目临上,大开勿
闭也,冷复温之,取瘥为度。

治热病瘥后百日内,食五辛目暗方　以鲫鱼作臛熏之如前法,良。

兔肝散　主失明方。

兔肝炙　石胆　贝齿　芒硝　蕤仁　黄连　矾石烧　松叶
萤火　菊花　地肤子　决明子各一分

上一十二味为散,食[1]服半钱匕,不知,稍稍加服,药不可
废,若三日停,则与不服等,愈后仍可常服之。

治风痰[2]胸满,眼赤暗方

决明子　竹叶《千金》二两　杏仁去皮尖双仁,熬　防风　黄芩
枳实炙,《千金》作二两　泽泻各三两　芍药　柴胡去苗　栀子仁
各四两,一方无,《千金》作二两　细辛　芒硝各二两

上一十二味㕮咀,以水九升煮取二升半,去滓,分三服。《千金》
有大黄四两、升麻二两,无芒硝防风细辛,名泻肝汤。

眼暗方

蔓菁子一斗

上一味净淘,以水四斗煮,自旦至午,去汁易水,又煮至晚,去
汁易水,又煮至旦,曝干,以布袋贮之,一度捣三升,以粥汁服三

---

〔1〕　食后　此二字原在"味"字下,据文义移此。
〔2〕　风痰　病证名。因体内素有痰郁,复感风邪,外风引动内痰而致,又指
　　痰浊流于肝经而致诸症,如胸满、眩晕等。

方寸匕,日三服,美酒等任性所便。

补肝汤　主肝气不足方。

　　甘草炙　黄芩　人参　桂心各二两

　　上四味㕮咀,以水六升煮取二升,去滓,分三服。

泻肝汤　主脏中痰实热冲,眼漠漠暗方。

　　苦竹根八两　半夏四两,洗　干姜　茯苓　枳实　白术各三两
　　杏仁去皮尖两仁　干地黄各一两　细辛　甘草炙,各二两

　　上一十味㕮咀,以水一斗二升煮取二升七合,去滓,分三服。

泻肝汤　主漠漠无所见,或时痛赤,腹有痰饮,令人眼暗方。

　　大黄　白术各二两　甘草炙　芍药　当归　茯苓　桂心　人
　　参　黄芩　细辛各一两半　生姜三两,切　半夏四两,洗

　　上一十二味㕮咀,以水一斗煮取三升,分四服。

补肝汤　主肝气不足,两胁拘急痛,寒热,目不明,并妇人心痛,乳
痛,膝胫热,消渴,爪甲枯,口面青黚[1]方。

　　甘草三两,炙　柏子仁二两　防风三两　大枣二十枚,擘　乌头
　　二两,炮　细辛二两　茯苓一两　蕤仁一两　桂心一两

　　上九味㕮咀,以水八升煮取三升,分为三服。

芜菁子主明目病,益肌肤方

　　芜菁子三升

　　上一味淘,高著水煮二十沸,出著水盆中,淘之令水清,接取以
别釜煮之,水尽即添益,时尝看味美漉出,曝干捣筛,酒饮等任意
和服三方寸匕,日惟服七合,饱食,任性酒服,服无限时,慎生冷,
百日身热疮出,不久自瘥。

治青盲[2]方　长尾蛆净洗,曝干作末,纳眼中,瘥。

---

〔1〕　口面青黚(gǎn　赶)　口面青黑枯槁。按"黚",皮肤黧黑枯槁。《说文
　　　解字·皮部》:"黚,面黑气也。"《广雅·释诂一》:"黚,病也。"《楚辞·渔
　　　父》:"颜色憔悴。"王逸注:"黚黴黑也。"
〔2〕　青盲　病证名。因肝肾亏衰,精血虚损,目窍萎闭而致,以目睛外观无
　　　异而逐渐失明为主症。详参《诸病源候论》卷二十八·目青盲候。

决明丸　主眼风虚劳热,暗晕内起[1]方。

石决明烧　石胆　光明砂　芒消蒸　空青[2]　黄连不用渍
青葙子　决明子以苦酒渍,经三日曝干　蕤仁　防风　鲤鱼胆
细辛

上一十二味等分捣,密绢[3]筛,石研令极细,以鱼胆和,丸如
梧子,曝干研碎,铜器贮之勿泄。每取黄米粒大纳眦中,日一夜
一,稍稍加,以知为度。

补肝丸　主明目方。

地肤子二合　蓝子二合　蒺藜子二合　细辛五合　桂心五分
车前子二合　菟丝子二合　瓜子二合　萤火虫五合　黄连一两
半　茺蔚子二合　青葙子二合　大黄二两　决明子五合

上一十四味捣筛,炼蜜和,饮服如梧子十五丸,可加至二十丸,
慎热面食生冷醋滑油蒜猪鸡鱼荞面黄米,眼暗神方也。

治目赤痛方

雄黄一铢　细辛一铢　干姜一铢　黄连四铢

上四味细筛,绵裹,以唾濡头注药,纳大眦,必闭目,目中泪出,
须臾自止,勿手近,勿用冷水洗。

又方　雄黄一分　干姜一分　黄连一分　矾石一分,烧半日

上四味合用之如前方,可加细辛一分。

治目赤,口唇干裂方

石膏一斤,碎　生地黄汁一升　赤蜜一升　淡竹叶切,五升

上四味,以水一斗二升煮竹叶,取七升,去滓澄清,煮石膏取一
升半,去滓,下地黄汁两沸,下蜜取三升,细细服之。

---

[1]　暗晕内起　即暗晕内生。"晕"原作"运",今改。按"运",通"晕"。光
　　晕。《说文通训定声·屯声》:"运,假借为晕。"

[2]　空青　为碳酸盐类矿物蓝铜矿的矿石成球形或中空者。性味甘酸寒,
　　有小毒,能明目去翳,利窍,主治青盲雀目,翳膜内障,赤眼肿痛等。

[3]　密绢　"密"原作"蜜",今改。按"蜜",同"密"。毛奇龄《故明户部尚书
　　原任广东布政使司左部政使姜公墓碑铭》:"见事敏而虑事蜜,难巨
　　不沮。"

治赤眼方　取杏仁四十九颗末之,绢袋裹,饭底蒸之,热绞取脂,以
　　铜青[1]胡粉各如大豆、干姜盐各如半大豆熟研之,以鸡毛沾取,
　　掠眼中眦头,日二,不过三瘥。

赤眼方

　　杏仁脂一合　　盐绿[2]如枣核大　　印成盐三颗

　　上三味,取杏仁脂法,先捣杏仁如脂,布袋盛,蒸热绞取脂,置
　　蜜器中,纳诸药,直坐著其中,密盖二七日,夜卧注目四眦,不过
　　七度瘥止。

治赤眼不问久远方

　　硇砂三两

　　上一味以醋浆垍器[3]中浸,日中曝之三日,药著器四畔,干者
　　取如粟米大,夜著两眦头,不过三四度永瘥,并石盐[4]石胆[5]等
　　尤佳。

治眼赤晕,白膜臀方　麻烛[6]一尺薄批[7],猪脂裹使匝,燃烛,以

---

〔1〕　铜青　即绿铜,为铜器表面经二氧化碳或醋酸作用后生成的绿色锈衣。
　　　　性味酸涩平,有毒,能退臀,去腐,敛疮,杀虫,主治目臀,烂弦风眼等。

〔2〕　盐绿　即绿盐,为卤化物类矿物氯铜矿的矿石。性味咸苦辛平,无毒,
　　　　主治眼目生臀,眼涩昏暗,泪多眵多等。

〔3〕　垍(jī 机)器　陶器。《六书故·地理一》:"垍,今人以名陶器。"

〔4〕　石盐　即光明盐,为天然的食盐结晶。性味咸平,能祛风明目,主治目
　　　　赤痛等。又,即戎盐,为卤化物类矿物石盐的结晶。性味咸寒,能凉血
　　　　明目,主治目赤痛等。

〔5〕　石胆　即胆矾,为硫酸盐类矿物胆矾的晶体,或为人工制成的含水硫酸
　　　　铜。性味酸辛寒,有毒,能催吐,祛腐,解毒,主治风痰壅塞,烂弦风眼,
　　　　肿毒等。

〔6〕　麻烛　即麻稭,又称麻蒸,为胡麻科植物脂麻的茎。按《说文解字·火
　　　　部》:"熄,然麻蒸也。"段玉裁注:"麻蒸,析麻中干也……古者烛多用
　　　　苇……亦用麻。"程树德《说文稽古篇》引章氏《检论》:"汉初炷烛不过麻
　　　　蒸,后汉之季始有蜡烛。"

〔7〕　薄批　谓削成薄片。按"批",劈,削。杜甫《房兵曹胡马》:"竹批双耳
　　　　峻,风入四蹄轻。"仇兆鳌注:"黄注:批,削也。"

铜器承取脂,纳蕤仁三十枚,研胡粉少许,合和令熟,夜纳两
眦中。

又方　枸杞汁洗目,日五度良,煮用亦得。

治赤眼方

　　石胆　蕤仁　盐绿　细辛各一两　生驴脂一合

　　上五味为末,以乳汁和,夜点两眦。

治眯目[1]不明方　楦羊鹿筋,擘之如披[2]筋法,纳筋口中熟嚼,擘
眼纳著瞳子[3]睑上,以手当睑上轻捼之,若有眯者,二七过捼便
出之,视眯当著筋,出来即止,未出者复为之,此法常以平旦日未
出时为之,以瘥为度,出讫,当以好蜜注四眦头,鲤鱼胆亦佳,若
数捼目痛,可间日捼之。

鼻病第四论一首　方八首

治鼻不利,香膏方

　　当归　薰草一方用木香　通草　细辛　蕤仁各三分　芎䓖　白
　芷各半两　羊髓四两

　　上八味切,合煎微火上,三上三下,以白芷色黄膏成,去滓,取
　如小豆大纳鼻中,日三。大热,鼻中赤烂者,以黄芩栀子代当归
　细辛。

治鼻中窒塞,香膏方

　　白芷　芎䓖各半两　通草一分　当归　细辛　薰草各三分,《千
　金》作莽草　辛夷仁五分

　　上七味切,以苦酒渍一宿,以不中水猪肪一升煎,三上三下,以
　白芷色黄膏成,去滓,绵裹取枣核大,纳鼻中,日三。一方加桂心十

---

〔1〕眯目　因微细异物入目而致的眼睑微微闭合之状。详参《太平圣惠方》
　　卷三十三。

〔2〕披　分开。《广韵·支韵》:"披,分也。"

〔3〕瞳子　原作"朣子",据文义改。

八铢。

治鼻齆〔1〕方

　　通草一分　细辛一分　附子一分,炮,去皮

　　上三味下筛,蜜和,绵裹纳鼻中,良。

治鼻中瘜肉,**通草散**方

　　通草半两　矾石一两,烧　真珠一铢

　　上三味下筛,裹绵如枣核,取药如小豆,纳绵头入鼻中,日三度。一方有桂心细辛各一两。

治齺鼻〔2〕,鼻中瘜肉,不得息方

　　矾石烧　藜芦各半两　瓜蒂二七枚　附子半两,炮

　　上四味各捣下筛,合和,以小竹管取药如小豆大,纳鼻孔中吹之,以绵絮塞鼻中,日再,以愈为度。一方加葶苈半两。

治鼻中瘜肉塞鼻,不得喘息方　取细辛以口湿之,屈头纳鼻中,傍内四畔多著,日十易之,满二十日外,以葶苈子一两、松萝半两二味捣筛,以绵裹薄如枣核大,纳鼻中,日五六易之,满二十日外,以吴白矾上上者二两,纳瓦杯里,相合令密,置窑中烧之,待瓦熟取捣筛,以面脂和如枣核大,纳鼻中,日五六易,尽更和,不得顿和,二十日外乃瘥。慎行作劳及热食并蒜面百日。

治齆鼻有瘜肉,不闻香臭方

　　瓜蒂　细辛各半两

　　上二味为散,絮裹豆大塞鼻中,须臾即通。

羊肺散　主鼻中瘜肉梁起方。

　　羊肺一具,干之　白术四两　苁蓉二两　通草二两　干姜二两

----

〔1〕　鼻齆(wèng　瓮)　病证名,即齆鼻。因肺虚卫弱,风寒内搏于津液而致,症见鼻道不利,发音不清,不闻香臭等。详参《诸病源候论》卷二十九·鼻齆候及卷四十八·齆鼻候。按"齆",鼻道阻塞。《玉篇·鼻部》:"齆,鼻病也。"《龙龛手鉴·鼻部》:"齆,鼻塞病也。"

〔2〕　齺(qiú　球)鼻　病证名,即齺。因肺气亏虚,卫气失固,外感风寒而致,症见鼻中常流清涕,鼻塞,喷嚏等。《素问玄机原病式》:"齺者,鼻出清涕也。"

芎䓖二两

上六味为散，食后以粥汁服五分匕，日二服，加至方寸匕。

论曰：凡人往往有鼻中肉塞，眠食皆不快利，得鼻中出息，而俗方亦众，而用之皆无成效。惟见本草云：雄黄主鼻中瘜肉。此言不虚，但时人不知用雄黄之法，医者生用，故致困毙。曾有一人患鼻不得喘息，余以成炼雄黄日纳一大枣许大，过十日肉塞自出，当时即得喘息，更不重发。其炼雄黄法在仙丹方中具有之，宜寻求也，斯有神验。

口病第五 论二首　方十七首

凡口疮忌食咸腻及热面干枣等，宜纯食甜粥，勿食盐菜，三日即瘥。凡口中面上生瘜肉转大，以刀决溃去脓，愈。

治积年口疮不瘥，**蔷薇汤**方

蔷薇根一升

上一味以水七升煮取三升，去滓，含之久久，极即吐之，定更含，少少入咽亦佳，夜未睡以前亦含之，三日不瘥，更令含之，瘥为度，验，秘不传也。

治口中疮，身体有热气痱瘰[1]，**蔷薇丸**方

蔷薇根一两　黄芩一两　鼠李根[2]一两　当归一两　葛根一两
白敛一两　栝楼根二两　石龙芮[3]一两　黄檗一两　黄芪一两
芍药一两　续断一两　黄连一两

上一十三味末之，炼蜜和，服如梧子十丸，日三服。《千金》无黄连。

治热病口烂，咽喉生疮，水浆不得入，膏方

---

[1]　痱瘰　即瘾疹。

[2]　鼠李根　为鼠李科植物鼠李的根。有毒，主治蟨齿等。

[3]　石龙芮　为毛茛科植物石龙芮的全草。性味苦辛寒，有毒，主治瘰疬结核，痈疖肿毒，疟疾，下肢溃疡等。

　　当归一两　射干一两　升麻一两　附子半两,炮,去皮　白蜜四两

　　上五味切,以猪膏四两先煎之令成膏,下著地,勿令大热,纳诸药,微火煎,令附子色黄药成,绞去滓,纳蜜复火上令相得,盛器中令凝,取如杏子大含之,日四五,辄咽之,瘥。

治口中疮,咽喉塞不利,口燥,膏方

　　猪膏一斤　白蜜一斤　黄连一两,切

　　上三味合煎,去滓,令相得,含如半枣,日四五夜二。

治口吻生白疮,名曰燕口[1]方　取新炊甑下饭讫,以口两吻衔甑唇,乘热柱[2]两口吻二七下,瘥。

口旁恶疮[3]方

　　乱发灰　故絮灰　黄连末　干姜末各等分

　　上四味合和为散,以粉疮上,不过三度。

治口臭方　浓煮细辛,含汁,久乃吐却,三日当愈。

又方　井华水三升漱口,吐厕中。

又方　橘皮五分　木兰皮一两　桂心三分　大枣四十枚,去核,蒸之,去皮

　　上四味末之,以枣肉丸如梧子。服二十丸,日二服,稍稍至三十丸。一方有芎十八铢。

又方　桂心　甘草炙,等分

　　上二味细末,三指撮酒服,二十日香。

又方　蜀椒汗　桂心各一两

　　上二味服如前方。

治口干方　猪脂若羊脂如鸡子大擘之,苦酒半升中渍一宿,绞取汁含之。

又方　石膏五合,碎　蜜二升

———————————

〔1〕　燕口　病证名,即燕口疮。因脾胃客热而致,症见口角生疮干裂,燥痛异常等。详参《诸病源候论》卷五十·燕口生疮候。

〔2〕　柱　《备急千金要方》卷六·口病作"熨",义胜。

〔3〕　恶疮　病名。凡疮疡表现为掀肿痛痒,溃烂后浸淫不休,经久不愈者,统称为恶疮。多由风热挟湿毒之气而致。

上二味，以水三升煮石膏，取二升，纳蜜煮取一升，去滓，含如
枣核大，咽汁尽即含之。

又方　含一片梨即愈，夜睡当时即定。

又方　羊脂鸡子大　酒半升　大枣七枚

上三味合渍七日，取枣食之，瘥。

又方　禁夜，勿食酸食及热面。

治口卒噤不开方　捣附子末，纳管中，开口吹口中，良。

唇病第六方四首

紧唇[1]方　以乱发蜂房及六畜毛烧作末，敷疮上，猪脂和亦佳。

又方　紧卷故青布，烧令燃斧上炷[2]，取斧上热汁涂之。并治
沈唇[3]。

治唇黑肿痛，痒不可忍方　取四文大钱，于磨石上以腊月猪脂磨取
汁，涂之，不过数遍即愈。

又方　以竹弓弹之，出其恶血，立瘥。

齿病第七方二十七首

含漱汤　主齿痛方。

独活三两　黄芩三两　芎藭三两　当归三两　细辛　毕拨[4]各

---

[1]　紧唇　病证名，又名沈唇。因脾胃有热，风寒湿邪复搏于唇而致，症见
口唇紧急，难于开合，甚则口唇生疮，疮面湿烂等。详参《诸病源候论》
卷三十·紧唇候。

[2]　烧令燃斧上炷　"炷"原作"柱"，据《备急千金要方》卷六·唇病、《外台
秘要》卷二十二·紧唇方改。"烧令燃斧上炷"，谓以故青布卷作炷，烧
令燃燃斧上。

[3]　沈（shěn　审）唇　病证名，即紧唇。因唇口生疮后，疮面湿烂，常渗出
脂水，故名沈唇。按"沈"，汁液。《说文解字·水部》："沈，汁也。"

[4]　毕拨　即假蒟，为胡椒科植物假蒟的根。主治疟疾，脚气，牙痛，痔疮等。

　　一两　丁香一两

　　上七味吹咀,水五升煮取二升半,含漱之,食顷乃吐,更含之。
一方有甘草二两。

又方　含白马尿,随左右含之,不过三口瘥。

治裂齿痛方

　　腐棘针二百枚

　　上一味以水二升煮取一升,含漱之,日四五,瘥止。

又方　取死曲蟮末,敷痛处,即止。

治齿痛方　夜向北斗手拓地[1],炙指头地,咒曰:蝎虫所作断木
　　求,风虫所作炙便休,疼痛疼痛北斗收。即瘥。

又方　人定后向北斗咒曰:北斗七星,三台[2]尚书,某甲患龈,若
　　是风龈闭门户,若是虫龈尽收取,急急如律令。再拜,三夜作。

治牙疼方

　　苍耳子五升

　　上一味以水一斗煮取五升,热含之,疼则吐,吐复含,不过二剂
　　愈。无子,茎叶皆得用之。

又方　莽草五两

　　上一味切,以水一斗煮水五升,含漱之,一日令尽。

又方　纳藜芦末于牙孔中,勿咽汁,神良。

又方　取门上桃橛烧取淄汁[3],少少纳孔中,以蜡固之。

针牙疼方　随左右边疼,手大指次指掌间入一寸,得气绝补三十
　　九息。

灸牙疼方　取桑东南引枝长一尺余,大如匙柄,齐两头,口中柱著

---

〔1〕 手拓地　谓以手推地。按"拓",用手推(物)。《集韵·铎韵》:"拓,手推
　　　物也。"

〔2〕 三台　星名。谓上台、中台、下台,共六星,两两相比,起文昌,列抵太
　　　微。也作三阶,又称泰阶。见《晋书·天文志上》。古代以星象征人事,
　　　称三公为三台。《晋书·天文志上》:"在人曰三公,在天曰三台。"

〔3〕 淄(yì 意)汁　本指火烧松枝所得的汁液,后泛指火烧树枝所得汁液。
　　　《集韵·霁韵》:"淄,烧松枝取汁曰淄。"

痛牙上，以三姓火灸之，咒曰：南方赤帝子，教我治虫齿，三姓[1]灸桑条，条断蝎虫死，急急如律令。大效。

治虫蚀齿疼痛方　闭气细书曰：南方赤头虫飞来入，某姓名裂齿里，今得蝎虫孔，安置耐居止，急急如律令。小笺纸纳著屋柱北边蝎虫孔中，取水一杯，禹步如禁法，还诵上文，以水沃孔，以净黄土泥之，勿令泄气，永愈。

治虫蚀齿根，肉黑方　烧腐棘取湉，涂之十遍，雄黄末敷，即愈。若齿黑者，以松木灰揩之，细末雄黄涂龈百日，日再涂之，七日慎油猪肉，神效。

治齿虫方　以檐一枚，令病人存坐[2]，横檐于膝上，引两手寻使极，住手伸中指，灸中指头檐上三壮，两头一时下火，病人口诵咒曰：啖牙虫，名字鹊，莫啖牙，莫啖骨。灸人亦念之。

齿根肿方

　　松叶一握　盐一合　好酒三升

　　上三味煎取一升，含之。

齿根动痛方

　　生地黄三两　独活三两

　　上二味切，以酒渍一宿，含之。

又方　常以白盐末封齿龈上，日三夜二。

又方　扣齿[3]三百下，日一夜二，即终身不发，至老不病齿。

治齿牙根摇欲落方　生地黄大者一寸，绵裹著牙上，嚼咽汁，汁尽去之，日三，即愈，可十日含之，更不发也。

治齿根空肿痛，困弊无聊赖方

---

[1] 三姓　谓三姓之人。按《外台秘要》卷二十二·牙疼方引崔氏疗牙疼方又方："令患人所患牙齿啮宅东南桑枝一条，教三姓人于桑枝灸三炷……"

[2] 存坐　安坐。按"存"，止息，安顿。《后汉书·崔骃传》："夫广厦成而茂木畅，远求存而良马絷。"李贤注："存犹止息也，言所求之物既止，不资良马之力也。"

[3] 扣齿　叩齿。按"扣"，敲击。《玉篇·手部》："扣，击也。"

独活四两　酒三升

上二味于器中渍之,煻火煨之令暖,稍稍沸,得半去滓,热含之,不过四五度。

又方　取地黄如指大,长一寸,火炙令大热,著木棤之,以绵裹著齿上嚼之,咽汁尽,即三易,瘥止。

又方　烧松柏槐枝令热,柱〔1〕病齿孔,须臾虫缘枝出。

治牙龂〔2〕疼痛方

杏仁一百枚,去皮尖两仁者　盐末方寸匕

上二味以水一升煮令沫出,含之味尽,吐却更含,不过再三瘥。

治牙车〔3〕急,口眼相引,舌不转方

牡蛎熬　伏龙肝　附子炮,去皮　矾石烧

上四味等分末之,以白酒和为泥,敷其上,干则涂之,取瘥止。

治齿龋方　切白马悬蹄,可孔塞之,不过三度。

治齿血出不止方　刮生竹茹二两,醋渍之,令其人解衣坐,乃别令一人含噀其背上三过,并取竹茹浓煮取汁,勿与盐,适寒温含漱之,终日为度。

治失欠〔4〕,颊车〔5〕脱臼,开张不合方　以一人捉头,著两手指牵其颐,以渐推之,令复入口中,安竹筒如指许大,不尔,咬〔6〕伤人指。

---

〔1〕　柱　塞。《玉篇·木部》:"柱,塞也。"

〔2〕　牙龂　"龂"原作"龂",今改。按"龂",同"龂"。《字汇·齿部》:"龂,与龂同。齿根肉也。"

〔3〕　牙车　即牙床。为口腔内载齿之骨,有上下两部分。

〔4〕　失欠　病名,即颌脱,下颌关节脱臼。

〔5〕　颊车　即下颌骨部位,又名下牙床。

〔6〕　咬　原作"啮",今改。按"啮",同"齩(咬)"。《集韵·巧韵》:"齩,亦作啮、咬。"

舌病方第八方五首[1]

治舌卒肿如吹胞，满口溢出，气息不得通，须臾不治杀人方　急以指刮破，溃去汁，即愈。亦可以铍刀[2]于前决破之。《千金》云：两边破之。

又方　以苦酒一升煮半夏一十枚，令得八合，稍稍含漱吐之。半夏戟人咽，须熟洗去滑尽用之，勿咽汁也，加生姜一两佳。

治舌上黑，有数孔出血如涌泉，此心脏病也方

　　戎盐五两　黄芩五两　黄檗五两　大黄五两　人参二两　桂心二两　甘草一两，炙

　　上七味末之，炼蜜和丸。饮服十丸如梧子，日三服，仍烧铁烙之。

治舌卒肿起如吹胞状，满口塞喉，气息欲不复，须臾不治杀人，治之方　以刀锋决两边第一大脉出血，勿使刺著舌下中央脉，血出不止杀人，血出数升，以烧铁令赤，熨疮数过，以绝血也。

又方　含甘草汁佳。

喉病第九方十四首

治喉卒肿不下食方　韭一把捣熬，敷之，冷即易之，佳。

又方　含荆沥，稍稍咽之。

又方　含上好醋，口舌疮亦佳。

治喉痹咽唾不得方

　　半夏

　　上一味细破如棋子十四枚，鸡子一枚扣其头如粟大，出却黄白，纳半夏于中，纳醋令满，极微火上煎之取半，小冷饮之，即愈。

---

〔1〕舌病方第八方五首　"第八方五首"五字原脱，据文义及实有方剂数补。

〔2〕铍刀　即铍针，九针之一。形如剑，长四寸，宽二分半。是一种切开疮疡排脓放血的工具。

喉痹方　取附子一枚去皮,蜜涂,火炙令干,复涂蜜炙,须臾含之咽
　汁,愈。

又方　含蜀升麻一片,立愈。

治喉痹方　以绳缠手大指,刺出血一大豆以上,瘥,小指亦佳。

治马喉痹[1]方　烧马兰根灰一方寸匕,烧桑枝沥汁,和服。

治咽痛不得息,若毒气哽咽,毒攻咽喉方

　　　桂心半两　杏仁一两,去尖皮,熬之

　　　上二味为散,以绵裹如枣大,含咽其汁。

又方　刺小指爪纹中出血,即瘥,左右刺出血,神秘,立愈。

治尸咽[2]语声不出方

　　　酒一升　干姜十两,末之　酥一升

　　　上三味,酒二合、酥一匙、姜末一匕和服之,日三,食后服之。
　亦治肺病。

治尸咽咽中痒痛,吐之不出,咽之不入,如中蛊毒[3]方　含生姜五
　十日,瘥。

治咽中肿垂肉不得食方　先以竹筒纳口中,热烧铁从竹中柱之,不
　过数度,愈。

治悬痈垂下暴肿长[4]方　干姜半夏等分末,少少著舌本。半夏洗

---

[1]　马喉痹　病名,亦称走马喉痹,马痹,为喉痹之来势急骤者。因热毒炽
　　盛,结于咽喉而致,症见咽喉肿痛,甚或肿连腮颊,吞咽不利,气促烦热,
　　并可腐溃成脓等。详参《诸病源候论》卷三十·马喉痹候及卷四十八·
　　马痹候。

[2]　尸咽　病名。因阴阳不和,风热邪毒壅塞肺脾,阻遏气机而致,症见咽
　　中或痒或痛等。旧说因腹内尸虫,上食人喉咽生疮,故名。详参《诸病
　　源候论》卷三十·尸咽候、《太平圣惠方》卷二十五·治尸咽喉痒痛
　　诸方。

[3]　蛊毒　病名。因感染变惑之气,即中蛊毒而致,症状复杂,变化不一,病
　　情一般较重,可见于一些危急病症。详参《诸病源候论》卷二十五·蛊
　　毒病诸候、《肘后备急方》卷七。

[4]　肿长　即肿大。按"长",大。《荀子·劝学》:"神莫大于化道,福莫长于
　　无祸。"

之,如法用。

又方　盐末箸头,张口柱之,日五,自缩。

噎病第十_{方二首}

酥蜜生姜汁合一升,微火煎二沸,每服两枣许,纳酒中温服。

又方　以手巾布裹舂杵头糠拭齿。

耳病第十一_{方二十四首}

治耳聋方

生地黄极粗大者,长一寸半　杏仁七枚,烧令黑　印成盐两颗　巴豆七枚,去皮,熬令紫色　头发鸡子大,炙之

上五味捣作末,以发薄裹,纳耳中一日一夜,若少损即却之,直以发塞耳,耳中黄水及脓出,渐渐有效,不得更著,若未损,一宿后更纳,一日一夜还去药,一依前法。

治劳聋气聋风聋虚聋毒聋,如此久聋,耳中作声,补肾治五聋方

山茱萸二两　干姜　巴戟天　芍药　泽泻　桂心　菟丝子　黄芪　干地黄　远志去心　蛇床子　茯苓　石斛　当归　细辛　苁蓉　牡丹皮　人参　甘草炙　附子炮,去皮,各二两　防风一两半　昌蒲一两　羊肾二枚

上二十三味捣筛,炼蜜和,为丸如梧子大。服十五丸,日三,加至三十四十丸。

又方　萆麻五分　杏仁一两,去尖皮　桃仁四分,去皮尖　巴豆仁一分,去心皮,熬　石盐三分　附子半两,炮　昌蒲一两　磁石一两　薰陆香一分　松脂二两半　蜡二两　通草半两

上一十二味,先捣诸石等令细,别捣诸物等,加松脂及蜡,合捣数千杵,令可丸乃止,取如枣核大,绵裹塞耳,一日四五度,出之转捻,不过三四度,日一易之。

又汤方

磁石四两　牡荆子二两,一云牡蛎　石昌蒲三两　山茱萸二两
芎劳二两　茯神二两　白芷二两　枳实二两,炙　地骨皮三两
天门冬三两,去心　甘草三两,炙　橘皮二两　生姜二两,切　竹
沥二升

上一十四味㕮咀,以水八升煮取减半,下竹沥煮取二升半,分
为三服,五日服一剂,三剂后著散。

又散方

石昌蒲二两　山茱萸二两　磁石四两　土瓜根二两　白敛二两
牡丹皮二两　牛膝二两

上七味捣筛为散,绵裹塞耳,日一易,仍服大三五七散一剂。

又方　硫黄　雌黄一云雄黄

上二味等分末之,绵裹塞耳,数日闻声。

又方　以童子尿灌耳中,三四度瘥。

赤膏　主耳聋齿痛方。

丹参五两　蜀椒二升　大黄一两　白术一两　大附子十枚,炮,去
皮　细辛一两　干姜二两　巴豆十枚,去皮　桂心四寸　芎劳一两

上一十味切,以淳苦酒渍一宿,纳成煎猪膏三斤,著火上煎,三
上三下,药成去滓,可服可摩。耳聋者,绵裹膏纳耳中;齿冷痛,
著齿间;诸痛皆摩;若腹中有病,以酒和服如枣许大;咽喉痛,吞
如枣核一枚。

治二十年聋方

成煎鸡肪五两　桂心　野葛各半两

上三味切,膏中铜器内微火煎三沸,去滓,密贮勿泄,以苇筒盛如
枣核大,火炙令少热,仰倾耳灌之,如此十日,耵聍自出,大如指,长
一寸,久聋不过三十日,以发裹膏深塞,勿使泄气,五日乃出之。

又方　以器盛石盐,饭底蒸令消,以灌耳中,验。

治亭耳[1]出脓汁方

---

[1]　亭耳　病名,即聤耳。因肾热上冲,或肝胆火盛而致,症见发热耳痛,耳
道流脓,听力减退,甚则耳聋等。详参《诸病源候论》卷四十八·聤耳候。

矾石三两,烧　龙骨一两　黄连一两　乌贼鱼骨一两。

上四味下筛,取如枣核大,绵裹塞耳,日三易。一方用赤石脂,无龙骨。

治底耳方

矾石烧之　石盐末之

上二味先以纸绳纴之,展却汁令干,以盐末粉耳中令通,次下矾石末,粉上,须臾卧勿起,日再。

治耳疼痛方

附子炮,去皮　菖蒲

上二味等分裹塞之。

治虫入耳方　末蜀椒一撮,纳半升醋中,灌之,行二十步虫出,瘥。

治百虫入耳方　捣韭汁,灌之耳中,立出。

又方　灌葱涕,须臾虫出,瘥。

又方　以木叶裹盐炙令热,以掩耳,冷即易之,出。

又方　姜汁滴耳中。

又　灌牛乳良。

又　桃叶塞耳。

治蚰蜒[1]入耳方　牛乳灌之,蚰蜒自出。若入腹者,空腹服醋酪一升,不出更服,仍以和面烧饼,乘热坐上,须臾出。

又方　以油灌之。

又方　灌驴乳于耳中,即变成水。入腹饮之,即瘥。

又方　桃叶汁灌之。

又方　打铜碗于耳边。

又方　炒胡麻,以布袋盛,枕头。

(任娟莉)

---

〔1〕　蚰蜒　俗称"草鞋虫",属蚰蜒科,像蜈蚣而略小,触角和脚都很细很短。生活在阴湿的地方,捕食小动物。《玉篇·虫部》:"蚰,蚰蜒。"

千金翼方卷第十二　养性

养性禁忌第一

论曰：张湛[1]称：养性缮写经方，在于代者甚众，嵇叔夜[2]论之最精，然辞旨[3]远不会近。余之所言，在其义与事归，实录以贻后代。不违情性之欢，而俯仰[4]可从；不弃耳目之好，而顾眄[5]可行。使旨约而赡广[6]，业少而功多，所谓易则易知，简则易从。故其大要：一曰啬神[7]，二曰爱气，三曰养形，四曰导引，五曰言论，六曰饮食，七曰房室，八曰反俗，九曰医药，十曰禁忌。过此以往，未之或知也。

列子[8]曰：一体之盈虚消息，皆通于天地，应于物类。故阴气

[1]　张湛　东晋学者，字处度，撰有《养生要集》和《列子注》。
[2]　嵇叔夜　即嵇康（公元224—263年），字叔夜。三国魏文学家、思想家、养生学家。曾任魏中散大夫，世称嵇中散。崇尚老庄学说，信奉服食养生之道，为"竹林七贤"之一。
[3]　辞旨　文辞意义。按"旨"，意义，意思。《周易·系辞下》："其旨远，其辞文，其言曲而中。"
[4]　俯仰　低头和抬头。《左传·定公十五年》："将左右周旋，进退俯仰，于是乎取之。"此喻上下。
[5]　顾眄（miǎn　免）　转眼。还视曰顾，斜视曰眄。《汉书·叙传·班固答宾戏》："……虞卿以顾眄而损相印也。"
[6]　旨约而赡广　谓意义简约而应用广泛。按"赡"，供给，供养。《盐铁论·本议》："使备塞乘城之士饥寒于边，将何以赡之。"此谓应用。
[7]　啬神　敛神。按"啬"，节省，收敛。《韩非子·解老》："圣人之用神也静，静则少费，少费之谓啬。"
[8]　列子　书名，八篇。相传战国时列御寇撰。《汉书·艺文志》列入道家类。

壮则梦涉大水而恐惧,阳气壮则梦涉大火而燔焫[1],阴阳俱壮则梦生杀,甚饱则梦与[2],甚饥则梦取。是以浮虚为疾者则梦扬[3],沉实为疾者则梦溺,藉带[4]而寝者则梦蛇,飞鸟衔发者则梦飞,心躁者梦火,将病者梦饮酒歌舞,将衰者梦哭。是以和之于始,治之于终,静神灭想[5],此养生之道备也。

彭祖[6]曰:每施泻讫,辄导引以补其虚。不尔,血脉髓脑日损,犯之者生疾病,俗人不知补泻之义故也。饮酒吐逆,劳作汗出以当风卧湿,饱食大呼,疾走举重,走马引强[7],语笑无度,思虑太深,皆损年寿,是以为道者务思和理焉。口目乱心,圣人所以闭之;名利败身,圣人所以去之。故天老[8]曰:丈夫处其厚不处其薄,当去礼去圣,守愚以自养,斯乃德之源也。

彭祖曰:上士别床,中士异被;服药百裹,不如独卧。色使目盲,声使耳聋,味使口爽。苟能节宣其宜适,抑扬其通塞者,可以增

---

[1]　燔焫(ruò　若)　炙烤焚烧。按"燔",炙烤。《广韵·衣韵》:"燔,炙也。""焫",焚烧。《广雅·释诂二》:"焫,爇也。"《礼记·郊特性》陆德明释文:"焫,烧也。"

[2]　与　给予。《老子》第六十三章:"将欲夺之,必固与之。"

[3]　扬　飞起,升高。《说文解字·手部》:"扬,飞举也。"

[4]　藉带　卧在带子上。按"藉",坐卧在某物上。《汉书·佞幸传·董贤》颜师古注:"藉谓身卧其上也。"

[5]　静神灭想　安静神志,消除杂念。按"灭",消除。《国语·晋语五》:"国之良也,灭其前恶……"韦昭注:"灭,除也。"

[6]　彭祖　传说故事人物。姓篯名铿,颛顼玄孙,生于夏代,至殷末时已七百六十七岁(一说八百余岁),殷王以为大夫,托病不问政事。事见《神仙传》及《列仙传》。旧时因以为长寿的象征。彭祖善调雉羹,为帝尧所赞美,封之于彭城。

[7]　走马引强　跑马拉弓。按"走",跑。《释名·释姿容》:"徐行曰步,疾行曰趋,疾趋曰走。""强",硬弓。《后汉书·第五伦传》李贤注:"引强,谓弓弩之多力者引控之,持满不发也。"

[8]　天老　相传为黄帝的臣子。《汉书·艺文志》有《天老杂子阴道》二十五卷。

寿。一日之忌者,暮无饱食;一月之忌者,暮无大醉;一岁之忌者,暮须远内;终身之忌者,暮常护气。夜饱损一日之寿,夜醉损一月之寿,一接[1]损一岁之寿,慎之。清旦初以左右手摩交耳,从头上挽两耳,又引发,则面气通流,如此者令人头不白,耳不聋。又摩掌令热以摩面,从上向下二七过[2],去皯气[3],令人面有光,又令人胜风寒,时气寒热头痛百疾皆除。真人曰:欲求长生寿考[4],服诸神药者,当须先断房室,肃斋沐浴熏香,不得至丧孝家及产乳处,慎之慎之。古之学道者所以山居者,良以此也。

老子[5]曰:人欲求道,勿起五逆六不祥,凶。大小便向西一逆,向北二逆,向日三逆,向月四逆,仰视日月星辰五逆。夜半裸形一不祥,旦起瞋心二不祥,向灶骂詈三不祥,以足内火[6]四不祥,夫妻昼合五不祥,盗师父物六不祥。旦起常言善事,天与之福。勿言奈何及祸事,名请祸。慎勿床上仰卧,大凶。卧伏地,大凶。饱食伏地,大凶。以匙箸[7]击盘,大凶。大劳行房室露卧,发癫病。醉勿食热,食毕摩腹能除百病。热食伤骨,冷食伤肺。热无灼唇,冷无冰齿。食毕行步踟蹰[8],则长生。食勿大言大饱,血脉闭。

---

[1] 接　交接。《说文解字·手部》:"接,交也。"《广雅·释诂二》:"接,合也。"此谓性交。

[2] 过　遍,次。《素问·玉版论要》:"八风四时之胜,终而复始,逆行一过,不复可复数。"王冰注:"过,谓遍也。"

[3] 皯(gǎn　敢)气　面部皮肤黧黑枯槁之气。《说文解字·皮部》:"皯,面黑气也。"

[4] 寿考　长寿。《诗经·大雅·棫朴》:"周王寿考。"郑玄笺:"文王是时九十余矣,故云寿考。"

[5] 老子　即老聃。春秋战国时思想家。相传曾著《老子》(一名《道德经》)五千余言。

[6] 以足内火　用脚近火。按"内",近。《周易·泰卦》:"内君子而外小人。"

[7] 匙箸(chízhù　持柱)　小勺和筷子。按"匙",小勺。"箸",筷子。

[8] 踟蹰(chíchú　池厨)　徘徊不进貌。《玉篇·足部》:"踟,踟蹰,行不进。"此谓缓行。

卧欲得数转侧,冬温夏凉,慎勿冒之。大醉神散越,大乐气飞扬,大愁气不通。久坐伤筋,久立伤骨。凡欲坐,先解脱右靴履,大吉。用精令人气乏,多睡令人目盲,多唾令人心烦,贪美食令人泄痢。沐浴无常不吉,沐与浴同日凶,夫妻同日沐浴凶。说梦者凶。

凡日月蚀,救之吉,活千人,除殃活万人,与天地同功。日月薄蚀,大风大雨,虹霓[1]地动,雷电霹雳,大寒大雾,四时节变,不可交合阴阳,慎之。凡夏至后丙丁日,冬至后庚辛日,皆不可合阴阳,大凶。凡大月十七日,小月十六日,此名毁败日,不可交会,犯之伤血脉。凡月二日三日五日九日二十日,此生日也,交会令人无疾。凡新沐,远行及疲,饱食醉酒,大喜大悲,男女热病未瘥,女子月血新产者,皆不可合阴阳。热疾新瘥,交者死。

老子曰:凡人生多疾病者,是风日之子;生而早死者,是晦日之子;在胎而伤者,是朔日之子;生而母子俱死者,是雷霆霹雳日之子;能行步有知而死者,是下旬之子;兵血死者[2],是月水尽之子,又是月蚀之子;虽胎不成者,是弦望之子;命不长者,是大醉之子;不痴必狂者,是大劳之子;生而不成者,是平晓之子;意多恐悸者,是日出之子;好为盗贼贪欲者,是禺中[3]之子;性行不良者,是日中之子;命能不全者,是日昳[4]之子;好诈反妄者,是晡时之子;不盲必聋者,是人定[5]之子;天地闭气不通,其子死;夜半合阴阳,生子上寿贤明;夜半后合会,生子中寿,聪明智慧;鸡鸣合会,生子下

---

〔1〕　霓　虹的一种,也叫副虹,古称雌虹。《说文解字·雨部》:"霓,屈虹,青赤,或白色,阴气也。"

〔2〕　兵血死者　因战伤而死的人。按"兵",用兵器杀伤。《左传·定公十年》:"孔丘以公退,曰:士,兵之。"杜预注:"以兵击莱人。"

〔3〕　禺中　即"隅中",将近午时。《淮南子·天文训》:"(日)至于衡阳,是谓隅中。"

〔4〕　日昳(dié　迭)　太阳开始偏西之时,约未时,即下午二时前后。《素问·标本病传论》王冰注:"日昳谓午后八刻未正时也。"

〔5〕　人定　夜深人静的时候。即亥时,约夜间九时至十一时。《素问·标本病传论》张景岳注:"人定在亥。"

寿,克父母。此乃天地之常理也。

　　天老曰:人禀五常形貌,而尊卑贵贱不等,皆由父母合会禀气寿也。得合八星阴阳,各得其时者,上也,即富贵之极;得合八星阴阳,不得其时者,中也,得中宫。不合八星阴阳,得其时者,下也,得下宫。不合此宿,不得其时者,则为凡人矣。合宿交会[1]者,非惟生子富贵,亦利身,大吉。八星者,室参井鬼柳张房心。一云凡宿也,是月宿所在此星,可以合阴阳。

　　老子曰:人生大限[2]百年,节护者可至千岁,如膏用小炷之与大炷。众人大言而我小语,众人多繁而我小记,众人悖暴[3]而我不怒。不以不事累意,不临时俗之仪[4]。淡然无为,神气自满。以此为不死之药,天下莫我知也[5]。勿谓暗昧[6],神见我形;勿谓小语,鬼闻我声。犯禁满千,地收人形。人为阳善,人自报之;人为阴善,鬼神报之。人为阳恶,人自治之;人为阴恶,鬼神治之。故天不欺人,示之以影;地不欺人,示之以响。人生天地气中,动作喘息,皆应于天,为善为恶,天皆鉴之。人有修善积德而遭凶祸者,先世之余殃也;为恶犯禁而遇吉祥者,先世之余福也。故善人行不择日,至凶中得凶中之吉,入恶中得恶中之善;恶人行动择时日,至吉中反得吉中之凶,入善中反得善中之恶。此皆目然之符[7]也。

　　老子曰:谢天地父母法,常以辰巳日黄昏时天晴日净,扫宅中

---

〔1〕　合宿交会　谓按照星宿主时的时间性交。按"交",交配,性交。《礼记·月令》郑玄注:"交,犹合也。"

〔2〕　大限　寿数。《元史·史天泽传》:"因附奏曰:臣大限有终,死不足惜。"

〔3〕　悖暴　强暴。按"悖",强。《广雅·释诂一》:"悖,强也。"

〔4〕　时俗之仪　时俗的礼节。按"仪",礼节,仪式。《周礼·地官·保氏》:"乃教之六仪。"

〔5〕　莫我知也　谓不了解我。宾语前置句式。

〔6〕　暗昧　谓天色昏暗。按"昧",暗。《玉篇·日部》:"昧,冥也。"

〔7〕　目然之符　目见之报应。按"符",验证,应验。《洪武正韵·模韵》:"符,验也,证也。"此谓报应。

甲壬丙庚之地〔1〕,烧香北向稽首〔2〕三过,口勿语,但心中言耳,举家皆利。谢默〔3〕云:曾孙某乙,数负黄天〔4〕之气象,上帝之始愿,合家男女大小前后所犯罪过,请为削除凶恶。在后进善人某家,大小身神安,生气还。常以此道大吉利,除祸殃。

老子曰:正月朔晓,亦可于庭中向寅地〔5〕再拜,咒曰:洪华,洪华,受大道之恩,太清玄门,愿还某去岁之年。男女皆三过自咒。常行此道,可以延年。

论曰:神仙之道难致,养性之术易崇。故善摄生者常须慎于忌讳,勤于服食,则百年之内不惧于夭伤也。所以具录服饵方法,以遗后嗣云。

养性服饵第二方三十七首

茯苓酥　主除万病,久服延年方。取山之阳茯苓,其味甘美。山之阴茯苓。其味苦恶,拣得之,勿去皮。去皮刀薄切,曝干,蒸令气溜,以汤淋之,其色赤味苦。淋之不已,候汁味甜便止。曝干捣筛,得茯苓三斗。取好酒大斗一石、蜜一斗,和茯苓,未令相得,纳一石五斗瓮中,熟搅之百遍,密封之,勿令泄气,冬月五十日,夏月二十一日。酥浮于酒上,接取酥,其味甘美如天甘露,可

〔1〕　甲壬丙庚之地　即东北南西四方之地。按五行干支配方位之说,东方甲乙木,北方壬癸水,南方丙丁火,西方庚辛金,中央戊己土。
〔2〕　稽首　古时一种跪拜礼。《尚书·舜典》:"禹拜稽首,让于稷契暨皋陶。"
〔3〕　默　原作"嘿",今改。按"嘿",同"默",闭口不说话。《玉篇·口部》:"嘿,与默同。"
〔4〕　黄天　即"皇天"。尊言天。《尚书·大禹谟》:"皇天眷命,奄有四海,为天下君。"
〔5〕　寅地　东北方向的地方。《辽史·国语解》:"……寅者,辰舍,东北之位,燕分析津之所也。"

作饼大如手掌,空屋中阴干,其色赤如枣。饥[1]食一饼,终日不饥。此仙人度人荒世药。取酒封闭以下药,名茯苓酥。

杏仁酥 主万病,除诸风虚劳冷方。取家杏仁,其味甜香,特忌用山杏仁。山杏仁慎勿用,大毒害人也。

家杏仁一石,去尖皮两仁者,拣完全者,若微有缺坏,一颗不得用。微火炒,捣作细末,取美酒两石研杏仁,取汁一石五斗

上一味,以蜜一斗拌杏仁汁,煎极令浓,与乳相似,纳两硕瓮[2]中搅之,密封泥,勿令泄气,与上茯苓酥同法,三十日看之,酒上出酥也。接取酥纳瓷器中封之,取酥下酒,别封之。团其药如梨大,置空屋中,作阁安之,皆如饴铺状,甚美,服之令人断谷。

地黄酒酥 令人发白更黑,齿落更生,髓脑满实,还年却老,走及奔马,久服有子方。

粗肥地黄十石,切捣取汁三石 麻子一石,捣作末,以地黄汁研取汁二石七斗 杏仁一石,去皮尖两仁者,捣作末,以麻子汁研取汁二石五斗 曲末三斗

上四味以地黄等汁浸七日,候沸,以米三石分作三分,投下馈一度,以药汁五斗和馈酿酒,如家酝酒[3]法,三日一投,九日三投,熟讫,密封三七日。酥在酒上,其酥色如金,以物接取,可得大升九升酥,然后下笊[4]取酒封之。其糟令服药人食之,令人肥悦,百病除愈。食糟尽,乃服药酒及酥,一服酒一升、一匙酥,温酒和服之。惟得吃白饭芜菁[5],忌生冷醋滑猪鸡鱼蒜。其地黄滓曝使干,更以酒三升和地黄滓捣之,曝干作饼服之。

造草酥方

---

〔1〕 饥 原作"肌",据文义改。

〔2〕 硕瓮 大瓮。按"硕",大。《玉篇·页部》:"硕,大也。"

〔3〕 酝(yùn 运)酒 酿酒。按"酝",酿。《说文解字·酉部》:"酝,酿也。"《玉篇·酉部》:"酝,酿酒也。"

〔4〕 笊(zhōu 州) 用竹编的滤酒器具。《玉篇·竹部》:"笊,酒笼。"

〔5〕 芜菁 为十字花科植物芜菁的块根及叶。性味苦辛甘平,能开胃下气,利湿解毒,主治食积不化,黄疸消渴,疮痈等。

杏仁一斗,去皮尖两仁者,以水一斗研绞取汁　粗肥地黄十斤,熟捣,
绞取汁一斗,麻子一斗,末之,以水一斗研绞取汁

上三味汁凡三斗,著曲一斤、米三斗,酿如常酒味是正熟,出以
瓮盛之,即酥凝在上。每服取热酒和之,令酥消尽服之,弥佳。
真人服杏子,丹玄隐士学道断谷,以当米粮方

上粳米三斗,净淘沙,炊作饭,干曝,砲纱筛下之　杏仁三斗,去尖皮
两仁者,曝干捣,以水五升研之,绞取汁,味尽止

上二味,先煎杏仁汁令如稀面糊,置铜器中,纳粳米粉如稀粥,
以�火[1]煎,自旦至久,搅勿停手,候其中水气尽则出之,阴干
纸贮。欲用以暖汤二升纳药如鸡子大,置于汤中,停一炊久,
啖[2]食任意取足服之。

服天门冬丸方　凡天门冬苗作蔓有钩刺者是,采得当以醋浆水煮
之湿,去心皮,曝干捣筛,以水蜜中半和之,仍更曝干,又捣末,水
蜜中半和之,更曝干。每取一丸含之,有津液辄咽之,常含勿绝,
行亦含之,久久自可绝谷。禁一切食,惟得吃大麦。

服黄精方　凡采黄精[3],须去苗下节,去皮,取一节,隔二日增一
节,十日服四节,二十日服八节,空腹服之。服讫不得漱口,百日
以上节食,二百日病除,二年四体调和。忌食酒肉五辛酥油,得
食粳米糜粥淡食,除此之外,一物不得入口。山居无人之地法,
服时卧食勿坐食,坐服即入头,令人头痛。服讫经一食顷乃起,
即无所畏。

凡服乌麻,忌枣栗胡桃,得食淡面,余悉忌。行道持诵作劳远
行,端坐三百日,一切病除。七日内宜数见秽恶,于后即不畏损人矣。
服芜菁子主百疾方

芜菁子一斗四升　薤白十两

---

〔1〕 castell火　灰火。《龙龛手鉴·火部》:"castell,灰火也。"
〔2〕 啖　原作"敢",据文义改。
〔3〕 黄精　为百合科植物黄精的根茎。性味甘平,能补中益气,润心肺,强
筋骨,主治虚损寒热,肺痨咳血等。

上二味,煮芜菁子,曝干,捣筛,切薤白和蒸半日,下捣一千一百三十杵,捻作饼,重八两。欲绝谷,先食乃服,三日后食三饼,以为常式。尽更合食,勿使绝也。

华佗云母丸子　三人丸方。

云母粉　石钟乳炼　白石英　肉苁蓉　石膏　天门冬去心　人参　续断　昌蒲　菌桂　泽泻　秦艽　紫芝　五加皮　鹿茸　地肤子　署预　石斛　杜仲炙　桑上寄生细辛　干地黄　荆花　柏叶　赤箭　酸枣仁　五味子　牛膝　菊花　远志去心　萆薢　茜根　巴戟天　赤石脂　地黄花　枸杞　桑螵蛸　菴蕳子[1]　茯苓　天雄炮,去皮　山茱萸　白术　菟丝子　松实　黄芪　麦门冬去心　柏子仁　荠子　冬瓜子　蛇床子　决明子　薪蓂子[2]　车前子

上五十三味皆用真新好者,并等分,随人多少,捣下细筛,炼白蜜和,为丸如梧子。先食服十九,可至二十丸,日三。药无所忌,当勤相续,不得废缺,百日满愈疾,久服延年益寿,身体轻强,耳目聪明,流通荣卫,补养五脏,调和六腑,颜色充壮,不知衰老。茜根当洗去土,阴干,地黄荆花至时多采曝干,欲用时相接,取二石许乃佳也。吾尝服一两剂,大得力,皆家贫不济乃止。又时无药足,缺十五味,仍得服之。此药大有气力,当须预求,使足服而勿缺,又香美易服,不比诸药。

周白水侯散　主心虚劳损,令人身轻目明。服之八十日,百骨间寒热除,百日外无所苦,气力日益,老人宜常服之,大验方。

远志五分,去心　白术七分　桂心一两　人参三分　干姜一两　续断五分　杜仲五分,炙　椒半两,汗　天雄三分,炮　茯苓一两　蛇床仁三分　附子三分,炮,去皮　防风五分　干地黄五分　石

---

[1] 菴蕳子　为菊科植物菴蕳的果实。性味苦辛温,能行瘀祛湿,主治血瘀经闭,产后血瘀腹痛,跌打损伤,风湿痹痛等。

[2] 薪蓂子　为十字花科植物薪蓂的种子。性味辛微温,能明目,除痹,补五脏,主治目赤肿痛,流泪等。

斛三分　肉苁蓉三分　栝楼根三分　牡蛎三分,熬　石韦三分,
去毛　钟乳一两,炼　赤石脂一两　桔梗一两　细辛一两　牛膝
三分

上二十四味捣筛为散,酒服钱五匕,服后饮酒一升,日二,不
知,更增一钱匕,三十日身轻目明。

济神丸方

茯神　茯苓　桂心　干姜各四两　昌蒲　远志去心　细辛
白术　人参各三两　甘草二两,炙　枣膏八两

上一十一味皆捣筛,炼蜜和,更捣万杵。每含一丸如弹丸,有
津咽之尽,更含之。若食生冷宿食不消,增一丸;积聚结气,呕
逆,心腹绞痛,口干胀,醋咽[1]吐呕,皆含之。绝谷者服之学仙,
道士含之益心力,神验。

彭祖松脂方

松脂五斤,灰汁煮三十遍,浆水煮三十遍,清水煮三十遍　茯苓五斤,
灰汁煮十遍,浆水煮十遍,清水煮十遍　生天门冬五斤,去心皮,曝干,
捣作末　真牛酥三斤,炼三十遍　白蜜三斤,煎令沫尽　蜡三斤,炼
三十遍

上六味捣筛,以铜器重汤上,先纳酥,次下蜡,次下蜜,候消讫,
次下诸药,急搅之勿住手,务令大匀,讫,纳瓷器中密封,勿令泄
气。先一日不食,欲食须吃好美食,令大饱,然后绝食,即服二
两,二十日后服四两,又二十日服八两。细丸之,以得咽中下为
度。第二度服四两为初,二十日又服八两,又二十日服二两。第
三度服八两为初,以后二十日服二两,又二十日服四两,合二百
八十日药成,自余服三丸将补,不服亦得,常以酥蜜消息美酒一
升为佳。又合药须取四时王相,特忌刑杀厌及四激休废等日,
大凶。

守中方

白蜡一斤,炼之,凡二升酒为一度,煎却恶物,凡煎五遍　丹砂四两,细

---

[1] 醋咽　即吞酸。酸水自胃中上涌至咽喉,不及吐出,随即吞咽而下。

研　蜜一斤,炼之极净

上三味合丸之如小枣大,初一日服三丸,三日服九丸,如此至九日止。

茅山[1]仙人服质多罗[2]方出益州导江县并茂州山中　此有三种,一者紫花根八月采,二者黄花根亦黄四月采,三者白花九月采,上三种功能一种不别,依法采根,干已捣筛,旦暖一合酒和方寸匕,空腹服之,待药消方食,日一服,不可过之。忌昼日眠睡。三十匕为一剂,一月服。

第二方

蜜半合　酥半合

上二味暖[3]之,和方寸匕服之。一法蜜多酥少,一方以三指撮为定。主疗诸风病,禁猪肉豉等,食之即失药力。

第三方　取散五两,生胡麻脂三升半投之,微火暖之勿令热,旦接取上油一合,暖,空肚服之,日一服,油尽取滓服之。主偏风半身不遂,并诸百病,延年不老。

第四方　暖水一合和三指撮,空腹日一服。主身羸瘦及恶疮癣疥,并诸风。

第五方　暖牛乳一升,和方寸匕服之,日一服。主女人绝产无子,发白更黑。

第六方　暖浓酪浆[4]一合,和方寸匕服之,日一服。主膈上痰饮,水气诸风。

第七方　以牛尿一合,暖,和方寸匕服之,遣四人搦脚手,令气息通

〔1〕茅山　山名。在江苏句容县东南,原名句曲山。传说汉代茅盈与弟衷、固得道于此,故名。又,会稽山亦名茅山。

〔2〕质多罗　树名,全名"波利质多罗树",即印度菩提树。北周·庾信《庾子山集》:"是以熙连禅河,质多罗树……"

〔3〕暖　原作"煖",今改。按"煖",同"暖"。《说文解字·火部》:"煖,温也。"朱骏声通训定声:"煖,字亦作暖。"

〔4〕酪浆　用牛、羊、马等乳炼成的食品,即乳浆。《说文新附·酉部》:"酪,乳浆也。"

流。主五种癞,若重者,从少服,渐加至一匕。若候身作金色,变
为少年,颜若桃李,延年益寿。

上件服药时皆须平旦空腹服之,以静密室中,不得伤风及多语
戏笑作务等事,所食桃李粳米及新舂粟,禁一切鱼肉豉陈臭等
物,得食乳酪油。其药功说不能尽,久服神仙,八十老人状如少
年。若触药发时身体胀满,四肢强直,俱赤脱却衣裳,向火炙身
得汗出,瘥。

服地黄方

生地黄五十斤

上一味捣之,以水三升绞取汁,澄去滓,微火上煎减半,即纳好
白蜜五升、枣脂一升,搅令相得乃止,每服鸡子大一枚,日三服,
令人肥白美色。

又方　生地黄十斤

上一味细切,以淳酒二斗浸,经三宿,出曝令干,又浸酒中直令
酒尽,又取甘草巴戟天厚朴干漆覆盆子各一斤,各捣下筛和之,
饭后酒服方寸匕,日三服,加至二匕,使人老者还少,强力无病延
年。《千金》无甘草。

作熟干地黄法　别采地黄,去须叶及细根[1],捣绞取汁,以渍肥
者,著甑中,土及米无在以盖其上,蒸之一时出,曝燥,更纳汁中
又蒸之一时,出曝,以汁尽止便干之。亦可直切地黄,蒸之半日,
数数以酒洒之使周匝,至夕出曝干,可捣蜜丸服之。

种地黄法并造　先择好肥地黄赤色虚软者,选取好地深耕之,可于
腊月预耕冻地弥佳,择肥大地黄根切断,长三四分至一二寸许,
一斛可种一亩,二月三月种之,作畦时[2]相去一尺,生后随后锄
壅及数芸之,至九月十月视其叶小衰乃掘取,一亩得二十许斛。

―――――――――

〔1〕　根　原作"杨",据文义改。

〔2〕　畦(qí　其)畤(zhì　治)田园中分成的小区。《篇海类编·地理类·
田部》:"畦,区也。"《集韵·止韵》"畤,田际也。"

择取大根水净洗,其细根及蒉头尾辈亦洗之,日曝令极燥小胎[1],乃以刀切长寸余,白茅覆甑下蒸之,密盖上,亦可囊盛土填之,从旦至暮。当日不尽者,明日又择取蒸之,先时已捣其细碎者,取汁于铜器中煎之可如薄饴,将地黄纳汁中周匝出,曝干,又纳之汁尽止。率百斤生者合得三十斤。取初八月九月中掘者,其根勿令太老,强蒸则不消尽,有筋脉。初以地黄纳甑中时,先用铜器承其下,以好酒淋洒地黄上令匝,汁后下器中,取以并和煎汁最佳也。

王乔[2]轻身方

茯苓一斤　桂心一斤

上二味捣筛,炼蜜和,酒服如鸡子黄许大,一服三丸,日一服。

不老延年方

雷丸　防风　柏子仁

上三味等分,捣筛为散,酒服方寸匕,日三。六十以上人亦可服二匕,久服延年益精补脑,年未六十太盛勿服。

饵黄精法　取黄精,以竹刀剔去皮,自仰卧生服之,尽饱为度,则不头痛,若坐服则必头痛难忍。少食盐及一切咸物佳。

饵术方　取生术削去皮,炭火急炙令热,空肚饱食之,全无药气,可以当食,不假山粮,得饮水,神仙秘之勿传。

服齐州长石法　主羸瘦不能食,疗百病方。

马牙石[3]一名乳石,一名牛脑石,本草名长石

上取黄白明净无瑕颣[4]者,捣,密绢下,勿令极筛,恐太粗。

以一石米合纳一石水中,于铜器中极搅令浊,澄少时,接取上汁

---

[1]　胎(zhù　住)　皱缩。《集韵·遇韵》:"胎,皱也。"

[2]　王乔　即王子乔,传说中的古仙人。《文选·古诗十九首》注引《列仙传》曰:"王子乔者,太子晋也。道人浮丘公接以上嵩高山。"

[3]　马牙石　即马牙硝。古本草将芒硝结晶之形如圭角状而明净者称为马牙硝,实与芒硝为一物。

[4]　颣(lèi　类)　缺点,毛病。《淮南子·泛论》:"明月之珠,不能无颣。"高诱注:"颣,磐若丝之结颣也。"

如清浆水色,置一大器中澄如水色,去水,纳滓于白练袋中,盛经一宿,沥却水如造烟脂法,出,日中曝令干,仍白练袋盛之,其袋每一如掌许大,厚薄亦可,于三斗[1]米下蒸之再遍,曝干,以手挼之,令众手研之即成,擘出。每以酒服一大匙,日三服,即觉患瘥。若觉触,以米汁煮滓石一鸡子大,煮三沸,去滓顿服之,夏月不能服散者,服汤亦佳。石出齐州历城县。药疗气,痰饮,不下食,百病羸瘦皆瘥。

服杏仁法　主损心吐血,因即虚热心风,健忘,无所记忆,不能食,食则呕吐,身心颤掉[2],痿黄羸瘦,进服补药入腹呕吐并尽,不服余药,还吐至死,乃得此方,服一剂即瘥,第二剂色即如初也。

杏仁一升,去尖皮及两仁者,熬令色黄,末之　茯苓一斤,末之　人参五两,末之　酥二斤　蜜一升半

上五味纳铜器中微火煎,先下蜜,次下杏仁,次下酥,次下茯苓,次下人参,调令均和,则纳于瓷器中。空肚服之一合,稍稍加之,以利为度,日再服。忌鱼肉。

有因读诵思义,坐禅[3]及为外物惊恐,狂走失心方

酥二两　薤白一握,切

上二味,捣薤千杵,温酥和搅,以酒一盏服之,至三七日服之佳。得食枸杞菜羹薤白,亦得作羹。服讫而仰卧,至食时乃可食也。忌面,得力者非一。

镇心丸　主损心不能言语,心下悬急苦痛,举动不安,数数口中腥,客热心中,百病方。

防风五分　人参五分　龙齿五分　芎𬸚一两　铁精一两　当归一两　干地黄五分　黄芪一两　麦门冬五分,去心　柏子仁一两

---

〔1〕　三斗　"斗"下原衍一"斗"字,据文义删。

〔2〕　颤掉　"颤"原作"战",今改。按"战",通"颤"。发抖。《说文通训定声·乾部》:"战,假借为颤。""掉",摆动,摇动。《说文解字·手部》:"掉,摇也。"

〔3〕　坐禅　僧尼修行的功课。每天在一定时间静坐,排除一切杂念,使心神恬静自在。

桂心一两　远志五分,去心　白鲜皮三分　白术五分　雄黄一两,研　昌蒲一两　茯苓一两　桔梗一两　干姜五分　光明砂一两,研　钟乳半两,研

上二十一味捣筛,炼蜜和,饮服梧子大五丸,渐加至十五丸,日二服,稍加至三十丸。慎腥臭等,常宜小进食为佳,宜吃酥乳,倍日将息。先须服汤,汤方如下:

玄参三两　干地黄三两　黄芪三两　地骨皮三两　苁蓉三两　丹参五两　牛膝三两　五味子三两　麦门冬三两,去心　杏仁二两,去皮尖　细辛三两　磁石五两　生姜三两,切　茯苓三两　橘皮二两　韭子半升　柴胡二两,去苗

上一十七味㕮咀,以水三斗煮取三升,分为三服,后三日乃更进丸,时时食后服。服讫即仰卧少时,即左右卧及数转动,须腰底安物令高,亦不得过久,斟酌得所,不得劳役身心气力。服药时干食即且停一日,食讫用两三口浆水饮压之。服药时有异状貌起,勿怪之。服丸后二日风动,药气冲头,两眼赤痛。久而不瘥者,依状疗之。法取枣根直入地二尺者白皮一握,水一升煮取半升,一服即愈。

五参丸　主治心虚热不能饮食,食即呕逆,不欲闻人语方。

人参一两　苦参一两半　沙参一两　丹参三分　玄参半两

上五味捣筛,炼蜜和为丸。食讫饮服十丸如梧子大,日二,渐加至二十丸。

治损心吐血方

芎䓖二两　葱白二两　生姜二两,切　油五合　椒二合,汗　桂心一两　豉三合　白粳米四合

上八味㕮咀芎桂二味,以水四升煮取二升,纳米油,又煎取一升,去滓顿服。慎面。

正禅方

春桑耳[1]　夏桑子　秋桑叶

---

〔1〕　春桑耳　即桑耳,为寄生于桑树上的木耳。性味甘平,主治肠风痔血,崩漏带下等。

　　上三味等分，捣筛，以水一斗煮小豆一升，令大熟，以桑末一升
和煮微沸，著盐豉服之，日三服，饱服无妨。三日外稍去小豆，身
轻目明，无眠睡，十日觉远智通，初地禅[1]服二十日到二禅定，
百日得三禅定，累一年得四禅[2]定，万相皆见，坏欲界，观境界
如视掌中，得见佛性。

服昌蒲方　二月八日采取肥实白色节间可容指者，多取阴干，去毛
　　距，择吉日捣筛百日，一两为一剂，以药四分、蜜一分半酥和如稠
　　糜柔弱，令极匀，纳瓷器中，密封口，埋谷聚中一百日。欲服此
　　药，须先服泻药，吐利讫，取王相日旦空肚服一两，含而咽之。有
　　力能消，渐加至三二两。服药至辰巳间药消讫，可食粳米乳糜，
　　更不得吃饮食。若渴，惟得饮少许熟汤。每日止一服药，一顿
　　食，若直治病瘥止。若欲延年益寿，求聪明益智者，宜须勤久服
　　之。修合服食，须在静室中。勿喜出入及昼睡，一生须忌羊肉熟
　　葵。又主癥癖，咳逆上气，痔漏病，最良。又令人肤体肥充，老者
　　光泽，发白更黑，面不皱，身轻目明，行疾如风，填骨髓，益精气，
　　服一剂寿百岁。天竺摩揭陀国[3]王舍城邑陀寺三藏法师跋摩
　　米帝以大业[4]八年与突厥[5]使主，至武德六年七月二十三日为
　　洛州大德护法师净土寺主矩师笔译出。

----

〔1〕　初地禅　当为"初禅"。
〔2〕　四禅　佛教术语，即四禅天。按佛教有三界诸天之说。三界指欲界、色
　　　　界、无色界。色界诸天又分为四禅：初禅为大梵天之类，二禅为光音天
　　　　之类，三禅为遍净天之类，四禅为色究竟天之类。
〔3〕　摩揭陀国　即摩竭陀国，古印度国名，也作"摩竭提摩伽陀"，其地在今
　　　　印度比哈尔邦南部。
〔4〕　大业　隋炀帝杨广年号，公元 605—617 年。
〔5〕　突厥　古代阿尔泰山一带的游牧民族。阿尔泰山古称"金山"，状似兜
　　　　牟。方言称兜牟为突厥，因以名其部。隋唐之际占有漠北之地，东西万
　　　　里，后为回纥所灭。

养老大例第三论三首

论曰：人之在生，多诸难遭[1]，兼少年之时，乐游驰骋，情敦放逸，不至于道，倏然[2]白首，方悟虚生，终无所益。年至耳顺[3]之秋，乃稀餐饵[4]，然将欲颐性，莫测据依，追思服食者于此二篇中求之，能庶几于道，足以延龄矣。语云人年老有疾者不疗，斯言失矣。缅寻圣人之意，本为老人设方。何则，年少则阳气猛盛，食者皆甘，不假医药，悉得肥壮；至于年迈，气力稍微，非药不救。譬之新宅之与故舍，断可知矣。

论曰：人年五十以上，阳气日衰，损与日至，心力渐退，忘前失后，兴居怠堕，计授皆不称心，视听不稳，多退少进，日月不等，万事零落，心无聊赖，健忘嗔怒，情性变异，食饮无味，寝处不安。子孙不能识其情，惟云大人老来恶性，不可咨谏[5]。是以为孝之道，常须慎护其事，每起速称其所须，不得令其意负不快。故曰：为人子者，不植见落之木。《淮南子》曰：木叶落，长年悲。夫栽置卉木，尚有避忌，况俯仰之间，安得轻脱乎。

论曰：人年五十以去，皆大便不利，或常苦下痢。有斯二疾，常须预防。若秘涩[6]，则宜数食葵菜[7]等冷滑之物；如其下痢，宜与

---

[1]　难遭　遭遇困难。按"遭"，遭遇。《尔雅·释诂下》："遭，遇也。"郭璞注："谓相遭遇。"

[2]　倏（shū　叔）然　忽然。《说文解字注·犬部》："倏，引申为凡忽然之词。"

[3]　耳顺　六十岁的代称。《论语·为政》："六十而耳顺。"

[4]　稀餐饵　"稀"原作"希"，今改。按"希"，少。后作"稀"。《集韵·微韵》："希，寡也。"

[5]　咨谏　商量，规劝。

[6]　秘涩　谓大便干结涩滞难出。

[7]　葵菜　即冬葵叶，为锦葵科植物冬葵的嫩苗或叶。性味甘寒，能清热、行水，滑肠，主治肺热咳嗽，热毒下痢，黄疸便闭，丹毒金疮等。

姜韭温热之菜。所以老人于四时之中,常宜温食,不得轻之。老人之性,必恃其老,无有藉在,率多骄恣,不循轨度,忽有所好,即须称情。既晓此术,当宜常预慎之。故养老之要,耳无妄听,口无妄言,身无妄动,心无妄念,此皆有益老人也。又当爱情,每有诵念,无令耳闻,此为要妙耳。又老人之道,常念善无[1],念恶,常念生无念杀,常念信无念欺。养老之道,无作博戏,强用气力,无举重,无疾行,无喜怒,无极视,无极听,无大用意,无大思虑;无吁嗟,无叫唤,无吟吃,无歌啸,无嚎啼[2],无悲愁,无哀恸,无庆吊,无接对宾客,无预局席,无饮兴。能如此者,可无病长寿,斯必不惑也。又常避大风大雨大寒大暑大露霜霰雪旋风恶气,能不触冒者,是大吉祥也。凡所居之室,必须大周密,无致风隙[3]也。夫善养老者,非其书勿读,非其声勿听,非其务勿行,非其食勿食。非其食者,所谓猪豚鸡鱼蒜鲙[4]生肉生菜白酒大醋大咸也。常学淡食,至如黄米小豆,此等非老者所宜食,故必忌之。常宜轻清甜淡之物,大小麦面粳米等为佳。又忌强用力咬啮坚硬脯肉,反致折齿破龈之弊。人凡常不饥不饱,不寒不热,善行住坐卧言谈语笑寝食,造次之间能行不妄失者,则可延年益寿矣。

养老食疗第四方一十七首　论五首

论曰:卫汜[5]称扁鹊云:安身之本,必须于食;救疾之道,惟在于药。不知食宜者,不足以全生;不明药性者,不能以除病。故食能排邪而安脏腑,药能恬神养性以资四气。故为人子者,不可不知

---

[1]　无　不要。《尚书·益稷》:"无若丹朱傲,惟慢游是好。"
[2]　嚎(hèng　横)啼　啼哭,放声哭。按"嚎",表示厉害,发狠之声。
[3]　风隙　谓风气乘隙而入。
[4]　鲙(kuài　快)　鱼鲙,鱼细切作的肴馔。《龙龛手鉴·鱼部》:"鲙,鱼细切作鲙也。"
[5]　卫汜　疑为卫汛,人名。东汉名医张仲景之弟子。撰有《四逆三部厥经》、《妇人胎藏经》、《小儿颅囟方》等。

此二事。是故君父有疾，期先命食以疗之，食疗不愈，然后命药。故孝子须深知食药二性，其方在《千金方》第二十六卷中。

论曰：人子养老之道，虽有水陆百品珍羞，每食必忌于杂，杂则五味相挠，食之不已，为人作患。是以食唻[1]鲜肴，务令简少。饮食当令节俭，若贪味伤多。老人肠胃皮薄，多则不消，彭亨短气，必致霍乱。夏至以后，秋分以前，勿进肥浓羹臛酥油酪等，则无他矣。夫老人所以多疾者，皆由少时春夏取凉过多，饮食太冷，故其鱼脍生菜生肉腥冷物多损于人，宜常断之，惟乳酪酥蜜常宜温而食之，此大利益老年。虽然，卒多食之，亦令人腹胀泄痢，渐渐食之。

论曰：非但老人须知服食将息节度，极须知调身按摩，摇动肢节，导引行气。行气之道，礼拜[2]一日勿住，不得安于其处以致壅滞。故流水不腐，户枢不蠹，义在斯矣。能知此者，可得一二百年。故曰：安者非安，能安在于虑亡；乐者非乐，能乐在于虑殃。所以老人不得杀生取肉以自养也。

耆婆汤　主大虚冷风羸弱，无颜色方。一云酥蜜汤。

酥一斤，炼　生姜一合，切　薤白三握，炙令黄　酒二升　白蜜一斤，炼　油一升　椒一合，汗　胡麻仁一升　橙叶[3]一握，炙令黄　豉一升　糖一升

上一十一味，先以酒渍豉一宿，去滓，纳糖蜜油酥于铜器中，煮令匀沸，次纳薤姜煮令熟，次下椒橙叶胡麻煮沸，下二升豉汁，又煮一沸出，纳瓷器中密封，空腹吞一合，如人行十里更一服，冷者加椒。

[1]　唻　原作"敢"，据文义改。按"唻"，吃，嚼食。《说文解字·口部》："唻，噍唻也。"
[2]　礼拜　致礼于所信仰的神佛。旧题汉·班固《汉武故事》："不祭祀，但烧香礼拜。"
[3]　橙叶　为芸香科植物甜橙的叶。能止疼散瘀，主治疮疡等。

服乌麻方 纯黑乌麻及旃[1]檀色者任多少,与水拌令润,勿使太湿,蒸令气遍即下,曝干再蒸,往反九蒸九曝讫,捣去皮作末,空肚水若酒服二方寸匕,日二服。渐渐不饥绝谷,久服百病不生,常服延年不老,耐寒暑。

蜜饵 主补虚,羸瘦乏气力方。

　　白蜜二升　腊月猪肪脂一升　胡麻油半升　干地黄末一升

　　上四味合和,以铜器重釜煎令可丸,下之,服如梧桐子三丸,日三,稍加,以知为度,久服肥充益寿。

服牛乳补虚破气方

　　牛乳三升　荜拨[2]半两,末之,绵裹

　　上二味,铜器中取三升水,和乳合煎取三升,空肚顿服之,日一,二七日除一切气。慎面猪鱼鸡蒜生冷。张澹云:波斯国[3]及大秦[4]甚重此法,谓之悖散汤。

猪肚补虚羸乏气力方

　　肥大猪肚一具,洗如食法　人参五两　椒一两,汗　干姜一两半　葱白七两,细切　粳米半升,熟煮

　　上六味下筛合和相得,纳猪肚中缝合,勿令泄气,以水一斗半微火煮令烂熟,空腹食之,兼少与饭,一顿令尽,可服四五剂,极良。

　　论曰:牛乳性平,补血脉,益心,长肌肉,令人身体康强润泽,面目光悦,志气不衰。故为人子者,须供之以为常食,一日勿缺,常使恣意充足为度也,此物胜肉远矣。

---

[1] 旃(zhān 占)　赤色。按"旃"本义为赤色、无节、曲柄的旗子。《说文解字·㫃部》:"旃,旗曲柄也。《周礼》曰:通帛为旃。"段玉裁注:"《司常职》文,注云:通帛谓大赤,从周正色,无饰。"

[2] 荜拨　即荜茇,为胡椒科植物荜茇的未成熟果穗。性味辛热,能温中散寒,下气止痛,主治心腹冷痛等。

[3] 波斯国　古国名,即今伊朗。

[4] 大秦　我国古时称罗马帝国为大秦,又称黎鞬、海西国。参见《后汉书·西域传》。

服牛乳方

　　钟乳一斤上者,细研之如粉　　人参三两　甘草五两,炙　　干地黄三
两　黄芪三两　杜仲三两,炙　苁蓉六两　茯苓五两　麦门冬四
两,去心　薯预六两　石斛二两

　　上一十一味捣筛为散,以水五升先煮粟采七升为粥[1],纳散
七两搅令匀,和少冷水,牛渴饮之令足,不足更饮水,日一。余时
患渴,可饮清水。平旦取牛乳服之,生熟任意。牛须三岁以上七
岁以下,纯黄色者为上,余色者为下。其乳常令犊子饮之,若犊
子不饮者,其乳动气,不堪服也。其乳牛净洁养之,洗刷饮饲,须
如法用心看之。慎蒜猪鱼生冷陈臭等物。

有人频遭重病,虚羸不可平复,以此方补之甚效,其方如下

　　生枸杞根细切,一大斗,以水一大石煮取六斗五升,澄清　白羊骨
一具

　　上二味合之,微火煎取五大升,温酒服之,五日令尽,不是小小
补益。一方单用枸杞根。慎生冷醋滑油腻七日。

补五劳七伤虚损方

　　白羊头蹄一具,以草火烧令黄赤,以净绵急塞鼻　胡椒一两　荜拨
一两　干姜一两　葱白一升,切　香豉二升

　　上六味,先以水煮羊头蹄骨半熟,纳药更煮令大烂,去骨,空腹
适性食之,日食一具,满七具止。禁生冷铅丹瓜果肥腻及诸杂肉
湿面白酒粘食大蒜一切畜血,仍慎食大醋滑五辛陈臭猪鸡鱼油
等七日。

疗大虚羸困极方　取不中水猪肪一大升,纳葱白一茎,煎令葱黄
止,候冷暖如人体,空腹平旦顿服之令尽,暖盖覆卧,至日晡后乃
食白粥稠縻。过三日后服补药,其方如下

─────────

〔1〕　以水五升先煮粟采七升为粥　此句前"升"疑为"斗"之讹,"采"疑为
"米"之讹。

羊肝一具,细切　羊脊骨䐄肉[1]一条,细切　曲末半升　枸杞根十斤,切,以水三大斗煮取一大斗,去滓

上四味合和,下葱白豉汁调和羹法,煎之如稠糖,空腹饱食之,三服。时慎食如上。

补虚劳方

羊肝肚肾心肺一具,以热汤洗肚,余细切之　胡椒一两　荜拨一两　豉心半升　葱白两握,去心切　犁牛酥一两

上六味合和,以水六升缓火煎取三升,去滓,和羊肝等并汁皆纳羊肚中,以绳急系肚口,更别作一绢袋,稍小于羊肚,盛肚煮之,若熟乘热出,以刀子并绢袋刺作孔,沥取汁,空肚顿服令尽,余任意分作食之。若无羊五脏,羊骨亦可用之,其方如下

羊骨两具,碎之

上以水一大石微火煎取三斗,依食法任性作羹粥面食。

不食肉人油面补大虚劳方

生胡麻油一升　淅粳米泔清一升

上二味微火煎尽泔清乃止,出贮之,取三合,盐汁七合,先以盐汁和油令相得,溲面一斤,如常法作馎饦[2],煮五六沸,出置冷水中,更漉出盘上令干,乃更一叶叶掷沸汤中,煮取如常法,十度煮之,面熟乃尽[3],以油作臛浇之,任饱食。

乌麻脂　主百病虚劳,久服耐寒暑方。

乌麻油一升　薤白三升

上二味,微火煎薤白令黄,去滓,酒服一合,百日充肥,二百日老者更少,三百日诸病悉愈。

服石英乳方

---

[1]　䐄(yín　银)肉　羊脊骨两旁的肉。按"䐄",夹脊肉。《玉篇·肉部》:"䐄,脊肉也。"

[2]　馎(bó　勃)饦(tuō　拖)　古代用面或米粉制成的食品。此谓面饼。《集韵·铎韵》"馎,馎饦,饼也。"

[3]　面熟乃尽　"熟"原作"热",据文义改。

白石英十五两,捣石如米粒,以绵裹密帛盛

上一味,取牛乳三升、水三升煎取三升,顿服之,日一度。可二十遍煮乃一易之,捣筛,以酒三升渍二七日服之,常令酒气相接,勿至于醉,以补人虚劳,更无以加也,有力能多服一二年弥益。凡老人旧患眼暗者,勿以酒服药,当用饮下之。目暗者,能终不与酒蒜,即无所畏耳。

论曰:上篇皆是食疗而不愈,然后命药,药食两攻,则病无逃矣,其服饵如下。

大黄芪丸　主人虚劳百病,夫人体虚多受劳,黄芪至补劳,是以人宜将服之方。

黄芪　柏子仁　天门冬去心　白术　干地黄　远志去心　泽泻　署预　甘草炙　人参　石斛　麦门冬去心　牛膝　杜仲炙　薏苡仁　防风　茯苓　五味子　茯神　干姜　丹参　肉苁蓉　枸杞子　车前子　山茱萸　狗脊　草薢　阿胶炙　巴戟天　菟丝子　覆盆子

上三十一味各一两,捣筛,炼蜜丸。酒服十丸,日稍加至四十丸。性冷者,加干姜桂心细辛二两,去车前子麦门冬泽泻;多忘者,加远志昌蒲二两;患风者,加独活防风芎䓖二两;老人,加牛膝杜仲草薢狗脊石斛鹿茸白马茎[1]各二两。无问长幼,常服勿绝。百日以内慎生冷醋滑猪鸡鱼蒜油腻陈宿郁浥[2],百日后惟慎猪鱼蒜生菜冷食,五十以上虽暑月三伏时亦忌冷饭,依此法可终身常得药力不退。药有三十一味,合时或少一味两味,亦得且服之。

彭祖延年柏子仁丸　久服强记不忘方。

柏子仁五合　蛇床子　菟丝子　覆盆子各半升　石斛　巴戟

---

〔1〕　白马茎　即白马阴茎,为马科动物马的雄性外生殖器。性味甘咸温,能补肾益气,主治阳痿精衰,虚弱羸瘦等。

〔2〕　陈宿郁浥　陈久腐败的(食物)。按"郁",腐臭。《广韵·物韵》:"郁,腐臭也。"

　　天各二两半　杜仲炙　茯苓　天门冬去心　远志各三两,去心
天雄一两,炮,去皮　续断　桂心各一两半　昌蒲　泽泻　署预
人参　干地黄　山茱萸各二两　五味子五两　钟乳三两,成炼者
肉苁蓉六两

　　上二十二味捣筛,蜜和,丸如桐子大。先食服二十丸,稍加至
三十丸。先斋五日乃服药。服后二十日齿垢稍去,白如银;四十
二日面悦泽;六十日瞳子黑白分明,尿无遗沥;八十日四肢偏润,
白发更黑,腰背不痛;一百五十日意气如少年。药尽一剂,药力
周至,乃入房内。忌猪鱼生冷醋滑。

紫石英汤　主心虚惊悸,寒热百病,令人肥健方。

　　紫石英十两　白石英十两　白石脂三十两　赤石脂三十两　干
姜三十两

　　上五味㕮咀,皆完用,二石英各取一两,石脂等三味各取三两,
以水三升合,以微火煎,宿勿食,分为四服,日三夜一,服后午时
乃食。日日依前秤取昨日药,乃置新药中共煮,乃至药尽常然。
水数一准新药,尽讫常添水,去滓服之,满四十日止。忌酒肉。
药水皆用大升秤取,汁亦用大升。服汤讫即行,勿住坐卧,须令
药力遍身,百脉中行。若大冷者,春秋各四十九日服,令疾退尽。
极须澄清服之。

　　论曰:此汤补虚,除癖冷,莫过于此,能用之有如反掌,恐学者
谓是常方,轻易而侮之。若一剂得瘥即止,若服多令人大热,即须
服冷药压之,宜审而用之。

(苏　礼)

千金翼方卷第十三　避谷

服茯苓第一方六首

服茯苓方

茯苓粉五斤　白蜜三斤　柏脂七斤,炼法在后

上三味合和,丸如梧桐子。服十丸,饥者增数服之,取不饥乃止服。吞一丸,不复服谷及他果菜也,永至休粮。饮酒不得,但得饮水。即欲求升仙者,常取杏仁五枚,哎咀,以水煮之为汤令沸,去滓以服药,亦可和丹砂药中令赤服之。又若却欲去药食谷者,取消石葵子等熟治之,以粥服方寸匕,日一,四日内日再服,药去稍稍食谷葵羹,太良。

又方　茯苓三斤　白蜡二斤　大麻油三升　松脂三斤

上四味,微火先煎油三沸,纳松脂令烊,次纳蜡,蜡烊纳茯苓,熟搅成丸乃止。服如李核大一丸,日再,一年延年,千岁不饥。

又方　茯苓二斤　云母粉二斤　天门冬粉二斤　羊脂五斤　麻油三斤　蜜五斤　白蜡三斤　松脂十斤,白者

上八味纳铜器中,微火上煎令相得,下火和令凝紫色乃止。欲绝谷,先作五肉稻粮食五日,乃少食,三日后丸此药大如弹丸,日三服,一日九丸不饥,饥则食此止,却百二十日复食九丸,却三岁复食九丸,却十二年复食九丸,如此寿无极。可兼食枣脯,饮水无苦。还下药取消石一升、葵子一升,以水三升煮取一升,日三,服八合,亦可一升,药下乃食一合米粥,日三,三日后日中三合。

又方　茯苓去皮

上以淳酒渍令淹,密封十日,出之如饵可食,甚美,服方寸匕,日三,令人肥白,除百病,不饥渴,延年。

335

又方　茯苓粉五斤　白蜜三升

上二味渍铜器中，瓷器亦得，重釜煎之，数数搅不停，候蜜竭出，以铁臼捣三万杵，日一服三十丸如梧子，百日病除，二百日可夜书，二年后役使鬼神，久服神仙。

避谷[1]延年千岁方

松脂　天门冬去心　茯苓　蜡　蜜各一升

上五味，以酒五升先煎蜜蜡三沸，纳羊脂三沸，纳茯苓三沸，纳天门冬相和，服三丸如李子，养色还白，以杏仁一升纳之为良。

服松柏脂第二方二十首　论一首

采松脂法　常立夏日伐松横枝指东南者，围二三尺，长一尺许，即日便倒顿于地，以器其下承之，脂自流出三四过，使以和药。此脂特与生雄黄相宜，若坚强者，更著酒中火上消之，汁出，著冷酒中引之，乃暖和雄黄。衡山松脂膏，常以春三月入衡山之阴，取不见日月之松脂，炼而食之，即不召自来，服之百日耐寒暑，二百日五脏补益，服之五年即王母见诸名山。所生三百六十五山，其可食者独满谷阴怀中耳，其谷正从衡山岭直东四百八十里，当横捷正石横其岭东北，行过其南入谷五十里穷穴，有石城白鹤，其东方有大石四十余丈，状如白松，下二丈有小穴，可入山，有丹砂可食也。其南方阴中有大松，大三十余围，有三十余株，不见日月，皆可服也。

取破松脂法　以日入时破其阴以取其膏，破其阳以取其脂，等分食之，可以通神灵。凿其阴阳为孔，令方寸深五寸，还以皮掩其孔，无令风入，风入不可服也。以春夏时取之，取之讫，封塞勿泄，以

---

[1]　避谷　道家术语。道家称行导引之术，不食五谷，可以长生。《史记·留侯世家》："（张良）乃学避谷，道引轻身。"

泥涂之。东北行至丹砂穴下有阴泉水，可饮之。此洪农[1]车君以元封[2]元年入此山，食松脂十六年，复下居长安东市，又在上谷牛头谷，时往来至秦岭上，年常如三十者。

取松脂法　斫取老枯肥松，细擘长尺余，置甑中蒸之，满甑，脂下流入釜[3]中，数数接取脂置水中凝之，尽更为。一日可得数十斤，枯节益佳。

又法　取枯肥松细破，于釜中煮之，其脂自出，接取置冷水中凝之，引之则成。若以五月就木取脂者，对刻木之阴面为二三刻，刻可得数升，秋冬则依煮法取。勿煮生松者，少脂。

炼松脂法　松脂二十斤为一剂，以大釜中著水，加甑其上，涂际勿泄，加茅甑上为藉，复加生土茅上，厚一寸，乃加松脂于上，炊以桑薪，汤灭添水，接取停于冷水中，凝更蒸之如前法，三蒸毕止，脂色如白玉状，乃用和药，可以丸菊花茯苓服之。每更蒸易土如前法。以铜锣承甑下，脂当入锣中如胶状，下置冷水中，凝更蒸。欲出铜器于釜中时，预置小绳于脂中，乃下停于水中凝之，复停于炭，须臾乃四过皆解，乃可举也。尽更添水，以意斟酌。其火勿太猛，常令不绝而已。

又方　治松脂以灰汁煮之，泻置盆水中，须臾凝，断取，复置灰中煮之。如此三反[4]，皆易水成矣。

一法　炼松脂十二过易汤。不能者，五六过亦可服之。

炼松脂法　薄淋桑灰汁，以煮脂一二沸，接取投冷水中引之，凝复

----

〔1〕　洪农　当作"弘农"。按"弘农"，郡名，汉·元鼎四年置，治所在弘农（今河南灵宝北），辖境相当于今河南内乡、宜阳以西，黄河、华山以南，陕西柞水以东。

〔2〕　元封　汉武帝刘彻年号，公元前110—前105年。

〔3〕　釜（fǔ　斧）　古炊器。敛口圆底，或有二耳。其用如鬲，置于灶，上置甑以蒸煮，盛行于汉代。《急就篇》第十二章颜师古注："釜以炊煮也，大者曰釜，小者曰鍑。"

〔4〕　三反　谓重复三遍。按"反"，重复。《论语·述而》："子与人歌而善，必使反之，而后和之。"

更煮，凡十过脂则成。若强者，复以酒中煮三四过则柔矣。先食服一两，日三，十日不复饥，饥更服之，一年后夜如白日，久服去百病。禁一切肉咸菜鱼酱盐等。

又方　松脂十斤

上用桑薪灰汁二石纳釜中，加甑于上，甑中先铺茅，次铺黄砂土可三寸，蒸之，脂少间流入釜中，寒之凝，接取复蒸如前三上，更以清水代灰汁，复如前三上，去水，更以阴深水一石五斗煮甘草三斤，得一石汁，去滓，纳牛酥二斤，加甑釜上，复炊如前，令脂入甘草汁中凝，接取复蒸，夕下，如此三上即成，苦味皆去，甘美如饴膏。服如弹丸，日三，久服神仙不死。

又方　好松脂一石　石灰汁三石

上二味，于净处为灶，加大釜，斩白茅为藉[1]，令可单止，以脂纳甑中炊之，令脂自下入釜，尽去甑，接取纳冷水中，以扇扇之，两人引之三十过，复蒸如前，满三遍，三易灰汁，复以白醋浆三石炼之三过，三易醋浆也，复以酒炼之一过，亦如上法讫，以微火煎之，令如饴状，服之无少长。

又方　松脂二斤半，水五升煎之汁黄浊，出投冷水中，如是百二十上，不可以为率，四十入汤辄一易汤，凡三易汤且成，软如泥，其色白，乃可用治。下茯苓一斤，纳药中搅令相得，药成置冷地，可丸，丸如杏核。日吞三丸，十日止，自不欲饮食。当炼松脂无令苦，乃用耳。

又方　松脂七斤，以桑灰汁一石煮脂三沸，接置冷水中，凝复煮之，凡十遍脂白矣。为散三两，分为三服，十两以上不饥，饥复服之。一年以后夜视目明，久服不死。

论曰：炼松脂，春夏可为，秋冬不可为，绝谷治疠[2]第一。欲

---

〔1〕　藉　铺，垫。《世说新语·贤媛》："正值李疏头，发委藉地。"

〔2〕　疠　原作"癞"，今改。按"癞"，同"疠"。麻风病。《集韵·夳韵》："疠，《说文》：恶疾也。或从赖。"

食即勿服。亦去三尸[1]。

粉松脂法　松脂十斤，丹黍[2]灰汁煮沸，接置冷水中二十过，即末矣。亦可杂云母粉丸以蜜，服之良。

服松脂法　欲绝谷服三两，饥复更服，取饱而止，可至一斤。不绝谷者服食一两。先食，须药力尽乃余。食错者，即食不安而吐也。久服延年，百病除。

又方　松脂十斤　松实三斤　柏实三斤　菊花五升

上四味下筛，蜜和，服如梧子三十丸，分为三服。一百日以上不复饥，服之一年，百岁如三十四十者，久服寿同天地。

又方　桑寄生蒸之令熟，调和以炼松脂，大如弹丸，日一丸即不饥。

服法：以夏至日取松脂，日食一升，无食他物，饮水自恣，令人不饥，长服可以终身不食。河南少室山[3]有大松，取阴处断之，置器中蒸之，膏自流出，炼出去苦气，白蜜相和食之，日一升，三日后服如弹丸，渴饮水，令人不老，取无时。

又方　松脂五斤　羊脂三斤

上二味，先炼松脂令消，纳羊脂，日服博棋[4]一枚，不饥，久服神仙。

守中方与前别

白松脂七斤，三遍炼　白蜡五斤　白蜜三升　茯苓粉三斤

上三味合蒸一石米顷，服如梧子十丸，饥复取服，日一丸。不得食一切物，得饮酒，不过一合。斋戒，咬咀五香，以水煮一沸，去滓，以药投沸中。又欲致神女者，取茅根治取汁以和之，蒸服之，神女至矣。

---

[1]　三尸　道教术语。道家认为人体内有作祟的三神，又名三尸神，每逢庚申日常向天诉说人的过恶。段成式《酉阳杂俎·玉格》："三尸一日三朝，上尸青姑，伐人眼；中尸白姑，伐人五脏；下尸血姑，伐人胃命。"

[2]　丹黍　红色的黍子，即红高粱。按"黍"，一年生草本植物。其子实煮熟后有粘性，可以酿酒做糕。《说文解字·黍部》："黍，禾属而粘者也。"

[3]　少室山　山名。在河南登封县北，嵩山西，因山有石室得名。

[4]　博棋　喻所服药物如棋子大。

又方 松脂桑灰炼百遍，色正白，复纳之饴蜜中，数反出之，服二丸
　如梧子，百日身轻，一年玉女来侍。

取柏脂法 五月六日刻其阳二十株，株可得半升，炼服之。欲绝谷
　者增之至六两，不绝谷者一两半。禁五辛鱼肉菜盐酱。治百病，
　久服炼形延年。炼脂与炼松脂法同。

服松柏实第三方一十九首

凡采柏子以八月，过此零落，又喜蠹虫[1]，顿取之又易得
也，当水中取沉者。八月取，并房曝干末，服方寸匕，稍增至五
合，或日一升半。欲绝谷，恣口取饱，渴饮水。一方柏子服不可
过五合。

凡采松实，以七月未开时采之。才开口，得风便落，不可见也。
松子宜陈者佳。

绝谷升仙不食法 取松实末之，服三合，日三，则无饥。渴饮水，勿
　食他物，百日身轻，日行五百里，绝谷升仙。

服松子法 治下筛，服方寸匕，日三四，或日一升半升，能多为善，
　二百日以上日行可五百里。一法服松子不过三合。

松子丸 松子味甘酸，益精补脑，久服延年不老，百岁以上颜色更
　少，令人身轻悦泽方。松子菊花等分，以松脂若蜜丸，服如梧子
　十丸，日三，可至二十丸，亦可散服二方寸匕，日三，功能与前同。

又方 松柏脂及实各等分，丸以松脂，服之良。

服松叶令人不老，身生毛皆绿色，长一尺，体轻气香，还年变
白，久服以绝谷不饥，渴饮水。服松叶，亦可粥汁服之。初服如恶，
久自便。亦可干末，然不及生服。

服松叶法 细切餐之，日三合，令人不饥[2]。

---

〔1〕 蠹（dù　杜）虫　蛀虫。《说文解字·蚰部》："蠹，木中虫。"段玉裁
　　注："在木中食木者也。今俗谓之蛀。"

〔2〕 令人不饥 "饥"原作"肌"，据文义改。

又方　细切之如粟,使极细,日服三合,四时皆服。生叶治百病,轻
　　身益气,还白延年。

又方　四时采,春东夏南秋西冬北方,至治,轻身益气,令人耐风
　　寒[1],不病痹,延年。

高子良服柏叶法　采无时,以叶切置甑中令满,覆盆甑,著釜上蒸
　　之三石米顷,久久益善,蒸讫,水淋百余过讫,阴干;若不淋者,蒸
　　讫便阴干。服一合,后食,日三服。势力少,稍增,从一合始至一
　　升。令人长生益气,可避谷不饥,以备厄[2]还山隐无谷。昔庞
　　伯宁、严君平[3]、赵德凤、唐公房[4]等修道佐时也,世遭饥运,又
　　避世隐峨眉山中,饥穷欲死,适与仙人高子良、五马都相遭,以此
　　告之,皆如其言,尽共服之,卒赖其力皆度厄。后以告道士进同
　　得其方,遂共记之。

又方　取大盆,纳柏叶著盆中,水渍之,一日一易水,易水者状瓮出
　　水也,如是七日以上若二七日为佳,讫,覆盆蒸之,令气彻便止。
　　曝干下筛末一石,以一斗枣膏溲,如作干饭法,服方寸二匕,日
　　三,以水送,不饥,饥即服之,渴饮水。以山居读诵气力不衰,亦
　　可济凶年。

仙人服柏叶减谷方　柏叶取近上者,但取叶,勿杂枝也,三十斤为
　　一剂,常得好不津器纳柏叶于中,以东流水渍之,使上有三寸,以
　　新盆覆上,泥封之,三七日出,阴干,勿令尘入,中干便治之下筛;
　　以三升小麦净择,纳著柏叶汁中,须封五六日乃出,阴干燥,复纳
　　之,封五六日出,阴干令燥,磨之下筛;又取大豆三升,炒令熟取

---

〔1〕　耐风寒　“耐”原作“能”,今改。按“能”,通“耐”。《素问·阴阳应象大
　　　论》:“……能夏不能冬。”

〔2〕　厄(è 饿)　困苦,灾难。《玉篇·户部》:“厄,困也,灾也。亦作厄。”

〔3〕　严君平　名遵,字一行,汉代蜀人,经学家扬雄之师,以卜筮称于世。

〔4〕　唐公房　汉代城固人,王莽居摄二年曾为郡吏。传说后遇真人授药后
　　　成仙。

黄,磨之下筛。合三物搅调相得,纳韦囊[1]中盛之,一服五合,
用酒水无在,日三,食饮无妨。治万病,病自然消,冬不寒,颜色
悦泽,齿脱更生,耳目聪明,肠实。服此,食不食无在。

又方　取柏叶三石,熟蒸曝干,下篱[2];大麦一升熬令变色,细磨
之。都合和,服多少自任,亦可作粥服之,可稍稍饮酒。

又方　取柏叶二十斤著盆中,以东流水渍三七日,出曝干;以小麦
一斗渍汁三四日,出曝干,熬令香,柏叶亦然;盐一升亦熬之令
黄。三味捣下筛,以不中水猪膏二斤细切,著末中搅,复筛之,先
食服方寸匕,日三匕[3],不用食良,亦可兼服之。

又方　取阴地柏叶,又取阴面皮哎咀,蒸之,以釜下汤灌之,如是至
三,阴干百日,下筛,大麦末大豆末三味各一斤,治服方寸匕,日
三,以绝谷不食,除百病,延年。

又方　柏叶三石熟煮之,出置牛筥[4]中以汰[5]之,令水清乃止,曝
干,以白酒三升溲叶,微火蒸之,熟一石米顷息火,复曝干;治大
麦三升熬令变色,细治曝捣叶,下筛,合麦屑中,日服三升,以水
浆若酒送之,止谷疗病,避温疠恶鬼,久久可度世。

又方　柏叶十斤以水四斗渍之一宿,煮四五沸,漉出去汁,别以器
搁[6]之干;以小麦一升渍柏叶汁中,一宿出,曝燥,复纳之令汁
尽;取盐一升、柏叶一升、麦一升熬令香,合三味末之,以脂肪一

----

〔1〕　韦囊　皮革制成的袋子。按"韦",熟皮。《正字通·韦部》:"韦,柔皮。
　　　熟曰韦,生曰革。"
〔2〕　篱(shāi　筛)　筛。《急就篇》第三章颜师古注:"所以笭去粗细者也,
　　　今谓之筛。大者曰篱,小者曰箅。"
〔3〕　三匕　"匕"原作"七",据文义改。
〔4〕　牛筥(jǔ　举)　喂牛的竹筐。按"筥",竹编的可盛食物的器具。《急就
　　　篇》第三章颜师古注:"竹器之盛饭者,大曰篚,小曰筥。筥,一名籍,受
　　　五升。"
〔5〕　汰　洗涤,清洗。《后汉书·陈元传》李贤注:"淘汰,犹洗濯也。"
〔6〕　搁　原作"阁",今改。按"阁",同"搁"。《说文通训定声·豫部》:"阁,
　　　凡止而不行皆谓之阁。"

片合溲，酒服方寸匕，日三，病自消减，十日以上便绝谷。若乘骑，取一升半水饮之，可以涉道路不疲。

休粮散方

侧柏一斤，生　乌豆　麻子各半升，炒

上三味捣拌，空心冷水服方寸匕。

酒膏散第四方六首　论一首

仙方凝灵膏

茯苓三十六斤　松脂二十四斤　松仁十二斤　柏子仁十二斤

上四味炼之，捣筛，以白蜜两石四斗纳铜器中，微火煎之一日一夜，次第下药，搅令相得，微微火之，七日七夕止。可取丸如小枣，服七丸，日三。若欲绝谷，顿服取饱，即不饥，身轻目明，老者还少，十二年仙矣。

初精散方

茯苓三十六斤　松脂二十四斤　钟乳一斤

上三味为粉，以白蜜五斗搅令相得，纳坩器中，固其口，阴干百日，出而粉之，一服三方寸匕，日三服，一剂大佳，不同余药。

论曰：凡欲服大药，当先进此一膏一散，然后乃服大药也。

五精酒　主万病，发白反黑，齿落更生方。

黄精四斤　天门冬三斤　松叶六斤　白术四斤　枸杞五斤

上五味皆生者纳釜中[1]，以水三石煮之一日，去滓，以汁渍曲如家酝法，酒熟取清，任性饮之，一剂长年。

白术酒方

白术二十五斤

上一味㕮咀，以东流水两石五斗不津器[2]中渍之二十日，去

〔1〕　纳釜中　"釜"原作"金"，据文义改。
〔2〕　不津器　不渗水的容器。按"津"，浸润，渗出。《释名·释形体》："津，进也，汁进出也。"

滓,纳汁大盆中,夜候流星过时,抄己姓名置盆中,如是五夜,汁
当变如血,取以渍曲如家酝法,酒熟取清,任性饮之,十日万病
除,百日白发反黑,齿落更生,面有光泽,久服长年。

枸杞酒方

枸杞根一百斤

上一味切,以东流水四石煮之一日一夕,去滓,得一石汁,渍曲
酿之如家酝法,酒熟取清,置不津器中,取

干地黄末一升　桂心末一升　干姜末一升　商陆根末一升　泽
泻末一升　椒末一升

上六味盛以绢袋,纳酒中,密封口,埋入地三尺,坚覆上二十
日,沐浴,整衣冠,向仙人再拜讫开之,其酒当赤如金色。平旦
空肚服半升为度,十日万病皆愈,二十日瘢痕灭。恶疾人以一
升水和半升酒,分五服,服之即愈。若欲食石者,取河中青白
石如枣杏仁者二升,以水三升煮一沸,以此酒半合置中,须臾
即熟可食。

灵飞散方

云母粉一斤　茯苓八两　钟乳七两　柏仁七两　桂心七两　人
参七两　白术四两　续断七两　菊花十五两　干地黄十二两

上一十味捣筛,以生天门冬十九斤取汁溲药,著铜器中蒸之一
石二斗黍米下,出曝干捣筛,先食服方寸匕,日一服,三日力倍,
五日血脉充盛,七日身轻,十日面色悦泽,十五日行及奔马,三十
日夜视有光,七十日头发尽落,故齿皆去。更取二十匕,白蜜和
捣二百杵,丸如梧子,作八十一丸,皆映彻如水精珠,欲令发齿时
生者,日服七丸,三日即生。若发未白不落者,且可服散如前法;
已白者,饵药至七年乃落。入山日服七丸,则绝谷不饥。

服云母第五方三首　论一首

云母粉法　云母取上上白泽者细擘,以水净淘,漉出蒸之,一日一
夜下之,复更净淘如前,去水令干。率云母一升,盐三升,消石一

斤,和云母捣之一日至暮,取少许掌上泯著[1],不见光明为熟。
出安盆瓮中,以水渍之令相得,经一炊久,澄去上清水,徐徐去之
尽,更添水如前,凡三十遍易水,令淡如水味,即漉出,其法一如
研粉,澄取淀,然后取云母淀,徐徐坐绢袋中,滤著单上,曝令干
即成矣。云母味甘平,无毒,主治死肌,中风寒热,如在船车上,
除邪气,安五脏,益子精,明目下气,坚肌续绝,补中,五劳七伤,
虚损少气,止利,久服轻身延年,强筋脉,填髓满,可以负重,经山
不乏,落齿更生,瘢痕消灭,光泽人面,不老,耐寒暑,志高,可至
神仙。此非古法,近出东海卖盐女子,其女子年三百岁,貌同笄
女[2],常自负一笼盐重五百余斤。如斯得效者,其数不一,可验
神功矣。

又方　云母擘薄,淘净去水余湿,沙盆中研万万遍,以水淘澄取淀。
见此法即自保爱,修而服之,勿泄之,勿泄之。凡服云母秘涩不
通者,以芜菁菹汁[3]下之即通,秘之。

用云母粉法　热风汗出,心闷,水和云母浴之,不过再,瘥。劳损汗
出,以粉摩之,即定,以粳米粥和三方寸匕服之。疳湿䘌疮[4],
月蚀[5],粳米粥和三方寸匕服之,以一钱匕纳下部中,取瘥。止
下脱病,粳米粥和三方寸匕,服之七日,慎血食五辛房室重作务。
赤白痢积年不瘥,服三方寸匕,不过一两即瘥,寸白虫者,服一方

---

[1]　泯著　涂抹。按“泯”,消灭,消失。《尔雅·释诂》:“泯,尽也。”此谓用
力涂抹使之消失。

[2]　笄(jī　机)女　谓年方十五的女子。按“笄”,古时女子年十五时行笄
礼,以示成年,可以许嫁。《国语·郑语》:“既笄而孕。”韦昭注:“女十五
而笄。”

[3]　菹(zū　租)汁　腌菜汁。按“菹”,腌菜。《说文解字·艹部》:“菹,酢
菜也。”

[4]　䘌疮　“䘌”原作“恶”,据文义改。按“䘌”,虫蚀病。《广韵·职韵》:“匿,
虫食病。䘌,同匿。”

[5]　月蚀　即月蚀疮,一名旋耳疮,由肝胆湿热所致的外耳及耳后缝间滋水
湿烂一类病证,约相当于今之耳后湿疹。

寸匕,不过四服。带下,服三方寸匕,三五服瘥。金疮,一切恶疮,粉涂之,至瘥止,疳疥癣亦然。风疠者,服三方寸匕,取瘥。痔病,服三方寸匕,慎房室血食油腻。淋病,服三方寸匕。又一切恶疮,粉和猪脂涂之。头疮秃癣,醋酒洗去痂,以粉涂之,水服三方寸匕百日,慎如前。

论曰:凡服粉治百病,皆用粳米粥和服之,慎房室五辛油腻血食劳作。若得云母水服之一升,长年飞仙。

云母水　主除万病,久服长年神仙方。

云母二十斤,细擘　芒消十斤　露水一石　崖蜜二斤

上四味,先取露水八斗作沸汤,分半淘汰[1]云母再遍,漉出,以露水二斗温之,纳芒消令消,置木器中,纳云母讫,经三七日出之令燥,以水渍之;粗皮令软作袋,纳云母袋中,急系口,两人揉挻[2]之,从寅至午勿住,出之,密绢筛末,余不下者,更纳袋中,揉挻如初,筛下,总可得五斤,以崖蜜[3]和搅令如粥,纳薄削筒[4]中,漆固口,埋舍北阴中[5],深六七尺,筑土令平,一百二十日出之,皆成水。旦温水一合和云母一合,向东服,日三,水寒温自任,服十日小便当黄,此先除劳气风疢[6]也,二十日腹中寒癖皆消,三十日[7]龋齿除者更生,四十日不畏风寒,五十日诸病皆愈,颜色日少,久服不已,长年神仙。

---

〔1〕　淘汰　"淘"原作"洮",今改。按"洮",同"淘"。《字汇补·水部》:"洮,与淘同。"《后汉书·陈元传》李贤注:"淘汰,犹洗濯也。"

〔2〕　揉挻(shān　删)　揉和,拍击。按"挻",揉。《广韵·仙韵》:"挻,柔也,和也。"

〔3〕　崖蜜　蜂蜜之一种。《本草经集注》:"石蜜即崖蜜也,高山岩石间作之,色青赤,味小酸,食之心烦。其蜂黑色似虻。"

〔4〕　筒(tǒng　桶)　竹筒。《说文解字·竹部》:"筒,断竹也。"

〔5〕　埋舍北阴中　"埋"原作"理",据王本改。

〔6〕　风疢　即风病。按"疢",病。《广雅·释诂一》:"疢,病也。"

〔7〕　三十日　"三"原作"二",据王本改。

服水第六论一首　法七首

论曰：夫天生五行，水德最灵。浮天以载地，高下无不至。润下为泽，升而为云，集而为雾，降而为雨。故水之为用，其利博哉。可以涤荡滓秽，可以浸润焦枯。寻之莫测其涯，望之莫睹其际。故含灵受气，非水不生；万物禀形，非水不育。大则包禀天地，细则随气方圆。圣人方之，以为上善。余尝见真人有得水仙者，不睹其方。武德中，龙赍此一卷《服水经》授余，乃披玩[1]不舍昼夜。其书多有蠹坏，文字颇致残缺，因暇隙[2]寻其义理，集成一篇。好道君子勤而修[3]之，神仙可致焉。

第一服水法　凡服水之法，先发广大心，仍救三途[4]大苦，普度法界[5]含生[6]，然后安心服之。经曰：服水以死为期，决得不疑。然后办一瓦杯受一升，择取四时王相甲子开除满之日，并与身本命相生之日，候天地大时无一云气，日未出时，清净沐浴，服鲜净衣，烧香礼十方诸佛及一切圣贤仙人天真，乞大鸿恩，乃向东方取水，以水置器中，候日出地，令水与日同时得三杯，杯各受一升，咒之三遍，向日以两手捧水当心，面向正东方并脚而立，先扣齿[7]鸣

---

〔1〕披玩（wán 玩）　分析，研习。按"披"，分析，辨析。《魏书·礼志一》："臣等承旨，披究往说，各有其理。""玩"，研习，练习。《后汉书·臧宫传论》李贤注："玩，习也。"
〔2〕暇隙　谓空闲。
〔3〕修　原作"脩"，今改。按"脩"，通"修"。修习。《字汇补·肉部》："脩，与修通。"
〔4〕三途　佛教术语。佛教以地狱、饿鬼、畜生为三途。
〔5〕法界　佛教术语。指整个宇宙现象界。有时指现象界的本质。
〔6〕含生　有生命的。《文选·任彦升·到大司马记室笺》："含生之伦，庇身有地。"
〔7〕扣齿　即叩齿，上下牙互相叩击。按"扣"，敲击。《玉篇·手部》："扣，击也。"

天鼓[1]三通,乃以口临水上,密诵咒一三五七遍,极微微用力乃细细咽之,想三咽在左厢下,三咽在右厢下,三咽处中央下,周而复始。但是服即作此法咽水,服一杯,踟蹰消息[2],徐徐行二十步乃回,更服一杯讫,更徐徐行四十步乃回,更饮一杯,复行八十步乃止。勿烦多饮,亦不得少也。常烧众名香,至心念佛,凡有所证悟境界,一切状貌,不得执著,乃真事向人道说。此则是初起首服水法,杯用桑杯,瓦亦得。其咒曰:干元亨利正,九种吾生,日月与吾并。吾复不饥,复不渴,赖得水以自活。金木水火土,五星之气,六甲[3]之精,三真天仓,浊云上盈。黄父赤子,守中无倾,急急如律令。每服皆用此咒咒之,三杯杯各三遍,乃细缓缓徐徐服之。

细服五色水法　经曰:白黄黑水,服法如前。唯有青水一法,服满三匕,日中思食。鬼神遍在身中,从人索食,当如法与之。绝中五谷,多食枣栗。诈称鬼亲附说人,慎勿信之。但当以法调和,以时及节。

服赤水方　赤向生气所宜之方,三杯三咒,拱手心念口言,诵偈曰:金木水火土,五精六府,一切识藏。欲服之时,专心注下。初服之时,如似浆气,三七日如甘露味,亦当食枣栗一升。七日食虫渐发,三尸亦盛,思美饮食,遍缘一切世间,当发善念。相续五七日中,二食枣栗,水方渐强增长,颜色怡悦,气力异常。更须加口水当渐少,日月渐盈,肤体汗额,渐渐剥落,眼目精明,亦少睡眠,心开意解,但如法慎护。心若不至诚,内连六识[4],外为鬼神侵绕其心。念青帝神守护水精五七日。脚弱,心意不定,但当正念重加神司土父神后五藏君名,众邪杂鬼如法而去。六七日后独

---

[1]　鸣天鼓　道家养生法。即以手掌按耳,一开一合。

[2]　消息　一消一长,互为更替。《周易·丰卦》:"日中则昃,月盈则食,天地盈虚,与时消息。"此谓反应或变化。

[3]　六甲　紫微垣的六颗星。《晋书·天文志上》:"华盖杠旁六星曰六甲。"

[4]　六识　佛教称眼识、耳识、鼻识、舌识、身识、意识为六识。指由色、声、香、味、触、法六境而生的见、闻、嗅、味、觉、知六种认识作用。

善解音乐，不得礼拜，省习诵，养气力，勿嗔怒嫉妒，勿调气，省睡眠。

却鬼咒法 咒曰：然摩然摩，波悉谛苏若摩竭状阇提。若梦若想，若聪明易解，常用此咒法去之。

服水禁忌法 经曰：凡服水忌用铜铁器，唯用坩器。初起手时，忌阴云大雨大风大雾，天地不明，皆凶。凡服水，禁陈米臭豉生冷醋滑椒姜，一切众果悉不得食。又不得至丧孝产乳之家，五辛之气亦不得闻，一切脂腻血食菜茹悉不得食也。凡服水四七日后，乍闻琴声歌啸，悉不得容受，资身悦乐，音声博戏，皆不得执。渐渐通泰，以洪大道。五色水法皆同于此也。世间之法，音声触，五谷触，丧孝触，产妇触，射利触，善友触，恶人名闻触，恶名触，皆当谨慎之。

服水节度法 经曰：凡服水，七日中渐止醋滑，亦渐省食。七日满取枣栗食，经二日后乃更服之；二七日后食虫渐发，更食枣栗一升；三七日后思食，更服栗枣二升；四七日后食虫思食欲死，脚弱不能行步；五七日水力渐盈，颜色更好，气力异常；六七日中能步不止，随意东西；七七日中心解异义，耳闻异声，必不得贪，著义亦有悲欣慈旨；八七日中守尸；九七日中尸臭自然，远离不乐，世间五脏诸病悉得除愈；十七日中髓脑众脉皮肤汗颡一切悉愈，眼目精明，心想分别，无事不知；千日后中表内外以五脏渐缩渐小，众毒不害，人精水神渐来附人；七年肠化为筋，髓化为骨，火不能烧，水不能漂，居在水中与水同色，在水底与地无异，居山泽间，远视之者独如山雷。此服黄黑水法。用水法，井泉清流悉得用之。雷字疑。

服水大例法 经曰：凡服水以死为期，必得无疑。信因信果，正真其心，闻法欢喜，不生疑惑。又曰：凡服水讫，男先举左足，向阳左行；女先举右足，向阴右行。男奇女偶。

凡服水法，立饮之，不得坐饮；欲细细而缓，不得粗粗而急；杯受一升，每一服必三杯；服辄一回徐行，三杯三回。若少兼食者，杯受一升，如是三杯。凡服水，上行一百三十步，中行一百二十步，下行六十步。水重难得气力，善将其宜而不失其所者，一百日水定，周年水盈，四十年气二百倍。游形自在，高原陆地与水等无差异，颜色皎然[1]。四十年肠化为筋，髓化为骨。凡服水，八十以下十岁以上皆得服之，若小者当加枣栗。枣栗法：上根[2]者从初七至四七止，中根者从初七至八七止，下根者从初七至十七乃至十七十二七止。后有中下根者，一周晬将补，乃始休息。上利根[3]之人，一服如甘露；中根之人，再服如甘露；下根之人，四服如甘露；极下根者，六服如甘露。上利根者一服二七日，中根者过七日乃至十日，下根者服日再服七日。又有上利根者，延日三倍；中利根者，延日一倍；下利根者，才不当日。又有上品人修戒定，过去业强，中品人见在修业强，下品人以死为期，必得无疑，信向三宝[4]。中根有三品，中上品当闻知此宝法，欲长年服大升一石二石，即得不死；中中品习其行，比智殖业，当服此药，广行誓愿；中下品少有嫉妒及以惰慢[5]，亦具五盖三毒[6]，起罪心因，国土荒乱，人民饥馑，刀兵劫起，思服此药以免。下根有三品，睡眠无觉想，不善音乐，亦玩博戏，又无聪慧，瞪瞢不了，须人教呵，中品人小复远人，下品人居大深山，乃得服耳。

（苏　礼）

〔1〕　皎然　洁白貌。按"皎"，白，洁白。《广雅·释器》："皎，白也。"《字汇·白部》："皎，洁白也。"

〔2〕　上根　谓上智。按"根"，佛学名词，指能产生精神活动的根本。《五灯会元·南岳石头希迁禅师》："人根有利钝，道无南北祖。"此下"中根"、"下根"仿此。

〔3〕　上利根　疑同"上根"。此下"中利根"、"下利根"仿此。

〔4〕　三宝　佛家称佛、法、僧为三宝，以为信佛人尊奉之本。

〔5〕　惰慢　"惰"原作"堕"，今改。按"堕"，通"惰"。《韩非子·显学》："与人相若也，无饥馑疾疚祸罪之殃独以贫穷者，非侈则堕也。"陈奇猷集释："惰、堕同。"

〔6〕　三毒　佛教以贪欲、嗔恚、愚痴为三毒，认为是产生一切烦恼之根本。

千金翼方卷第十四　退居

论曰：人生一世，甚于过隙[1]，役役随物[2]，相视俱尽，不亦哀乎。就中养卫得理，必免夭横之酷。若知进而不知退，知得而不知丧，嗜欲煎其内，权位牵其外，其于过分内热之损，胡可胜言，况乎身灭覆宗之祸，不绝于世哉。今撰退居[3]养志七篇，庶无祸败夭横之事，若延年长生，则存乎别录，高人君子宜审思之。

择地第一

山林深远，固是佳境，独往则多阻，数人则喧杂。必在人野相近，心远地偏，背山临水，气候高爽，土地良沃，泉水清美，如此得十亩平坦处，便可构居。若有人功，可至二十亩，更不得广。广则营为关心[4]，或似产业，尤为烦也。若得左右映带，岗阜形胜，最为上地。地势好，亦居者安，非他望也。

缔创第二

看地形向背，择取好处，立一正屋三间，内后牵其前梁稍长，柱

---

[1] 过隙　"白驹过隙"的省文，喻光阴流逝得很快，时光易逝。《庄子·知北游》："人生天地之间，若白驹之过隙，忽然而已。"

[2] 役役随物　谓为身外之物所驱使而劳顿。按"役役"，被役使而劳苦不休貌。《玉篇·彳部》："役，使役也。"《庄子·齐物论》："终身役役，而不见其成功。"

[3] 退居　谓退职闲居。

[4] 营为关心　谓操心经管。按"关心"，犹言留意。南朝宋·鲍照《鲍氏集》："万曲不关心，一曲动情多。"

351

令稍高,椽上著栈,栈讫上著三四寸泥,泥令平,待干即以瓦盖之,四面筑墙,不然堑垒[1],务令厚密,泥饰如法。须断风隙,拆缝门窗,依常法开后门。若无瓦,草盖令厚二尺,则冬温夏凉。于檐前西间作一格子房以待客,客至引坐,勿令入寝室及见药房,恐外来者有秽气,损人坏药故也。若院外置一客位,最佳。堂后立屋两间,每间为一房,修泥一准正堂,门令牢固。一房著药,药房更造一立柜,高脚为之,天阴雾气,柜下安少火,若江北则不须火也;一房著药器,地上安厚板,板上安之,著地土气恐损。正屋东去屋十步,造屋三间,修饰准上,二间作厨,北头一间作库,库内东墙施一棚,两层,高八尺,长一丈,阔四尺,以安食物。必不近正屋,近正屋则恐烟气及人,兼虑火烛,尤宜防慎。于厨东作屋二间,弟子家人寝处,于正屋西北立屋二间,通之,前作格子,充料理晒曝药物,以篱[2]院隔之。又于正屋后三十步外立屋二间,椽梁长壮,柱高间阔,以安药炉,更以篱院隔之,外人不可至也。西屋之南立屋一间,引檐中隔著门,安功德,充念诵入静[3]之处。中门外,水作一池,可半亩余,深三尺,水常令满,种芰荷菱芡[4],绕池岸种甘菊,既堪采食,兼可阅目怡闲也。

服药第三

人非金石,况犯寒热雾露,既不调理,必生疾疠,常宜服药,避外气,和脏腑也。平居服五补七宣丸、钟乳丸,量其性冷热虚实,自

---

〔1〕　堑垒　谓挖沟筑墙。按"堑",壕沟。《玉篇·土部》:"堑,《左氏传》注:沟堑也。""垒",墙壁。《左传·文公十二年》孔颖达疏:"垒,壁也。"

〔2〕　篱(lí　离)　篱笆。《释名·释宫室》:"篱,离也。以柴竹作之。"

〔3〕　入静　道家修炼方法之一。《资治通鉴》唐·元启三年注:"入静者,静处一室,屏去左右,澄神静虑,无思无营,冀以接天神。"

〔4〕　芰(jì　记)荷菱芡　菱角、荷花、芡实。按"芰",菱角。《集韵·寘韵》:"茤,《说文》:芰也。或作菱。"

求好方常服。其红雪三黄丸、青木香丸、理中丸、神明膏、陈元膏、春初水解散、天行茵陈丸散,皆宜先贮之,以防疾发,忽有卒急不备难求。腊日合一剂乌膏、楸叶膏,以防痈疮等。若能服食,尤是高人。世有偶学合炼,又非真好,或身婴朝绂[1],心近名利,如此等辈,亦何足言。今退居之人,岂望不死羽化[2]之事,但免外物逼切,庶几全其天年[3]。然小小金石事,又须闲解神精丹防危救急,所不可缺耳。伏火丹砂保精养魂,尤宜长服。伏火石硫黄救脚气,除冷癖,理腰膝,能食有力。小还丹愈疾去风。伏火磁石明目坚骨。火炼白石英紫石英疗结滞气块,强力坚骨。伏火水银压热镇心。金银膏养精神,去邪气。此等方药,固宜留心功力,各依本草。其余丹火以冀神助,非可卒致。有心者亦宜精恳,傥遇其真[4]。

饮食第四

身在田野,尤宜备瞻。须识罪福之事,不可为食损命。所有资身在药菜而已,料理如法,殊益于人。枸杞甘菊术牛膝苜蓿[5]商陆白蒿五加,服石者不宜吃。商陆以上药,三月以前苗嫩时采食

---

〔1〕 身婴朝绂 身加朝廷印绶。按“婴”,加。《汉书·贾谊传》颜师古注:“婴,加也。”“绂”,系官印的丝带。《广雅·释器》:“绂,绶也。”

〔2〕 羽化 道教谓成仙,取变化飞升之意。《晋书·许迈传》:“玄自后莫测所终,好道者皆谓之羽化矣。”后世亦指道教徒逝世。

〔3〕 天年 自然寿限。《素问·上古天真论》吴崑注:“天年者,正命考终,非人坏之谓。”

〔4〕 傥(tǎng 倘)遇其真 希望得到真品。按“傥”,希望。《集韵·岩韵》:“傥,希望也。”

〔5〕 苜蓿 原作“首蓿”,据文义改。按“苜蓿”,为豆科植物紫苜蓿或南苜蓿的全草,性味苦平,能清肠胃,利大小肠,下膀胱结石。

之，或煮或齑[1]，或炒或腌[2]，悉用土苏咸豉汁加米等色为之，下饭甚良。蔓菁作齑最佳。不断五辛者，春秋嫩韭，四时采薤，甚益。曲虽拥热，甚益气力，但不可多食，致令闷愦[3]，料理有法，节而食之。百沸馎饦蒸饼及糕[4]索饼起面等法在《食经》[5]中。白粳米白粱黄粱青粱米常须贮积，支料一年，炊饭煮粥亦各有法，并在《食经》中。菉豆紫苏乌麻亦须宜贮，俱能下气。其余豉酱之徒，食之所要，皆须贮蓄。若肉食者，必不得害物命，但以钱买，犹愈于杀，第一戒慎勿杀。若得肉，必须新鲜，似有气息，则不宜食，烂脏损气，切须慎之戒之，料理法在《食经》中。

食后将息法　平旦点心饭讫，即自以热手摩腹，出门庭行五六十步，消息之。中食后，还以热手摩腹，行一二百步，缓缓行，勿令气急，行讫还床偃卧，四展手足，勿睡，顷之气定，便起正坐，吃五六颗苏煎枣，啜半升以下人参茯苓甘草等饮，觉似少热，即吃麦门冬竹叶茅根等饮，量性将理。食饱不得急行，及饥，不得大语远唤人，嗔喜卧睡。觉食散后，随其事业[6]，不得劳心劳力。觉肚空即须索食，不得忍饥。必不得食生硬粘滑等物，多致霍乱。秋冬间暖裹腹，腹中微似不安，即服厚朴生姜等饮，如此将息，必无横疾[7]。

---

[1]　齑(jī 基)　谓将药物的嫩苗做成酱菜食用。按"齑"，用酱拌和所细切的菜或肉，亦泛指酱菜。《周礼·天官·醢人》郑玄注："……凡醯酱所和，细切为齑。"

[2]　腌　原作"�"，据王本改。

[3]　闷愦　烦闷昏乱。按"愦"，昏乱。《说文解字·心部》："愦，乱也。"《广韵·队韵》："愦，心乱。"

[4]　糕　原作"羔"，据文义改。

[5]　《食经》　古医书名。疑即唐代孟诜所著《食疗本草》。

[6]　事业　谓所从事的工作。《周易·坤卦》："而畅于四支，发于事业。"孔颖达疏："所营谓之事，事成谓之业。"

[7]　横疾　谓不测之疾。按"横"，意外，不测。《淮南子·诠言》："内修极而横祸至者，皆天也，非人也。"

养性第五

鸡鸣时起，就卧中导引[1]。导引讫，栉漱[2]即巾[3]，巾后正坐，量时候寒温，吃点心饭若粥等。若服药者，先饭食，服吃药酒，消息讫，入静，烧香静念，不服气者亦可念诵，洗雪心源，息其烦虑，良久事讫，即出徐徐步庭院间散气，地湿即勿行，但屋下东西步令气散。家事付与儿子，不得关心所营，退居去家百里五十里，但时知平安而已。应缘居所要，并令子弟支料顿送，勿令数数往来愦闹[4]也。一物不得在意营之，平居不得嗔，不得大语大叫大用力，饮酒至醉，并为大忌。四时气候和畅之日，量其时节寒温，出门行三里二里及三百二百步为佳，量力行，但勿令气乏气喘而已。亲故邻里来相访问，携手出游百步，或坐，量力。宜谈笑简约其趣[5]，才得欢适，不可过度耳。人性非合道者，焉能无闷，闷则何以遣之，还须蓄[6]数百卷书，《易》、《老》、《庄子》等，闷来阅之，殊胜闷坐。衣服但粗缦[7]，可御寒暑而已，第一勤洗浣，以香沾[8]之。身数沐浴，务令洁净，则神安道胜也，浴法具《养生经》中。所将左右供使之人，或得清净弟子，精选小心少过谦谨者，自然事闲，无物相恼，

---

〔1〕　导引　古代一种养生术。谓呼吸俯仰，屈伸手足，使血气流通，维持身体健康。《素问·异法方宜论》："其病多痿厥寒热，其治宜导引按跷。"

〔2〕　栉（zhì　至）漱　梳洗。按"栉"，梳理。《字汇·木部》："栉，又梳发。"

〔3〕　巾　头巾，冠的一种。《玉篇·巾部》："巾，本以拭物，后人著之于头。"

〔4〕　愦闹　谓嘈杂而致心乱不安。

〔5〕　简约其趣　减少约束其兴趣嗜好。按"趣"，兴趣。《晋书·王羲之传》："顷丝竹陶写，恒恐儿辈觉，损其欢乐之趣。"

〔6〕　蓄　原作"畜"，今改。按"畜"，与"蓄"同。积储。《周易·序卦》："比有所畜，故受之以《小畜》。"陆德明释文："畜，本亦作蓄。"

〔7〕　缦（màn　慢）　没有花纹的丝织品。《说文解字·系部》："缦，缯无文也。"

〔8〕　沾　原作"霑"，今改。按"霑"，同"沾"。《集韵·盐韵》："霑，通作沾。"

令人气和心平也。凡人不能绝嗔,得无理之人,易生嗔喜,妨人道性。

种造药第六

种枸杞法 拣好地熟斸[1],加粪讫,然后逐长开垅,深七八寸,令宽,乃取枸杞连茎剉,长四寸许,以草为索慢束,束如羹碗许大,于垅中立种之,每束相去一尺。下束讫,别调烂牛粪稀如面糊,灌束子上令满,减则更灌,然后以肥土拥之满讫,土上更加熟牛粪,然后灌水,不久即生。乃如翦韭法从一头起首割之,得半亩。料理如法,可供数人。其割时与地面平,高留则无叶,深翦即伤根。割仍避热及雨中[2],但早朝为佳。

又法 但作束子,作坑方一尺,深于束子三寸,即下束子讫,著好粪满坑填之,以水浇粪下,即更著粪填,以不减为度,令粪上束子一二寸即得,生后极肥,数锄拥,每月加一粪尤佳。

又法 但畦中种子如种菜法,上粪下水。当年虽瘦,二年以后悉肥。勿令长苗,即不堪食。如食不尽,即翦作干菜,以备冬中常使。如此从春及秋,其苗不绝,取甘州者为真,叶厚大者是。有刺叶小者是白棘,不堪服食,慎之。

又法 枸杞子于水盆揍令散讫,曝干,斸地作畦,畦中去却五寸土勾作垅,缚草作𦂳[3]以臂长短,即以泥涂𦂳上令遍,以安垅中,即以子布泥上,一面令稀稠得所,以细土盖上令遍,又以烂牛粪盖子上令遍,又布土一重,令与畦平。待苗出时时浇溉,及堪采即如翦韭法,更不要煮炼,每种用二月。初一年但五度翦,不可

---

〔1〕 斸(zhú 竹) 挖地。按"斸",锄一类农具。《说文解字·斤部》:"斸,斫也。"《广韵·烛韵》:"斸,钁也。"

〔2〕 雨中 "雨"原作"两",据文义改。

〔3〕 𦂳 据文义疑当作"衬"。

过此也。凡枸杞生西南郡谷中及甘州者,其子味过于蒲桃[1],今兰州西去,邺城[2]、灵州[3]、九原[4]并多,根茎尤大。

种百合法　上好肥地加粪熟斸讫,春中取根大者擘取瓣,于畦中种如蒜法,五寸一瓣种之,直作行,又加粪灌水。苗出,即锄四边,绝令无草。春后看稀稠得所,稠处更别移亦得,畦中干即灌水。三年后甚大如芋[5]然,取食之。又取子种亦得,或一年以后二年以来始生,甚迟,不如种瓣。

种牛膝法　秋间收子,至春种如种菜法。上加粪水溉,苗出堪采,即如翦菜法。常须多留子,秋中种亦好。其收根者,别留子,取三亩肥地熟耕,更以长锹深掘,取其土虚长也。土平讫然后[6]下子,荒即耘草,旱则溉。至秋子成,高刈取茎,收其子。九月末间还用长锹深掘取根,如法料理。

种合欢法萱草也　移根畦中稀种,一年自稠,春翦苗食如枸杞,夏秋不堪食。

种车前子法　收子,春中取土地加粪熟斸水溉,翦取如上法。此物宿根,但耘灌[7]而已,可数岁也。

种黄精法　择取叶参差者是真,取根擘破,稀种,一年以后极稠,种子亦得。其苗甚香美,堪吃。

------

[1] 蒲桃　即葡萄。

[2] 邺城　古地名。春秋时齐邑,齐桓公于此作邺城。汉置县。故城在今河北临漳北。

[3] 灵州　州名,北魏孝昌中置,治所在旧薄骨律镇(今宁夏灵武西南)。唐辖境相当今宁夏中卫、中宁以北地区。

[4] 九原　郡名,秦置,治所在九原(今包头市西),境辖相当今内蒙古后套及其以东至包头市,黄河南岸的伊克昭盟北部地区。秦末地入匈奴,郡废。唐天宝、至德时又曾改丰州为九原郡。

[5] 芋　为天南星科多年生草本植物。其块茎(芋头)、叶(芋叶)、叶柄(芋梗)、花(芋头花)可供药用。芋头亦供食用。

[6] 后　原脱,据文义补。

[7] 耘灌　"耘"原作"芸",今改。按"芸",通"耘"。《论语·微子》阮元校勘记:"汉石经芸作耘。案:耘为本字,芸乃假借字。"

种牛蒡法　取子畦中种,种时乘雨即生,若有水,不要候雨也。地须加粪灼然肥者,旱即浇水,芼如上法。菜中之尤吉,但多种,食苗及根并益人。

种商陆法　又取根紫色者白色者良,赤及黄色者有毒。根擘破,畦中作行种,种子亦得。根苗并堪食,色紫者味尤佳,更胜白者。净洗熟蒸,不用灰汁煮炼,并无毒,尤下诸药。服丹砂乳石等人不宜服。

种五加法　取根深掘肥地二尺,埋一根令没旧痕,甚易活。苗生,从一头芼取,每芼讫锄土拥之。

种甘菊法　移根最佳,若少时折取苗,乘雨中湿种便活,一年之后子落遍地,长服者及冬中收子,芼如韭法。

种苜蓿法　老圃多解[1],但肥地令熟,作垄种之,极益人。还须从一头剪,每一芼,加粪锄土拥之。

种莲子法　又八月九月取坚黑子瓦上磨尖头,直令皮薄,取墐土[2]作熟泥封,如三指大,长二寸,使蒂头兼重,令磨须尖。泥欲干时,掷置池中,重头向下,自能周正。薄皮上易生,数日即出。不磨者卒不可生。

种藕法　春初掘取根三节无损处,种入深泥,令到硬土,当年有花。

种青蘘法即胡麻苗也　取八棱者,畦中如菜法种子,苗生采食。秋间依此法种之,甚滑美。

种地黄法　十二月耕地,至正月可止三四遍,细杷[3]讫,然后作沟,沟阔一尺,两沟作一畦,畦阔四尺,其畦微高而平,硬甚不受雨水。苗未生间得水即烂。畦中又拨作沟,沟深三寸。取地黄切,长二寸,种于沟中讫,即以熟土盖之,其土可厚三寸以上,每种一亩用根五十斤,盖土讫,即取经冬烂稼草覆之,候稍芽出,以

---

〔1〕解　松散。《广雅·释诂三》:"解,散也。"

〔2〕墐(qín　秦)土　即堇土,粘土。按"墐",同"堇"。《集韵·谆韵》:"堇,粘土也。或从土。"

〔3〕杷(pá　爬)　一种有齿和长柄的农具。此谓用杷将土地杷梳聚拢。

火烧其草,令烧去其苗,再生者叶肥茂,根叶益壮。自春至秋凡五六遍耘,不得用锄。八月堪采根,至冬尤佳。至时不采,其根大盛,春二月当宜出之。若秋采讫,至春不须更种,其种生者犹得三四年,但采讫杷之,明年耨耘[1]而已。参验古法,此为最良。按《本草》二月八月采,殊未穷物性也。八月残叶犹在,叶中精气未尽归根;二月新叶已生,根中精气已滋于叶;不如正月九月采殊妙,又与蒸曝相宜。古人云:二月八月非为种者,将谓野生,当须见苗耳。若食其叶,但露散后摘取旁叶,勿损中心正叶,甚益人,胜诸菜。

造牛膝法　八月中长锹[2]掘取根,水中浸一宿,密置筛中,手挼[3]去上皮齐头,曝令稍干,屈令直即作束。子又曝令极干,此看端正。若自用者不须去皮,但洗令净便曝,殊有气力。

造干黄精法　九月末掘取根,拣取肥大者,去目,熟蒸曝干,又蒸曝干,食之如蜜,可停。

造生干地黄法　地黄一百斤拣择肥好者六十斤,有须者去之,然后净洗漉干,曝三数日令微皱,乃取拣退四十斤者,净洗漉干,于柏木臼中熟捣,绞取汁。汁如尽,以酒投之更捣,绞即引得余汁尽,用拌前六十斤干者,于日中曝干。如天阴,即于通风处薄摊之,夜亦如此,以干为限,此法比市中者气力数倍。顿取汁恐损,随日捣绞,用令当日尽,佳。

造熟干地黄法　斤数拣择一准生法,浸讫,候好晴日便早蒸之,即暴于日中,夜置汁中,以物盖之,明朝又蒸。古法九遍,今但看汁尽色黑熟,蒸三五遍亦得。每造皆须春秋二时,正月九月缘冷寒气,方可宿浸。二月八月拌而蒸之,不可宿浸也。地黄汁经宿恐

---

〔1〕　耨(nòu 淖)耘　谓除草耕耘。按"耨",除草。《集韵·沃韵》:"耨,田治草也。"

〔2〕　长锹　一种开沟掘土,铲取什物的工具。《齐民要术·种桃柰》:"栽法,以锹合土掘移之。"

〔3〕　挼(ruó 若阳)　揉搓。《集韵·戈韵》:"挼,《说文》:推也,一曰两手相切摩也。或作挼。"

醋,不如日日捣取汁用。凡曝药皆须以床架,上置薄簟〔1〕等以通风气,不然日气微弱,则地气止津也。于漆盘中曝最好,簟多汗又损汁。

藕粉法　取粗藕不限多少,灼然净洗,截断浸三宿,数换水,看灼然净讫,漉出,碓中碎捣,绞取汁重捣,绞取浓汁尽为限。即以密布滤粗恶物,澄去清水。如稠难澄,以水搅之,然后澄,看水清即泻去,一如造米粉法。

鸡头粉〔2〕　取新熟者去皮,熟捣实,如上法。

菱角粉　去皮,如上法。

葛根粉　去皮,如上法,开胃口,止烦热也。

蒺藜粉　捣去上皮,簸〔3〕取实,如上法,此粉去风轻身。

茯苓粉　剉如弹子,以水浸去赤汁,如上法。

栝楼根粉　去皮,如上法。

　　种树法须望前〔4〕种,十五日后种,少实。

种杏法　杏熟时并肉核埋粪中,凡薄地不生,生且不茂。至春生后即移实地栽之,不移即实小味苦。树下一岁不须耕,耕之即肥而无实也。

种竹法　欲移竹,先掘坑令宽,下水调细土,作泥如稀煎饼泥,即掘竹须,四面凿断,大作土科连根,以绳周下抨舁〔5〕之,勿令动著竹,动则损根,多不活。掘讫舁入坑泥中,令泥周匝总满。如泥少,更添土著水,以物匀搅令实。其竹根入坑不得埋过本根,若

〔1〕　薄簟(diàn　电)　薄竹席。按"簟",竹席。《说文解字·竹部》:"簟,竹席也。"

〔2〕　鸡头粉　即芡实粉。按芡实又名鸡头实。

〔3〕　簸(bǒ　跛)　扬去谷米中的糠秕尘土等杂物。《说文解字·箕部》:"簸,扬米去糠也。"

〔4〕　望前　望日之前。即每月十五日之前。

〔5〕　抨(bēng　崩)舁(yú　鱼)　使抬起。按"抨",使,令。《尔雅·释诂下》:"俾、拼、抨,使也。""舁",抬,举起。《说文解字·舁部》:"舁,共举也。"

竹稍长者,以木深埋入土架缚之,恐风摇动即死。种树亦如此。竹无时,树须十二月以后三月以前,宜去根尺五寸留栽,来年便生笋。泥坑种动摇,必不活。

种栀子法　腊月折取枝长一尺五寸以来,先凿坑一尺,阔五寸,取枝屈下拗处如毬[1],杖却向上,令有叶处坑向上,坑口出五寸,一边约著土实讫,即下肥土实筑,灼然坚讫,自然必活,二年间即有子。

作篱法　于地四畔掘坑,深二尺,阔二尺,坑中熟厮酸枣,熟时多收取子,坑中概种之,生后护惜勿令损。一年后高三尺,间去恶者,一尺以下留一茎稀稠,行伍端直。来春剥去横枝,留距,不留距恐疮大,至冬冻损。剥讫,编作笆篱,随宜夹缚,务令缓舒。

明年更编,高七尺便定,种榆柳并同法。木槿[2]木芙蓉[3]更堪看。

种枳法　秋收取枳实,破作四片,于阴地熟厮加粪,即稠种之。至春生,隔一冬高一尺,然后移栽,每一尺种一栽,至高五尺,以物编之,甚可观也。

杂忌第七

屋宇宅院成后,不因崩损辄有修造,及妄动土,二尺以下即有土气,慎之为佳。初造屋成,恐有土木气,待泥干后,于庭中醮祭讫,然后择良日入居。居后明日,烧香结界发愿,愿心不退转早悟道,法成功德,药无败坏。结界如后:平旦以清水漱口,从东南方左转诵言紧沙迦罗,又到西南角言你自受殃。又从东南角言紧沙迦罗,又到西南角言你自受殃。一一如是,满七遍,盗贼皆便息心,不

---

[1]　毬(qiú　球)　古人游戏用品,以皮为之,中实以毛,足踢或杖击而争之为戏。慧琳《一切经音义》卷十三:"如毬,《字书》:皮丸也。或步或骑,以杖击而争之为戏也。"

[2]　木槿　属锦葵科植物,其根(木槿根)、皮(木槿皮)、叶(木槿叶)、花(木槿花),果实(木槿实)均可供药用。

[3]　木芙蓉　属锦葵科植,其花、叶、根均可供药用。

能为害矣。或入山野,亦宜作此法。或在道路逢小贼作障难,即定心作降伏之意,咒言紧沙迦罗,紧沙迦罗,一气尽为度,亦自坏散也。此法秘妙,是释门深秘,可以救护众生,大慈悲。故不用令孝子弋猎鱼捕之人入宅,不用辄大叫唤。每栽树木,量其便利,不须等闲漫种,无益柴炭等并年支。不用每日令人出入门巷,惟务寂然。论曰:看此论岂惟极助生灵[1],亦足以诫于贪荣之士,无败祸之衅[2]。庶忠义烈士味之而知止足矣。

(苏　礼)

---

〔1〕 生灵　生命。《梁书·沈约传与徐勉书》:"而开年以来,病增虑切,常由生灵有限……"

〔2〕 衅(xìn　信)　罪过。《玉篇·爨部》:"衅,罪也。"

千金翼方卷第十五　补益

叙虚损论第一

论曰:凡人不终眉寿[1],或致夭殁者,皆由不自爱惜,竭情尽意,邀名射利[2],聚毒攻神,内伤骨髓,外败筋肉,血气将亡,经络便壅,皮里空疏,惟招蛊疾[3],正气日衰,邪气日盛,不异举沧波以注爝火[4],颓华岳而断涓流[5],语其易也,又甚于此。然疾之所起,生自五劳[6],五劳既用,二脏先损,心肾受邪,腑脏俱病,故彭

---

〔1〕 眉寿　长寿。按"眉",老。《方言》卷一:"眉,老也。东齐曰眉。"郭璞注:"言秀眉也。"旧说以为年寿高者眉长是寿徵,故称眉寿。《诗经·豳风·七月》:"为此春酒,以介眉寿。"毛传:"眉寿,毫眉也。"孔颖达疏:"人年老者,必有毫毛秀出者,故知眉谓豪眉也。"

〔2〕 邀名射利　谓谋求名利。按"邀",谋取。《龙龛手鉴·辵部》:"邀,求也。""射",追求。《管子·国蓄》:"凡轻重之大利,以重射轻,以贱泄平。"

〔3〕 蛊疾　正气损伤的疾病。按"蛊",损害,伤损。《韩非子·初见秦》:"荆魏不能独立,则是一举而坏韩蛊魏,拔荆东以弱齐燕。"陈奇猷集释:"蛊,亦坏也。"

〔4〕 爝火　火炬,言其小。《玉篇·火部》:"爝,炬火也。"《庄子·逍遥游》:"日月出矣而爝火不息。"成玄英疏:"爝火,犹炬火也,亦小火也。"

〔5〕 涓流　细流,亦言其小。《说文解字·水部》:"涓,小流也。"

〔6〕 五劳　谓五种劳损。《素问·宣明五气》:"久视伤血,久卧伤气,久坐伤肉,久立伤骨,久行伤筋。是谓五劳所伤。"又,谓心劳、肝劳、脾劳、肺劳、肾劳等五脏劳损。见《金匮要略》卷上·脏腑经络先后病脉证。

祖论别床异被之戒,李耳[1]陈黄精钩吻之谈,斯言至矣,洪济[2]实多。今[3]具录来由,并贯病状,庶智者之察微,防未萌之疾也。五劳者,一曰志劳,二曰思劳,三曰心劳,四曰忧劳,五曰疲劳。即生六极:一曰气极,气极令人内虚,五脏不足,外受邪气,多寒湿痹,烦懑吐逆,惊恐头痛;二曰血极,血极令人无色泽,恍惚喜忘,善惊少气,舌强喉干,寒热,不嗜食,苦睡,眩冒喜瞋[4];三曰筋极,筋极令人不能久立,喜倦拘挛,腹胀,四肢筋骨疼痛;四曰骨极,骨极令人痠削[5],齿不坚牢,不能动作,厥逆,黄疸消渴,痈肿疽发,膝重疼痛,浮肿如水状;五曰精极,精极令人无发,发肤枯落,悲伤喜忘,意气不行;六曰肉极,肉极令人发疰,如得击不复得言,甚者致死复生。七伤者,一曰阴寒,二曰阴痿,三曰里急,四曰精连连而不绝,五曰精少,囊下湿,六曰精清[6],七曰小便苦数,临事不卒[7],名曰七伤。七伤为病,令人邪气多,正气少,忽忽喜忘而悲伤不乐,夺色[8]黧黑,饮食不生肌肤,色无润泽,发白枯槁,牙齿不坚,目黄泪

---

〔1〕 李耳　即老子,亦即老聃。战国时楚国苦县人,曾为周藏书室史官,著《老子》(又称《道德经》)五千余言。《史记》有传,可参阅。

〔2〕 洪济　谓大有裨益。按"洪",大。《尔雅·释诂上》:"洪,大也。""济",补益。《尔雅·释言》:"济,益也。"

〔3〕 今　原作"令",据文义改。

〔4〕 喜瞋　即喜怒,易于发怒。按"瞋",怒,生气。《广韵·真韵》:"瞋,怒也。"

〔5〕 痠削　谓肢体疼痛而消瘦。按"削",消瘦。张宝《流红记》:"子何清削如此,必有故,为吾言之。"

〔6〕 精清　谓精液冷凉不温。按"清",冷。《素问·五脏生成论》:"腰痛,足清,头痛。"王冰注:"清,亦冷也。"

〔7〕 临事不卒　谓行房之时阴器痿弱而不能终其事。按"卒",终,毕。《礼记·奔丧》:"三日五哭,卒,主人出送宾。"郑玄注:"卒,犹止也。"

〔8〕 夺色　谓面失光泽。按"夺",丧失。《说文解字·奞部》:"奪,手持佳失之也。"段玉裁注:"引申为凡失去物之称。"

出,远视䀮䀮,见风泪下,咽焦消渴,鼻衄唾血,喉中介介[1]不利,胸中噎塞,食饮不下,身寒汗出,肌肉疲痛[2],四肢沉重,不欲动作,膝胫苦寒,不能远行,上重下轻,久立腰背苦痛,难以俯仰,绕脐急痛,饥则心下虚悬,唇干口燥,腹里雷鸣,胸背相引痛,或时呕逆不食,或时变吐,小便赤热,乍数时难,或时伤多,或如针刺,大便坚涩,时泄下血,身体瘙痒,阴下常湿,黄汗自出,阴痿消小[3],临事不起,精清而少,连连独泄,阴端寒冷,茎中疼痛,小便余沥,卵肿而大,缩入腹中,四肢浮肿,虚热烦疼,乍热乍寒,卧不安席,心如杵春[4],惊悸失脉,呼吸乏短,时时恶梦,梦与死人共食入冢。此由年少早娶,用心过差[5],接会汗出,脏皆浮满,当风卧湿,久醉不醒及坠车落马,僵仆所致也,故变生七气积聚,坚牢如杯,留在腹内,心痛烦冤[6],不能饮食,时来时去,发作无常。寒气为病,则吐逆心满;热气为病,则恍惚闷乱,长[7]如眩冒,又复失精;喜气为病,则不能疾行,不能久立;怒气为病,则上气不可当[8],热痛上冲心,

---

[1] 介介　梗阻貌。按"介",阻隔。《汉书·翼奉传》:"前乡崧高,后介大河。"颜师古注:"介,隔也,碍也。"

[2] 疲痟　疲痛。按"痟",疲痛。《周礼·天官·疾医》:"春时有痟首疾。"郑玄注:"痟,酸削也。首疾,头痛也。"孙诒让正义:"谓春气不和,民感其气,则为痟痛而在首也。"

[3] 阴痿消小　谓精力消损以致阴器痿弱,不能勃起。按"消",消损,衰退。《释名·释言语》:"消,削也,言减削也。"

[4] 心如杵春　谓心中悸动不安,犹若春杵捣动。按"杵",春米、捣衣等用的棒槌。《说文解字·木部》:"杵,春杵也。"段玉裁注:"杵,春捣粟也,其器曰杵。""春",用杵臼捣去谷物皮壳。《说文解字·臼部》:"春,捣粟也。"

[5] 过差　谓过度。按"差",限度。《后汉书·显宗孝明帝纪》:"轻用人力,缮修宫宇,出入无节,喜怒过差。"

[6] 烦冤　谓心中烦闷而意气不舒。

[7] 长　经常。《广雅·释诂一》:"长,常也。"

[8] 上气不可当　谓气逆上奔不可抵挡。按"当",敌,抵挡。《玉篇·田部》:"当,敌也。"

短气欲死，不能喘息；忧气为病，则不能苦作^[1]，卧不安席；恚气为病，则聚在心下，不能饮食；愁气为病，则平居而忘，置物还取，不记处所，四肢浮肿，不能举止。五劳六极，力乏气畜，变成寒热气疰，发作有时。受邪为病，凡有十二种风。风入头，则耳聋；风入目，则远视眈眈；风入肌肤，则身体瘾疹筋急；风入脉，则动上下无常；风入心，则心痛烦憹悸动，喜腹膜胀^[2]；风入肺，则咳逆短气；风入肝，则眼视不明，目赤泪出，发作有时；风入脾，则脾不磨^[3]，肠鸣胁满；风入肾，则耳鸣而聋，脚疼痛，腰尻不随，甚者不能饮食；入胆则眉间疼痛，大小便不利，令人疼痹。五劳六极七伤，七气积聚变为病者，甚则令人得大风缓急，湿痹不仁，偏枯筋缩，四肢拘挛，关节隔塞，经脉不通，便生百病，羸瘦短气，令人无子，病欲及人，便即夭逝，劳伤血气，心气不足所致也。若或触劳风气，则令人角弓反张，举身皆动，或眉须顿落^[4]，恶气肿起，魂去不足，梦与鬼交通，或悲哀不止，恍惚恐惧，不能饮食，或进或退，痛无常处。至此为疗，不亦难乎。十二种风元不足

大补养第二论一首　方八首

论曰：病患已成，即须勤于药饵，所以立补养之方。此方皆是五石三石大寒食丸散等药，自非虚劳成就^[5]，偏枯著床，惟向死近，无所控告^[6]者，乃可用之，斯诚可以起死人耳。平人无病，不

---

〔1〕　苦作　谓勤苦劳作。按"苦"，勤苦。《广韵·姥韵》："苦，勤也。"

〔2〕　膜胀　胀满。按"膜"，胀起，胀大。《说文解字·肉部》："膜，起也。"《素问·阴阳应象大论》："浊气在上，则生膜胀。"

〔3〕　脾不磨　谓脾失健运，不能消磨水谷。

〔4〕　顿落　谓忽然脱落。按"顿"，忽然。《正字通·页部》："顿，遽也。"

〔5〕　虚劳成就　谓虚劳之证已经形成。按"就"，完成。《尔雅·释诂下》："就，成也。""成就"，谓已经形成。

〔6〕　无所控告　谓病成之后，诸医束手，无处诉病求治。按"控"，诉，走告。《广韵·送韵》："控，告也。"

可造次〔1〕著手,深宜慎忌。

张仲景紫石寒食散　治伤寒已愈不复方。

　　紫石英　白石英　赤石脂　钟乳炼　栝楼根　防风　桔梗
　　文蛤　鬼臼　太一余粮各二两半　人参　干姜　附子炮,去皮
　　桂心各一两
　　上一十四味捣筛为散,酒服三方寸匕。

损益草散　常用之佳,主男子女人老少虚损及风寒毒冷,下痢癖
饮,咳嗽,消谷,助老人胃气,可以延年,又主霍乱,酒服二方寸匕
愈,又主众病,休息下痢,垂命欲死,服之便瘥,治人最为神验方
　　人参　附子炮,去皮,各三分　干姜　桂心各五分　防风一两半
　　牡蛎熬　黄芩　细辛各三分　桔梗　椒去目闭口者,汗　茯苓
　　秦艽　白术各一两
　　上一十三味各捣筛为散,更秤如分,乃合之,治千杵。且以温
酒服方寸匕,老人频服三剂良,兼主虚劳。

草寒食散　治心腹胁下支满,邪气冲上,又心胸喘悸不得息,腹中
漉漉雷鸣,吞酸,噫生食臭,食不消化,时泄时闭,心腹烦闷,不欲
闻人声,好独卧,常欲得热,恍惚喜忘,心中怵惕〔2〕,如恐怖状,
短气呕逆,腹中防响〔3〕,五脏不调,如此邪在于内而作众病,皆
生于劳苦,若极意于为乐,从风寒起,治之皆同,服此药,且未食
时以淳美酒服二方寸匕,不耐者减之,去巾帽,薄衣力行方。
　　钟乳炼　附子炮,去皮　栝楼根　茯苓　牡蛎各一分,熬　桔梗
　　干姜　人参　防风各一两　细辛　桂心各五分　白术三两半

---

〔1〕　造次　轻率,轻易。韩愈《学诸进士作精卫衔石填海》:"人皆讥造次,我
　　　独赏专精。"
〔2〕　心中怵惕　谓心中恐惧而时时戒惕。按"怵",恐惧。《说文解字·心
　　　部》:"怵,恐也。""惕",戒惧。《左传·襄公二十二年》:"无日不惕,岂敢
　　　忘职。"杜预注:"惕,惧也。"
〔3〕　腹中防响　谓腹中气满不舒而鸣响。按"防",阻塞。《玉篇·阜部》:
　　　"防,障也。""响"原作"嚮",今改。按"嚮",通"响"。声音,回声。《周
　　　易·系辞上》:"其受命也如嚮。"陆德明释文:"嚮,又作响。"

上一十二味各捣筛,治千杵。以酒服之二匕,建日[1]服之,至破日[2]止,周而复始。

又方　说状所主同前。

　　钟乳炼粉　人参　茯苓　附子炮,各三分　栝楼根　牡蛎熬细辛各半两　干姜　桂心各五分　白术　防风　桔梗各一两

　　上一十二味捣筛为散,服之一如前方。有冷加椒,有热加黄芩,各三分。

大草乌头丸　主寒冷虚损,五十年心腹积聚,百病邪气往来,厥逆抢心,痹顽,羸瘦骨立,不能食,破积聚方。

　　乌头十五分,炮,去皮　人参五分　生姜二两　前胡　蜀椒去目闭口者,汗　黄芩　白术　半夏洗　黄连　吴茱萸　龙骨　白头翁　干姜　细辛　桔梗　紫菀　芎䓖　厚朴炙　女萎　矾石烧　桂心　甘草炙,各一两

　　上二十二味捣筛为末,炼蜜和,丸如梧子大。酒服十丸,日三夜一,以知[3]为度。

草乌头丸　破积聚,治积结冷聚,阳道弱[4],大便有血,妇人产后出血不止方。

　　乌头十五分,炮,去皮　大黄　干姜　厚朴炙　吴茱萸　芍药前胡　芎䓖　当归　细辛　桂心各五分　蜀椒三分,去目闭口者,汗　白薇半两　黄芩　白术　人参　紫菀　甘草炙,各一两

---

[1]　建日　寅日。古时术数家以天文中的十二辰分别象征人事上的建、除、满、平、定、执、破、危、成、收、开、闭十二种情况。《淮南子·天文训》:"寅为建,卯为除。"

[2]　破日　申日。古时术数家以天文中的十二辰分别象征人事上的建、除、满、平、定、执、破、危、成、收、开、闭十二种情况。《淮南子·天文训》:"申为破,主衡。"

[3]　知　病愈。《方言》卷三:"知,愈也。南楚病愈者谓之差,或谓之间,或谓之知。知,通语也。"

[4]　阳道弱　谓性器痿弱,不能行房。按"阳",男性生殖器。颜况《团》:"团生南方,关吏得之,乃绝其阳,为臧为获。"

上一十八味捣筛为末，炼蜜和，丸如梧子大。酒服十丸，日三服，渐渐加之。

大理中露宿丸　主风劳，四十年癖，绝冷，并主咳逆上气方。

人参　桂心　吴茱萸　乌头炮，去皮　礜石烧，等分

上五味捣筛为末，炼蜜和，丸如梧子大。酒服三丸，日再，以知为度。

匈奴露宿丸[1]　主毒冷[2]方。

礜石烧　桔梗　皂荚炙，去皮子　干姜　附子炮，去皮　吴茱萸等分

上六味捣筛为末，炼蜜和，丸如梧子大。饮服三丸，日再，稍加，以知为度。

解散发动第三 论一首　方三十五首　与第二十二卷通

论曰：既得药力，诸疴并遣，石[3]忽发动，须知解方。故次立解散方焉，一一依其诊候而用之，万不失一。夫脉或洪或实，或断绝不足，欲似死脉，或细数，或弦駛[4]，其所犯非一故也，脉无常投，医不能识也。热多则弦駛，有癖则洪实，急痛则断绝。凡寒食药热率常如是，自无所苦，非死候也。动从节度，则不死矣；不从节度，则死矣。欲服散者，宜诊脉，审正其候，尔乃毕愈。脉沉数者难发，难发当数下之，脉浮大者易发也。人有服散两三剂

---

〔1〕匈奴露宿丸　"匈奴"原作"凶奴"，据《备急千金要方》卷十六·痼冷积热改。按"凶"，同"匈"。《全后汉文·武都太守耿勋碑》："山灵梴宝，匈灾乃平。"又《备急千金要方》无桔梗皂荚吴茱萸，有桂心，为四味。

〔2〕毒冷　《备急千金要方》卷十六·痼冷积热作"寒冷积聚"四字。

〔3〕石　石药，矿物类药物。《左传·襄公二十三年》："季孙之爱我，疾疢也；孟孙之恶我，药石也。美疢不如恶石。"孔颖达疏："治病药分用石，《本草》所云钟乳、矾、磁石之类多矣。"

〔4〕弦駛　谓弦数。按"駛"，疾速。慧琳《一切经音义》卷十一引《苍颉篇》："駛，疾也。"

不发者,此人脉沉难发,发不令人觉,药势已行,不出形于外,但以药治于内。欲候知其力,人进食多,一候也;颜色和悦,二候也;头面身体瘙痒,三候也;啬啬[1]恶风,四候也;厌厌欲寐,五候也。诸有此证候者,皆药内发五脏,但如方法服药,宜数下之,内虚自当发也。

人参汤[2] 主散发诸气逆,心腹绞痛,不得气息,命在转烛[3]方。

人参 枳实炙 甘草炙,各九分 栝楼根 干姜 白术各一两半

上六味㕮咀,以水九升煮取三升,分三服。若短气者,稍稍数服,无苦也,能如方者佳。冬月温食,胸腹热者便冷食,夏月冷食。以水服药冷食过多腹冷者,作汤即自解,便止。

鸭通汤 主散发热攻胸背,呕逆烦闷,卧辄大睡,乘热觉四肢不快,寒热往来,大小便难方。

白鸭通新者 大黄二两 石膏碎 知母各一两 豉一升 麻黄三两,去节 葱白二七茎 栀子仁二七枚 黄芩一两半 甘草三分,炙

上一十味㕮咀,以汤一斗二升淋鸭通,乃以汁煮药,取三升半,去滓,然后纳豉,更煮三沸,去豉,未食前服一升。

治气汤 主散家患气,不能食若气逆方。

人参 茯苓 桂心 厚朴炙 半夏洗 甘草炙,各一两 麦门冬去心 生姜各三两,切 大枣二十枚;擘

上九味㕮咀,以水八升煮取二升六合,分服七合。

主散发头欲裂,眼疼欲出,恶寒,骨肉痛,状如伤寒,鼻中清涕出方

以香豉五升熬令烟出,以酒一斗投之,滤取汁,任性饮多少,欲令小醉便解,更饮之,取解为度。亦主时行,寒食散发,或口噤不可

---

[1] 啬啬 原作"㵼㵼",据文义改。

[2] 人参汤 《备急千金要方》卷二十四·解五石毒用治"瞋怒太过发"。

[3] 转烛 谓变化莫测,犹若风中摇晃不定的蜡烛。杜甫《杜工部草堂诗笺·佳人》:"世情恶衰歇,万事随转烛。"

开,肠满胀急欲决[1],此久坐温衣生食所为。皇甫云:口不开,去齿下此酒五合,热饮之,须臾开,能者多饮,至醉益佳,不能者任性。胀满不通,导之令下。

善服散家痰饮,心胸客热,闷者,吐之方

甘草五两,生用

上一味㕮咀,以酒五升煮取二升半,空腹分再服之。服别相去如行五六里,快吐止。主散发黄,胸中热,气闷方

胡荽一把,切

上一味以水七升煮取二升半,分再服便愈,如不瘥更作。亦主通身发黄者,浓煮大黄叶令温,自洗渍尤良。并主热毒及胸中毒气相攻,若不尽,复烦闷,或痛饮如故。亦主新热下痢。

解散,主诸石热毒方

白鸭通五升,新者

上一味汤一斗渍之,澄清,候冷饮之,任性多少,以瘥为度。

三黄汤　主解散发腹痛,胀满卒急方。

大黄　黄连　黄芩各三两

上三味㕮咀,以水七升煮取三升,分为三服。一方作丸。

散发,时行兼有客热,下血痢不止而烦者,**黄连汤**方

黄连　黄檗各四两　栀子十五枚,擘　阿胶一两,炙　干姜　芍药　石榴皮各二两,一方用枳实

上七味㕮咀,以水一斗煮取三升,分三服。一方以水六升煮之。

乳石发头痛寒热,胸中塞,日晡手足烦疼方

生麦门冬四两,去心　葱白半斤,切　豉三升

上三味熟汤八升煮取三升,分三服。

散发虚羸,不能食饮,大便不通,调脏腑方

麦门冬去心　黄芩　人参各二两　竹茹一升　大枣十四枚,擘

---

[1]　胀急欲决　谓胀满拘急,犹若将要破裂。按“决”,破裂。《集韵·屑韵》:“缺,破也。亦作决。”《史记·李斯列传》:“夫人生居世间也,譬犹骋六骥过决隙也。”

　　茯神　半夏洗　生姜切　甘草各三两,炙　桂心半两

　　上一十味㕮咀,以水一斗煮取三升,分三服。

散发四肢肿方

　　甘遂一两　木防己　茯苓　人参　白术各三两　麻黄二两,去节　甘草一两半,炙

　　上七味㕮咀,以水七升煮取二升八合,分三服。

散发口疮方

　　龙胆三两　子檗[1]四两　黄连二两　升麻一两

　　上四味㕮咀,以水四升先煮龙胆黄连,取二升,别取子檗冷水淹浸,投汤中令相得,绞取汁,热含冷吐,瘥止。

散发如淋热方

　　葵子三升　茯苓　大黄　通草各三两　葱白七茎　当归　石韦去毛　芒消各二两　桂心一两

　　上九味㕮咀,以水一斗煮葵子,取六升,去滓纳药,更煮取三升,去滓,纳芒消更煮一沸,令消尽,分为四服,日三夜一。

散发大便秘涩不通方

　　大黄四两　桃仁三十枚,去皮尖双仁,碎

　　上二味切,以水六升煮取二升,分再服。

又大便不通方

　　生地黄汁五合　大黄　甘草炙,各半两

　　上三味㕮咀,以水三升煮取一升,下地黄汁,又煮三沸,分二服。

单服硫黄发为疮方　以大醋和豉研熟如膏,以涂疮上,燥辄易之,甚良。

礜石发亦作疮,状如疖子,紫石多发于腹背,或著四肢,直以酥摩便瘥,仍用**荠苨汤方**

----

〔1〕　子檗　即子檗,亦即小檗,为小檗科植物大叶小檗、细叶小檗或日本小檗的根及茎枝。性味苦寒,无毒,能清热燥湿,泻火解毒,主治泻痢,黄疸,痈肿疮疖,瘰疬等。

　　莽莒　麦门冬各三两,去心　干姜三两半　麻黄去节　人参　黄

芩　桔梗　甘草炙,各二两

　　上八味㕮咀,以水九升煮取三升,分三服,从旦至晡[1]乃尽,

日日合服,以瘥为度。

　　非但礜石,凡诸石发,皆用此方。

散发痢血方

　　黄连　干姜各三两　黄芩半两　鹿茸二两　瓜子一升　芍药

芎䓖　生竹皮　桂心　甘草炙,各一两

　　上一十味,以水一斗煮竹皮,取八升,去滓纳药,煮取二升,分

三服,一日尽。

靳邵大黄丸　主寒食散成痰饮澼水气,心痛,百节俱肿方。一各

　　细丸。

　　大黄　葶苈熬　豉各一两　巴豆去心皮,熬　杏仁去皮尖双仁,

熬,各三十枚

　　上五味,各捣大黄豉为末,别捣巴豆杏仁如脂,炼蜜相和令相

得,又更捣一千杵[2]。空腹以饮服如麻子一丸,日再,不知,增

至二丸,强人服丸如小豆大。

消石大丸　主男子女人惊厥,口干,心下坚,羸瘦不能食,喜卧,坠

堕血瘀,久咳上气,胸痛,足胫不仁而冷,少腹满而痛,身重目眩,

百节疼痛,上虚下实,又主女人乳余疾,带下,五脏散癖伏热,大

如碗,坚肿在心下,胸中津液内结,浮肿膝寒,蛊毒淫跃,苦渴大

虚等方。

　　消石十二两,熬之令干　蜀椒一升二合,去目闭口,汗　水蛭一百

枚,熬　虻虫二两半,去翅足,熬　大黄一斤　茯苓六两　柴胡

八两,去苗　芎䓖五两　蛴螬三十枚,熬

　　上九味捣筛为末,炼蜜和,更捣万杵,丸如梧子大。空腹以饮

---

〔1〕　晡　夜。杜甫《大历三年春白帝城放船四十韵》:"绝岛容烟雾,环州纳

　　晓晡。"

〔2〕　一千杵　"千"原作"阡",据文义改。

服五丸,日三服,五日进十丸,此皆不下,自此以后任意加之,一日可数十丸。与羊臛自补,若利当益下之,勿于圊[1],尤慎风冷。若女人月经闭,加桃仁三十枚去皮尖双仁,熬。一方以酒服十五丸,日三,不知可稍增,当下如豆汁,长虫腹中有病皆除。

解散**雷氏千金丸**方

消石三分,熬　大黄四两　巴豆一分,去心皮,熬

上三味捣筛为末,炼蜜和,丸如小豆许。饮服一丸,日二,以利为度。

细辛丸　主散发五脏六腑三焦冷热不调,痰结胸中,强饮百处不安,久服强气方。

细辛　杏仁去皮尖双仁,熬　泽泻　干姜　白术　茯苓　桂心　甘草炙,各二两　附子炮,去皮　蜀椒去目闭口者,汗大黄[2]　木防己各五分　芫花　甘遂各一两

上一十四味[3]各捣筛为末,别治杏仁如脂,合捣百杵,炼白蜜和,更捣五千杵,丸如梧子大。以酒服二丸,日再服,不能者如大豆二丸,以知为度。散家困于痰澼,服药患困者,参服此丸,暨相发助,又不令越逸[4],消饮,去结澼,令胸膈无痰,无逆寒之患,又令人不眩满迷闷。

大青丸　主积年不解,不能食,羸瘦欲死方。

大青　麦门冬去心　香豉各四两　石膏研　葶苈子熬　栀子　栝楼根　枳实炙　芍药　知母　茯苓　大黄　黄芪　黄芩　甘草炙,各二两

上一十五味捣筛为末,炼蜜和,丸如梧子大。以饮服五丸,日二丸,五日不知则更服之,以知为度。

---

[1]　圊(qīng　轻)　厕所。《广雅·释宫》:"圊,厕也。"《释名·释宫室》:"厕,或曰圊,言至秽之处宜常修治使洁清也。"

[2]　大黄　此上原衍"附子炮去皮"五字,据文义删。

[3]　一十四味　原作"一十五味",据文义改。

[4]　越逸　谓正气浮越而逸散。

下药法　凡散数发热无赖〔1〕,当下去之,诸丹及金石等用此方下之。黍米三升作糜,以成煎猪脂一斤合和之使熟,宿不食,明旦早食之令饱,晚当下,药煎随下出,神良。下药尽者后不复发,若发更服之。

又方　肥猪肉五斤,葱白　薤白各半斤

　　上三味合煮之,旦不食,啖之,一顿令尽为度。

压药发动数数患热,用求下却之方　取猪肾脂,勿令中水,尽取以火炙之,承取脂,适寒温,一服二三合,一日一夜可五六升,药稍稍随大便去,甚良。

又方　肥猪肉作臛一升,调和如常法,平旦空腹一顿食之,须臾间腹中雷鸣,鸣定便下,药随下出,以器承取,以水淘汰取石,不尽更作,如前服之。

凡散发疮肿膏方

　　生胡粉　芜菁子熬,别捣　杏仁去皮尖双仁,别捣　黄连捣末　水银　猪脂

　　上六味并等分,惟水银倍之,以脂和研令相得,更以水银治疮上,日三。

有发赤肿者,当摩之以膏方

　　生地黄五两　大黄一两　杏仁二十枚,去皮尖两仁　生商陆根二两

　　上四味切,以醋渍一宿,以猪脂一升煎商陆黑,去滓膏成,日三摩之。

散发有生细疮者,此药主热至捷方

　　黄连　芒消各五两

　　上二味,以水八升煮黄连,取四升,去滓,纳芒消令烊,以布涂贴著上,多少皆著之。

洗疮汤方

　　黄连　黄芩　苦参各八两

---

〔1〕　无赖　谓无所凭依,无可奈何。

上三味切,以水三斗煮取一斗,去滓,极冷乃洗疮,日三。

治发疮痛痒,不可堪忍方　取冷石捣,下筛作散,粉之,日五六度,乃燥,疮中自净,无不瘥,良。

凡服散之后身体浮肿,多是取冷所致,宜服**槟榔汤**方

　　大槟榔三十五枚

　　上一味先出子,捣作末,细筛,然后㕮咀其皮,以汤七升煮取二升,纳子末,分为再服,服尽当下,即愈。

解散,**大麦麨**[1]**方**　取大麦炒令汗出,燥便止,勿令太焦,舂去皮,净淘,蒸令熟,曝干,熬令香,细末绢下,以冷水和服三方寸匕,日再。有赤肿者当摩之,入蜜亦佳。

补五脏第四方四十五首

补心汤　主心气不足,惊悸汗出,心中烦闷,短气,喜怒悲忧,悉不自知,咽喉痛,口唇黑,呕吐[2],舌本强[3],水浆不通方。

　　紫石英　紫苏[4]　茯苓[5]　人参　当归　茯神　远志去心甘草炙,各二两　赤小豆五合　大枣三十枚,擘　麦门冬一升,去心

　　上一十一味㕮咀,以水一斗二升[6]煮取三升,分四服,日二夜一。

---

〔1〕麨(chǎo　炒)　米、麦等炒熟后磨粉制成的干粮。《玉篇·麦部》："麨,糗也。"

〔2〕呕吐　《备急千金要方》卷十四·风虚惊悸"吐"下有"血"字。

〔3〕舌本强　谓舌根僵硬。按"舌本",舌根。《灵枢经·经脉》:"脾足太阴之脉,起于大指之端……连舌本,散舌下。"张隐菴注:"舌本,舌根也。""强",僵硬。《素问·脉解》:"所谓强上引背者,阳气大上而争,故强上也。"王冰注:"强上,谓颈项痉强也。"

〔4〕紫苏　《备急千金要方》卷十四·风虚惊悸作"紫菀"。

〔5〕茯苓　原作"苓苓",据《备急千金要方》卷十四·风虚惊悸改。

〔6〕一斗二升　原作"一升"二字,据《备急千金要方》卷十四·风虚惊悸改。

补心汤　主心气不足,多汗心烦,喜独语,多梦不自觉,喉咽痛,时吐血,舌本强,水浆不通方。

麦门冬三两,去心　茯苓　紫石英　人参　桂心　大枣三十枚,擘　赤小豆二十枚　紫菀　甘草炙,各一两

上九味㕮咀,以水八升煮取二升五合,分为三服,宜春夏服之。

远志汤　主心气虚,惊悸喜忘,不进食,补心方。

远志去心　黄芪　铁精　干姜　桂心各三两　人参　防风　当归　芎䓖　紫石英　茯苓　茯神　独活[1]　甘草炙,各二两　五味子三合　半夏洗　麦门冬各四两,去心　大枣十二枚,擘

上一十八味㕮咀,以水一斗三升煮取三升五合,分为五服,日三夜二。

定志补心汤　主心气不足,心痛惊恐方。

远志去心　昌蒲[2]　人参　茯苓各四两

上四味㕮咀,以水一斗煮取三升,分三服。

伤心汤　主心伤不足[3],腰脊腹背相引痛,不能俯仰方。

茯苓[4]　远志去心　干地黄各二两　大枣三十枚,擘　饴糖一升　黄芩　半夏洗　附子炮,去皮　生姜切　桂心各二两　石膏碎　麦门冬各四两,去心　甘草炙　阿胶熬,各一两

上一十四味㕮咀,以水一斗五升煮取三升半,去滓,纳饴糖阿胶,更煎取三升二合,分三服。

镇心丸　主男子女人虚损,梦寐惊悸失精[5],女人赤白注漏,或月水不通,风邪鬼疰,寒热往来,腹中积聚,忧恚结气,诸疾皆悉主之方。

---

〔1〕　独活　《备急千金要方》卷十四·风虚惊悸作"羌活"。

〔2〕　昌蒲　《备急千金要方》卷十四·风虚惊悸作"蒲黄。"

〔3〕　心伤不足　《备急千金要方》卷十四·风虚惊悸作"心气不足"。

〔4〕　茯苓　《备急千金要方》卷十四·风虚惊悸作"茯神"。

〔5〕　失精　《备急千金要方》卷十四·风虚惊悸作"或失精神"四字。

紫石英　茯苓　昌蒲　苁蓉　远志去心　麦门冬去心　当归
细辛　卷柏　干姜　大豆卷　防风　大黄各五分　䗪虫十二
枚,熬　大枣五十枚,擘　干地黄三两　人参　泽泻　丹参　秦
艽各一两半　芍药　石膏研　乌头炮,去皮　柏子仁　桔梗
桂心各三分　半夏洗　白术各二两　铁精　白敛　银屑　前胡
牛黄各半两　署预　甘草炙,各二两半

上三十五味捣筛为末,炼蜜及枣膏和之,更捣五千杵,丸如梧
子。饮服五丸,日三,稍稍加至二十丸,以瘥为度。

大镇心丸[1]　所主与前方同,凡是心病皆悉服之方。

干地黄一两半　牛黄五分　杏仁去皮尖两仁,熬　蜀椒去目闭口
者,汗,各三分　桑螵蛸十二枚　大枣三十五枚　白敛　当归各半
两　泽泻　大豆卷[2]　黄芪　铁精　柏子仁　前胡　茯苓各
一两　独活　秦艽　芎䓖　桂心　人参　麦门冬去心　远志
去心　丹参　阿胶炙　防风　紫石英　干姜　银屑　甘草炙,
各一两

上二十九味捣筛为末,炼蜜及枣膏和,更捣五千杵,丸如梧子。
酒服七丸,日三,加至二十丸。《千金》有署预茯神,为三十一味。

补肝汤　主肝气不足,两胁满,筋急,不得太息,四肢厥,寒热偏
痹,淋溺石沙,腰尻少腹痛,妇人心腹四肢痛,乳痛,膝胫热,转
筋,遗溺痟渴[3],爪甲青枯,口噤面青,太息,疝瘕上抢心,腹中
痛,两眼不明,悉主之方。后面注内二两字疑。

蕤仁　柏子仁各一两　茯苓二两半　乌头炮,四枚,去皮　大枣
三十枚,擘　牛黄　石胆　桂心各一两　细辛　防风　白术
甘草炙,各三两

上一十二味㕮咀,以水一斗煮取二升八合,分三服。一方用细

―――――――――――――――――――――――

〔1〕　大镇心丸　《备急千金要方》卷十四·风虚惊悸"丹参"作"丹砂","独
活"作"羌活",并有署预茯神大黄,为三十二味。
〔2〕　大豆卷　原作"大豆齐",据《备急千金要方》卷十四·风虚惊悸改。
〔3〕　痟渴　即消渴。按"痟",消渴病。《玉篇·疒部》:"痟,痟渴病也。"

辛二两、茯苓二两,强人大枣二十枚,无牛黄,白术石胆各一两。

补肝汤[1]　主肝气不足,两胁下满,筋急,不得太息,四厥[2],疝瘕上抢心,腹痛,目不明方。

茯苓一两四铢　乌头四枚,炮,去皮　大枣二十四枚,擘　蕤仁柏子仁　防风　细辛各二两　山茱萸　桂心各一两　甘草八□,炙,中者

上一十味㕮咀,以水八升煮取二升,分三服,常用。

泻肝汤　主肝气不足,目暗,四肢沉重方。

人参　半夏洗　白术各三两　生姜六两,切　细辛一两　茯苓黄芩　前胡　桂心　甘草炙,各二两

上一十味㕮咀,以水八升煮取三升,分三服,三五日后,次服后汤方

茯苓三两　吴茱萸一两　大枣三十枚,擘　桃仁去皮尖及双仁者人参　防风　乌头炮,去皮　柏子仁　橘皮　桂心　甘草炙,各二两

上一十一味㕮咀,以水一斗煮取二升半,分三服。《千金》有细辛二两。

补肺汤　主肺气不足,病苦气逆,胸腹满,咳逆,上气抢喉,喉中闭塞,咳逆短气,气从背起,有时而痛,惕然自惊,或笑或歌,或怒无常,或干呕心烦,耳闻风雨声,面色白,口中如含霜雪,言语无声,剧者吐血方。

五味子三两　麦门冬四两,去心　白石英二两九铢　粳米三合紫菀　干姜　款冬花各二两　桑根白皮　人参　钟乳研　竹叶切,各一两　大枣四十枚,擘　桂心六两

上一十三味,以水一斗二升煮桑白皮及八升,去滓纳药,煮取三升,分三服。

平肺汤　主肺气虚竭,不足乏气,胸中干,口中㿠㿠干方。

---

[1]　补肝汤　《备急千金要方》卷十一·肝虚实"蕤仁"作"桃人",无乌头,为九味。

[2]　四厥　《备急千金要方》卷十一·肝虚实作"四肢厥冷"四字。

麻黄去节　橘皮各二两　小麦一升

上三味㕮咀，以水五升煮取一升半，分再服。

肺伤汤　主肺气不足而短气，咳唾脓血，不得卧方。

人参　生姜切　桂心各二两　阿胶炙　紫菀各一两　干地黄四两　桑根白皮　饴糖各一斤

上八味㕮咀，以水一斗五升煮桑根白皮二十沸，去滓纳药，煮取二升五合，次纳饴糖令烊，分三服。

伤中汤　主伤中，肺气不足，胁下痛，上气，咳唾脓血，不欲食，恶风，目视䀮䀮，足胫肿方。

生地黄半斤，切　桑根白皮三升，切　生姜五累　白胶五挺　麻子仁　芎䓖各一升　紫菀三两　麦种　饴糖各一升　桂心二尺　人参　甘草炙，各一两

上一十二味㕮咀，以水二斗煮桑根白皮，取七升，去滓纳药，煮取五升，澄去滓，纳饴糖煎取三升，分为三服。

温液汤　主肺痿涎唾多，心中温温液液方。

甘草三两

上一味㕮咀，以水三升煮取一升半，分三服。

治肺痈咳，胸中满而振寒，脉数，咽干不渴，时时出浊唾腥臭，久久吐脓如粳米粥者方

桔梗三两　甘草二两

上二味㕮咀，以水三升煮取一升，服，不吐脓也[1]。

补肺散　主肺气不足，胸痛牵背，上气失声方。

白石英　五味子各五分　桂心二两　大枣五枚，擘　麦门冬去心　款冬花　桑白皮　干姜　甘草炙，各一两

上九味捣筛为散，以水一升煮枣，取八合，及热投一方寸匕，服日三，亦可以酒煮，以知为度。

补肺丸　主肺气不足，失声胸痛，上气息鸣方。

麦门冬去心　款冬花　白石英　桑根白皮　桂心各二两　五

---

[1]　不吐脓也　《备急千金要方》卷十七·肺痈作"必吐脓血也"五字。

味子三合　钟乳五分,研为粉　干姜—两　大枣一百枚

上九味捣筛为末,以枣膏和,为丸如梧子大。以饮下十五丸,日三。

泻肺散[1]　主醉酒劳倦[2],汗出当风,胸中少气,口干,喘息胸痛,甚者吐逆致吐血方。

款冬花　桂心　附子炮,去皮　蜀椒去目闭口者,汗　五味子　紫菀　苁蓉　杏仁去皮尖双仁,熬　桃仁去皮尖双仁,各五分,熬　当归　续断　远志去心　茯苓　石斛各一两　细辛　干姜各一两半　百部　甘草炙,各二两

上一十八味捣筛为散,酒服方寸匕,日三。

泻脾汤　主脾脏气实,胸中满,不能食方。

茯苓四两　厚朴四两,炙　桂心五两　生姜八两,切　半夏一十,洗去滑　人参　黄芩　甘草炙,各二两

上八味㕮咀,以水一斗煮取三升,分三服。又主冷气在脾脏,走在四肢,手足流肿,亦逐水气。

治脾气实,其人口中淡甘,卧愦愦,痛无常处及呕吐反胃,并主之方

大黄六两

上一味破,以水六升煮取一升,分再服。又主食即吐,并大便不通者,加甘草二两,煮取二升半,分三服。

泻脾汤　主脾气不足,虚冷注下,腹痛方。

当归　干姜　黄连　龙骨　赤石脂　人参各三两　橘皮　附子炮,去皮　秦皮　大黄各二两　半夏五两,洗

上一十一味㕮咀,以水一斗煮取三升一合,分四服。

补脾汤　主不欲食,留腹中,或上或下,烦闷,得食辄呕欲吐,已即胀满不消,噫腥臭,发热,四肢肿而苦下,身重不能自

---

〔1〕　泻肺散　《备急千金要方》卷十七·肺虚实有防风,为十九味。

〔2〕　劳倦　"倦"原作"窘",据《备急千金要方》卷十七·肺虚实改。

胜[1]方。

麻子仁三合　禹余粮二两　桑根白皮一斤　大枣一百枚,擘　黄
连　干姜　白术　甘草炙,各三两

上八味㕮咀,以水一斗煮取半,去滓,得二升九合,日一服,三
日令尽,老小任意加减。

建脾汤　主脾气不调,使人身重如石,欲食即呕,四肢痠削不
收方。

生地黄　黄芪　芍药　甘草各一两,炙　生姜二两　白蜜一升

上六味㕮咀,以水九升煮取三升,去滓纳蜜,搅令微沸,服八
合,日三夜一。

柔脾汤　主脾气不足,下焦虚冷,胸中满塞,汗出,胁下支满,或吐
血及下血方。

干地黄三两　黄芪　芍药　甘草炙,各一两

上四味切,以酒三升渍之,三斗米下蒸,以铜器承取汁,随多少
服之。

温脾汤　主脾气不足,虚弱下痢,上入下出方。

干姜　大黄各三两　人参　附子炮,去皮　甘草炙,各二两

上五味㕮咀,以水八升煮取二升半,分三服。

温脾汤　主脾气不足,水谷下痢,腹痛,食不消方。

半夏四两,洗　干姜　赤石脂　白石脂　厚朴炙　桂心各三两
当归　芎䓖　附子炮,去皮　人参　甘草炙,各二两

上一十一味㕮咀,以水九升煮取三升,分三服。

泻脾丸　主脾气不调,有热,或下闭塞,调五脏,治呕逆食饮方。

大黄六两　杏仁四两,去皮尖及双仁,熬　蜀椒去目闭口者,汗　半
夏洗　玄参　茯苓　芍药各三分　细辛　黄芩各半两　人参
当归　附子炮,去皮　干姜　桂心各一两

上一十四味捣筛为末,炼蜜和,丸如梧子。饮服六丸,日三,增

---

〔1〕　不能自胜　谓肢体困重,活动不能胜力。按"胜",禁得起。《说文解
字·力部》:"胜,任也。"段玉裁注:"凡能举之,能克之,皆曰胜。"

至十丸。

泻脾丸　主毒风在脾中,流肿,腹满短气,食辄防响不消,时时微
下方。

　　干姜　当归　桂心　葶苈各三分,熬　狼毒　大黄　芎䓖　蜀
椒去目及闭口,汗　白薇　附子炮,去皮　甘遂　吴茱萸各半两
　　上一十二味捣筛为末,炼蜜和,丸如梧子。饮服三丸,日三。

大温脾丸　主脾中冷,水谷不化,胀满,或时寒极方。

　　法曲　大麦蘗　吴茱萸各五合　枳实三枚,炙　干姜三两　细
辛三两　桂心五两　桔梗三两　附子炮,去皮,二两　人参　甘
草炙,各三两
　　上一十一味捣筛为末,炼蜜和,丸如梧子。酒服七丸,日三,加
至十五丸。

转脾丸　主大病后至虚羸瘦,不能食,食不消化方。

　　小麦曲四两　蜀椒一两,去目及闭口,汗　干姜　吴茱萸　大黄
各三两　附子炮,去皮　厚朴炙　当归　桂心　甘草炙,各二两
　　上一十味捣筛为末,炼蜜和,丸如梧子。酒服十五丸,日三。

温脾丸　主胃气弱,大腹冷则下痢,小腹热即小便难,防响腹满,
喘气虚乏,干呕不得食,温中消谷,治脾益气方。

　　法曲　小麦蘗各五合　吴茱萸三合　枳实三枚,炙　人参　桔
梗　麦门冬去心　干姜　附子炮,去皮　细辛各二两　桂心
厚朴炙　当归　茯苓　甘草炙,各三两
　　上一十一味捣筛为末,炼蜜和,丸如梧子。空腹饮服七丸,日
三,亦可加大黄二两。

平胃汤　主胃中寒热呕逆,胸中微痛,吐如豆羹汁,或吐血方。

　　阿胶炙　芍药各二两　干地黄　干姜　石膏碎　人参　黄芩
甘草炙,各一两
　　上八味㕮咀,以水酒各三升煮取三升,分三服。

胃胀汤　主胃气不足,心气少,上奔胸中,愦闷,寒冷,腹中绞痛,
吐痢宿汁方。

　　人参一两　茯苓　橘皮　干姜　甘草炙,各二两

上五味捣筛为末，炼蜜和，更捣五百杵，丸如梧子，以水二升铜器中火上煮二十丸一沸，不能饮者服一升，日三，可长将服。一名胃服丸，又名补脏汤。

和胃丸　主胃痛，悁烦[1]噫逆，胸中气满，腹胁下邪气，寒壮[2]积聚，大小便乍难，调六腑，安五脏，导达肠胃，令人能食，并主女人绝产方。

大黄　细辛　黄连　蜀椒去目闭口者，汗　皂荚炙，去皮子　当归　桂心各一分　杏仁去皮尖双仁，熬　黄芩各一两半　葶苈熬　阿胶炙　芒消各半两　厚朴二分，炙　甘遂一两　半夏五分，洗

上一十五味捣筛为末，炼蜜和，丸如梧子。空腹酒服五丸，日三，稍加至十丸。

试和丸　主呕逆，腰以上热，惕惕惊恐，时悲泪出，时复喜怒，妄语梦寤，洒洒淅淅，头痛少气，时如醉状，不能食，噫闻食臭，欲呕，大小便不利，或寒热，小便赤黄，恶风，目视䀮䀮，耳中兇兇[3]方。

防风　泽泻　白术　蛇床子　吴茱萸　细辛　昌蒲　乌头炮，去皮　五味子各一分　当归　远志去心　桂心各半两　干姜三分

上一十三味捣筛为末，炼蜜和丸。空腹吞五丸如梧子，日三，加至十丸。华佗方。

补肾汤　主肾气不足，心中忙忙[4]而闷，目视䀮䀮，心悬少气，阳气不足，耳聋，目前如星火，痟渴疝痔，一身悉痒，骨中疼痛，小弱拘急，乏气，难咽咽干，唾如胶色黑方。

磁石　生姜切　五味子　防风　牡丹皮　玄参　桂心　甘草炙，各二两　附子一两，炮，去皮　大豆二十四枚

---

[1]　悁烦　谓忧郁烦闷。

[2]　寒壮　恐当作"寒热"。

[3]　兇兇　喧扰声。《说文解字·凶部》："兇，扰恐。"王筠句读："扰，其状也；恐，其意也。加声字，而兇之声情始备。"

[4]　忙忙　忧急貌。按"忙"，忙迫。《集韵·唐韵》："忙，心迫也。"《六书故·人六》："忙，仓皇也。"

上一十味㕮咀,以水一斗二升铜器中扬之三百遍,纳药煮取六升,去滓,更煎得二升八合,分为三服。

肾著汤　主腰以下冷痛而重[1],如带五千钱,小便不利方。

茯苓　白术各四两　干姜二两　甘草一两,炙

上四味㕮咀,以水六升煮取三升,分三服。

治肾间有水气,腰脊疼痛,腹背拘急绞痛方

茯苓　白术　泽泻　干姜各四两

上四味㕮咀,以水八升煮取三升,分三服。

又方　茯苓　白术各四两　饴糖八两　干姜　甘草炙,各二两

上五味㕮咀,以水一斗煮取三升,纳饴糖煎之令烊,分为四服。

大补肾汤　主肾气腰背疼重方。

磁石　石斛　茯苓　橘皮　麦门冬去心　芍药　牛膝　棘刺
桂心各三两　地骨皮三升　人参　当归　五味子　高良姜
杜仲各五两,炙　紫菀　干姜各四两　远志一两半,去心　干地
黄六两　甘草二两,炙

上二十味㕮咀,以水四升煮取一升,分十服。

肾气丸　主五劳七伤,脏中虚竭,肾气不足,阴下痒,小便余沥,忽忽喜忘,悲愁不乐,不嗜食饮方。

署预　石斛各三分　苁蓉　黄芪各三两　羊肾一具　茯苓　五
味子　远志去心　当归　泽泻　人参　巴戟天　防风　附子
炮,去皮　干姜　天雄炮,去皮　干地黄　独活　桂心　棘刺
杜仲炙　菟丝子各二两

上二十二味捣筛为末,炼蜜和,丸如梧子。空腹酒服十丸,日三,稍加至二十丸。

肾沥散　主五劳,男子百病方。

防风　黄芩　山茱萸　白敛　厚朴炙　芍药　署预　麦门冬
去心　天雄炮,去皮　甘草炙,各五分　独活　菊花　秦艽　细
辛　白术　枳实炙　柏子仁各一两　当归　芎䓖　菟丝子

[1]　冷痛而重　《备急千金要方》卷十九·腰痛“而”作“腹”。

苁蓉 桂心各七分 石斛 干姜 人参各二两 钟乳研 蜀椒汗,去目闭口者 附子炮,去皮 白石英各一两 乌头三分,炮,去皮 羊肾一具 黄芪二两半

上三十二味捣筛为散,酒服方寸匕,日二,加至二匕,日三。

泻肾散 主男女诸虚不足,肾气乏方。

消石 矾石各八分

上二味捣筛为散,以粳米粥汁一升纳一方寸匕,搅令和调,顿服之,日三,不知稍增。

五脏气虚第五方九首

五补汤 主五脏内虚竭,短气咳逆,伤损郁郁不足,下气,复通津液方。

麦门冬去心 小麦各一升 粳米三合 地骨皮 薤白各一斤 人参 五味子 桂心 甘草炙,各二两 生姜八两,切

上一十味㕮咀,以水一斗二升煮取三升,分三服。口干,先煮竹叶一把,减一升,去滓,纳药煮之。

人参汤 主男子五劳七伤,胸中逆满害食,乏气呕逆,两胁下胀,少腹急痛,宛转[1]欲死,调中平脏气理伤绝方。

人参 茯苓 芍药 当归 白糖 桂心 甘草炙,各二两 蜀椒去目及闭口,汗 生姜 前胡 橘皮 五味子各一两 枳实三分,炙 麦门冬三合,去心 大枣十五枚,擘

上一十五味㕮咀,以东流水一斗五升渍药半日,以三岁陈芦微微煮取四升,去滓,纳糖令消,二十以上六十以下服一升,二十以下六十以上服七八合,久羸者服七合,日三夜一。

治手足厥寒,脉为之细绝,其人有寒者,**当归茱萸四逆汤**方

当归 芍药 桂心各三两 吴茱萸二升 生姜半斤,切 细辛

---

[1] 宛转 展转,曲折。《庄子·天下》:"椎拍辑断,与物宛转,舍是与非,苟可以免。"成玄英疏:"宛转,变化也。"

通草　甘草各二两,炙　大枣二十五枚,擘

上九味㕮咀,以酒水各四升煮取三升,分四服。

治下痢清谷,内寒外热,手足厥逆,脉微欲绝,身反恶寒,其人面赤,或腹痛干呕,或咽痛,或痢止脉不出,**通脉四逆汤**方

甘草一两,炙　大附子一枚,生去皮,破八片　干姜三两,强人可四两

上三味㕮咀二味,以水三升煮取一升二合,分再服,脉即出也。面赤者,加葱白九茎;腹痛者,去葱白,加芍药二两;呕者,加生姜二两;咽痛者,去芍药,加桔梗一两;痢止脉不出者,去桔梗,加人参二两。

复脉汤　主虚劳不足,汗出而闷,脉结心悸,行动如常,不出百日危急者,二十一日死方。

生地黄一斤,细切　生姜三两,切　麦门冬去心　麻子仁各三两　阿胶三两,炙　大枣三十枚,擘　人参　桂心各二两　甘草四两,炙

上九味㕮咀,以水一斗煮取六升,去滓,分六服,日三夜三。若脉未复,隔日又服一剂,力弱者三日一剂,乃至五剂十剂,以脉复为度,宜取汗。越公杨素[1]因患失脉,七日服五剂而复。仲景名炙甘草汤。一方以酒七升、水八升煮取三升,见伤寒中。

大建中汤　主五劳七伤,小肠急[2],脐下彭亨,两胁胀满,腰脊相引,鼻口干燥,目暗眈眈,愦愦不乐,胸中气逆,不下食饮,茎中策然痛,小便赤黄,尿有余沥,梦与鬼神交通,失精,惊恐虚乏方。

人参　龙骨　泽泻　黄芪各三两　大枣二十枚　芍药四两　远志去心　甘草炙,各二两　生姜切　饴糖各八两

上一十味㕮咀,以水一斗煮取二升半,去滓,纳饴糖令消,一服

[1] 杨素　人名。隋弘农华阴(今属陕西)人,字处道。佐隋文帝灭陈,封越国公。后任尚书左仆射、司徒,执掌朝政。

[2] 小肠急　《备急千金要方》卷十九·补肾"小肠"作"小腹"。

八合,相去如行十里久。《千金》有当归三两。

小建中汤 所主与前方同。

芍药六两 桂心三两 生姜三两,切 饴糖一升 甘草二两,炙 大枣十二枚,擘

上六味㕮咀,以水七升煮取三升,去滓纳饴糖,一服一升,日三服。已载伤寒中,此再见之。

茯苓汤 主虚损短气,喉咽不利,唾如稠胶凝塞方。

茯苓 前胡 桂心各二两 麦门冬五两,去心 大枣四十枚,擘 人参 干地黄 芍药 甘草各一两,炙

上九味㕮咀,以水一斗煮麦门冬及八升,除滓纳药,煮取三升,分三服,三剂水瘥。一名凝唾汤。

黄芪汤 主虚劳不足,四肢烦疼[1],不欲食饮,食即胀[2],汗出方。

黄芪 当归 细辛 五味子 生姜切 人参 桂心 甘草各二两,炙 芍药三两 前胡一两 茯苓四两 半夏八两,洗 麦门冬二两,去心 大枣二十枚,擘

上一十四味㕮咀,以水一斗四升煮取三升,去滓,一服八合,日三。

补虚丸散第六方二十二首

菴䕡散 主风劳湿痹,痿厥少气,筋挛,关节疼痛,难以屈伸,或不能行履,精衰目瞑,阴阳不起,腹中不调,乍寒乍热,大小便或涩,此是肾虚所致,主之方。

菴䕡子 酸枣仁 大豆卷 薏苡仁 车前子 蔓荆子 菥蓂子 冬瓜子 菊花 秦椒汗,子并闭目者,各一升 阿胶一斤,炒

上一十一味各捣,绢下为散,合和捣令相得,食后服三合,日再。若苦筋挛,骨节痛,难以屈伸,倍酸枣仁,菴䕡菥蓂瓜子各三

[1] 烦疼 原作"顿瘵",据《备急千金要方》卷十九·补肾改。
[2] 食即胀 "胀"字原脱,据《备急千金要方》卷十九·补肾补。

升。久服不老,益气轻身,耳目聪明。

大五补丸　主五脏劳气,七伤虚损不足,冷热不调,饮食无味。

　　署预　石龙芮　覆盆子　干地黄　五味子各二两　石南　秦
　　芃　五加皮　天雄炮,去皮　狗脊　人参　黄芪　防风　山茱
　　萸　白术　杜仲炙　桂心各一两　麦门冬去心　巴戟天各一两
　　半　远志二两半,去心　石斛　菟丝子　天门冬各七分,去心
　　蛇床子　草薢各半两　茯苓五分　干姜三分　肉苁蓉三两
　　上二十八味捣筛为末,炼蜜和,丸如梧子。空腹以酒服十丸,
　　日三,稍加至三十丸。

翟平署预丸　补诸虚劳损方。

　　署预　牛膝　菟丝子　泽泻　干地黄　茯苓　巴戟天　赤石
　　脂　山茱萸　杜仲炙,各二两　苁蓉四两　五味子一两半
　　上一十二味捣筛为末,炼蜜和,丸如梧子。酒服二十丸,日一
　　夜一。瘦者,加敦煌石膏二两;健忘,加远志二两;少津液,加柏
　　子仁二两。慎食蒜醋陈臭等物。

署预散　补虚风劳方[1]。

　　署预　牛膝　续断　巴戟天　菟丝子　茯苓　枸杞子[2]
　　五味子　杜仲各一两,炙　蛇床子　山茱萸各三分　苁蓉一两
　　上一十二味捣筛为散,酒服方寸匕,日二夜一。惟禁蒜醋。健
　　忘加远志茯神,体涩加柏子仁,各二两。服三剂益肌肉,亦可
　　为丸。

署预散　主头面有风,牵引眼睛疼痛,偏视不明方。

　　署预五两　细辛一两半　天雄炮,去皮　秦芃各二两　桂心　羌
　　活　山茱萸各二两半
　　上七味捣筛为散,酒服方寸匕,日三。

十味肾气丸　主补虚方。

―――――――――

〔1〕补虚风劳方　《备急千金要方》卷十九·补肾作"补丈夫一切病不能具
　　述方"一十一字。
〔2〕枸杞子　《备急千金要方》卷十九·补肾作"荆实"。

桂心　牡丹皮　泽泻　署预　芍药各四两　玄参　茯苓　山

茱萸各五两　附子三两,炮,去皮　干地黄八两

上一十味捣筛为末,炼蜜和,丸如梧子。以酒服二十丸,稍加

至三十丸,以知为度。

张仲景八味肾气丸方

干地黄八两　泽泻二两　桂心二两　署预四两　山茱萸四两

牡丹皮　茯苓各三两　附子炮,去皮,二两

上八味捣筛为末,炼蜜和,丸如梧子。以酒服七丸,日三,稍加

至十丸,久长可服。

常服大补益散方

肉苁蓉　干枣肉　石斛各八两　枸杞子一斤　菟丝子　续断

远志各五两,去心　天雄三两,炮,去皮　干地黄十两

上九味捣筛为散,酒服方寸匕,日二,无所忌。

补虚,主阳气断绝不起方

白石英　阳起石　磁石　苁蓉　菟丝子　干地黄各二两半

五味子　石斛　桔梗　白术各二两　巴戟天　防风各五分

蛇床子半两　桂心[1]

上一十四味捣筛为末,炼蜜和,丸如梧子。酒服十五丸,日三,

稍加至二十丸,以知为度。

小秦艽散　主风虚疥瘙痒方。

秦艽三两　茯苓　牡蛎熬　附子炮,去皮　黄芩各半两　人参三

分　干姜　细辛各五分　白术三两半　蜀椒去目闭口者,汗　桔

梗　防风　桂心各一两

上一十三味捣筛为散,酒服方寸匕,日再。

治阳气衰微,终日不起方

蛇床子三分　菟丝子草汁二合

上二味和如泥,涂上,日五遍,三日大验。

又方　车前根叶

---

〔1〕　桂心　药量原缺,校本同,待考。

　　　上一味曝干,捣为散,酒服方寸匕,日三服。

又方　原蚕蛾未连者,一升

　　　上一味阴干,去头足翅,捣筛为末,炼蜜和,丸如梧子,夜卧服
　　一丸。

又方　蛇床子　菟丝子　杜仲各五分,炙　五味子一两　肉苁蓉
　　二两

　　　上五味捣筛为末,炼蜜和,丸如梧子。酒服十四丸,日二夜一。

又方　阳起石

　　　上一味以酒三斗渍二七日,服三合,日三夜一。

又方　特生礜石火炼一伏时

　　　上一味捣末,酒渍二七日,服五合,日三夜一。

淮南八公石斛散　主风湿痹疼,腰脚不遂方。

　　　石斛　防风　茯苓　干姜　细辛　云母　杜仲炙　远志去心
　　　菟丝子　天雄炮,去皮　人参　苁蓉　草薢　桂心　干地黄
　　　牛膝　蛇床　署预　巴戟天　续断　山茱萸　白术各一两
　　　菊花　附子炮,去皮　蜀椒去目闭口者,汗　五味子各二两

　　　上二十六味捣筛为散,酒服方寸匕,日再。

琥珀散　主虚劳百病,阴痿精清,力不足,大小便不利如淋,脑间
寒气,结在关元,强行阴阳[1],精少余沥,治腰脊痛,四肢重,咽
干口燥,饮食无味,乏气少力,远视脆脆,惊悸不安,五脏气虚,上
气闷满方。

　　　琥珀二两　石韦　干姜　滑石　牡丹皮　茯苓　芎藭[2]　石
　　　斛　续断　当归　人参　远志去心　桂心各三两　苁蓉　千
　　　岁松脂　牡蒙　橘皮各四两　松子　柏子仁　荏子各三升
　　　车前子　菟丝子　莨菪子各一升　枸杞子一两　牛膝三两　通
　　　草十四两　胡麻子　芜菁子　蛇床子　麦门冬各一升,去心

────────────────

〔1〕　强行阴阳　谓精力不能胜而勉强行房事。

〔2〕　芎藭　即芎藭。《楚辞·刘向·九叹》:"莞,芎弃于泽洲兮。"王逸注:
　　"芎,芎穷也。"

上三十味各异捣,合捣二千杵,重绢下,合和,盛以韦囊。先食服方寸匕,日三夜一。用牛羊乳煎令熟,长服令人志性强,轻身,益气力,消谷能食,耐寒暑,百病除愈,久服老而更少,发白更黑,齿落更生矣。

秃鸡散方

蛇床子　菟丝子　远志去心　五味子　巴戟天　防风各半两
苁蓉三分　杜仲一分,炙

上八味捣筛为散,酒服方寸匕,日一服。

三仁九子丸　主五劳七伤,补益方。

酸枣仁　柏子仁　薏苡仁　蛇床子　枸杞子　五味子　菟丝子　菊花子　菴䕡子　蔓荆子　地肤子　乌麻子　干地黄　署预　桂心

上一十五味各二两,加苁蓉二两,捣筛为末,炼蜜和,丸如梧子。酒服二十丸,日二,大主肾虚劳。

疗气及虚方《千金方》云:治气及五劳七伤,无所不治,明目,利小便。

白石英十两,成炼者　石斛　苁蓉各一两半　菟丝子三两　茯苓
泽泻　橘皮各一两

上七味,先取白石英无多少,以铁槌砧上细打,去暗者及恶物屑臄,惟取向日看明澈者捣,绢筛于铜盘中,水研之如米粉法,三度研讫澄之,渐渐却水,曝令浥浥然[1],看上有不净之物去之,取中心好者,在下有恶物亦去之,所得好者更研令熟,以帛练袋盛,置瓷瓮合上,以三斗米下蒸之,饭熟下,悬袋日中干之,取出更研,然后捣诸药下筛,总于瓷器中研令相得,酒服方寸匕,日二,不得过之。忌猪鱼鹅鸭蒜生冷醋滑。

治腰痛方　鹿角末,酒服方寸匕,日二服。

（焦振廉）

---

[1]　浥浥然　湿润貌。《说文解字·水部》:"浥,湿也。"

千金翼方卷第十六　中风上

诸酒第一方二十首

独活酒　主八风十二痹方。

独活　石南[1]各四两　防风三两　茵芋[2]　附子去皮　乌头去皮　天雄去皮,各二两

上七味切,以酒二斗渍六日,先食服,一服半合,以知为度。

牛膝酒　主八十三种风著人,头面肿痒,眉发陨落,手脚拘急,不得行步,梦与鬼神交通[3],或心烦恐怖,百脉自惊,转加羸瘦,略出要者,不能尽说方。

牛膝　石南　乌头去皮　天雄去皮　茵芋各二两　细辛五分

上六味切,以酒一斗二升渍之,春秋五日,夏三日,冬七日,初服半合,治风癫[4]宿澼[5],服之即吐下,强人日三,老小日一,不知稍加。惟禁房室及猪肉等。

茵芋酒　主新久风体不仁,或垂曳[6],或拘急肿,或枯焦,施连方。

茵芋　狗脊　乌头去皮　附子各二两,去皮　踯躅　天雄去皮,

---

〔1〕　石南　即石南叶,为蔷薇科植物石楠的干燥茎叶。性味辛苦平,能祛风,通络,益肾,主治风痹,腰背酸痛,肾虚脚弱等。

〔2〕　茵芋　为芸香科植物茵芋的茎叶。性味辛苦温,有毒,主治风湿痹病,四肢挛急,两足痿弱等。

〔3〕　梦与鬼神交通　病证名,即梦交。详参《诸病源候论》卷四十·与鬼交通候及梦与鬼交通候。

〔4〕　风癫　即癫痫,亦即痫病。

〔5〕　澼　即肠澼,谓肠间水。《集韵·昔韵》:"澼,肠间水。"

〔6〕　垂曳　谓肢体下垂拖曳。按"曳",拖。《玉篇·曰部》:"曳,申也,牵也,引也。"

各一两

上六味切,以酒一斗渍八九日,服半合,以知为度。

金牙酒　主积年八风[1]五疰[2],举身𤺁曳[3],不得转侧,行步跛
躄[4],不能收摄,又暴口噤失音,言语不通利,四肢脊筋皆急,肉
疽[5],血脉曲挛掣,痱胴起肿痛[6],流走无常处,劳冷积聚,少
气,或寒或热,三焦脾胃不磨,饮澼结实,逆害饮食,醋咽呕吐,食
不生肌,医所不能治者,悉主之方。

金牙[7]烧,碎之如粳米大　细辛　地肤子若无子,用茎代之　地
黄　附子去皮　防风　蜀椒去目闭口者,汗　茵芋　蒴藋根各四
两　羌活一斤

上一十味切,以瓷罂中清酒四斗渍之,密泥封勿泄,春夏三四
宿,秋冬六七宿,去滓,服一合,此酒无毒,及可小醉,不尽一剂,

---

〔1〕 八风　八方之风。《素问·八正神明论》王冰注:"八风者,东方婴儿风,
　　 南方大弱风,西方刚风,北方大刚风,东北方凶风,东南方弱风,西南方
　　 谋风,西北方折风也。"此谓各类风病。

〔2〕 五疰　病证名。凡病情久延,反复发作,或注易旁人者,均称为疰病。
　　 症见乍寒乍热,或皮肤游走跳动,或心腹刺痛,或肢节沉重等。详参《诸
　　 病源候论》卷二十四·五疰候。

〔3〕 𤺁曳(duǒyè　躲夜)　病证名,即𤺁痍。指风邪乘袭经脉所致的手足筋
　　 脉弛缓无力,四肢不收等病症。按"𤺁",软弱无力。《灵枢经·口问》:
　　 "人之𤺁者,何气使然。岐伯曰:胃不实则诸脉虚,诸脉虚则筋脉懈惰,
　　 筋脉懈惰则行阴,用力气不能复,故为𤺁。""曳",困顿。《后汉书·冯衍
　　 传》李贤注:"曳,犹顿也。"详参《诸病源候论》卷一·风𤺁曳候。

〔4〕 跛躄(bì　避)　跛瘫。按"躄",足不能行,瘫腿。《玉篇·足部》:"躄,
　　 跛甚者。"

〔5〕 肉疽　病证名。因邪气滞留不去而形成的漫肿无热、无脓液、病位较深
　　 的疽病。《灵枢经·刺节真邪》:"有热则化而为脓,无热则为肉疽。"

〔6〕 痱胴起肿痛　谓患风病而致经脉隐起如辫绳,肿胀疼痛。按"痱",风
　　 病。《说文解字·疒部》:"痱,风病也。""胴",脉隐起如辫绳。《集韵·
　　 铣韵》:"胴,脉隐起如辫绳。"

〔7〕 金牙　石类,为江岸或江中岩石经湍流冲激而年久者。生于蜀地,以呈
　　 金色者良,故名金牙。性味咸,无毒,主治鬼疰毒蛊及诸疰等。

病无不愈矣。又令人肥健,尽自可加诸药各三两,惟蜀椒五两,用酒如法,勿加金牙也。此酒胜针灸,治三十年诸风𤺥曳,神验。冷加干姜四两。一方用升麻四两、人参三两、石斛牛膝五两。又一方用蒺藜四两、黄芪三两。又一方有续断四两。《千金》用莽草,无茵芋。

马灌酒　主除风气,通血脉,益精气,定六腑,明耳目,悦泽颜色,头白更黑,齿落更生,服药二十日力势倍,六十日志气充强,八十日能夜书,百日致神明,房中盈壮如三十时,力能引弩。有人服药,年七八十,有四男三女。陇西韩府君[1]筋急,两膝不得屈伸,手不得带衣,起居增剧,恶风寒冷,通身流肿生疮。蓝田[2]府君背痛不能立,面目萎黄,服之二十日,身轻目明,房室盈壮。病在腰膝,药悉主之,常山太守方。

　　天雄去皮　茵芋各三两　蜀椒去目闭口者,汗　踯躅各一升　白敛三两　乌头去皮　附子去皮　干姜各二两

　　上八味切,以酒三斗渍之,春夏五日,秋冬七日,去滓,初服半合为始,稍加至三合,曝滓为散,服方寸匕,日三,以知为度。夏日恐酒酸,以油单覆下垂井中,近水不酸也。《千金》有桂心商陆,为十味。

芫青酒　主百病风邪狂走,少腹肿,癥瘕,霍乱中恶[3],飞尸[4]遁

---

〔1〕府君　汉魏以来对人的敬称。《世说新语·言语》:"文举(孔融)至门谓吏曰:我是李府君亲。"又,汉魏时太守自辟僚属如公府,因尊称太守为府君。

〔2〕蓝田　县名。秦孝公置,故城在县治西,北周徙今治,隋唐因之,今属陕西省。

〔3〕中恶　病名。因心神衰弱,猝然感受邪恶不正之气而致,症见卒然心腹刺痛,闷乱欲死,甚则昏不知人等。详参《诸病源候论》卷二十三·中恶候。

〔4〕飞尸　病证名,尸病之一。以心腹刺痛,气息喘急,上冲心胸为主症。因其发病突然,故称飞尸。详参《诸病源候论》卷二十三·飞尸候。

疰[1]，暴癥[2]伤寒，中风湿冷，头痛身重，诸病寒热，风虚及头风，服酒当从少起，药发当吐清汁一二升方。

芫青　巴豆去皮心，熬　斑猫[3]各三十枚，去翅足，熬　附子去皮
蹢躅　细辛　乌头去皮　干姜　桂心　蜀椒去目闭口者，汗
天雄去皮　黄芩各一两

上一十二味切，以酒一斗渍十日，每服半合，日二，应苦烦闷，饮一升水解之，以知为度。

蛮夷酒　主久风枯挛，三十年著床，及诸恶风[4]眉毛堕落方。

独活　乌头去皮　干姜　地黄　礜石[5]烧　丹参各一两　白芷
二两　芫荑　芫花　柏子仁各一两　人参　甘遂　狼毒　苁蓉
蜀椒去目闭口者，汗　防风　细辛　矾石烧汁尽　牛膝　寒水
石[6]　茯苓　金牙烧　麻黄去节　芍药　当归　柴胡　枸杞根
《千金》作狗脊　天雄去皮　乌喙去皮，各半两　附子去皮，二两　署
预　杜仲炙　石南　牡蛎熬　山茱萸　桔梗　牡荆子　款冬各

---

〔1〕　疰　病证名，疰病之一。因体虚之人感受邪毒之气，邪毒停留隐匿经
　　　络脏腑而致，症见四肢沉重，腹内刺痛，发作无时，日久不瘥等。详参
　　　《诸病源候论》卷二十四·遁注候。按"遁"，隐匿。《广雅·释诂四》：
　　　"遁，隐也。"

〔2〕　暴癥　病证名。因脏腑虚弱，邪气结聚而致，症见腹中卒然有物，坚硬
　　　如石，疼痛如刺，昼夜不安等。详参《肘后备急方》卷四·治卒心腹癥坚
　　　方、《诸病源候论》卷十九·暴癥候。

〔3〕　斑猫　即斑蝥，又名龙尾、晏青，为芫青科昆虫南方大斑蝥或黄黑小斑
　　　蝥的干燥全虫。性味辛寒，有毒，能攻毒，逐瘀，外用治恶疮，顽癣，口眼
　　　歪斜；内服治瘰疬，狂犬咬伤等。

〔4〕　恶风　即疠风，亦即麻风。

〔5〕　礜石　又名青分石、立制石、泽乳，为硫化物类矿物毒砂的矿石。性味
　　　辛甘热，有毒，能消冷积，祛寒湿，蚀恶肉，杀虫，主治痼冷腹痛，积聚坚
　　　癖，风冷湿痹，痔瘘息肉，恶疮癣疾等。

〔6〕　寒水石　又名凝水石，为硫酸盐类矿物芒硝的晶体。性味辛咸寒，能清
　　　热降火，利窍消肿，主治时行热病，积热烦渴，吐泻水肿，尿闭，丹毒，烫
　　　伤等。

三两　白术三分　石斛二分　桂心一分　苏子一升　赤石脂二两半

上四十三味切,以酒二斗渍之,夏三日,春秋六日,冬九日,一服半合。当密室中合药,勿令女人六畜见之,二日清斋〔1〕乃合药。加麦门冬二两、大枣四十枚,更佳也。《千金》有芎䓖。

又**蛮夷酒**　主八风十二痹,偏枯不随,宿食虚冷,五劳七伤,及女人产后余疾,月水不调方。

远志去心　矾石烧汁尽,各二两　石膏二两半　蜈蚣二枚,炙　狼毒　礜石烧　白术　附子去皮　半夏洗　桂心　石南　白石脂〔2〕　续断　龙胆　芫花　玄参　白石英　代赭　菖茹　石韦去毛　天雄去皮　寒水石　防风　桔梗　藜芦　卷柏　山茱萸　细辛　乌头去皮　踯躅　蜀椒去目闭口者,汗　秦艽　菖蒲　白芷各一两

上三十四味切,以酒二斗渍四日,一服一合,日再。十日后沥去滓,曝干,捣筛为散,酒服方寸匕,日再,以知为度。

鲁公酒　主百病风眩〔3〕心乱,耳聋,目眩泪出,鼻不闻香臭,口烂生疮,风齿瘰疬,喉下生疮,烦热,厥逆上气,胸胁肩髀痛,手不上头,不自带衣,腰脊不能俯仰〔4〕,脚酸不仁,难以久立,八风十二痹,五缓六急,半身不遂,四肢偏枯,筋挛不可屈伸,贼风,咽喉闭塞,哽哽不利,或如锥刀所刺,行人皮肤中,无有常处,久久不治,入人五脏,或在心下,或在膏肓,游行四肢,偏有冷处如风所吹,久寒积聚风湿,五劳七伤,虚损万病方。

〔1〕　清斋　谓清心素食。世俗以素食为斋。王维《积雨辋川庄作诗》:"山中习静观朝槿,松下清斋折露葵。"
〔2〕　白石脂　又名白符,为硅酸盐类矿物。性味甘酸平,能涩肠,止血,主治久泻久痢,崩漏带下等。
〔3〕　风眩　病证名,即风头眩。因体虚风邪入脑而致,症见头晕目眩等。详参《诸病源候论》卷二·风头眩候。
〔4〕　俯仰　"俯"原作"俛",今改。按"俛",同"俯"。《说文解字·页部》:"俛,颧或从人、兔。"《广韵·麞韵》:"俯,《汉书》又作俛。"

细辛半两　茵芋　乌头去皮　蹢躅各五分　木防己　天雄去皮
石斛各一两　柏子仁　牛膝　山茱萸　通草　秦艽　桂心
干姜　干地黄　黄芩一作黄芪　茵陈　附子去皮　瞿麦　王
荪[1]一作王不留行　杜仲炙　泽泻　石南　防风　远志各三
分,去心

上二十五味切,以酒五斗渍十日,一服一合,加至四五合,以知
为度。一方加甘草三分。

附子酒　主大风冷,痰澼[2]胀满,诸痹方。

大附子一枚,重二两者,亦云二枚,去皮破

上一味用酒五升渍之,春五日,一服一合,以痹为度,日再服,
无所不治。勿用蛀者陈者,非者不瘥病。

紫石酒　主久风虚冷,心气不足,或时惊怖方。

紫石英一斤　钟乳[3]研　防风　远志去心　桂心各四两　麻
黄去节　茯苓　白术　甘草炙,各三两

上九味切,以酒三斗渍如上法,服四合,日三,亦可至醉,常令
有酒气。

丹参酒　主恶风疼痹不仁,恶疮不瘥,无痂,鬓眉秃落方。

丹参　前胡　细辛　卷柏　天雄去皮　秦艽　茵芋　干姜
牛膝　芫花　白术　附子去皮　代赭　续断　防风　桔梗
�??茹　矾石烧汁尽　半夏洗　白石脂　石南　狼毒　桂心
菟丝子　芍药　龙胆　石韦　恒山　黄连　黄芩　玄参　礜
石烧　远志去心　紫菀　山茱萸　干地黄　苏[4]　甘草炙,各

---

[1]　王荪　即王孙,为百合科植物四叶王孙的根茎。性味苦平,主治痹症,
四肢酸疼,赤白痢疾等。

[2]　痰澼　"痰"原作"淡",今改。按"淡",通"痰"。《说文通训定声·谦
部》:"阮孝绪《文字集略》:淡,胸中液也……今字作痰,从疒。"

[3]　钟乳　即钟乳石,为碳酸盐类矿物钟乳石的矿石。性味甘温,能温肺
气,壮元阳,下乳汁,主治虚劳喘咳,寒嗽,阳萎,腰脚冷痹,乳汁不通等。

[4]　苏　即酥,为牛乳或羊乳经提炼而成的酥油。性味微寒,能补五脏,益
气血,止渴润燥,主治阴虚劳热,吐血,消渴,诸疮等。

一两　石膏二两　杏仁二十枚,去皮尖双仁　麻黄去节　大黄各
五分　昌蒲一两半　白芷一两　蜈蚣二枚,赤头者,炙

上四十五味切,以酒四斗渍五宿,一服半合,增至一二合,日
二,以瘥为度。

杜仲酒　主腰脚疼痛不遂,风虚方。

杜仲八两,炙　羌活四两　石南二两　大附子三枚,去皮

上四味切,以酒一斗渍三宿,服二合,日再。

杜仲酒　主踠伤〔1〕腰痛方。

杜仲八两,炙　干地黄四两　当归　乌头去皮　芎䓖各二两

上五味切,酒一斗二升渍,服之如上法。

枳茹酒　主诸药不能瘥者方。枳茹枳上青皮刮取其末,欲至心
止,得茹五升,微火熬去湿气,以酒一斗渍,微火暖令得药味,随
性饮之,主口僻眼急神验,主缓风急风并佳。

杜仲酒　主风劳虚冷,腰脚疼屈弱方。

杜仲炙　乳床各八两　当归　芎䓖　干姜　附子去皮　秦艽
石斛　桂心各三两　蜀椒去目闭口者,汗　细辛　茵芋　天雄去
皮,各二两　独活　防风各五两

上一十五味切,以酒三斗渍五宿,一服三合,日三。一方加紫石
英五两。

菊花酒　主男女风虚寒冷,腰背痛,食少,羸瘦无色,嘘吸少气,去
风冷,补不足方。

菊花　杜仲各一斤,炙　独活　钟乳研　草薢各八两　茯苓二两
紫石英五两　附子去皮　防风　黄芪　苁蓉　当归　石斛
桂心各四两

上一十四味切,以酒七斗渍五宿,一服二合,稍渐加至五合,日
三。《千金》有干姜。

麻子酒　主虚劳百病,伤寒风湿,及女人带下,月水往来不调,手

---

〔1〕踠伤　"踠"原作"腕",据文义改。按"踠",猛折而致筋骨受伤。慧琳
《一切经音义》卷八十七:"踠足,张戬:足未骋也,折也。"

足疼痹著床方。

麻子一石　法曲一斗

上二味，先捣麻子成末，以水两石著釜中蒸麻子极熟，炊一斛米顷出，去滓，随汁多少如家酝法，酒熟取清，任性饮之，令人肥健。

黄芪酒　主大风虚冷，痰澼偏枯，脚肿满，百病方。

黄芪　独活　山茱萸　桂心　蜀椒去目闭口者，汗　白术　牛膝　葛根　防风　芎䓖　细辛　附子去皮　甘草炙，各三两　大黄一两　干姜二两半　秦艽　当归　乌头去皮，各二两

上一十八味切，以酒三斗渍十日，一服一合，日三，稍加至五合，夜二，服无所忌。大虚，加苁蓉二两、萎蕤二两、石斛二两；多忘，加昌蒲二两、紫石英二两；心下水，加茯苓二两、人参二两、署预三两。服尽，复更以酒三斗渍滓，不尔，可曝干作散，酒服方寸匕，日三。

地黄酒　生地黄汁一石煎取五斗，冷渍曲发，先淘米曝干，欲酿时，别煎地黄汁如前法，渍米一宿，漉干炊酿，一如家酝法，拌馈[1]亦以余汁，酘[2]酘皆然，其压[3]出地黄干滓，亦和米炊酿之，酒熟讫，封七日压取，温服一盏，常令酒气相接，慎猪鱼，服之百日，肥白疾愈。

诸散第二方九首　论一首

九江太守散　主男女老少未有不苦风者，男子五劳七伤，妇人产后余疾，五脏六腑诸风，皆悉主之方。

知母　人参　茯苓各三分　蜀椒半两，汗，去目闭口者　栝楼一两

---

[1] 馈(fèn 分)　蒸饭，煮米半熟用箕漉出再蒸熟。《说文通训定声·屯部》："馈，滫饭也。如今北方蒸饭，先以米下水一滃漉出，再蒸匀熟之。下水涫之曰馈，再蒸之曰馏。"

[2] 酘(dòu 斗)　酒再酿。《集韵·候韵》："酘，《字林》：重酝也。"

[3] 压　原作"押"，今改。按"押"，通"压"。《正字通·手部》："押，与压通。"

半　防风　白术各三两　泽泻二两　干姜　附子炮,去皮　桂
心各一两　细辛一两

上一十二味捣筛为散,以酒服方寸匕,日再。饮酒常令有酒
色,勿令大醉也,禁房室猪鱼生冷。无病常服益佳,延年益寿,轻
身明目,强筋骨,愈折伤。

吴茱萸散　主风跛蹇[1]偏枯,半身不遂,昼夜呻吟,医所不能
治方。

吴茱萸　干姜　白敛　牡桂　附子炮,去皮　署预　天雄炮,
去皮　干漆熬　秦艽各半两　狗脊一分　防风一两

上一十一味捣筛为散,以酒服方寸匕,日三服。

山茱萸散　主风跛痹,治法如前方。

山茱萸　附子炮,去皮　署预　王荪　牡桂　干地黄　干漆熬
秦艽　天雄炮,去皮　白术各半两　狗脊

上一十一味捣筛为散,先食酒服方寸匕,日三,药走皮肤中淫
淫,服之一月愈。

万金散　主头痛眩乱,耳聋,两目泪出,鼻不闻香臭,口烂恶疮,鼠
漏瘰疬,喉咽生疮,烦热咳嗽,胸满脚肿,半身偏枯不遂,手足筋
急缓,不能屈伸,贼风猥退[2],蜚尸[3]蛊注,江南恶气[4],在人

---

[1]　跛蹇(jiǎn　剪)　跛瘸。按"蹇",跛脚。《说文解字·足部》:"蹇,跛
也。"

[2]　猥退　病证名,即腲退。因正气虚羸,外感风邪而致,以肢体软弱,虚乏
无力为主症。详参《诸病源候论》卷一·风腲退候。按"腲退",身体肥
弱,行动迟缓貌。《玉篇·肉部》:"腲,腲腇,肥貌。"《后汉书·马援传》:
"萎腇咋舌。"李贤注:"萎腇,耎弱也。""退",迟缓。《方言》卷十二:"退,
缓也。"

[3]　蜚尸　即飞尸。按"蜚",通"飞"。《说文解字注·虫部》:"蜚,古书多假
为飞字。"

[4]　江南恶气　即山岚瘴气。《医学正传》:"岭南闽广等处曰瘴气,烟指山
岚雾露盖瘴湿热恶气而名之也。"通常指恶性疟疾。

心下，或在膏肓，游走四肢，针灸不及，积聚僻戾[1]，五缓六急，湿痹，女人带下积聚，生产中风，男女五劳七伤，皆主之方。

石斛　防风　巴戟天　天雄炮，去皮　干地黄　石南　远志去心　蹋蹢　乌头炮，去皮　干姜　桂心各一两半　蜀椒半升，汗，去目闭口者　瞿麦　茵芋　秦艽　茵芋　黄芪　蔷薇　独活　细辛　牛膝各一两　柏子　泽泻　杜仲各半两，炙　山茱萸　通草　甘草各三分

上二十七味捣筛为散，鸡未鸣时冷酒服五分匕，日三，加至一匕。

人参散　主一切诸风方。

人参　当归各五分　天雄炮，去皮　前胡　吴茱萸　白术　秦艽　乌头炮，去皮　细辛各二分　附子一两，炮，去皮　独活一分　防风　麻黄去节　莽草　蜀椒去目闭口者，汗　莽草　桔梗　天门冬去心　五味子　白芷各三两　芎䓖一两

上二十味捣筛为散，酒服方寸匕，日三服。中热者加减服之；若卒中风伤寒，鼻塞者，服讫覆取汗，即愈。

防风散　主风所为，卒起眩冒不知人，四肢不知痛处，不能行步，或身体偏枯不遂，口吐涎沫出，手足拘急方。

防风　蜀椒去目闭口者，汗　麦门冬各一两，去心　天雄炮，去皮　附子炮，去皮　人参　当归各五分　五味子　干姜　乌头炮，去皮　细辛　白术各三两　柴胡　山茱萸　莽草　麻黄去节　桔梗　白芷各半两

上一十八味捣筛为散，酒服方寸匕，日三，不知稍增之，以知为度。

八风十二痹散　主五劳七伤，风入五脏，手脚身体沉重，或如邪气时闷汗出，又蜚尸遁疰相染易，或少气腹满，或皮肤筋痛，项骨相

───────

[1]　积聚僻戾　"戾"原作"戻"，据文义改。按"僻"，邪。《集韵·昔韵》："僻，邪也。""戾"，暴虐。《玉篇·犬部》："戾，虐也。""积聚僻戾"，谓邪气集聚于内而伤害为虐。

牵引无常处,或咽中有气,吞之不入,吐之不出,皆主之方。

细辛　巴戟　黄芪　礜石烧　厚朴炙　白敛　桂心　黄芩　牡荆　山茱萸　白术　女萎　菊花　人参　天雄炮,去皮　防风　萆薢　石斛　蜀椒各一两,汗,去目闭口者　芎䓖　龙胆　芍药　苁蓉各半两　紫菀　秦艽　茯苓　昌蒲乌头炮,去皮　干姜各一两　附子炮,去皮　署预　五味子各一两半　桔梗　远志各二两半,去心

上三十四味捣筛为散,酒服方寸匕,日二,稍增至二匕,主万病。

又**八风十二痹散**　主风痹呕逆,不能饮食者,心痹也;咳满腹痛,气逆,唾涕白者,脾痹也;津液唾血腥臭者,肝痹也;阴痿下湿者,痿痹也;腹中雷鸣,食不消,食即气满,小便数起,胃痹也;两膝寒,不能行者,湿痹也;手不能举,肿痛而逆,骨痹也;烦懑[1]短气,涕唾青黑,肾痹也;并悉主之方。

远志去心　黄芪　黄芩　白敛　附子炮,去皮　龙胆　署预　厚朴炙　蜀椒各半两,去目及闭口者,汗　牡荆子　天雄炮,去皮　细辛　菊花　狗脊　山茱萸　防风　芎䓖　桂心各三分　五味子　巴戟天各一分　茯苓　芍药　秦艽　乌头炮,去皮　芜荑　昌蒲　蒌蕤各一两

上二十七味捣筛为散,食后饮服方寸匕,日三,宁从少起,稍渐增之。

秦王续命大八风散　主诸风五缓六急,或浮肿嘘吸,微痹,风虚不足,并补益脏气最良,其说甚多,略取其要方。

秦艽二两,主风不仁　防风二两,去风疼,除湿痹　附子二两,炮,去皮,主风湿,坚肌骨,止痛　昌蒲二两,主风湿痹拘急　茯苓二两,主安中,下气,消水　牛膝二两,去胫虚损烦疼,填骨髓　桔梗二两,主惊悸,和肠胃　细辛一两,主留饮,逐风邪　乌头二两,炮,去皮,主逐

---

〔1〕　烦懑　"懑"原作"满",今改。按"满",通"懑"。《说文通训定声·乾部》:"满,又假借为懑。"

风上气,除邪　署预一两,主益气,补五脏　芎䓖一两,主风寒,温中　远志二两半,去心,主益气力,定心志　天雄一两,炮,主留饮,逐风邪　石龙芮一两,主风,补气,除满　蜀椒一两,去目及闭口者,汗,主温中,逐风邪　石斛二两,主风,益气,嗜食　白芷一两,主风邪,除虚满　龙胆一两,主风肿,除风热　白术一两,主风肿,消水气　山茱萸一两,主风邪湿气　桂心一两,主温筋,利血脉,除邪气　菊花一两,主风湿,补脏益气　女萎一两,主温中,逐风邪　厚朴一两,炙,主温中,除冷,益气,除满　巴戟天一两,主下气,坚肌肤　萆薢一两,主风湿,止悸痛　牡荆子一两,主风,益气,无用柏子仁　干漆一两,熬,主坚体,和少腹　肉苁蓉一两,主虚续伤,腰背痛　五味子一两半,主益气,除寒热　芍药一两,止痛,散血气　黄芩一两,主除虚热,止痛　白矾一两,烧汁尽,主除寒热,破积下气　续断一两,主风虚伤绝　白敛一两,主风,益气力　黄芪一两半,主虚羸风邪,目黄

上三十六味皆新好,以破除日合捣筛为散,温清酒和服方寸匕,日三服,不知稍增之,可至二三匕,以知为度。若苦心闷者,饮少冷水。禁生鱼猪肉菘菜,能断房室百日甚善。此方疗风消[1]胀满,调和五脏,便利六腑,男女有患,悉可合服,常用甚良。患心气不足,短气,纳人参甘草各一两;若腹痛,是肾气不足,纳杜仲羊肾各二两,随病增减。

论曰:此等诸散,天下名药,然热人不可用,惟旧冷者大佳。

诸膏第三方三首

苍梧道士陈元膏　主风百病方。

当归　丹砂各三两,研　细辛　芎䓖各二两　附子去皮,二十二铢

---

[1]　风消　病证名。因风火内郁而致,症见发热,消瘦等。《素问·阴阳别论》:"二阳之病发心脾,有不得隐曲,女子不月,其传为风消,其传为息贲者,死不治。"马莳注:"由是则血枯气郁而热生,热极则风生,而肌肉自尔消烁,故谓之风消也。"

桂心一两二铢　天雄去皮,三两二铢　干姜三两七铢　乌头去皮,三两七铢　雄黄三两二铢,研　松脂半斤　大醋二升　白芷一两　猪肪脂十斤　生地黄二斤,取汁

上一十五味切,以地黄汁大醋渍药一宿,猪肪中合煎之十五沸,膏成去滓,纳[1]丹砂等末熟搅,无令小儿妇人及六畜见之,合药切须禁之。有人苦胸胁背痛,服之七日,所出如鸡子汁者二升,即愈。有人胁下积气如杯,摩药十五日,愈。有人苦脐旁气如手[2],摩之,去如瓜中黄穰一升许,愈。有人患腹切痛[3],时引胁痛数年,摩膏,下如虫三十枚,愈。有女人苦月经内塞,无子数年,膏摩少腹,并服如杏子大一枚,十日下崩血二升,愈,其年有子。有患风瘑[4]肿起,累累如大豆,摩之五日,愈。有患膝冷痛,摩之五日,亦愈。有患头项寒热瘰疬,摩之皆愈。有患面目黧黑,痟瘦[5],是心腹中疾,服药下如酒糟者二升,愈。

丹参膏　主伤寒时行,贼风恶气在外,肢节痛挛,不得屈伸,项颈咽喉痹塞噤闭,入腹则心急腹胀,胸中呕逆,药悉主之,病在腹内服之,在外摩之,缓风不遂,湿痹不仁,偏枯拘屈,口面㖞斜,耳聋齿痛,风颈肿痹,脑中风痛,石痈[6]结核瘰疬坚肿未溃,敷之取

---

〔1〕　纳　原作"内",今改。按"内",与"纳"同。入,放入。《史记·秦始皇本纪》:"百姓内粟千石,拜爵一级。"

〔2〕　气如手　谓气聚而胀起如手形。

〔3〕　切痛　谓拘急疼痛。按"切",急迫。此谓拘急。《素问·调经论》:"必切而出,大气乃屈。"王冰注:"切,谓急也。"

〔4〕　风瘑　病证名,又称风疮。因表虚卫弱,风邪侵袭,气血阻滞,郁遏生热而致,症见皮肤瘙痒,日久不瘥,搔之成疮等。详参《诸病源候论》卷二·风瘑隐疹生疮候、卷三十七·风瘑痒候。按"瘑",疮。《广雅·释诂一》:"瘑,创也。"此谓皮肤生疮瘙痒。

〔5〕　痟瘦　即消瘦。按"痟",同"消"。玄应《一切经音义》卷十四:"消,古文痟同。"

〔6〕　石痈　病证名。因寒邪入腠,气血凝滞而致,症见肌肤肿结,坚实有根,核皮相亲,寒多热少等。详参《诸病源候论》卷三十二·石痈候、卷四十·石痈候。

消,及赤白瘾疹,诸肿无头作痈疽者,摩之令消,风结核在耳后,风水游肿,疼痛瘤瘤[1],针之黄汁出,时行温气,服之如枣大一枚,小儿以意减之方。

丹参　萠藋根各四两　秦艽三两　羌活　蜀椒汗,去目闭口者牛膝　乌头去皮　连翘　白术各二两　踯躅[2]　菊花　莽草各一两

上一十二味切,以苦酒五升、麻油七升合煎,苦酒尽去滓,用猪脂煎成膏。凡风冷者用酒服,热毒单服,齿痛绵沾嚼之。

赤膏　主一切火疮炙疮金疮,木石伤损不可瘥者,医所不能疗,令人忧惧,计无所出,以涂上一宿,生肌肉即瘥方。

生地黄汁二升　生乌麻脂二两　薰陆香末　丁香末各二钱匕黄丹四钱　蜡如鸡子黄,二枚

上六味,先极微火煎地黄汁乌麻脂三分减一,乃下丁香薰陆香煎三十沸,乃下黄丹,次下蜡,煎之使消,以匙搅之数千回,下之,停凝用之。

㖞僻第四方四首

治心虚寒风,半身不遂,骨节离,缓弱不用,便利无度,口面㖞斜,**干姜附子汤方**

干姜　附子炮,去皮,各八两　芎䓖三两　麻黄去节　桂心各四两上五味㕮咀,以水一斗煮取三升,分三服,三日复进一剂。

治中风,面目相引偏僻,牙车急,舌不转方

牡蛎熬　矾石烧　附子生,去皮　伏龙肝等分上四味捣筛为散,以三岁雄鸡血和药敷上,预候看勿令太过,

---

[1]　疼痛瘤(xì 细)瘤(xì 细)　谓微微疼痛。按"瘤",小痛貌。《玉篇·疒部》:"瘤,小痛也。"

[2]　踯躅　即羊踯躅,亦即闹羊花,为杜鹃花科植物羊踯躅的花序。性味辛温,有毒,能驱风,除湿,定痛,主治风湿顽痹,伤折疼痛,皮肤顽癣等。

偏右涂左，偏左涂右，正则洗去之。

乌头膏　主贼风身体不遂，偏枯口僻，及伤寒其身强直方。

　　乌头去皮，五两　野葛　莽草各一斤

　　上三味切，以好酒二斗五升淹渍再宿三日，以猪膏五斤煎成膏，合药，作东向露灶，以苇火煎之，三上三下膏药成。有病者向火摩三千过，汗出即愈。若触寒雾露，鼻中塞，向火膏指头摩人鼻孔中，即愈，勿令入口眼。

治风著人面，引口偏著耳，牙车急，舌不得转方

　　生地黄汁　竹沥各一升　独活三两，切

　　上三味合煎取一升，顿服之，即愈。

心风第五方一十四首

茯神汤　主五邪气入人体中，见鬼妄语，有所见闻，心悸跳动，恍惚不定方。

　　茯神　人参　茯苓　昌蒲各二两　赤小豆四十枚

　　上五味㕮咀，以水一斗煮取二升半，分三服。

人参汤　主风邪鬼气往来，发作有时，或无时节方。

　　人参　防风　乌头炮，去皮　黄芩　附子炮，去皮　远志去心　桔梗　秦艽　五味子　前胡　牡蛎熬　细辛　石膏碎　芎䓖　蜀椒汗，去目闭口者　牛膝　泽泻　桂心　山茱萸　竹皮　橘皮　桑根白皮各三两　干姜　泽兰　狗脊　石南各半两　白术一两半　大枣十六枚，擘　麻黄一两，去节　茯苓　独活　甘草炙，各五分

　　上三十二味㕮咀，以水六升、酒六升合煮取四升，分五服，日三夜二服。

补心汤　主奄奄忽忽〔1〕，朝瘥暮剧，惊悸，心中憧憧〔2〕，胸满，不下食饮，阴阳气衰，脾胃不磨，不欲闻人声，定志下气方。

人参　茯苓　龙齿炙　当归　远志去心　甘草炙，各三两　桂心　半夏洗，各五两　生姜六两，切　大枣二十枚，擘　黄芪四两　枳实炙　桔梗〔3〕　茯神各二两半

上一十四味㕮咀，以水一斗二升先煮粳米五合令熟，去滓纳药，煮取四升，每服八合，日三夜二服。

镇心丸　主风虚劳冷，心气不足，喜忘恐怖，神志不定方。

防风五分　甘草二两半，炙　干姜半两　当归五分　泽泻一两　紫菀半两　茯神二分　大黄五分　秦艽一两半　昌蒲三两　白术二两半　桂心三两　白敛一两　远志去心，二两　附子二两，炮，去皮　桔梗三分　大豆卷四两　署预二两　石膏三两，研　茯苓一两　人参五分　大枣五十枚，擘　麦门冬去心，五两

上二十三味末之，炼蜜和为丸。酒服如梧子大十丸，日三服，加至二十丸。

续命汤　治大风，风邪入心，心痛达背，背痛达心，前后痛去来上下，或大腹胀满微痛，一寒一热，心中烦闷，进退无常，面或青或黄，皆是房内太过，虚损劳伤，交会后汗出，汗出未除，或因把扇，或出当风而成劳，五俞〔4〕大伤，风因外入，下有水，因变成邪，虽病如此，然于饮食无退，坐起无异，至卒不知，是五内〔5〕受气故也，名曰行尸，宜预备此方。

---

〔1〕　奄奄忽忽　气息微弱，神志不清貌。按"奄奄"，气息微弱貌。李密《陈情表》："但以刘日薄西山，气息奄奄，人命危浅，朝不虑夕。""忽忽"，恍惚貌。《文选·宋玉·高唐赋》："悠悠忽忽，怊怅自失。"

〔2〕　憧憧　意不定貌。《说文解字·心部》："憧，意不定也。"

〔3〕　桔梗　原作"枳梗"，据《备急千金要方》卷十四·风虚惊悸改。

〔4〕　五俞　即五脏的背俞，亦即肺俞、心俞、肝俞、脾俞、肾俞，属足太阳膀胱经。

〔5〕　五内　即五中，亦即五脏。《后汉书·董祀妻传》："见此崩五内，恍惚生狂痴。"

麻黄六分,去节　大枣十枚,擘　桂心　防风　细辛　芎䓖　甘
草炙　芍药　人参　秦艽　独活　黄芩　防己　附子炮,去皮
白术各三分　生姜五分

上一十六味切,以水一斗三升先煮麻黄一沸,去上沫,纳诸药
煮取五升,去滓,纳枣煎取三升,分为三服,老小久病服五合,取
汗。忌生葱海藻菘菜[1]生菜猪肉冷水桃李雀肉等。

镇心丸　治胃气厥实,风邪入脏,喜怒愁忧,心意不定,恍惚喜忘,
夜不得寐,诸邪气病,悉主之方。

秦艽　柏实　当归　干漆熬　白敛　杏仁去皮尖双仁,熬　芎
䓖各三分　泽泻一两　干地黄六分　防风　人参各四分　甘草
一两,炙　白术　署预　茯苓　干姜各二分　麦门冬去心,二两
前胡四分

上一十八味捣下筛,炼蜜和,为丸如桐子。先食饮服十丸,日
三,不知稍增之。忌海藻菘菜芜荑桃李雀肉醋物等。

定志小丸　主心气不定,五脏不足,忧悲不乐,忽忽遗忘,朝瘥暮
极,狂眩方。

远志去心　昌蒲各二两　茯苓　人参各三两

上四味捣筛为末,炼蜜和,丸如梧子。饮服二丸,日三。加茯
神为茯神丸,散服亦佳。

补心,治遗忘方

昌蒲　远志去心　茯苓　人参　通草　石决明各等分

上六味捣筛为散,食后水服方寸匕,日一服,酒亦佳。

槐实益心智方　以十月上辛日[2]令童子于东方采两斛槐子,去不
成者,新瓦盆贮之,以井华水渍之,令淹㳉[3],合头密封七日,去

---

〔1〕菘菜　为十字花科植物青菜的幼株。性味甘平,能解热除烦,通利肠
胃,多食滑肠,令人恶心吐沫。

〔2〕上辛日　农历每月上旬的辛日。《谷梁传·哀公元年》:"我以十二月下
辛卜正月上辛。"

〔3〕淹㳉(jiān　坚)　浸渍。按"㳉",浸渍。《说文解字·水部》:"㳉,渍也。"

黄皮,更易新盆,仍以水渍之,密封二七日,去其黑肌,择取色黄鲜者,以小盆随药多少,以密布次其黄夏密布,其上以盆合头密封,纳暖马粪中三七日,开视结成,捣丸如梧子。日服三丸,大月加三丸,小月减三丸,先斋二七日乃服,三十日有验,百日日行二百里,目明,视见表里,白发更黑,齿落再生,面皱却展,日记千言,寻本知末,除六十四种风,去九漏,冷瘕癖,虫毒魇魅。

开心肥健方

人参五两　大猪肪八枚

上二味,捣人参为散,猪脂煎取凝,每服以人参一分、猪脂十分,以酒半升和服之,一百日骨髓充溢,日记千言,身体润泽,去热风冷风头心风等,月服二升半,即有大效。

孔子枕中散方

龟甲炙　龙骨　昌蒲　远志去心,各等分

上四味为散,食后水服方寸匕,日三,常服不忘。

镇心省睡益智方

远志五十两,去心　益智子　昌蒲各八两

上三味捣筛为散,以淳糯米酒服方寸匕,一百日有效,秘不令人知。

止睡方

龙骨　虎骨炙　龟甲炙

上三味捣筛为散,水服方寸匕,日二,以睡定即止。

治多睡,欲合眼则先服,以止睡方

麻黄去节　白术各五两　甘草一两,炙

上三味以日中时南向捣筛为散,食后以汤服方寸匕,日三服。

风眩第六方一十七首

治风眩屋转,眼不得开,**人参汤**方

人参　防风　芍药　黄芪各二两　独活　桂心　白术各三两

当归　麦门冬各一两,去心

上九味㕮咀,以水一斗煮取三升五合,分四服。

治风眩倒屋转,吐逆,恶闻人声,**茯神汤**方

　　茯神四两　黄芪　生姜切　远志各三两,去心　附子一枚,炮,去
　　皮　防风五两　人参　独活　当归　牡蛎熬　苁蓉　白术
　　甘草炙,各二两

　　上一十三味㕮咀,以水一斗二升煮取三升,分六服,每服五合,
　　日三夜三。一方无白术。

防风散　主头面风在眉间,得热如虫蚁行,或头眩,目中泪出。

　　防风五两　天雄炮,去皮　细辛　干姜　乌头炮,去皮　朱砂研
　　桂心各三两　莽草　茯苓各一两[1]　附子炮,去皮　人参　当
　　归各二两

　　上一十二味捣筛为散,酒服方寸匕,日三服。

防风散　主头眩恶风,吐冷水,心闷方。

　　防风　干姜各二两　桂心一两半　泽兰　附子炮,去皮　茯苓
　　人参《千金》作天雄　细辛　署预　白术各一两

　　上一十味捣筛为散,酒服方寸匕,常令有酒气醺醺,则脱巾帽
　　解发,前却梳头[2]一百遍,复投一升酒,便洗手足,须臾头面热,
　　解发,以粉粉之,快卧便愈。可洗头行步如服寒食散,十日愈。

治头风方　捣葶苈子末,以汤淋取汁,洗头,良。

治卒中恶风,头痛方　捣生乌头,去皮,以醋和,涂故布上,薄痛上,
　　须臾痛止,日夜五六薄之。

防风散　主头面身肿方。

　　防风二两　白芷一两　白术三两

　　上三味捣筛为散,酒服方寸匕,日二服。

小三五七散　主头面风,目眩耳聋,亦随病所在两攻方。

---

〔1〕各一两　"各"原作"茯",据文义改。
〔2〕前却梳头　谓来回梳头。按"却",回。《史记·封禅书》:"居顷之,日郤
　　(却)复中。"

天雄炮，去皮，三两　山茱萸五两〔1〕　署预七两

上三味捣筛为散，以酒服五分匕，日三，不知稍增，以知为度。

大三五七散　主口喎目斜，耳聋，面骨疼，风眩痛方。

天雄炮，去皮　细辛各三两　山茱萸　干姜各五两　署预　防风各七两

上六味捣筛为散，以酒服五分匕，日再，不知稍增，以知为度。

治头面风，眼眮鼻塞，眼暗冷泪方　杏仁三升捣末，水煮四五沸洗头，冷汗尽，三度瘥。

又方　熟煮大豆，纳饭瓮中作浆水，日日温洗头面发，不净加少面，勿用水濯，不过十洗。

治头中白屑如麸糠方　立截楮木作枕，六日一易新者。

沐头，主头风方　五月五日取盐一升、水一升合煮，并纳三匕蛇床，以陈芦烧之三沸，以沐头讫，急结密巾之，四五日以水沃〔2〕之，神良。

又方　吴茱萸三升

上一味以水五升煮取三升，以绵拭发根，良。

入项散　主三十六种风，偏枯不遂方。

天雄炮，去皮　山茱萸各一两半　麻黄一两，去节　署预二两　细辛　石南　牛膝　莽草各半两　蜀椒去目闭口者，汗　白术　乌头炮，去皮　桔梗　防风　甘草炙，各四两

上一十四味捣筛为散，以酒服方寸匕，日三。《千金》有芎藭独活附子通草昌蒲，为十九味。

治遍身风方

石南三两，纯青黑斑者佳

上一味捣筛为散，酒服三大豆，日三。至食时当觉两鬓如虫行状，亦如风吹，从头项向臂〔3〕脊腰脚至膝下骨中痛，痛遍即齐下

---

〔1〕　五两　原缺，据《备急千金要方》卷十三·头面风补。

〔2〕　沃　浇灌。《玉篇·水部》："沃，同浂，溉灌也。"《说文解字·水部》段玉裁注："自上浇下曰沃。"此谓冲洗。

〔3〕　臂　原作"壁"，据文义改。

顽风尽止。若风愈即能饮酒,肥健,忌如药法,日一服。

风痹散　主三十年恶风湿痹,发秃落,瘾疹〔1〕生疮,气脉不通,抓搔不觉痛痒方。

附子炮,去皮　干姜　白术各四两　石斛半两　蜀椒一分,汗,去目及闭口者〔2〕　天雄炮,去皮　细辛　踯躅　白敛　乌头炮,去皮　石南　桂心各三分

上一十二味捣筛为散,酒服五分匕,以少羊脯下药,日再,勿大饱食,饥即更服,常令有酒势,先服吐下药后乃服之。以韦袋贮药勿泄,忌冷水房室百日。

（任娟莉）

---

〔1〕　瘾疹　"瘾"原作"隐",据文义改。

〔2〕　一分,汗,去目及闭口者　"去目"二字原在"一分"上,据文义移此。

千金翼方卷第十七　中风下

中风第一方三十五首　灸法二首　论四首

小续命汤方

麻黄去节　防己　人参　桂心　黄芩　芍药　芎䓖　杏仁去尖皮两仁　甘草炙,各一两　附子炮,一枚,去皮　防风一两半　生姜五两,切

上一十二味㕮咀,以水一斗先煮麻黄,去上沫,纳诸药煮取三升,分三服。有风预备一十剂。

大续命汤[1]方

麻黄八两,去节　大杏仁四十枚,去皮尖两仁　桂心　芎䓖各二两　石膏四两,碎　黄芩　干姜　当归　甘草炙,各一两荆沥一升

上一十味㕮咀,以水一斗先煮麻黄,去上沫,下药煮取四升,下荆沥煮取三升,分四服。能言未瘥,后服小续命汤。

又小续命汤方

麻黄二两,去节　生姜五两,切　防风一两半　芍药　白术　人参　芎䓖一两　附子炮,去皮　黄芩　防己各一两　桂心　甘草炙,各二两

上一十二味㕮咀,以水一斗先煮麻黄,去上沫,纳诸药煮取三升,分三服。

西州续命汤方

麻黄六两,去节　石膏四两,碎　桂心二两　杏仁三十枚,去皮尖双

---

〔1〕　大续命汤　《备急千金要方》卷八·诸风无甘草,为九味。

414

仁　芎䓖　干姜　黄芩　当归　甘草炙，各一两

上九味㕮咀，以水一斗二升先煮麻黄，去上沫，下诸药煮取四升，分四服。

续命汤　主久风卧在床，起死人，神方。

麻黄去节　人参　桂心　附子炮，去皮　茯苓各一两　防己　防风　黄芩各一两半　生姜六两，切　半夏五两，洗　枳实二两，炙，上气闷者加之　甘草一两，炙

上一十二味㕮咀，以水一斗先煮麻黄，取九升，去上沫，停冷去滓，纳药煮取三升，分三服。若不须半夏，去之，加芍药三两。

大续命散　主八风十二痹，偏枯不仁，手足拘急疼痛，不得伸屈，头眩不能自举，起止颠倒[1]，或卧忽惊如堕树状，盗汗，临事不兴[2]，妇人带下无子，风入五脏，甚者恐怖，见鬼来收录[3]，或与鬼神交通，悲啼哭泣，忽忽[4]欲走方。

乌头炮，去皮　防风　麻黄去节　人参　杏仁去皮尖两仁，熬　芍药　石膏研　干姜　芎䓖　茯苓　黄芩　桂心　蜀椒去目闭口者，汗　甘草炙，各一两　当归二两

上一十五味捣筛为散，酒服方寸匕，日二，稍增，以知为度。

排风汤方

白鲜皮　白术　芍药　芎䓖　当归　独活　杏仁去皮尖及双仁，熬　防风　桂心　甘草炙，各二两　茯神一作茯苓　麻黄去节，各三两　生姜四两，切

上一十三味㕮咀，以水一斗先煮麻黄，去上沫，纳诸药煮取三升，分三服，取汗可服两三剂。

---

〔1〕起止颠倒　谓举止则颠仆倒地。

〔2〕临事不兴　谓临将行房事而阳痿不能勃起。按"兴"，起，兴起。《说文解字·舁部》："兴，起也。"此谓勃起。

〔3〕见鬼来收录　"见"字原脱，据《备急千金要方》卷八·诸风补。

〔4〕忽忽　神志恍惚貌。《文选·宋玉·高唐赋》："悠悠忽忽，怊怅自失。"

大排风汤　主半身不遂,口不能言及诸偏枯[1]方。

白鲜皮　附子炮,去皮　麻黄去节　杏仁去皮尖,熬　白术　防风　葛根　独活　防己　当归　人参　茯神　甘草炙,各三两　石膏六两,碎　桂心二两　白芷一两

上一十六味㕮咀,以水一斗七升先煮麻黄,取一斗半,去沫澄清,纳药煮取四升,分四服,日三夜一服。

又排风汤　主诸毒风邪气所中,口噤,闷绝不识人,身体疼烦[2],面目暴肿,手足肿方。

犀角屑　羚羊角屑　贝子[3]　升麻

上四味各一两,别捣成末,合和,以水二升半纳方寸匕,煮取一升,去滓,服五合,杀药者以意加之。若肿,和鸡子敷上,日三。老小以意增减,神良。

大岩蜜汤　主贼风腹中绞痛,并飞尸遁疰,发作无时,发则抢心,腹胀满,胁下如刀锥刺,并主少阴伤寒方。

栀子十五枚,擘　干地黄　干姜　细辛　当归　青羊脂　吴茱萸　茯苓　芍药　桂心　甘草炙,各一两

上一十一味㕮咀,以水八升煮取三升,去滓,纳羊脂令消,分温三服。

小岩蜜汤　主恶风角弓反张,飞尸入腹,绞痛闷绝,往来有时,筋急,少阴伤寒,口噤不利方。

---

〔1〕　偏枯　病证名,即半身不遂。因营卫俱虚,正气不足,外邪侵入,经脉阻塞而致,症见半身不遂,或兼有肌肉疼痛,痿弱等。《灵枢经·热病》:"偏枯,身偏不用而痛,言不变,志不乱,病在分腠之间。"张景岳注:"偏枯者,半身不遂,风之类也。"详参《诸病源候论》卷一·风偏枯候。

〔2〕　身体疼烦　谓身体疼痛不已而使人烦闷。按"烦",热头痛。《说文解字·页部》:"烦,热头痛也。"因谓烦闷,烦躁。《玉篇·页部》:"烦,愤闷,烦乱也。"

〔3〕　贝子　为宝贝科动物货贝或环纹货贝等的贝壳。性味咸凉,能清热利尿,主治伤寒热狂,水气浮肿,淋痛溺血,小便不通,鼻渊脓血,目翳,痫疾等。

雄黄研　青羊脂各一两　大黄二两　吴茱萸三两　当归　干姜
芍药　细辛　桂心　干地黄　甘草炙,各一两

上一十一味㕮咀,以水二斗煮取六升,分六服。重者加药,用
水三斗煮取九升,分十服。

乌头汤　主八风五尸[1],恶气游走心胸,流出四肢,来往不住,短
气欲死方。

乌头炮,去皮　芍药　当归　干姜　桂心　细辛　干地黄　吴
茱萸　甘草炙,各一两

上九味㕮咀,以水七升煮取二升半,分三服。

大八风汤　主毒风顽痹𤸷曳,或手脚不随,身体偏枯,或毒弱不
任[2],或风入五脏,恍恍惚惚,多语喜忘,有时恐怖,或肢节疼
痛,头眩烦闷,或腰脊强直,不得俯仰,腹满不食,咳嗽,或始遇病
时卒倒闷绝,即不能语,便失喑[3],半身不随,不仁沉重,皆由体
虚恃少,不避风冷所致方。

乌头炮,去皮　黄芩　芍药　远志去心　独活　防风　芎䓖
麻黄去节　秦艽　石斛　人参　茯苓　石膏碎　黄芪　紫菀
各二两　当归二两半　升麻一两半　大豆二合　五味子五分
杏仁四十枚,去皮尖双仁　干姜　桂心　甘草炙,各二两半

上二十三味㕮咀,以水一斗三升、酒二升合煮取四升,强人分
四服,少力人分五六服。深师同。

芎䓖汤　主卒中风,四肢不仁,喜笑不息方。

芎䓖一两半　杏仁二十枚,去皮及尖双仁　麻黄去节　黄芩　桂

---

〔1〕　五尸　谓飞尸、遁尸、沉尸、风尸、尸疰等五种尸病。尸病之候,《肘后》、
《千金》、《外台》多有论述,宋元以后渐次寂然,其证情复杂,难以尽述。
可详参《诸病源候论》卷二十三·尸病诸候。

〔2〕　毒弱不任　谓肢体疼痛痿弱,不能持物或着地行走。按"毒",苦痛,疼
痛。《广雅·释诂二》:"毒,痛也。""任",堪,胜。《史记·白起王翦列
传》:"是时武安君病,不任行。"此谓手不能持物或足不能着地行走。

〔3〕　失喑(yīn　音)　即失音。按"喑",失音病。《说文解字·疒部》:"喑,
不能言也。"

心　当归　石膏碎　秦艽　干姜　甘草炙,各一两

上一十味㕮咀,以水九升煮取三升,分三服。

仓公当归汤　主贼风口噤,角弓反张,身体强直方。

当归　细辛　防风各一两半　独活三分　麻黄二两半,去节　附子一枚,炮,去皮

上六味㕮咀,以酒八升、水四升合煮取四升,分四服。口不开者捹口下汤[1],一服当开[2],二服小汗,三服大汗。

芎䓖汤　主风癫引胁痛,发作则吐,耳中如蝉鸣方。

芎䓖　藁本　菌茹各五两

上三味切,以淳酒五升纳药煮取三升,顿服,羸者二服,取大汗。

治风癫狂及百病方

大麻子四升,上好者

上一味　以水六升猛火煮令芽[3]生,去滓,煎取七升,旦空肚顿服。或不发,或多言语,勿怪之,但使人摩手足,须臾即定。凡进三剂无不愈,令人身轻,众邪皆去。

防己汤　主风历节[4],四肢痛如锤锻,不可忍者。

防己　茯苓　生姜切　桂心各四两　乌头七枚,去皮　人参三两　白术六两　甘草三两,炙

---

〔1〕捹口下汤　谓把嘴掰开,将汤药灌入。《备急千金要方》卷八·角弓反张"捹"作"格"。

〔2〕开　《备急千金要方》卷八·角弓反张、《外台秘要》卷十四·贼风方并作"苏"。

〔3〕芽　原作"牙",今改。按"牙",与"芽"同。《说文解字·艸部》:"芽,萌芽也。"段玉裁注:"古多以牙为芽。"《齐民要术·种韭》:"若市上买韭子,宜试之:以铜铛盛水,于火上微煮韭子,须臾牙生者好。"

〔4〕风历节　病证名,即历节风,又称白虎风。因体质虚弱,感受风寒暑湿之邪,其风挟毒结滞经脉,流于四肢骨节而致,症见骨节疼痛彻骨,走窜不定等。详参《诸病源候论》卷二·历节风候、《金匮要略》卷上·中风历节病脉证并治、《肘后备急方》卷三。

上八味㕮咀,以水一斗煮取二升半,服八合,日三,当熠熠[1]
微热痹,勿怪,若不觉复更合之,以觉乃止。凡用乌头,皆去皮熬
令黑,乃堪用无毒。

三黄汤　主中风,手足拘挛,百节疼痛,烦热心乱,恶寒,经日不欲
饮食方。

麻黄五分,去节　独活一两　黄芩三分　黄芪半两　细辛半两

上五味㕮咀,以水五升煮取二升,去滓,分二服,一服小汗,两
服大汗。心中热,加大黄半两;腹满,加枳实一枚;气逆,加人参
三分;心悸,加牡蛎三分;渴,加栝楼三分;先有寒,加八角附子一
枚。此仲景方,神秘不传。

黄芪汤　主八风十二痹,手脚疼痛,气不和,不能食饮方。

黄芪　当归　桂心　甘草炙,各三两　白术　乌头炮,去皮　芎
劳　防风　干地黄各二两　生姜四两,切　前胡一两半

上一十一味㕮咀,以水一斗一升煮取三升半,分四服。此汤和
而补,有气者加半夏四两。

白敛汤[2]　主中风痿躄[3],拘挛不可屈伸方。

白敛　干姜　薏苡仁　酸枣　牛膝　桂心　芍药　车前子
甘草炙,一升　附子三枚,炮,去皮

上一十味㕮咀,以酒二斗渍一伏时[4],煮三沸,服一升,日三
服,扶杖而起,不能酒者服五合。

防己汤　主风湿四肢疼痹挛急,浮肿方。

木防己三两　茯苓一两　桑白皮切,二升　桂心三两　芎劳三两
甘草一两半,炙　大枣十二枚,擘　芍药二两　麻黄二两,去节

[1]　熠熠　光耀貌。《说文解字·火部》:"熠,盛光也。"此谓发热之貌。
[2]　白敛汤　《备急千金要方》卷八·偏风、《外台秘要》卷十九·风四肢拘
挛不得屈伸并作"白敛薏苡汤"五字,无车前子,为九味。
[3]　痿躄　谓肢体痿弱歪斜。
[4]　一伏时　"伏"原作"复",今改。按"复",通"伏"。《左传·哀公十二
年》:"火伏而后蛰者毕。"《中论·历数》引"伏"作"复"。"一伏时",十二
时辰(自子至亥),即今之二十四小时。

上九味㕮咀，以水一斗二升煮麻黄，减一升，纳药煮取三升，分三服，渐汗出，令遍身以粉粉之，慎风冷。一方茯苓四两、麻黄三两。

治三十年风方　松叶一斤切，以酒一斗煮取二升，顿服，取汗出佳。

治一切风虚方常患头痛欲破者。

杏仁九升，去皮尖两仁者，曝干

上一味捣作末，以水九升研滤如作粥法，缓火煎令如麻浮上，匙取和羹粥酒内，一匙服之，每食即服，不限多少，服七日后大汗出，二十日后汗止，慎风冷猪鱼鸡蒜大醋，一剂后诸风减瘥。春夏恐醋，少作服之，秋九月后煎之。此法神妙，可深秘之。

治中风发热方

大戟　苦参等分

上二味捣筛，药半升以醋浆水一斗煮三沸，洗之从上至下，立瘥，寒乃止。小儿三指撮，醋浆水四升煮如上法。

羌活饮　治风方。

羌活三两　茯神　薏苡仁用羌活，去薏苡仁　防风各一两

上三味㕮咀，以水三升煮取一升，纳竹沥三合煮一沸，分再服。

猪苓煮散　主下痢多而小便涩方。

猪苓　茯苓　泽泻　黄连　白术各四两　防己　羌活　黄芩
人参　丹参　防风　牛膝　升麻　犀角屑　杏仁去皮尖双仁，
熬　秦艽　榖皮　紫菀　石斛　生姜各三两，切　橘皮二两
附子五两，炮，去皮　桑根白皮六两

上二十三味捣筛为散，以水一升半煮五方寸匕，取一升顿服，日再，不能者一服，十月后二月末以来可服之。

论曰：人不能用心谨慎，遂得风病，半身不随，言语不正，庶事[1]皆废，此为猥退病，得者不出十年，宜用此方，瘥后仍须将慎，不得用未病之前，当须绝于思虑，省[2]于言语，为于无事，乃可永愈。若还同俗类，名利是务，财色为心者，幸勿苦事医药，徒劳为疗

---

〔1〕　庶事　众事，诸事。《汉书·郊祀志赞》："汉兴之初，庶事草创。"

〔2〕　省　简少。《篇海类编·身体类·目部》："省，少也。"

耳。宜于此善，以意推之。凡人忽中生风，皆须依此次第用汤，即得愈也，学者子细[1]寻思，明然可见。

凡初得风，四肢不收，心神惛愦[2]，眼不识人，言不出口。凡中风多由热起，服药当须慎酒面羊肉生菜冷食猪鱼鸡牛马肉蒜，乃可瘥，得患即服此**竹沥汤**方

竹沥二升　生姜汁三合　生葛汁一升

上三味相和温暖，分三服，平旦日晡夜各一服。服讫若觉四体有异似好，以次进后方

麻黄去节　防风各一两半　杏仁四十枚，去皮尖及双仁　羚羊角二两，屑　生姜四两，切　生葛汁五合，一云地黄汁　竹沥一升　石膏六两，绵裹　芎䓖　防己　附子炮，去皮　芍药　黄芩　人参　桂心　甘草炙，各一两

上一十六味㕮咀，以水七升煮取一半，乃下沥汁煮取二升七合，分温三服，五日更服一剂，频进三剂，慎如上法。渐觉稍损，次进后方

麻黄去节　防风　升麻　桂心　芎䓖　独活　羚羊角屑，各二两　竹沥二升　防己一两

上九味㕮咀，以水四升并沥煮取三升，分三服，两日进一剂，频进三剂。若手足冷者，加生姜五两、白术二两。若未除，次进后方

麻黄去节　芍药　防风各一两半　羚羊角屑，二两　生姜二两，切　附子炮，三分，去皮　石膏二两，碎　防己　黄芩　芎䓖　白术　人参　独活　升麻　桂心　甘草炙，各一两　竹沥一升

上一十七味㕮咀，以水八升煮减半，下沥煮取二升半，分三服，

---

[1]　子细　即仔细。《北史·源贺传附源思礼》："为政贵当举纲，何必须太子细也。"

[2]　心神惛愦　原作"心神惛目愦"五字，按"愦"字音义未详，当是"愦"字形误，"目"字衍，并据《外台秘要》卷十四·中风及诸风方删正。"心神惛愦"，谓心志昏乱不明。"惛"原作"惛"，今改。按"惛"，同"惛"。不明。《正字通·心部》："惛，同惛。"

相去如人行十里再服。有气,加橘皮牛膝五加皮各一两。若除退讫,可常将服后煮散方

　　防风　独活　秦艽　黄芪　芍药　人参　茯神　白术　芎䓖　山茱萸　署预　桂心　天门冬去心　麦门冬去心　厚朴炙　升麻　丹参　羚羊角屑　五加皮　防己　牛膝　石斛　地骨皮　甘草炙,各四两　麻黄去节　附子炮,去皮　远志去心　橘皮各三两　生姜二两,切　甘菊花　薏苡仁各二升　石膏研　干地黄各六两

　　上三十三味捣筛为散,每煮以水三升纳散三两,煮取一升,绵滤去滓,顿服之,日别一服。若觉心下烦热,以竹沥代水煮之。《千金》有黄芩槟榔藁本杜仲犀角,无山茱萸署预甘菊麦门冬附子。

凡患风人多热,宜服荆沥方

　　荆沥　竹沥　生姜汁各五合

　　上三味相和温,为一服,每日旦服煮散,午后当服此荆沥,常作此将息。

　　论曰:夫得风之时,则依此次第疗之,不可违越。若不依此,当失机要,性命必危。

防风汤　主偏风[1],甄权[2]处治安平公方。

　　防风　芎䓖　白术　狗脊　萆薢　牛膝　白芷各一两　薏苡仁　葛根　杏仁去皮尖两仁　人参　羌活各二两　麻黄四两,去

---

[1]　偏风　风邪侵袭而致的半身不遂之病。《素问·风论》:“风中于五脏六腑之俞,亦为脏腑之风,各入其门户所中,则为偏风。”丹波元简注:“《神巧万全方》云:经有偏风候,又有半身不遂候,又有风偏枯候。此三者大要同,而古人别为之篇目,盖指风则谓之偏风,指疾则谓之半身不遂,其肌肉偏小者,呼为偏枯。”

[2]　甄权　隋唐间医家(公元 541—643 年),许州扶沟(今河南扶沟县)人。因母病究习方书,遂以医术知名,隋时曾出仕,任秘书省正字,后称疾辞官。唐贞观十七年,被唐太宗赐为朝政大夫。撰有《脉经》、《脉诀赋》、《针经钞》、《针方》、《明堂人形图》等书。

节　生姜五两,切　桂心　石膏各三两,碎

上一十六味㕮咀,以水一斗二升煮取三升,分三服。服一剂觉好,更服一剂,一剂一度针之,服九剂汤九度针之。针风池一穴,肩髃一穴,曲池一穴,支沟〔1〕一穴,五枢〔2〕一穴,阳陵泉一穴,巨虚下廉一穴,合七穴,即瘥。

仁寿宫〔3〕备身〔4〕患脚,奉敕针环跳阳陵泉巨虚下廉阳辅,即起行。大理〔5〕赵卿患风,腰脚不随,不得跪起,针上窌〔6〕二穴,环跳二穴,阳陵泉二穴,巨虚下廉二穴,即得跪起。

治猥退风方

苍耳子五升,苗亦得用　羊桃切　蒴藋切　赤小豆各二升半　盐二升

上五味以水两石五斗煮取五斗,适寒温,纳所患脚渍,深至绝骨,勿过之,一度炊五斗米顷出之,慎风冷,汗从头出。

论曰:圣人以风是百病之长,深为可忧,故避风如避矢,是以防御风邪,以汤药针灸蒸熨,随用一法,皆能愈疾,至于火艾,特有奇

---

〔1〕　支沟　原作"文沟",据《千金要方》卷八·偏风、《外台秘要》卷十四·中风及诸风方改。

〔2〕　五枢　经穴名,属足少阳胆经,位于带脉下三寸。按"五",喻五方之位,五居其中。穴在腹位,腹部胆经五穴上有京门、带脉,下有维道、居窌,五枢居中;穴属脏气之枢要,故名五枢。主治腰胯痛。

〔3〕　仁寿宫　宫殿名。隋文帝开皇十三年建,唐太宗贞观五年重修,改名为九成宫。故址在今陕西麟游县境。

〔4〕　备身　官名。隋有左右领、左右府大将军及将军,掌侍卫左右,供御兵仗。领千牛备身十二人,掌执千牛刀;备身左右十二人,掌供御刀箭;备身十六人,掌宿卫侍从。

〔5〕　大理　即大理寺,掌管刑狱的官署,为九寺之一。隋置大理寺卿、少卿,北齐置大理寺,唐以后均沿置。

〔6〕　上窌　经穴名,属足太阳膀胱经,位于腰骶下当第一骶后孔处,主治腰骶痛,带下,月经不调等。

能,虽曰针汤散皆所不及,灸为其最要。昔者华佗[1]为魏武帝[2]针头风,华佗但针即瘥,华佗死后数年,魏武帝头风再发,佗当时针讫即灸,头风岂可再发,只由不灸,其本不除。所以学者不得专恃于针及汤药等,望病毕瘥,既不苦灸,安能拔本塞源,是以虽丰药饵,诸疗之要在火艾为良。初得之时。当急下火,火下即定,比煮汤熟,已觉眼明,岂非大要。其灸法,先灸百会,次灸风池,次灸大椎,次灸肩井,次灸曲池,次灸间使,各三壮,次灸三里五壮,其炷如苍耳子大,必须大实作之,其艾又须大熟,从此以后,日别灸之,至随年壮止。凡人稍觉心神不快,即须灸此诸穴各三壮,不得轻之,苟度朝夕以致殒毙,戒之哉,戒之哉。

又论曰:学者凡将欲疗病,先须灸前诸穴,莫问风与不风,皆先灸之,此之一法,医之大术,宜深体之,要中之要,无过此术。是以常预收三月三日艾,拟救急危,其五月五日亦好,仍不及三月三日者。又有卒死之人及中风不得语者,皆急灸之。夫卒死者,是风入五脏,为生平风发,强忍怕痛不灸,忽然卒死,谓是何病,所以皆必灸之,是大要也。

脚气第二 论一首　方二十一首

论曰:治脚气[3]顺四时,若春秋二时,宜兼补泻,夏则疾成,专须汗利,十月以后少用补药,虽小变不越此法。

治脚气初发,从足起至膝胫肿,骨疼者方　取胡麻叶[4]切,捣蒸,

---

[1]　华佗　"佗"原作"他",今改。按"他",通"佗"。《正字通·人部》:"佗,与他、它通。"

[2]　魏武帝　三国时政治家、军事家、诗人曹操的谥号。

[3]　脚气　病名,又称脚弱。因风湿毒邪流注腿脚而致,症见腿脚麻木酸痛,软弱无力,或挛急,或肿胀,或萎枯,或发热,甚或入腹攻心,小腹不仁,呕吐不食,心悸胸闷,神志恍惚等。详参《诸病源候论》卷十三·脚气病诸候。

[4]　胡麻叶　《备急千金要方》卷七·汤液作"蓖麻叶"。

薄裹,日二易,即消。若冬月取蒴藋根切捣,和糟[1]三分、根一
分,合蒸令热,裹如前法。

遍身肿,小便涩者,用**麻豆汤**主之方

　　大麻二升,熬,研　　乌豆一斗,以水四斗煮取汁一斗半,去豆　　桑白
皮切,五升

　　上三味,以豆汁纳药煮取六升,一服一升,日二服,三日令尽。

又方　乌牛尿一服一升,日二,肿消止。羸瘦者,二分尿一分牛乳
合煮,乳浮结乃服之。

又方　生猪肝一具细切,以淡蒜齑[2]食尽,不可尽者分再食之。

治腰脚疼方

　　胡麻子一斗,新者

　　上一味熬令香,捣筛,若不数筛,当脂出不下,日服一小升,日
三服,尽药计一斗即永瘥,酒饮羹汁蜜汤皆可服之。

大下之后而四体虚寒,脚中羸弱,腰挛痛,食饮减少,皮肉虚疏[3],

石斛酒方

　　生石斛一斤　　秦艽　　远志各五两,去心　　橘皮　　白术各三两　　丹
参　　茯神　　五加皮各六两　　桂心四两　　牛膝八两

　　上一十味㕮咀,以酒三斗渍七日,一服六合,稍加至七八合,以
知为度。

调利之后未平复,间为外风伤,脚中痛酸,转为脚气,**补虚防风
汤方**

　　防风　　石斛　　杜仲炙　　前胡各四分　　薏苡仁半斤　　秦艽　　丹
参　　五加皮　　附子炮,去皮　　橘皮　　白术　　白前各三分　　防己

----

〔1〕　糟　　滤去清酒剩下的酒渣。《说文通训定声·孚部》:"古以带滓之酒为
　　　糟,今谓漉酒所弃之粕为糟。"又,《备急千金要方》卷七·汤液作"酒"。

〔2〕　淡蒜齑(jī　基)　即淡蒜泥。按"齑",切碎的腌肉或酱菜。引申为细
　　　的或碎的。

〔3〕　虚疏　　空虚疏松。"疏"原作"踈",今改。按"踈",同"疏"。空疏不密。
　　　《玉篇·足部》:"踈,慢也,不密。"

二分　麻仁一升,熬取脂

上一十四味㕮咀,以水一斗二升煮取三升,分三服。

服汤已脚气仍不止,**防风丸**方

防风二两　秦艽二两　石斛二两　丹参一两　薏苡仁三合　前胡　橘皮　杜仲炙　附子炮,去皮　白术各一两　桂心一两半　麻仁一升,熬取脂

上一十二味捣筛为末,炼蜜和,丸如梧子。酒服二十丸,日二服。

治脚气常作,榖白皮[1]粥防之法,即不发方

榖白皮五升,切,勿取斑者,有毒

上一味以水一斗煮取七升,去滓,煮米粥常食之。

温肾汤　主腰脊膝脚浮肿不随方。

茯苓　干姜　泽泻各二两　桂心三两

上四味㕮咀,以水六升煮取二升,分三服。

竹沥汤　主两脚痹弱或转筋,或皮肉胀起如肿而按之不陷,心中恶,不欲食,或患冷气方。

甘竹沥五升　葛根　防风各二两　麻黄六两,去节　升麻五分　桂心一两　附子一枚,炮,去皮　秦艽　细辛　木防己　黄芩　干姜　白术　甘草炙,各一两

上一十四味㕮咀,以水七升纳甘竹沥五升,合煮取三升,分四服,取汗。《千金》有茯苓杏仁,无白术。

大竹沥汤　主卒中恶风,口噤不能言,四肢弹缓,偏挛急痛,风经五脏[2],恍惚,喜怒无常,手足不随,皆悉主之方。

甘竹沥一斗四升　人参　细辛　石膏各一两,碎　生姜五两,切　乌头三枚,炮,去皮　防风　独活　芍药　黄芩　茵芋　麻黄去

---

〔1〕榖(gǔ 鼓)白皮　即楮树白皮,为桑科植物构树皮的韧皮部。性味甘平,无毒,能行水止血,主治水肿气满,气短咳嗽,肠风血痢,妇人血崩等。

〔2〕风经五脏　谓风邪侵袭五脏。按"经",经过。《小尔雅·广诂》:"经,过也。"此谓侵袭。

　　节　葛根　木防己　桂心　茯苓　甘草炙,各二两　芎藭一两

　　上一十八味㕮咀,以竹沥煮取四升,分三服。一方以水五升。《千金》有白术。

又竹沥汤　主风气入腹,短气,心下烦热不痛,手足烦疼,四肢不举,口噤不能言方。

　　竹沥一斗　当归　秦艽　防风　葛根各二两　人参　芍药　木防己　附子炮,去皮　细辛　茯苓一作茯神　通草　桂心　白术　甘草炙,各一两

　　上一十五味㕮咀,以竹沥渍半日,煮取四升,分三服,不能者四服。《千金》有芎藭生姜黄芩升麻蜀椒麻黄,无芍药防己通草。

大鳖甲汤〔1〕　主脚弱风毒,挛痹气上〔2〕,皆主之方。

　　鳖甲炙　防风　麻黄去节　半夏洗　白术　茯苓　芍药　杏仁去皮尖双仁　麦门冬去心　生姜切　人参　石膏碎　羚羊角屑　甘草炙,各一两　犀角一分,屑　雄黄半两,研　青木香二两　吴茱萸半升　大黄一分半　麝香三分　薤白十四枚,切　乌梅　贝齿各七枚　大枣二十枚,擘　赤小豆二十四枚

　　上二十五味㕮咀,以水二斗煮取四升,分四服,日二夜一服。

大投杯汤　主脚弱,举体肿满,气急,日夜不得眠方。

　　麻黄去节　杏仁去皮尖及双仁　桂心　黄芩　橘皮　石膏各二两,碎　生姜六两,切　半夏洗　厚朴炙　枳实炙,各三两　茯苓四两　秦艽一两半　大戟　细辛各一两　大枣二十枚,擘　甘草二两,炙

　　上一十六味㕮咀,以水一斗二升煮取四升,分五服,日三夜二。

独活汤　主脚气风疼痹不仁,脚中沉重,行止不随,气上方。

　　独活　桂心　半夏洗,各四两　麻黄去节　芎藭　人参　茯苓

---

〔1〕　大鳖甲汤　《备急千金要方》卷七·汤液"乌梅"作"乌头",又有知母升麻橘皮芎藭当归萎蕤,为三十味。

〔2〕　气上　"上"原作"止",据《备急千金要方》卷七·汤液改。又,此下《备急千金要方》卷七·汤液有"及伤寒恶风温毒,山水瘴气,热毒,四肢瘴弱"一十七字。

各二两 八角附子一枚,炮,去皮 大枣十二枚,擘 防风 芍药
当归 黄芪 干姜 甘草炙,各三两

上一十五味㕮咀,以水一斗五升、酒二升煮取三升半,分为
五服。

硫黄煎 主脚弱连屈[1],虚冷方。

硫黄五两 牛乳五升

上二味以水五升合煮,及五升硫黄细筛纳之,煎取三升,一服
一合,不知至三合。

硫黄散 主脚弱,大补,面热风虚方。

硫黄研 钟乳粉 防风各五两 干姜一两 白术 人参 蜀椒
汗,去目及闭口者 细辛 附子炮,去皮 天雄炮,去皮 茯苓
石斛 桂心 山茱萸各三分

上一十四味捣筛为散,旦以热酒服方寸匕,日三,加至二匕。

青丸 主脚风,皮肉身体诸风方。

乌头一两,炮,去皮 附子三两,炮,去皮 麻黄四两,去节

上三味捣筛为末,炼蜜和,丸如梧子大。酒服五丸,日三服。

硫黄丸 主膈痰滞澼,逐脚中风水方。

硫黄五两

上一味细粉,以牛乳三升煮令可丸,如梧子大,曝令干。酒服
三十丸,日三,不知渐加至百丸。

石硫黄丸 主脚风弱,胸腹中冷结方。

石硫黄半两 桂心四两 礜石烧 附子炮,去皮 天雄炮,去皮
乌头各二两,炮,去皮

上六味捣筛为末,炼蜜和,丸如梧子大。空腹酒服五丸,日
三服。

---

[1] 脚弱连屈 谓患脚弱之病而致行走艰难,肢体屈弱不支。按"连",艰
难。《集韵·狌韵》:"连,难也。"

瘾疹第三 方一十六首　灸法一首

石南汤　主瘾疹方。

石南　干姜　黄芩　细辛　人参各一两　桂心　当归　芎䓖

各一两半　甘草二两　干地黄三分　食茱萸五分　麻黄一两半，

去节

上一十二味㕮咀，以酒三升、水六升煮取三升，分三服，取大

汗，慎风冷佳。

又方　酪和盐热煮，摩之，手下消。

又方　白芷根叶煎汤，洗之。

治风瘙瘾疹，烦心闷乱方

天雄炮，去皮　牛膝　知母各一两　栝楼五分　白术二两　人参

半两　干姜　细辛　桂心各三分　防风一两半

上一十味捣筛为散，酒服半钱匕，日再夜一，以知为度，稍增至

一钱匕。

治大人小儿风疹方

白矾二两，末之

上一味以酒三升渍令消，拭上愈。

又方　吴茱萸一升

上一味以酒五升煮取一升半，拭上。

治风瘙[1]瘾疹方

大豆三升　酒六升

上二味煮四五沸，服一杯，日三。

治风瘙①瘾疹洗汤方

蛇床子二升　防风　生蒺藜各二斤

上三味切，以水一斗煮取五升，以绵拭上，日四五度。

又洗汤方

---

〔1〕风瘙　"瘙"原作"痹"，据《备急千金要方》卷二十二·隐疹改。

黄连　黄芩　白术各二两　戎盐　矾石各半两　细辛二两　芎
劳　茵芋各一两

上八味切,以水一斗煮取三升,洗之,日三度。

又洗汤方

马兰一作马兰子　蒴藋　茺蔚子　矾石　蒺藜　茵芋　羊桃
根　萹蓄各二两

上八味切,以醋酱二斗煮取一斗二升,纳矾石洗之,日三度。

治暴风气在上,表皮作瘾疹疮方　煮槐枝叶以洗之,灸疮火疮
亦愈。

青羊脂膏　主风热赤疹痒,搔之逐手作疮方。

青羊脂四两　芍药　黄芩　黄芪　白芷　寒水石各一两　竹
叶一升,切　石膏一斤,碎　白及　升麻　防风　甘草炙,各三分

上一十二味切,先以水一斗煮石膏竹叶,取五升,合渍诸药,以
不中水猪脂二升合煎,白芷黄膏成,以敷之。

灸法　以一条艾蒿长者,以两手极意寻之[1],著壁,立两手并蒿竿
拓[2]著壁,伸十指,当中指头以大艾炷灸蒿竿上,令蒿竿断,即
上灸十指,瘥。于后重发,更依法灸,永瘥。

枫香汤　主瘾疹方。

枫香[3]一斤　芎劳　大黄　黄芩　当归　人参　射干　甘草
炙,各三两　升麻四两　蛇床仁二两

上一十味切,以水二斗煮取七升,适冷暖,分以洗病上,日三
夜二。

地榆汤　主瘾疹发疮方。

――――――――――――

〔1〕 极意寻之　谓尽意抚摩。按"寻",同"循"。李商隐《戏赠张书记》:"心
　　知两愁绝,不断若寻环。""循"复与"揗"通。抚摩。《说文通训定声·屯
　　部》:"循,假借为揗。"

〔2〕 拓　以手托承。《广韵·铎韵》:"拓,手承物也。"

〔3〕 枫香　即白胶香,为金缕梅科植物枫香的树脂。性味辛苦平,无毒,能
　　活血凉血,解毒止痛,主治痈疽,疮疥,瘾疹等。

地榆三两　苦参八两　大黄　黄芩各四两　黄连　芎䓖各二两
甘草六两,炙

上七味切,以水六斗煮取三斗,洗浴之,良。

又方　大黄　当归　升麻　防风　芍药　青木香　黄芩　甘草
炙,各二两　枫香五两　黄檗　芒消各三两　地黄汁一升

上一十二味切,以水一斗煮取三升半,去滓,纳芒消令烊,帛搨
病上一炊久,日四五夜二三,主瘾疹痛痒,良。

治瘾疹痛痒,搔之逐手肿方

当归　芎䓖　大戟　细辛　芍药　附子去皮　芫花　蹢躅
椒各一两　莽草半两

上一十味切,以苦酒浸药一宿,以猪膏二升半煎,三上三下,膏
成去滓,敷病上,日三夜一[1]。

疠疡第四方一十四首　灸法一首

治白癜白驳[2]浸淫,疠疡[3]著颈及胸前方　大醋于瓯[4]底磨硫
黄令如泥,又以八角附子截一头使平,就瓯底重磨硫黄使熟,夜
卧先布拭病上令热,乃以药敷之,重者三度。

又方　硫黄　水银　矾石　灶墨

上四味等分捣下筛,以葱涕和研之,临卧以敷病上。

又方　石硫黄三两　附子去皮　铁精[5]各一两

---

〔1〕　日三夜一　"一"字原缺,据文义补。
〔2〕　白驳　色脱而斑驳不纯。"驳"原作"駮",今改。按"駮",通"驳"。《说
　　　文假借义证·马部》:"驳、駮声同,形尤近,故駮可为驳之假借。"
〔3〕　疠疡　病证名,即疠疡风。因风邪湿热郁于肌肤而致,症见皮肤呈点片
　　　状剥蚀,杂乱无章,肤色亦异,无痛无痒等。详参《诸病源候论》卷三十
　　　一·疠疡候。
〔4〕　瓯　盆、盂一类瓦器。《说文解字·瓦部》:"瓯,小盆也。"
〔5〕　铁精　为炼铁炉中的灰烬。性味辛苦平,能镇惊安神,消肿解毒,主治
　　　惊痫心悸,疔毒,阴肿等。

上三味并研捣，以三年醋和，纳瓷器中密封七日，以醋沰净洗上，拭干涂之，干即涂，一两日慎风。

灸法　五月五日午时灸膝外屈脚当纹[1]头，随年壮，两处灸，一时下火，不得转动。

治头项及面上白驳浸淫渐长，有似于癣，但无疮方　干鳗鲡鱼炙脂涂之，先洗拭驳上，外爬[2]刮之令小碜痛[3]，拭燥，然后以鱼脂涂之，一涂便愈，难者不过三涂之，佳。

又方　取生木孔中水[4]洗之，食顷止。

又方　桂心末唾和，敷驳上，日三。

又方　白及一作白敛　当归　附子炮，各一两，去皮　天雄炮，去皮　黄芩各一两　干姜四两　踯躅一升

上七味捣筛为散，酒服五分匕，日三服。

凡人身有赤疵[5]方　常以银揩令热，不久渐渐消灭瘢痕。

治疣赘疵痣方

雄黄　硫黄　真朱　矾石熬　蔄茹　巴豆去皮心　藜芦各一两

上七味捣筛为散，以漆和令如泥，涂贴病上，须成疮，及去面上黑子，点之即去。

----

〔1〕纹　原作"文"，今改。按"文"，同"纹"。纹理。《古今韵会举要·文韵》："文，理也。如木有文，亦名曰理。"《左传·隐公元年》："仲子生而有文在其手。"

〔2〕爬　原作"把"，今改。按"把"，同"爬"。搔。《集韵·麻韵》："爬，搔也。或从手。"

〔3〕碜痛　涩痛。按"碜"，食中有沙粒。《玉篇·石部》："碜，食有沙。"因谓涩痛不舒。梅尧臣《雨中宿谢胥裴三君书堂》："夜短竟无寐，困瞳剧尘碜。"又，《备急千金要方》卷二十三·疥癣作"痛"一字。

〔4〕生木孔中水　"孔"原作"空"，今改。按"空"，同"孔"。《说文解字·穴部》："空，窍也。"段玉裁注："今俗语所谓孔也。"

〔5〕赤疵　病名。因风搏肌肤，气血不和而致，症见局部肤色红赤，形状大小不一，无痒无痛等。详参《诸病源候论》卷三十一·赤疵候。

治皮中紫赤疵痣,去黡秽〔1〕方

干漆熬　雌黄　矾石各三两　雄黄五两　巴豆五十枚,去皮　炭皮一斤

上六味为散,以鸡子白和涂故帛,贴病上,日二易之,即除。

九江散　主白癜及二百六十种大风方。

当归七分　石南一两半　秦艽　踯躅　菊花　干姜　防风　麝香　雄黄研　丹砂研　斑猫各一两　蜀椒去目及闭口者,汗　连翘　知母　鬼箭　石长生各二两　附子炮,去皮　王不留行　人参　鬼臼〔2〕　莽草　木防己　石斛　乌头炮　天雄炮,去皮　独活各三两　地胆〔3〕　虻虫各十枚　蜈蚣三枚　水蛭一百枚

上三十味,诸虫皆去足羽,熬炙,合捣为散,酒服方寸匕,日再服。其白癜入头令发白,服之百日,白发还黑也。

芎藭汤　主面上及身体风瘙痒方。

芎藭　白术　山茱萸　防风　羌活　枳实各三两,炙　麻黄二两半,去节　署预四两　蒺藜子　生姜各六两,切　乌喙炮　甘草炙,各二两

上一十二味㕮咀,以水九升煮取二升七合,分三服。

又洗方

萹蓄根　蒺藜子　景天叶各切二升　蛇床子五两　玉屑半两

上五味切,以水一斗半煮取一斗,稍稍洗身面上,日三夜一,慎风。

大黄汤　主风瘙肿痒在头面方。

---

〔1〕 去黡秽　"去"字原脱,"黡"原作"厣",并据《备急千金要方》卷二十三·疥癣补正。按"黡",黑色。《广雅·释器》:"黡,黑也。""黡秽",谓面有黑色而显污秽不洁。

〔2〕 鬼臼　又名马目毒公,为小檗科植物八角莲的根茎。性味苦辛平,能祛痰散结,解毒祛瘀,主治痨伤咳嗽,痈肿疔疮等。

〔3〕 地胆　又名蚖青,为芫青科昆虫地胆的干燥全虫。性味辛寒,有毒,能攻毒,逐瘀,外用治恶疮,鼻瘜肉,内服治瘰疬。

大黄　芒消各一两　莽草　黄芩各二两　蒺藜子半升

上五味切，以水七升煮取三升半，去滓，纳芒消令烊，以帛揾肿上数百遍，日五夜三，勿令近眼。一方有黄连。

（任娟莉）

千金翼方卷第十八　杂病上

霍乱第一方二十七首

理中丸　主霍乱[1]临时方。

人参　白术　干姜　甘草炙,各一两

上四味捣筛为末,炼蜜和,丸如弹丸。取汤和一丸服之,日十服。吐多痢少者,取枳实三枚炙,四破,水三升煮取一升,和一丸服之;吐少痢多者,加干姜一累;吐痢干呕者,取半夏半两洗去滑,水二升煮取一升,和一丸服之;若体疼痛不可堪者,水三升煮枣三枚,取一升,和一丸服之;若吐痢大极转筋者,以韭汁洗腹肾,从胸至足踝勿逆,即止;若体冷微汗,腹中寒,取附子一枚炮,去皮四破,以水二升煮一升,和一丸服。吐痢悉止,脉不出,体犹冷者,可服诸汤补之。

厚朴汤　主霍乱面烦方。

厚朴炙　高良姜　桂心各三两

上三味㕮咀,以水六升煮取二升,分再服。

四顺汤　主霍乱吐下腹痛,手足逆冷方。

大附子一枚,去皮,破八片　干姜三两　人参　甘草炙,各一两

上四味㕮咀三味,以水五升煮取一升半,分三服。

治霍乱吐痢呕逆,**龙骨汤方**

龙骨　黄连　干姜　赤石脂　当归各三两　枳实五枚,炙　半夏一升,洗　附子炮,去皮　人参　桂心　甘草炙,各二两

---

[1]　霍乱　病名。因饮食生冷不洁,或感受寒邪暑湿或疫疠之气而致,以起病突然,大吐大泻,烦闷不舒为特征。以其"挥霍之间,便致缭乱",故名。详参《诸病源候论》卷二十二·霍乱病诸候。

上一十一味㕮咀,以水九升煮取三升,分三服。

治霍乱困笃[1],不识人方

　　鸡苏一大把

　　上一味以水一斗煮取三升,分再服。

治霍乱转筋[2],两臂及脚胸胁诸转筋,并主之方　盐一升五合煮
　作汤,渍洗转筋上,按炙,良。

又方　大麻子一升捣,以水三升煮取一升,尽服之。

又方　香薷一把水煮令极浓,服二三升,即瘥。青木香亦佳。

治霍乱,止吐方　丁香十四枚以酒五合煮取二合,顿服之。用水煮
　之亦佳。

治霍乱吐痢,心烦不止方　猪粪如鸡子大一枚为末,以沸汤一升和
　之,顿服良,不瘥更作。

又方　粱米[3]粉五合水一升半和之如粥,顿服,须臾即止。

治霍乱转筋入腹方　鸡屎白末,以水六合煮取汤,服方寸匕。

治大便不通,哕数口,谵语方

　　厚朴二两,炙　大黄四两　枳实五枚,炙

　　上三味㕮咀,以水四升煮取一升二合,分再服,当通,不通尽
　服之。

竹茹汤　主哕方。

　　竹茹一升　橘皮　半夏洗,各三两　生姜四两,切　紫苏一两
　　甘草一两,炙

---

〔1〕　困笃　谓病情深重。按"困",尽,极。《广雅·释诂一》:"困,极也。"
　　"笃",病势深重。《史记·范睢蔡泽列传》:"昭王强起应侯,应侯遂称
　　病笃。"

〔2〕　霍乱转筋　病证名,俗称吊脚痧。因霍乱吐泻之后,津液大耗,筋失濡
　　养,加之风冷寒湿之邪中于筋脉而致,症见两腿筋转拘急,腹中挛痛等。
　　详参《诸病源候论》卷二十二·霍乱转筋候。

〔3〕　粱米　禾本科植物粟的种仁。按粱米有青黄白三种,效用稍异。《证类
　　本草》卷二十五·米谷部中品引陶隐居云:"凡云粱米,皆是粟类,惟其
　　牙头色异为分别耳。"

上六味㕮咀,以水六升煮取二升半,分三服。

治中风客热[1],哕方

竹茹四两　生米五合

上二味以水六升煮,米熟服之。

治呕哕方

芦根五两

上一味切,以水五升煮取三升,分三服,兼服小儿尿三合,良。

又方　饮大豆汁一升止。

又方　常服白羊乳一升。

治气厥呕哕不得息,又主霍乱,**大豉汤**方

香豉一升　半夏洗　生姜各二两,切　前胡　桂心　人参　甘草炙,各一两

上七味㕮咀,以水五升煮取二升,分三服,勿使冷。

伤寒哕而满者,宜视其前后,知在何部,不利利之愈,哕而不利,此汤主之方

橘皮一升　甘草一尺

上二味㕮咀,以水五升煮取一升,顿服之。

哕,**橘皮汤**主之方

橘皮　通草　干姜　桂心　甘草炙,各二两　人参一两

上六味㕮咀,以水六升煮取二升,分三服。

小半夏汤　主心下痞坚,不能饮食,胸中喘而呕哕,微寒热方。

生姜八两,切,以水三升煮取一升　半夏五合,洗,以水五升煮取一升

上二味合煎取一升半,稍稍服之,即止。

又方　橘皮四两　生姜八两

上二味切,以水七升煮取二升五合,分三服,下喉即瘥,不瘥更合[2]。

---

[1] 客热　外入之邪热。按"客",外来之敌。《国语·越语下》:"天时不作,弗为人客。"韦昭注:"攻者为客。"此谓外入之邪。

[2] 不瘥更合　"不"原作"方",据文义改。

又方　羚羊角屑　前胡　人参　橘皮　甘草炙,各一两

上五味㕮咀,以水六升煮取二升,分三服。

卒哕　爪[1]眉头,亦可针,此主实哕。实哕者醉饱得之,虚哕者吐
下得之。

又失血虚后亦得之方　炭末蜜和,细细咽少许,即瘥。

又方　男哕,女人丁壮[2]气盛者嘘[3]其肺俞。女子,男子嘘之。

痎疟第二方二首　禳法十二首　针灸法七首

蜀漆丸　主痎疟[4]连年不瘥,服三七日定瘥方[5]。

蜀漆　知母　白薇　地骨皮　麦门冬去心　升麻各五分　恒
山一两半　石膏二两,研　香豉一合　萎蕤　乌梅肉　鳖甲各一
两,炙　甘草炙,三分

上一十三味捣筛为末,炼蜜和,丸如梧子。空腹饮服十丸,日
再,加至二三十丸。

---

〔1〕爪　掐。《说文解字·爪部》:"爪,𠧬也。"段玉裁注:"𠧬,持也。"王筠释
例:"而以爪为持则似误。爪俗作抓,把搔其义也。"

〔2〕丁壮　强壮。按"丁",强壮。《玉篇·丁部》:"丁,强也,壮也。"

〔3〕嘘　慢慢地呼气。《说文解字·口部》:"嘘,吹也。"《玉篇·口部》:"嘘,
吹嘘。《声类》曰:出气急曰吹,缓曰嘘。"

〔4〕痎疟　病名,疟疾的总称。《集韵·哈韵》:"痎,疟疾。"《类经》卷十六第
四十八:"痎,皆也;疟,残虐之谓。疟症虽多,皆谓之疟,故曰痎疟。"详
参《诸病源候论》卷十一·痎疟候。

〔5〕主痎疟连年不瘥,服三七日定瘥方　《外台秘要》卷五·山瘴疟方同,
《备急千金要方》卷十·温疟作"治劳疟,并治积劳寒热,发作有时,似疟
者方"一十七字。

鲮鲤汤〔1〕　主疟疾，江南瘴疟〔2〕方〔3〕。

鲮鲤甲〔4〕十四枚，炙　鳖甲一枚，炙　乌贼鱼骨　附子炮，各一两，去皮　恒山三两

上五味㕮咀，以酒三升渍一宿，未发前稍稍啜之勿绝，吐之，并涂五心，一日断食，过时久乃食。

肝疟，令人色苍苍然〔5〕，太息，其状若死　刺足厥阴见血。

心疟，令人心烦甚，欲得清水，寒多不甚热　刺足少阴，是谓神门。

脾疟，令人病寒，腹中痛，热则肠中鸣，鸣已汗出　刺足太阴。

肺疟，令人心寒甚热，间善惊如有见者　刺手太阴阳明。

肾疟，令人凄凄〔6〕，腰脊痛宛转〔7〕，大便难，目眴眴然〔8〕，手足寒　刺足太阳少阴。

胃疟，令人旦病寒，善饥而不能食，支满腹大　刺足阳明太阴横脉出血。

黄帝问岐伯曰：疟多方少愈者何。岐伯对曰：疟有十二种。黄帝曰：疟鬼字何，可得闻乎。岐伯对曰：但得疟鬼字〔9〕便愈，不得

〔1〕　鲮鲤汤　"鲮鲤"原作"陵鲤"，据《备急千金要方》卷十·温疟改。

〔2〕　瘴疟　病证名。因感受南方山林溪源间湿毒之气而致的一种危重疟疾，临证以高热，昏沉不语，或狂言谵语为特点。详参《肘后备急方》卷二、《诸病源候论》卷十一·山瘴疟候。按"瘴"，瘴气。指南方山林间湿热蒸郁致人疾病的毒气。《正字通·疒部》；"瘴，中山川厉气成疾也。"

〔3〕　主疟疾，江南瘴疟方　《备急千金要方》卷十·温疟作"治乍寒乍热，乍有乍无，山瘴疟方"一十三字。

〔4〕　鲮鲤甲　原作"陵鲤甲"，据《备急千金要方》卷十·温疟改。

〔5〕　苍苍然　色青貌。《素问·刺疟》："肝疟者，令人色苍苍然，太息。"

〔6〕　凄凄　寒冷貌。按"凄"，寒冷。《汉书·王褒传》："袭貂狐之煗，不忧至寒之凄怆。"颜师古注："凄怆，寒冷也。"

〔7〕　宛转　屈曲。《庄子·天下》："椎拍辑断，与物宛转，舍是与非，苟可以免。"成玄英疏："宛转，变化也。"

〔8〕　目眴眴然　双目昏眩貌。按"眴"，目眩。《集韵·谆韵》："眴，目眩也。"班固《西都赋》："攀井干而未半，目眴转而意迷。"

〔9〕　疟鬼字　"鬼"字原脱，据《外台秘要》卷五·十二时疟方补。

其字，百方不愈。黄帝曰：疟鬼十二时愿闻之。岐伯对曰：

寅时发者，狱死鬼所为　治之以疟人著窑上，灰火一周，不令火灭，
　　即瘥。

卯时发者，鞭死鬼所为　治之用五白衣[1]烧作灰，三指撮著酒中，
　　无酒清水服之。

辰时发者，堕木死鬼所为　治之令疟人上木高危处，以棘塞木奇
　　间，即瘥。

巳时发者，烧死鬼所为　治之令疟人坐，师以周匝[2]燃火，即瘥。

午时发者，饿死鬼所为　治之令疟人持脂火于田中无人处，以火烧
　　脂令香，假拾薪去，即瘥。

未时发者，溺死鬼所为　治之令疟人临发时三渡东流水，即瘥。

申时发者，自刺死鬼所为　治之令疟人欲发时以刀刺冢上，使得姓
　　字，咒曰：若瘥我，与汝拔却。即瘥。

酉时发者，奴婢死鬼所为　治之令疟人碓[3]梢上捧上卧，莫令人
　　道姓字，即瘥。

戌时发者，自绞死鬼所为　治之令索绳系其手脚腰头[4]，即瘥。

亥时发者，盗死鬼所为　治之以刀子一口、箭一只、灰一周，刀安疟
　　人腹上，其箭横著底下，即瘥。

子时发者，寡妇死鬼所为　治之令疟人脱衣，东厢床上卧，左手持
　　刀，右手持杖，打令声不绝，瓦盆盛水著路边，即瘥。

丑时发者，斩死鬼所为　治之令疟人当户前卧，头东向，血流头下，
　　即瘥。

疟，医并不能救者方　以绳量病人脚，围绕足跟及五指一匝讫，截

---

〔1〕　五白衣　《外台秘要》卷五·十二时疟方作"五色衣"。

〔2〕　周匝　周围，四周。按"匝"，环绕一周。《史记·高祖本记》："围宛城
　　三匝。"

〔3〕　碓(duì　兑)　舂米的工具。《说文解字·石部》："碓，舂也。"王筠句
　　读："杵臼任手，碓则任足。又有水碓，不劳人力。"

〔4〕　令索绳系其手脚腰头　"令"原作"左"，据《外台秘要》卷五·十二时疟
　　方改。

断绳,取所量得绳置项上,著反向背上,当绳头处中脊骨上灸三十壮,即定。候看复恶寒,急灸三十壮,即定。比至过发一炊久,候之,虽饥勿与食尽日,此法神验,男左女右。

黄疸第三论三首　方二十八首　针灸一十法

论曰:凡遇时行热病,多必内瘀著黄,但用瓜丁散纳鼻中,令黄汁出乃愈,即于后不复病黄矣。常须用心警候[1],病人四肢身面微似有黄气,须用瓜丁散,不得令散漫失候[2],必大危矣。特忌酒面,犯者死。

黄疸目黄不除,**瓜丁散方**　瓜丁细末如一大豆许,纳鼻中,令病人深吸取入,鼻中黄水出,瘥。

凡人无故忽然振寒,便发黄,皮肤黄曲尘[3]出,小便赤少,大便时闭,气力无异,食饮不妨,已服诸汤,余热不除,久黄者,**苦参散**主之方[4]

苦参　黄连　黄檗　黄芩　大黄　瓜丁　葶苈熬,各一两

上七味捣筛为散,饮服方寸匕,当大吐,吐者日一服,不吐者日再,亦得下,服药五日知,可消息,不知可更服之。

小半夏汤　治黄疸小便色不异,欲自利,腹满而喘,不可除热,热除必哕,哕者。

半夏一升,洗去滑　生姜半斤

上二味切,以水一斗煮取二升,分再服。一法以水七升煮取一升半。

---

〔1〕　警候　诊候,诊察。按"警",戒备。《左传·宣公十二年》:"且虽诸侯相见,军卫不彻,警也。"

〔2〕　散漫失候　谓散漫不专而失于诊候。

〔3〕　曲尘　浅黄色的帛。《广雅·释器》:"曲尘,彩也。"王念孙疏证:"曲尘,亦染黄也。"《周礼·天官·内司服》郑玄注:"鞠衣,黄桑服也,色如曲尘,象桑叶始生。"因喻肤色之黄染。

〔4〕　苦参散主之方　《备急千金要方》卷十·伤寒发黄无黄芩,为六味。

黄疸身目皆黄,皮肉麹尘出方

茵陈一把,切　栀子仁二十四枚　石膏一斤

上三味,以水五升煮二味,取二升半,去滓,以猛火烧石膏令赤,投汤中,沸定服一升,覆取汗,周身以粉粉之,不汗更服。

黄疸腹满,小便不利而赤,自汗出,此为表和里实,当下之,宜**大黄汤**方[1]

大黄　黄檗　消石各四两　栀子十五枚,擘

上四味㕮咀,以水六升煮取二升,去滓,下消石煮取一升,先食顿服之。

茵陈汤　主时行黄疸结热,面目四肢通黄,干呕,大便不通,小便赤黄似檗汁[2],腹痛心烦方。

茵陈　半夏洗,各二两　生姜四两,切　大黄二两半　芍药　白术各一两半　栀子擘　前胡各三两　枳实炙　厚朴炙　黄芩　甘草炙,各一两

上一十二味㕮咀,以水四斗煮取九升七合,分十服。

又方　黄蒸汁三升顿服,即瘥。

又方　蔓菁子五升末,服方寸匕,日三,数日验。

又方　黄蒸　麦面　猪矢各一升

上三味以水五升渍一宿,旦绞去滓,服一升,覆取汗出。

大茵陈汤　主内实热盛发黄,黄如金色,脉浮大滑实紧数者,夫发黄者多是酒客劳热,食少,胃中热,或湿毒内热者,故黄如金色方。

茵陈一两半　大黄　茯苓　前胡　白术各三两　黄檗一两半　栀子仁二十枚　黄芩　栝楼　枳实炙　甘草炙,各二两

上一十一味㕮咀,以水九升煮取三升,分服一升,得快下,三四日愈。

---

〔1〕　大黄汤方　《备急千金要方》卷十·伤寒发黄"消石"作"芒消",名"大黄黄檗栀子芒消汤方"。

〔2〕　檗汁　"檗"原作"蘗",据文义改。

治黄疸病五年以上不瘥,但是汤药服之即瘥,瘥已还发者

　　茵陈二斤,净择,去恶草,切之

　　上一味以水二斗煮取五升,空腹一服二升,日三夜一,隔日更服之,取瘥止,神验。

黄疸变成黑疸[1],医所不能治方

　　土瓜根捣取汁,一升

　　上一味顿服之,病当从小便出。

黄黑等疸方

　　当归三两　桂心六两　干枣一十七枚,去核　麦门冬一升,去心　大黄一两　茵陈　黄芩　黄芪一本无　干姜　茯苓　芍药　黄连　石膏碎　人参　甘草炙,各二两

　　上一十五味㕮咀,以水一斗煮取三升半,分四服。

赤苓散　主黑疸,身皮大便皆黑方。

　　赤小豆三十枚　茯苓六铢,切　雄黄一铢　瓜丁四铢　女萎六铢　甘草二铢,炙

　　上六味,以水三升煮豆茯苓,取八合,捣四味为散,和半钱匕服之,须臾当吐,吐则愈。亦主一切黄。

茵陈丸　主黑疸身体暗黑,小便涩,体重方。

　　茵陈一两　甘遂一分　当归　蜀椒汗,各半两,去目闭口　杏仁去皮尖双仁,熬　大黄　半夏洗,各三分　葶苈熬　茯苓　干姜各一两　枳实㕮咀,熬黄　白术熬黄,各五分

　　上一十二味捣筛为末,炼蜜和,丸如梧子大。空腹以饮服三丸,日三。

湿疸[2]之为病,始得之一身尽疼,发热,面色黑黄,七八日后壮热,

---

〔1〕　黑疸　病证名。因疸证经久不愈,肝肾虚衰,瘀浊内阻而致,症见身黄不泽,面额色黑,足下热,大便黑等。详参《金匮要略》卷中·黄疸病脉证并治、《诸病源候论》卷十二·黑疸候。

〔2〕　湿疸　病证名。因脾胃湿热郁蒸而致,症见身体疼烦,面目色黄,小便不利等。详参《诸病源候论》卷十二·湿疸候。

热在里，有血当下，去之如豚肝状，其少腹满者急下之，亦一身尽黄，目黄，腹满，小便不利方

矾石五两，烧　滑石五两，研如粉

上二味捣筛为散，水服方寸匕，日三服，先食服之，便利如血已，当汗出愈。《千金》以麦粥汁服。

风疸[1]，小便数，或黄或白，洒洒恶寒，壮热，好睡不欲动方

生艾三月三日取一束，捣取汁，铜器中煎如漆，密封之，勿令泄　大黄　黄连　凝水石　苦参　葶苈子　栝楼各等分，熬

上六味捣筛为散，以艾煎和，为丸如梧子。先食饮服五丸，日三，可至二十丸。有热，加苦参；渴，加栝楼；小便涩，加葶苈；小便多，加凝水石；小便黄白，加黄连；大便难，加大黄。

秦椒散　主膏疸，饮少溺多方。

秦椒一分，汗　瓜丁半两

上二味捣筛为散，水服方寸匕，日三。

秦王九疸散方

胃疸，食多喜饮，栀子仁主之。

心疸，烦心，心中热，茜根主之。

肾疸，唇干，葶苈子主之熬。

脾疸，尿赤出少，惕惕[2]恐，栝楼主之。

膏疸，饮少尿多，秦椒瓜蒂主之。椒汗。膏一作肺。

舌疸，渴而数便，钟乳主之。

肉疸，小便白，凝水石主之。研。

髓疸，目眶深，多嗜卧，牡蛎泽泻主之。

肝疸，胃热，饮多水激肝，白术主之。

上一十一味等分，随病所在加半两，捣筛为散，饮服五分匕，日

---

[1]　风疸　病证名，即风黄疸。因风湿与热相搏于脏腑而致，症见小便或赤或黄，好卧而心振等。详参《诸病源候论》卷十二·风黄疸候。

[2]　惕惕　恐惧貌。《国语·晋语四》："君若恣志，以用重耳，四方诸侯，其谁不惕惕以从命。"

三,稍稍加至方寸匕。

论曰:夫酒疸,其脉浮者先吐之,沉弦者先下之。酒疸者或无热,静言了了[1],腹满欲吐者,宜吐之。酒疸心中热,欲呕者,宜吐之。酒疸必小便不利,其候当心中热,足下热,是其候也。酒疸下之,久久为黑疸,目青面黑,心中如啖蒜薤,大便正黑,皮革[2]搔之不仁,其脉浮弱,虽黑微黄,故知之也。

寒水石散 主肉疸饮少,小便多,白如泔色,此病得之从酒方。

寒水石 白石脂 栝楼各五分 知母 菟丝子 桂心各三分

上六味捣筛为散,麦粥服五分匕,日三,五日知,十日瘥。

酒疸,身黄曲尘出,**牛胆煎方**

牛胆一枚 大黄八两 芫花一升,熬 荛花[3]半升,熬 瓜丁三两

上五味切四味[4],以酒一升渍之一宿,煮减半,去滓纳牛胆,微火煎令可丸,丸如大豆。服一丸,日移六七尺不知,更服一丸,膈上吐,膈下利,或不吐利而瘥。

酒疸,心中懊恼或痛,**栀子汤方**

栀子十四枚,擘 枳实三枚,炙 大黄二两 豉半升

上四味㕮咀,以水六升煮取二升,服七合,日三

茵陈汤 主黄疸酒疸,身目悉黄方。

茵陈三两 大黄 黄芩 黄连各二两 人参半两 栀子仁三七枚 甘草一两,炙

---

[1] 静言了了 "静"原作"靖",据《外台秘要》卷四·酒疸方改。按"靖",通"静"。《管子·白心》:"以靖为宗,以时为宝,以政为仪。"王念孙杂志:"靖与静同。"

[2] 皮革 《金匮要略》卷中·黄疸病脉证并治作"皮肤"。按"革",人的皮肤。《正字通·革部》:"革,人与兽皆曰革。"《管子·水地》:"脾生膈,肺生骨,肾生脑,肝生革,心生肉,五肉已具。"尹知章注:"革,皮肤也。"

[3] 荛花 为瑞香科植物荛花的花朵。性味辛苦寒,有毒,能泻水饮,破积聚,主治留饮,咳逆上气,水肿,癥瘕疟癖等。

[4] 切四味 此三字原在"渍"字上,据文义移此。

上七味㕮咀,以水一斗煮取三升五合,分四服。

半夏汤　主酒癖[1]癊[2],胸心胀满,肌肉沉重,逆害饮食,小便赤黄,此根本虚劳风冷,饮食冲心,由脾胃客痰[3]所致方。

半夏一升,洗　生姜十两,切　黄芩一两　前胡　茯苓各三两　当归　茵陈各一两　枳实炙　大戟　白术　甘草炙,各二两

上一十一味㕮咀,以水一斗煮取三升,分三服。

宛转丸　凡患黄疸,足肿,小便赤,食少羸瘦方。

干地黄　石斛　白术各二两　牡蛎熬　芍药　芎䓖　大黄　小草　甘草炙,各三两

上九味捣筛为散,炼蜜和,丸如梧子。饮服四丸,日三。

茯苓丸　主患黄,心下纵横结坚,小便赤,是酒疸方。

茯苓　茵陈　干姜各一两　半夏洗　杏仁去皮尖双仁,熬,各三分　商陆[4]半两　甘遂一分　枳实五分,炙　蜀椒二合,汗,去目闭口　白术五分,切,熬令变色

上一十味捣筛为末,炼蜜和,丸如蜱豆,三丸以枣汤下之。夫患黄疸,常须服此。若渴欲饮水,即服五苓散;若妨满[5],宛转丸治之。五苓散见伤寒中。

治黄疸,小便赤黄方

前胡　茯苓各一两半　椒目一两,熬　附子半分,炮,去皮　茵陈二两半　昌蒲二两半

上六味捣筛为散,食以前服一钱匕,日三服,此剂更参服上二药。

黄疸之为病,日晡所发热恶寒,少腹急,体黄额黑,大便黑,溏泄,足

---

[1]　酒癖　《备急千金要方》卷十·伤寒发黄作"酒澼"。

[2]　癊(yìn　印)　心病。《集韵·沁韵》:"癊,《字林》:心病。"义净《南海寄归内法传》卷一:"槟榔、豆蔻糅以丁香、龙脑,咀嚼能令口香,亦乃消食去癊。"

[3]　脾胃客痰　《备急千金要方》卷十·伤寒发黄作"脾胃内痰"。

[4]　商陆　《备急千金要方》卷十·伤寒发黄作"当归"。

[5]　妨满　谓郁阻胀满。按"妨",阻,阻碍。《广韵·漾韵》:"妨,妨碍。"

下热,此为女劳[1]也,腹满者难疗方

滑石研　石膏研,各五两

上二味为散,麦粥汁服方寸匕,日三,小便极利,瘥。

灸黄法二十穴

第十一椎下夹[2]脊两边各一寸半　灸脾俞百壮。

两手小指端　灸手少阴,随年壮。

手心中　灸七壮。

胃脘　主身体痿黄,灸百壮,治十瘥,忌针。

耳中　在耳门孔上横梁,主黄疸。

上腭　入口里边在上缝赤白脉上是,针三锃。

舌下夹舌两边　针锃。

颊里　从口吻边入,往对颊里去口一寸,锃。

上腭里正当人中及唇　针三分锃。

巨阙、上脘　　　上二穴并七壮,狂言浪走者灸之,瘥。

寅门[3]　从鼻头直入发际度取,通绳分为三,断绳取一分入发际,
　　当绳头锃[4]。锃字未详,不敢刊正。

脊中椎上　七壮。

屈手大指节理　各七壮。

中脘、大陵、劳宫、三里、然谷、大溪　上八穴皆主黄疸。

论曰:黄疸之为病,若不急救,多致于死。所以具述古今汤药,
灸锃方法,按据此无不瘥也。有人患之,皆昏昧不识好恶,与茵陈

---

[1] 女劳　病证名,即女劳疸。因劳累或房劳过度而致,症见身目发黄,傍
　　晚手足心热而恶寒,额上黑,少腹满急,大便色黑,小便自利等。详参
　　《金匮要略》卷中·黄疸病脉证并治。

[2] 夹　原作"侠",今改。按"侠",通"夹"。《正字通·人部》:"侠,傍也,并
　　也。与夹通。"

[3] 寅门　经外奇穴。位于额部正中线,入前发际一寸八分处。主治马黄
　　黄疸。

[4] 当绳头锃　《千金要方》卷十·伤寒发黄"锃"作"针"。

汤一剂不解，亦有惺惺[1]如常，身形似金色，再服亦然，隔两日一剂，其黄不变，于后与灸诸穴乃瘥，疮上皆黄水出，然此大慎面肉醋鱼蒜韭热食，犯之即死。

吐血第四论三首　方三十首

论曰：凡吐血有三种，有内衄，有肺疽，有伤胃。内衄者，出血如鼻衄，但不从鼻孔出，是近心肺间津液出，还流入胃中，或如豆汁，或如衉血[2]，凝停胃中，满闷便吐，或去数升乃至一斗，得之于劳倦饮食过常所为也。肺疽者，或饮酒之后闷吐[3]，血从吐出，或一合半升。伤胃者，因饮食大饱之后，胃中冷则不能消化，便烦闷强呕，吐之物与气共上冲蹙，伤裂胃口，血色鲜赤[4]，腹中绞痛，自汗出，其脉紧而数者，为难治也。吐之后，体中但奄奄然[5]，心中不闷者，辄自愈。假令烦躁，心中闷乱，纷纷欲吐，颠倒不安，医者又与黄土汤阿胶散，益使闷乱，卒至不救。如此闷者当急吐之。
吐方

瓜蒂半两　杜蘅　人参各一分

上三味捣筛为散，服一钱匕，水浆无在，得下而已，羸者小减之，吐去青黄或血二三升，无苦。

生地黄汤　主忧恚呕血，烦懑少气，胸中痛方。

生地黄二斤　大枣五十枚，擘　阿胶炙　甘草炙，各三两

上四味㕮咀，以水六升煮取四升，分为四服，日三夜一。

---

[1]　惺惺　清醒，机灵。曾布《曾公遗录》八："上谕，皇子……虽三岁未能行，然能语言，极惺惺。"此谓神志清晰。

[2]　衉（kàn）血　血羹，凝血。《说文解字·血部》："衉，羊凝血也。"

[3]　闷吐　《诸病源候论》卷二十七·吐血候作"毒满便吐"四字。

[4]　伤裂胃口，血色鲜赤　《备急千金要方》卷十二·吐血作"因伤裂胃，口吐血，色鲜正赤"一十一字。

[5]　奄奄然　气息微弱貌。《文选·李密·陈情表》："但以刘日薄西山，气息奄奄。"李善注："《广雅》曰：奄，困迫也。"

坚中汤　主虚劳内伤寒热，频连吐血方。

　　糖三斤　芍药　半夏洗　生姜各三两，切　大枣五十枚，擘　生地黄一斤

　　上六味㕮咀，以水二斗煮取七升，分七服，日三夜一。《千金》有甘草桂心，无地黄。

治噎止唾血方

　　石膏四两，碎　生姜切　麻黄去节　五味子各二两　小麦一升　厚朴炙　半夏洗　杏仁去皮尖双仁，各三两

　　上八味㕮咀，以水一斗煮麻黄，去上沫，纳诸药煮取二升五合，分再服。

又方　伏龙肝如鸡子大，两枚　干姜　当归　桂心　芍药　白芷　阿胶预渍之　甘草炙，各二两　细辛半两　芎䓖一两　生地黄八两　吴茱萸二升

　　上一十二味㕮咀，以清酒七升、水三升合煮取三升半，去滓纳胶，煎取三升，分三服。亦治衄血。《千金》名黄土汤，主吐血。

当归汤　主吐血方。

　　当归　黄芩各三两　干姜　芍药　阿胶炙，各二两

　　上五味㕮咀，以水六升煮取二升，分三服，日二夜一。

伏龙肝汤　主吐血并衄血方。

　　伏龙肝半升　干地黄　干姜　牛膝各二两　阿胶炙　甘草炙，各三两

　　上六味㕮咀，以水一斗煮取三升，去滓纳胶，分三服。

泽兰汤　主伤中里急，胸胁挛痛，频呕血，时寒时热，小便赤黄，此伤于房者方。

　　泽兰　糖各一斤　桑白皮三斤，根者　生姜五两，切　麻仁一升　人参　桂心各三两　远志二两，去心

　　上八味㕮咀，以淳酒一斗五升煮取七升，去滓纳糖，未食服一升，日三夜一。勿劳动。

竹茹汤　主吐血汗血，大小便出血方。

　　淡竹茹二升　当归　黄芩　芎䓖　甘草炙，各两半　人参　芍

药　桂心　白术各一两

上九味㕮咀，以水一斗煮取三升，分四服，日三夜一。

治吐血唾血，或劳发，或因酒发方

当归　羚羊角屑　干地黄　小蓟根　柏枝炙　阿胶炙　干姜各三两　白芍药　白术各四两　伏龙肝如鸡子，研　乱发如鹅卵，烧　竹茹一升　蒲黄五合　甘草二两，炙

上一十四味㕮咀，以水二斗煮取五升五合，去滓，下胶消尽，下发灰蒲黄，分五服。

吐血百治不瘥，疗十十瘥，神验不传方

地黄汁半升　大黄生末一方寸匕

上二味，煎地黄汁三沸，纳大黄末调和，空腹服之，日三，血即止，神良。

治吐血方　服桂心末方寸匕，日夜可二十服。

治身体暴血，鼻口耳目九孔皮肤中皆漏血方　取新生犊子未食草者，有屎曝干烧末，水服方寸匕，日四五服，立瘥。

生地黄汤　主衄血方。

生地黄　黄芩各一两　柏叶一把　阿胶炙　甘草炙，各二两

上五味㕮咀，以水七升煮取三升，去滓纳胶，煎取二升五合，分三服。

又方　生地黄三斤，切　阿胶二两，炙　蒲黄六合

上三味以水五升煮取三升，分三服。

治鼻口沥血[1]三升，气欲绝方　龙骨细筛一枣核许，微以气吹入鼻中，即断，更出者再吹之，取瘥止。

又方　细切葱白，捣绞取汁，沥鼻中一枣许，即断。慎酒肉五辛热面生冷等。

阿胶散　主衄血不止方。

阿胶炙　龙骨　当归　细辛　桂心各一两　蒲黄五合　乱发三两，烧灰

---

〔1〕　沥血　滴血。按"沥"，滴落。《说文解字·水部》："沥，水下滴沥。"

上七味捣筛为散,先食饮服方寸匕,日三服,三剂瘥,亦可蜜丸,酒服。

伏龙肝汤　主鼻衄,五脏热结,或吐血衄血方。

伏龙肝鸡子大,一枚　生地黄一斤,切　生竹茹一升　芍药　当归　黄芩　芎䓖　桂心　甘草炙,各二两

上九味㕮咀,以水一斗三升煮竹茹,减三开,纳药煮取三升,分三服。《千金》无桂心。

干地黄丸　主失血虚劳,胸腹烦满痛,血来[1]脏虚,不受谷,呕逆不用食,补中治血方。

干地黄三两　厚朴炙　干漆熬　枳实炙　干姜　防风　大黄　细辛　白术各一两　前胡一两半　人参　茯苓各五分　虻虫去翅足,熬　䗪虫熬,各十五枚　当归　黄芩　麦门冬去心　甘草炙,各二两

上一十八味捣罗为末,炼蜜和,丸如梧子。先食酒服五丸,日三。

论曰:凡下血者,先见血后见便,此为远血,宜服黄土汤;先见便后见血,此为近血,宜服赤小豆当归散。人病虽一,得病之始不同,血气强弱堪否[2]次第,是以用药制方,随其浅深,取其能堪,为方不一,各取所宜也。

黄土汤方

灶中黄土半升　甘草炙　干地黄　白术　附子炮,去皮　阿胶　黄芩各三两

上七味㕮咀,以水八升煮取二升,分温三服。亦主吐血。

赤小豆当归散方

赤小豆三升,浸令芽出,曝干　当归三两

上二味捣筛为散,浆服一方寸匕,日三。

---

[1] 血来　《备急千金要方》卷十二·吐血作"瘀血往来"四字。

[2] 血气强弱堪否　谓病者血气之强弱能否胜承药力。按"堪",胜任,能承担。《玉篇·土部》:"堪,任也。"

续断止血汤　主先便后血，此为近血方。

　　续断　当归　阿胶炙　桔梗　桂心各三两　芎䓖　干姜　干地黄各四两　蒲黄一升　甘草一两炙

　　上一十味㕮咀，以水一斗煮取五升五合，去滓下胶，消尽入蒲黄，分为三服。

伏龙肝汤　主先见血后便，转此为远血方。

　　伏龙肝五合，研　干地黄五两　发烧屑，二合　阿胶三两，炙　黄芩　干姜　牛膝　槲脉[1]炙　甘草各二两，炙

　　上九味㕮咀，以水一斗煮取三升，去滓，下胶及发屑，消尽，分三服。

下血方

　　牛角䚡炙　当归　龙骨　干姜　熟艾各三两　蜀椒一两，去目闭口者，汗　黄连五合　升麻一两半　大枣二十枚，擘　附子炮，去皮，一枚　黄檗　芎䓖　阿胶炙　厚朴炙　赤石脂　芍药　石榴皮　甘草炙，各二两

　　上一十八味㕮咀，以水一斗五升煮取四升，去滓，纳牛角䚡末阿胶，消，以绵绞去滓，分七服，日四夜三。《千金》有橘皮。

治小便出血方　龙骨细粉末之，温汤服方寸匕，日五六服。

又方　以酒三升煮当归四两，取一升，顿服之。

治尿血方　车前叶切五升，水一斗煮百沸，去滓，纳米煮为粥，服之。

凡忧恚绝伤，吐血胸痛，虚劳，**地黄煎**方

　　生地黄五斤，捣绞取汁

　　上一味微火煎三沸，纳白蜜一升，又煎三沸，服之，日三。

治亡血脱血，鼻头白色，唇白，去血无力者方

　　生地黄十斤

　　上一味捣，以酒一斗绞取汁令极尽，去滓，微火煎减半，纳白蜜

────────────

〔1〕　槲脉　即槲叶的叶脉。《证类本草》卷十四·木部下品："槲若，味甘苦平，无毒，主痔，止血，疗血痢，止渴。取脉炙用之。"

五升、枣膏一升,以搅之勿止,令可丸下之,酒服如鸡子一丸,日三,久服不已,老而更少,万病除愈。

论曰:凡亡血吐血衄血愈后,必须用此二方补服三四剂,乃可平复,不尔恐有大虚,及妇人崩中血,亦同此方。

胸中热第五方二十七首

寒水石汤　主身中大热,胸心烦懑,毒热方。

寒水石五两　泽泻　茯苓　前胡　黄芩各三两　柴胡　牛膝　白术　甘草炙,各二两　杏仁二十粒,去皮尖双仁

上一十味㕮咀,以水一斗煮取二升,分三服。

治热气上冲不得息,欲死不得眠方

白薇　槟榔　白石英研　枳实炙　白鲜皮　麦门冬去心　郁李仁去皮　贝母各二两　天门冬去心　桃仁五分,去皮尖双仁,熬　车前子　茯神各二两　人参　前胡　杏仁去皮尖双仁,熬　橘皮各一两半　桂心半两

上一十七味捣筛为末,炼蜜和,丸如梧子大。竹叶饮下十丸,日二服,加至三十丸。

竹叶饮子方

竹叶切　紫苏各一升　紫菀　白前　甘草炙,各二两　百部二两　生姜三两,切

上七味㕮咀,以水一斗煮取三升,温以下丸,尽更合。

龙胆丸　主身体有热,羸瘦不能食方。

龙胆　苦参　黄连　黄芩各二两　大黄三两　黄檗　李子仁去皮　栝楼　青葙子各一两

上九味捣筛为末,炼蜜和,丸如梧子大。先食饮服七丸,日二,不知增之。

升麻汤　主强壮身有大热,热毒流四肢,骨节急痛不可忍,腹中烦满,大便秘涩,无聊赖方。

升麻　枳实炙　栀子仁　黄芩各三两　香豉一升　大黄四两

杏仁一升,去皮尖双仁　生姜四两,切　生地黄十两　人参　甘草炙,各二两

上一十一味㕮咀,以水一斗二升煮豉三沸,去豉纳药,煮取三升半,分四服,日三夜一。又主历节肿。

又方　升麻　大黄各四两　前胡　栀子各三两,擘

上四味㕮咀,以水九升煮取三升,分三服。

含消丸　主胸中热,口干方。

茯苓　五味子　甘草炙,各一两　乌梅去核　大枣去核,各二七枚

上五味捣筛为散,别捣梅枣令熟,乃合余药,更和捣五百杵,丸如弹子大。含之咽汁,日三夜二,任性分作小丸。

半夏汤　主胸中客热,心下烦懑,气上,大小便难方。

半夏洗　生姜各八两,切　前胡　茯苓各四两　白术五两　黄芩一两　杏仁去皮尖双仁,熬　枳实炙,各三两　人参　甘草炙,各二两

上一十味㕮咀,以水一斗煮取三升,旦服。若胸中大烦热者,冷服;大便难涩者,加大黄三两。

前胡汤　主胸中逆气痛彻背,少气不食方。

前胡　半夏洗　芍药　甘草炙,各二两　桂心各一两　生姜三两,切　黄芩　人参　当归各一两　大枣三十枚,去核　竹叶一升,切

上一十一味㕮咀,以水一斗煮取三升,分三服。

又方　前胡　人参　生姜切　麦门冬去心　饧各三两　桂心　黄芩　当归各一两　大枣三十枚,去核　半夏洗　茯苓　芍药　甘草炙,各二两

上一十三味㕮咀,以水一斗四升煮取三升,分三服。

前胡汤　主寒热呕逆,少气,心下坚,彭亨[1]满,不得食,寒热,消

----

〔1〕　彭亨　胀满貌。《太平御览·高湛·养生论》:"寻常饮食,每令得所,多飡令人彭亨短气,或致暴疾。"

渴,补不足方。

前胡　朴消　大黄　黄芩　甘草炙,各二两　茯苓　当归　半夏洗　芍药　滑石　石膏碎　栝楼　附子炮,去皮　麦门冬去心　人参各一两　生姜二两,切

上一十六味㕮咀,以水一斗二升煮取六升,分六服。

前胡建中汤　主大劳虚劣,寒热呕逆,下焦虚热,小便赤痛,客热上熏,头痛目赤,骨内痛及口干,皆悉主之方。

前胡三两　芍药　当归　茯苓　桂心各四两　人参　生姜切　白糖　半夏洗　黄芪各六两　甘草一两,炙

上一十一味㕮咀,以水一斗二升煮取四升,去滓纳糖,分为四服。

厚朴汤　主腹满发热数十日方。

厚朴八两,炙　枳实五枚,炙　大黄四两

上三味㕮咀,以水一斗二升煮取五升,纳大黄煮取三升,分三服。主腹中热,大便不利。

五石汤　主骨间热,热痛间不除,烦闷,口中干渴方。

寒水石　滑石　龙骨　牡蛎熬　栝楼　赤石脂　黄芩　甘草炙,各五分　知母　桂心　石膏　大黄各三分

上一十二味捣,粗筛之,以水七升煮取三升,分四服,日三夜一。

竹叶汤　主五心热,手足烦疼,口干唇干,胸中热方。

竹叶切　小麦各一升　人参一两半　石膏三两,碎　生姜五两,切　知母　黄芩　茯苓　麦门冬各二两,去心　栝楼　半夏洗　甘草炙,各一两

上一十二味㕮咀,以水一斗二升煮竹叶小麦,取八升,去滓,纳诸药煮取三升,分三服。

犀角汤　主热毒流入四肢,历节肿痛方。

犀角二两,屑　羚羊角一两,屑　豉一升　前胡　栀子擘　黄芩　射干各三两　大黄　升麻各四两

上九味㕮咀,以水一斗煮取三升,分三服。

承气汤　主气结胸中,热在胃脘,饮食呕逆方。

前胡　栀子炙　桂心　寒水石　大黄　知母　甘草炙,各一两
消石　石膏　栝楼各二两

上一十味捣筛为散,以水二升煮药五方寸匕,取一升五合,分二服。

半夏汤　主逆气心烦懑,呕吐气方。

半夏洗　生姜各一斤,切　茯苓　桂心各五两

上四味㕮咀,以水一升煮取三升,分三服,日三服。若少气,加甘草二两。一名小茯苓汤。

疗热骨蒸羸瘦,烦闷,短气喘息,两鼻孔张,日西即发方

龙胆　黄连　栝楼各一两　栀子二十枚　青葙子[1]　苦参
大黄　黄芩　芍药　芒消各半两

上一十味捣筛为末,炼蜜和,丸如梧子大。饮服十丸,日二,以知为度。

疗积年久患热风方

地骨皮　萎蕤　丹参　黄芪　泽泻　麦门冬各三两,去心　清蜜　姜汁各一合　生地黄汁二升

上九味㕮咀,以水六升煮药减一升,纳蜜姜汁煮两沸,一服三合,日再,大验。

又方　羚羊角五两,屑　生葛　栀子各六两　豉一升,绵裹　黄芩
干姜　芍药各三两　鼠尾草[2]二两

上八味㕮咀,以水七升煮取二升半,分三服。

又方　枳实三两,炙　黄连二两　黄芩　芒消各三两

上四味捣筛为末,炼蜜和,丸如梧子。饮服三十丸,日三,稍加至四十丸。

生地黄煎　主热方。

---

[1]　青葙子　原作"青箱子",据文义改。

[2]　鼠尾草　又名劫,为唇形科一年生草本植物,其花叶均入药用。性味苦微寒,无毒,主治鼠瘘寒热,下痢脓血不止等。

生地黄汁四升　生地骨皮　生天门冬去心　生麦门冬汁　白
蜜各一升　竹叶切　生姜汁各三合　石膏八两,碎　栝楼五两
茯神　萎蕤　知母各四两

上一十二味㕮咀,以水一斗二升先煮药,取三升,去滓,纳地黄
麦门冬汁,微火煎五沸,次纳蜜姜汁,煎取六升,下之,服四合,日
二夜一,稍加至五六合。

治膈上热方

茯苓　麦门冬去心　甘草各一斤,炙　生地黄六十斤,切

上四味,捣三味为散,纳地黄合捣,曝干,捣筛为散,酒服方寸
匕,日三,候食了服之,久服补益,明目。

治腹中虚热,舌本强直,颈两边痛,舌上有疮,不得咽食方

柴胡　升麻　栀子仁　芍药　通草各四两　黄芩　大青　杏
仁各三两　生姜切　石膏各八两,碎

上一十味㕮咀,以水一斗二升煮取六升,分六服。

头痛身热及热风方

竹沥　升麻各三升　防风　生姜切　杏仁去皮尖双仁,各三两
芍药　柴胡各四两　石膏碎　生葛各八两

上九味㕮咀,以水一斗煮取四升,分四服,日三夜一服,以瘥
为度。

治膈上热方

苦参十两　玄参三两　麦门冬去心　车前子各三两

上四味捣筛为末,炼蜜和,丸如梧子。以饮服十五丸,日二,食
后服。

压热第六方一十三首　论一首

金石凌　主服金石热发,医所不制,服之立愈方。

上朴消一斤　上芒消一斤　石膏四两　凝水石二两

上四味,熟沸水五升渍朴消芒消令消,澄一宿,旦取澄消安铜

器中,粗捣寒水石石膏,纳其中,仍纳金五两,微火煎之,频以箸[1]头柱看,著箸成凌云,泻置铜器中,留著水盆中凝一宿,皆成凌,停三日以上,皆干也。若热病及石发,皆以蜜水和服半鸡子大。

七水凌 主大热及金石发动,金石凌不制者,服之方。

朴消五斤 芒消三斤,如雪者佳 滑石一斤半 玉泉石一斤 石膏一斤 卤碱五斤,如凌者 凝水石一斤,如雪者

上七味各别捣,粗筛。

冻凌水五升 霜水一升 雪水一升 露水五升半 寒泉水五升 雨水一升 东流水五升半

上七味澄令清,铜器中纳上件七味散,极微火煎取七升,一宿澄清,纳瓷坩[2]中,净处贮之,以重帛系口,一百二十日皆如冻凌状,成如白石英,有八棱成就,或大如箸[3],有长一尺者,名曰七水凌。有人服金石发热者,以井华水和五分匕服之,一服极热即定。伤寒发热服一刀圭,小儿发热与麻子许,不可多用,神验。买药不得争价,皆上好者,合药以腊月腊日[4]为上,合时以清净处,先斋七日,不履秽污丧孝产妇之家,及不得令鸡犬六畜生妇六根[5]不完具及多口饶言人见之,不信敬人勿与服之,服药得热退之后七日,乃慎酒肉五辛等物,勿复喜恶口刑罚,仍七日斋戒,持心清净。

紫雪 主脚气毒遍内外,烦热,口生疮,狂叫走,及解诸石草热药毒发,卒热黄等瘴疫毒,最良方。

金一斤 寒水石 石膏 磁石各三斤,并碎

---

〔1〕 箸(zhù 柱) 原作"筋",据文义改。

〔2〕 坩(gān 甘) 陶器名。《集韵·谈韵》:"坩,土器也。"

〔3〕 箸 原作"筋",据文义改。

〔4〕 腊日 古时岁终祭祀百神之日。按周以今农历十月为岁终之月,故腊日在孟冬。汉后行夏历,以十二月为岁终之月,故腊日在十二月。

〔5〕 六根 谓眼、耳、鼻、舌、身、意。佛教以之为罪孽根源,故名。详见《法门名义集·身心品》。

上四味以水一石煮取四斗，去滓，纳后药

升麻一升　玄参一斤　羚羊角屑　青木香　犀角屑　沉香各五两　丁香四两　甘草八两，炙

上八味㕮咀，于汁中煮取一斗，去滓，纳消石四升、朴消精者四升于汁中，煎取七升，投木器中，朱砂粉三两、麝香粉半两搅令相得，寒之二日，成于霜雪紫色。强人服三分匕，服之当利热毒，老小以意增减用之，一剂可十年用之。

玄霜　主诸热风热气[1]，热瘴热癅，恶疮毒内入攻心，热闷，服诸石药发动，天行时气温疫，热入腑脏，变成黄疸，蛇螫虎啮，狐狼毒所咬，毒气入腹，内攻心热，须利病出，用水三四合和一小两，搅令消服之，两炊久当快利两行，即瘥，小儿热病，服枣许大即瘥方。

金五十两　寒水石六斤，研如粉　磁石三斤，碎　石膏五斤，碎

上四味以两斛水煮取六斗，澄清。

升麻　玄参各一斤　羚羊角八两　犀角四两　青木香四两　沉香五两

上六味切，纳上件汁中煮取二斗，澄清。

朴消末　芒消各六升　麝香当门子一两，后人。

上三味纳汁中渍一宿，澄取清，铜器中微微火煎取一斗二升，以匙抄看，凝[2]即成下，经一宿当凝为雪，色黑耳，若犹湿者，安布上日干之，其下水更煎，水凝即可停之如初，毕，密器贮之。此药无毒，又主毒风，脚气热闷，赤热肿，身上热疮，水渍少许，绵贴取点上，即瘥。频与两服。病膈上热食后服，膈下热空腹服之。卒热淋，大小便不通，服一两，原[3]有患热者，皆宜服之。

---

〔1〕　热气　即热邪。《素问·疟论》："瘅疟者，肺素有热气盛于身。"

〔2〕　凝　原作"疑"，今改。按"疑"，同"凝"。凝聚。《荀子·解蔽》："以可知人之性，求可以知物之理，而无所疑止之，则没世穷年不能遍也。"杨倞注："疑，或为凝。"

〔3〕　原　原作"元"，今改。按"元"，与"原"同。顾炎武《日知录》卷三十二："元者，本也。本官曰元官，本籍曰元籍，本来曰元来。唐宋人多此语，后人以原代之。"

论曰：凡诸霜雪等方，皆据曾服金石大药，药发猛热，非诸草药所能制者则用之，若非金石发者，则用草药等汤散方制之，不得雷同用霜雪方，若用之则伤于太冷，于后腰脚疼痛，乃更后为所患，宜消息之。

虚烦心闷方

竹叶汤　主胃虚，阳气外蒸泄津液，口干，体吸吸[1]，苦渴，气喘，呕逆涎沫相连方。

竹叶切，五升　小麦一升　麦门冬一升，去心　知母　茯苓各三两　石膏四两，碎　芍药　栝楼　泽泻　人参　甘草炙，各二两

上一十一味㕮咀，以水二斗煮竹叶小麦，取一斗，去滓，纳药煮取四升，分四服。

厚朴汤　主久积痰冷，胸胁痞满，不受食饮，浑浑[2]欲吐，血室空虚，客阳通之，令脉紧数，重热水蒸，汗漏如珠，四肢烦痛，唇口干燥，渴，升水浆方。

厚朴炙　半夏洗　茯苓　白术各四两　枳实四枚，炙　芍药　黄芪各二两　生姜八两，切　麦门冬一升，去心　桂心五合　人参　甘草炙，各二两

上一十二味㕮咀，以水一斗五升煮取五升，分四服。

竹叶汤　主下气，胸中烦闷，闷乱气逆，补不足方。

竹叶一把　粳米　麦门冬去心　半夏洗，各一升　人参　当归各二两　生姜一斤，切

上七味㕮咀，以水一斗五升煮竹叶生姜，取一斗，纳诸药煮取八升，分十服，日三夜二。一云水八升煮取二升半，服八合。

乌梅汤　主下气，消渴，止闷方。

乌梅二七枚，大者　香豉一升

上二味，以水一斗煮乌梅，取五升，去滓，纳豉煮取三升，分三

---

[1]　吸吸　虚乏少气貌。《灵枢经·癫狂》："少气，身漯漯也，言吸吸也。"杨上善注："吸吸，虚乏状也。"

[2]　浑浑　水涌声。《山海经·西山经》："(不周之山)河水所潜也，其源浑浑泡泡。"郭璞注："浑浑泡泡，水溃涌之声也。"此谓胃中物欲上涌出貌。

服,可常用之。

大酸枣汤　主虚劳烦悸,奔气[1]在胸中,不得眠方。

酸枣仁五升　人参　茯苓　生姜切　芎䓖　桂心各二两　甘草炙,一两半

上七味㕮咀,以水一斗二升煮枣仁,取七升,去滓,纳诸药煮取三升,分三服。

大枣汤　主虚烦,短气气逆,上热下冷,胸满方。

大枣三十枚,擘　石膏三两,碎　白薇　前胡　人参　防风各二两　桂心　甘草各一尺,炙

上八味㕮咀,以水七升煮取三升,分三服。

竹根汤　主短气欲绝,不足以息,烦挠[2],益气止烦方。

竹根一斤　小麦　粳米　麦门冬各一升,去心　大枣十枚,擘　甘草二两,炙

上六味㕮咀,以水一斗煮米麦令熟,去之,纳诸药煮取二升七合,分三服,日三,不能服者,以绵沥口中。

酸枣汤　主伤寒及吐下后心烦乏气,不得眠方。

酸枣仁四升　麦门冬一升,去心　干姜　芎䓖　茯苓　知母　甘草各二两,炙

上七味㕮咀,以水一斗二升煮枣仁,取一斗,去之,纳诸药煮取三升,分三服。

白薇散　主虚烦方。

白薇　干姜　甘草各一两　栝楼二两　消石三两

上五味各别捣,先纳甘草臼中,次纳白薇,次纳干姜,次纳栝楼,次纳消石,捣三千杵,筛和,冷水服方寸匕,日三。

(任娟莉)

---

〔1〕　奔气　病证名。因肺脏受邪,气道不利而致,以呼吸急促为特征。详参《诸病源候论》卷十三·奔气候。

〔2〕　烦挠　烦扰。按"挠",扰,扰乱。《说文解字·手部》:"挠,扰也。"《广雅·释诂三》:"挠,乱也。"

消渴第一方二十二首

葵根汤　主一年渴,饮一石以上,小便利,若饮酒渴,伤寒渴,皆悉主之方。

霜下葵根皮一握,长四寸

上一味以水一斗煮取三升,分三服,取瘥止。

又方　栝楼根　甘草炙,各二两　黄连一升

上三味㕮咀,以水五升煮取二升五合,分三服。

茯苓汤　主胃反吐而渴方。

茯苓八两　泽泻四两　生姜切　桂心　白术各三两　甘草一两,炙

上六味㕮咀,以水一斗煮小麦三升,减三升,去麦,纳诸药煮取二升五合,服八合,日再。

消渴,师所不能治之方

生栝楼九斤,去皮,细切捣,绞汁令尽　上好黄连九两,捣,绢罗为末

上二味,以上件汁溲[1]黄连如硬面,细擘,日曝令干,捣之绢筛,更溲如前,日曝捣,一依前法,往反汁尽,曝干捣筛,炼蜜和,饮服如梧子十丸,日三,加至三十丸,病愈止。百日慎生冷醋滑酒五辛肉面油腻,永瘥。无生者,干者九斤切,以水二斗煎取一斗,和之如生者法。

桑根汤　主日饮一石水方。

桑根白皮切,五升,入地三尺者良,炙令黄黑

---

〔1〕　溲　拌和。《云笈七签》卷七十四:"日中曝之,取令极燥,以药溲干饭讫,又以清酒合溲饭令洇洇耳,然后纳囊中。"

上一味,以水与根亦不限多少,煮以味浓为度,适寒温饮之,任性多少。切慎盐。

猪肚丸　治消渴方。

猪肚一枚,治如食法　黄连五两　栝楼四两　麦门冬四两,去心　知母四两,无以茯神代

上五味为散,纳猪肚中线[1]缝,安置甑中蒸之极烂熟,接热木臼中捣可丸,若硬加少蜜和,丸如梧子。饮服三十丸,日再,渐加至四十五十丸,渴即服之。

葛根丸　主消渴方。

葛根　栝楼各三两　铅丹二两　附子一两,去皮

上四味捣筛为末,炼蜜和,丸如梧子。饮服十丸,日三服。治日饮一石水者,春夏减附子。

大黄丸　主消渴,小便多,大便秘方。

大黄一斤　栝楼　土瓜根各八两　杏仁五合,去皮尖双仁,熬

上四味,破大黄如棋子,冷水渍一宿,蒸曝干,捣筛为末,炼蜜和,丸如梧子大。以饮服五丸,日三,以知为度。

酥蜜煎　主消渴方。

酥一升　白蜜三升　芒消二两

上三味合煎,欲渴即啜之,日六七,益气力,神效。

羊髓煎　主消渴,口干濡咽方。

羊髓二合,无即以酥代之　白蜜二合　甘草一两,炙,切

上三味,以水三升煮甘草,取一升,去滓纳蜜髓,煎令如饴,含之,尽复含。

酥蜜煎　主诸渴方。

酥一升　蜜一升

上二味合煎令调和,一服二升,当令下利药出,明日更服一升,

---

〔1〕　线　原作"缐",今改。《说文解字·糸部》:"线,缕。缐,古文线。"《周礼·天官·缝人》:"缝人掌王宫之缝线之事。"郑玄注引郑司农曰:"缐,缕也。"

后日更服一升,即瘥。慎酒及诸咸等。

茯苓煎　主诸消渴方。

茯苓二斤　白蜜四升

上二味于铜器中重釜煎,以两茎薤白为候,黄即煎熟,先食服如鸡子大,日三。

防己散　主消渴肌肤羸瘦,或乃转筋不能自止,小便不禁,悉主之方。

木防己一两　栝楼　铅丹　黄连各二两

上四味捣筛为散,先食以苦酒一升,以水二升合为浆,服方寸匕,日三,服讫当强饮,极令盈溢,一日再服则憎水,当不欲饮也。

大渴,百方疗之不瘥方

铅丹　胡粉各半两　栝楼　甘草炙,各二两半　泽泻　石膏　赤石脂　白石脂各五分

上八味捣筛为散,水服方寸匕,日三,壮人一匕半。一年病一日愈,二年病二日愈,渴甚者夜两服,腹痛者减之,丸服亦佳,一服十丸,伤多则腹痛也。

治口干燥方

酸枣一升半,去核　酸石榴子五合,末　乌梅五十枚,去核　麦门冬四两,去心　茯苓三两半　覆盆子　葛根各三两　石蜜四两　桂心一两六铢　栝楼三两

上一十味捣筛为末,炼蜜和,丸如酸枣大。含之不限时节,以口有津液为度,忌如药治。

三黄丸　主男子五劳七伤,消渴,不生肌肉,妇人带下,手足寒热方。巴郡太守奏。

春三月　黄芩四两　大黄三两　黄连四两

夏三月　黄芩六两　大黄一两　黄连七两

秋三月　黄芩六两　大黄二两　黄连三两

冬三月　黄芩三两　大黄五两　黄连二两

上三味随时合捣为末,炼蜜和,丸如大豆[1]。饮服五丸,日

---

〔1〕　丸如大豆　"丸"字原脱,据《备急千金要方》卷二十一·消渴补。

三,不知,稍增至七丸,服一月病愈,久服行及奔马,尝试有验。

铅丹散　主消渴方。

　　铅丹二两　栝楼八两　茯苓　甘草炙,各一两半　麦门冬八两,去心

　　上五味捣筛为散,旦以浆服方寸匕,日二。

膀胱冷,小便数多,每至夜偏甚方

　　鸡肠五具,治如食法　羊肾一具,去脂,并干为末　赤石脂六两　龙骨三两　苁蓉四两　黄连五两　桂心二两

　　上七味捣筛为散,酒服方寸匕,半日再服,五日中可作羊汤炙一剂,十日外可作羊肉臛,香味如常,食饱与之。

尿煮牡蛎,主纳消,小便数方

　　牡蛎五两,熬

　　上一味以患人尿三升煮取二升,分再服。

治渴利方

　　豆一升,醋拌蒸,曝干,三拌三曝,三蒸熬　黄连一斤,如金色者

　　上二味捣筛为末,炼蜜和,丸如梧子。饮服三十丸,日二,稍加至四十丸,神验。

大病后虚羸不足,成渴方　取七岁以上五岁以下黄牛新者乳一升,以水四升煎取一升,适寒温,稍稍饮之,不得过多,十日服之不住佳。一云渴即饮,不限多少。

又方　取自死鸡大者一枚,以三升半白汤捉脚倒[1]细细淋之三七遍,拔毛置于汤中,毛尽,去毛取汁,澄清汤,即任性饮之,饮尽即愈。其鸡故杀作药,不过七日其病倍发,以后百药不可瘥,慎之慎之。

栝楼散　主消渴,延年益寿方。

　　栝楼　枸杞根　赤石脂　茯苓各一两半　天门冬二两半,去心　牛膝　干地黄各三两　桂心　菊花　麦门冬去心　菖蒲　云

――――――――

〔1〕倒　原作“到”,今改。按“到”,同“倒”。《墨子·经下》:“临鉴而立,景到。”孙诒让间诂:“毕云:即今影倒字。”

　　母粉　泽泻　卷柏　山茱萸　远志去心　五加皮　杜仲炙
　　瞿麦　续断　石斛　黄连　柏仁　石韦去毛　忍冬各一两
　　菟丝　车前子　蛇床子　巴戟天　钟乳研　署预　甘草炙,各
五分

　　上三十二味捣筛为散,酒服方寸匕,日三四,亦可丸,服十丸,
日三。

淋病第二方二十首

治血淋热淋方　以韭七茎烧令热,以手熟捼,热掩尿处,冷即易之,
　　可六七度,瘥。

治热淋方

　　白茆根[1]四斤

　　上一味切,以水一斗五升煮取五升,每服一升,日三夜二。

治石淋方　车前子二升绢袋贮,以水八升煮取三升,顿服之,须臾
　　当下石子,宿勿食服之良。

又方　常煮冬葵根作饮服之,石出。

关格不通方

　　芒消五两　芍药四两　杏仁四两,去皮尖双仁　麻子仁三两　枳
　　实一两,炙　人黄半斤　干地黄二两

　　上七味㕮咀,以水七升煮取三升,分三服。一方用乌梅榆白皮各
　　五两,无枳实地黄。

治淋方

　　车前子一把　榆白皮一握　乱发如鸡子大,烧之取灰

　　上三味以水六升煮取三升,分再服。

又方　黄芩四两

　　上一味㕮咀,以水五升煮取二升,分三服。亦主下血。

治淋方

———————

〔1〕　白茆根　即白茅根。

466

榆白皮切,一升　车前子切,五升　葵子一升　滑石八两　通草
八两　赤蜜一升

上六味㕮咀,以水三斗煮取七升,去滓下蜜,更煎取三升,分
三服。

治尿白稠方　露蜂房烧灰,服方寸匕,煮汁服亦佳。

治小便不通方

滑石二两　葵子一两　榆白皮一两

上三味为散,浓煮麻子汁一升半,取一升,以二方寸匕和服,两
服即通。

治小便不通方　纳姜黄末如豆许大小便孔中,即通。

又方　通草　猪苓去皮　桑白皮各二两[1]

上三味㕮咀,以水六升煮取二升,分二服。

治丈夫女人胞转,不得小便八九日方

滑石一斤　寒水石一两,碎　葵子一升

上三味以水一斗煮取五升,尽服即利。

久房散　主小便多或不禁方。

菟丝子二两　蒲黄三两　黄连三两　消石一两　肉苁蓉二两

上五味并鸡肶胵中黄皮三两为散,服方寸匕,日三,行三四里
又服。一方用五味子三两。

治小便不利,膀胱胀,水气流肿方　水上浮萍干末,服方寸匕,
日三。

治小便不禁多,日便一二斗,或如血方

麦门冬八两,去心　蒺藜子二两　甘草一两,炙　干姜四两　桂
心二两　干地黄八两　续断二两

上七味㕮咀,以水一斗煮取二升五合,分三服。

又方　鹿茸长三寸,炙　蹢躅一升　桂心一尺　韭子一升　附子三
枚,炮,去皮　泽泻三两

上六味为散,服五分匕,日三,稍加至一寸匕,浆水服

---

[1]　各二两　"二"字原缺,据《外台秘要》卷二十七·小便不通方补。

之,瘥。

治大小便不通

当归三斤　大戟一斤　牛膝三斤

上三味切,以水五升煮取二升,以大豆五升煎令汁尽,豆干,初服三枚,以通为度。

濡脏汤　主大小便不通六七日,腹中有燥屎,寒热,烦迫短气,汗出腹满方。

生葛根二斤　猪膏二升　大黄一两

上三味㕮咀,以水七升煮取五升,去滓纳膏,煎取三升,澄,强人顿服,羸人再服。

霹雳煎方

好浓酒一盏　盐一大钱

上二味和于铛纳,文火煎,搅勿住手,可丸得,就铛丸如小茧大,纳肛肠中,不过三必通,如不通者数尽也,神效。酒当作蜜。

水肿第三方二十六首　并五不治证

凡水肿有五不治:一,面肿苍黑,是肝败不治;二,掌肿无纹理,是心败不治;三,腹肿无纹理,是肺败不治;四,阴肿不起,是肾败不治;五脐满肿反者,是脾败不治。

猪苓散　主虚满,通身肿,利三焦,通水道方。

猪苓去皮　茯苓　葶苈熬　人参　五味子　防风　泽泻　狼毒　玄参　干姜　白术　桂心　椒目　大戟　远志去心　甘草炙,各半两　女麴三合,熬　小豆二合　苁蓉二分半

上一十九味捣筛为散,酒服方寸匕,日三夜一,老小服一钱匕,日三,以小便利为度。

治百病，诸荒邪狂走，气癖冷病，历年黄黑，大腹水肿，小儿丁奚[1]，疟疾经年，霍乱中恶，蛊尸及暴疾，皆悉主之方

芫青　巴豆去心皮，熬　斑猫各三十枚，去翅足，熬　天雄炮，去皮　干姜各半两　乌头炮，去皮　细辛　蜀椒汗，去目闭口者　附子炮，去皮　踯躅　黄芩　桂心各一两

上一十二味细切，以绢袋中盛，酒一斗渍十日，去滓，服半合，日三，以知为度。曝滓作散，酒服半钱匕，日三，强人一钱，伤寒中温湿冷，头痛拘急，寒热疟发，头风，皆须服一钱匕，厚覆取汗，初服当吐清汁三四升许，又主心疝[2]，妇人无子。服之烦闷不堪者，饮冷水一升即解。

蒲黄酒　主通身肿，此风虚水气，亦主暴肿方。

蒲黄　小豆　大豆各一升

上三味以酒一斗煮取三升，分三服。

商陆酒　主风水肿方。取商陆切一升，以酒二升渍三宿，服一升，当下，下者减之，从半升起，日三，尽更合服。

又方　取大豆一升，以水四升煮取二升，去滓，纳上酒一升，合煎取一升，随能杯饮之，日三服，常令有酒势。

茯苓丸　主水胀大，甄主簿[3]与康公处得效方。

茯苓　白术　椒目各一两　葶苈子一两半，熬　桂心三分　芒消　泽泻　木防己各五分　甘遂三分　赤小豆　前胡　荛花各半两，熬，《千金》作芫花

上一十二味捣筛为末，炼蜜和，丸如梧子。蜜汤服五丸，日一，稍加，以知为度。

---

[1]　丁奚　病证名。因小儿哺食过量，而脾胃尚弱，不能消化而致，症见肌肉消瘦，腹大颈小，面色萎黄等。详参《诸病源候论》卷四十七·大腹丁奚候。

[2]　心疝　病证名。因阴寒之气内聚，上冲于心而致，症见心痛如刀锥所刺，或阴阴而痛，伴四肢逆冷，口唇色青等。详参《诸病源候论》卷二十·心疝候。

[3]　主簿　官名。汉以后中央各机构及地方郡县官府皆置主簿，负责文书簿籍，掌管印鉴，为掾吏之首。

汉防己煮散　主水肿上气方。楮澄秘之。

汉防己　泽漆叶　石韦去毛　桑白皮　泽泻　丹参　茯苓　橘皮　白术各三两　生姜十两,切　郁李仁五两　通草一两

上一十二味捣筛为散,以水一升七合纳四方寸匕,煮取八合,顿服,日二,小便利为度。

第一之水先从面目肿,遍一身,名曰青水,其根在肝,大戟主之。

第二之水先从心肿,名曰赤水,其根在心,葶苈主之。

第三之水先从腹肿,各曰黄水,其根在脾,甘遂主之。

第四之水先从脚肿,上气而咳,名曰白水,其根在肺,藁本主之。

第五之水先从足跗肿,名曰赤水,其根在肾,连翘主之。

第六之水先从面至足肿,名曰玄水,其根在胆,芫花主之。

第七之水先从四肢起,腹满大,身尽肿,名曰风水,其根在胃,泽漆主之。

第八之水先四肢小,其腹肿独大,名曰石水,其根在膀胱,桑根白皮主之。

第九之水先从小肠满,名曰裹水[1],其根在小肠,巴豆主之。

第十之水乍盛乍虚,乍来乍去,名曰气水,其根在大肠,赤小豆主之。

上十病,皆药等分,与病状同者则倍之,白蜜和,先食服一丸如小豆,日三,欲下病者服三丸,弱者当以意节之。

治宿食流饮[2],寒热温病,水肿

郁李仁十枚,熟研　粳米三合,研令中断

上二味以水四升合煮取二升,顿服,此粥日三度作服之,人强

---

[1]　裹水　"裹"原作"果",今改。按"果",通"裹"。《尔雅·释鱼》:"(龟)前弇诸果。"陆德明释文:"果,众家作裹,唯郭作此字。"

[2]　流饮　病证名。因水饮留滞肠胃之间,血气不畅,经络不行,水饮溢于膀胱而致,症见肠间漉漉有声,短气等。详见《诸病源候论》卷二十·流饮候。

用十五枚,羸者五六枚,不知者稍加之,以知为度。

炙鲤鱼主肿满方　取鲤鱼长一尺五寸,以尿渍令没一宿[1],平旦以木从口贯之至尾,炙令黄熟,去皮,宿勿食,顿服之,不能者再服令尽,神方。

男女新久肿,得恶暴风入腹,妇人新产上溷[2],清风[3]入脏,腹中如马鞭者,嘘吸短气,咳嗽,**一味大豆煎**方

　　大豆一斗,择令净

　　上以水五斗煮之,得一斗三升,澄清,去下浊者,纳釜中,以一斗半美酒纳汁中,煎取九升,宿勿食,旦服三升,温覆取汗两食顷,当下去风气,肿减,慎风冷,十日平复如故,除日服之,若急不可待除日,逐急令服。合时于清净无人处,令童子一人视之,不用六畜妇人见之。自度身中肿未尽,更服三升,瘥了了[4]者勿服也。神验,千金不传。

又方　楮皮叶一大束

　　上一味切,以水一斗煮取五升,去滓服之,不过三四日[5],面肿乃减,虽得瘥常可服之。《千金》楮枝皮叶一大束切,煮取汁,随多少酿酒,旦服,醉为佳,后同。

莨菪丸　治水气肿,鼓胀,小便不利,山连治韦司业[6]得瘥,司业侄云表所送,云数用神验。

---

〔1〕　一宿　"一"字原脱,据《备急千金要方》卷二十一·水肿、《外台秘要》卷二十·水病杂疗方补。

〔2〕　上溷(hùn 浑)　谓去厕所。按"溷",同"圂"。厕所,粪坑。《释名·释宫室》:"厕,或曰溷,言溷浊也。"毕沅疏证:"《一切经音义》引作圂。"

〔3〕　清风　冷风。按"清",冷。《素问·五脏生成》:"腰痛,足清,头痛。"王冰柱:"清,亦冷也。"

〔4〕　瘥了了　谓清楚已愈。按"了了",清楚。李白《秋浦歌》:"桃波一席地,了了语声闻。"

〔5〕　四日　原脱,据王本补。

〔6〕　司业　官名。古时掌音乐,或兼教国子。隋炀帝大业三年置国子监司业,助祭酒以教授生徒,至唐以后设置,皆为学官。

莨菪子—升　羖羊肺[1]—具,青羊亦佳

上二味汤微炸,肺即薄切之,曝干捣末,以三年大醋浸莨菪子,一伏时[2]出之,熬令变色,熟捣如泥,和肺末蜜和捣作丸,食后一食久服如梧子四丸,麦门冬饮服之,以喉中干口粘浪语为候,数日小便大利,即瘥。

麦门冬饮法

麦门冬二十五枚,去心　粳米二十五粒

上二味以大合三合半水煮之,米大熟去滓,以下丸药,每服常作。

有人虚肌积年,气上似水病,眼似肿而脚不肿方

榖楮叶八两

上一味以水一斗煮取六升,去滓,纳米煮粥,亦以当水,煮羹等皆用之,秋时多收,以拟经冬用,其水多少浓淡,任人勿拘。此方慎蒜面猪鸡鱼油腻,重者三年服之永瘥,轻者一年瘥。

治水肿方

葶苈子六两,生用　桂心二两

上二味捣筛为末,炼蜜和,丸如梧子。饮服十丸,日二。慎如前法,忌口味。

麻豆煎　主大腹水肿方。

大麻—石,未入窖[3]不郁悒者　赤小豆—石,不得一粒杂

上二味取新精者,仍净拣择,以水淘,曝令干,蒸麻子使熟,曝令干,贮净器中,欲服取五升麻子,熬之令黄香,惟须缓火,勿令焦,细捣取末,以水五升研,取汁令尽,净器密贮之,明旦欲服,今夜以小豆一升净淘渍之,至晓干漉去水,以新水煮,未及好熟即漉出令干,纳麻子汁中煮,令大烂熟为佳,空腹恣意食,日三。其

---

[1] 羖羊肺　《外台秘要》卷二十·水气肿鼓胀方作"羚羊肺"。

[2] 一伏时　一周时,即一昼夜。顾炎武《天下郡国利病书·山东二·盐法志》:"自子至亥,谓之一伏火。"

[3] 窖　原作"害",据《外台秘要》卷二十·水通身肿方改。

陈郁麻子，益增其病，慎勿用之。一切水肿皆忌饱食，常须少饥。
后有灸三里绝骨，作鱼羹法见《千金》中。

苦瓠丸　主大水，头面遍身大肿满方。

苦瓠白穰实捻如大豆粒

上一味以面裹，煮一沸，空腹吞七枚，午后出水一升，三四日水
自出不止，大瘦即瘥。三年慎口味，苦瓠须好无靨瞖[1]者，不尔
有毒不堪用。

槟榔丸　主水肿方。

槟榔　桂心　栝楼　麻黄去节　杏仁去皮尖双仁，熬　茯苓
椒目　白术各三两　附子炮，去皮　吴茱萸五合　厚朴炙　干
姜　黄芪　海藻一本无　木防己　葶苈熬　甘草炙，各二两

上一十七味捣筛为末，炼白蜜和，丸如梧子。饮服二丸，日三，
加至四丸，不知又加二丸，可至十二丸。此主老小水肿虚肿，大
病客肿作喘者，用之佳。一云忌海藻，必恐无此一味。

风水通身肿欲裂，利小便方

防风　猪苓去皮　泽泻去节　茯苓各四两　黄芪三两　泽漆
白术各五两　杏仁去皮尖双仁　大戟各一升　独活八两　酒一斗
大豆二升，以水七升煮一升

上一十三味㕮咀，以豆汁及酒合煮取七升，分六七服，一日一
夜令尽，当小便极利为度。

泽漆根汤　主水通身洪肿[2]，四肢无堪[3]，或从消渴，或从黄疸，
支饮，纳虚不足，荣卫不通，血气不化，气实皮肤中，喘息不安，腹
中响响胀满，眼不得视方。

---

〔1〕　靨瞖　黑色斑膜。按"靨"，黑痣。《类篇·面部》："靨，面上黑子。"此谓
黑斑。"瞖"，眼中翳膜。《素问·六元正纪大论》："甚则黄黑昏瞖，流行
气交。"此谓斑膜。

〔2〕　洪肿　大肿，谓水肿较甚。按"洪"，大。《尔雅·释诂上》："洪，大也。"

〔3〕　四肢无堪　谓四肢不能胜力，手不能提举，足不能行步。按"堪"，胜任。
《玉篇·土部》："堪，任也。"《说文解字注·土部》："堪言地高处无不胜
任也……引申之，凡胜任皆曰堪。"

泽漆根十两　赤小豆二升　茯苓三两　鲤鱼一枚,重五斤者,净去
肠胃　生姜八两,切　人参　麦门冬去心　甘草炙,各二两

上八味,以水一斗七升煮鲤鱼豆,减七升去之,纳药煮取四升
五合,去滓,一服三合,日三,弱人二合,日再服,气下喘止可至四
合,晬时小便利,肿气减,或小溏下,若小便大利,还从一合始,大
利止。若无鲤鱼,鲷鱼亦可。若水甚不得卧,卧不得转侧,加泽
漆一斤;渴,加栝楼二两;咳,加紫菀二两、细辛一两、款冬一两、
桂心三两,增鱼汁二升。

大豆汤　主风水通身大肿,眼不得开,短气欲绝,或咳嗽方。

大豆一斗　乌头炮,去皮　黄芪　泽泻各三两　杏仁一升,去皮尖
双仁　半夏六两,洗　茯苓　白术各五两　生姜七两,切　麻黄
去节　猪苓去皮　防风　木防己各四两　甘遂　甘草炙,各二两
酒一升

上一十六味,以水四斗先煮豆,取一斗,去豆,纳药及酒合煮取
七升,日四夜三,得快利小便为度,肿减便住,不必尽剂。若不得
利小便者,加生大戟一升、葶苈二两半,无不快也,万不失一。

麻黄汤　主风湿水疾,身体面目肿,不仁而重方。

麻黄四两,去节　甘草二两,炙

上二味㕮咀,以水五升煮取三升,分三服,重覆日移二丈,汗
出,不出更合服之,慎护风寒,皮水用之良。

治水肿方　以苦瓠穰一枚,以水一石煮一炊久,去滓,煎令可丸,服
如大豆,小便利后,作小豆羹,乃饮食之。

又方　葶苈五两,熬　牵牛子　泽泻　昆布洗　海藻洗　猪苓去皮,
各三两

上六味末之,炼蜜和,丸如梧子大。饮服十五丸,日三。

石胆丸　主足胫肿,小便黄,胸痛烦,车骨筋解开痛方。

石胆研　吴茱萸　天雄炮,去皮　芫花熬　柏仁各一分　防风
荛花熬　杜仲炙,各三分　菖蒲　葶苈熬,各一两　菟丝子三合
上一十一味捣筛为末,炼蜜和,为丸如蜱豆。以饮服三丸,
日二。

痰饮第四方一十四首

治痰饮头痛,往来寒热方

常山一两　云母粉二两

上二味捣筛为散,热汤服一方寸匕,吐之止,吐不尽更服。

杜蘅汤　主吐百病方。

杜蘅　松萝各三两　瓜蒂二七枚

上三味切,以水酒各一升二合渍二宿,去滓,分再服,若服已即吐者止,不吐者更服之,每服相去如人行十里,欲令药力尽,饮一升稀粥便定,老小用之亦佳。《千金》云:酒一升二合渍二宿。

蜜煎　主寒热方。

赤蜜五合　常山四两　甘草半两,炙,一法二两

上三味㕮咀,以水一斗煮取二升,去滓纳蜜,温服七合,吐则止,不吐更服七合。勿饮冷水。

又方　蜜二合　醋八合

上二味调和,且顿服,须臾猥猥然欲吐,摛之[1],若意中不尽,明旦更服,无毒,不大呕吐[2],其药安稳。

葱白汤　主冷热膈痰,发时头痛闷乱,欲吐不得方。

葱白二七茎,切　桃叶一把　乌头炮,去皮　真珠　常山　甘草炙,各半两

上六味㕮咀,以酒四升、水四升合煮取三升,去滓,纳真珠,服一升,得吐止。

松萝汤　主胸中痰积热,皆除之方。

松萝二两　乌梅二七枚　常山三两　栀子二七枚,擘　甘草五两,

---

[1] 摛(tī　梯)之　"摛"原作"摘",据《备急千金要方》卷十八·痰饮改。按"摛",探。《法言·修身》:"摛填索塗,冥行而已矣。"李轨注:"……盲人以杖摛地而求道。""摛之",此谓探而吐之。

[2] 无毒,不大呕吐　《备急千金要方》卷十八·痰饮作"无不大呕"四字。

炙,一云一两

上五味㕮咀,以酒三升渍一宿,旦以水三升合煮取二升五合,分再服,得快吐便止,不要顿尽,二服也。

又方　松萝一两　乌梅三七枚　常山　甘草各二两,炙

上四味㕮咀,以酒三升渍一宿,煮取二升,服一升,取吐止。

大五饮丸　主五种饮:一曰留饮[1],停水在心下;二曰澼饮,水澼在两胁下;三曰痰饮,水在胃中;四曰溢饮,水溢在膈上五脏间;五曰流饮,水在肠间,动摇有声。夫五饮者,皆由饮后伤寒,饮冷水过多所致方。

远志去心　苦参　藜芦　白术　乌贼骨　甘遂　大黄　石膏　半夏洗　紫菀　桔梗　前胡　芒消　栝楼　五味子　苁蓉　贝母　桂心　芫花熬　当归　人参　茯苓　芍药　大戟　葶苈熬　黄芩各一两　附子炮,去皮　常山　厚朴炙　细辛　署预　甘草炙,各三分　巴豆三十枚,去心皮,熬

上三十三味捣筛为末,炼蜜和,丸如梧桐子大。酒服三丸,日三,稍加之。

前胡汤　主胸中久寒,澼实宿痰,隔塞胸痛,气不通利,三焦冷热不调,食饮减少无味,或寒热体重,卧不欲起方。

前胡　人参　大黄　当归　甘草炙,各二两　黄芩　防风　麦门冬去心　吴茱萸各一两　半夏三两,洗　生姜四两,切　杏仁三十枚,去皮尖两仁

上一十二味㕮咀,以水一斗煮取三升,分三服,日三。

白术茯苓汤　主胸中结,痰饮澼结,脐下弦满,呕逆不得食,亦主风水方。

白术　茯苓　橘皮　当归各三两　附子炮,去皮,二两　半夏洗　生姜切　桂心各四两

上八味㕮咀,以水一斗二升煮取三升,分为三服,日三,服三剂

---

[1]　留饮　病证名。因饮酒后饮水过多,水气停留于胸膈之间而致,症见胁下作痛,短气而渴等。详参《诸病源候论》卷二十·留饮候。

佳。《深师方》有细辛一味,一作人参。

姜椒汤　主胸中积聚,痰饮,饮食减少,胃气不足,咳逆呕吐方。

生姜汁七合　蜀椒三合,汗,去目闭口者　半夏三两,洗　橘皮二两　茯苓　桔梗　桂心　附子炮,去皮　甘草炙,各一两

上九味㕮咀,以水七升煮取二升五合,去滓,纳姜汁煎取二升,分三服,服两剂佳。

若欲服大散诸五石丸,必先服此方,乃进黄芪丸辈,必佳。

半夏汤　主痰饮澼气,吞酸方。

半夏三两,洗　生姜六两,切　附子一枚,炮,去皮　吴茱萸三两,熬

上四味㕮咀,以水五升煮取一升五合,分三服,日三,老小服半合。

姜附汤　主痰澼气方。

生姜八两,切　附子四两,生去皮,四破

上二味以水八升煮取二升,分四服,日二。亦主卒风,大良。

论曰:凡痰饮盛,吐水无时节,其源为冷饮过度,遂令痼冷,脾胃气羸,不能消于食饮,食饮入胃,皆变成冷水,反吐不停者。

赤石脂散主之方。

赤石脂三斤

上一味捣筛为散,服方寸匕,日三,酒饮并可下之,稍稍渐加至三匕,服尽三斤,则终身不吐水,又不下利,补五脏,令肥健。有人痰饮,服诸药不瘥,惟服此一斤,即愈。

癖积第五方一十四首

大五明狼毒丸　主坚癖,或在人胸,或在心腹方。

狼毒　干地黄熬,各四两　杏仁三十枚,去皮尖双仁　巴豆二十枚,去皮心,熬　干姜　桂心各一两半　旋复花　芫花熬　莽草

各半两　细辛　五味子　蜀椒汗,去目闭口者　漆头茴茹〔1〕各一两　人参　附子炮,去皮　大黄　厚朴炙　木防己　苁蓉　当归　半夏洗,各二两

上二十一味捣筛为末,炼蜜和,丸如梧子大。以饮服二丸,日二夜一,以知为度。

小狼毒丸　主病与前方同。

狼毒三两　附子炮,去皮　半夏洗　白附子各一两　漆头茴茹　旋复花各二两

上六味捣为末,炼蜜和,更杵五千杵,丸如梧子。饮服三丸,日二,稍加至十丸。

礜石丸　主积聚癥坚,不能食方。

礜石五两,炼　雄黄研　人参各一两　杜蘅　桂心各一两半　前胡　藜芦各三分　大黄二两　干姜二两　皂荚半两,炙,去皮子　丹参各二两　半夏洗　附子炮,去皮　巴豆去皮　乌头炮,去皮,各六铢

上一十五味捣筛为末,炼蜜和,丸如小豆。服二丸,日二,可至四丸。

治癥癖乃至鼓胀方　取乌牛尿一升,微火煎如稠糖,空腹服大枣许一枚,当鸣转病出,隔日更服,忌口味。

又方　人尿三升煎取一升,空腹服如牛尿法。

芒消汤　主暴癥坚结方。

木防己　白术　鬼臼各一两半　芒消　芍药　当归各二两　大黄三两　蜈蚣炙　蛴螬炙,各二枚　甘草一两,炙

上一十一味㕮咀,以水七升煮取二升,去滓,下芒消,分为三服,日三。

治卒暴癥方

蒜十片,去皮,五月五日户上者　桂心一尺二寸　伏龙肝鸭卵大,

---

〔1〕　漆头茴茹　即黑头茴茹。按《证类本草》卷十一·草部下品之下引陶隐居云:"今第一出高丽,色黄,初断时汁出凝黑如漆,故云漆头。"

一枚

上三味合捣,以淳苦酒和之如泥,涂著布上,掩病处,三日消。《千金》云:凡蒜或无蒜亦得用也。

又方　取商陆根捣蒸之,以新布藉腹上,以药铺布上,以衣覆上,冷即易,取瘥止,数日之中晨夕勿息为之,妙。

三棱草煎　主癥癖方。

三棱草切,取一石

上一味以水五石煮取一石,去滓,更煎取三斗,于铜器中重釜煎如稠糖,出纳密器中,且以酒一盏服一匕,日二服,每服常令酒气相续。

疗十年痃癖[1]方

桃仁去皮尖双仁,熬　豉干曝,去皮熬,捣筛,各六升　蜀椒去目闭口者,生捣筛　干姜捣筛,各三两

上四味,先捣桃仁如膏,合捣千杵,如干可入少蜜和捣,令可丸如酸枣大。空腹酒服三丸,日三,仍用熨法。取新盆一口受一斗者,钻底上作三十余孔,孔上布椒三合,椒上布盐,盐上安纸两重,上布冷灰一升,冷灰上安热灰一升,热灰上安熟炭火如鸡子大,常令盆大口热,底安薄毡,其口以板盖上,以手捉勿令落,仰卧,安盆于腹上,逐病上及痛处自捉遣移熨之,冷气及癥结皆从下部中作气出,七日一易椒盐,满三七日百病皆瘥,乃止。

江宁衍法师破癖方

白术　枳实炙　柴胡各三两

上三味㕮咀,以水五升煮取二升,分三服,日三,可至三十剂,永瘥。

陷胸汤　主胸中心下结坚,食饮不消方。

大黄一两　栝楼二两　甘草二两　甘遂一两　黄连六两

上五味㕮咀,以水五升煮取二升五合,分三服。

---

〔1〕痃癖　病名。脐旁积气成块的病证。《玉篇·疒部》:"痃,痃癖也。"《篇海类编·人事类·疒部》:"痃,痃癖,小腹下病也。"

三台丸　主五脏寒热积聚,胪胀肠鸣而噎,食不作肌肤,甚者呕逆,若伤寒[1]寒疟已愈,令不复发,食后服五丸,饮多者吞十丸,长服令人大小便调和,长肌肉方。

大黄二两,熬　熟消石　葶苈各一升,熬　茯苓半两　厚朴炙　前胡　附子炮,去皮　半夏洗　细辛各一两　杏仁一升,去皮尖双仁,熬

上一十味捣筛为末,别捣杏仁如脂,次纳药末,炼蜜相和令得所[2],更捣五千杵,丸如梧子大。酒服五丸,稍加,以知为度。

大桂汤　主虚羸,胸膈满方。

桂心一斤　半夏一升,洗　黄芪四两　生姜一两,切

上四味㕮咀,以水一斗四升煮取五升,分五服,日三夜二。

寒冷第六方九首

鹿骨汤　主虚劳风冷,补诸不足,乏惙[3]少气方。

鹿骨一具,剉　苁蓉一两　防风　橘皮　芍药　人参　当归　龙骨　黄芪各二两　桂心　厚朴炙　干姜　独活　甘草炙,各三两

上一十四味㕮咀,以水三斗先煮骨,取一斗,澄取清,纳药煮取三升五合,分四服,日再。

大桂皮汤　主气逆叉胸,寒热往来,吸吸短气,恶闻人声,诸烦酸疼,咳逆,不能饮食,饮食不生肌肉,溺黄,里急绞痛,气上冲发咳,胃脘有热,雷鸣相逐,寒冷厥逆,伤损五脏,语言难,喜直视,大便难方。

桂心六两　当归　细辛　黄芩各二两　人参五两　厚朴炙　枳

---

〔1〕伤寒　"寒"字原脱,据《外台秘要》卷十二·积聚宿食寒热方补。

〔2〕得所　谓得其适宜。按"所",适宜。《周易·系辞下》:"交易而退,各得其所。"

〔3〕乏惙　谓虚乏疲惫。按"惙",疲乏。《玉篇·心部》:"惙,疲也。"

实炙　芍药　芎䓖各三两　黄芪四两　麦门冬去心　吴茱萸半夏洗,各一升　蜜五合　附子一枚,炮,去皮　生姜二斤　五味子　饴各半斤　甘草六两,炙

上一十九味㕮咀,捣生姜取汁三升,以水二斗煮药,取六升,去滓,微火上煎,纳姜汁蜜饴搅相得,煮取六升,一服一升,日二。

大半夏汤　主胸中虚冷满塞,下气方。

半夏一升,洗　生姜八两,切　桂心五两　蜀椒三百粒,去目闭口,汗　茯苓　枳实炙,各二两　大枣二十枚,擘　附子炮,去皮,破　当归　人参　厚朴炙　甘草炙,各一两

上一十二味㕮咀,以水一斗煮取三升,分三服。

茱萸汤　主风冷气,腹中虚冷急痛,饮食不消,心满,少腹里急引痛,手足逆冷,胃中响响[1],干噫欲吐,吐逆短气方。

吴茱萸二升　小麦　半夏洗,各一升　生姜十五两　大枣五十枚,擘　桂心三两　人参　黄芩　甘草炙,各二两

上九味㕮咀,以水一斗二升煮取四升,分为四服,一服一升,日再。

茱萸汤　主男子虚热寒冷,妇人寒劳气逆,及胸腹苦满而急,绕脐痛寒,心吞酸,手足逆冷,脐四边坚,悸气踊起[2],胃中虚冷,口中多唾,或自口干,手足烦,苦渴,湿痹,风气动作,顽痹不仁,骨节尽痛,腰背如折,恶寒,大呼即惊,多梦,梦见鬼神,此皆五脏虚方。

吴茱萸二升　半夏一升,洗　生姜一斤,切　芍药　桂心各三两　大枣十二枚,擘　人参　黄芩　甘草炙,各二两

上九味㕮咀,以水一斗二升先煮枣,极沸乃纳诸药,煮取四升,服八合,日三。

――――――――――

〔1〕　胃中响响　"响响"原作"向向",今改。按"向",通"响"。声响。《周易·系辞上》:"其受命也如向。"陆德明释文:"向,又作响。"

〔2〕　悸气踊起　谓病气上逆而致心中悸动不安。按"悸",心惊跳。《说文解字·心部》:"悸,心动也。""踊",上,上逆,《广雅·释诂一》:"踊,上也。"

乌头当归汤　主虚劳损，胸满痛，挛急短气，面黄失色，头眩心烦，梦寤失精[1]，寒气肢节疼，又两腋不得喘息，喘息辄牵痛，逆害饮食，悉主之方。

乌头炮，去皮　独活　芍药　蜀椒去目闭口者，汗　白术　人参各二两　厚朴四两，炙　桂心五两　麦门冬去心　细辛各一两　吴茱萸一升　当归　生姜切　甘草炙，各二两

上一十四味㕮咀，以水一斗三升煮取四升，一服七合，日三，乌头炮令黄乃用之。

泽兰子汤　主伤中里急，两胁挛痛，久致咳嗽，四肢寒热，小便赤黄，饮酒困卧，长风[2]百脉开张，血痹不仁，梦寤失精，唇口干燥，奄然[3]短气方。

泽兰子　半夏洗　麻仁各一升　大枣二十枚，擘　糖一斤　人参茯苓　细辛各二两　远志去心　桂心　龙骨　甘草炙，各一两

上一十二味㕮咀，以水一斗二升煮取四升，分四服，日三夜一。

泻膈汤　主胸心逆满，牵引腰背疼痛，食饮减少方。

桂心　干姜　枳实炙　甘草炙，各四两　芫花一分，熬　茯苓二两　大黄半两　半夏洗　人参　桔梗　麦门冬各五分，去心

上一十一味㕮咀，以水一斗煮取三升，分三服。

人参汤　主养神补益，长肌肉，能食，安利五脏，通血脉，调气方。

人参　干姜　黄芪　芍药　细辛　甘草炙，各一两

上六味㕮咀，以水四升煮取一升八合，一服三合。

---

〔1〕　梦寤失精　谓梦中遗精。按“寤”，作梦。《说文解字·梦部》：“寤，昼见而夜梦也。”

〔2〕　长风　大风，谓外风邪气。按“长”，大。《荀子·劝学》：“神莫大于化道，福莫长于无祸。”

〔3〕　奄然　忽然。《方言》卷二：“奄，遽也。吴扬曰芒，陈颍之间曰奄。”

饮食不消第七[1]　方一十七首　论一首

太一白丸　主八瘕[2]两胁积聚,有若盘盂,胸痛彻背,奄奄恻恻,里急,气满噫,项强痛,极者耳聋,消渴泄痢,手足烦,或有流肿,小便苦数,淋沥不尽,不能饮食,少气流饮,时复闷寒,少腹寒,大肠热,恍惚喜忘,意有不定,五缓六急,食不生肌肉,面目黧黑方。

狼毒　桂心各半两　　乌头炮,去皮　附子炮,去皮　芍药各一两

上五味捣筛为末,炼蜜和,更捣三千杵,丸如梧子大。旦以酒服二丸,暮三丸,知热止,令人消谷,长肌强中,久服大佳。

淮南五柔丸　主补虚寒,调五脏,和荣卫,通饮食,消谷,长肌肉,缓中利窍方。

茯苓　细辛　芍药　半夏洗　当归各一两　苁蓉　葶苈熬,各二两　柴胡三两　大黄一斤,蒸

上九味捣筛为末,炼蜜和,更捣万杵,丸如梧子大。以饮服五丸,稍渐加至十五丸,以调为度。有忧气者,加松子仁一两。《千金》用前胡。

凡身重不能食,心下虚满,时时欲下,喜卧者,皆先针胃脘太仓,服建中汤,及服此**平胃丸**必瘥方

杏仁五十枚,去皮尖双仁者,熬　大黄四两　葶苈熬　麦门冬去心玄参　苦参　丹参各二两　沙参一两半　人参　当归　芎䓖五味子　桂心各一两

上一十三味捣筛为末,炼蜜和,丸如梧子。空腹酒服五丸,日二,以知为度。

---

〔1〕　第七　"七"原作"十",据文义改。

〔2〕　八瘕　八种瘕证。按《诸病源候论》卷二十·八否候:"夫八否者,荣卫不和,阴阳隔绝,而风邪外入,与卫气相搏,血气壅塞不通而成否也。否者,塞也……其名有八,故云八否,而方家不的显其证状。"八瘕之名不详。《诸病源候论》卷二十有诸否候,可参阅。

崔文行平胃丸　主百病,消谷,五劳七伤,平胃气,令人能食,小儿亦患,冷者减大黄,倍干姜,小便利者生用葶苈方。

　　菖蒲　大黄　葶苈熬　小草　芍药　当归　桂心　干姜　茯苓　麦门冬去心　芎䓖　细辛各二两　甘草二两半,炙

　　上一十三味捣筛为末,炼蜜和,丸如梧子。空腹以酒服五丸,日再。《千金》一方七味。

调中五参丸　主十年呕,手足烦,羸瘦面黄,食不生肌肤,伤饱食不消化方。

　　人参　丹参　沙参　苦参　玄参　防风　蜀椒去目闭口者,各一两,汗　附子炮,去皮　干姜各半两　葶苈一合,熬　大黄四两　巴豆去心皮,熬　䗪虫熬,各五十枚

　　上一十三味捣筛为末,炼蜜和,丸如小豆大。空腹饮服二丸,日三服。蒸大黄于五升米下,及热切之,日曝干。

消谷丸　主数年不能饮食方。

　　小麦蘖　七月七日曲各一升　干姜　乌梅各四两

　　上四味捣筛为末,炼蜜和,丸如梧子大。空腹酒服十丸,日再,稍加至三十丸,其寒在胸中及反胃翻心[1]皆瘥。

三部茯苓丸　主三焦,上中下焦,合为三部,三焦道闭塞不通,留水在膈上不消化,名曰痰水,积年不去,虽服药下之不能便去,虽得小去,随复如故,其病面目黧黑,手足逆冷,身体枯燥,肌肤甲错,身无润泽,吸吸羸瘦,或已呕吐,或大便燥,或复重下,起止甚难,久或绞痛雷鸣,时时下痢者,悉主之方。

　　茯苓七分　大黄　白术各一两半　芎䓖　桔梗各五分　前胡　干地黄　神曲各二两半　干姜　桂心各一两　人参　芍药　黄芩　菖蒲各三分

　　上一十四味捣筛为末,炼蜜和,丸如梧子。食后饮服十丸,日再。

----

〔1〕　翻心　"翻"原作"番",今改。按"番",同"翻"。李诫《营造法式·大木作功限三·拆修挑拔舍屋功限》:"揭箔番修,挑拔柱木。""翻心",谓心中翻转不安。

大桂枝丸　主三焦受寒,寒在中焦即满,噫气吞酸,或咽中不下,中冷,胃不可下食,食已或满不消,痛上抢心,结食拘痛,时时泄痢不食,温温如醉方。

桂心　附子炮,去皮,各二两半　苅药七分　当归　蜀椒去目闭口者,各一两半,汗　人参一两　干姜　前胡各二分　特生礜石一分,炼

上九味捣筛为末,炼蜜和,丸如梧子大。空腹饮服十丸,日二。

小桂枝丸　主胃中冷,虚满醋咽,妇人产后寒中,腹内雷鸣,吞醋,饮食不消方。

桂心二两半　干姜九分　蜀椒去目闭口者,二两,汗　乌头去皮,七分,炮　附子一两半,炮,去皮　前胡五分　芎䓖　白薇各一两　防葵半两　吴茱萸一两半

上一十味捣筛为末,炼蜜和,丸如梧子。酒饮任性服三丸,日三。

大黄甘草丸　主久寒胸胁支满,忧思伤损,奔气膈气,肠中虚冷,呼吸短气,不得饮食,痰气肿聚,辄转上下,眩冒[1]厥绝,颜色恍惚,梦寐不定,羸瘦萎黄,经年不起方。

大黄　甘草炙　桂心　桔梗各二两　白敛　茯苓各半两　附子炮,去皮　芎䓖　阿胶炙　泽泻　防风　署预　石斛　苅药　干姜　紫菀　黄芩　蜀椒汗,去目闭口者　白术各一两　当归　人参　苁蓉　干地黄　山茱萸　麦门冬去心,各一两半

上二十五味捣筛为末,炼蜜和丸。空腹酒下如梧子大十丸,日三,稍加至三十丸。

附子丸　主胸膈中寒温不和,心下郁郁[2]痛,逆害饮食,气满嘘

---

〔1〕　眩冒　谓头目昏眩。《素问·气交变大论》:"岁木太过……甚则忽忽善怒,眩冒巅疾。"

〔2〕　郁郁(yùyù　玉玉)　原作"宛宛",今改。按"宛",通"郁"。郁滞,郁结。《集韵·迄韵》:"愠,心所郁积也。或作惌,亦省。"《灵枢经·九针十二原》:"凡用针者,虚者实之,满则泄之,宛陈则除之,邪胜则虚之。"

吸,干噎吞酸,胸背中冷,两胁急痛,腹中有冷水,抑抑作声,绕脐痛,头眩满闷,身体羸瘦方。

　　附子炮,去皮　人参各二两　芎䓖半两　干姜二两半　礜石一两,炼　皂荚炙,去皮子　半夏洗　桂心　矾石各五分,烧　吴茱萸　茯苓　黄芩各三分　当归　细辛　蜀椒汗,去目闭口者　芍药各一两　麦门冬去心　甘草炙,各一两半

　　上一十八味捣筛为末,炼蜜和,丸如梧子。未食酒服二丸,日三。

人参丸　主百病,三虫,疝瘕成鱼鳖虾蟆,令人面目枯无润泽,精寒劳瘦方。

　　人参　龙胆　杏仁去皮尖及双仁,熬　礜石各二两,炼　曾青三分　黄石脂一两

　　上六味捣筛为末,饧和,为丸如梧子。饮服二丸,日三,亦可作散,服一刀圭。服药二日白虫下,十日长虫下,有虫皆相随下,耐药者二十日乃下。

干姜丸　主胃中冷,不能食,或食已不消方。

　　干姜十两　赤石脂六两

　　上二味捣筛为末,炼蜜和,丸如梧子。服十丸,日三,稍加至三十丸,服不限食前食后。

八等散　主消谷下气,神验方。

　　白术　厚朴炙　人参　茯苓　吴茱萸　陈曲　麦蘖　芎䓖各三两

　　上八味捣筛为散,食后酒服方寸匕,日三。

治虚劳冷,饮食不消,劳倦,噫气胀满,忧恚不解,**人参散**方

　　人参　茯苓　陈曲　厚朴炙　麦蘖　白术　吴茱萸各二两　槟榔八枚

　　上八味捣筛为散,食后酒服方寸匕,日二服。

麻豆散　主脾气僻弱,不下食,服此以当食方。

　　大麻子三升,熬香,末　大豆黄末,一升

　　上二味和,饮服一合,日四五,任性多少。

干姜散　主不食,心意冥然〔1〕,不忆食〔2〕方。

　　干姜　干豉　神曲　蜀椒汗,去目闭口者　大麦蘗

　　上五味各一升,捣筛为散,食后酒服方寸匕,日三,以食为度。

　　论曰:凡人食生冷杂物,或寒时衣薄当风,食不消化,或夜食冷卧,心腹胀满烦急,或连日不瘥者,烧地令热,以席布上,厚覆取汗便愈,其地沃水去大热,又坐卧于上一月日,永瘥。凡食过饱烦闷,但欲卧,腹胀,熬曲末令香,酒服一方寸匕,日五六服,大麦蘗益佳。

杂疗第八方法一百二十首

铁屑　炒使极热,投酒中,饮之疗贼风痉。又裹以熨腋,疗胡臭,有验。

石灰　疗金疮,止血,大效。若五月五日采蘩蒌葛叶鹿活草槲叶芍药地黄叶苍耳青蒿叶,合捣石灰,为团如鸡卵,曝干末,以疗疮生肌,大神验。

桑薪灰　疗黑子疣赘。用煮小豆,大下水肿。

青蒿灰　烧蒿作之,柃灰烧木叶作之,并堪蚀恶肉。

东壁土　摩干湿癣,极有效。

芫蔚茎　捣,敷疔肿,服汁使疔肿毒内消,又下子死腹中,主产后血胀闷,诸毒肿丹油等肿。取汁如豆滴耳中,主聤耳〔3〕。中虺蛇毒,敷之良。

莎草根　名香附子,大下气,除胸腹中热。

艾　主下血衄血脓血痢,水煮及丸散任用。

草蒿　生捼,敷金疮,大止血,生肉,止疼痛,良。

羊桃　取根煮,以洗风痒及诸疮肿。

---

〔1〕　冥然　迷迷糊糊貌。《韩非子·外储说左上》:"夫新砥砺杀矢,彀弓而射,虽冥而妄发,其端未尝不中秋毫也,然而莫能复其处,不可谓善射。"
〔2〕　不忆食　谓不思饮食。按"忆",思,想念。《集韵·职韵》:"忆,思也。"
〔3〕　聤耳　"聤"原作"脟",据《证类本草》卷六·草部上品之上引唐本注改。

羊蹄〔1〕　主赤白杂痢，又疗蛊毒。

蚤休　醋磨，疗痈肿蛇毒。

苧根　安胎，贴热丹毒肿。沤苧汁主消渴。

蓖麻叶　油涂，炙热熨囟上，止衄尤验。

甘蕉根〔2〕　捣汁服，主产后血胀闷。敷肿去热毒。

松花　名松黄，拂取酒服，轻身疗病，胜皮叶及脂。松取枝烧其上
　　下，承取汁名淄，主牛马疮疥。柏枝节煮以酿酒，主风痹历节。
　　烧取淄，疗瘑〔3〕疥及癞疮良。

牡荆叶　主久痢，霍乱转筋，血淋，下部疮湿匶。薄脚主脚气肿满。
　　其根水煮服，主心风头风，肢体诸风，解肌发汗。

槐　八月断大枝，使生嫩蘖〔4〕，煮汁酿酒，疗大风痿痹。

槐耳　主五痔〔5〕，心痛，妇人阴中疮痛。枝炮熨，止蝎毒。

槟榔仁　主腹胀，生捣末服，利水谷道。敷疮生肌肉，止痛。烧为
　　灰，主口吻白疮。

桑椹　主消渴。叶水煎取浓汁，除脚气水肿，利大小肠。

鼠李木皮　主诸疮，寒热毒痹。子采取日干，九蒸酒渍〔6〕，服二
　　合，日再，能下血及碎肉，除疝瘕，积冷气，大良。

---

〔1〕　羊蹄　《证类本草》卷十一·草部下品之下引唐本注云："实味苦涩平，
　　尤毒，主赤白杂痢。根味辛苦，有小毒，《万毕方》云：疗虫毒。"

〔2〕　甘蕉根　原作"甘焦根"，据《证类本草》卷十一·草部下品之下引唐本
　　注改。

〔3〕　瘑　瘑疮，病证名。因腠理空虚，风湿之邪外伤于血气，血气结聚不行
　　而致，症见手足疹痒，抓搔成疮，浸淫汁出，时瘥时剧等。详参《诸病源
　　候论》卷三十五·瘑疮候。

〔4〕　嫩蘖　"蘖"原作"蘖"，今改。按"蘖"，通"蘖"。树木再生的枝节。《文
　　选·刘琨·答卢谌》："二族偕覆，三蘖并根。"李善注引《汉书音义》曰：
　　"蘖，木斩而复特生。""嫩蘖"，谓初生幼嫩的枝芽。

〔5〕　五痔　五种痔病，谓牡痔、牝痔、脉痔、肠痔、血痔。详参《诸病源候论》
　　卷三十四·痔病诸候。

〔6〕　九蒸酒渍　"九"原作"圆"，据《证类本草》卷十四·木部下品引唐本
　　注改。

杉材水　煮汁，浸㧱[1]脚气满[2]。服之疗心腹胀痛，出恶气。

榉皮　煮汁，以疗水及断痢。取嫩叶挼贴火烂疮，有效。

荚蒾　煮枝汁和作粥，甚美，以饲小儿，杀蛔虫[3]。子主破血，止
　　痢消肿，除蛊疰蛇毒。

柳木枝及木中虫屑枝皮　主痰热淋，可为吐汤，煮洗风肿痒。煮
　　含[4]主齿痛。木中虫屑可为浴汤，主风瘙痒瘾疹[5]，大效。

梓白皮[6]　主吐逆胃反，去三虫，小儿热疮，身头热烦，蚀疮，汤洗
　　之并封敷。嫩叶主烂疮。

枳椇苗藤　切，以酒浸服，或以酿酒，去风冷癥癖。

乱发灰　疗转胞，小便不通，赤白痢，哽噎鼻衄，痈肿，狐尿刺，尸
　　疰，疔肿[7]骨疽杂疮。

人乳　取首生男乳，疗目赤痛多泪，解独肝牛肉毒，合豉浓汁服之，
　　神效。又和雀屎，去目赤努肉[8]。

人屎　主诸毒，卒恶热黄闷欲死者，新者最效，须与水和服之，其干
　　者烧之烟绝，水渍饮汁，伤寒热毒，水渍饮弥善。破疔肿开，以新
　　者封之，一日根烂。

尿　主卒血攻心，被打内有瘀血，煎服一升。又主癥积满腹，诸药
　　不瘥者，服之皆下血片块，二十日即出也，亦主久嗽上气，失声。

---

〔1〕　浸㧱(luō　啰)　谓浸于汁中自相搓摩。按"㧱"，摩㧱。《尔雅·释
　　虫》："强丑㧱。"郭璞注："㧱，以脚自摩㧱。"

〔2〕　脚气满　《证类本草》卷十四·木部下品引唐本注"满"作"肿满"二字。

〔3〕　杀蛔虫　此下原衍"药"字，据《证类本草》卷十四·木部下品引唐本注
　　删。

〔4〕　煮含　《证类本草》卷十四·木部下品引唐本注"煮"上有"酒"字。

〔5〕　瘾疹　"疹"原作"胗"，今改。按"胗"，同"疹"。《说文解字·肉部》：
　　"疹，籀文胗。"

〔6〕　梓白皮　原作"梓口皮"，据《证类本草》卷十四·木部下品改。

〔7〕　疔肿　原作"下肿"，据文义改。

〔8〕　努肉　即胬肉。因赤瘀突起如肉，由血轮之眦角横布白睛表面，并逐渐
　　侵入黑睛，故称"胬肉攀睛"或"努肉攀睛"。

溺垽白〔1〕烧研末,主紧唇疮。溺坑中竹木主小儿齿不生,正旦刮涂之,即生。

熊胆　疗时气热盛,变为黄疸,暑月久痢,甘䘌,心痛痓忤。脑疗诸聋。血疗小儿客忤。脂长发令黑,悦泽人面,酒炼服之瘲风痹。

羊胆　疗疳湿,时行热,㸑疽疮,和醋服之良。

羊肺　疗渴,止小便数,并小豆叶煮食之。

羊肾　合脂为羹,疗劳利甚效。蒜齑食脂一升,疗癥瘕。

羊屎　煮汤下灌,疗大人小儿腹中诸疾,疳湿,大小便不通。烧之熏鼻,主中恶心腹刺痛,熏疮疗诸疮中毒痔瘘等,骨蒸弥良。

羊肝　疗肝风虚热,目赤暗无所见,生子肝七枚神效。头疗风眩瘦疾〔2〕,小儿惊痫,骨疗同。血主女人中风,血虚闷,产后血晕〔3〕闷欲绝者,生饮一升即活。

牛鼻中木卷,疗小儿痫。草卷烧之为屑,主小儿鼻下疮。耳中垢主蛇伤,恶螆毒〔4〕。脐中毛主小儿久不行。白牛悬蹄主妇人崩中,漏下赤白。屎主霍乱。屎中豆主小儿痫,妇人产难。特牛茎〔5〕主妇人漏下赤白,无子。乌牛胆主明目及甘湿,以酿槐子服之。脑主消渴风眩。齿主小儿惊痫。尿主消渴黄疸,水肿脚气,小便不通。

---

〔1〕　溺垽(yìn　印)白　尿中白色的沉淀物。按"垽",沉淀物。《尔雅·释器》:"淀谓之垽。"郭璞注:"滓淀也。今江东呼垽。"

〔2〕　头疗风眩瘦疾　"头疗"二字原倒,据《证类本草》卷十七·兽部中品引唐本注乙正。

〔3〕　血晕　"晕"原作"运",今改。按"运",通"晕"。眩晕。《说文通训定声·屯部》:"运,假借为晕。"

〔4〕　恶螆(cì　刺)毒　"螆"原作"或",据《证类本草》卷十七·兽部中品引唐本注改。按"螆",毛虫名。刺蛾科黄刺蛾的幼虫,能螫人。《说文解字·虫部》:"螆,毛虫也。"

〔5〕　特牛茎　公牛的阴茎。按"特",公牛。《说文解字·牛部》:"特,朴特,牛父也。""茎",阴茎。《灵枢经·刺节真邪》:"茎垂者,身中之机,阴精之候,精液之道也。"

马毛　主小儿惊痫。白马眼主小儿魅[1]，母带之。屎中粟主金
　　疮，小儿客忤寒热，不能食。绊绳主小儿痫，并煮洗之。

狗骨灰　主下痢，生肌，敷马疮。乌狗血主产难横生，血上抢心。
　　下颔骨主小儿诸痫。阴卵主妇人十二疾，为灰服之。毛主产难。
　　白狗屎主疔疮，水绞汁服，主诸毒不可入口者。

鹿头　主消渴。筋主劳损续绝。骨主虚劳，可为酒，主风补虚。髓
　　脂主痈肿死肌，温中，四肢不随，风头，通腠理。角主猫鬼[2]中
　　恶，心腹疰痛。血主狂犬伤，鼻衄折伤，阴痿，补虚，止腰痛。齿
　　主留血气，鼠瘘，心腹痛。

虎屎　主恶疮。眼睛主癫。屎中骨为屑，主火疮。牙主丈夫阴疮
　　及疽瘘。鼻主癫疾，小儿惊痫。

狸屎灰　主寒热鬼疟，发无期度者，极验。家狸亦好，一名猫也。

兔皮毛　合烧为灰，酒服，主产难后衣不出，及余血抢心欲死者。
　　头皮主鬼疰毒气，在皮中如针刺者，又主鼠瘘。膏主耳聋。

骆驼毛蹄甲　主妇人赤白带下，最善。

猪耳中垢　主蛇伤。猪脑主风眩脑鸣及冻疮。血主奔豚暴气，中
　　风头眩，淋沥。乳汁主小儿惊痫病，乳头亦同，发汗[3]。十二月
　　上亥日[4]取肪脂，纳新瓦器中，埋亥地百日，主痈疽，名胍脂[5]，
　　一升著鸡子十四枚，更良。

---

〔1〕　小儿魅　古时认为妇女妊娠时有恶神导其腹中而致儿疾病。按"魅"，
　　小儿鬼。《说文解字·鬼部》："魅，小儿鬼。"《诸病源候论》卷四十七有
　　被魅候，可参阅。

〔2〕　猫鬼　病证名。古时认为老狸野物之精可变为鬼蜮而依附于人，人畜
　　养之以毒害他人，类似蛊毒。症见心腹刺痛，吐血利血等。详参《诸病
　　源候论》卷二十五·猫鬼候。

〔3〕　发汗　《证类本草》卷十八·兽部下品引唐本注此上有"五脏主小儿惊
　　痫"七字。

〔4〕　上亥日　农历每月上旬的亥日。按猪为畜属亥，故取亥日。

〔5〕　名胍脂　"名"字原脱，据《证类本草》卷十八·兽部下品引唐本注补。

獭四足皮〔1〕　主手足肿瘃〔2〕。

狐肉及肠　作臛食之,主疥疮久不瘥者。肠主牛疫,烧灰,和水灌之。

白鸡距〔3〕及脑　主产难,烧灰,酒服之。脑主小儿惊痫。

鹅毛　主小儿惊痫极者。又烧灰主噎。

鸭肪　主水肿。血主解诸毒。肉主小儿惊痫。头主水肿,通利小便。

雁喉下白毛　疗小儿痫,有效。

鹰屎灰　酒服方寸匕,主恶酒,勿使饮人知。

雀屎　以蜜和为丸,饮服,主癥癖,久痼冷病,或和少干姜服之,大肥悦人。

胡燕卵　主水浮肿,肉出痔虫。越燕屎亦疗痔杀虫,去目臀。

蝙蝠屎灰　酒服方寸匕,主子死腹中。脑主女子面皰〔4〕,服之令人不忘也。

龟　取以酿酒,主大风缓急,四肢拘挛,或久瘫缓不收摄,皆瘥。

鲤鱼骨　主阴蚀,哽不出。血主小儿丹肿及疮。皮主丹瘾疹。脑主诸痫。肠主小儿肌疮。

蠡鱼肠及肝　主久败疮中虫。诸鱼灰并主哽噎。

干鳝头　主消渴,食不消,去冷气,除痞疹〔5〕。其穿鱼绳主竹木屑入目不出。穿鲍鱼绳亦主眯目,去刺,煮汁洗之。

---

〔1〕　獭四足皮　《证类本草》卷十八·兽部下品引唐本注"足"下无"皮"字。

〔2〕　瘃(zhú　竹)　冻疮。《说文解字·疒部》:"瘃,中寒肿覈。"段玉裁注:"肿覈者,肿而肉中鞕如果中有覈也。"《灵枢经·阴阳二十五人》:"血多气少……足指少肉,足善寒,血少气多则肉而善瘃。"

〔3〕　距　鸡距。鸡腿后面突出像脚趾的部分。《说文解字·足部》:"距,鸡距也。"

〔4〕　面皰　"皰"原作"皰",今改。按"皰",同"皰"。面疮。《集韵·效韵》:"皰,《说文》:面生气也。或从面。"《玉篇·面部》:"皰",面疮也。"

〔5〕　痞疹　即痞病。按"疹",病。《集韵·屑韵》:"疹,疾也。"《国语·越语上》:"令孤子寡妇疾疹贫病者,纳宦其子。"

露蜂房乱发蛇皮　三味合烧灰，酒服方寸匕，日二，主诸恶疽附骨痛根在脏腑，历节肿出，疗肿恶脉，诸毒皆瘥。又水煮露蜂房，一服五合汁，下乳石热毒壅闷，服之小便中即下石末，大效。水煮洗狐尿刺疮[1]。服之疗[2]上气，赤白痢，尿失禁。

蝉壳　主小儿痫，女人生子不出。灰服之主久痢。

蚱蝉　主小儿痫绝不能言。

白僵蚕　末之封疗肿，根当自出，极效。

鳖头　烧灰，主小儿诸疾，又主产后阴脱下坠，尸疰，心腹痛。

鳗鲡鱼膏　疗耳中有虫痛者。

虾蟆脑　主明目，疗青盲。

蛇屎　疗痔瘘，器中养取之。皮灰疗疗肿恶疮骨疽。蜕皮主身痒痫疥癣等。

蜘蛛　疗小儿大腹丁奚，三年不能行者，又主蛇毒，温疟霍乱，止呕逆。

蚯蚓　盐沾为汁，疗耳聋。屎封狂犬伤毒，出犬毛，神效。

蜣螂　捣为丸，塞下部，引痔虫出尽，永瘥。

蚬壳陈久者　疗反胃及失精。

田中螺壳　疗尸疰[3]，心腹痛，又主失精。水渍饮汁，止渴。

枣叶　揩热痱疮[4]良。

藕　主热渴，散血生肌，久服令人心欢[5]。

栗　嚼生者涂疮上，疗筋骨断碎，疼痛瘀血。其皮名扶，捣为散蜜

---

〔1〕狐尿刺疮　原作"狐刺疗"三字，据《证类本草》卷二十一·虫鱼部中品引唐本注改。

〔2〕疗　原作"疮"，据《证类本草》卷二十一·虫鱼部中品引唐本注改。

〔3〕尸疰　"尸"原作"口"，据《证类本草》卷二十二·虫鱼部下品引唐本注改。

〔4〕热痱疮　即痱子。《正字通·疒部》："痱，今俗以触热肤疹如沸者曰痱子。"《素问·生气通天论》："汗出见湿，乃生痤痱。"

〔5〕心欢　"欢"原作"懽"，据《证类本草》卷二十三·果部上品引唐本注改。

和,涂肉令急缩。毛壳疗火丹毒肿。实饲孩儿[1]令齿不生。木
　白皮水煮汁,主溪毒。

樱桃叶　捣敷蛇毒,绞取汁服,防蛇毒内攻。

梅根　疗风痹,出土者杀人。梅实利筋脉,去痹。

枇杷叶　主咳逆,不下食。

火柿　主杀毒,疗金疮火疮,生肉[2]止痛。软柿熟柿解酒热毒,止
　口干,压胸间热[3]。

乌芋　一名茨菰,主百毒,产后血闷,攻心欲死,产难衣不出,捣汁
　服一升。

桃胶　主下石淋,破血,中恶疰忤。花主下恶气,消肿满,利大
　小肠。

梨　削贴汤火疮,不烂,止痛,易瘥,又主热嗽,止渴。叶主霍乱吐
　痢不止,煮汁服之。

赤苋　主赤痢,又主射工沙虱[4]。马苋一名马齿草,主诸肿瘘疣
　目[5],捣揩之。饮汁主反胃诸淋,金疮血流,破血癥癖,小儿尤
　良。用汁洗紧唇面疱,马汗射工毒,涂之瘥。

蔓菁子　疗黄疸,利小便,水煮五升,取浓汁服,主癥瘕积聚,少饮
　汁主霍乱心腹胀,末服主目暗。

白芥子　主射工及疰气发无常处,丸服之,或捣为末,醋和涂之,随
　手有验。

苜蓿　茎叶平,根寒,主热病烦满,目黄赤,小便黄,酒疸,捣取汁服

---

[1]　实饲孩儿　"实"字原脱,据《证类本草》卷二十三·果部上品引唐本注
　　　补。

[2]　生肉　"生"原作"主",据《证类本草》卷二十三·果部中品引唐本注改。

[3]　胸间热　《证类本草》卷二十三·果部中品引唐本注"胸"作"胃"。

[4]　沙虱　病证名。因人入山内水间,为沙虱所咬而致,症见皮赤,摩之如
　　　芒刺状而痛,数日后寒热身痛,赤上发疮等。详参《诸病源候论》卷二十
　　　五·沙虱候。

[5]　疣目　即疣赘。古时认为系风邪搏于肌肉而变生。详参《诸病源候论》
　　　卷三十一·疣目候。

一升，令吐利即愈。

水蓼　主被蛇伤，捣敷之，绞取汁服，止蛇毒入腹心闷者。又水煮渍脚捋之，消脚气肿。

胡葱[1]　主诸恶䘌[2]狐尿刺毒，山溪中沙虱射工等毒，煮汁浸或捣敷，大效。

白蘘荷根　主诸恶疮，杀蛊毒。根心主[3]稻麦芒入目中不出者，以汁注目中即出。

鸡苏　主吐血衄血，下气消谷，大效。

苦瓠瓢　主水肿石淋，吐呀[4]嗽囊结，痊蛊痰饮。或服之过分，令人吐利不止，宜以黍穰灰汁解之。又煮汁渍阴，疗小便不通。

胡麻　生嚼，涂小儿头疮及浸淫恶疮，大效。

小豆叶　名藿，止小便数，去烦热。

大麦面　平胃止渴，消食疗胀。

小麦曲　止痢平胃，主小儿痫，消食痔。又有女曲黄蒸[5]，女曲完小麦为之，一名𪍓子[6]，黄蒸磨小麦为之，一名黄衣，并消食，止泄痢，下胎，破冷血。

粟米泔汁　主霍乱，卒热心烦渴，饮数升立瘥。臭泔止消渴良。

米麦秒[7]　主寒中，除热渴，解烦，消石气，蒸米麦熬磨作之，一名

---

[1] 胡葱　按此《证类本草》卷二十九·菜部下品引唐本注在"蒜"（即今小蒜）条下，非属胡葱，可详参。

[2] 䘌　原作"蛋"，据《证类本草》卷二十九·菜部下品引唐本注改。

[3] 主　原作"三"，据《证类本草》卷二十八·菜部中品引唐本注改。

[4] 呀　张口貌。《说文新附·口部》："呀，张口貌。"

[5] 黄蒸　即黄蒸𪍓子。《集韵·潜韵》："𪍓，黄蒸𪍓子。"《齐民要术·黄衣·黄蒸及糵》："作黄蒸法：六七月中，㼅生小麦，细磨之，以水溲而蒸之……"

[6] 𪍓子　用整粒小麦制成的酒曲。《方言》卷十三："𪍓，曲也。"郭璞注："小麦曲为𪍓，即𪍓也。"

[7] 米麦秒　用米麦制成的干粮。《契丹国志·王沂公行程录》："亦有挈车帐逐水草射猎，食止麋粥秒糒。"《证类本草》卷二十五·米谷部中品引唐本注"秒"作"𪎭"，义同。

糗也。

白英　鬼目草也，蔓生，叶似王瓜，小长而五桠[1]，实圆若龙葵子，生青熟紫黑，煮汁饮解劳。

地肤子　捣绞取汁，主赤白痢，洗眼去热暗，雀盲涩痛。其苗灰主痢亦善。

防风　叉头者令人发狂，叉尾者发痼疾。子似胡荽子而大，调食用之香[2]，而疗风更佳。

石龙刍　主疗蛔虫及不消食。

络石　生阴湿处，蔓延绕木石侧，冬夏常青，十一月子黑而圆[3]，名石龙藤，疗产后血结，又主蝮蛇疮，绞汁洗之，服汁亦去蛇毒心闷，金疮封之立瘥。

千岁藥　茎大如碗，汁味甘，子味甘酸，苗似葡萄[4]，其茎主哕逆大善，伤寒后呕哕更良。

天名精　鹿活草也，主破血生肌，止渴，利小便，杀三虫，除诸毒，疗疮瘘痔，金疮内射[5]，身痒瘾疹不止者，揩之立已。

葛根　末主狂犬伤人，并饮其汁。蔓[6]烧灰，水服方寸匕，止喉痹。

苦参　十月采子，服如槐子法，久服轻身不老，明目，有效。

---

〔1〕　五桠（yā　呀）　五杈。按"桠"，草木分枝处。《玉篇·木部》："桠，木桠杈。"

〔2〕　调食用之香　"调"下原衍"调"字，据《证类本草》卷七·草部上品之下引唐本注删。

〔3〕　十一月子黑而圆　《证类本草》卷七·草部上品之下引唐本注作"实黑而圆"四字。

〔4〕　苗似葡萄　"苗"字原脱，据《证类本草》卷七·草部上品之下引唐本注补。

〔5〕　金疮内射　谓金刃之伤创损于体内。按"射"，放箭。《说文解字·矢部》："躲，弓弩发于身而中于远也。射，篆文躲。"此谓金疮内伤。

〔6〕　蔓　原作"烧葛"二字，据《证类本草》卷八·草部中品之上引唐本注改。

苍耳　三月以后七月以前刈[1]取，日干为散。夏月水服，冬酒服。主大风癫痫，头风湿痹，毒在骨髓，日二服，丸服二三十丸，散服一二匕，服满百日病当出，如病疥或痒汁出，或斑驳甲错皮起，后乃皮落，肌如凝脂，令人省睡，除诸毒螫，杀甘湿蟨，久服益气，耳目聪明，轻身强志，主腰膝中风毒尤良，亦主猘狗毒。

菅花　主衄血吐血，灸疮。

王荪　主金疮，破血，生肌肉，止痛，赤白痢，补虚益气，除脚气。

爵床　疗血胀，下气，又主杖疮，汁涂立瘥。

蜀羊泉　俗名漆姑叶，主小儿惊。

恶实根　主牙齿疼痛，劳疟[2]，脚缓弱，风毒痈疽，咳嗽伤肺，肺壅[3]，疝瘕积血，又主诸风，癥瘕冷气。子吞一枚，出痈疽头。

榆仁酱　利大小便。

芜荑酱　杀三虫。

凡山中石上草中多有蛭，食人血，入肉中，浸淫起方　用灸断其道，即瘥。

又方　常以腊月猪脂和盐涂脚及足指间足跗[4]上并鞋上，则不著人。

用术法　姜黄生蜀中者真，土番[5]诈中国人云疗万病，一个一段价，买之不可得，后人知是姜黄，更不敢将入来。凡姜黄不得

---

〔1〕刈（yì义）　割。《说文解字·丿部》："乂（刈），芟草也。"《诗经·周南·葛覃》："维叶莫莫，是刈是濩。"陆德明释文："《韩诗》曰：刈，取也。"

〔2〕劳疟　病证名。患疟日久不瘥，正气消损，邪气不散，病虽暂愈，过劳辄复发。详参《诸病源候论》卷十一·劳疟候。

〔3〕肺壅　谓肺气壅滞不畅。按"壅"，凝聚。《春秋繁露·五行顺逆》："赐予不当，则民病血壅肿，目不明。"

〔4〕足跗　足背。按"跗"，同"跗"。足背。《玉篇·足部》："跗，《仪礼》：綦结于跗。跗，足上也。跗，同上。"

〔5〕土番　"番"原作"蕃"，今改。按"蕃"，与"番"同。《周礼·秋官·大行人》："九州之外，谓之蕃国。"

嚼〔1〕，嚼之损齿。疗一切肿，初觉刮取末，和水涂之，数度瘥。难产刮取一个作末，和水服之即生，酒亦得。产后腹中不净，刮取末，水和服之愈。马胞转剖取末，筒吹半大豆许耳鼻中即通。此药末满月孕妇勿令见，好落娠，慎之。

贮姜黄法　以袋盛置白米大小麦中，袋中著少许米，悬干燥处，勿令鸡犬女人见之。

造麋鹿二角胶法　二月九月为上时，取新角连台骨者上，细剉大盆中，浸一宿，即淘汰使极净，待澄去下恶浊汁，取上清水，还浸一宿，又淘汰如前，澄去下恶浊，取汁浸三宿，澄取清水，并所渍骨角微微火煮，大率〔2〕角屑一石，水三石，去角，澄取清汁，煎水尽至五升许，出贮铜器中，汤上煎之三日三夜，如糖，出置盘上待凝，以竹刀割为薄片，于净布上曝干，成也。其煮角者更细剉之，加水一倍，煮成至三四升，纳铜器中，重汤煎如前法。服法：炙胶使极黄沸，捣筛为散，每胶一斤末，以大附子二两炮，又一法取惟大者去皮细切，炙令黄，胜炮，且空腹酒服方寸匕，日再，稍稍加至二匕，不可过二匕，补五脏六腑虚羸瘦极，陈者为上。

杀乌头三建法　乌头二月采，天雄附子侧子并八月采，春宜早，秋宜晚，采得净去须毛〔3〕，其茎留二分，先以大木桶纳醋泔三斛、酒糟七升搅之，经三日后用次法，一如次第，遂至法毕。上以粟米一升净淘，捣作粉，以乌头安桶中厚三寸，布令平，即掺米粉令遍，复加乌头如前法，又加米粉如次第，遂至满桶去口三寸即止，然后取糟汁去桶中一畔下，又没乌头二寸，以物盖之，九月即八九日，若十月即经十日，候桶中汁上头衣作紫色遍，即出乌头，以刀刮截看里许白黄脉断即熟，但看衣紫色即熟，不须致凝，即取

---

〔1〕　不得嚼　"嚼"原作"爵"，据后文改。
〔2〕　大率　大约，大略。《古今韵会举要·质韵》："率，大略也。"
〔3〕　须毛　"须"原作"髻"，据文义改。

白茅曝一日，得蔫即得，不得太干，于厂屋[1]底干地上布茅厚五寸，漉出乌头令干，以布茅上，勿令相重，其上令布茅厚五寸，四边闭塞，以茅令密，经再宿三日，从一边却茅看之，若衣匀斑斑然即好。若著白斑，又更覆一宿，以衣足为限，即徐徐去上茅，更经一宿，安徐取于厂下，薄上布，勿令相重，经二十一日后捻出，日中曝之，三日即成也。

又法　乌头四月收　天雄　附子　侧子八月收

上先煎水作生熟汤，治附子如前方法，纳著汤中，密封勿泄，经半日出，取自灰浥[2]裹，数易灰使干，日曝之，其米粥及糟曲等法并不及此法。

服盐药法无药州土则须服之，大益　成州盐官第一，次绵州封井，次盐州富因井，次益州贵平井，上四井盐可服之。上法服先以大豆许盐置口中，勿咽之，须臾津液满口，令近齿，以方寸匕盐纳口中，和津液一时咽之，日一服。凡疟新患者一服，得快利即愈，百日以上者五服瘥，若一月服之，终身不发。诸下痢初患一两服即瘥，赤白久痢经年者一七二七服瘥。诸心腹痛，癥结宿澼，积聚吐逆，食不化者，一年以上二三十年，不过三月服之，其痢及诸病初服时痢益极者，勿怪之也。诸气满喘逆不能食者，一服即散，日服之则根本皆除。天气热疾，头痛目眩，四肢烦热者，一服得吐利瘥。诸头面皮肤百节皆风，一月服之瘥，若初服十日内眉间益闷，勿怪。诸痰饮咳逆，不能食息者，一服瘥。诸虚劳伤损，骨节疼痛，起止失声者，二七日服之。少气乏力，面无颜色，十日服之，能三十日服佳也。常以平旦空腹服之。率以三匕为节，须得吐利者，须一度多服三匕以上，令人大吐利，终不伤人。若觉烦

---

[1]　厂屋　没有墙壁的简易房屋。《广韵·漾韵》：“厂，露舍。”《集韵·养韵》：“厂，屋无壁也。”

[2]　浥　原作“裹”，今改。按“裹”，通“浥”。沾湿。《说文通训定声·临部》：“裹，假借为浥。”

热，数数饮冷水。若至他方异域，不服水土[1]，到即服之得一升，百事不惧。盐能补虚，去冷热，若有宿食不消，变成霍乱，一服即瘥。

（任娟莉）

---

[1]　不服水土　"服"原作"伏"，今改。按"伏"，通"服"。适应。《说文通训定声·颐部》："伏，假借为服。"

千金翼方卷第二十　杂病下

备急第一方二十七首　论一首

阿魏药　主一切尸疰恶气,疗人有亲近死,尸恶气入腹,终身不愈,遂至死亡,医所不疗,亦主一切疰,神效方。

阿魏药三两,碎之如麻子大

上一味以馄饨[1]面裹半两,熟煮吞之,日三服之,服满二七日永瘥,忌五辛油面生冷醋滑,以酒服之,即瘥。

玉壶丸　主万病皆用之。

雄黄二两　八角附子二两,炮　藜芦二两　丹砂二两　礜石二两,烧　巴豆仁二两,去皮

上六味,以王相日童子斋戒,天晴明时合,先捣巴豆三千杵,次纳礜石,又三千杵,次纳藜芦,又三千杵,次纳雄黄,又三千杵,次纳丹砂,又三千杵,次纳附子,又三千杵,次纳白蜜,又三千杵,讫,更治万杵佳,无丹砂用真朱四两代之,每纳药即下少蜜,恐药飞扬,盛密器[2]中封之,勿泄气,安清净处,大人丸如小豆许。服药下病者,宿勿食,旦服二丸,不知者暖粥饮发之,在膈上者吐,膈下者利,或但噫气而已,即愈。一切万病,量之不过一丸二丸,莫不悉愈。必以王相天晴明日合之,大有神验,若非此日合之,极不中用,徒事苦耳。

---

〔1〕　馄饨　"馄"原作"饨",今改。按"饨",同"馄"。《广韵·魂韵》:"馄,馄饨。饨,同馄。"

〔2〕　密器　"密"原作"蜜",据《备急千金要方》卷十二·万病丸散改。按"蜜",同"密"。周密。毛奇龄《故明户部尚书原任广东布政使司左部政使姜公墓碑铭》:"见事敏而虑事蜜,难巨不沮。"

501

仓公散　主万病方。

矾石[1]烧　皂荚炙,去皮子　雄黄研　藜芦熬

上四味等分为散,主卒鬼打鬼排[2]鬼刺,心腹痛,吐下血便,死不知人,及卧魇唔脚踵不觉者,诸恶毒气病,取药如大豆,纳竹管中吹鼻,得嚏则气通便活,未嚏更吹之,以嚏为度。

备急丸　主暴病胀满方。

大黄　干姜　巴豆去皮心,熬

上三味等分,先捣大黄干姜下筛,研巴豆如脂,纳散中合捣一千杵,即用之,蜜和为丸亦佳,密器贮之勿令歇气[3]。主心腹暴病,若中恶客忤,心腹胀满刺痛,口噤气急,停尸卒死者,以水[4]若酒服大豆许三四枚,捧头起令得下喉,须臾不瘥,更服三枚,腹中转鸣得吐利,即瘥。

千金丸　主百鬼病风疰[5],梦与神交通,邪病腹胀,恶肿气,卒中忤方。

礜石二两,烧　附子二两,炮,去皮　雄黄二两,真朱二两　巴豆仁二两　藜芦二两　蜈蚣二枚,炙　麝香半两　犀角三分

上九味捣三千杵,每一服二丸如小豆,不知至三丸,五更一点服,至日中解,解乃食白米粥。忌热食酒肉,五辛一切皆忌之。

真珠附著散　主诸风,鬼疰毒气,猫鬼所著方。

真珠　雄黄　丹砂各半两　干姜一两　蜈蚣一枚,炙　桂心一两

---

[1]　矾石　《备急千金要方》卷十二·万病丸散作"特生礜石"四字。

[2]　鬼排　古时以为鬼厉之气排触于人而致病,亦即鬼击。《诸病源候论》卷二十三·鬼击候:"鬼击者,谓鬼厉之气击著于人也……一名为鬼排,言鬼排触于人也。"又,《备急千金要方》卷十二·万病丸散作"鬼疰"。

[3]　歇气　"气"字原脱,据《备急千金要方》卷十二·万病丸散补。按"歇",(气)散泄。《说文解字·欠部》:"歇,气越泄。""歇气",谓药气散泄。

[4]　水　《备急千金要方》卷十二·万病丸散作"暖水"二字。

[5]　风疰　病证名。因体虚感受风邪,客于荣卫,邪气游走而致,症见皮肤肌肉掣痛,游走无定,或一年后头发堕落,颈项掣痛,两目疼痛,鼻中酸切,牙齿虫蚀等。详参《诸病源候论》卷二十四·诸注候及风注候。

天雄半两,炮　莽草半两　细辛一两　蜀椒半两,汗,去目闭口者

上一十味为散,酒服方寸匕,日再。

大附著散　主一切蛊尸鬼疰,风痹,百处痛如针刀刺痛,呕逆澼饮,五劳七伤,万病方。

附子七分,炮,去皮　乌头七分,炮,去皮　蜈蚣二枚,炙　芫青八分　雄黄七分　朱砂七分　干姜七分　细辛七分　蛴螬二枚　人参七分　莽草七分　鬼臼[1]七分

上一十二味捣散,酒服半钱匕,日再。

太一神明陷冰丸　主诸病,破积聚,心下胀满,寒热鬼疰,长病咳逆唾噫,避除众恶,杀鬼,逐邪气鬼击,客忤中恶,胸中结气,咽中闭塞,有进有退,绕脐绞痛侧侧随上下,按之挑手,心中愠愠[2]如有虫状,毒疰相染灭门方。

雄黄二两　芫青五枚　桂心二两　真珠一两半　麝香一两　附子一两半,炮,去皮　乌头八枚,炮,去皮　犀角一两　鬼臼一两　巴豆仁一分　蜈蚣一枚,炙　人参一两　杏仁三十枚,去尖皮两仁,熬　射罔[3]一两　丹砂二两　蛴螬一枚　斑猫七枚,去翅足,熬　当归二两　藜芦一两　大黄二两　礜石二两,烧　樗鸡[4]七枚　地胆七枚　牛黄一两

上二十四味捣末,蜜为丸,捣三万杵,丸如小豆。先食服二丸,日再服,不知稍稍加。以药二丸著门上,令众恶不近;伤寒服之,无不即愈;若至病家及视病人,夜行独宿,服二丸,众邪不近,亦

---

〔1〕　鬼臼　又名马目毒公,为小檗科植物八角莲的根茎。性味苦辛平,能祛痰散结,解毒祛瘀,主治痨伤吐血,瘿瘤瘰疬,痈肿蛇伤等。

〔2〕　愠愠　抑郁不舒貌。《集韵·迄韵》:"愠,心所郁积也。"《素问·玉机真脏论》:"太过则令人逆气而背痛,愠愠然。"张隐菴注:"愠愠,忧郁不舒之貌。"

〔3〕　射罔　为毛莨科植物草乌头汁制成的膏剂。性味苦热,有毒,主治瘰疬结核,痠疮毒肿,头风头痹,腹中癥结,疟疾疝气等。

〔4〕　樗鸡　又名莎鸡,为樗鸡科昆虫樗鸡的全虫。性味苦平,有小毒,能益气强志,补中,主治心腹邪气,腰痛等。按:今以樗鸡为红娘子,已少入药。

可佩之。

蜥蜴丸　主癥坚水肿,蛊尸遁尸寒尸丧尸尸疰[1],骨血相注,恶气鬼
忤,蛄毒,邪气往来,梦寤存亡[2],流饮结积,虎狼所啮,猘犬所咬,
鸩毒入人五脏,服药杀其毒,毒即消,妇人邪鬼忤之,亦能遣之方。

　　蜥蜴二枚　蜈蚣二枚,炙　地胆五十枚　蟅虫三十枚,熬　杏仁三
十枚,去尖皮双仁　蜣螂十四枚,炙　虻虫三十枚,去翅足,熬　朴
消七分　泽泻半两　芍药五分　虎骨一两半,炙　甘草一两,炙
桃奴半两　犀角半两　巴豆仁七分　鬼督邮半两　赤桑鸡半两
干姜一两　款冬花三分　甘遂五分

　　上二十味,治巴豆杏仁如膏,纳药末研调,下蜜,捣二万杵,丸
如麻子。未食服三丸,日一,不下加之,不取吐下者一丸,日一。
有人风冷疰癖坚二十年,亦得愈。

金牙散　主鬼疰风邪,鬼语尸疰,或在腰脊胸胁,流无常处,不喜
见人,意志不定,面目脱色,目赤鼻张,唇干甲黄[3]等,并治
之方。

　　蜈蚣一枚,炙　人参一两　蜣螂七枚,炙　雄黄一分　徐长卿十
四枚　蜥蜴一枚　桔梗三分　铁精三分　桂心一两　鬼臼半两
金牙一分,烧　野葛一分　附子一枚,炮,去皮　毒公三枚　芎䓖
半两　石长生半两　椒目半两　大黄一分　甘草一分,炙　芫
菁十四枚　鬼督邮半两　蜂房一分,熬　曾青一分　真珠一分[4]
蛇脱皮一分,熬　丹砂一分　乌头半两,炮,去皮　狼毒半两　斑

---

〔1〕　蛊尸遁尸寒尸丧尸尸疰　为尸病证候之五种。尸病证情复杂,变化多端,
　　　然其大体略同,诸候之间稍有差异。与今传染病有一定联系。《诸病源候
　　　论》卷二十三·尸病诸候凡十二论,可资参阅。

〔2〕　梦寤存亡　谓夜梦死生之事,言其心神被扰而不宁。按"寤",做梦。《说文
　　　解字·寤部》:"寤,昼见而夜梦也。"

〔3〕　甲黄　谓爪甲色黄。按"甲",爪甲。《管子·四时》:"西方曰辰,其时曰
　　　秋,其气曰阴,阴生金与甲。"尹知章注:"阴气凝结坚实,故生金为爪甲
　　　也。"

〔4〕　一分　"分"字原缺,据文义补。

猫四枚,熬　石膏五分　菌茹一分　芫荑半两　鬼箭半两　藜芦半两　狸骨一分　雷丸半两　狼牙一两　干漆一分,熬　亭长　贝母一分　凝水石五分　牛黄一两　胡燕屎一两　鳖甲半两,炙　滑石半两

上四十五味为散,酒服一刀圭,日再,稍加,如有虫,皆随大小便出矣。

大金牙散　主南方百毒,瘴气疫毒,脚弱肿痛,湿痹,风邪鬼疰。

金牙烧　雄黄　丹砂　龙胆　防风　玉支　大黄　曾青　茯苓　桂心　松脂　干姜　乌头炮,去皮　斑猫去翅足,熬　亭长　细辛　消石　野葛　大戟　商陆　蛇脱熬　芫青　鹳骨　芫花　附子炮,去皮　寒水石　人参　贯众　龙骨　蜀椒汗,去目闭口者　露蜂房熬　巴豆去皮心　蜥蜴　蜈蚣炙　礜石烧　天雄　狸骨炙　石胆　莽草

上三十九味各等分为散,以绛囊佩带之,男左女右,未食以浆水或酒随意服一刀圭,以知为度。

小金牙散　主南方瘴气疫毒,脚弱,风邪鬼疰方。

金牙五分,烧　女萎[1]三分　莽草三分　干姜　桂心　天雄炮,去皮　细辛　萆薢[2]各三分　犀角屑　乌头炮,去皮　麝香　虎杖[3]　黄芩　雄黄　朱砂　蜀椒半两,汗,去目闭口者　黄连一两　牛黄一分　蜈蚣一枚,七寸者,炙

上一十九味为散讫,纳牛黄麝香,更捣三千杵,温酒服一钱匕,日三夜二,以知为度。带之避不祥,吊丧[4]问病皆塞鼻,良。一方用由跋,无虎杖。

---

〔1〕　女萎　《备急千金要方》卷十二·万病丸散作“萎蕤”。

〔2〕　萆薢　原作“草薢”,据《备急千金要方》卷十二·万病丸散改。

〔3〕　虎杖　《备急千金要方》卷十二·万病丸散作“由跋”。

〔4〕　吊丧　谓悼念死者。按“吊”,追悼死者。《说文解字·人部》:“吊,问终也。”

又**大金牙散方**　所主与前方同,传尸〔1〕骨蒸,病家合,佳。

金牙二两,烧　大黄一两　鳖甲一两,炙　栀子仁一两　鬼督邮一两　鼍甲一两,炙,一作龟甲　桃白皮一两　铜镜鼻一两　干漆一两,熬　桂心半两　芍药半两　射干半两　升麻半两　徐长卿三分　鸢尾半两　由跋〔2〕三分　蜂房半两,熬　细辛半两　干姜半两　芒消半两　莽草半两　龙胆　狼牙　雄黄　真珠各三分　白术一两半　射罔一分　羚羊角半两,屑　马目毒公半两　犀角半两,屑　甘草半两,炙　狼毒半两　蜣螂七枚,炙　地胆七枚　樗鸡七枚　芫青七枚　雷丸七分　龙牙一两半　杏仁一两半,去尖皮双仁,熬　巴豆十四枚,去皮心　桃奴十四枚　铁精一合　赤小豆一合　乌梅七枚　胡燕屎一两半　鹳骨二两　石膏二两　蛇蜕一尺,熬　斑猫七分　活草子一两半

上五十味为散,酒服一刀圭,加至两刀圭,日三夜一,以知为度。绛囊盛带之,男左女右,一方寸匕,省病问孝,夜行途中,晨昏雾露亦如此,密封勿泄气。清斋七日合之,一一如法,童子沐浴,寂静无人处合,勿令人知之,买药勿争价。

太一神明丸　主腹中癥瘕,积聚支满,寒热鬼疰〔3〕,长病咳逆吐血,杀鬼邪气,蛊疰,胸中结气,咽中如有物,宿食久寒方。

雄黄四两　真珠二两　丹砂二两　藜芦一两半　附子一两半,去皮,炮　斑猫二十枚,熬　杏仁八十枚,去尖皮双仁,熬　地胆二七枚　矾石一两,烧　赤足蜈蚣二枚,炙　巴豆七十枚,去皮心　鬼臼三两　特生礜石五两,烧

上一十三味下筛㕮咀,礜石令如麦大,桑白皮如钱大十四枚,

---

〔1〕　传尸　病名。因感受毒气(痨虫),内侵脏腑而致,症见寒热羸瘦,少食咳嗽等。因其病转相染易,常一人病死复易他人,乃至灭门,故名传尸,后称劳瘵,与今之结核病等相类。《外台秘要》卷十三·传尸方引苏游论所述甚详,可资参阅。

〔2〕　由跋　为天南星科植物由跋的块茎。性味辛苦温,有毒,主治毒肿结热等。

〔3〕　鬼疰(jiè　介)　鬼病。按"疰",病。《广韵·卦韵》:"疰,病也。"

令于铁器中熬桑白皮焦黑止,捣二千杵,纳丹砂雄黄诸药,合捣四千杵,白蜜和为丸。服如小豆大,纵不知病进退,绕脐相逐,上下不定,按之挑手,心中愠愠[1]如有虫者,病走皮中,相次即取一丸摩病上,急按手下皮青,不青当白黑,若有赤,病死皮中也。右为蜂蛇所中,中恶,服一丸,一丸著疮中,若不知,更加至三丸;卒得飞尸,腹中切痛,服三丸,破一丸敷疮上,即愈;夜梦寤惊恐,问病临丧,服一丸,溃一丸涂之,止恶邪气,不敢近人;卒中鬼魅,狂言妄语,一丸涂其脉上,一丸涂人中,即愈;鬼魅逐人,以一丸涂门户上,鬼不敢前;蛊毒病,一宿勿食,明旦服一丸,不知,增至二丸至三丸,以知为度;癥结宿物,勿食服四丸,但欲癥消服一丸,日三,病下如鸡子白,或下蛇虫,下后以肥肉精作羹补之。狐鸣,以一丸向掷之,狐即于其处死。神秘不妄传。

桔梗丸　主诸痄万病,毒痄鬼痄,食痄冷痄,痰饮,宿食不消,并酒澼方。

　　藜芦二两,熬　皂荚二两,炙,去皮子　巴豆仁二两,熬　桔梗二两　附子二两,炮,去皮

　　上五味末之,蜜和,捣万杵。欲服宿勿食,旦服两丸如梧子,仰卧勿眠,至食时,若膈上吐,膈下利,去恶物如蝌蚪虾蟆子,或长一尺二尺。下后大虚,作羹补之,三四日将养,病不尽更服如初。

十痄丸　主十种痄,气痄劳痄,鬼痄冷痄,生人痄死痄,尸痄水痄,食痄土痄等方。

　　雄黄一两　人参一两　甘草一两,炙　藁本一两　巴豆一两,去皮心,熬　桔梗一两　附子一两,炮,去皮　皂荚一两,炙,去皮子　蜀椒一两,汗　麦门冬一两,去心

　　上一十味末之,蜜和,空腹服一丸如小豆大,日二,稍加,以知为度,极效。

大麝香丸　主鬼痄飞尸,万病方。

　　生麝香半两　牛黄半两　蜈蚣一枚,炙　丹砂半两　雄黄一两

---

〔1〕　愠愠　原作"温温",据王本改。

巴豆仁五十枚,去心,熬　杏仁五十枚,去尖皮双仁,熬　桂心半两
地胆七枚　芫青七枚　亭长七枚　蜥蜴一枚　獭肝半两,炙　大
黄半两　犀角半两,屑　礜石半两,烧　细辛半两　藜芦半两
斑猫七枚,去翅足,熬　鬼臼　矾石烧　附子炮,去皮　真珠各
半两

上二十三味捣为末,蜜和,捣三千杵,饮服如小豆一丸,日二。
蛇蜂蝎所中,以摩之,愈。一方地胆作蚦蛇胆。

蜈蚣汤　主恶疰邪气往来,心痛彻胸背,或走入皮肤,移动不定,
苦热,四肢烦疼,羸乏短气方。

蜈蚣一枚,炙　牛黄一分　大黄三分　丹砂三分　细辛一两　鬼
臼一两　黄芩半两　当归一两　桂心一两　人参三分　麝香一
分　附子一两,炮,去皮　干姜一两

上一十三味㕮咀,以水一斗煮十一味,取三升,去滓,下牛黄麝
香末,搅令均,分三服。

鹳骨丸　主遁尸飞尸,积聚,胁下痛连背,走无常处,或在脏,或在
腹中,或奄然而痛方。

鹳胫骨三分　雄黄一两　藜芦半两　野葛半两　莽草一两　芫
青十四枚　斑猫十四枚,熬　巴豆四十枚,去皮心,熬　丹砂二分
牡蛎一两,熬　桂心半两　蜈蚣一枚,炙

上一十二味捣筛,蜜丸,服如小豆大二丸。一方丹砂作丹参。

江南度世丸　主万病,癥坚积聚,伏尸[1],长病寒热,疰气流行皮
中,久病著床,肌肉枯尽,四肢烦热,呕逆不食,伤寒时气,恶疰
忤,口噤不开,心痛方。

麝香一两　细辛二两　大黄一两　甘草二两,炙　蜀椒三两,汗,
去目闭口者　紫菀一两半　人参二两　干姜一两　茯苓二两　附
子一两半,炮,去皮　真珠一两　丹砂一两　乌头半两,炮,去皮
野葛一两　牛黄半两　桂心一两　蜈蚣二枚,炙　雄黄一两　鬼

---

〔1〕伏尸　病证名。因尸病病根停遁,沉痼隐伏,不能祛除,而其病反复发
作无时,故名。详参《诸病源候论》卷二十三·尸病诸候。

臼一两　巴豆六十枚,去皮心,熬

上二十味捣末,蜜丸。饮服如小豆大二丸,稍加至四丸,日二。加獭肝一两,大良。

大度世丸　主万病,与前同方。

牛黄一两　大黄一两　雄黄一两　细辛一两　附子一两,炮,去皮　真珠一两　甘草一两,炙　人参一两　射罔一两　丹砂一两　鬼臼一两　莽草一两　鬼箭二两　桂心二两　蜀椒一两,汗,去目闭口者　紫菀二两　巴豆仁八十枚,去心,熬　干姜二两　野葛一尺　蜥蜴一枚　蜈蚣一枚,炙　地胆十五枚　芫青二十枚　樗鸡三十枚　茯苓一两　麝香二两

上二十六味捣末,蜜丸。饮服二丸如小豆,日二丸,先食后服之。

细辛散　主风入五脏闷绝,常自燥痛,或风注入身,冷痹鬼痹,飞尸,恶气肿起,或左或右,或前或后,或内或外,针灸流移,无有常处,惊悸,腹胀气满,又心头痛,或恍惚悲惧,不能饮食,或进或退,阴下湿痒,或大便有血,小便赤黄,房中劳极方。

附子二分,炮,去皮　秦艽三分　人参三分　牡蛎三分,熬　蜀椒三分,汗,去目闭口者　干姜五分　桂心五分　茯苓一两　桔梗一两　防风一两半　白术一两　当归一两　独活一两　柴胡五分　黄芩三分　乌头半两,炮,去皮　甘草三分,炙　麻黄三分,去节　芎䓖三分　石南半两　莽草半两　牛膝半两　天雄半两,炮,去皮　栝楼半两　杜仲半两,炙　细辛二分

上二十六味捣筛为散,仍别秤之,合和也,且以清酒服五分匕,讫,如行十里,势欲歇[1],更饮酒五合,佳。

芥子薄　主遁尸飞尸,又主暴风毒肿,流入四肢头面,诸风方。

芥子一升,蒸熟

---

[1]　势欲歇　谓药力将尽。按"歇",尽竭。《尔雅·释诂下》:"歇,竭也。"

上一味捣下筛，以黄丹〔1〕二两搅之，分作两处，疏布袋盛之，更蒸使热，以薄痛处，当更迭蒸袋，常使热薄之，如此三五度即定。

太一备急散　主卒中恶客忤，五尸入腹，鬼刺鬼排及中蛊毒注，吐血下血及心腹卒痛，腹满寒热，毒病六七日方。

雄黄二两　丹砂一两　桂心一分　藜芦七铢　附子五分，炮，去皮　蜀椒半两，汗，去目闭口者　野葛二十一铢　芫花十铢　巴豆仁三十五个，去心，熬

上九味，惟巴豆别治如脂，余下筛，以巴豆合和，更捣之，令和调，瓷器中贮之，密封勿泄气。有急疾，水服钱五匕，可加至半钱匕，老小半之。病在头当鼻衄，在膈上吐，在膈下利，在四肢当汗出。此所谓如汤沃雪，手下皆验，秘之千金，非贤勿传也。

治暴心痛，面无色，欲死方　以布裹盐如弹子，烧令赤，置酒中消，服之即愈。

还魂汤　主卒忤鬼击飞尸，诸奄忽气无复觉，或已死口噤，拗口不开，去齿下汤，汤入口活，不下者分病人发，左右捉，踏肩引之药下，复增取尽一升，须臾立苏方。

麻黄四两，去节　桂心二两　甘草一两，炙　杏仁七十枚，去尖皮双仁

上四味㕮咀，以水八升煮取三升，分三服。

治卒中鬼击及刀兵所伤，血漏腹中不出，烦懑欲绝方　雄黄粉以酒服一刀圭，日三，血化为水。

论曰：凡诸大备急丸散等药，合和时日天晴明，四时王相日合之。又须清净，不得污秽，于清净处，不令一切杂人猫犬六畜及诸不完具人女人等见，则药无灵验，不可具言。若不能如法，则必不须合之，徒弃财力，用之与朽木不殊。余以武德〔2〕中合玉壶丸，时

〔1〕黄丹　即铅丹，为用铅加工制成的四氧化三铅。性味辛咸寒，有毒，能解毒生肌，坠痰镇惊，主治痈疽溃疡，金疮出血，惊痫癫狂，疟疾痢疾等。
〔2〕武德　唐高祖李渊年号，公元618—626年。

值天阴,其药成讫,后卒不中用,终弃之。此等多是上古仙圣悯苦厄人,遂造此方以救之,皆云买药不可争价,当知其深意云尔。

蛊毒第二论一首　方七首　灸法一首

论曰:亦有以蛊涎[1]合作蛊药,著食饮中与人者,惟此一种令人积年乃死。

治人中蛊,人有行蛊毒以病人者,若服药知蛊主姓名,当使呼唤将去方　凡中蛊之状,令人心腹切痛如物啮,或吐血下血,不急治,食人五脏[2]尽则死。验之法,唾至水中沉者是也,取败鼓皮烧作末,水服方寸匕,须臾自呼蛊主姓名,可语令去[3],则愈矣。

治人有中蛊毒,腹内坚如石,面目青黄,小便淋沥,变状无常方

　　牡羊皮[4]方广五寸　犀角一两,屑　芍药一两　黄连一两　栀子七枚,擘　蘘荷[5]四两半　牡丹皮一两

　　上七味㕮咀,以水五升煮取一升半,分三服。

治蛊毒方　槲木北阴白皮一大握,长五寸,以水三升煮取一升,空腹服之,即吐出。

又方　烧猬皮灰,以水服方寸匕,瘥。

又方　槲木北阴白皮　桃根　猬皮灰　乱发灰　生麻子汁

　　上五味,先以水浓煮槲皮桃根,取汁一升,和麻子汁,著灰等一方寸匕,令病人少食讫,服一大升,行百步,须臾著盆吐出水中,以鸡翎撩吐水盆,当有如牛涎犊胎及诸蛊形并出,即愈。

治猫鬼方　烧腊月死猫儿头作灰末,以井华水服一钱匕,日一,立

────────────

〔1〕蛊涎　《备急千金要方》卷二十四·蛊毒作"蛇涎"。

〔2〕食人五脏　《备急千金要方》卷二十四·蛊毒"食"作"蚀"。

〔3〕去　原作"知",据《备急千金要方》卷二十四·蛊毒改。

〔4〕牡羊皮　《备急千金要方》卷二十四·蛊毒作"羖羊皮",《外台秘要》卷二十八·蛊毒杂疗方作"羚羊皮"。

〔5〕蘘荷　为姜科植物蘘荷的根茎。性味辛温,能活血调经,镇咳祛痰,消肿解毒,主治女子月经不调,老年咳嗽,疮肿瘰疬,目赤喉痹等。

瘥,大验。

治猫鬼方

相思子一枚　巴豆一枚,去皮　草麻子一枚　朱砂半两　峭
粉[1]三分

上五味捣作末,以蜜蜡和为丸,带之即不著人,先著者酒服麻
子大一枚,良。

又方　多灸所痛处千壮,自然走去,甚妙。

药毒第三方一十二首

野葛毒方　鸡子一枚打破,并吞之,须臾吐野葛。

又方　煮甘草汁,冷饮之。

又方　服鸡屎汁。

解诸药毒,鸡肠散方

鸡肠草三分　茅苈　升麻各一两　蓝子一合　垩土一分　芍药
当归　甘草各二分,炙

上八味捣筛为散,水服方寸匕,多饮水为佳。若蜂蛇等众毒虫
所螫上血出,著药如小豆许于疮中;药箭所中[2],削竹如钗
股,长一尺五寸,以绵缠绕,水沾令湿,取药纳疮中,趁疮深浅令至底
止,有好血出即休也;若服药有毒,水服方寸匕,毒解病愈。

野葛毒口噤方　取青竹去两节,注脐上[3],纳冷水注中,暖即易
之,立活,忌酒,数易水。

一切诸毒方

甘草三两　粱米粉[4]一合　蜜半两

---

[1] 峭粉　即轻粉,为粗制氯化亚汞结晶。性味辛寒,有毒,能杀虫攻毒,利
水通便,主治疥癣瘰疬,水肿臌胀,大小便闭等。

[2] 药箭所中　《备急千金要方》卷二十四·解百药毒作"为射罔箭所中"六字。

[3] 注脐上　《备急千金要方》卷二十四·解百药毒作"柱两胁脐上"五字。

[4] 粱米粉　"粱"原作"梁",据《备急千金要方》卷二十四·解百药毒改,按
"梁",通"粱"。《说文通训定声·壮部》:"梁,假借为粱。"

上一味以水五升煮取二升，纳粉一合更煎，又纳蜜半两，服七合，须臾更服之。

钩吻[1]众毒困欲死，面青口噤，逆冷身痹方

芫茹八两

上一味以水六升煮取三升，冷如人肌，服五合，日三服，夜五服。

又方　煮桂汁饮之。

又方　煮蓝汁饮之。

凡六畜五脏著草自动摇，得诸醋盐不变色，及堕地不污，又与犬不食者，皆有毒，杀人。凡食饮有毒者，浇地地坟起[2]者，杀人。凡肉汁在器中盖密，气不泄者，皆杀人。凡脯肉[3]熟肉，皆不用深藏，密不泄气，杀人。若中此毒者，皆大粪灰水服方寸匕，良。

治恶毒药方

狗舌草一把，去两头

上一味以水五升铜器中煮取汁，溲面[4]作粥，食之。

药毒不止，解烦方

甘草二两　粱米粉一升　蜜四两

上三味，以水三升煮甘草，取二升，去滓，歇大热，纳粉汤中搅令调，纳白蜜煎，令熟如薄粥，适寒温，饮一升。

从高堕下第四方一十一首

胶艾汤　主男子绝伤，或从高堕下，伤损五脏，微者唾血，甚者吐

---

〔1〕　钩吻　原作"钓吻"，据《备急千金要方》卷二十四·解百药毒改。按"钩吻"，为马钱科植物胡蔓藤的全草。性味辛苦温，有毒，能祛风攻毒，消肿止痛，主治疥癣湿疹，瘰疬痈肿，风湿痹痛等。

〔2〕　坟起　隆起。《左传·僖公四年》："公至，毒而献之。公祭之地，地坟"。

〔3〕　脯肉　《备急千金要方》卷二十四·解食毒作"生肉"。

〔4〕　溲面　"溲"原作"搜"，据文义改。按"溲"，以液体调拌。《广韵·有韵》："溲，溲面。亦作溲。"

血,及金疮伤经内绝者方。

阿胶炙　艾叶熬　芍药　干地黄各三两　当归　干姜　芎䓖
甘草炙,各二两

上八味㕮咀,以水八升煮取三升,去滓,纳胶令烊[1],分再服;
羸人三服。此汤正主妇人产后及崩中伤下血多,虚喘欲死,腹痛
下血不止者,服之良。《千金》一方只四味。

坠马及树,崩血,腹满短气方

大豆五升

上一味以水一斗煮取二升半,一服令尽,剧者不过三作之。
《千金》云:治人坠落车马,心腹积血,唾吐血无数。

治落马堕车及诸蹉折[2],臂脚痛不止方

芎䓖一两半,熬　泽兰一分　蜀椒去目及闭口者,汗　当归　桂心
附子炮,去皮,各半两　甘草三两,炙

上七味微熬令香,捣筛为散,酒服方寸匕,日三。凡是伤至
骨[3]皆服之,十日愈,小儿伤损亦同。

又方　黄芪　芍药各三两　蜀椒一合,去目及闭口者,汗　乌头半两,
去皮,炮　大黄一两　当归　附子炮,去皮　干姜　桂心　续断
干地黄　通草各二两

上一十二味捣筛为散,先食讫,温酒服一方寸匕,日三。

生地黄汤　主因损小便血出方。

生地黄八两　柏叶一把　黄芩　阿胶炙　甘草炙,各一两

上五味㕮咀,以水七升煮取三升,去滓纳胶,取二升五合,分
三服。

---

〔1〕　烊　原作“洋”,据《备急千金要方》卷二十五·被打改。

〔2〕　蹉(wò　沃)折　因猛折而筋骨受伤。“蹉”原作“踠”,今改。按“踠”,
同“蹉”。足折伤。《集韵·过韵》:“蹉,《说文》:足跌也。一曰折也。或
作踠。”

〔3〕　伤至骨　《备急千金要方》卷二十五·被打作“伤损”二字。

治瘀血腹中，奥瘀不出[1]，满痛短气，大小便不通方

　　荆芥半两　大黄　芎藭各三两　䗪虫三十枚，熬　桂心　当归
　　甘草炙，各二两　蒲黄五两　桃仁四十枚，去皮尖及双仁者
　　上九味㕮咀，以水一斗煮取三升，分三服。

治折跌瘀血，**蒲黄散方**

　　蒲黄一升　当归二两
　　上二味捣筛为散，酒服方寸匕，日三，先食讫服之。

又方　虻虫去足翅，熬　牡丹皮等分
　　上二味捣筛为散，酒服方寸匕，血化为水。

又方　菴䕡草[2]汁服之，亦可散服之[3]，日三。

又方　大麻根若叶
　　上一味捣取汁数升，饮之即下气通苏息[4]。无青者，干者煮
　　汁亦得。《千金》云：治跌折骨痛不可忍，并主瘀血，心腹胀满，短气。

又方　茅根切，捣绞取汁，温，和酒服一升，日三，良。

金疮第五方六十二首

金疮止血散方

　　钓樟根[5]三两　当归　芎藭　干地黄　续断各一两　鹿茸半
　　两，炙　龙骨二两
　　上七味捣筛为散，以敷血即止，酒服一钱匕，日五夜三。

―――――――――

〔1〕　奥瘀不出　谓瘀血深郁于内而不能排出。按"奥"，深。《国语·周语
　　中》："民无悬耜，野无奥草。"韦昭注："奥，深也。"
〔2〕　菴䕡草　即菴䕡，为菊科植物菴䕡的全草。性味辛苦温，能行瘀，祛湿，
　　主治女子血瘀经闭，跌打损伤，风湿痹痛等。
〔3〕　亦可散服之　《备急千金要方》卷二十五·被打作"亦可服子"四字。
〔4〕　下气通苏息　谓降下逆气而使气息通顺。按《备急千金要方》卷二十五·
　　被打，此方"治䐿折骨损，痛不可忍……亦主坠堕挝打瘀血，心腹满，短气。"
〔5〕　钓樟根　为樟科植物大叶钓樟的根。性味辛温，无毒，主治金疮出
　　血等。

治金疮箭在肉中不出方

　　白敛　半夏洗去滑,各三两

　　上二味捣筛为散,水服方寸匕,日三。浅者十日出,深者二十
日出,终不住肉中,效。

金疮肠出令入方

　　磁石烧　滑石各三两

　　上二味捣细筛为散,白饮服方寸匕,日五夜二,三日当入。

治刀斧所伤及冷疮,牛领马鞍疮[1]方

　　续断　松脂各一两　鹿角　牛骨腐者　乱发烧,各二两

　　上五味捣筛细为散,以猪脂半斤并松脂合煎令和,下锴于地,
纳药搅令冷凝,用之。疮有汁,散敷之。

金疮烦闷方

　　白芷　芎䓖　甘草炙,各二两

　　上三味熬令变色,捣筛为散,水服方寸匕,日五夜二。

消石散　主金疮先有石发,烦闷欲死,大小便不通方。

　　消石　寒水石　栝楼　泽泻　白敛　芍药各一两

　　上六味捣筛为散,水服方寸匕,日三夜一,稍加之,以通为度。

琥珀散　主弓弩所中,闷绝[2]无所识方。

　　琥珀

　　上一味随多少,捣筛为散,以童男小便服之,不过三服,瘥。

弩筋散　主弓弩所中,筋急不得屈伸方。

　　故败弩筋五分,烧作灰　秦胶[3]五分　杜仲半两,炙　大枣三枚
干地黄二两半　附子炮,去皮　当归各一两

---

〔1〕　牛领马鞍疮　病证名,即牛皮癣。因营卫不足,血虚风燥,或风湿热毒
　　　蕴于皮肤而致,症见患处慢性瘙痒,皮肤厚而坚硬,如牛领之皮,故称。
　　　详参《肘后备急方》卷五。
〔2〕　闷绝　昏闷不省人事。按"闷",昏闷,失去知觉。《梁书·王僧辩传》:
　　　"僧辩闷绝,久之方苏。"
〔3〕　秦胶　即秦艽。

上七味捣筛为散，以温酒服一方寸匕，日三，稍加至二匕，以知为度。

续断散 主金疮中筋骨[1]，续绝方。

续断三两半 芎䓖 苁蓉 当归各一两半 细辛半两 附子炮，去皮 干姜 蜀椒汗，去目闭口者 桂心各三分 蛇衔草 干地黄各二两 芍药 人参 甘草炙，各一两

上一十四味捣筛为散，酒服方寸匕，日三夜一。《千金》有地榆，《古今录验》又有杜蘅。

蓝子散 主金疮中药箭，解毒方。

蓝子五合 升麻八两 甘草炙，各四两 王不留行各四两

上四味捣筛为散，水服二方寸匕，日三夜二。水和方寸匕如泥，涂疮上，干易，毒即解。

泽兰散 主金疮内塞方。

泽兰 防风 石膏 干姜 蜀椒去目闭口者，汗 附子炮，去皮 细辛 辛夷 芎䓖 当归各半两 甘草一两，炙

上一十一味捣筛为散，酒服方寸匕，日三夜一。脓多，倍甘草；渴，加栝楼半两；烦热，加黄芩半两；腹满短气，加厚朴三分；疮中瘀血，更加辛夷半两。

蒲黄散 主被打腹中有瘀血方。

蒲黄一升 当归 桂心各二两

上三味捣筛为散，酒服方寸匕，日三夜一。

甘菊膏 主金疮痈疽，止痛生肉方。

甘菊花 防风 大戟 黄芩 芎䓖 甘草各一两 芍药 细辛 黄芪 蜀椒去目闭口者，汗 大黄 杜仲各半两，炙 生地黄四两

上一十三味捣筛，以腊月猪膏四升煎，五上五下，芍药色黄膏成，绵布绞去滓，敷疮上，日三。

桃仁汤 主金疮瘀血方。

---

[1] 金疮中筋骨 "中"字原脱，据《备急千金要方》卷二十五·火疮补。

桃仁五十枚,去皮尖及双仁　虻虫去翅足,熬　水蛭熬,各三十枚
大黄五两　桂心半两

上五味切,以酒水各五升煮取二升,服一合,日三服,明日五更
一服。

马蹄散　主被打腹中瘀血方。

白马蹄烧令烟尽

上一味捣筛为散,酒服方寸匕,日三夜一。亦主女人病血,消
之为水。

金疮内漏方　还自取疮中血著杯中,水和尽服,愈。

金疮腹中有瘀血,**二物汤**方

大麻仁三升　葱白二七枚

上药使数人各捣令熟,著九升水中煮取半,顿服之。若血去不
尽,腹中有脓血,更令服之,当吐脓血耳。

金疮内漏血不出方

牡丹

上一味为散,服三指撮,五日尿出血。

治金疮因房惊疮方　烧妇人裈裆作灰,敷之。

金疮方　取马鞭草〔1〕捣筛,薄疮一宿,都瘥。冬用干叶末。

麦门冬散　主金疮乳痈,诸肿烦懑方。

麦门冬去心　石膏研　柏子仁　甘草炙,各半两　桂心一分

上五味捣筛为散,酸浆和服方寸匕,日三夜一。烦懑,气上胀
逆,长服之佳。

治金疮出血多,虚竭,**内补散**方

苁蓉　芍药　当归　芎䓖　干姜　人参　黄芩　厚朴炙　桑
白皮　吴茱萸　黄芪　桂心　甘草炙,各一两　蜀椒三分,去目
及闭口者,汗

上一十四味捣筛为散,饮服方寸匕,日三。

---

〔1〕马鞭草　为马鞭草科植物马鞭草的全草或带根全草。性味苦凉,能清
热解毒,活血散瘀,利水消肿,主治湿热黄疸,水肿,喉痹,痈肿疮毒等。

治金疮烦懑方　赤小豆一升以苦酒浸之,熬燥复渍之,满三度色黑,治服方寸匕,日三。

治金疮苦不瘥方　白杨木白皮熬令燥,末服方寸匕,日三服。又以末敷疮中,即愈。

治金疮刺痛不可忍,百方不瘥方　葱一把水三升煮数沸,渍疮即止。

治金疮烦痛,大便不利方

大黄　黄芩等分

上二味捣筛为末,炼蜜和丸。先食饮服如梧子七丸,日三。

金疮　以桑白皮裹,令汁入疮中,或石灰封,并妙。

凡金疮出血必渴,当忍唼燥食,不得饮粥及浆,犯即血出杀人。

凡白血不止　粉龙骨末于疮上,立止。

又方　割取人见著鞋上有断乳十枚,布疮上,立止。

又方　末雄黄敷疮,当沸汁出,即瘥。

又方　刮贝子[1]末,服一钱匕。

又方　煮葛根,食之如食法,务令多。

兵疮方　捣车前汁敷之,血即止。

又方　以人精涂之,瘥。

又方　以柳絮裹敷之,血便止。

又方　以熟艾急裹,数日乃解。

又方　以人尿屎相和,绞取汁,饮三升,顿服令尽。

金疮惊而坚肿,剧者杀人方　捣生地黄蚵蟹虫敷之,烧瓦熨其外令温,地黄燥则易,瓦冷则易。

凡刺在肉中不出方　牛膝根茎捣敷之即出,虽已合犹出也。

贞观中有功臣远征,被流矢中其背�[2]上,矢入四寸,举天下名手出之不得,遂留在肉中,不妨行坐,而常有脓出不止。永徽[3]元年秋,令余诊看,余为处之。

---

〔1〕　贝子　原作"具子",据文义改。又,《备急千金要方》卷二十五·火疮作"贝齿"。

〔2〕　胳　脊柱。《改并四声篇海·肉部》引《俗字背篇》:"胳,脊也。"

〔3〕　永徽　唐高宗李治年号,公元 650—655 年。

瞿麦丸方

瞿麦二两 雄黄一两半,研 干地黄 王不留行各五分 麻黄去
节 茅根 败酱 防风雀李根皮 牛膝 大黄 蓝实 石龙
芮 蔷薇根皮各□两

上一十四味捣筛为末,炼蜜和,丸如梧子。酒服十丸,日
二,稍稍加至二十丸,以知为度。忌猪鱼生冷等,可直断口
味。凡箭镞及折刺入身中,四体皆急,当合此药服之,令四体
皆缓,缓则其镞必自跳出。余常教服此药与断肉,遂日日渐
瘦,其镞遂跳出一寸,戴衣不得行,因即错却乃得行动,已觉
四体大缓,不比寻常,终冬至春,其镞不拔自然而落,取而量
之,犹得三寸半。是以身必须断口味令瘦,肉缓刺则自出矣,
故以记之。

又方 磁石末敷之,止痛断血。

凡金疮深,不用早合,若合则以滑石朱粉则不合。

治凡竹木刺在肉中方 以羊屎和猪脂涂之,出矣。

又方 鹿角末,水和涂之,即出。

治因风水肿方 卒刺涉水成肿,取韭并盐捣,置上,以火炙药上,热
彻即愈。

火烧疮方 取新牛屎,承热涂之。

又方 烧桃叶,盐和煮作汤,洗之。

又方 以酱汁涂,立愈。

又方 桑灰水敷,干则易。

又方 井底青泥涂之,佳。

又方 青羊髓涂之,佳。无青羊,白黑羊亦得。

治灸疮及汤火所损,昼夜啼呼不止,兼灭瘢方

羊脂半两 猪脂一分 松脂半两 蜡一分

上四味,于松明上以小铫火烧猪脂等皆消,以杯承取汁,敷之。
松明是肥松木节[1]也。

---

[1] 肥松木节 "肥"原作"服",据《备急千金要方》卷二十五·火疮改。

治灸疮脓坏不瘥方

　　腊月猪脂一斤　薤白十枚　胡粉一两

　　上三味,先煎薤令黄,去之,绵裹石灰一两煎[1],去之,入胡粉膏中,令调涂故帛上贴之,日三度。

又方　白蜜一两　乌贼鱼骨

　　上二味捣末相和,涂上三五度,瘥。

治火疮方

　　柏白皮半两　竹叶一两　甘草二两

　　上三味以猪膏一斤煎三沸,三上三下,药成去滓,待冷涂之。

　　《集验》有地黄四两。

治漆疮方　汤渍芒消五两令浓,涂,干即为,勿住。

又方　取市上磨刀石槽中泥津涂之。

又方　取矾石纳汤中,洗之。

又方　羊乳汁涂之。

又方　漆姑草[2]挼,敷之。

又方　末贯众,涂之。

沙虱第六方三十一首

治沙虱毒[3]方　以麝香大蒜合捣,以羊脂和,著小筒中带之[4]。

又方　雄黄　朱砂　常山等分

---

〔1〕　煎　《备急千金要方》卷二十五·火疮"煎"下有"数沸"二字。

〔2〕　漆姑草　又名漆姑,为石竹科植物漆姑草的全草。性味苦辛凉,无毒,主治漆疮秃疮,痈肿瘰疬,小儿乳积,跌打损伤等。

〔3〕　沙虱毒　病证名。因人行于有沙虱之山水间,沙虱著身而致,症见初起之时皮上正赤,如小豆黍或米粟粒,以手摩之则痛如针刺,三日后令百节强,疼痛寒热,赤上发疮等。详参《肘后备急方》卷七、《诸病源候论》卷二十五·沙虱候。

〔4〕　著小筒中带之　《备急千金要方》卷二十五·蛇毒作"著小筒中带,欲用取敷疮上"一十一字。

上三味,五月五日午时童子合之〔1〕。

又治水毒〔2〕方　凡水毒中人似射工,初得之恶寒,头微痛,目眶疼,心中烦懊,四肢振㶿〔3〕,腰背百节皆强,筋急,两膝疼,或吸吸〔4〕而热,但欲睡,且醒暮剧,手足逆冷,二三日则腹中生虫,蚀〔5〕人下部,肛中有疮〔6〕,不痛不痒,令人不觉,急治之,过六七日下部出脓溃,虫上蚀五脏,热盛烦毒,下痢不禁,八九日名工不能医救矣。觉得之当早视,若疮正赤如截者为阳毒,若疮如鳢鱼齿者为阴毒,犹小缓,不过二十日杀人。欲知是中水毒,当作五六斗汤,以小蒜五升咬咀,投汤中,消息勿令大热,去滓以浴,若身体发赤斑纹者,则非他病也。

水毒方　捣苍耳取汁,服一升,以绵沾汁浲,导下部中,日三。

又方　取蓼一把捣取汁,服一升,不过三服。

又方　取蓝〔7〕一把捣,水解,以洗面目身令遍。

又方　取大莓根〔8〕末,饮之,并导下部,生虫者用汁。夏月常多赍此药屑入水浴,以方寸匕投水上流,无所畏,又避射工,凡洗浴以少许投水盆中,即无复毒也。

---

〔1〕　童子合之　《备急千金要方》卷二十五·蛇毒此下有"用敷疮上"四字。

〔2〕　水毒　病名,即水毒中人。因误饮有毒之水或于毒水中洗濯而致,症见恶寒头痛,心中烦懊,筋骨强急,或身体发斑,或卜部生疮等。详参《肘后备急方》卷七、《诸病源候论》卷二十五·水毒候。

〔3〕　四肢振㶿　谓恶寒高热而四肢颤动。按"㶿",烧,灸。《玉篇·火部》:"㶿,灸也。"此谓热。

〔4〕　吸吸　《备急千金要方》卷二十五·蛇毒作"翕翕"。

〔5〕　蚀　原作"食",今改。按"食",与"蚀"同。《洪武正韵·陌韵》:"食,与蚀同。"

〔6〕　肛中有疮　"肛"原作"肚",据《备急千金要方》卷二十五·蛇毒改。

〔7〕　蓝　为蓼科植物蓼蓝的叶或全草(大青)。其叶的加工制成品(青黛、蓝靛)亦供药用。性味甘寒,能清热解毒,主治温热发斑,咽痛,疳蚀,肿毒,疮疖等。

〔8〕　大莓根　"莓"原作"莓",今改。按"莓",与"莓"同。《说文解字·艸部》:"莓,马莓。"王筠句读:"凡以马名者,皆谓大也。"又,《备急千金要方》卷二十五·蛇毒作"蛇莓根"。

蟨螋尿疮方 取茱萸东引根土,以醋和涂。

又方 烧鹿角末,和醋敷上。已有疮汁出者,烧道边故蒲席敷之。疮表里相当,一名浸淫,取猪牙车骨年久者捶破,烧令脂出,热涂之。

蟨螋疮方 取小豆末,醋和涂之,干即易,小儿以水和。

又方 取楝木枝若皮烧灰敷上,干者膏和。亦治小儿秃及诸恶疮。

又方 取槐白皮半斤切,醋浸半日,去痂洗之,日五六。

狐尿刺[1]方 凡诸蝼蛄[2]之类,盛暑之时多有孕育,著诸物上必有精汁,其汁干久则有毒,人手触之,不王相之间则成其疾,名曰狐尿刺,日夜磣痛,不识眠睡,百方治之不瘥,但取朴公英[3]茎叶根中断之,取白汁涂之,令厚一分,涂即瘥,神验。

凡热伤疮及狐尿刺,肿痛不可忍,并风寒者 皆马屎若生桑木取得[4]烟多熏之,汁出即愈。

恶刺方 五月蔓菁子捣末,和乌牛乳封之。无,即凡牛乳亦得。

又方 取野狐屎烧灰,腊月猪膏和,封孔上。

又方 取桑灰汁热渍,冷即易。

又方 以针砂和胶清涂之。

又方 取故鞋网如枣大,妇人中衣有血者如手掌大,倒勾棘针二七枚,三味合烧作灰,以腊月猪膏和,涂之,虫出。

又方 蔓菁子五升

　　上一味微熬末研,小儿尿一升合纳疮口中,周回厚一寸,以糖火烧一升,投纳疮于中渍之,立愈。

---

〔1〕 狐尿刺 病名,亦称恶刺毒、狐狸刺。因接触螳螂、野狐等昆虫动物的分泌物或排泻物而引起的皮肤病,症见患处皮肤干燥,肿胀㿏痛,甚则溃烂成脓等。详参《诸病源候论》卷三十六·狐尿刺候。

〔2〕 蝼蛄 即螳螂。柳宗元《平淮夷雅》:"哀兜鞠顽,锋猬斧蟷。"潘纬注:"蟷,虫也。《后汉史》作蟷"。

〔3〕 朴公英 即蒲公英。

〔4〕 取得 "取"原作"趣",今改。按"趣",同"取"。《庄子·天地》:"趣舍滑心,使性飞扬。"成玄英疏:"趣,取也。滑,乱也。顺心则取,违情则舍。"

又方　煮槐白皮,取汤渍之。

又方　以苦瓠煮作汤,渍之。

又方　取五月五日蛇皮烧灰,腊月猪膏和,敷之。

又方　取故鞍鞯毡[1]烧灰,腊月猪膏和,封之,虫出。

又方　取楮根白皮切一升,泔渍,煮三沸,纳孔中,亦可渍之。

肉刺[2]方　割头令血出,纳铅丹如米许,曝之。

又方　以刀割却,以好墨涂遍,瘥。

狗咬方　即以冷水洗疮,任血出勿止之,水下血断,以帛裹,即愈。

蛇啮方　以人屎厚涂,以帛裹缚,登时毒消。

蛇毒方　重台[3]末唾和封,瘥,大验。

蛇蜂毒方　取瓦子摩其上,唾二七讫,然后抛瓦子,却安旧处。

瘿病第七方九首

治五瘿方　取鹿靥[4]酒渍令没,火炙干,纳于酒中,更炙令香,含咽汁,味尽更易,尽十具即愈。

又方　小麦面一斤　特生礜石十两,烧　海藻一斤

上三味,取三年醋一升渍小麦面,曝干,更浸令醋尽,各捣为散,每服两方寸匕,日四五服,药含乃咽之。忌姜辛猪鱼生菜辛菜,吹火读诵及大语用气。

又方　昆布三两　海蛤二两　松萝二两　海藻三两　白敛二两　通

---

[1]　故鞍鞯毡　"毡"原作"旃",今改。按"旃",通"毡"。《说文通训定声·乾部》:"旃,假借为毡。""鞯",衬托鞍的垫子。《集韵·先韵》:"鞯,马被具。""故鞍鞯毡",即衬托鞍的旧毡垫子。

[2]　肉刺　病名,即鸡眼疮。《诸病源候论》卷三十:"脚趾间生肉如刺,谓之肉刺。"详参《诸病源候论》卷三十·肉刺候。

[3]　重台　即蚤休,为百合科植物七叶一枝花、金线重楼及其数种同属植物的根茎。性味苦辛寒,有毒,能清热解毒,平喘止咳,熄风定惊,主治痈肿疔疮,瘰疬喉痹,小儿惊风抽搐,蛇虫咬伤等。

[4]　鹿靥　原作"鹿厌",据《备急千金要方》卷二十四·瘿瘤改。

草二两　桂心二两

上七味捣为散,每以酒服方寸匕,日三服。

又方　小麦一升,醋一升,夜浸昼曝　昆布洗,各二两　海藻洗

上三味捣为散,食后饮服方寸匕,日三,以瘥为度。

又方　昆布一两　海藻一两　海蛤二两　半夏一两,洗　细辛一两　土瓜[1]一两　松萝一两　通草二两　白敛二两　龙胆二两

上一十味捣筛,酒服方寸匕,日再。不得作生活劳动[2]也。

又方　昆布二两

上一味切如指大,醋渍,含咽汁尽,愈。

又方　海藻一斤　小麦面一升

上二味,以三年醋一升以溲面末,曝干,往反令醋尽,合捣散,酒服方寸匕,日三。忌怒[3]。

陷脉散[4]　主二十三十年瘿瘤及骨瘤[5]石瘤肉瘤[6]脓瘤[7]血瘤[8],或大如杯盂,十年不瘥,致有漏溃,令人骨消肉尽,或坚或软或溃,令人惊惕,寐卧不安,体中掣缩,愈而复发,治之方。《千金》云陷肿散。

乌贼鱼骨一分　白石英半两　石硫黄一分　紫石英半两　钟乳

---

〔1〕　土瓜　《备急千金要方》卷二十四·瘿瘤、《外台秘要》卷二十三·五瘿方并作"土瓜根"三字。

〔2〕　不得作生活劳动　《备急千金要方》卷二十四·瘿瘤作"不得作重用力"六字。

〔3〕　忌怒　《备急千金要方》卷二十四·瘿瘤作"忌努力"三字。

〔4〕　陷脉散　《备急千金要方》卷二十四·瘿瘤、《外台秘要》卷二三十·白瘤及二十三年瘤方并作"陷肿散",尚并有胡燕屎,为一十一味。

〔5〕　骨瘤　病名。因肾气亏虚,寒湿挟痰,气血凝滞所致,症见瘤体坚硬,生长迅速,推之不移,皮色紫褐等。

〔6〕　肉瘤　病名。因思虑伤脾,脾气郁结所致,症见瘤体坚实柔韧,皮色不变,无热无寒等。

〔7〕　脓瘤　病名。指瘤体宽大,溃后化脓,流出脓汁之病证。

〔8〕　血瘤　病名。因血结气滞,经络不通,复受外邪所致,症见瘤体皮色紫红,软硬间杂,血络隐现等。

半两,粉　干姜一两　丹参三分　琥珀一两　大黄一两　蜀附子一两,炮,去皮

上一十味捣为散,贮以韦囊,勿令泄气。若疮湿即敷,无汁者以猪膏和敷之,日三四,以干为度。若汁不尽者,至五剂十剂止,勿惜意不作也。著药令人不疼痛,若不消,加芒消二两,益佳。《千金》有胡燕屎一两。

治瘰方

昌蒲二两　海蛤一两　白敛一两　续断一两　海藻一两　松萝一两　桂心一两　蜀椒一两,汗,去目闭口者　羊靥[1]二百枚,炙　神曲三两　半夏一两,洗　倒挂草一两

上一十二味各捣下筛,以酱清牛羊髓脂丸之,一服三丸如梧子,日一服。

阴病第八方一十四首

治丈夫阴下痒湿方　以甘草一尺,水五升煮洗之。生用。
又方　以蒲黄粉之,不过三。
治丈夫阴肿大如斗[2],核中痛方

雄黄一两,研粉　礜石[3]二两,研　甘草一尺,生用
上三味以水一斗煮取二升,洗之,神良。

治丈夫阴头痈肿,师所不能医方

鳖甲一枚
上一味烧焦末之,以鸡子白和敷之。

治丈夫阴头生疮,如石坚大者方　刀刮虎牙及猪牙末,猪脂煎令变色,去滓,日三涂之。
又方　乌贼鱼骨末,粉之,良。

---

〔1〕　羊靥　原作"羊厴",据《备急千金要方》卷二十四·瘿瘤、《外台秘要》卷二十三·五瘿方改。
〔2〕　大如斗　《备急千金要方》卷二十四·阴癀"如"下有"升"字。
〔3〕　礜石　《备急千金要方》卷二十四·阴癀作"矾石"。

治妬精疮[1]方　丈夫在阴头节下,女人在玉门内,似甘疮作白
齑[2]蚀之大痛,其甘即不痛,以银钗绵缠腊月猪脂熏黄,火上
暖,以钗烙疮上令熟,取干槐枝淆涂之,以麝香敷疮上令香,黄矾
青矾末敷之,小便后即敷之,不过三度。

治男女卒阴中生疮痒湿方

　　黄连　栀子各二两　甘草一两　蛇床子二分　黄檗一两

　　上五味下筛,粉之,干者以猪脂和涂上,深者绵裹纳中,日三。

治下部痛痒生疮[3],**槐皮膏方**

　　槐白皮五两　赤小豆一小合　白芷二两　楝实[4]五十枚　桃仁
五十枚,去皮尖双仁　甘草二两,生　当归二两

　　上七味切,以苦酒渍一宿,旦以猪膏一升微火煎,白芷黄即成,
去滓摩上,日再,并纳下部中三寸,瘥。

治阴茎头疮方

　　当归三分　黄连半两　桃仁二两,去皮双仁　小豆一分　槐子半两

　　上五味作末,粉疮上,日三。

治阴头生疮方　蜜煎甘草涂之,即瘥,大良效。

治阴疮黄汁出方　煮黄檗汁,冷渍,敷蛇床黄连末,极效。

又方　桃仁二七枚熬令黄,去皮尖双仁,末之,酒服,良。

又方　生地黄一把并叶捣,取汁饮之,良。

　　　　　　　　　　　　　　　　　　　　　　　　（任娟莉）

---

〔1〕　妬精疮　即秽疮,亦即杨梅疮。
〔2〕　白齑　"齑"字原脱,据《备急千金要方》卷二十四·阴癀补。"齑"原作
　　"齐",今改。按"齐",通"齑"。《说文通训定声·履部》:"齐,假借为
　　齑。"《集韵·齐韵》:"齑,郑康公曰:凡醯酱所和细切为齑。一曰捣辛物
　　为之。通作齐。""白齑",谓细切辛味之物。《世说新语·捷悟》:"齑曰,
　　受辛也。"
〔3〕　下部痛痒生疮　《备急千金要方》卷二十三·五痔作"谷道痒痛痔疮",
　　《外台秘要》卷二十六·杂疗痔方引《小品》作"谷道中痒痛痔疮"七字。
〔4〕　楝实　《外台秘要》卷二十六·杂疗痔方作"陈豉"。

千金翼方卷第二十一 万病

总疗万病第一

论曰：后生志学者少，但知爱富，不知爱学，临事之日，方知学为可贵，自恨孤陋寡闻。所以愍其如此，忘寝与食，讨幽探微，缉缀成部，以贻未悟。有能善斯一卷，足为大医。凡膈上冷，少腹满，肠鸣，膀胱有气，冷利者，当加利药，服讫当利出泔淀青黄水青泥，轻者一两度，加利药去病即止，重者五六度，加利药得日三频大利，方得尽其根源，病乃永愈。其利法至巳时以来两行三行即定，亦自如旧，终不成利病也。凡病在上膈，久冷痰饮积聚，疝瘕癥结，宿食坚块，咳逆上气等固病，终日吐唾，逆气上冲胸胁及咽喉者，此皆胃口积冷所致，当吐尽乃瘥，轻者一二度，重者五六度方愈。其吐状：初唾冷沫酸水，次黄汁，重者出赤紫汁，若先患疰[1]人，当出黑血。下吐药大吐，吐时令人大闷，须臾自定，不令人虚惙。得冷饮食已，耳不虚聋，手足不痹。亦有人当吐时咽中有一块物塞喉不能得出者，饮一二合药酒，须臾即吐出一物如拳许大，似鷇鸡子[2]中黄，重者十块，轻者五六枚。上件等疾状病之根本，若今日不出此根本之疾，虽得名医与一二剂汤药押定，于后食触，其病还发。善医者当服此药，一出根本，即终身无疾矣。

吐利出疾法　凡长病人虚羸人老人贵人，此等人当少服，积日不已，病当内消也，不须加吐利药。凡加吐利药伤多，吐利若不止

---

〔1〕　疰　原作"注"，今改。按"注"，同"疰"。《释名·释疾病》："注病，一人死，人复得，气相灌注也。"毕沅疏证："注，《太平御览》引作疰。"

〔2〕　鷇鸡子　"鷇"原作"段"，今改。按"段"，同"鷇"。孵不出的鸡蛋。《淮南·原道训》："鸟卵不鷇。"高诱注："卵不成鸟曰鷇。段即鷇字之省。"

者,水服大豆屑方寸匕即定。卒无豆屑,嚼蓝叶及乌豆叶亦得
定。丈夫五劳七伤,阳气衰损,羸瘦骨立者,服之即瘥,旬月之
间,肌肤充悦,脑满精溢,仍加补药,加法在后章中。

疗风方　用药多少法。　　历节风,二十两,酒五斗;贼风热风大风,
用药与历节同;偏风猥退瘫[1]缓风,十二两,酒三斗。上以上风
皆带热,须加冷药,仍须利药,得利佳也。贼风掣纵,八两,酒二
斗;湿风周痹,八两,酒二斗;脚腰挛痛,十二两,酒三斗;筋节拘
急,八两,酒二斗,食热如针刺,八两,酒二斗;热病后汗不出,初
觉三服,一服一盏,年久服一升;口㖞面戾,一目不合,四两,酒一
斗,年久十二两,酒三斗;起即头旋,四两,酒一斗;头面风似虫
行,八两,酒二斗;心闷欲呕吐,项强,欲阴雨即发者,八两,酒二
斗;因疮得风口噤,脊背反张如角弓,五服,一服一盏。

疗冷病方　积冷痰癖,瘦者四两,酒一斗,强者六两,酒一斗半;痰
饮疝瘕,六两,酒一斗半;宿食吐逆,四两,酒一斗;癥癖肠鸣噫,
八两,酒二斗;瘆痔癖块,咳嗽上气,二十两,酒五斗;奔豚冷气,
六两,酒一斗半;噎哕呕痢,六两,酒一斗半;久痊,八两,酒二斗;
卒中恶忤,心腹胀满,气急垂死,三服,一服一盏,当大吐,吐出
血;瘴气,三服;蛊毒,五服;温疟,五服;痎疟,五服;冷痢,六两,
酒一斗半;久劳,八两,酒二斗。

疗妇人方　其风冷等准前。带下,十二两,酒三斗;崩中,六两,酒
一斗半;月水不通,六两,酒一斗半;冷病绝产,六两,酒一斗半;
断绪,八两,酒二斗;产后诸疾,八两,酒二斗;月水不调,月前月
后,乍多乍少,四两,酒一斗;落身后病,六两,酒一斗半;重者子
宫下垂,十二两,酒三斗。

大排风散　主一切冷等,万病方。

　　芫花　狼毒　栾荆　天雄去皮　五加皮　麻花　白芷　紫菀

---

[1]　瘫　原作"摊",今改。按"摊",同"瘫"。董解元《西厢记诸宫调》卷三:
"(张生)歪着头避着,通红了面皮,筵席上软摊了半壁。"凌景埏注:"软
摊就是软瘫。"

乌头去皮　附子去皮　莽草　茵芋　栝楼　荆芥　踯躅　莞
花　大戟　王不留行　赤车使者　麻黄各二十分　石斛　半
夏　石南　署预　长生各十四分　藜芦七分　狗脊　人参
牛膝　苁蓉　蛇床子　菟丝子　草薢　车前子　秦艽各七分
薏苡　五味子　独活　藁本　柴胡　牡丹　柏子仁　芎䓖
芍药　吴茱萸　桔梗　杜仲　桂心　橘皮　续断　茯苓　细
辛　干姜　厚朴　茯神　山茱萸　防己　黄芪　蜀椒　巴戟
天　高良姜　紫葳　黄芩　当归　昌蒲　干地黄　通草各
四分

上六十七味勿熬炼直置，振去尘土，即捣，粗筛下，药三两，黍
米三升，曲末二升，上酒一斗五升，净淘米，以水五升煮米极熟，
停如人肌，下曲末熟搦，次下散搦如前，次下酒搅之百遍，贮不津
器中，以布片盖之一宿，且以一净杖子搅三十匝，空腹五更温一
盏服之，以四肢头面习习为度，勿辄加减，非理造次，必大吐利。
欲服散者，以绢筛下之，一服方寸匕，只一服勿再也，水饮浆酒皆
得服之。丸服者，蜜和，服如梧子七丸，惟不得汤服也。须补者，
药少服，令纳消，即是补也。《千金方》有白术食茱萸，无麻花半夏赤车
使者高良姜紫葳，止六十四味，名莞花散，一名登仙酒，又名三建散。按：后
加减法中有远志，而此方中无，疑此脱远志也。凡服此药，法先多服，
令人大吐下利三五度后乃少服，方可得益也，其加增药法如下：

麻花　乌头　王不留行　赤车使者　麻黄　踯躅　茵芋　莞
花　五加皮　白芷　莽草　附子　栝楼　荆芥　天雄　芎䓖
藁本　署预　巴戟天　细辛　独活　当归　黄芪　干姜　厚
朴　防己　山茱萸　大戟　草薢　桔梗　牡丹　柏子仁　狗
脊　薏苡　秦艽　菖蒲

上三十六味并主风多者，患之者准冷热加减之。

苁蓉　芎䓖　续断　蛇床子　王不留行　桔梗　莞花　天雄
附子　踯躅　茵芋　当归　秦艽　芍药　干姜　狗脊　草薢
石南　蜀椒　干地黄　菖蒲　署预　石斛　牛膝　细辛　柴
胡　车前子　桂心　柏子仁　五加皮　杜仲　薏苡

上三十二味主湿痹腰脊,患之者准冷热加减之。

秦艽 藁本 狗脊 萆薢 通草 石南 芎藭 续断 牛膝
干地黄 石斛 薏苡 菟丝子 杜仲 天雄去皮 附子去皮

上十六味主挛急弹曳,患之者准冷热加减之。

莽草 防己 藜芦

上三味主身痒疥瘙,患之者准冷热加减之。

紫菀 牡丹 茯苓 茯神 柏子仁 菀花 人参 远志
细辛

上九味主惊痫,患之者准冷热加减之。

蜀椒 长生 踯躅

上三味主鬼魅,患之者准冷热加减之。

紫菀 芫花 藜芦

上三味主蛊毒,患之者准冷热加减之。

高良姜 桔梗 芫花 山茱萸 茯苓 人参 柴胡 牡丹
菀花 苁蓉 巴戟天

芍药 干姜 附子 乌头去皮 麻黄 莽草

上一十七味主癖冷积聚,腹痛坚实,患之者准冷热加减之。

厚朴 橘皮 桔梗 大戟 藜芦 半夏 干姜 藁本 人参
吴茱萸

上一十味主腹痛胀满吐逆,患之者准冷热加减之。

茯苓 厚朴 芫花 半夏 细辛 乌头 黄芩 柴胡 山
茱萸

上九味主淡实,患之者准冷热加减之。

厚朴 干姜 紫菀 茯苓 桔梗 菀花 乌头 人参 细辛
柴胡

上一十味主胸满痛,患之者准冷热加减之。

紫菀 署预 石斛 细辛 巴戟天 牡丹 当归 人参 菖
蒲 五味子 桔梗 柏子仁 吴茱萸 山茱萸 干地黄

上一十五味主补五脏虚损,患之者准冷热加减之。

柏子 续断 黄芪 署预 芍药 巴戟天 五味子

上七味主益气,患之者准冷热加减之。

肉苁蓉　蛇床子　五味子　附子　天雄　萆薢　栝楼　署预
远志　巴戟天　菟丝子　牛膝　柴胡　车前子　细辛　茯苓
杜仲　五加皮　石斛

上一十九味主益精髓,患之者准冷热加减之。

干地黄　菟丝子　天雄　附子

上四味主补骨髓,患之者准冷热加减之。

当归　藁本　白芷　干地黄　五加皮　石斛　菟丝子　署预
五味子　厚朴

上一十味主长肌肉,患之者准冷热加减之。

五加皮　杜仲　续断

上三味主阴下湿痒,患之者准冷热加减之。

茯苓　人参　栝楼

上三味主消渴,患之者准冷热加减之。

栝楼　茯苓　芍药　橘皮　秦艽　山茱萸　车前子

上七味主利小便,患之者准冷热加减之。

菖蒲　栝楼　山茱萸

上三味止小便利,患之者准冷热加减之。

人参　细辛　菟丝子　狗脊

上四味主明目,患之者准冷热加减之。

芎䓖　白芷

上二味主止泪,患之者准冷热加减之。

细辛益肝气　远志　人参补心气

上三味补益气,患之者准冷热加减之。

石南　萆薢　狗脊　车前子　石斛

上五味,补养肾气,患之者准冷热加减之。

蜀椒　当归　麻黄　桂心　吴茱萸　紫菀　莞花　藜芦　附
子　半夏　乌头　菖蒲　远志　细辛　芫花　五味子

上一十六味主咳嗽上气,患之者准冷热加减之。

蛇床子　石斛　细辛　署预　橘皮

上五味主下气,患之者准冷热加减之。

附子　干姜　人参　桂心　橘皮　厚朴

上六味主霍乱,患之者准冷热加减之。

黄芪　通草主漏　厚朴　山茱萸　莽草主三虫　紫菀　当归
白芷主崩中带下　黄芩　蛇床子主寒热漏　芎䓖　牛膝　栝楼
紫葳

上一十四味主月闭,患之者准冷热加减之。

麻黄　栝楼　柴胡　桂心　芍药主伤寒　通草　菖蒲　远志
人参主健忘　附子　黄芩　干姜　蜀椒主下利　紫菀　伏苓
芎䓖

上一十六味主唾稠如胶,患之者准冷热加减之。

论曰:所加之药非但此方所须,普通诸方,学者详而用之。

阿伽陀丸主万病第二

阿加陀药　主诸种病及将息服法,久服益人神色,无诸病方。

紫檀　小檗　茜根　郁金　胡椒各五两

上五味捣筛为末,水和,纳臼中更捣一万杵,丸如小麦大,阴干,用时以水磨而用之。诸咽喉口中热疮者,以水煮升麻,取汁半合,研一丸如梧子大,旦服之,二服止,禁酒肉五辛,宜冷将息。诸下部及隐处有肿,以水煮牛膝干姜等,取汁半合,研一丸如梧子大,旦服之,四服止,禁酒肉五辛生冷醋滑。诸面肿心闷因风起者,以水煮防风,取汁半合,研一丸如梧子,旦服之,二服止,不须隔日,禁酒五辛醋肉。诸四体酸疼,或寒或热,以水煮麻黄,取汁半合,研一丸如梧子,旦服止,禁酒肉及面五辛。诸䘌下部有疮,吞一丸如梧子大,又煮艾槐白皮,取汁半合,研一丸,灌下部二度,禁酒肉。诸卒死,服者多活,看其人手脚头面腹肿,观颜色无定,若有此色而加痢者,并不堪治,以冷水弱半合,研二丸如小豆灌口,一服不瘥,更与一服,若损,惟得食白粥盐酱,禁酒肉五辛。诸被魇祷,当心常带一丸,又以水一酸枣许研一丸如小豆,服之，三服止，无所禁忌。诸被蛇及恶兽等毒，若未被其毒，直须避除，随身带行，便即远离入草。已被毒者，以麝香一相思子大，又以水一酸枣许，共药一丸如小豆，于水内研服，并以紫檀以水研取汁，用研药涂其疮毒处，禁酒肉五辛。诸被一切鬼神及龙毒气者，其人饥渴寒热，时来时去，不知痛处，或恍惚，龙毒者，其人昏昏似醉，肤体斑驳或青，取药一丸如梧子，以水酸枣许共药研灌鼻，及服二服止，无所禁。诸被鬼绕纠失心癫狂，莫问年月远近，以艾汁一酸枣许研药二丸如小豆，服之。若无青艾，取干艾水浸搦取汁用亦得，四服止，并带一丸，常可随身，口味无所禁忌。诸传尸复连梦想颠倒，身体瘦损，不知病所，乍起乍卧，先以水研雄黄一梧子大，取汁酸枣许，研二丸如小豆大服之，二服止，并挂一丸著病者房门上，及带一丸随身，口味无忌。诸消渴者，以朴消少许，以水搅消取汁半合许，研二丸如小豆，服之，七服止，禁五辛酒肉面。诸患淋，不问远近，以芒消少许，以水搅取一酸枣许汁，研药二丸如小豆大，服之便止，禁酒肉。诸患疔肿，以水一升煮玄参，取汁研药，服三服止，又以水半合研玄参根，取汁和药，涂上三遍，不须隔日，惟食白粥饭，自外盐以上皆不食。诸卒胸膈热，眼暗口臭，以水煮苦竹叶，取汁半合，研药一丸如梧子，二服止，禁酒肉。诸难产，以苏蒋二匕，水煮取汁半合，研药一丸服之，若无苏蒋，研姜黄取汁，研药吞一丸，空吞亦得，将息如产时。诸热疮，无问远近，以水煮大黄，取汁半合，研药一丸如梧子，服之，二服止。又水研大黄取汁，以药一丸研，涂疮上，日三遍，禁房面五辛，宜令将息。诸吐血，若因热吐者，不问远近，服之并瘥，冷吐者不治，以葛蒲汁一酸枣许研药二丸如小豆，服之，四服止，须微暖将息，忌酒肉五辛。诸鼻中血不止，以刺蓟汁一酸枣许研二丸如小豆，服之，并研灌鼻，二服灌止。若无刺蓟之时，取干者水煮取汁，依前法服，禁酒肉五辛。诸噎病，以水研栝楼，取汁一鸡子大，研药一丸如小豆，服之，四服止，忌生冷。诸赤白带下，以牡丹皮刺蓟根各二分，以水二升煮取一升，分五服，研药一丸如梧子，服之，五服止，禁生冷五辛酒肉。

后补法

地榆二分　桑螵蛸二分,一云桑耳。

上二味水二升煮取汁一合,分作二服,取汁一合,研药一丸服之。

诸得药毒,以冷水半合研药一丸如梧子,服之,二服止,禁酒肉五辛,宜五日冷将息。诸卒得恶忤,以人乳汁半合研药一丸如梧子大,灌鼻,以水半合研药一丸如梧子,灌口,三日禁食。诸寒疟,以水一升煮恒山一两,取汁半合,研药一丸如梧子大,服之,二服止,先取药如麻子大,以冷水研灌鼻中三四嚏,病者垂头卧,便得痛痒,又更灌一边令相续,然后服药,七日少食,禁如前。诸蛊甘湿,以生犀角白檀香,以水煮取汁一鸡子壳许,研药二丸如小豆,并蚺蛇胆一丸共研服之,三服止。若甘湿,药及蚺蛇胆各丸之,以绵裹纳于下部中,三度止。诸益神色,除诸病,避恶气,每日以白蜜如枣核大,研药一丸如小豆服,长带少许,亦禁如前。诸草药毒迷闷,以泥裹冬瓜烧,绞取汁半合,研一丸如梧子,服之,若无冬瓜,用水服之,三日慎食。诸眠惊恐,常带药一丸如梧子,夜卧安头边,不得著身,每夜欲卧,服一丸如梧子,以水一升煮牡蒙二分,取汁半升,分三服,七日慎食。诸心劳虚弱,以水煮茯神人参,取汁半合,研一丸服之,十服以上止,慎生冷。诸心风虚热,以竹沥渍防风,绞取汁半合,研一丸如梧子服之,七服止,慎酒肉五辛醋面。诸心惊战悸,以水一升,切茯苓牡蒙远志各二分,煮取汁半升,分三服,一服研一丸服之,五服止。诸多忘恍惚,以水煮人参,取汁半合,研一丸服之,五服止,亦可七服,慎如前。诸温疫时气,以水煮玄参,取汁一合,研一丸如小豆服之,四服止,量宜缓急,惟得食粥及冷食,余皆禁。若患痨[1]家递相

---

〔1〕　痨　原作"劳",今改。按"劳",同"痨"。《金匮要略方论·血痹虚劳》:"夫男子平人,脉大为劳,极虚亦为劳。"

染,煮服时,并取艾作炷长三寸,门阃[1]当心灸七壮,即解。诸呕吐,水煮白檀生姜,取汁半合,研一丸如梧子服,三服止,七日慎食如前。诸哕病,水一升煮通草橘皮各半两,取汁三合,分再服,研二丸如小豆,服之,二服止,慎生冷。诸小儿惊啼,以水煮牡蒙,取汁半合,研一丸如梧子,涂乳上,令儿饮,乳母慎酒肉五辛。诸产后血结,以生地黄汁半合研一丸如梧子,服之,二服止,血便消下,忌食酒肉。诸热风痹风气相击,令皮肤厚涩,关节不通,以防风牡荆子各一分、毕拨一分,以水一升煮取汁三合,分三服,每旦一服,研一丸如梧子大,服之,十服止,慎酒肉五辛。诸热风上冲,头面上痒,鼻中痒,兼时行寒热,若食呕吐以人参一分、防风生姜各二分,以水一升五合煮取汁三合,分三服,取汁一合,研一丸如梧子,服之,七服止,慎如上法。诸黄疸病,以黄芩苦参各二分,以水一升煮取五合,分三服,一服研一丸如梧子,服之。若渴,纳茯苓栝楼各二分,依前以水煮服,惟得与粥。诸卒失喑不语,以防风一两和竹沥捣绞取汁半合,研一丸如梧子,二服止即语,重者不过五服,禁酒肉醋面生冷等。诸怀孕三月以上,至临产不问月日多少忽染种种疾,或好伤落及至水肿天行时气,此医人不许服药,惟得此药三服以上,重者不过十服,即瘥,母子不损,平安分解,前件诸病可作汤研药服之,甚良。诸产后先痢鲜血后杂脓及腹中绞痛,橘皮桔梗各二分、生姜一两,水一升煮取半升,分三服,一服研一丸如梧子,服之,七日慎生冷油腻醋面。诸小儿新得风痫,以竹沥半合研一丸如梧子,服之,二服止,慎如前。诸女子数伤胎,带一丸如酸枣大,夜即解安头边,不得著身,每旦服一丸如梧子,三日止,无忌。诸卒腹胀,水煮当归,取汁半合,旦服一丸如梧子,二服止,慎生冷。诸脐下绞痛,以水煮芎䓖,取汁半合,研一丸如梧子,三服止,七日慎食生冷。诸蛇蝎蜈蚣毒,以水磨郁金,取汁半合,研一丸如梧子,服之,二

---

[1] 门阃(kǔn　捆)　门限,门槛。玄应《一切经音义》卷二引《三苍》:"阃,门限也。"

服止,并研一丸如小豆,遍涂疮上,忌如前。诸霍乱因宿食及冷者,吐逆,腹中绞痛,吐痢,若冷者,以桔梗干姜,以水煮取汁一酸枣,研二丸如小豆二服止;因热者,用栀子仁以水煮取汁,依前法服,皆慎生冷。诸痓病,以水煮细辛,取汁一酸枣许,研二丸如小豆服之,五服止,冷者温将息。诸中恶,以水煮甲香,取汁一酸枣许,研二丸如小豆,服之。

耆婆治恶病第三方一十一首　论七首

论曰:疾风有四百四种,总而言之,不出五种,即是五风所摄。云:何名五风。一曰黄风,二[1]曰青风,三曰白风,四曰赤风,五曰黑风,其风合五脏,故曰五风。五风生五种虫,黄风生黄虫,青风生青虫,白风生白虫,赤风生赤虫,黑风生黑虫。此五种虫蚀人五脏。若蚀人脾,语变声散;若蚀人肝,眉睫堕落;若蚀人心,遍身生疮;若蚀人肺,鼻柱崩倒,鼻中生瘜[2]肉;若蚀人肾,耳鸣啾啾,或如车行雷鼓之声;若蚀人皮,皮肤顽痹;若蚀人筋,肢节堕落。五风合五脏,虫生至多,入于骨髓,来去无碍,坏于人身,名曰疾风。疾风者,是疠病之根本也。病之初起或如针锥所刺,名曰刺风;如虫走,名曰游风;遍身掣动,名曰瞤风;不觉痛痒,名曰顽风;肉起如桃李小枣核,从头面起者,名曰顺风;从两脚起者,名曰逆风;如连钱团圆赤白青黑斑驳,名曰癜风。或遍体生疮,或如疥癣,或如鱼鳞,或如榆荚,或如钱孔,或痒或痛,黄汁流出,肢节坏烂,悉为脓血,或不痒不痛,或起或灭,青黄赤白黑变易不定。病起之由,皆因冷热交通,流入五脏,通彻骨髓,用力过度,饮食相违,房室不节,虚动劳极,汗流遍体,因兹积热,风热彻五脏,饮食杂秽,虫生至多,蚀人五脏骨髓皮肉筋节,久久坏散,名曰疠风。是故论曰:若欲疗之,先服阿魏

〔1〕　二　原作"一",据文义改。
〔2〕　瘜　原作"息",今改。按"息",通"瘜"。《素问·病能论》:"夫痈气之息者,宜以针开除去之。"王冰注:"息,瘜也。"

雷丸散出虫，看其形状青黄赤白黑，然后与药疗，千万无有不瘥。胡云迦摩罗病，世医拱手，无方对治，名曰正报，非也。得此病者，多致神仙。往往人得此疾，弃家室财物入山，遂得疾愈而为神仙。今人患者，但离妻妾，无有不瘥。

阿魏雷丸散方

阿魏　紫雷丸　雄黄　紫石英各三分　朱砂　滑石　石胆　丹砂　藋芦　白蔹　犀角各半两　斑猫去足翅　芫青去足翅,各四十枚　牛黄五分　紫铆一两

上一十五味捣筛为散，空腹服一钱匕，清酒二合和药饮尽。大饥即食小豆羹饮为良，莫多食，但食半腹许即止，若食多饱，则虫出即迟。日西南空腹更一服，多少如前。若觉小便似淋时，不问早晚，即更服药，多少亦如前，大饥即食。若觉小便时，就盆子中出看之，虫从小便出，当日即出，或二日三日乃出，或四日五日出，或杀药入七日始出。其虫大者如人指，小者大如小麦，或出三四枚，或五六枚，或七八枚，或十枚，或三二十枚。黄虫似地黄色，赤虫似碎肉凝血色，白虫似人涕唾，或似鱼脑，或似姜豉汁，青虫似绿，或似芫青色，黑虫似墨色，或似烂椹，又似黑豆豉。其虫得药者死，死者即从小便中出，大便中亦有出者，不净不可得见。若出黑色虫，即是黑风，不可理之，无方可对。若出黄虫，即是黄风，当用小便七八升大瓮盛之，如灶法安瓮不津者，盛小便中，常令使暖，入中浸身一日再三度，一入中坐浸如炊二三斗米顷，若心闷即出汤，数食莫令饥，虚则于人无力，七七四十九日即为一彻，以瘥为度。或一年二年忌房室，房室脉通，其虫得便，病即更加。其患非冷热风治如此，此是横病，非正报也。若出青虫，即是青风，患起由冷风至多，其虫皆青，即是东方木中毒风，青虫宜服自身小便，亦名花水，亦名清汤，亦名还中水，服法：空腹服一七日，一服六合，且起日初出即服，服不过一升。饥即食，不得食五辛猪肉鸡犬秽食臭恶之食，大嗔怒房室皆忌之，服法第一忌之。至二七日一日再服，服别四合，服小便常取空腹，服之则不过一升。三七日一日三服。至四七日小便出即服，乃至周

年,以瘥为度,服之不过一升。百日外小便至少,一日之中止可一度二度服之。服大香美好如羹如浆,忌法三年犯则难瘥,不犯永愈。青虫如此是横病,非正报也。出白虫者即是白风,赤虫者即是赤风,同为一等疗。二风由热为根,虫皆赤白,乃是南风西风,人五脏通彻骨髓,成患为疾,此之二风,与苦参消石酒饮之,除患最疾,热去,其患即愈。

苦参消石酒方浸酒法在后

　　苦参　消石　好清酒

　　上三味,先与清酒下消石浸之二七日或三七日,然后与苦参同入酒瓮中盛,浸之七日,渐渐服之,饮法空腹服之,一日三服,初七日中一服如半鸡子许,七日后可饮一升,任情饮之,多则为善,患去则速,风动亦多,勿使醉吐,宁渐少饮,不用多饮,赤白二风,此药至日无有不愈。余非难治,何以故。热为根本,故苦参能治热,消石除热消虫,赤白二虫但闻消石气皆变为水,能去热根本。若患赤白二风,不问年月,多者五年以外,加黄消石加酒苦参乃至三四两,无有不愈。乃至三十年无鼻柱,肢节堕落者,但非黑虫,皆悉永愈。第一忌房室大瞋怒大热,食禁粘食五辛生冷大醋酪白酒猪鱼鸡犬驴马牛羊等肉,皆为大忌,自余不禁,此为对治,非正报也。若人顽痹不觉痛痒处者,当作大白膏药摩之,一日三四度,七日彻,或二三七日彻,乃至七七日四十九日,名曰一大彻。顽痹即觉痒,平复如本即止摩,若不平复,但使摩之,以瘥为限,不过两大彻三大彻,无有不愈。针刺灸烧割劫亦不及摩之为良,乃至身上多有疮痕生,摩之悉愈。

大白膏方

　　白芷　白术　前胡　吴茱萸各一升　芎劳二升　蜀椒　细辛各三两　当归　桂心各二两　苦酒四升

　　上一十味以苦酒浸药经一宿,取不中水猪脂十斤,铜器中煎令三沸,三上三下,候白芷色黄膏成,贮以瓶中,随病摩之即愈。若遍体生疮,脓血溃坏,当作大黑膏摩之。

大黑膏方

　　乌头　芎䓖　雄黄　胡粉　木防己　升麻　黄连　雌黄　藜芦　矾石各半两　杏仁去皮尖　巴豆各四十枚　黄檗一分　松脂　乱发各如鸡子大

　　上一十五味捣筛为末，以猪脂二升合药煎，乱发消尽膏成，用涂疮上，日三敷，先以盐汤洗，然后涂之，勿令妇女小儿鸡犬见，若患人眉睫堕落不生者，服药后经一百日外，即以铁浆洗其眉睫处所，一日三度洗之，生毛则速出，一大彻眉睫如本，与不患时同也。

浸酒法　苦参去上黄皮，薄切曝干，捣令散，莫使作末，秤取三十斤，取不津瓮受两斛者，瓮底钻作孔，瓮中底头著二三十青石子如桃李鸡子许大，过底孔上二三寸。然后下苦参下消石，末酒一时著瓮中，遣童子小儿年十三四者和合调停，然后即与五六重故纸系瓮口，用小瓮口合上泥之，莫使漏气。取酒服时法，孔中出酒服之，一日一服，或再服亦得，还如法密塞孔勿漏泄，不得开瓮口取酒。酒欲尽时，开瓮口，取苦参淬急绞取酒，其淬去却，其酒密处盛之，莫使漏气。服酒法一一如前，无有不愈。若患不得瘥除者，皆由年多，十年者更作此药酒至两剂，无有不愈，依法如前。虽用良医治之，亦须好酒，须行忠直，不得不孝不义，患除则速矣。

　　论曰：苦参处处有之，至神良。黄消石出龙窟，其状有三种：一者黄消石，二者青消石，三者白消石。其形如盐雪体濡，烧之融似曲蟮[1]，见盐为水。消石真者烧炼皆融，真伪可知。三种消石，黄者为上，青者为中，白者为下。用之杀虫，皆不如黄者最良。黄消石立杀人身中横虫，去虫至速，除大风大强药。青消石者，至神大药，出在乌场国，石孔中自然流出，气至恶大臭，蜂蛇飞虫皆共宗之，其气杀虫。消石与苦参酒相人，治热至良，去风至速，方稀有用时，乃胜于白消石，此青消石体状也。如似世间胶漆，成时亦如陈蜜，亦如饧铺，少必枯，体泽又似尘污脂蜜，气味至恶，此药道士贵

---

〔1〕　曲蟮　蚯蚓。崔豹《古今注·鱼虫》："蚯蚓，一名蜿蟺，一名曲蟺（蟮）。"

服,则去人身中横虫。不能得用时,先与三升酒浸之二十日,多日为佳,其势倍效皆大验,然后与苦参同浸。

论曰:黄青白消石等是百药之王,能杀诸虫,可以长生,出自乌场国,采无时。此方出耆婆医方论治疾风品法中,黄力三岁译后,演七卷治疾风品法云:服药时先令服长寿延年符大验,荡除身中五脏六腑游滞恶气皆出尽,然后服药得力,其疾速验无疑,符力亦是,不思议神力,先服药者无有不效。又生造药入瓮中时,令童子小儿和合讫,即告符书镇药,符镇在瓮腹,令药不坏,久久为好,一切神鬼不可近之矣。

论曰:疑师不治病,疑药不服之,服之即不得力,决意不疑者必大神验。一切药有从人意即神,疑人必失,及久多必损,不疑久者有益,治病当有愈。医论如此说,是以令知服药先服药符大验,遣诸恶气药势必当有效,朱书空腹服之讫,即服药一如前说。

先服此符,然后服药,一服之后更不须再服。书符用六合日,勿令小儿女子六畜鸡犬等见之,符成不忌。

论曰:病起从上者,名为顺病,病则易治,治则病疾愈;从下起者,名为逆病,难治,倍药可瘥。

论曰:患在五脏骨髓者,非汤药不愈;患在皮肤肉脉中者,针刺可瘥。汤药益人精神,久有益,患易除愈,尽其根源。针灸虽得目下解急,于人神浊。养性延年,要是汤药,非针灸之所及也。汤丸散酒,延年益寿;烧灸针刺,于身不利。

论云:疾有多种,所患不同,有虫疠疥疠风疠金疠木疠水疠火疠土疠酒疠面疠,此皆作疠。虫疠者,得即生疮,脓血溃烂,眉发堕落,三年烂坏,虫如马尾,此患难治,加药乃愈;疥疠者,状如癣瘙,身体狂痒,十年成大患,加药乃愈;风疠者,风从体入,或手足刺痛,风冷痹痴,不疗二十年后成大患,加药乃愈;金疠者,是天所为,负功德祟,初得眉落,三年蚀鼻,鼻柱崩倒,难治,加

朱书此符

药乃愈；木疠者，初得先落眉睫，面目痒如复生疮，三年成大患，宜急治之，加药乃愈；水疠者，先得水，病因却留停，风触发动，落人眉须，宜急治之，经年病成，加药乃愈；火疠者，先于身体生疮，如火烧疮，或断人肢节，七年落眉睫，八年成大患，难治，加药乃愈；土疠者，身体痞瘰如鸡子弹丸许，宜急治之，六年成大患，加药乃愈；酒疠者，饮酒大醉，不觉卧黍穰中，经夜方起，遂即成疾，眉须堕落，速治可瘥；面疠者，遍身有疮生虫，其虫形如面，举体艾白，此病难治，加药乃愈。

　　凡三十九种病，或面疱起，身体顽痹，不觉痛痒，或目圆失光，或言音粗重，或瞑蒙多睡，或从腰宽，或从足肿，种种不同，莫能识者，病非一般，或所得各异。若眉须堕落，皆由风冷，因湿得之，或因汗入水，冷气太过，或饮酒大醉，湿地而卧，或立当风冲，树下露坐，或房室过度，流汗极体，取冷风入五脏，遂成斯患。是故论出患之所根本，药之分剂，未来病者按而用之，无有不愈。

浸汤方

　　桃　柳各十斤　莨菪　藜芦　乌头去皮　茵芋　丹参　楮叶　白羊膻　柏叶　谷皮　大黄　鬼扇　桑甲　藁本　枣叶　松叶　食茱萸各二斤　盐五升

　　上一十八味细剉，纳大釜中，以水七斛煎取汁四斛，去滓，纳槽中，令病者卧浸，旦至食时便出，日中时复入，日西复出，其汤常欲得暖，以自消息，出汤即用十种粉粉之，不得使风入，被覆温卧使身汗流，病即瘥，若风多，可加药如下：

　　蒴藋　艾叶　瓜根　虎掌各三斤　菟丝　木防己　狐骨各五两　矾石二两　大盐一升　马牙消三两

　　上一十味捣筛为散，出汤用粉粉身，使风不入，诸疠病生疮，一切诸恶疮，止用粉粉之，立瘥矣。

又作酒法

　　茵芋　乌头去皮　天雄去皮　附子去皮　蜀椒　防风　石南　干姜　桂心　踯躅花　莽草　甘草各一两

上一十二味咬咀，绢袋盛之，清酒一斗渍之，春秋七日，夏五日，冬十日，一服三合，日三服，以知为度，不知渐增。禁如药法。

仙人黄灵先生用**天真百畏丸**治一切疬病方

淳酒二斗，以铜器中煮之减半，然后纳药　丹砂　水银　桂心　干姜　藜芦　乌头炮，去皮　蜀椒汗　菖蒲　柏子仁各一两

上一十味捣筛为散，纳酒中讫，复下淳漆二升，搅令相得，可丸如梧子，作九百丸。日服一丸，日三十日眉须生，三十日复本也。

九霄君治十种大疬不可名状者，服之病无不愈方　用三月庚寅日取蔓菁花四斤，阴干末之，五月辛酉日取两井水一斗，纳铜器中煎之令浓，然后内：

桂心末　附子末炮，去皮　藜芦末各一两　干漆末四合　石榴末一升

上五味药末搅使相和，煎令成丸如弹丸大，服一丸即愈。若不瘥者，不过三四丸即愈，大验。此方出九霄君《守朴经》。

仙人治疬病神验方　取松叶不问多少，煮三五遍令苦味尽，曝干捣末如面，先食服二方寸匕，日三，渐增之，或可至四两，随人多少，至一斤，饥即服之，能愈万病，又益寿延年，杀三虫蚀人五脏，动发若病难忍，四肢重不仁，妇人产后余疾，月水往来不得续，男女少者，药悉主之。

矾石酿酒方

矾石烧　石膏　代赭　恒山　蜀椒去目闭口者,汗　远志去皮　狼毒　半夏洗　芒硝　礜石炼　玄参　麻黄去节　防风　桔梗　秦艽　石南　石韦去毛　黄连　莽草　干地黄　凝水石　菟丝子　甘草炙,各一两　白石英一两半　杏仁二十枚,去皮尖,熬

上二十五味捣筛，盛韦囊中，以时曲三斤米三斗作酒，酒熟合药封之，冬十日，春七日，夏三日，秋五日，出药去滓，服酒如一鸡子，酒势尽复进之，所治无有不愈，日再，十日知，三十日愈，百日面白如桃李花色，耳目聪明，邪气荡除，去魂还复，服药当斋戒，有效验矣。

蹋曲疗冷第四方六首

盐曲　主一切风冷气等万病方。

曲末五升　盐末一升五合

上二味熟捣,分作五袋,旦取二袋炒令热,以薄袋各受一升,纳药于中,更递盛之,于室纳卧,以脚蹋袋,以被覆之取汗,其药冷即易,初一日一夜,限以十度炒之,于后连日连夜数炒频蹋,不得暂停,其药既易,多无力即弃之,别取新者,惟候遍体汗尽,其病方瘥,特须细心,多日久候,汗尽乃止,未尽时间数有闷乱,惟食香浆粥饭,特忌生冷,所卧床上数白熟羊皮刺风汗并尽,然后乃补之。三部脉微弱者勿用之。

补酒方

石韦十两,去毛　石南三两,炙　仙灵脾十四两　细辛五两

上四味切和,以水一斗煎取二升,去滓,经宿澄。杏仁一升去皮尖及双仁,捣,以水八升研取汁,煎取二升半,经一宿,以二汁合之,计得四升半。以干曲一斗五升,先以五加皮汁浸曲,停一宿,其次下石韦等汁,一时合和。以上黍米七升分为七酘[1],三日下酘,凡三十九日即熟。取麻子一升净择,炒令香熟,捣作末,以绢袋盛纳酒中,经三日,量力稍稍服之,以知为度。其补日与蹋曲日等尽补以来,大小便不得出屋,忌房室喜怒,若犯忌,后发难瘥。其无酒可补者,别补方如下:

羊肚肝肾心肺一具,以热汤净洗肚白,余脏皆生细切　牦牛酥　胡椒　毕拨各一两　豉心半升　葱白三握,去须,细切

上五味合和,以水六升缓火煎取三升,绞去滓,和脏等并余汁并纳肚中,以绳急系口,更别作绢袋一口,稍小于羊肚,煮之,若熟乘热出,以刀子并绢袋刺作孔,沥取汁,空腹服令尽,余者任意

---

〔1〕 酘(dòu　豆)　酒再酿。《集韵·候韵》:"酘,酘酒。"又《候韵》:"酘,酒再酿。"

分作羹粥食之。其无五脏可得,用羊骨以补之,其方如下:

生羊骨[1]两具,打碎

上以水一石微火煎取三升,依食法任意作羹粥食之。其不食肉者,以油面补之,方如下:

生乌麻油一升　折粳米泔清汁一升

上二味合和,微火煎尽泔清汁,惟有油在即止,停冷,以用作食补,法如下:

以上油三合　盐汁七合

上二味先以盐汁和油,搅令咸淡得所,即用以溲面一升,依常法作馎饦,煮五六沸,漉出置冷水中,更漉出置盘上令干,后更一叶叶掷釜中,又煮如常法,十度煮之,面毒乃尽,以油随意多少和豉令味足,以浇食大好。

内酿法　主妇人绝产及冷结气,宿食不消,男子五劳方。

生地黄五升,细切以水洗,漉干,捣取汁　曲末二升

上二味合和,纳小瓮子中,密塞口勿泄,春夏秋三十日,冬埋入地三尺,四十九日出之,曝干捣筛,以糯米作粥一升,以散二方寸匕和服之,日三,任意服之,不限时节,便以为常食,取饱足而已,更不得余食也,服尽以来,其病并瘥,七日后任如常食。

(李培振)

---

[1]　生羊骨　"骨"原作"膏",据文义改。

千金翼方卷第二十二 飞炼

飞炼[1]研煮钟乳及和草药服疗第一方六首

炼钟乳法 钟乳无问厚薄，但令颜色明净光泽者，即堪入炼，惟黄赤二色不堪用。一斤置金银器中，可镇心益气，无者用瓷器亦得。大铛中著水，置乳器于水令没，煮之常令如鱼眼沸，水减更添，若薄乳三日三夜，若雁齿及厚肥乳管者七日七夜，候乳色变黄白即熟，如疑生，更煮满十日为佳。煮讫出金银器，其铛内水尽黄浊，弃之勿令人服。若服此水，便戟人咽喉，伤人肝肺，令人头痛，又令人下利，有犯者，啖猪肉即止。弃此黄汁，更著清水，还纳上件乳器煮之，半日许出之，其水犹清不变即止，乳无毒矣。

研钟乳法 取所炼钟乳，于瓷器中用玉锤捣令碎，著水研之，水尽更添，常令如稀泔状，乳细者皆浮在上，粗者沉在下，复绕锤研之易碎，满五日状如乳汁，至七八日其乳放白光，非常可爱，取少许置臂上拭之，状如捻书中白鱼滑，自然白光出，便以水浇之，不随水落便熟，若得水而落者即生，更须研之，以不落为度，熟已，澄取曝干，丸散任意服之。

崔尚书乳煎钟乳 主治积冷上气，坐卧不得，并疗风虚劳损，腰脚弱，补益充悦，强气力方。

　　钟乳三两

　　上一味研如面，以夹帛练袋盛，稍宽容，紧系头，纳牛乳一大升

---

〔1〕 飞炼　谓水飞丹砂以炼丹。《资治通鉴·唐纪》："玄宗先天元年，能飞炼诙嘲。"注："飞炼，谓丹砂以炼丹也。旧书载琚之言曰：飞丹炼砂，诙词嘲咏，可与优人比肩。"按"飞"，此指"水飞"，中药炮制法之一，即取矿物极细粉末的方法。

546

中煎之，三分减一分即好，去袋空饮乳汁，不能顿服，分为再服亦得，若再服，即取晚间食消时服之，如能顿服，即平旦尽之。不吐不利，若稍虚冷人，即微下少鸭溏，亦无所苦。明旦又以一大升牛乳准前煎之，依法饵之。其袋子每煎讫即以少许冷水濯之，不然气不通泄，如此三十度以上，四十度以下即力尽，其袋中滓和面饲母鸡，取其生子食亦好，不然用浸药酒亦得。若有欲服白石英，并依此法。若患冷人即用酒煎，患热人即用水煎之，若用水及酒例须减半乃好。若用牛乳三分减一分，补益虚损，无以加之，永不发动。忌食陈久败物，不可啖热面猪鱼蒜等。

服钟乳酒方

　　钟乳三两，取成炼上者

　　上一味以无灰新熟清美酒一斗于不津器中相和，密封闭，冬七日，夏三日，空腹温服三合，日再，渐加之，以知为度，十五六日可尽，将息节食，忌如前法。

草钟乳丸方　曹公方，主五劳七伤，损肺气急，主疗丈夫衰老，阳气绝，手足冷，心中少气，髓虚腰疼，脚痹身烦，口干不能食，服之安五脏，补肠胃，能息万病，下气消食，长肌和中方。

　　钟乳二两，别研令细　菟丝子一两，酒浸一宿别捣　石斛一两　吴茱萸半两

　　上四味别捣筛为末，炼蜜丸如梧子，空腹服七丸，日再服之讫，行数百步，温清酒三合饮之，复行二三百步，口胸纳热，热如定，即食干饭豆酱，过一日，食如常，暖将息，不得闻见尸秽等气，亦不用食粗臭陈恶食。初服七日不可为房事，过七日后任性，然亦不宜伤多。服过半剂觉有效，即相续服三剂，终身更无所患。多房者，加雄蛾三十枚；若失精者，加苁蓉三两。

服软生乳方此乳名为甲乳　此乳力减者倍服之，永不发，其乳长半寸以来，水浮者，上研依法，令极细，即于仓米饭下蒸之，饭熟即止，任意服多少，一无禁忌，服乳者更石得服余石，当令人却致不和。

飞炼研煮五石[1]及和草药服疗第二方二十一首　论一首

服白石英方

白石英上者无问多少

上一味先以生绢袋盛，于七升米饭下甑中蒸四五遍，然后细捣，以密绢筛之，用玉槌研令细，入肉者澄取清水飞取，更以白练袋盛，急缝，面裹饭中蒸三遍，取猪脂一斤，水浸十日，日两度易水，赤脉尽则休，剥去薄膜，微火炼出，以白石英末和之，搅令相入，和酒服一匙，日二服。其飞石水收取用煮粳米粥，任性吃酒多少，每须觉有酒气为佳。

烧白石英方

白石英一大两

上以坩土锅子盛石盖头，炭火烧之，先取一瓷器贮二升无灰酒，烧石令赤，即投酒中待冷，任酒性多少饮之。好石可三两度乃弃之，安庭中。即云吃十两，令人年七十气力可共三二十时无别。

白石英和金银人参煮服方

白石英五大两　金十大两上熟者，生者毒　银四大两　人参二大两，全用

上四味取一铁釜净洗，即下前药于釜中，先下水三大升，立一杖入釜中令至底，水所浸著处即刻记，至更下水二大斗七升，水通前计三大斗，煎之如鱼眼沸，渐减之杖所刻处，即停火，急取湿土置釜底，取其汁贮以不津器中，金银石等漉出，收取其人参随药汁细细吃之，其汁每朝空腹服三大合，至暮服二大合，每服之后，随性饮多少酒，使药气行，欲作食饵亦任。忌仓米停滞陈臭

---

[1]　五石　古代道家炼五石服食，谓可以延年益寿。《史记·扁鹊仓公列传》："论曰：中热不溲者，不可服五石。"《抱朴子·金丹》："五石者，丹砂雄黄白矾曾青慈石也。"

之食，自外百无所忌。

石英和磁石浸酒服方

白石英五大两，泽州者　　磁石五大两，无毛连针多者，十两亦得

上二味各别捣令碎，各用两重帛练袋盛之，以好酒一斗置不津器中，挂药浸经六七日以后，每日饮三两杯，常令体中微有酒气。欲加牛膝丹参杜仲生地黄吴茱萸黄芪等药者，各自量冷热及所患，并随所有者加之，仍随所加有忌者即禁之，余百无忌。中年以后，则须发变黑，腰疼耳聋悉瘥，其酒三五日后即渐添一二升，常令瓶满。所加草药疑力尽者任换之，经三四个月疑石力稍微者，即更出捣碎，还以袋盛，经半年后即弃之，准前更合。

煮石英服方

石英五大两，泽州者

上一味打碎如小豆荞麦许大，去细末，更于水中淘洗令净，重帛练袋盛之，以绳系头，取五大升清水，于不津铁铛中煮之，煮时石袋不用著铛底，恐沙石煎坏，先以一杖横铛口，挂石袋著杖上，去底二三分许，煮取一升，汁置碗中，经宿澄取清，平旦空腹顿服之。若以此汁煮稀粥服之亦佳，每服后可行三五百步，并饮三两盏清酒。又依前煮经二十度者，石即无力，可以布裹之，埋于南墙下深三尺，满百日又堪用，依前服之，然终不如新者。

服地黄石英酒作丸补益方神秘

生地黄十大斤，十月采者，细切　　石英五大两　　无灰清酒二斗

上以坩土锅盛石英，烧令极赤，纳著酒中，去石，以地黄纳酒中浸之，经三日出之曝干，复纳酒中，以酒尽为度，惟留一升许汁，捣地黄为末，以一升残酒和末作丸，熟捣为佳，日二服，任食，以意消息，极押热补益。百无禁忌，亦不发动，秘之心腑矣。地黄取肥大者佳。

牛乳煮石英服方

石英三大两，泽州者　　牛乳一大升　　水三大斗

上先下牛乳于铛中，即以生密绢四重作袋，盛石英系头，下著

乳中,即勿令袋著底,以杖测[1]之为记讫,然后下水,以炭火涓
涓煎之,水尽乳在,还以前杖则之,至刻即休,出石袋,以水濯之,
其乳以绵滤之,令暖调适,每朝空腹细细服之。若患冷气,宜加
八颗毕拨和煎之,大善,或以乳煮粥吃亦佳,如是经二十日,服即
停,大补益身心,服者乃自知之。

紫石汤　主心虚惊悸,寒热百病,令人肥健方。

紫石英　白石英各十两　干姜　赤石脂　白石脂各三十两

上五味皆完用,石英等各取一两,石脂等三味各取三两,以水
三十升微火煎取二升,宿勿[2]食,分为四服,日三夜一服,至午
时乃可食,日日依前秤取,以昨日滓仍置新药中,其煮乃至药尽,
常然水数,一准新药,水药皆尽讫,常添水煮滓服之,满四十日
止。忌酒肉。药水皆大秤斗,取汁亦大升。服汤讫,即行住坐
卧,令药力遍身百脉中行。若患大冷者,春秋各四十九日服之,
冷疾退尽极,须澄清服之。

论曰:此汤补虚除固冷,莫过于此,但能用之,有如反掌。恐后
学者谓是常方,轻而侮之,若一剂得瘥则止,若伤多者,令人太热,
复须冷药押之,宜审用之,未可轻也。石英汁作姜豉服方

白石英二大两　肥猪肉三斤

上以水八升煮石英,取五升,量煮猪肉得烂熟为度,取猪肉汁
下葱豉,切肉作姜豉食之,一剂可六七日吃令尽,二两石英三度
煮之,第一度全用,第二度中破,第三度捣碎煮之,每煮皆用帛练
袋盛之,石经三煮即换新者,二月以前八月以后皆可作之。

猪肚煮石英服方

白石英末,以绢袋重盛,缝却口　生地黄切　生姜细切　人参末,

---

〔1〕　测　原作"则",今改。按"则",与"测"通。《马王堆汉墓帛书·道原》:
"是故上道高而不可察也,深而不可则也。"

〔2〕　勿　原作"物",今改。按"物",通"勿"。《吕氏春秋·恃君》:"君道何
如? 利而物利章。"许维遹集释:"俞樾云:物当为勿……是古字本通
也。"

　　各二大两　　猪肚一具,净料理如食法　　豉一抄　羊肉半斤,细切
葱白七茎,细切　　新粳米一合　　蜀椒四十九颗,去目闭口者
　　上一十味药并石英袋,纳著猪肚中,急系口,勿使泄气及水入,
以水二斗煮取八升即停,以药肚著盘上使冷,然后破之,如热破
恐汁流出,先出石袋讫,取煮肚汁将作羹服之,每年三度服,每服
石英依旧,余药换之,分数一依初法,每服隔一两日不用,食木耳
竹笋。又人年四十以下服二大两,年四十五十乃至六十以上加
二两,常用,四月以后服之者,以石性重,服经两月后,石力若发,
即接入秋气,石力下入五脏,腰肾得力,终无发理也。

石英饲牸牛[1]取乳服方

　　白石英大三斤以上亦得
　　上一味捣筛细研,经三两日研了,取一牸牛十岁以上养犊者,
惟瘦甚佳,每日秤一大两石末和剉豆与服,经七日即得取乳,每
日空腹热服一升,余者作粥,任意食之,百无所忌。以五月上旬
起服大良,如急要亦不待时节,终无发也。其牛粪粪地随意种
菜,还供服乳人吃之亦佳。

石英粪地种菜食方

　　白石英五大斤,以下亦可
　　上一味捣研末如前,取粪地种枸杞牛膝豆菜等,食之大益人。

炼白石英方

　　白石英五小两为一剂,取上党无瑕者佳
　　上一味捣石英使碎,著研药钵中,以水浸石湿遍,不须多著水,
即研令细如粉讫,更著水,使石上厚半寸许,搅之使浑,澄定,泻
澄水于一净器中,余粗者乃更细研之,还以水如前法,以细为限,
最下者即是恶石,不堪用弃之,总了又更一遍飞之了,可著日中
及物藉之,安热灰上即干,每以酒服二匕许,酒能使石不用和
余药。

---

〔1〕　牸(bó　勃)牛　母牛。刘师培《左盦外集・名物溯源续补》:"牝牛亦
　　为牸牛。"

服白石英粉方

白石英任多少,莹净者

上研飞石如前,成粉讫,尝之不碜,捻之入肉者为细,不然不堪服。以四两为一剂,取好白蜜和之,分为二十一丸,曝干,帛练袋盛之,每先食三五匙粳米粥,即含咽一丸令消细末,以漱口咽之,服讫须倍二十日将息,不得食臭秽。在长安日依此法服至春初,头痛额角如裂,即服两枣许紫雪,立止。

耆婆大士治人五脏六腑内万病及补益长年不老方

紫石英研一两日　白茯苓　麦门冬去心　防风　芍药　甘草炙,各七两

上六味治择,捣筛为散,麦门冬捣令如饧,和散更捣千杵,又纳少许蜜,更捣一千杵,令可丸如梧子。酒服七丸,日二服,服之一年万病皆愈,二年骨髓满实,三年筋化为骨,肉变为筋,身轻目明,除风去冷,避鬼神良,服之不绝则寿年千岁,不老不衰而致神仙。然服忌慎,须持五戒十善,行慈悲心,救护一切,乃可长生,此等六药应六时合阳养阴常须服之,已有疾病者依检六味之药即合服之。检勘诸经,此六味之药相生如母子和也,服之久久在人腹耳。

五石肾气丸　治诸虚劳,亦与前同治方。

白石英　紫石英　钟乳各十大分　赤石脂　禹余粮各二两半署预　远志去心　细辛　茯苓　菟丝子酒浸一宿　苁蓉　附子炮、去皮　干地黄　干姜　桂心各五分　海蛤　白术各七分石斛一两半　五味子　山茱萸　人参　续断　杜仲炙　泽泻蛇床子　桔梗　牛膝　天门冬去心　鹿茸[1]酒浸,炙　当归各三分　甘草半两,炙

上三十一味捣筛为末,炼蜜和,丸如梧子大。服五丸,日二服,稍加至三十丸,以酒下佳。

五石乌头丸　治男子五劳七伤诸积冷,十二风痹,骨节沉重,四肢

---

〔1〕　鹿茸　原作"鹿耳",据文义改。

不举,食饮减少,羸瘦骨立,面目焦黑,时时或腹内雷鸣,膀胱常满,或下青黄,经时不止,妇人产后恶血不尽,腹内坚强,诸劳少气,百病间发,或时阴肿,或即脱肛,及下出疼痛方。

　　钟乳研炼　紫石英研炼　白石英研炼　石硫黄研,各二两半　黄芩　白薇　白术各三分　矾石二两,烧　干地黄七分　芍药　附子炮,各一两,去皮　乌头十五枚,炮,去皮　吴茱萸二两半　蜀椒去目闭口者,汗　人参　细辛　白石脂　赤石脂　山茱萸　天雄炮,去皮　芎劳　麦门冬去心　前胡　半夏洗　龙骨　桂心各五分　远志十五枚,去心　茯苓　黄连　当归　紫菀　禹余粮　云母粉　甘草炙,各一两半

　　上三十四味捣筛为末,炼蜜和,丸如梧子大。酒服十丸,日三,不知增之,可至二十丸,以心热为知力也。

三石肾气丸

　　钟乳　白石英　赤石脂　禹余粮　海蛤并研炼,各二两半　干地黄　石斛　白术各一两半　桔梗　五味子　寄生　山茱萸　杜仲炙　牛膝　泽泻　天门冬去心　蛇床子　当归各三两　人参　署预　远志去心　细辛　菟丝子酒浸　茯苓　苁蓉　附子炮,各一两,去皮　干姜　桂心各五两　甘草半两,炙　鹿茸二两,炙

　　上三十味捣筛为末,炼蜜和,更捣二千杵,丸如梧子。酒服十五丸,稍加至三十丸,日二。忌如药法。

五石更生散　治男子五劳七伤,虚羸著床,医不能治,服此无不愈,惟久病者服之,其年少不识事,不可妄服之,明于治理,能得药适可服之,年三十勿服,或肾冷脱肛阴肿,服之尤妙方。

　　紫石英　白石英　赤石脂　钟乳　石硫黄　海蛤并研　防风　栝楼各二两半　白术七分　人参三两　桔梗　细辛　干姜　桂心各五分　附子炮,三分,去皮

　　上一十五味捣筛为散,酒服方寸匕,日二,中间节量,以意裁之,万无不起。热烦闷,可冷水洗面及手足身体,亦可浑身洗,若热欲去石硫黄赤石脂,即名三石更生,一方言是寒食散,方出何

侯，一两分作三薄，日移一丈再服，二丈又服。

五石护命散　治虚劳百病羸瘦，咳逆短气，骨间有热，四肢烦疼，或肠鸣腹中绞痛，大小便不利，尿色赤黄，积时绕脐切痛急，眼眩冒闷，恶寒风痹，食饮不消，消渴呕逆，胸中胁下满，气不得息，周体浮肿，痹重不得屈伸，唇口青，手足逆，齿牙疼，产妇中风及大肠寒，年老目暗，恶风头著巾帽，厚衣对火，腰脊痛，百病皆治，不可悉记。甚良，能久服则气力强壮，延年益寿方。

紫石英取紫色头如樌蒲者上　白石英取如箭旋者上　钟乳极白乳色者上　石硫黄取干黄色烧有灰者　赤石脂　海蛤　栝楼各二两半　干姜　白术各一两半　人参　桔梗　细辛各五分　防风黑附子炮，去皮　桂心各三分

上一十五味皆取真新好者，各异捣筛已乃出，散重二两为一剂，分三薄，净温淳酒服一薄，日移一丈再服一薄，如此三薄尽，须臾以寒水洗手足，药力行者，痹便自脱衣，冷水极浴，药力尽行，周体凉了，心意开明，所患即瘥，羸困著床，皆不终日愈矣。人有强弱，有耐药。若人羸弱者，可先小食乃服药。若人强，不须食也。有至三剂药不行者。若病人有宿澼，宜先服消石大黄丸下之，乃可服散。服药之后，宜牵劳，若羸著床不能行者，扶起行之。常当寒食寒卧寒衣，能极寒益善。若寒药未发者，不可浴也，浴则矜寒，使药嘿不发，令人战掉，当温酒饮之，起跳踊春摩出力，温乃浴，解则止，勿过多也。又当数令食，无昼夜一日可六七食，若失食饮，亦令人寒，从食则温矣。若老小上气及产妇卧不能起，头不去巾帽，厚衣对火者，服药之后便去衣巾，将冷如法，勿疑。虚人易治，与此药相宜，实人勿服也。此药虽良，令人气力兼倍，然其难将适，大要在善将息节度，专心候按，不可失意，当绝人事，惟久病著床，医所不治，患厌病精意者乃可服耳。小病不能自劳者，必废失节度，慎勿服之。若伤寒大下后乃可服之，便极饮冷水。若产妇中风，身体强痛不得动摇者，便温酒服一剂，因以冷水浴取瘥，已浴之后，身有小痹，便以寒水浴使周遍，初得小冷，当小恶，得水之后，自当快之。当数食饮酒于意复

悄悄不可快者，当复冷水浴，以病甚者水略不去体也。若病偏在一处，偏烦偏热偏冷偏痹及眩心腹满者，便以冷水逐洗于水下即可矣，如此尽昼夜洗药力尽乃止。凡服此药不令人吐也，病痛皆自冷，若膈上满欲吐者，便哺少冷食即安矣。服药之后，大便当变于常，或小青黑色，此药功耳，勿怪之。若大温欲吐不可禁者，当吐，不可令人极也。明旦当更服，若洗浴晚者，药必失势不行，则冷不可强也。凡洗浴太早，则药噤寒，太晚则吐乱，不可失适。寒则出力乃温洗，吐则速令洗冷食。若以饥为寒者，食自温，常当将冷，不可热向火，若误更衣卧即为逆。凡服此药，食皆须冷，惟酒令热，自从或一月而解，或二十日而解之，当饮酒令体中薰薰不绝。当以淳酒，若饮薄酒及白酒，令人变乱。若病癥瘕者，要当先下，乃可服药耳。

三石散　主风劳毒冷补益，诸病悉治之方。

紫石英　钟乳　白石英并研，各五分　白术三两半　防风　桂心各一两半　牡蛎半两，熬　桔梗一两　细辛　茯苓　人参　附子去皮　栝楼　蜀椒汗，去目　杜仲炙　干姜各三两

上一十六味捣五千杵，酒服方寸匕，日三，行百步。

更生散　治男子女人宿寒虚羸，胸胁逆满，手足烦热，四肢不仁，食饮损少，身体疾病，乍寒乍热，极者著床四五十年，服众药不瘥，此治万病，无不愈者，悉主之方。

钟乳　白石英　海蛤各研　赤石脂　防风　栝楼各二两半　干姜　白术各一两半　桔梗　细辛各五分　人参　附子炮，去皮　桂心各三分

上一十三味皆须新好州土者，捣筛为散，囊盛四两为八薄，温酒和服一薄，须臾起行，随力所往，还欲坐卧，随意著衣乃卧，适体中所便，食时乃冷，不得热食，只得大冷，忌食猪肉羹臛汤面，不得房室，诸禁忌之物皆不得食，服药后二十日复饮热食及房室，可渐随意，惟服药时不得耳。若头面中愦愦者，散发风中梳百余遍。一日三饮五合酒讫，日下晡渴，便饮酒啖脯饭，常令体

中薰薰有酒势，手足烦热，可冷水洗之。加硫黄即靳邵〔1〕散也。

服诸石药及寒食散已，违失节度，发病疗之法合四十五条第三论三首

论曰：服石丸散及酒，亦有单服异石者，既见未即有效，谓不得药力，至后发动之日，都不自疑是石，不肯作石法将息，乃作异治，多致其患，略述将息节度法如后。

一、或头痛欲裂者，由热食作癖故也，急下之即瘥。

二、或恶食臭如死物气，则温食作癖故也，急下之，下不瘥，仍速冷食强行，瘥。

三、或两目欲脱者，由犯热在肝故也，急下之自止。

四、或咽中痛鼻塞清涕出者，由衣厚近火故也，但脱衣当风取冷，石熨咽颡，即止，不须洗之。

五、或腰痛欲折者，由衣厚体温故也，宜水洗石熨。

六、或大便难腹中坚如盘蛇，由犯温积久有干粪不去故也，宜消酥蜜膏，适寒温，调服一二升，津润腹中即下，若不可更下乃止。

七、或头眩瞢〔2〕欲蹶者，由衣厚犯热故也，宜针头，冷水洗，即止。

八、或淋下不得小便者，由坐久下温乘骑下热入膀胱故也，但冷食饮，冷水洗，熨以冷石三两度即止，若不止可下之，不下杀人。

九、或脚疼欲折者，由久坐下温故也，宜卧单床行役，冷水洗，止。

十、或患寒头掉不自支任者，由食少，药气行于肌肤，五脏失守，百脉摇动，与正气竞故也，乃强饮热酒以和其脉，强食冷饭以定其脏，强行动以调其关节，强洗以宣其拥滞，酒行冲遍，关机调柔，

---

〔1〕　靳邵　原作"邵靳"，据本卷"治石发身如火烧靳邵黄芩汤方"乙正。按"靳邵"，晋代医家。

〔2〕　瞢　目不明。《说文解字·目部》："瞢，目不明也。"

则了了心明也。

十一、或腹胀欲死者,由久坐下热衣温,失食失洗,不行故也,宜冷水洗,当风取冷,即瘥,亦宜冷食。

十二、或失气不可禁止者,由犯热不时洗故也,但冷洗之,即瘥。

十三、或心痛如刺者,由应食而不食,应洗而不洗,寒热相击,气结不通,聚在心中故也,宜任性但饮热酒,令酒势得行,气息通达,气得已行,以冷水淹布手巾著所苦处,温复易之,须臾自解,仍速冷食,能多为善。诸痛之中,心痛最恶,急宜速救之,惟热酒为善,起沉滞于血脉之中,故当任力自温,更以冷水洗,即瘥。

十四、或遗粪不自觉者,由下温热气上入胃腹故也,冷水洗即止。

十五、或气绝口噤不得开者,由冷热交竞故也,病者不自知,当须旁人救之,要以热酒灌之,咽中寒盛,酒入必还出,但频灌,出复纳,乃至半日许得酒下,瘥,不下必死。

十六、或食便吐出不得安住者,由癖故也,急下之,不下杀人。

十七、或小便稠数者,由热食及啖诸热物饼果肉之属故也,宜以冷水洗浴,少服栀子汤,瘥。

十八、或下部臭烂者,由坐荐厚,下热故也,坐冷水中即止。

十九、或耳鸣如风声,又有汗出者,由自劳出力过度,房室不节,气上奔耳故也,但数数冷食,禁房室,即瘥。

二十、或目痛如刺者,由热入胃肝奔眼故也,但数数冷食,清旦以小便洗之,三日即止。

二十一、或口中伤烂舌强而燥不得食味者,由食少谷气不足,药气积在胃脘中故也,以栀子汤三剂即止。

二十二、或脚指间生疮者,由著履袜太温故也,当履冷地,冷水洗之,即止。

二十三、或手足偏痛,诸骨节解,身体发痈及疮结核者,由寝处久不自移徙,暴热偏并,聚在一处故也,若坚结极痛甚者痈发,如觉便以冷水洗之,冷石熨之,饮热酒散极热,数日以冷水洗不绝,乃瘥。洗之无限，要瘥为期，若乃不瘥，取磨刀石如手许大，烧令赤，以投苦酒中，石自裂，细捣，以冷水和涂之，日二三，止。

二十四、或嗜卧不能自觉者，由久坐热闷故也，急起冷水洗，冷食，自瘥。

二十五、或夜不得眠者，由食少热在内故也，服栀子汤冷食，止。

二十六、或饮酒不解，食不得下，乍寒乍热，不洗便热，洗之复又寒，甚者数十日，轻者数日，昼夜不得寝息，愁悲恚怒惊悚恐惧恍惚忘误者，由犯温积久寝处失节，食热作癖内实，使热与药并行，寒热交竞故也，虽以法救之，终不解也。昔皇甫氏曾如此，对食垂涕，援刀欲自刭，未及得施，赖叔亲见，迫事不得行，退而自思，乃努[1]力强食饮，冷水洗，即止，祸不成矣。当困时举家亲知莫能救解，赖三兄士元披方得三黄汤令服，大便下即瘥，自此常以救以急也。

二十七、或脱衣便寒，著衣便热者，由脱著之间无适故也，当小寒便著，小热便脱，又洗之则醒勿忍，不依此者，便发病也。

二十八、或两腋下烂，由两臂相近故也，以物隔之，冷水洗之，冷石熨之，止。

二十九、或呕逆咽中伤损，清血出者，由卧温食热故也，饮冷水，冷石熨咽，即止。

三十、或鼻中有气如断鸡子臭者，由热衣温食故也，但脱衣冷食，冷水洗，即止。

三十一、或齿龈肿，唇烂牙疼颊噤者，由犯热不时解故也，但当对风张口，使冷水入咽颡，冷水漱口三度，叩齿三十六通，止。

三十二、或遍体患肿痛，不能自转徙者，由久停久息，久不饮酒药，气沉在皮肤之内，血脉不通故也，但饮热酒，冷水洗，自劳行，瘥。若极不能自行，使人扶强行，令肢节调柔乃止。虽行又不得令过，过则失度，热复洗之，要者酒为佳。

三十三、或目暗无所见者，由饮食热居处太温故也，但冷食，

---

〔1〕　努　原作"弩"，今改。按"弩"，同"努"。《正字通·弓部》："弩，努力。"

冷水洗,脱衣,目自明也。

三十四、或下痢如寒中者,由食饮犯热所致故也,人多疑是卒疾又滞癖作者,皆由犯热所为,慎勿疑也,速脱衣冷食,饮热酒,即瘥。

三十五、或百节酸疼者,由厚衣被温故也,但卧单床薄被,著单故衣,瘥。虽冬寒常须散发受风冷石熨,若犯此闷者,但缓衣带冷浴,勿忍病而畏浴也。

三十六、或竞战恶寒,或发热如温疟者,由失食忍饥失洗不行,又由食臭秽故也,急冷食,冷水洗之,数行止。

三十七、或关节强直,不可屈伸者,由厚衣坐久停息不烦劳,药气不散,渐侵筋血故也,当任力自温,便以冷水洗,饮热酒,瘥。令行动出力使劳发热,非厚衣近火,又仍不遍则失度,热复洗之。

三十八、或患食冷不可下者,由久食冷,口中不知味故也,当作白糜酒和酥,热食一两度,若热闷者,还冷食饮,止。

三十九、或伤寒温疟者,由犯热故也,亦可以常药治之,无咎,但勿服热药。伤寒疟药皆除热破癖,不与寒食相妨,可通服也。

四十、或药发辄尸卧不识人者,由热气盛,食少不充,邪忤正性故也,但饮热酒,冷食,冷水洗,自勤劳,以水淹布巾盖头,温易之,仍自劳,瘥。

四十一、或肌肉坚如木石,不可屈伸者,由食热卧温作癖,久而不下,五脏隔闭,血脉不通故也,但下,须冷食冷饮,冷水洗,自劳行,瘥。

四十二、或四肢面目皆浮肿者,由食温久不自劳,药与正气相隔故也,但饮热酒,冷饭,自劳行,洗浴,止。

四十三、或身肉痛楚,移转不在一处,如似游风者,由犯热故也,非是风,宜冷水洗,冷石熨,即止。

四十四、或寒热累日,张口吐舌,眼视高睛,不与人相当,日用水百余石洗浇不解者,由不能自劳行,饮冷酒食热故也。譬如喝人,心下更寒,以冷水救之愈剧者,气结成冰,得热熨饮则冰消气通,喝人乃解,药气聚心,乃更寒战,宜急饮热酒,令四肢通畅,然后以冷食,冷水洗之,即止。

四十五、或臂脚偏急痛,由久坐卧温处不移徙,热入腹附骨故也,当以冷水淹布巾以搏之,温即易之,不过三日止。

上凡服石之人有病,要先以解石法消息[1]之,若不效者,始可用余方救之。前所列凡四十五条,元是服石丸散违失节度发病由状,亦有消息得瘥者。今之世人,多有单服钟乳礜石桃花石紫石,亦有金和草药服之,此等虽非五石,亦是五石之例,至于将息慎忌,禁发动病由,消息损益亦同例。人既见单石而不称意,乃便轻之,惟以大散,及至发动,乃致困危,其服单石者,理宜将息,若违犯禁忌,但看病状与上微同者,依前法消息,必定痊除。

论曰:服石发动,将息事虽众多,指的而言者,要当违人理,反常性,可依易者将息,所谓六反、七急、八不可、三无疑。言六反者:重衣更寒一反,饥则生臭二反,极则自劳三反,温则滞痢四反,饮食欲寒五反,肿疮水洗六反。言七急者:当洗勿失时一急,当食勿饥二急,酒必清淳热三急,衣温便脱四急,食必须冷五急,食不患多六急,卧必底薄七急。言八不可者:冬寒欲火一不可,饮食欲热二不可,当疹自疑三不可,畏避风湿四不可,极不欲行五不可,饮食畏多六不可,居贪厚席七不可,所欲从意八不可。言三无疑者:务违常理一无疑,委心弃本二无疑,寝处必寒三无疑。

上凡服石之人,若能依此六反七急八不可三无疑者,虽不得终蠲此疾,复常无病,可以清旦暮之暴也。

解石及寒食散并下石第四论一首　方六十九首

论曰:凡是五石散先名寒食散者,言此散宜寒食,冷水洗取寒,惟酒欲清,热饮之,不尔即百病生焉。服寒食散,但冷将息,即是解药热,实大盛热,服三黄汤也。

---

[1] 消息　谓调养。《晋书·谢玄传》:"诏遣高手医一人,令自消息,又使还京口疗疾。"

治石发动，上气热实不解，心腹满，小便赤，大便赤，大便不利，痎逆
冲胸，口中焦燥，目赤方

　　大黄一两　黄连　黄芩　芒消　甘草炙，各二两

　　上五味㕮咀，以水五升煮取二升半，再服。凡用大黄芒消，临
汤熟纳之。

治石发热**旧小三黄汤**　杀石热胜前方，除实不及前方。

　　大黄二两，一方一两　黄芩二两，一方一两　栀子十四枚，擘　豉三
升，绵裹

　　上四味㕮咀，以水六升先煎药数沸，复纳豉煮取二升，分二服，
取瘥止。

治热，杀石气，下去实，兼发汗解肌，中风热气汤方

　　大黄三两　黄芩二两　栀子十四枚，擘　豉一升，绵裹　麻黄去节
甘草炙，各二两

　　上六味㕮咀，以水九升煮麻黄，去上沫，纳诸药，煮取四升，纳
豉三沸，分三服，得下止。

治虚石发，内有客热，胸中痎，外有风湿不解，肌中急挛，**黄芩汤**方

　　黄芩二两　栀子十四枚，擘　葱白一握　豉一升，绵裹

　　上四味㕮咀，以水七升煮豉三沸，去滓，纳诸药煮取三升，分二
服，不止更为之。

治虚劳下焦有热，骨节疼痛，肌急内痎，小便不利，大便数而少，吸
吸口燥少气，折石热汤方

　　大麻子五合，去皮　豉二升，绵裹

　　上二味研麻子碎，以水四升合煮取一升五合，分三服，服三剂
即止。

大黄汤　治石发烦热胀满，身生疮，年月深久治不瘥者，石虚热生
疮方。

　　大黄三两　麦门冬一两，去心　栀子十四枚，擘　黄芩　芒消
甘草炙，各二两

　　上六味㕮咀，以水七升煮取二升五合，分为五服，得下止。

治石发热，热结生肿坚起，始作肿宜下之，**升麻汤**方

升麻　枳实炙　芍药　大黄各二两　当归　黄芩各一两

上六味㕮咀，以水八升煮取二升，分三服，得下肿消，止。热甚倍加黄芩，一方有甘草一两。

治石发热盛，变作痈肿，初欲成急治之方

石燕子七枚

上一味以水三大升煮之，取二升，数用淋洗之，以瘥为度。

治石发头痛，胸胀满，或寒或热，手足冷，或口噤，或口烂生疮干燥，恶闻食气，**前胡汤**方

前胡　芍药　黄芩　大黄　甘草炙，各二两　大枣二十枚，擘

上六味㕮咀，以水八升煮取二升五合，分三服。若心胁坚满，加茯苓三两；胸满塞，加枳实一大两炙；连吐胸中冷，不饮食，加生姜三两；胃虚口燥，加麦门冬三两去心。凡欲加药者，则加水一升。

治石发身如火烧，**靳邵黄芩汤**方

黄芩　枳实炙，各二两　栀子十四枚，擘　栝楼　厚朴炙　芍药甘草炙，各一两

上七味㕮咀，以水七升煮取二升五合，分三服。

治石毒或十年二十年三十年而发者，或剽剽如寒，或饮食，或不欲食。若服紫石英发毒者，热闷愦愦喜卧，起止无气力，或寒，皆腑气所生，脏气不和。礜石发热者，燥而战。石硫黄发热者，郁郁如热，极者身并破裂，**华佗荠苨汤**方

荠苨四两　茯苓一两　蔓菁子一升　芍药　人参　蓝子　黄芩　甘草炙，各一两

上八味㕮咀，以水一升煮蔓菁子，取八升，去滓，纳诸药煮取二升五合，分三服。若虚弱者，倍人参，减黄芩；若气上，倍茯苓，加荠苨一两。《外台秘要》黄芩芍药各二两，无人参。

治桃花石发即心噤，身壮热，头痛觉者，温清酒饮之随多少，酒热行即瘥，亦可服大麦䴷，不解服此**麦奴汤**方大麦䴷见第十七卷中

大麦奴叶是阴干　麦门冬去心，各四两　桂心三两　葱白八茎，勿使叶　人参一两　甘草炙，二两

上六味咬咀,以水八升煮取三升,去滓,分温三服。若无麦奴,以麦三升净淘洗,先煮使熟,去滓,添水满八升,然后纳诸药煮取三升,分三服。

治一切杂石发动方

麦门冬去心　人参各三两　甘草一两,炙

上三味捣筛为末,炼蜜和,丸如弹丸,一服三丸。忌如前法。

治心胸肝热方

人参　黄芩各二两　栀子十枚,擘　麦门冬去心　桂心　甘草炙,各一两

上六味切,以水六升煮取二升,分三服。

治热折石,**皇甫栀子汤**方

栀子十四枚,擘　黄芩二两半　豉一升,绵裹

上三味咬咀,以水六升煮取三升,去滓纳豉,煮取二升,分二服。

治石发烦热胀满,身体生疮,年月久远者,兼治诸药乳石发动方

麻黄去节　甘草炙,各一两

上二味咬咀,以水二升煮取半升,纳清酒五合,煎取软一升,其患者先须火边炙令热彻欲汗,因即热服之令尽,温覆卧,须臾大汗出,即瘥。

治一切石热发方　但饮淳美热清酒,冷食自劳冷洗,瘥。

治乳石痢及常服压石方　取好豉炒令黄香,待冷捣筛,心未熟更炒,待冷还捣,若心熟皮即焦苦,所以须再炒,日别空腹再服二大匙,以冷水服之佳。

治石痢方　淡煮真好茶汁,服二三升,重者三服,轻者一二服,即瘥。

解散石发动,诸药不治,单服酒豉方

清美酒一升　好豉五合,绵裹

上二味和煮三五沸,热饮一升使尽,大良。

治一切石发单方　捣生冬瓜汁三升,分为三服。

治杂石发单方　煮葱白汁服,亦解。单煮枸杞白皮汁服,亦解。单

煮胡荽汁服，亦解，冬煮根饮之。单煮荠苨汁饮，亦解。

解散热渴最良方　葱白不过一斤，胡荽荠苨枸杞不越半斤，皆单煮取汁饮之。又单煮犬肉汁，服解大散，良。

猪膏汤　解大散方。

　　猪膏一两，烊之　豉一升，绵裹

　　上二味，以水三升煮豉，取汁一升，纳猪膏，服七合，日三服。

石人饮宜清冷不宜热，热即气拥痞石，惟酒一种须热也。若为食仓米臭肉动乳者，必须葱豉汤细细服之，可立五六度，即瘥。若食饮损者，于葱豉汤中纳当归一两煮之，去滓，分温三服，便瘥，仍未除者，可作后**芦根汤**服之方

　　芦根　地榆　五加皮各一两

　　上三味㕮咀，以水三升煮取一升，去滓，一服即瘥。此汤力快，小可者不须服之。

若得四时节气冷热不调动乳者，皆是寒热所致，其状似疟，久久不疗，令人陨命，纵服诸药，必终不瘥，必须作生熟汤以浴之方　以大器盛汤，若大热投少冷水，即入汤中坐勿动，须臾[1]百节开，寒热之气皆从毛孔中出，变作流汗。若心中热闷者，还服少许热汤即定，良久乃出汤，便厚衣覆盖卧，豁然觉醒平复，如患大重者，不过三二度即瘥。

人参汤　解散数发动，烦闷呕逆。

　　人参　白术　栝楼　甘草炙，各二两　黄芩一两

　　上五味㕮咀，以水七升煮取二升，去滓，分为三服，温温服。

治服石及散发背痈疽方　取乌豆二升，水六升煮令稀稠如薄饧，量减取三大合，匙抄细细纳患人口中，审听腹中作声，如欲利即停，须臾必利，利后即瘥。忌热食陈臭等。

治石气发，身体微肿，面上疮出方

　　紫雪汤成下　黄芩各二两　萎蕤　升麻各一两半　栀子十枚，擘
　　犀角屑　甘草炙，各一两

---

〔1〕　须臾　"臾"原作"更"，据文义改。

上七味㕮咀,以水五升煮取一升八合,绞去滓,纳紫雪,分温三
服,每服如人行六七里又服,利三行为度,仍用后方涂疮。忌热
面猪肉海藻等。

治石热面上生疮方　取寒水石,以冷水于白瓷缸中研令汁浓,将涂
疮干,即点之,勿令停。

治诸石发动,口干寒热,似鬼神病方

麦门冬五两,去心　大黄　苦参各等分　葳蕤　栀子擘　五加
皮　黄芩　生犀屑　芍药　升麻各一两　大青　甘草炙,各
三分

上一十二味捣筛为末,炼蜜和,丸如梧子。每食讫少时以蜜水
服十四丸,渐稍加至二十丸,以意加减。忌诸热食及海藻猪鱼炙
肉蒜面等。

治石等毒发热困苦方

猪脂成炼　葱白切各五合　芒消一两　豉一两半

上四味,以水二升煮葱豉,取一升五合,绞去滓,下猪脂芒消,
分温三服,每服如人行三四里进一服,快利为度。忌热面及炙肉
蒜粘食陈臭等物。

麻黄汤　治石发困不可解者方。

麻黄二两,去节　栀子十四枚,擘　香豉一升　甘草一两,炙

上四味㕮咀,以酒五升渍一宿,加水二升,煮取三升一合,分三
服,忌如药法。

又方　大黄别浸　黄芩　甘草各二两,炙

上三味㕮咀,以水五升煮取二升,分温三服。

治金石发热及诸热,**朴消丸方**

朴消成炼者,一斤

上一味研令成粉,以白蜜和调,作丸如梧子,每食讫以蜜水服
三十丸。服金石经年以来,觉身中少热,即以丸压之,每至夜欲
卧时,服三十丸或至四十丸,取胸膈凉冷为度,此用之极有效。
若有时患及发者,即取一大匙粉和水服之,空腹服之,得一两行
利即瘥,如不利加服之,以利为度。凡朴消取不著风者,黄者杀

人,赤者伤人,白者为佳。

又方　是药冷热俱治压石,主大秘涩,凡朴消煮葵子汁和服一大两半,有芒锐者亦疗暴赤眼,用水服,孩子量之。

治女子先因月经不通,研生石服,即今见患胸胁热冲头面,腰胯冷极,宜服此方

茯苓　萎蕤　大黄别浸　生姜各二两,切　大枣七枚,擘　石膏六两,碎,绵裹　芍药　黄芩　人参　芒消　甘草炙,各二两

上一十一味切,以水一斗煮取二升八合,去滓,分三服,每服相去如人行十里又进之,快利五行以来,病即瘥,忌生冷热面猪鱼蒜等。

治石发动,心胸热毒,**萎蕤汤**方

萎蕤　黄芩　干姜　生姜各二两,切　豉一大合,绵裹　芍药　升麻　黄连　柴胡各二两　栀子七枚,擘　石膏八两,碎　芒消四两

上一十二味㕮咀,以水一斗五升先煮石膏,减一升,次下诸药,煮取二升八合,去滓,下芒消搅令散,分温三服,每服相去如人行十里进之,利五六行当自止。忌如前。

治石发热困苦,宜下石方

露蜂房一升,炙

上一味切,以水三升煮取一升,一服五六合,日二服,石从小便下如细沙,尽停。无所忌。

又下石方

萎蕤　升麻　荠苨　人参各七两　大黄三两　黄芩　葛根　紫草各八两　犀角十一两,屑　栀子二七枚,擘　芒消二两　银屑四两,研　猪脂十三两,腊月者　露蜂房十两　玄参　甘草炙,各四两

上一十六味切,以无灰酒八斗渍经十日,其猪脂用酒一升煎炼取三两,脂与银屑和研,纳药中,每日空腹服之,量力多少。忌热面炙肉海藻蒜等。

治发背,**竹叶黄芪汤**方

淡竹叶 黄芩 前胡 生姜各四两,切 芍药三两 小麦三升 黄芪 茯苓 枳实炙 麦门冬去心 栀子各三两,擘 大枣十四枚,擘 芎䓖 知母 干地黄 人参 石膏碎 升麻 甘草炙,各二两

上一十九味㕮咀,以水一斗六升先煮竹叶小麦,取一斗二升,去竹叶麦,纳诸药,煮取四升,一服一升,日三夜一。

治男子痈,始欲发背不甚,往来寒热,**竹叶黄芪汤**方

淡竹叶 小麦各三升 黄芪 升麻 干地黄 芍药 当归 通草 知母各三两 大枣十八枚,擘 黄芩一两半 生姜五两,切 茯苓 芎䓖 前胡 枳实炙 麦门冬去心 甘草炙,各二两

上一十八味㕮咀,以水一斗七升先煮竹叶小麦,取一斗二升,去滓,纳诸药,煮取四升,分温五服,日三夜二。忌如药法。

治痈发背,诸客热肿始作,**竹叶汤**方

淡竹叶 小麦各三升 生姜六两,切 大枣十四枚,擘 茯苓 麦门冬去心 枳实炙 芍药 人参各二两 黄芪 前胡 干地黄 升麻 射干 黄芩 芎䓖 甘草炙各三两

上一十七味㕮咀,以水一斗七升先煮竹叶小麦,取一斗二升,去滓,纳诸药,煮取四升,分五服。若热盛秘涩不通者,加大黄二两,已下勿加也。

治患大热,体盛发痈,或在于背,或在阴处,**生地黄汤**方

生地黄八两 竹叶三升 小麦二升 栝楼四两 大黄五两 人参 当归各一两 黄芪 黄芩 通草 升麻 芍药 前胡 茯苓 甘草炙,各二两

上一十五味㕮咀,以水二升煮竹叶小麦,取一斗二升,去滓,纳诸药煮取四升,分四服,日三夜一,不愈常服。

治发背,**黄芪汤**方

黄芪 黄芩 麦门冬去心 远志各二两,去心 大枣二十枚,擘 人参 芎䓖 干地黄 芍药 当归各一两 生姜五两,切 桑螵蛸十四枚,炙 鸡肶胵二具

上一十三味㕮咀,以水一斗先煮鸡肶胵,令熟可食,去之,纳

诸药更煮取四升五合，分服九合，日三夜一。

治发背，**黄芪汤**方

　　黄芪　麦门冬去心　芍药　黄芩　人参　甘草炙，各三两　石
膏碎　当归各二两　半夏四两，洗　生姜五两，切　生地黄半斤
大枣三十枚，擘　淡竹叶切，二升

　　上一十三味㕮咀，以水一斗先煮竹叶，取九升，去竹叶，纳诸药
更煮取三升，分四服，如人行二十里又服，良久进粥，消又进，
消息。

　　甘草[1]炙，各一两

　　上一十三味㕮咀，以水一斗五升先煮竹叶，令减五升，去竹叶，
纳诸药煮取三升五合，分四服，日三夜一。

治痈肿发背，**竹叶汤**方

　　竹叶切，五升　小麦　生姜五两，切　桂心一两半　大枣二十枚，
擘　芍药　干地黄各三两　茯苓　升麻　当归　甘草炙，各
二两

　　上一十一味㕮咀，以水一斗七升煮小麦竹叶，取一斗一升，去
竹叶，纳诸药煮取三升五合，分四服，如人行七八里再服。

治男子发背，肋结块气，或经一月苦寒热，**枳实汤**方

　　枳实炙　芍药　干地黄　前胡　黄芩　通草各三两　知母
芎藭　细辛　茯苓　黄芪　人参　甘草炙，各二两

　　上一十三味㕮咀，以水一斗一升煮取三升五合，去滓，分四服。

治发背虚热，大盛肿热，侵进不住，**内补汤**方

　　干地黄四两　升麻　当归　人参各一两　生姜五两，切　麦门
冬去心　芍药各三两　大枣二十枚，擘　远志去心　茯苓　大黄
黄芩　黄芪各二两

　　上一十三味㕮咀，以水一斗三升煮取五升，去滓，分为五服。

生地黄汤　治发背方。

　　生地黄八两　黄芪　黄芩　茯苓各三两　大枣二十枚，擘　芎

[1]　甘草　此上方名、主治、组成等原缺。

568

劳一两 淡竹叶二升,切 芍药 人参 当归 通草 甘草炙,
各二两

上一十二味㕮咀,以水三斗先煮竹叶,取一斗五升,去滓,纳诸
药煮取四升,去滓,分五服。

治发背痛,已服生地黄汤取利,后服此方

黄芪 芍药 干地黄 栝楼各三两 小麦一升 黄芩 柴胡
麦门冬去心 远志去心 升麻各二两 当归一两 淡竹叶切,四
升 大枣十四枚,擘

上一十三味㕮咀,以水一斗八升先煮竹叶小麦,取一斗,去滓,
纳诸药煮取三升,去滓,分三服,日三。

治痈疖[1]近肺俞,此多虚,故不宜用大黄,若欲得下,但其间数服
此方

黄芩 前胡 栝楼 芍药 麦门冬去心 知母各三两 干地
黄四两 淡竹叶三升 小麦二升 黄芪 升麻 甘草炙,各二两

上一十二味㕮咀,以水一斗八升先煮竹叶小麦,取一斗,去滓,
纳诸药煮取四升,去滓,分为四服,日三夜一。

治背脊痈疖[2],举身壮热,已行薄贴,此方数用有验,**连翘汤**方

连翘 漏芦 射干 白蔹 升麻 栀子擘 芍药 羚羊角屑
黄芩各三两 生地黄八两 寒水石五两,碎 甘草二两,炙

上一十二味㕮咀,以水一斗煮取四升,去滓,分四服。

治大虚,客热发背上,苦牵痛,微有肿,肿气来去,**黄芪汤**方

黄芪 干姜 当归 桂心各二两 大枣二十枚,擘 麦门冬去
心 芍药各三两 半夏四两洗 生姜五两,切 人参 芎劳 甘
草炙,各一两

上一十二味㕮咀,以水一斗二升煮取四升,去滓,分五服,日三
夜二。

治痈发背及在诸处,**竹叶黄芪汤**方

---

〔1〕 痈疖 "疖"原作"节",据文义改。
〔2〕 痈疖 "疖"原作"节",据文义改。

竹叶切，四升　黄芪　芍药各三两　当归一两　大黄一两半　升
麻　黄芩　前胡　知母　麦门冬去心　甘草炙，各二两

上一十一味㕮咀，以水一斗七升煮竹叶，取九升，去滓，下诸药
煮取二升八合，分三服，利两三行，佳也。

治痈发背，**内补芍药汤**方

芍药　干地黄　桂心各二两　当归三两　生姜四两，切　黄芪
五两　茯苓三两　人参　麦门冬去心　甘草炙，各一两

上一十味㕮咀，以水一斗煮取三升，分三服。

治发背肿即验，**前胡建中汤**方

前胡三两　生姜切　茯苓　黄芩各五两　桂心一两　人参一两
半　当归　芍药　半夏汤洗三十遍　甘草炙，各二两

上一十一味㕮咀，以水一斗煮取四升，分四服。

治痈发背，**漏芦汤**方

漏芦　白蔹　黄芩　芍药　枳实炙　白薇　甘草炙，各二两
大黄别浸　麻黄去节　升麻各三两

上一十味㕮咀，以水一斗先煮麻黄，去上沫，然后下诸药煮取
三升，分三服。

治男子背上发肿，时觉牵痛，**内补黄芪汤**方

黄芪　当归各二两　干地黄　麦门冬各三两　生姜五两，切
大枣十四枚，擘　芍药　芎䓖　人参　甘草炙，各一两

上一十味㕮咀，以水一斗煮取三升五合，分服七合，日三。

治发背，**黄芪汤**方

黄芪　干地黄　茯苓各四两　大枣十五枚，擘　芍药三两　生
姜二两，切　当归二两半　人参　甘草炙，各一两半

上九味㕮咀，以水一斗二升煮取四升，分四服，日三夜一。加
黄芩二两，佳。

治肿疮发背，**芍药甘草汤**方

芍药　干地黄　黄芪各三两　甘草炙，一两半　人参一两　茯
苓　麦门冬去心　生姜各二两，切

上八味㕮咀　以水八升煮取二升五合，分三服。

治毒肿发背，**黄芪汤**方

　　黄芪　白蔹　玄参　黄芩　大黄　甘草炙,各二两　竹叶切,
一升

　　上七味㕮咀,以水九升煮取三升,分三服,一日令尽,忌猪肉。

治痈肿始觉即令消,其肿五色,并为发背,痛欲死,肿上加灸不瘥,
　腹内虚闷,**麦门冬汤**方

　　麦门冬去心二两　升麻　葛根各三两　丁香一两半　零陵香
藿香各一两

　　上六味㕮咀,以水七升煮取二升五合,分三服。

　治发背,初欲作肿及痈,便服此方

　　大黄别浸　黄芩　甘草炙,各三两　升麻二两　栀子一百枚,取仁

　　上五味㕮咀,以水九升煮取三升五合,去滓,分三服,得快下数
行利便止,不下更作。

治发背肿如杏核鸡子,**青木香汤**方

　　青木香　麻黄去节,各二两　升麻三两

　　上三味㕮咀,以水六升煮取二升,去滓,分三服,一日令尽,暖
卧取微汗,避风,以粉粉身。

治痈发背,**升麻汤**方

　　升麻三两

　　上一味㕮咀,以水三升煮取一升,分三服。昔何道静母在建
安,夜得发背,至晓半臂黑,上热如火,嘘吸烦闷。时无三两升
麻,惟一两,以水三升煮得一升,如上法,一服觉如小宽,再服热
瘥,乃得眠,至暮服尽转佳,明日视背色还复,遂愈也。

（李培振）

571

千金翼方卷第二十三 疮痈上

黄父相痈疽论第一

九江黄父相痈疽论:黄帝问于岐伯曰:余闻肠胃受谷,上焦出气,以温分肉而养骨节,通腠理。中焦出气如雾[1],上注溪谷而渗孙脉,津液和调,变化赤而为血。血和则孙脉先满,乃注于络脉[2],络脉皆盈,乃注于经脉。阴阳已张,因息乃行,行有纲纪,周有道理,与天合同,不得休止。切而调之,从虚去实,泻则不足,疾则气减,留之先后,从实去虚,补则有余,血气已调,形神乃持。余已知血气之平与不平,未知痈疽之所从生,成败之时,死生之期,或有远近,何以度之,可得闻乎。岐伯曰:经脉流行不止,与天同度,与地合纪。故天宿失度[3],日月薄蚀[4],地经失纪,水道流溢,草芦不成[5],五谷不植[6],径路不通,民不往来,巷聚邑居,别离异处,血气犹然,请言其故。夫血脉荣卫,周流不休,上应星宿,下应

---

〔1〕 中焦出气如雾 《灵枢经·痈疽》"雾"作"露"。

〔2〕 乃注于络脉 《灵枢经·痈疽》"乃"上有"溢"字。

〔3〕 天宿失度 谓天之星宿运行失其常规。按"度",常规。韩愈《重云》:"天行失其度,阴气来干阳。"

〔4〕 日月薄蚀 谓日月无光而亏蚀。按"薄",晦暗;"蚀",亏蚀。《史记·天官书》:"日月薄蚀。"裴骃集解:"孟康曰:日月无光曰薄。韦昭曰:气往迫之为薄,亏毁为蚀。"

〔5〕 草芦不成 《灵枢经·痈疽》"草芦"作"草萱"。

〔6〕 五谷不植 谓五谷不能生长。按"植",生长。《淮南子·主术》:"五谷蕃植。"高诱注:"植,长也。"又,《灵枢经·痈疽》"植"作"殖",义同。

经数。寒气客于经络之中则血涩[1]，血涩则不通，不通则卫气归之，不得复返，故痈肿也。寒气化为热，热胜则肉腐，肉腐则为脓，脓不泻则烂筋，筋烂则伤骨，骨伤则髓消，不当骨空，骨空不得泄泻则筋骨枯虚，枯虚则筋骨肌肉不相营[2]—作亲，经脉败漏，熏于五脏，脏伤故死矣。

诊痈疽发起处第二方一首

黄帝曰：愿尽闻痈疽之形与忌日[3]名。岐伯曰：略说痈疽极者有十八种。

痈发于嗌中，名曰猛疽。不急治则化为脓，脓不泻塞咽，半日而死，其化为脓者，脓泻已则含豕膏，无食[4]三日，已。一云无冷食。

发于颈，名曰天疽。其痈大而赤黑，不急治则热气下入渊腋，前伤任脉，内熏肝肺，则十余日而死。

阳气大发[5]，消脑流项，名曰脑烁疽。其色不乐—作除，项痛如刺以针，心烦者死不可治。

发于肩及臑，名曰疵疽[6]。其状赤黑，不急治[7]，此令人汗出

---

〔1〕　血涩　“涩”原作“泣”，今改。按“泣”，同“涩”。滞涩。《六书故·地理三》：“泣，萱曰：又与涩通。”《素问·五脏生成》：“凝于脉者为泣。”王冰注：“泣谓血行不利。”

〔2〕　不相营　《灵枢经·痈疽》“营”作“荣”。

〔3〕　忌日　病死之日。按“忌”，旧俗以父母或祖先死亡之日为忌日。《周礼·春官·小史》：“若有事，则诏王之忌讳。”郑玄注：“先王死日为忌。”

〔4〕　无食　《灵枢经·痈疽》作“冷食”，《外台秘要》卷二十四·痈疽方作“无冷食”三字。

〔5〕　阳气大发　《灵枢经·痈疽》“阳气”作“阳留”。

〔6〕　疵疽　《灵枢经·痈疽》作“疵痈”。

〔7〕　不急治　《灵枢经·痈疽》作“急治之”，《外台秘要》卷二十四·痈疽方作“急疗之”。

至足，不害五脏，发四五日逞焫[1]之。逆一作逞。

发于腋下赤坚者，名曰朱疽[2]。治之用砭石，欲细而长，疏启之[3]，涂以豕膏，六日已，勿裹[4]。其疽坚而不溃者，为马刀挟婴，急治之。衰一作裹。

发于胸，名曰井疽。其状如大豆，三四日起，不早治下入腹中，不治七日死。

发于膺，名曰甘疽。其状如穀实瓜楼，常苦寒热，急治之，去其寒热，不治十岁死，死后脓自出。

发于胁，名曰改訾[5]。改訾者，女子之病也，久之其状大痈脓，其中乃有生肉大如赤小豆，治之方：剉连翘[6]草及根各一斗，以水一斗六升煮取二升，即强饮，厚衣坐釜上，令汗出足，已。

发于股胻，名曰股脱疽[7]。其状不甚变色，痈脓内搏于骨，不急治三十日死。

发于股阴，名曰赤弛[8]。不急治六十日死，在两股内者，不治六日死。

发于尻，名曰锐疽。其状赤坚大，急治之，不治三十日死。

发于膝，名曰疵疽[9]。其状大痈，色不变，寒热而坚，勿石之，

---

[1]　逞焫(ruò　若)　"逞"原作"逆"，据《灵枢经·痈疽》改。按"逞"，急速。《方言》卷二："逞，疾也。东齐海岱之间曰速……楚曰逞。""焫"，火灸。《素问·异法方宜论》："北方者……其治宜灸焫。"王冰注："火艾烧灼，谓之灸焫。""逞焫"，谓急速施用火灸。

[2]　朱疽　《灵枢经·痈疽》、《外台秘要》卷二十四·痈疽方并作"米疽"。

[3]　疏启之　《灵枢经·痈疽》作"疏砭之"。

[4]　勿裹　"裹"原作"衰"，据《灵枢经·痈疽》、《外台秘要》卷二十四·痈疽方改。

[5]　改訾(zǐ　紫)　《灵枢经·痈疽》作"败訾"。此下"改訾"亦同。

[6]　连翘　原作"蒗翘"，据《外台秘要》卷二十四·痈疽方改。

[7]　股脱疽　《灵枢经·痈疽》作"股胫疽"。

[8]　赤弛　《灵枢经·痈疽》作"赤施"。

[9]　疵疽　《灵枢经·痈疽》作"疵痈"。

石之即死,须其色异柔〔1〕乃石之,生也。

诸痈发于节而相应者,不可治也。发于阳者百日死,发于阴者三十日死—云四十日死。

发于胫,名曰兔啮。其状如赤豆,至骨〔2〕,不急治杀人。

发于踝〔3〕,名曰走缓。其状色不变,数石其俞〔4〕而止其寒热,不死。

发于足上下,名曰四淫。其状大痈,不急治百日死。

发于足傍,名曰疠疽〔5〕。其状不大,初从小指发,急治之,去其黑者,不消辄益,不治百日死。

发于足指,名曰脱疽〔6〕。其状赤黑则死,不赤黑不死,治之不衰,急斩去之,活也,不斩去者死。

黄帝曰:夫子言痈疽,何以别之。岐伯曰:荣气〔7〕稽留于经脉之中,则血涩而不行,不行则卫气归之,归之而不通,壅遏不得行,故曰热。大热不止,热胜则肉腐,肉腐则为脓,然不能陷肌肤于骨髓,骨髓不为焦枯,五脏不为伤,故命曰痈。何谓疽?答曰:热气纯盛〔8〕,下陷肌肤筋髓骨肉,内连五脏,血气竭尽,当其痈下筋骨良肉皆无余,故命曰疽。疽者其上皮夭瘀以坚〔9〕,如牛领之皮,痈者其上皮薄以泽,此其候也。帝曰:善。

---

〔1〕　须其色异柔　《灵枢经·痈疽》作"须其柔"三字。

〔2〕　其状如赤豆,至骨　《灵枢经·痈疽》、《外台秘要》卷二十四·痈疽方并作"其状赤至骨"五字。

〔3〕　踝　《灵枢经·痈疽》作"内踝"二字。

〔4〕　俞　原作"输",今改。按"输",同"俞"。俞穴。《史记·扁鹊仓公列传》:"因五脏之输,乃割皮解肌,决脉结筋。"

〔5〕　疠疽　《灵枢经·痈疽》作"厉痈",《外台秘要》卷二十四·痈疽方作"厉疽"。

〔6〕　脱疽　《灵枢经·痈疽》作"脱痈"。

〔7〕　荣气　《灵枢经·痈疽》作"营卫",《外台秘要》卷二十四·痈疽方作"荣卫"。

〔8〕　纯盛　《灵枢经·痈疽》作"淳盛"。

〔9〕　夭瘀以坚　《灵枢经·痈疽》"夭"下无"瘀"字。

帝曰:有疽死者奈何[1]。岐伯曰:身有五部:伏菟一,腓二一云
腨,背三[2],五脏之俞四,项五。五部有疽,死也。

帝曰:身形应九宫[3],奈何。岐伯曰:请言身形应九野[4]。
左足应立春,其日戊寅己丑;左胸应春分,其日己卯;左手应立
夏,其日戊辰己巳;膺喉头首应夏至,其日丙午;右手应立秋,其
日戊申己未;右胸应秋分,其日辛酉;右足应立冬,其日戊戌己
亥;腰尻下穷应冬至,其日壬子;六腑及膈下二脏应中州,大禁太
一所在之日及诸戊己也。凡候此九者,善候八正所在之处,所主
左右上下身体有痈肿者,欲治之,无以其所直之日[5]溃治之,是
谓天忌日也。

凡五子日夜半[6],五丑日鸡鸣[7],五寅日平旦[8],五卯日日

---

〔1〕　奈何　"奈"原作"柰",今改。按"柰",同"奈"。《广韵·泰韵》:"奈,本
亦作柰。"

〔2〕　背三　"三"原作"二",据《外台秘要》卷二十四·痈疽方改。

〔3〕　九宫　离、艮、兑、乾、巽、震、坤、坎八卦之宫加上中央,合称九宫。为
东汉以前《周易》纬家之说。《后汉书·张衡传》:"重之以卜筮,杂之
以九宫。"

〔4〕　九野　八方与中央,亦即九宫。《灵枢经·九针论》:"请言身形之应
九野也。"张景岳注:"九野,即八卦九宫之位也。"

〔5〕　所直之日　所当之日。按"直",当。《篇海类编·身体类·目部》:
"直,当也。"

〔6〕　夜半　半夜;亦谓子时,约夜间十一时至次日一时。《灵枢经·营卫生
会》:"故曰日中而阳陇,为重阳;夜半而阴陇,为重阴。"高士宗注:"夜半
者,半夜子时。"

〔7〕　鸡鸣　雄鸡鸣叫时分;亦谓丑时,约凌晨三时至五时。《素问·标本病
传论》:"二日不已死,冬鸡鸣,夏下晡。"王冰注:"鸡鸣谓早鸡鸣,丑正之
分也。"

〔8〕　平旦　清晨时分;亦谓卯时,约五时至七时。《素问·脏气法时论》:"肝
病者,平旦慧,下晡甚,夜半静。"

出〔1〕，五辰日食时，五巳日禺中，五午日日中〔2〕，五未日日昳，五申日晡时，五酉日日入〔3〕，五戌日黄昏〔4〕，五亥日人定。

上以此日时遇疾发痈者，不起也。

候痈疽色法第三

论曰：夫痈疽初发如微，人多不以为急，此实奇患，惟宜速治之，治之不速，病成难救。以此致祸，能不痛哉，且述所怀，以悟后贤。谨按《黄父痈疽论》论痈所著缓急之处，死生之期如下。发皮肉浅，肿高而赤，贴即消，不治亦愈。发筋肉深，肿下而坚，其色或青黄，或白黑，或复微热而赤，宜急治之，成消中，半发附骨者，或未觉肉色已殃〔5〕，已殃者痈疽之甚也。发背外，皮薄为痈，皮厚为疽，如此者多见先兆，宜急治之，皮坚甚大者多致祸也。夫痈坏后有恶肉者，当以猪蹄汤洗去秽，次敷蚀肉膏散，恶肉尽乃敷生肉膏散，及摩四边令善肉速生。当绝房室，慎风冷，勿自劳动，须筋脉平复，乃可任意耳。不尔新肉易伤，伤则重溃，发则祸至，慎之慎之。

---

〔1〕 日出　清晨日出之时；亦谓辰时，约七时至九时。《素问·脏气法时论》："脾病者，日昳慧，日出甚，下晡静。"

〔2〕 日中　正午；亦谓午时，约十一时至午后一时。《素问·三部九候论》："热中及热病者，以日中死。"高士宗注："日中，乃正午之时。"

〔3〕 日入　日落时分；亦谓申时，约午后三时至五时。《素问·标本病传论》："十日不已死，冬日入，夏日出。"王冰注："孟冬之中，日入于申之八刻三分；仲冬之时，日入于申之七刻三分；季冬之中，日入于申，与孟月等。"

〔4〕 黄昏　日落后暮色降临时分；亦谓酉时，约下午五时至七时。《素问·金匮真言论》："日中至黄昏，天之阳，阳中之阴也。"

〔5〕 殃　败坏。《广雅·释诂三》："殃，败也。"《礼记·月令》："冬藏殃败，民多鼽嚏。"

诊知是痈疽法第四

痈疽之发，未辨是非，饥渴为始。始发之时，或发白疽，或似小疖[1]，或复大痛，或复小痛，或发米粒大白脓子，皆是微候，宜善察之。欲知是非，重按其处，是即便隐痛，复按四边，比方得失审实之。是即灸，第一便灸其上二三百壮，又灸四边一二百壮，小者灸四边，中者灸六处，大者灸八处，壮数不虑多也。亦应即薄贴，令得即消。内须服解毒冷药，令毒气出外，外须薄贴热药，法当疮开其口，令泄热气故也。

诊痈疽有脓法第五

凡痈按之大坚者未有脓，半坚半软者半有脓，当上薄者都有脓。有脓便可破之，不尔侵蚀筋骨也。破之法：应在下逆上破之，令脓易出，用铍针[2]。脓深难见，肉厚而生者，用火针。若不别有脓者，可当其上数按之，内便隐痛，殃坚者未有脓，泄去热气，不尔长速则不良。

候人年得疽法第六

岐伯曰：赤疽发于额，不泻，十余日死，可刺也，其脓赤多血死，未有脓可治。人年二十五、三十一、六十、九十五，人神在额，不可见血，见者死。

杼疽发项若两耳下，不泻，十六日死，其六日可刺，其色黑见脓

---

[1]　小疖　原作"小节"，据《备急千金要方》卷二十二·痈疽改。

[2]　铍针　九针之一。其形如剑，长四寸，宽二分半，用以刺破或切开痈疮排脓。《灵枢经·九针十二原》："五曰铍针，长四寸，广二分半……铍针者，末如剑锋，以取大脓。"

而痛者,死不可治。人年十九、二十三、三十五、四十九、五十一、五十五、六十一、八十七、九十九,神在两耳下,不可见血,见者死。

蜂疽发背起心俞若肩髃,二十日不泻,死,其八日可刺也,其色赤黑脓见者,死不治。人年六岁、十八、二十四、三十五、五十六、六十七、七十二、九十八,神在肩,不可见血,见者死。

刺疽发肺俞若肝俞,不泻,二十日死,其八日可刺,发而赤,其上肉如椒子者,死不可治。人年十九、二十五、三十三、四十九、五十七、六十八、七十三、八十一、九十七,神在背,不可见血,见者死。

夹荣疽发胁起若两肘头,二十五日不泻,死,其九日可刺,发赤白间,其脓多白而无赤,可治。年十六　二十六、三十二、四十八、五十八、六十四、八十、九十六,神在胁,不可见血,见者死。

勇疽发股起太阴若伏菟,二十五日不泻,死,其十日可刺,发青脓赤黑者死,白者尚可治。年十一、十五、二十、三十一、四十三、四十六、五十九、六十三、七十五、九十一,神在尻尾,不可见血,见者死。

标叔疽发热同同,耳聋,后六十日肿如水状,如此可刺之,但出水后乃有血,血出即除也。年五十七、六十五、七十三、八十、九十七,神在背,不可见血,见者死。

旁疽发足跌若足下,三十日不泻,死,其十二日可刺,发赤白脓而不大多,其上痒,赤黑,死不可治。年十三、二十九、三十五、六十一、七十三、九十三,神在足,不可见血,见者死。

相五色疽死生法第七

禽疽发,如疹者数十处,一云四日肿,食饮疼痛,其状若变,十日可刺,其内发方根寒,齿如噤,俞若坐,如是十五日死。俞若坐未详。

钉疽发两肩,此起有所逐恶血,结流内外,荣卫不通,变为钉疽,三日身肿痛甚,七日噤如痉状,十日可刺,不治二十日死。

阴疽发髀若阴股,始发腰强,内不能自止,数饮不能多,五日坚痛，如此不治，三岁死。

脉疽发环项一云颈，始痛，身随而热，不欲动，惴惴，或不能食，此有所大畏恐怖而不精，上气咳，其发引耳，不可以肿，二十日可刺，不刺八十日死。

龙疽发背起胃俞若肾俞，二十日不泻，死，其九日可刺，其上赤下黑，若青黑者死，发血脓者不死。

首疽发背，发热八十日，大热汗颈，引身尽如咳，身热同同如沸者，皮泽颇肿处浅刺之，不刺入腹中，二十日死。

行疽发如肿，或复相往来，可要其所在刺之，即愈。

冲疽发小腹，痛而振寒热冒，五日惴惴，六日而变，□十日死。

敦疽发两指头若五指头，十八日不泻，死，其四日可刺，其发而黑，痈不甚赤，过节可治。

疥疽发腋下若臂两掌中，振寒热而咽干者，饮多则呕，烦心惴惴，或卒疹反有合者，此则可汗，不汗当死。

筋疽发背夹脊两边大筋，其色苍，八日可刺，其痈在肌腹中，九十日死。

陈干疽发两臂，三四日痛不可动，五十日方身热而赤，六十日可刺，如刺脉无血，三四日死。一云病已。

蚤疽发手足五指头，起即色不变，十日之内可刺，过时不刺，后为食痈在腋，三岁死。

仓疽发，身痒后痛，此故伤寒气入脏，笃发为仓疽，九日可刺，九十日死。

赤疽发，身肿坚核而身热，不可以坐，不可以行，不可以屈伸，成脓刺之，即愈。赤疽一云白疽发膊若肘后，痒，目痛伤精及身热多汗，五六日死。赤疽发胸，可治。赤疽发髀枢，六月可治，不治出岁死。赤疽发阴股，坚死，濡可治。赤疽发掌中者，可治。赤疽发胫，死不可治。

黑疽发，肿在背大骨上，八日可刺，过时不刺为骨疽，脓出不止，出碎骨，六十日死。黑疽发腋渊，死。黑疽发耳中如米，此名文疽，死。黑疽发肩，死。黑疽发缺盆中，名曰伏痈，死。黑疽发肘上下,不死可治,黑疽发腓肠,死。黑疽发膝膑,坚死,濡可治。黑疽发趺上,坚死,足下久痈色赤死。

手心主脉有肿痛在股胫,六日死,发脓血六十日而死。胁少阳脉有肿痛在颈,八日死,发脓血十日死。腰太阳脉有肿,交脉来于阳明,痛在颈,十日而死,发脓血七日死。尻太阳脉有肿痛在足心少阳脉,八日死,发脓血八十日死。头阳明脉有肿痛在尻,六日死,发脓血六十日死。股太阳脉有肿痛在足太阳,七十日死,发脓血百日死。肩太阳太阴脉有肿痛在胫,八日死,发脓血四百日死。足少阳脉有肿痛在胁,八日死,发脓血六百日死。手阳明脉有肿痛在腋渊,一岁死,发脓血二岁死。

薄贴第八方三十一首

松脂贴　主痈疽肿方。炼松脂采松脂法附。

松脂二斤,成炼者　胚脂[1]三两　细辛半两　黄檗　白芷　芎藭　白敛　芍药　莽草　白蜡　黄芪　黄芩　黄连　大黄　当归　防风各一两

上一十六味切,先以火暖铜铛[2]令热,以蜡拭铛使通湿,剉松脂令破,纳铛中,次下胚脂,都消尽讫乃纳药,以竹箆搅令调,仍于微火一煎,急搅令勿息,十沸下之,沸止更上,预作十个湿土堆,一下置一堆上,遍十堆则成,及热以新幕生布上,四面又安火炙,作绞子绞,澄去滓,挑取向火涂纸,依病处大小翦[3]取贴之,

---

〔1〕　胚(ōu 欧)脂　存放已久的猪脂。《玉篇·肉部》:"胚,久脂也。"《证类本草》卷十八·兽部下品引唐本注云:"《别录》云:……十二月上亥日取肪脂,纳新瓦器中,埋亥地百日,主痈疽,名胚脂,方家用之。"

〔2〕　铜铛(chēng 撑)　铜制的温器。按"铛",温器,似锅,三足。《集韵·庚韵》:"铛,釜类。"《太平御览》卷七百五十七引《通俗文》:"鬴有足曰铛。"

〔3〕　翦　剪。《说文解字注·羽部》:"翦者,前(剪)也。前者,断齐也。镞矢,前其羽,短之,使前重;志矢,不前羽,较长。"

周时易。此法稍难,好好用心作之,乃可成矣。

炼松脂法　取大麻仁三升,研之令细,水三升淘之,生布绞去滓,松脂二升以水三升半煮令消尽,及热新布绞令脂出,纳麻汁中,待小冷,取松脂牵挽令白,乃依法秤取。

采松脂法　取深山大松,本有露根,脂自流出白粘者佳,火烧黑强者不堪用,亦可五月六月大暑时破作痕,三五日待出取之,须多者,多破根取之。

升麻薄　主痈疽方。

升麻　大黄　黄芪　芎䓖　龙骨　白及各一两　黄芩六两　白敛　牡蛎熬　甘草各半两

上一十味捣筛为散,以蜜和之如泥,涂布薄痈上,干即易之。

痛微用此令消方

黄芪　青木香　栀子　干地黄　升麻　龙骨　大黄　黄檗　黄芩　麻黄　黄连　芎䓖　生犀取末　白敛　羚羊角

上一十五味等分,捣筛为散,以醋和之如泥,涂故布上,开口如小豆,以泄热气,乾则易之,瘥止。

白敛薄　主痈疽方。

白敛　大黄　黄芩并等分

上三味捣筛为散,以鸡子白和如泥,涂布上,薄肿上,薄干则易之。亦可以三指撮药末纳三升水中,煮三沸,绵注汁拭肿上数十遍,以寒水石末和涂肿上,以纸覆之,干则易之,辄以煮汁拭之,日夜二十易。

蚀恶肉散方

真朱　藜芦各一分半　茼茹半两　马齿矾烧　硫黄　雄黄　麝香各三分

上七味捣筛为散,粉疮上。亦可膏和敷之,著兑疮孔中,佳。

生肉膏　主痈疽金疮方。

大黄　黄芪　芍药　独活　当归　白芷各一两　薤白二两　生地黄三两,取汁

上八味捣筛为散,切薤白,以地黄汁成煎猪膏三升煎之,三上

三下〔1〕，以绵布绞去滓，以敷疮，多少随人意。

升麻薄 主痈疽结核种种色不异，时时牵痛，或经年肿势不消方。

升麻 青木香 白敛 芒消 射干 当归 黄芩 桂心 芍药 防风 大黄 芎䓖 干葛各二两 莽草一两

上一十四味捣，以酒和令调，微火熬〔2〕令黄，以薄肿上，日再易，干者添酒，更捣之，随后薄肿上。

寒水石薄方

寒水石 黄檗 黄芪 黄连 大黄 石膏 栀子各二两 白敛四两

上八味捣筛为末，粉粥和如泥，涂故布上，薄肿上，干则易之。

当归贴 诸肿方。

当归一作当陆 黄芩 黄连 大黄 莽草 白芷 白敛 白及各二两

上八味捣筛为散，消胶汁，稍稍和如泥，涂纸贴肿上，干则易之。

有患痈破下脓讫，著兑药塞，疮痛，烦闷困极，有人为去兑药，以楸叶十重贴之，以布帛裹，令缓急得所，日再三易之，痛闷即止，肿消。此极甚大良无比，胜于众贴。此主痈疽溃后及冻疮有刺不出者，用之甚良。冬无楸叶，当早收之，临时以盐汤沃之令释，用之亦佳，薄削楸白皮用亦得。贴楸叶后不复烦闷，肿消灭，脓血恶汁出，疮陷下，渐瘥。

治脑瘘，诸节诸痈肿牢坚，治之方 削附子令如棋子厚，正著肿上，以少唾湿附子，艾灸附子令热彻，附子欲干辄令唾湿之，常令附子热彻，附子欲干辄更，气入肿中，无不愈者。此法绝妙不传。

治万种痈肿方 蒺藜蔓净洗，三寸截之，取得一斗，以水三升煮取二升，去滓，纳铜器中煮取一升，纳小器中煎如稠糖，下取涂疮肿上，大良。

---

〔1〕 三上三下 原作"二上三下"，据文义改。

〔2〕 熬 原作"煞"，据文义改。

治痈肿方　伏龙肝以大醋和作泥,涂布上贴之,干即易之,消矣。又和蒜捣如泥,涂之。

凡痈无问大小　亦觉即取胶一片如掌,水渍令软〔1〕纳纳然〔2〕,心开一孔如钱孔大,贴肿上。若已溃者,脓当被胶急撮皆出尽;若未有脓者,当自消矣。

又方　烧鲤鱼作灰,醋和敷之。一切肿用之皆愈,以瘥为限,至良。

蛇衔生肉膏　主痈疽金疮败坏方。

蛇衔　当归各一两半　生地黄三两　黄连　黄芪　黄芩　大黄　续断　芍药　芎䓖　莽草　附子炮,去皮　细辛　蜀椒去目闭口　白芷　白及一作白鲜皮　薤白　甘草炙,各一两

上一十八味切,以大醋渍两宿,以腊月猪脂七升煎,三上三下,白芷色黄下,去滓敷之。

又方　生地黄一斤　薤白五两　辛夷　芎䓖　独活　当归　黄芪　白芷　续断　芍药　黄芩　大黄各一两

上一十二味切,以腊月猪脂四升煎,白芷黄色下,去滓敷之。

野葛贴　主痈疽痔瘘恶疮,妇人妬乳疮方。

野葛　芍药　薤白　通草各半两　当归三分　附子一分

上六味切之,醋浸半日,先煎猪脂八合令烟出,纳乱发半两令消尽,下令热定,乃纳松脂二两、蜡半两,更著火上令和,乃纳诸药令沸,三上三下,去滓冷之,浣故帛去垢,涂贴肿上,干即易之。春去附子,其乱发净洗去垢,不尔令疮痛。

又方　煎地黄汁如胶,作饼贴之,日四易,三日瘥。《千金》云:蚀恶肉。

紫葛贴　痈肿方。

紫葛二两半　大黄五分　白敛　玄参　黄连　黄芩　由跋

---

〔1〕　水渍令软　"渍"原作"清",据《外台秘要》卷二十四·痈肿方改。又,《备急千金要方》卷二十二·痈疽"清"作"浸",义同。

〔2〕　纳纳然　濡湿貌。《楚辞·刘向·逢纷》:"裳襜襜而含风兮,衣纳纳而掩露。"王逸注:"纳纳,濡湿貌也。"

升麻　榆白皮各三分　青木香半两　赤小豆半合

上一十一味捣筛为散,以生地黄汁和之如泥,敷之,干即易之。大醋和亦得。

治痈疽疮久不瘥方

松脂　薰陆香

上二味等分捣,入少许盐为饼,贴疮上,恶汁出,尽即瘥。

诸卒肿方　取芥子细末,猪胆和如泥,涂病上,日三。

芜菁子封痈肿方　取芜青子一升,捣作细末,大醋和如泥,封之,干则易之。芥子亦大佳。

又方　槐子半升、慎火草一把捣细,水和涂之。

又方　捣蔚[1]臭汁,服一鸡子,以滓封痈上,暖即易之。头面肿更良。

葱白疗痈疽瘘有数孔,积年不瘥方　葱白一斤细切捣如泥,净洗疮,拭干,封涂之,厚一分,日三夜一,取瘥止。

八味黄芪薄方

黄芪　芎䓖　大黄　黄连　莽草　黄芩　栀子　芍药等分

上八味为散,以鸡子白和如泥,涂布上,随肿大小薄之,燥则易之,疮上开孔,令得泄气。

揻汤　主丹痈疽始发,焮热浸长进方,兼主小儿丹长,忌近阴。

升麻　黄连　大黄　芎䓖　羚羊角　当归　甘草各二两　黄芩三两

上八味以水一斗煮取五升,去滓,又还铛中,纳芒消三两,上火令一沸,则帛揻肿上数过,肿热便随手消尽。王练甘休秘之。

揻汤方

大黄　黄芩　白敛各三两　芒消一两半

上四味以水六升煮取三升,以故帛四重纳汁中,以揻肿上,暖

---

〔1〕　蔚　即牡蒿。《说文解字·艸部》:“蔚,牡蒿也。”为菊科植物牡蒿的全草。性味苦微甘寒,能解表,清热,杀虫,主治感冒,疳热,疟疾,口疮,疥癣湿疹等。

复易,昼夜为之。

又方 凡痈以梁上尘灰葵茎等分,醋和敷之,干则易之。

石痈坚如石不作脓者方 生商陆根[1]贴软布帛贴之,数易之,亦可捣敷,燥即易,痈当消濡[2]。

处疗痈疽第九论一首 方三十三首

论曰:诸痈状多种不同,无问久近,皆五香连翘汤主之。先刺去热[3],小豆薄[4]之,其间数数针去血。若已失疗溃烂者,犹常服五香漏芦等汤下之。当下大针入五分者则速愈。凡疽高而光者不大热,其肉正平无尖而紫色者不须治,但以竹叶黄芪汤伸[5]其气耳,其肉正平为无脓也。痈卒痛,用八物黄芪薄,大痈七日,小痈五日,其有坚强者,诊宁生破。发背及发乳,若热手不可得近者,内先服王不留行散,外摩发背膏。若背生破无苦,在乳者宜令极熟,熟之候,手按之随手即起者便熟,须针之,针法要得著脓,以意消息[6]之,胸背不可过一寸,酌量不得脓,以蚀肉膏散著兑头纳痈口中。如人体热气歇[7],服木占斯散,五日后痈欲瘥者,服排脓内塞

---

〔1〕 商陆根 原作"商陆根",据《备急千金要方》卷二十二·痈疽改。

〔2〕 消濡 谓消散而濡软。按"濡",柔软。《集韵·猨韵》:"报,柔也。或从欠,亦作濡。"

〔3〕 刺去热 《备急千金要方》卷二十二·痈疽"热"作"血"。

〔4〕 薄 敷。法显《佛国记》:"有僧伽蓝,名王新寺……梁柱、户扇、窗牖皆以金薄。"

〔5〕 伸 原作"申",今改。按"申",与"伸"同。舒展,疏通。《广雅·释诂四》:"申,伸也。"

〔6〕 消息 斟酌,增减。《晋书·慕容超载记》:"其令博士以上,参考旧事,依《吕刑》及汉魏晋律令,消息增损,议成燕律。"

〔7〕 气歇 谓气息消散。按"歇",消损,消散。《说文解字·欠部》:"歇,气越泄。"

散。凡破痈之后,病人便绵惙[1]欲死,内寒外热。肿自有似痈而非者,当以手按肿上,无所连即是风毒耳,勿针,可服升麻汤,外摩膏。破痈口当令上留三分,近下一分,针惟令极热,极热便不痛。破痈后败坏不瘥者,作猪蹄汤洗之,日再,夏汤二日可用,冬六七日,汤半剂亦可用。胸中痛,短气者,当入暗室[2]中,以手中指按左眼,视若见光者,胸中有结痈,若不见光者,瘭疽[3]内发。针伤脉,血不出,住实不泻,当成痈也。凡脉来细而沉,时直者,身有痈疽,脉来大渐小者,阴结,苦肌肉痹,痈疖[4]。寻寸口如此,来大而渐小也。

漏芦汤方

漏芦　白敛　黄芩　枳实炙　芍药　升麻　麻黄　甘草炙,各二两　大黄三两

上九味㕮咀,以水一斗煮取三升,分三服。无药处单服大黄下之。一方白薇二两。

连翘五香汤方

连翘　青木香　薰陆香　麝香　沉香　射干　独活　桑寄生　通草　升麻各二两

丁香一两　大黄三两,别浸

上一十一味㕮咀,以水九升煮取减半,纳竹沥二升,煮取三升,分三服,未瘥中间,常服佳。

王不留行散　主痈疽及诸杂肿已溃,皆服之方。

王不留行子一升　五色龙骨二两　野葛皮半分　栝楼六合　当归二两　干姜　桂心各一两

---

[1]　绵惙　谓软弱虚乏。按"绵",软弱。《汉书·严助传》:"且越人绵刀薄材,不能陆战。"颜师古注:"绵,弱也,言其柔弱如绵。""惙",疲乏。《玉篇·心部》:"惙,疲也。"

[2]　暗室　"室"字原脱,据《备急千金要方》卷二十二·痈疽补。

[3]　瘭疽　原作"熛疽",据《备急千金要方》卷二十二·痈疽改。

[4]　痈疖　原作"痈节",据文义改。

上七味捣筛为散，食讫温酒服方寸匕，日三，以四肢习习为度，不知渐稍加之。此浩仲堪方，隋济阇梨所名为神散，痈肿即消，极安稳。《千金》云：治痈肿不能溃，困苦无聊赖。

黄芪竹叶汤　治胸背游热，痈疽方。

黄芪三两　生地黄八两　甘草三两，炙　芍药三两　黄芩三两　人参二两　麦门冬去心，三两　石膏二两半　芎䓖二两　当归二两　生姜五两，切　大枣三十枚，擘　半夏四两，洗　淡竹叶切，一升

上一十四味，以水一斗二升先煮竹叶，取九升，去滓，内诸药煮取三升，分四服，相去如人行二十里，间食，日三夜一服之[1]。

黄芪汤　主痈肿热盛口干，除热止渴方。

黄芪　升麻　栝楼　干地黄　麦门冬去心，各三两　黄芩　芍药各一两　栀子二十枚，擘

上八味㕮咀，以水一斗煮取三升，分三服。

温中汤　主痈疽取冷过多，寒中下痢[2]，食完出方。

甘草炙　干姜　附子炮，各一两半　蜀椒二百四十枚，汗

上四味㕮咀，以水六升煮取二升，分三服。

黄芪散　主痈疽撮脓方。

黄芪五分，脓多倍之　小豆一分，热口干倍之　芎䓖半两，肉不生倍之　芍药二分，痛不止倍之　栝楼二分，渴小便利倍之　白敛三分，有脓不合倍之

上六味捣筛为散，酒服方寸匕，日三。《广济》有甘草三分。

瞿麦散　主诸痈溃及未溃，疮中疼痛，脓血不绝，不可忍之方。

瞿麦　白芷　黄芪　当归　细辛　芍药　芎䓖　薏苡仁　赤小豆各一两

上九味，先以清酒渍豆，出于铜器中熬之，干复渍，渍熬五过

[1]　日三夜一服之　"服之"原作"之服"，据文义乙正。

[2]　下痢　即下利，亦即泄泻。按"痢"，泻下病。《集韵·至韵》："痢，下病。"与今痢疾不同。

止,然后治末之,合下筛,温酒服方寸匕,日夜各五,三日后痛者肌肉生。一方以苦酒渍小豆。多痛,倍瞿麦;疮未开,倍白芷;脓多,倍黄芪薏苡芍药。

黄芪汤 主痈肿虚弱方。

> 黄芪四两　升麻三两　桂心冷用,二分　黄芩一两　竹叶切,一升茯苓　生姜切　甘草各二两,炙

> 上八味㕮咀,以水二斗煮竹叶,减五升,去之,澄取九升,纳诸药煮取三升,去滓,分三服,日三。

诸恶肿失治有脓者方　烧刺榆针作灰,水服之,经宿即头出,服一针作一头,多针多头。无刺榆者烧蛇蜕皮灰,水和封上,一日即孔出,仍别服五香汤[1],以筋作线,任孔中勿令合,使引脓血。若已成大疮,去血尽,煮小儿餔[2]涂之,上著干姜末,以渐自消。

五利汤 主年四十以还强壮,常大患热,发痈疽无定处,大小便不通方。

> 大黄　升麻各三两　黄芩二两　栀子五十枚　芒消一两

> 上五味㕮咀,以水五升煮取三升四合,去滓,下芒消,分四服,快利即止。

痈疽溃脓大多,里虚方

> 黄芪　麦门冬去心,各三两　生姜四两,切　五味子四两　桂心芎䓖　茯苓　远志去心　当归　人参各二两　大枣二十两,去核甘草六两,炙

> 上一十二味㕮咀,以水一斗煮取四升,分六服。

干地黄丸 主壮热,人长将服之,终身不发痈疽,令人肥悦,耐劳苦方。

> 干地黄五两　天门冬去心,四两　大黄三两　巴戟天　肉苁蓉

---

〔1〕 仍别服五香汤　"仍"下原衍"彐"字,据文义删。

〔2〕 餔(bū　通)　糖渍的干果。《释名·释饮食》:"餔,哺也。如饧之浊可哺也。"《齐民要术·饧餔·煮餔法》:"煮餔法:用黑饧,薥米一斗六升,杀米一石,卧煮如法。"

栝楼　人参各一两　芍药　桂心　当归　黄芩　黄芪　远志
去心,石斛　甘草炙,各二两

上一十五味捣筛为末,炼蜜和,丸如梧子。酒服十丸,日二,加
至二十丸。

干地黄丸　主虚热,消疮疖[1]方。

干地黄四两　大黄六两　芍药　茯苓各三两　远志去心　升麻
桂心　黄芩　麦门冬去心　人参　王不留行子　甘草各二
两,炙

上一十二味捣筛为末,炼蜜和,丸如梧子。酒服十丸,日三,加
至二十丸,长服令人肥健。《千金》有枳实二两。

干地黄丸　主虚劳客热,数发痈肿疮疖[2],经年不除者,悉主
之方。

干地黄四两　天门冬去心,五两　人参一两　黄芪　黄连　大
黄　黄芩各三两　芍药　细辛　茯苓　泽泻　干漆熬　桂心
甘草炙,各二两

上一十四味捣筛为散,炼蜜和,丸如梧子。酒服十丸,日三夜
一,加至二十丸,长服延年益寿,终身不发痈疖[3]。凡大黄皆薄
切,五升米下蒸之,曝干,热多者倍大黄。

排脓内塞散　主大疮热已退,脓血不止,疮中肉虚疼痛方。

防风　茯苓　白芷　远志去心　芎䓖　桔梗　人参　当归
黄芪　甘草炙,各一两　厚朴炙　桂心各二两　附子二枚,炮
赤小豆三合,熬

上一十四味捣筛为散,酒服方寸匕,日三夜一服。

瞿麦散　主排脓止痛,利小便方。

瞿麦　麦门冬去心　黄芪　当归　白敛各一两　芎䓖　赤小
豆半合　桂心半两　芍药二两

---

〔1〕　疮疖　原作"疮节",据文义改。
〔2〕　疮疖　原作"疮节",据文义改。
〔3〕　痈疖　原作"痈节",据文义改。

上九味捣筛为散，先食温酒服方寸匕，日三服。

薏苡仁散　主痈肿令自溃，长肌肉方。

薏苡仁　干地黄　肉苁蓉　白敛　当归　桂心各一两

上六味捣筛为散，先食以温酒服方寸匕，日三夜二服。

五香汤　主恶气毒肿方。

沉香　丁香　麝香汤成入　薰陆香　青木香各一两

上五味切，以水五升煮取二升，分三服，不瘥更合服，以汤淬薄肿上。

兑疽膏方

当归　芎䓖　白芷　松脂　乌头各二两　巴豆三十枚，去皮
猪脂三升

上七味切，纳膏中微火煎三沸，纳松脂耗令相得，以绵布绞去淬，以膏著绵絮，兑头尖作兑兑之，随病深浅兑之，脓自出，蚀恶肉尽即生好肉，疮浅者勿兑，著疮中，日三，恶肉尽止。

干痈疮，凡是疮疡皆用之方

雄黄　雌黄　硫黄　白矾烧　胡粉　松脂各二两　水银三两

上七味细研如粉，以水银不见为度，纳后膏中，以十只箸[1]搅之数千匝，冷密贮勿泄。

藜芦　漏芦　狼牙　羊蹄根　青葙　地榆　当归　萹蓄　茼茹各二两　白敛　蛇床子各一两半

上一十一味捣筛为散，以醋浸一宿，以成煎猪膏四升煎，三上三下，膏成绞去淬，以极微火煎之。凡一切恶疮癣疽瘘痫疥患悉敷之，勿令近目及阴。其石等研之如粉，膏欲凝，乃下搅令匀，摩之逐手[2]瘥矣。

蚀恶肉散方

硫黄　雄黄　雌黄　漆头茼茹　麝香　矾石烧，各半两　马齿
矾石烧，三分

---

〔1〕　箸　原作"筋"，据文义改。

〔2〕　逐手　随手，随即。按"逐"，随。《玉篇·辵部》："逐，从也。"

上七味细作散敷之，兑蚀恶肉令尽。《千金》有丹砂半两。

灭瘢膏　主百痈疽恶疮赤疽，皆先以布揩作疮，以涂之；鼻中瘜肉，如大豆纳鼻中；痢血，酒服如枣核大；病痔，以绵裹梅子大纳下部中；中风，涂摩取愈；妇人崩中，产后中风，皆主之方。

乌头　矾石烧　女萎　狼毒　踯躅　附子　野葛　乌贼骨皂荚炙　赤石脂　天雄　芍药　芎䓖　礜石烧　当归　石膏莽草　地榆　鬼臼　续断　蜀椒　白术　巴豆去皮　大黄细辛　白芷　干地黄

上二十味各一两捣筛，以成煎猪脂四升和药，以此为率，三沸三下，纳三指撮盐其中，下之，须服摩之。妊娠妇人勿服，其药绢筛，猪膏腊月当多合，用之神效。别取一升和鹰屎白三两，调和使熟敷之，灭瘢大验。

猪蹄汤　主痈疽及恶疮有瘜肉方。

猪蹄一具,治如食法　白敛　白芷　狼牙　芍药各三两　黄连黄芩　大黄　独活各二两

上九味切，以水三斗煮猪蹄，取一斗二升，去蹄纳药，煮取五升，分洗疮，日三，良。

治疖肿[1]方

生椒　曲末　釜月下土末之

上三味末之，以大醋和，敷上，干则易之。

禁痈方　咒曰：痈非痈，疖非疖[2]，土块失，痈即灭。三七遍，取一土块摩肿上，传与病人，男左女右。

割一切肿方　凡人身上有肿，肿在左割左，在右割右，足出少血即消，在足小指下横纹内畔棱上，此极良。

禁一切肿方　凡一切肿亦觉，阴咒曰：上有太山，下有大海，内有大鱼，主食痈疽，四岳使者，于我所须，痈疽小鬼，随手消除，急急如律令。七遍。

----

〔1〕疖肿　原作"节肿"，据文义改。
〔2〕疖非疖　"疖"原并作"节"，据文义改。

又方　取紫檀细研,大醋和之涂,并治游肿。

疗身体手足卒肿方　取驴脂盐末,敷之。

又方　取大醋和蚯蚓矢,敷之。

又方　捣苍耳敷之,冬用子,春用心。

又方　取大醋和土消[1]末,敷之。

（焦振廉）

---

[1]　土消　即朴消之产于河北青、齐等地者。《本草纲目・朴消》:"消有三品:生蜀者俗呼川消,最胜;生河东者俗呼盐消,次之;生河北青、齐者俗呼土消。"

千金翼方卷第二十四　疮痈下

痈疽发背第一_{方九首}

凡发背及痈疽肿已溃未溃方　取香豉三升,少与水和,熟捣成
　强泥,可肿作饼子,厚三分,已有孔勿覆孔,可肿上布豉饼,以
　艾列其上灸之,使温温热而已,勿令破肉也,其热痛急易之,
　痈疽当便减决得安,或一日二日灸之,若先有疮孔,孔中汁出
　即瘥。
痈肿发背肿并诸毒肿方
　　榆白皮　栝楼各五两　妇人月布洗取汁　胡燕窠土　鼢鼠
　　土〔1〕各十两
　　上五味捣和作泥,封之,一日渐消,五日全瘥,若坏,封四
　畔〔2〕,瘥。
诸痈肿无聊赖,发背及痈疖〔3〕已疼痛方　蒸穈谷,更递〔4〕熨之,即
　愈。一云蔷薇壳更炙熨之。
痈疽发腹背阴隐处,通身有数十痈方　取牛粪干者烧末,以鸡子白
　和涂,干则易,瘥止。
又方　以牡蛎粉大醋和涂,即愈。

---

〔1〕　鼢(fén　坟)鼠土　原作"猿鼠土",据《外台秘要》卷二十四·发背方
　　改。按"鼢鼠",鼠类。《尔雅·释兽》:"鼢鼠。"郭璞注:"地中行者。"郝
　　懿行义疏:"《类聚》引《广志》云:鼢鼠深目而短尾。按此鼠今呼地老鼠,
　　产自田间,体肥而匾,尾仅寸许,潜行地中,起土如耕。"
〔2〕　四畔　四边。按"畔",边,旁侧。《楚辞·屈原·渔父》:"游于江潭,行
　　吟泽畔。"
〔3〕　痈疖　"疖"原作"节",据《外台秘要》卷二十四·痈疽发背杂疗方改。
〔4〕　更递　交替。按"递",交替,更替。《说文解字·辵部》:"递,更易也。"

占斯散〔1〕　主消肿痈疽，消脓方。

　　木占斯　人参　干姜—云干地黄　桂心　细辛　厚朴炙　败
酱　防风　桔梗　栝楼　甘草炙，各一两

　　上一十一味捣筛为散，酒服方寸匕，药入咽觉药流入疮中。
若痈疽灸之不能发，坏者可服之，疮未坏者去败酱，已发脓者
内败酱，服药日七夜二，以多为善。若病在下，当脓血出，此
为肠痈也。诸病在里，惟服此药即觉其力，痛者即不痛。长
服治诸疮及痔痔，疮已溃便早愈，医人不知用此药。发背无
有不治者，惟服此耳，若始觉背上有不好而渴者，即勤服之，
若药力行觉渴止便消散。若虽已坏，但日夜服之勿住也，服
之肿自消散，不觉去时。欲长服者当去败酱，妇人乳痈宜速
服之。一方无桂心。

痈疽溃漏，男发背，女发乳及五痔方

　　猬皮烧　蜂房烧，各一具　蜀椒汗　干姜各一两　厚朴一两半
附子炮，去皮　桂心　当归　续断　藁本　地榆皮各五分

　　上十一味捣筛为散，酒服方寸匕，日三，加斑猫七枚益良。

治骨疽百方治不瘥方　可于疮上以次灸之〔2〕三日三夜，无不愈。
又方　久疮不愈，瘥而复发，骨从孔出者，名为骨疽，取一死乌雌
鸡，净去肉，取骨熬令成灰，取三家牛拘木刮取屑，三家炊单各一
两，皆别熬成灰，合导疮中，碎骨当出数十片，愈。

鼠瘘第二论一首　方二十一首　灸法三首

　　论曰：一切痈疽皆是疮瘘根本所患，痈之后脓汁不止，得冷即
是鼠瘘，是以漏方次之，大须急救之。

---

〔1〕　占斯散　原作"占期散"，据《外台秘要》卷二十四·痈肿方改。
〔2〕　以次灸之　《外台秘要》卷二十四·附骨疽方"次"作"艾"。

治鼠漏方

马齿草五升,切　榭白皮[1]一斤,水煮五升,取一升,澄清　麝香半脐,干之研末　杏仁半升,曲煎令黑,捣如粉

上四味以瓷器贮之,合和以三四重帛密系口。病已成疮者,以泔清煎减半,洗,作贴子涂药,贴著疮上,日三易之。若未作疮如瘰疬子者,以艾一升、熏黄如枣大、干漆如枣大,三味末之,和艾作炷,灸之三七壮,止。

治诸漏方　取新生儿屎,一百日以来皆收,置密器中五六日,取取涂孔中。

又方　取鲤鱼肠切作五段[2],火上暖[3]之,先洗疮拭干,以肠贴之,冷即易之,从旦至夜,干止,觉痒开看,虫出即瘥。

又方　取鸡子三颗,米下蒸半日出,取黄熬令黑,先拭疮汁令干,以药内疮孔中,不过三度。

又方　以腊月猪脂以纸纼沾取,纳疮孔中,日五度,夜三度。

风漏及鼠漏方

赤小豆　白敛　牡蛎熬　黄芪

上四味等分,捣筛为散,酒服方寸匕,日三。

蚁漏方　取鲮鲤甲[4]二七枚烧为末,猪膏和敷之。

又方　取半夏一枚屑之,以鸭膏和敷之。

漏方

锻铁屑　狗颊连齿骨　虎屎　鹿角甲半取毛各二两,《千金》云鹿皮合毛

上四味捣筛为散,以猪膏和,纳疮孔中,须臾易之,日五六。

治鼠漏方

---

〔1〕 榭白皮　原作"榭白皮",据文义改。

〔2〕 段　原作"叚",据文义改。

〔3〕 暖　原作"煖",今改。按"煖",同"暖"。《说文解字·火部》:"煖,温也。"朱骏声通训定声:"煖,字亦作暖。"

〔4〕 鲮鲤甲　原作"陵鲤甲",据《备急千金要方》卷二十三·九漏改。

死鼠一枚,中形者　乱发一鸡子大

上二味以腊月猪膏才得没之,微火煎之,鼠发消尽膏成,以涂疮上,又以酒服半分许,鼠从疮中出。

寒热瘰疬方

连翘　黄连　苦参　栝楼　土瓜根　芍药　恒山各一两　龙胆二两　狸头骨一枚,炙

上九味捣筛为散,酒服五分匕,日三。

治身体瘰疬及常有细疮,又口中有疮,**蔷薇丸**方[1]

蔷薇根　黄檗[2]　黄芪　黄芩　芍药　苦参　白敛　栝楼防风　栀子　龙胆　鼠李根皮各一两　石龙芮二两

上一十三味捣筛为末,炼蜜和,丸如梧桐子。饮服十丸,日三。《千金》无黄檗。

颈漏　捣生商陆根,作饼子如大钱,厚三分,贴漏上,以艾灸之,饼干热则易之,可灸三四升艾,便瘥。

一法　葶苈子二合　豉一升

上二味合捣大烂熟,作饼子如上,以一饼子当孔上贴,以艾炷如小指大灸上,三壮一易,三饼九炷,日三,隔三日一灸。

一法　凡是一名瘰疬,有结核欲作痈疖[3]者,以独头蒜[4]去两头,灸之如前法,日灸三度,瘥。

一法　七月七日日未出时采麻花,五月五日取艾,等分合作炷,灸漏上百壮。

治瘘方

马齿草阴干　腊月淳麻烛烬

---

〔1〕　蔷薇丸方　《备急千金要方》卷二十三·九漏无黄檗,为一十二味。

〔2〕　黄檗　原作"黄蘗",据本卷·湿热疮·乌头膏方改。

〔3〕　痈疖　"疖"原作"节",据《备急千金要方》卷二十三·九漏改。

〔4〕　独头蒜　原作"独颗蒜",据《备急千金要方》卷二十三·九漏、《外台秘要》卷二十三·灸瘰疬法改。

　　　　上二味等分,细筛,以腊月猪脂和之,先以暖泔清洗疮,拭干
涂之。

又方　槲木皮一尺,阔六寸,去黑皮,细切,以水二斗煮取五升,去
　　滓,纳白糖十挺,煎取一升,分三服,以铜器中贮之。若吐,吐著
　　器中看之。

又方　五月五日午时取马齿草一石,以水一石煮取三斗,去滓,纳
　　白糖十挺,煎取九升,分三服,以铜器贮之。若吐,吐著器中
　　看之。

人参散　主寒热瘰疬在颈脉如如杏李方。

　　　　人参　干姜　白芷　甘草各一两

　　　　上四味捣筛为散,先食饮服方寸匕,日三,少小半匕,以意增加。

又方　狸骨五分,炙　乌头七分,炮,去皮　黄檗[1]一两

　　　　上三味捣筛为散,先食酒服一钱匕,日三。

又方　连翘　黄连　芍药　苦参　土瓜根　龙胆　当归各半两

　　　　上七味捣筛为散,先食以温酒服钱五匕,日三,稍加至方寸匕。

　　《千金》无当归,有栝楼恒山,为八味。

又方　取桃枝上不落子捣末,以大醋和敷之。

鼠乳方　常思根[2]拭去土,勿洗,以附本系之,一日一夜便断消。

瘰疽第三方八首

瘰疽秘方[3]　世所不传,神良无比。

---

〔1〕　黄檗　原作"黄蘗",据本卷·湿热疮·乌头膏方改。又,《外台秘要》卷
　　　　二十三·寒热瘰疬方作"黄连"。

〔2〕　常思根　即苍耳根,为菊科植物苍耳的根。

〔3〕　瘰疽秘方　《备急千金要方》卷二十二·瘰疽有黄芩,为十味。"瘰疽"
　　　　也作"瘭疽",病证名。多发于手足肩背,尤常生于十指,初起有实核,或
　　　　如粟豆,或如梅李,疼痛甚剧,容易复发。详参《诸病源候论》卷三十
　　　　三·瘭疽候。

升麻 干地黄 枳实炙,各二两 大黄二两半 前胡三分 犀角一两半 麝香 射干 甘草炙,各半两

上九味以水九升煮三升,分三服,以瘥为度,不限剂数。

猪蹄汤 主瘭疽诸疽,十指头㿻赤痛痒已溃方。

猪蹄一具,治如食法 大黄 白芷 芎䓖 黄芩 黄连 细辛 当归 藁本 藜芦炙,一本无 莽草 甘草各一两

上一十二味,以水三斗煮猪蹄,取一斗,煮药取五升,洗渍疮。

搨汤 主瘭疽浸淫,欲作未成,或如桃李核,或如鸡子,赤㿻方。

黄芩 黄连 大黄 当归 芒消 甘草各一两

上六味以水六升煮取三升,去滓,还铛中,纳芒消一沸,贴布帛中,以搨[1]肿上数百遍。

瘭疽浸淫多日渐大方

胡粉一分,熬 黄连 蔺茹 甘草各二两

上四味捣筛为散,以粉上,日三。

瘭疽著手足肩背,累累[2]如米起,色白,刮之汁出,愈而复发方

黄芪一两半 款冬花 升麻各一两 赤小豆 附子炮,去皮 苦参各一分

上六味捣筛为散,酒服半钱匕,稍增至一钱匕,日三服。

又方 取虎屎白者,以马屎和之,曝干烧灰,以粉之。

又方 龙骨 胡粉烧 滑石各半两 青木香二两

上四味捣筛为散,以米粉一升和之,稍稍粉之,日四五。

瘭疽方

灶室尘 灶突中墨 灶釜下土各一升

上三味以水九升煮三沸,取汁以洗疮,日三四度。

---

〔1〕 搨(dá 答） 贴。《本草纲目·土部·蚁蛭土》:"又死胎在腹及胞衣不下,炒三升,囊盛,搨心下,自出也。"

〔2〕 累累 不绝貌。《汉书·五行志下之下》:"明年中国诸侯果累累从楚而围蔡。"颜师古注:"累,读曰縲縲,不绝之貌。"

恶核第四 论一首　方一十三首

论曰：凡恶核^[1]似射工^[2]，初得无定处，多恻恻然^[3]痛，时有不痛者，不痛便不忧，不忧则救迟，救迟则杀人，是以宜早防之，此尤忌牛肉鸡猪鱼驴马等肉。初如粟或如麻子，在肉里而坚似匏，长甚速，初得多恶寒，须臾即短气，取茱萸五合作末，水一升和之，绞取汁，顿服之，以滓敷之，须臾更服此汁，令毒气散，不入腹，入腹则致祸，切慎之。

江南毒气，恶核射工，暴肿生疮，**五香散**方^[4]

甲香　薰陆香　青木香　羚羊角　丁香　犀角　鳖甲炙　升麻　乌翣^[5]　黄芩　黄檗^[6]　黄连　甘草各四两　吴茱萸三分

上一十四味捣筛为末，中射工毒及诸毒，皆水服方寸匕，日三，以鸡子白和涂肿上，干则易之，兼以水和少许，洗肿上。疑少

---

〔1〕　恶核　病证名。因风邪挟毒而致，症见皮肉之中忽然生核，累累相连，大如梅李，或小如豆粒，伴皮肉燥痛及烦闷恶寒等。详参《诸病源候论》卷三十一·恶核肿候。

〔2〕　射工　病证名。旧时以为江南水中有射工毒虫，又名短狐，亦即蜮，能在水中含沙射人，或射人影而使人患病发疮。《诗经·小雅·何人斯》："为鬼为蜮。"毛传："蜮，短狐也。"陆德明释文："蜮，状如鳖，三足。一名射工，俗呼之水弩，在水中含沙射人。一云射人影。"详参《诸病源候论》卷二十五·射工候及《抱朴子·登涉篇》。

〔3〕　恻恻然　疼痛貌。《欧阳建临终诗》："下顾所怜女，恻恻心中酸。"注："酸痛也。"

〔4〕　五香散方　《备急千金要方》卷二十五·蛇毒有沉香牡蛎，为十六味；《外台秘要》卷四十·射工方有沉香牡蛎，无青木香，为十五味。

〔5〕　乌翣　原作"乌鸯"，据《备急千金要方》卷二十五·蛇毒改。《外台秘要》卷四十·射工方作"乌翣根"三字。按"乌翣"，又名乌扇，即射干。

〔6〕　黄檗　原作"黄蘗"，据《备急千金要方》卷二十五·蛇毒、《外台秘要》卷四十·射工方改。

一香。

野葛膏　主射工恶核，卒中恶毒方。

野葛二升　巴豆去皮　乌头　蜀椒各五合　附子　丹砂　茵芋各一两　雄黄　大黄　踯躅各二两

上一十味捣筛为散，以不中水猪膏十斤煎，三上三下，去滓，纳丹砂雄黄末，搅至凝，以枣核大摩病上，勿近眼。凡合名膏，皆不用六畜妇人小儿见之。

麻子汤　主遍身流肿[1]方。

麻子五升，炊　赤小豆三升　防风三两　附子炮　当归各一两

上五味，先捣麻子令熟，以水三斗煮麻子，取一斗三升，去滓，纳药及豆，合煮取四升，去滓，食豆饮汁。

治恶毒肿，或著阴卵，或偏著一边[2]，疼急挛痛，牵小腹不可忍，一宿杀人方　取茴香草捣取汁，饮一升，日三四服，滓薄肿上。此外国方，神验，从永嘉[3]以来用之，起死人，神效无比。

凡风劳毒肿疼挛痛，或牵引小腹及腰胯痛方　取桃仁一升，去尖皮两仁者，熬令黑烟出，热研如脂，以好酒三升搅令相和，一服，覆取汗，不过两三度作之，瘥。

若从脚肿向上，稍进入腹杀人方　取赤小豆一斗，以水三斗煮烂，出豆，以汁渍膝以下，日一，数日则愈矣。若已入腹者，不须渍膝，但煮豆食之，断一切盐菜饮食米面，惟只食豆一物，渴饮豆汁，瘥乃止。

大麻子赤小豆汤　主毒肿无定处，或敕濇恶寒，或心腹刺痛，烦闷者，此由毒气深重也。

大麻子熬　赤小豆各五升　生商陆二升，薄切之　升麻四两　附

---

〔1〕　流肿　病证名。因风邪结搏于气血而致，有冷肿与热肿两候，冷者其痛隐然或急痛；热者身热如火，烦躁口干。因其肿游移无常处，故称。详参《诸病源候论》卷三十一·流肿候。

〔2〕　偏著一边　"边"原作"遍"，据《外台秘要》卷三十·恶肿一切毒疮肿方改。

〔3〕　永嘉　晋怀帝司马炽年号，公元307—312年。

子炮　射干各三两

上六味，以水四斗煮诸药，取二斗五升，去滓，研麻子令破，以麻子汁煮豆令极熟，去滓，可得六七升，一服一升，一日一夜令尽，小便当利，即毒除肿减，食兼此豆益佳，如汤沃雪。凡用麻子皆不得用郁悗[1]者，可拣择用之。

疗肿方　狗尿珠一名龙葵取汁敷之，拔出根。冬用干者，汤渍取汁用之。

又方　取苍耳烧灰，和醋淀作泥封之，干即涂勿住，取拔根出乃止。

又方　取黑牛垢封之。

又方　刮竹箭[2]上取茹，作炷，灸上二七壮，即消矣。

又方　末附子，醋和敷上，燥即涂。

又方　取生茅苣根汁一合，去滓涂，不过三度。

丹疹第五方二十八首

治丹毒肿，升麻搨汤方

升麻　漏芦　芒消各二两　蒴藋根五两　黄芩三两　栀子二十枚

上六味切，以水一斗煮取七升，冷，分用渍搨，常令湿为佳。

丹毒方　一名天火也，肉中忽有赤如朱涂之色[3]，大者如掌，剧者遍身，亦有痛痒微肿者方。赤小豆二升绢下筛，鸡子白和涂之，小干即涂，逐手消也。复合漏芦汤以防其内，其方如下

漏芦　白敛　黄芩　白薇　枳实炙　升麻　芍药　麻黄去节

---

[1]　郁悗　原作"郁悗"，今改。按"郁"，腐臭。《广雅·释器》："郁，臭也。"《广韵·物韵》："郁，腐臭也。""悗"，字书未见。当作"悗"。变异。《说文解字·心部》："悗，变也。""郁悗"，谓腐臭变质。

[2]　竹箭　竹名。柳宗元《与崔连州论石钟乳书》："必若土之出无不可者，则东南之竹箭，虽旁歧揉曲，皆可以贯犀革。"

[3]　赤如朱涂之色　"之"原作"赤"，据《备急千金要方》卷二十二·丹毒、《外台秘要》卷三十·丹毒方改。

甘草炙,各二两　大黄二两

上一十味㕮咀,以水一斗煮取三升,分三服。

治五色丹[1],俗名油肿,若犯者多致死,不可轻之方　缚母猪枕头卧,即瘥。

又方　牛屎涂,干则易之。

又方　鸡子白蒲席灰涂之。

又方　捣麻子,水和涂之。

又方　煎羊脂摩之,青羊尤佳。

又方　赤小豆五合末,水和,取汁一合服,滓涂五心。

又方　以芸台菜末,鸡子和涂之。一云芸台叶汁服三合,滓涂丹上。

又方　榆根皮末,鸡子和敷之。

又方　烧苦竹叶,筛灰,和腊月猪脂涂之。亦治油肿。

又方　捣芸台菜封,即瘥止。

又方　捣慎火草封之,神良。

又方　鲫鱼五枚五寸以上者去鳞,熟研朱砂一合,捣如泥,封病上,厚三分,干易之。

瘤病方　取獐鹿二肉治如厚脯,火炙令热,搨掩瘤上,冷更炙搨,可四炙四易,痛脓便愈,不除,更炙新肉用之。

白瘤方　先极搔刮,以绳缚之,即愈。又取东向木孔[2]中水热,刮疮[3]上,洗之二三遍,即愈。

又方　硫黄　矾石烧

上二味等分末,以醋和敷上。

麻游肿方　以生布一片揾[4]油中,布入油出,以火燃之,持照病

---

〔1〕　五色丹　《备急千金要方》卷二十二·丹毒作"五色油丹"四字。

〔2〕　孔　原作"空",今改。按"空",同"孔"。《说文解字·穴部》:"空,窍也。"段玉裁注:"今俗语所谓孔也。"《集韵·董韵》:"空,窍也。通作孔。"

〔3〕　疮　《外台秘要》卷二十三·白瘤及二三十年瘤方作"瘤"。

〔4〕　揾(wèn　问)　浸入。《说文解字·手部》:"揾,没也。"段玉裁注:"没者,湛也,谓湛浸于中也。"

上，咒曰：日出游游不知羞，脂火燎你头。七遍瘥。

白游肿方　熟捣生羊脾涂之。

青白赤游，手近微痛者方

　　　大黄　蒲黄　伏龙肝各二两

　　　上三味以水和如薄粥，涂之。

治赤游方　以鹰屎水和涂之，二三瘥。

又方　胡燕巢灰醋和敷之，日二三。

又方　冷水射注之。

又方　大黄一两　紫檀一两　豉一合两

　　　上三味捣，细筛为末，大醋和敷之。

又方　捣慎火草如泥，涂之，此最大效。

火游肿方　大黄慎火草和为末，涂之。

又方　胡粉一两和醋一合煎，涂之。

火游肿流，遍身赤色者，入腹即死方　以生猪肉敷上。其肉虫鸟不
食，臭恶故也。

甘湿第六论二首　方三十八首

论曰：夫甘湿之为病也，或热或寒，如病疟状[1]，或时下痢，或
痢则断，或常痢不止，无有时节，或时睡眠，有时思食，而气力渐弱，
日日羸瘦，腹背挛急，头项无力，嗜卧食少。试法：先指琢其脊上两
边，若逐指即起如粟者即是甘病，若不起者非是甘也。若起者可渐
向上琢之，若起至颈骨两边者，即是虫已入脑矣，病难愈矣，疗十得
二，终须多灸。若未入脑，医之可瘥。

先以绳拘项，向心压头，令当齐骨下尖处，即插著转绳向背，背
上当脊骨插头，横量病人口两吻头，作定于捉绳头，脊骨上点两处
灸，必须细意，点处齐平即灸。初旦灸二壮，满一七日至第二七日

———

〔1〕　如病疟状　"疟"原作"虎"，据文义改。

灸二七壮,第三七日旦暮灸七壮,第四七日日只三壮[1],第五七日
日二壮。看初灸二三日,若灸疮发脓者易瘥,五六日乃发者难瘥。
惟得食白饭苜蓿苦苣蔓菁菜香浆少许烧盐,瘥后百日乃可得依常
食。又须灌药三遍,相去五日一灌。

　　葱白一握　豉[2]一升　蜀椒三合　盐二合

　　上四味以水一斗煮取七升,去滓,暖灌之,取一升乃灌也。

疗甘湿[3]蚀口齿及下部方

　　飞廉蒿蜀名

　　上一味烧作灰,捣筛,以两钱匕著病处,甚痛忍之,若不痛则非
　　甘也。特忌油腻蜜鱼。有人患甘食口刺痛穿,着此得瘥,著下部
　　中,虫如马尾大,相续出无数,十日后瘥,二十日平复。

又方　取五叶紫花草末,和杏仁苇花灰相和,吹下部中,瘥。

甘湿方　捣五叶紫花草熟,先病上拭干,纳著病上,瘥为限,所中甘
　　者　绞取汁五合服之,日三夜一。

下部痒如虫行方

　　真朱砂一铢　矾石二分,烧　芎䓖一两

　　上三味捣末,绵裹,纳下部中。

又方　取虾蟆末兔屎末,用之如上法。

又方　以纸裹莨菪根,煻火烧熟,以蜜涂,纳下部中,一切虫痔
　　皆愈。

又方　黄连二两　蛇床子半两　黄檗　栀子各一两

　　上四味捣筛为散,以腊月猪脂和,涂纳下部中,日再。

又方　大黄　黄芩　黄芪　玄参各一两　丹参三分　芍药半两　吴
　　茱萸五分,炒

　　上七味捣筛为散,酒服方寸匕,日三。

治甘湿,久下痢赤白,百疗不瘥方

────────────

〔1〕　日只三壮　“日”原作“目”,据文义改。

〔2〕　豉　原作“豉豉”二字,据文义删。

〔3〕　甘湿　原作“廿湿”,据文义改。

兔头炙　狐骨皆腊日采，炙　葶苈子熬　百草五月五日收　蛇头炙　虾蟆炙　蜣蜋皆五月五日采，炙　石黛　晚蚕蛾熬　青矾熬　黄矾熬　丁香　麝香　菥蓂灰　故绯灰　苦参　蘘皮　干姜　角蒿灰　丹砂　芒消　铁衣　印成盐　救月木　蝎虫屎　桂心　床中桃木

上二十七味等分，细研如粉，以筒子吹下部，日三，良。《千金》有倒挂草。

甘湿下虫方《千金》云下黑

熏黄　朱砂　石黛　石盐　麝香　丁香　矾石熬　栀子　铁衣　莨菪子熬　细辛熬　土瓜熬　干姜熬　蜀椒汗　葶苈子熬　昌蒲熬　虾蟆干者，熬　故靴底炙　髑髅骨炙之，枯腐者佳，新者不任用

上一十九味等分，捣筛为散，以筒子吹药杏仁大下部中，所有患甘疮悉敷之。其丁香麝香皆别细研，纳药中合之。一方有芥子。若病大重者，用灌法如下

丁香　麝香　甘草各三分　犀角五分

上四味细末如粉，别以盐三合、蜀椒三合、豉二升，以水三升煮取一升，去滓，纳诸药合和，分再灌之，旦一酉一。

月蚀恶疮瘜肉方

硫黄一云雄黄　茵茹　斑猫去足翅，熬，各一两

上三味捣筛为散，以粉疮上，干者以猪膏和涂，日三夜二。

治甘蚀人诸处，凡是赤白痢久不瘥，秘之方

五月五日虾蟆一枚，半熬半生，作末　金银土埚五分　麝香一分　人屎灰五分　银末小豆大

上五味细研如粉，敷病上，即瘥，三七日慎食甜物，痢者吹下部中。

凡人口中生疮久不瘥，下至咽喉胸中，有三年不瘥者，此亦是甘蚀病，宜涂角蒿灰于病上，有汁咽之，不过一宿瘥。

又方　蔷薇根浓煮汁，含咽，三宿瘥。

又方　大麻子　胡麻各一升半，并熬令焦赤

上二味，以三升瓦瓶泥裹上厚一寸，待干纳麻子等令满，以四五枚苇管插口中，密泥之，掘地作灶，立瓶灶口中，灶底著瓦器承之，密填灶孔与地平，聚炭瓶四面以击垒之，日没放火烧之，至明旦开取脂，适寒温，灌下部中一合，寻觉咽中有药气为佳，亦不得过多，多则伤人，隔日一灌，重者再三灌止，旦起灌，至日夕极觉体中乏劳，勿怪也。非惟治甘湿，凡百异同疮疥癣并洗涂之，无不瘥。一云口含一丸。

甘蚀下部生疮及日月蚀方

麝香　干姜　蛊虫屎　葵茎灰　矾石各三分，烧　五月五日虾蟆一枚，炙

上六味捣筛为粉，以竹管吹下部，入纳三寸，日再。

又方　藋芦一两　狼牙三两　橘皮　萹蓄　青葙各半两

上五味准前法用之。

甘湿方　取干羊屎一升，以暖水三升渍之一宿，绞取屎汁，和末石黛一颗，纳汁中温之，灌下部，令药停腹一食久，病乃瘥。

又急甘蚀鼻口，数日尽，欲死方　蓝淀涂所食上令遍，日十度，夜四，瘥止。

又方　细末没石子，吹下部，立瘥。

又方　烧文蛤灰，腊月猪脂和涂。

又方　灌白马尿一升。

治痛疮方　细楸枝叶水煮稠可丸，以竹筒纳下部中，甘痔漏皆瘥。煎楸叶汁数洗之，良。

甘虫月蚀湿䘌等方

腊月兔头二枚，烧　五月五日虾蟆一枚，烧　青黛一两　地黄叶灰鸡子大　虎头八分，炙　贝齿七枚，烧　小蓟灰鸡子大

上七味为散，绵裹如枣核大，纳下部中，亦筒吹半枣核大，成人者井华水旦服五分匕，隔日一服。

论曰：凡患湿䘌虫，多是热病后，或久下不止[1]，或有客热结

----
〔1〕 久下不止　"止"原作"上"，据文义改。

在腹中，或遇暑湿凉气者，多生此病。病亦有燥匿，不甚泄痢。而下部疮痒，不问燥湿，久则杀人。为病诊，齿无色，舌上尽白，甚者满口有疮，四肢沉重，喜眠，如此者，此为虫蚀其肛，肛烂尽，见五脏，即死矣，治之方。

　　黄连　生姜各十两，切　艾叶八两　苦参四两

　　上四味㕮咀，以水一斗煮取三升，为三服，日三，久者三剂良。凡湿匿欲得冷而苦痢　单煮黄连及艾叶苦参之属，皆可单用。

懊𢜤散　主湿匿疮烂，杀虫除热方。

　　藿芦　青葙　女青[1]　桃仁去皮尖双仁，熬　雷丸各三两　萹蓄半两

　　上六味捣筛为散，粥饮服方寸匕，日三，稍增至二匕，酒服亦得。

湿匿神方　取生姜刮去上皮，断理切之，捣极熟，取汁一升五合，又以水一升五合和合相得，旦空腹服之，仍刮生姜二枚如指大，以楸叶桃叶数重裹之，煻火中烧之令极热，纳下部须臾，若湿盛者频三日作之，无有不瘥。

阴蚀疮方

　　蒲黄一升　水银一两

　　上二味熟研令散，以粉疮上。五月六月七月食特忌肥浓，慎之者即免此。

又方　肥猪肉三十斤，并得阴肉，杂用益良，以水二石煮取熟讫，去肉，以汤汁纳大盆中，以自洗，冷即易，不过四遍。

杀九虫散　主寒疝心痛及虫啮心痛方。

　　藿芦　贯众　干漆各二两，熬　狼牙一两

　　上四味捣筛为散，以羊臛和服之一合，日三，二日下虫矣。

治热心中懊𢜤方

────────

[1]　女青　即鸡屎藤，为茜草科植物鸡屎藤的全草及根。性味甘酸平，能祛风活血，止痛解毒，消食导滞，除湿消肿，主治风湿疼痛，瘰疬，肠痈，无名肿毒等。

藋芦二两半　干漆熬　萹蓄各三分

上三味捣筛为散,粥饮服方寸匕,日三。

治虫痛方　熬干漆末之,蜜和,丸如梧子。饮服十丸,日三。

又方　烧槐木耳灰,水服枣大,瘥,不止饮一盏热汤,立有虫出。

有人患心腹胀满,不能食饮,至于死,有人教取羊子肝,揾蒜齑服之,遂转下五升如粉粥,寸寸皆是虫,即瘥,此人口中生疮,时人名曰干甘,以此疗之得瘥。百日内必不得食酱,食酱即发,常食蒜齑,平旦服,至日西即下。其齑须和调作,不同寻常食齑也。

肠痔第七 方三十六首　论一首

疗痔方　腊月牛脾一具炙熟,食之令尽,即瘥。

又方　牛脾一具熟煮,空腹食之尽,勿与盐酱等,一具不瘥,更与一具,从旦至未令尽。

疗外痔方　麻子四升捣,生布袋盛,饭下蒸之,绞取脂,铜盘盛暖之,以绵作贴子,坐使正当蒸痔孔,须臾易之更坐,虫出。

又方　捣萹蓄,绞取汁,溲面作馎饦,空腹吃,日三顿,常食良。

疗痔方　桑耳切三升,水一斗五升煮取三升,旦服一升,日三,三日服一剂。

又方　桑耳作羹臛,调和令美,空腹下饭取饱,不过三顿瘥。

又方　猬皮一具,熬　干地黄五两　连翘子　槐子各三两　当归　干姜　附子炮　续断　矾石烧　黄芪各一两

上一十味捣筛为末,炼蜜丸如梧子。饮服十丸,日二,稍加至三十丸。兼主漏。

又方[1]　取生槐白皮十两,熟捣,丸如弹丸,绵裹纳下部中,长吃萹蓄菜及煮汁作羹粥食之,大佳。

治下部痒痛,绕缘肿起[2],内欲生肉突出方

---

〔1〕　又方　"又"原作"人",据《备急千金要方》卷二十三·五痔改。

〔2〕　绕缘肿起　"绕"原作"纯",据《备急千金要方》卷二十三·五痔改。

大豆三升,水七升急火煮取四升　槐白皮切,六升　甘草三两,炙

上以大豆汁煮取二升,渍故帛薄之,冷则易之,日三五。

槐白皮膏　主下部痒痛,痔疮方。

槐白皮五两　赤小豆二合　楝实[1]　桃仁各五十枚　当归三两
白芷　甘草各二两

上七味以成煎猪膏一斤微火煎,白芷色黄,去滓,摩病上,兼导
下部中。

疗痔方　取故凿由一枚烧作灰,以井华水空腹服一分。

又方　取地黄末,敷下部,日三夜一,良。

又方　干姜　芫花　蜀椒各一两半,汗　猪悬蹄十枚,烧　附子三枚,炮
芍药　白薇　白敛　大黄　牡蛎熬　桂心各半两　甘草一两,炙

上一十二味捣筛为散,酒服方寸匕,日二。

疗痔下部出脓血,有虫,旁[2]生孔方　取槐白皮一担[3],以水煮令
极熟,出置木盆内,坐其中,欲大便状,虫悉出,冷复易之,不过二
三度。

又方　煮槐根汁洗之。

又方　煮桃根汁洗之。

诸痔去血过多,气息惙惙[4],不下食,或腹痛牵引下部,**当归汤**

当归　干姜　桂心　甘草各三两,炙　糖八两　牡丹　白芷
附子炮　芍药　人参各二两　干地黄四两

上一十一味㕮咀,以水一斗煮取三升二合,去滓,纳糖令消,分
为四服。

---

〔1〕　楝实　《外台秘要》卷二十六·杂疗痔方作“陈豉”。

〔2〕　旁　原作“傍”,今改。按“傍”,同“旁”。侧,旁边。《广韵·唐韵》:“傍,
亦作旁。”

〔3〕　担　原作“檐”,据《备急千金要方》卷二十三·五痔改。按“檐”,同
“担”。《吕氏春秋·异宝》:“荆国之法,得五员者,爵执圭,禄万檐,金千
镒。”毕沅校:“檐与儋古通用,今作担。”

〔4〕　惙惙　短气貌。慧琳《一切经音义》卷十八:“惙惙,短气之貌也。”《玉
篇·心部》:“惙,疲也。”

诸大去血,积日虚之,**内补汤**方

　　人参　续断　白芷　芍药　附子炮　当归　甘草各三两,炙
桂心　茯苓　干姜　芎劳　干地黄　五味子　麦门冬去心,各
三两　大枣二十枚,去核

　　上一十五味㕮咀,以水一斗煮取四升,分四服。

诸痔下血,**蒲黄汤**方

　　蒲黄一升　当归　白芷　白石脂各三两　黄连　芎劳　干地
黄　甘草各二两

　　上八味㕮咀,以水一斗煮取三升,分三服。

诸痔去血大虚,**黄芪汤方**

　　黄芪　当归　芎劳各三两　龙骨一两　芍药　桂心各四两　糖
一斤　附子炮,去皮　甘草各二两,炙

　　上九味㕮咀,以水一斗煮取三升二合,去滓,入糖令消,分
五服。

槐子丸[1]　主燥湿痔,痔有雄雌者,主之方。

　　槐子　吴茱萸根皮　干漆各四两,熬　蒺藜三两　秦艽　黄芩
牡蛎熬　雷丸　白芷　龙骨　黄芪　桂心　丁香　青木香
八角附子炮,去皮,各二两

　　上一十五味捣筛为末,炼蜜和,丸如梧子。饮服二十丸,日
三服。

小槐实丸　主五痔十年方。

　　槐子三斤　白糖二斤　矾石烧　硫黄各一斤　龙骨　大黄　干
漆各十两,熬

　　上七味,捣筛四味,其矾石[2]及糖并细切,纳铜器中,一石米
下蒸之,以绵绞取汁,以和药令作丸,并手丸之如梧子,阴干。酒
服二十丸,日二,稍增至三十丸。

---

〔1〕　槐子丸　《备急千金要方》卷二十三·五痔有白敛,为十六味;《外台秘
　　　要》卷二十六·五痔数年不瘥方有楝木根皮鸡舌香,无丁香吴茱萸根皮。
〔2〕　其矾石　《备急千金要方》卷二十三·五痔作"其二种石"四字。

槐酒[1] 主五痔十年不瘥者方。

　　槐东南枝细剉,一石　槐白皮细剉,一石　槐东南根细㕮,三石
槐子一斗

　　上四味,以大釜中安十六斛水,煮取五斛,澄取清,更煎取一石
六斗,炊两斛黍米上,曲二斗酿之,搅令调,封泥七日,酒熟取清,
饮适性,常令小小醉耳。合时更煮滓取汁,淘米洗器不得用生
水,作酒如此,药忌生水故也。

主痔神方　七月七日多采槐子,熟捣取汁,重绵绞之,纳铜器中,著
中庭高门上曝干之二十日以上,煎成如鼠屎大,纳谷道中,日三,
亦主瘘及百种疮。

又方　取三具鲤鱼肠,以火炙令香,以绵裹之,纳谷道中,一食顷虫
当出,鱼肠数数易之,尽三枚便瘥。

又方　炙鱼肠令香,坐上,虫即出。

又方　虎头骨炙　犀角末

　　上二味各末之如鸡子大,以不中水猪膏和涂之。

治痔方　取八月槐子捣取汁,煎作丸涂之。

又方　取熊胆涂之,取瘥止。但发即涂。

又方　以纸裹小瓜,以泥裹三四分,煻火埋烧之令大熟,经宿勿食,
使大饥,开取乘热[2]任意饱食之,覆暖卧一炊久,其痔瘥。

五痔方　五月五日收苍耳茎叶,捣为末,水服方寸匕,日三,瘥,采
时阴干。

又方　烧羊角鰓末,酒服方寸匕,日三。

又方　常服蒲黄方寸匕,日三,良。

　　论曰:凡人大便有血,即是痔病,勿得慢之。慎干枣油腻猪鱼。
夫患痔在身,所服名药皆不得力,徒弃功夫,一无所益。欲服饵者

──────────

〔1〕 槐酒 《备急千金要方》卷二十三·五痔作"槐子酒",无槐白皮,为
　　三味。

〔2〕 乘热 "乘"原作"承",今改。按"承",通"乘"。趁着。《说文通训定
　　声·升部》:"承,假借为乘。"

当断之,乃可服也,第一〔1〕槐子仁丸,大有效验,方在前篇中,必须事之,勿致疑也。

治脱肛方

蒲黄二两

上一味以猪肪和,敷肛门上,纳之,日二三,愈。

又方　肠出不入,生栝楼取汁,猪脂等分汤上温,涂纳之,瘥。

又方　以铁精粉上,纳之,每出即粉,取瘥止。

疥癣第八论一首　方三十四首　灸法一首

论曰:瘑疮疥癣之病皆有诸虫,若不速愈,三年不瘥,便为恶疾。何者,诸虫族类极盛,药不能当,所以须防之,不可轻也。凡疗疥瘙,黄芪酒中加乌蛇脯一尺、乌头附子茵芋石南莽草各等分,大秦艽散中加之亦有大效,小小疥瘙十六味小秦艽散亦相当。《千金》云:小秦艽散中加乌蛇二两。

香沥〔2〕　主燥湿癣及瘑疥百疮方。

沉香　松节各一斤,一方更有柏节松节各一斤

上二味破之如指大,以布袋盛之,令置麻油中半食久出,取一口瓷坩〔3〕,穿底令孔大如鸡子,以松叶一小把藉孔上,以坩安著白碗〔4〕上,以黄土泥坩固济,令厚五分,以药纳坩中,以生炭著药上使燃,其沥当流入碗中,燃尽乃开出坩取汁,以敷疮上,日再。并治白秃疽恶疮,皆瘥,当服小秦艽散,即瘥。

矾石沥　主干湿痒及恶疮白秃方。

矾石　硫黄　芒消　大盐各三分　松脂六合　白糖八两

---

〔1〕　第一　"第"原作"弟",今改。按"弟",与"第"同。《吕氏春秋·原乱》:"乱必有弟。"高诱注:"弟,次也。"毕沅注:"弟,古第字。"

〔2〕　香沥　《外台秘要》卷三十·干湿癣方有柏节杉节,为四味。

〔3〕　坩(gān　甘)　陶器名。《集韵·谈韵》:"坩,土器也。"

〔4〕　碗(wǎn　宛)　原作"盌",今改。按"盌",同"碗"。小盂。《玉篇·皿部》:"盌,小盂。亦作椀。"

　　上六味,切诸药令如指大,先取甑蔽仰铜器上,纳甑中,以药安蔽上,以松脂白糖布药上都讫,重以大蔽覆之,炊五升米,药汁流入器中,其汁密覆之,临用小温,涂疮上,日再。

治癣秘方　捣羊蹄根,分以白蜜和之,刮疮四边令伤,先以蜜和者敷之,如炊一石米顷拭去,更以三年大醋和涂之,以敷癣上,燥便瘥,若刮疮处不伤,即不瘥。

治久疥癣方

　　丹砂　雄黄　雌黄各一两　蔺茹三两　乱发一两,洗净　松脂白蜡〔1〕各一两　巴豆十四枚,去皮　猪膏二斤

　　上九味,先煎发令消尽,纳松脂蜡等,三上三下,去滓,末蔺茹石药等,纳中更煎一沸止,敷之三数度,瘥。

治久癣不瘥方　细研水银霜如粉,和腊月猪膏,先以泔清洗疮,拭干涂之,一涂即瘥,后时重发,更涂即永瘥,妙。涂时大须薄,慎勿厚。

又方　水银　矾石〔2〕烧　蛇床子　黄连

　　上四味各一两,腊月猪膏七合和搅,不见水银为熟,敷之,治一切无问幼小诸疮。上方加漆头蔺茹一两。

治诸疮癣疗不瘥方

　　水银一斤　猪膏腊月者,五斤

　　上二味以铁器中,垒灶,马通火七日七夜勿住火炊之,停冷取猪膏,去水银,不妨别用,以膏涂一切诸疮,无不应手即瘥。

又方　牸牛尿〔3〕一升　羊蹄根切,五升

　　上二味,纳羊蹄渍一宿,日曝之干,则纳尿中渍一宿,尿尽止,捣作末,涂诸疮癣上,和猪脂用更精。

又方　诸瘙疥皆单用水银猪膏,研令极细,涂之。

又方　取生乌头十枚切,煮取汁洗之,即瘥。

---

〔1〕　白蜡　《备急千金要方》卷二十三·疥癣作“白蜜”。

〔2〕　矾石　《备急千金要方》卷二十三·疥癣作“礜石”。

〔3〕　牸牛尿　母牛尿。按“牸”,母牛。《玉篇·牛部》:“牸,母牛也。”又,《备急千金要方》卷二十三·疥癣作“特牛尿”。

治癣方　净洗疮,取酱瓣尿和涂之,瘥止。

又方　水银　芫荑末

上二味酥和涂之,即瘥。

又方　正日中午时灸病处影上,三姓灸之,咒曰:癣中虫,毛茸茸,若欲疗,待日中。

又方　取酥墨涂之。

凡诸疮癣初生时,或始痛痒,即以种种单方救之,或嚼盐涂之,妙。

又方　取鲤鱼鲊[1]糁涂之。

又方　取姜黄涂之。

又方　取牛李子涂之。

治癣方　取黄蒿穗作末,粉敷之,日三夜二,一切湿癣并瘥。

又方　取八月八日日出时,令病人正当东向户长跪,平举两手持户两边,取肩头小垂际骨解[2]宛宛[3]中灸之,两火俱下,各三壮若七壮,十日愈。

又方　捣刺蓟汁服之。

又方　服地黄汁,佳。

又方　服驴尿,良。

又方　烧蛇皮一具,酒服,良。

又方　捣莨菪,蜜和封之,良。

又方　热搨煎饼,不限多少,日一遍薄之,良。

又方　醋煎艾涂之,瘥。

又方　捣羊蹄根,和乳涂之。

---

[1]　鲊　用盐、米粉腌制的鱼。《释名·释饮食》:"鲊,菹也,以盐米酿鱼以为菹,熟而食之也。"

[2]　骨解(xiè 卸)　骨缝。按"解",关节、骨骼相连接的地方。《素问·气穴论》:"内解者写于中者十脉。"王冰注:"解,谓骨解之中经络也。"《玉篇·角部》:"解,接中也。"

[3]　宛宛　凹陷。《诗经·陈风·宛丘》:"子之汤兮,宛丘之上兮。"毛传:"四方高中央下曰宛丘。"

又方　大醋和雄黄粉，先以新布拭之令癣伤，敷之，妙。

治癞疥百疮经年不瘥方

　　楝实一升　地榆根五两　桃皮五两　苦参五两

　　上四味以水一斗煮取五升，稍温洗之，日一度。

治癞疥湿疮浸淫，日痛痒不可堪，搔之黄水汁出〔1〕，瘥复发方　取羊蹄根，勿令妇女小儿猫犬见之，净去土，细切熟熬，以大醋和，净洗，敷疮上，一时间以冷水洗之，日一敷。凡方中用羊蹄根，皆以日未出前采者佳。

又方　作羊蹄根散，痒时搔汁出，以粉上，又以生根揩之，神验。

疗渴利后发疮，坐处疮疥及疵癣方

　　蔷薇根三两　石龙芮三两　苦参二两　黄芪二两　黄连二两
　　芍药三两　雀李根三两　黄檗三两　黄芩三两　当归一两　续
　　断一两　栝楼四两　大黄一两

　　上一十三味捣筛，炼蜜和，以饮服之，丸如梧子大，一服十五丸，日三，加至三十丸，疮瘥乃止，所是痈疽皆须服之。《千金》云：蔷薇饮服之。

又方　赤小豆一升，熬，纳醋中，如此七遍　人参二两　甘草二两，炙
　　瞿麦二两　白敛二两　当归二两　黄芩二两　猪苓二两　防风
　　一两　黄芪三两　薏苡仁三两　升麻四两

　　上一十二味捣为散，饮服方寸匕，日三夜一。

治疥疽诸疮方〔2〕

　　水银　胡粉各一两半　黄连二两　黄檗七分　矾石三分，烧　附
　　子三分　蛇床子半两　苦参一两

　　上八味，下筛六种，水银胡粉别以猪脂研，令水银灭不见。乃以猪膏合研令调如泥，以敷上，日三夜一。

---

〔1〕　搔之黄水汁出　"搔"原作"瘙"，据《备急千金要方》卷二十二·瘭疽改。
〔2〕　治疥疽诸疮方　《备急千金要方》卷二十三·疥癣有姜黄，为九味。

代指第九方六首

治代指[1]逆肿方　以毛杂黄土作泥,泥指上,令厚五分,纳煻灰中
　令热,可忍之,泥干即易之,不过数反,即瘥。

又方　单煮地榆作汤,渍之半日,便愈。

治代指方　麻沸汤纳指其中,即愈。

又方　先刺去脓,炙鲊鱼皮令温,以缠指周匝,痛止愈。

治指疼欲脱方　取猪脂和姜末,稍令热,纳指甲中,食顷即瘥。

治指掣痛方　取酱清和蜜任多少,温涂之,即愈。

湿热疮第十方三十四首

治湿热诸恶疮方

　　狼牙五两　芍药五两　大黄三两　白芷五两　黄檗五两　丹参
　　五两

　　上六味切,以水四升煮取一升半,以洗之,日三度。

治湿热疮多汁粉散方

　　芎䓖　大黄　白敛　芍药　黄连　槐皮　龙骨各一两

　　上七味捣筛为散,以粉疮上,日三度。

又洗之方

　　茵芋三两　石南三两　莽草三两　蛇床子二两　蹹躅二两　矾
　　石二两

　　上六味切,以水一斗煮取五升,洗疮,日再。

治恶疮三年不瘥方

　　巴豆去皮　甘草

　　上二味等分,细下为散,先别煮甘草汤,洗疮讫,以药敷之,先

---

〔1〕　代指　病名。因指、趾外伤感染或火毒蕴结而致,症见手指肿焮热痛,
　　指甲边结脓,甚则指甲脱落等。详参《诸病源候论》卷三十·代指候。

从四面起向中心,日三夜一。

治恶疮似火烂洗汤方　取白马屎曝干,以水和煮十沸,绞取汁洗之,极佳。

治恶疮十年不瘥,似疠者方

蛇脱皮一枚

上一味烧之,末下筛,以猪脂和敷之,良。

又方　苦瓠

上一味㕮咀,煮取汁洗疮,日三度洗,煎以洗癣甚良,须先以泔清洗疮也。

治诸恶疮,**乌头膏方**

乌头　雄黄　雌黄　芎藭　升麻各半两　杏仁二七枚　胡粉一分　巴豆仁七枚,去皮　黄檗半两　乱发如鸡子大,一枚　松脂如鸡子大,一枚　防己三分　黄连半两

上一十三味切,以猪膏三升急煎令乱发消尽,去滓,停小冷,以真珠二钱匕投中,搅令相得,以敷之。凡用膏,皆令先温醋泔清洗疮,拭干乃敷之,讫,以赤石脂黄连散粉之,此治诸恶疮皆瘥。

栀子汤　主表里俱热,三焦热实,身体生疮,或发即大小便不利方。

芒消二两　大黄四两　栀子仁二七枚,擘　黄芩三两　知母二两　甘草二两,炙

上六味㕮咀,以水五升煮减半,下大黄煮取一升八合,绞去滓,纳芒消,分为三服。

又方　矾石烧　蜡　松脂　乱发

上四味各半两,猪脂四两煎之令发焦,纳矾石令消,纳松脂,次纳蜡,去滓,先刮洗疮,以涂之,日再三,不痛,久疮时愈,新疮迟愈,痒疮头秃皆即愈。生发此膏胜飞黄膏及诸名药。

治诸疮久不瘥,并疗六畜方

枣膏三斤

上一味以水三斗煮取一斗五升,数洗,取瘥为度。

治身疮及头疮不止方　以昌蒲末敷之,日三夜一。

治湿热疮恶疮洗汤方

　　槐子二升　蛇床子一两　黄连五两　当归　芍药　黄檗各三两

　　上六味切,以水三斗煮取一斗五升,去滓,以洗疮,日三度。

治湿热疮方

　　生地榆二斤

　　上一味以水三斗煮取一斗五升,以洗疮,日三度。

乌膏　主种种诸疮治不愈方。

　　水银一两　黄连一两　经墨半两

　　上三味末之,以不中水猪脂和敷之,不过三四度愈,神效。欲多任人,惟不治金疮,其药惟须熟研。

恶疮黄水出流方　烧故鞍屟毡灰,和腊月猪脂封涂。

又方　藜芦　巴豆

　　上二味等分,烧灰,和腊月猪脂封涂。

又方　松脂灰　薰陆香各五分　生地黄汁五合　白羊脂二分　石盐半两　乱发灰半两

　　上六味以猪脂一升煎取五合,纳地黄汁煎成膏,去滓贴之,日再,瘥止。

治恶疮瘑疮方

　　杏仁去皮　巴豆各二两,去皮　藜芦　黄连各一两　水银一钱许

　　上五味,以青羊脂和研水银令灭,先以盐汤洗之,去上痂,敷,日二。

时气病后得风,生疮疼痒,搔之黄汁出方

　　皂荚炙　乌头　矾石各三两　黄连一升　牡蛎四两　藜芦　桂心各一两六铢

　　上七味切,以水一斗煮取七升,去滓,先搔疮令血出,温洗疮,缓浸良久,佳。

卒患发热疮方　取炭长二尺者二枚,烧令赤,置地中,以水二升灌之,取地上汁洗疮,即瘥。

疮中恶肉出方　取乌梅二七颗烧作灰，敷疮中，其疮中恶肉乃
　　尽矣。

治恶疮方　取白及煮汁，洗疮讫，敷膏。膏用桑东向枝作末，以腊
　　月猪膏和敷之。亦主狗疮，初大痛，一宿即愈。

疮初患似疖[1]，后破无痂，疼痛难忍，名曰猪喙疮方　烧猪鼻作
　　灰，敷之，瘥。

反花疮[2]方　煎柳叶为煎，涂之，瘥。

又方　烧马齿草灰，敷之。

又方　烧盐末灰，敷之。

又方　以蜘蛛幕裹之。

王不留行汤　主白秃及头面久疮，去虫止痛方。

　　王不留行五两　桃东南枝五两　苿萸根皮五两　蛇床子三升
　　牡荆三升　苦竹叶切，三斗　蒺藜三升　大麻仁一升
　　上八味以水二斗煮取一斗，洗疮，日再。并治疽及月蚀疮烂。

治白秃方

　　三月三日桃花开者阴干　柏子　赤桑根
　　上三味为末，猪脂和，先以灰汁净洗秃处，拭干涂之。

又方　细柳枝一握　水银　皂荚炙

　　上三味以醋煎如饧，涂之。

松脂膏　主白秃及痈疽百疮方。

　　木兰皮一两　矾石　杜蘅　雄黄　附子　大黄　石南　秦艽
　　真朱　苦参　水银各二两　松脂六两
　　上一十二味以醋渍一宿，猪膏一斤半煎之，候附子黄去滓，乃
　　纳矾石雄黄水银，更著火煮三沸，还湿地待凝，以敷疮，瘥。

---

〔1〕疖　原作"节"，据文义改。

〔2〕反花疮　病证名。因风热毒邪搏结而致，症见初起状如饭粒，渐大有
　　根，溃破有脓血出，恶肉反出如花状，故名。详参《诸病源候论》卷三十
　　八·反花疮候。

又方 以牛肉作五味脯[1],炙令香,及热搨疮上,不过三四度,即瘥。

治头疮肿方 烧杏仁令黑,磨涂,复取束紫葛蔓[2]及干鱼头烧灰,和熏黄腊月猪脂涂之。

（任娟莉）

---

〔1〕 脯（fǔ 辅） 干肉。《说文解字·肉部》:"脯,干肉也。"

〔2〕 紫葛蔓 原作"柴葛蔓",据文义改。按"紫葛",即乌敛莓。《证类本草》卷十一·草部下品之下引唐本注云:"蔓生,叶似白蔹,生平泽。"

千金翼方卷第二十五 色脉

诊气色法第一

夫为医者虽善于脉候,而不知察于气色者,终为未尽要妙也。故曰:上医察色,次医听声,下医候脉[1]。是知人有盛衰,其色先见于面部。所以善为医者,必须明于五色,乃可决生死,定狐疑,故立候气之法,冠其篇首焉。

肝受病色青,心受病色赤,脾受病色黄,肺受病色白,肾受病色黑。皆先视于本色。

春,面色青,目色赤,新病可疗,至夏愈;夏,面色赤,目色黄,新病可疗,至季夏愈;季夏,面色黄,目色白,新病可疗,至秋愈;秋,面色白,目色黑,新病可疗,至冬愈;冬,面色黑,目色青,新病可疗,至春愈。

论曰:此四时王相本色见,故疗之必愈。夫五脏应五行,若有病,则因其时色见于面目,亦犹灼龟[2]于里,吉凶之兆形于表也。

扁鹊云:病人本色青,欲如青玉之泽,有光润者佳,面色不欲如青蓝之色。若面白目青,是谓乱常,以饮酒过多当风,邪风入肺,络于胆,胆气妄泄,故令目青,虽云天救,不可复生矣。病人本色赤,欲如鸡冠之泽,有光润者佳,面色不欲赤如赭土。若面赤目白,忧

---

[1] 候脉 原作"脉候",据文义乙正。按"候",诊察。《北齐书·方伎传·马嗣明》:"嗣明为之诊,候脉。"又,《备急千金要方》卷一·诊候作"诊脉",义同。

[2] 灼龟 烧灼龟甲。古人烧灼龟甲,视其上裂纹,附会人事,以占吉凶。《国语·鲁语下》:"如龟焉,灼其中,必文于外。"

622

恚思虑,心气内索[1],面色反好,急求棺椁[2],不过十日死。病人本色黄,欲如牛黄之泽,有光润者佳,面色不欲黄如灶中黄土。若面青目黄者,五日死。病人著床,心痛气短,脾竭内伤,百日复愈,欲起彷徨[3],因坐于地,其立倚床[4],能治此者,是谓神良。病人本色白,欲如璧玉之泽,有光润者佳,面色不欲白如垩[5]。若面白目黑,无复生理也,此为[6]醋饮过度,荣华已去,血脉已尽,虽遇岐伯,无如之何。病人本色黑,欲如重漆之泽,有光润者佳,面色不欲黑如炭。若面黑目白,八日死,肾气内伤也。

　　病人色青如翠羽者生,青如草滋[7]者死;赤如鸡冠者生,赤如衃血[8]者死;黄如蟹腹者生,黄如枳实者死;白如豕膏者生,白如枯骨者死;黑如乌羽者生,黑如炱煤[9]者死。

　　凡相五色,面黄目青,面黄目赤,面黄目白,面黄目黑,皆不死。

---

〔1〕　心气内索　谓心之精气在内离散。按"索",离散。《玉篇·索部》:"索,散也。"

〔2〕　棺椁　即棺木。按"椁",外棺。《周礼·地官·闾师》:"不树者无椁。"郑玄注:"椁,周棺也。"

〔3〕　欲起彷徨　谓卧起不宁,辗转难安。"彷徨",徘徊貌。《文选·曹丕·杂诗》:"展转不能寐,披衣起彷徨。"此谓展转不宁。

〔4〕　其立倚床　"立"原作"亡",据《备急千金要方》卷二十八·扁鹊华佗察声色要诀改。

〔5〕　垩　白色的土。玄应《一切经音义》卷十一引《苍颉篇》:"垩,白土也。"

〔6〕　为　原作"谓",今改。按"谓",通"为"。因为。《经传释词》卷二引王念孙曰:"谓,犹为也……《盐铁论·忧边篇》曰:有一人不得其所,则谓之不乐。谓之,为之也。"

〔7〕　草滋　《素问·五脏生成》"滋"作"兹"。按"滋",通"兹",草席。《说文通训定声·颐部》:"滋,假借为兹,实为兹之误字。"《尔雅·释器》:"蓐谓之兹。"郭璞注:"《公羊传》曰:属负兹。兹者,蓐席也。"

〔8〕　衃(pēi　胚)血　赤黑色的淤血。《说文解字·血部》:"衃,凝血也。"《素问·五脏生成》:"赤如衃血者死。"王冰注:"衃血,谓败恶凝聚之血,色赤黑也。"

〔9〕　炱(tái　台)煤　烟气凝积而成的黑灰。《集韵·咍韵》:"炱,《说文》:灰,炱煤也。或书作炲。"

病人目无精光及齿黑者，不治。病人面失精光如土色，不饮食者，四日死。病人及健人面色忽如马肝，望之如青，近之如黑，必卒死。

论曰：夫五色者，五脏之华也。故天晴明时，睹万物，辨白黑，审长短，若五色不分，长短乖错，此为错乱，故人亦然。

黄帝问伯高曰：察色知病何如。伯高曰：白色[1]起于两眉间薄泽者，病在皮肤；唇色青黄赤白黑[2]者，病在肉；荣气㶼然[3]者，病在血脉[4]；目色青黄赤白黑者，病在筋；耳焦枯受尘垢者，病在骨。问曰：病状如是，取之奈何。伯高曰：皮有部[5]，肉有柱[6]，气血有输[7]，筋有结，骨有属[8]。经曰：皮部在于四肢。肉柱在于臂胻[9]诸阳分肉之间及少阴分肉之间。气血之输[10]在于诸经络脉，

---

〔1〕　白色　《灵枢经·卫气失常》作"色"一字。

〔2〕　青黄赤白黑　"白"字原脱，据《灵枢经·卫气失常》补。

〔3〕　荣气㶼（ruǎn　软）然　"㶼"原作"需"，今改。按"需"，同"㶼"，柔弱。《集韵·狝韵》："㶼，柔也。通作㶼。"《周礼·考工记》："欲其柔滑，而腥脂之，则需。"孙诒让正义："需当作㶼。"《广雅·释诂一》："㶼，弱也。"又，《灵枢经·卫气失常》"需然"作"濡然"，义同。

〔4〕　血脉　《灵枢经·卫气失常》作"血气"。

〔5〕　皮有部　谓十二经脉各有浮现于皮肤的络脉，因十二经脉于体表各有分部，故称。《素问·皮部论》："凡十二经络脉者，皮之部也。"张景岳注："皮之部，浮络现于皮，故曰皮之部。"

〔6〕　肉有柱　谓全身肌肉有丰隆如柱者。《灵枢经·卫气失常》："然皮有部，肉有柱，血气有输，骨有属。"张景岳注："柱者，腘之属也。"张隐菴注："臂胫之肉为主，犹屋宇之有四柱也。"

〔7〕　气血有输　"输"原作"轮"，据《灵枢经·卫气失常》改。"气血有输"，谓气血有输布运行的经脉。按"输"，输布。《素问·经脉别论》："肺朝百脉，输精于皮毛。"高士宗注："输，输布。"此谓输布气血之经脉。

〔8〕　骨有属　谓骨骼有相交关联之处。按"属"，连续，因指关节。《灵枢经·卫气失常》："血气有输，骨有属。"丹波元简注："属者，跗属之属，两骨相交之处，十二关节皆是。"

〔9〕　胻（héng　横）　胫骨上部。《说文解字·肉部》："胻，胫耑也。"段玉裁注："耑，犹头也。胫近膝者曰胻。"又，《灵枢经·卫气失常》作"胫"。

〔10〕　输　原作"轮"，据《灵枢经·卫气失常》改。

气血留居则盛而起。筋部无阴阳左右,唯疾之所在。骨之属骨空[1]之间,所以受津液而益脑髓。若取之者,必须候病间甚者也。间者浅之少之,甚者深之多之,随变而调之,故曰上工。经言知一脏为下工,知二脏为中工,参而知之为上工。上工十全九,中工十全六,下工十全三,此之谓也。

雷公问曰:人有不病而卒死者,何以知之。黄帝曰:大气[2]入于脏腑者,不病而卒死矣。

雷公问曰:病少愈而卒死者,何以知之。黄帝曰:赤色出于两颧上,大如拇指者,病虽少愈,必卒死矣;黑色出于颜貌[3],大如拇指者,必卒死。颜貌者,面之首也。颜当两目下也,貌当两目上眉下也。

扁鹊曰:察病气色,有赤白青黑四气,不问大小,在人年上者病也,惟黄气得愈。年上在鼻上两目间。如下黑气细如绳,在四墓发及两颧骨上者死,或冬三月,远期至壬癸日,逢年衰者不可理[4],病者死。四墓当两眉坐直上至发际,左为父墓,右为母墓,从口吻下极颐名为下墓,于此四墓上观四时气。

春见青气,节尽死[5];夏见赤气,节尽死;夏秋见白气,节尽死;春见白气,至秋死;夏见白气暴死,黑气至冬死;秋见赤气,节尽死,冬至于甲子日死;冬见赤气暴死,见黄气至长夏死。

论曰:凡病黄色入鼻,从口入井灶,百日死。井在鼻孔上曲中是,灶在口吻两旁上一寸是,若入者丙丁日死。

凡人死色易验,但看年上有黑色横度者,此人不出百日死。若天中从发际两墓皆发黑色,此人三年死。天中当鼻直上至发际是

---

[1] 骨空 骨间空隙。按"空",间隙。《史记·陈杞世家》:"惠公立,探续哀公卒时年而为元,空籍五岁矣。"

[2] 大气 亢盛的邪气。《灵枢经·五色》:"大气入于脏府者,不病而卒死矣。"张景岳注:"大气,大邪之气也。"

[3] 黑色出于颜貌 《灵枢经·五色》"颜貌"作"庭"一字。

[4] 不可理 即不可治。按"理",系唐人为避唐高宗李治名讳而改。

[5] 节尽死 谓所当之时节既尽即死。按"节",时节。《史记·太史公自序》:"夫阴阳四时、八位、十二度、二十四节,各有教令。"

也。若颧骨上发黑色应之者，二百日死。目下有黑色横度年上者，不出三十日死。黑色入口应天中者，不出一年死。

若天中发死色，年上命门上并黄色者，未好半恶也。以天中为主，五年内死，天中发黑色，法三年内死，所以然者，有二处得主，故五年死。

凡天中发黑色，两颧上发赤色应之者，不出六十日兵死。若年上发赤色应之者，不出三十日死。若命门上发赤色应之者，不出百日市死，妇人产死兵死。同气从命门入耳年上，死。

赤色从眉冲下入目，五日死，或丙丁日死。黑色在左右眉上，一日死，或壬癸日死。若白色亦死，或庚辛日，或二三日死。赤色入口，三日死，远期丙丁日死。黑色从天中及年上入目，三日死，或壬癸日死，或二三日死，或百日半年死。青色如针在目下，春死，或甲乙日死。黄色入目匝四边，戊己日死。黑色准上行或入目，期壬癸日死，远期二十日死，若入耳鼻三日死。准上者当鼻上也，行谓在寿上年上下降接相次。

黄色横两颧入鼻，一年死。黑色如拇指在眉上，不出一年暴死，一云三年。赤色如马，黑色如乌，见面死。在口旁左右也，右名马，左名乌。黑色从眉绕目，死。赤色在口两旁，死。黑色如深漆绕口，或白色，皆死。

黄帝问扁鹊曰：人久有病，何以别生死，愿闻其要。对曰：按明堂察色，有十部之气，知在何部，察四时五行王相，观其胜负之变色。入门户为凶，不入为吉。白色见冲眉上者[1]肺有病，入阙庭者夏死；黄色见鼻上者脾有病，入口者春夏死；青色见人中者肝有病，入目者秋死；黑色见颧上者肾有病，入耳者六月死；赤色见颐者心有病，入口者冬死。所谓门户者，阙[2]庭[3]，肺门户；目，肝门

------

〔1〕　白色见(xiàn　现)冲眉上者　谓白色显露于冲眉之上。按"见"，显露。《广韵·霰韵》："见，露也。"

〔2〕　阙　额部两眉之间的部位，又名阙中。《灵枢经·五色》："阙者，眉间也。"

〔3〕　庭　额部中央，又名天庭。《灵枢经·五色》："庭，颜也。"

户；耳，肾门户；口，心脾门户。若有色气入者皆死。黄帝曰：善。

问曰：病而辄死，甚可伤也，宁可拯乎。对曰：脏实则腑虚，腑实则脏虚，以明堂视面色，以针补泻调之，百病即愈。鼻孔呼吸，气有出入，出为阳，入为阴，阳为腑，阴为脏，阳为卫，阴为荣。故曰：人一日一夜一万三千五百息，脉行五十周于其身，漏下百刻[1]，荣卫之气行度亦周身也。

夫面青者虚，虚者实之。补虚泻实，神归其室[2]；补实泻虚，神舍其墟[3]，众邪并进，大命[4]不居。黄帝曰：善。

五实未见。六虚者，皮虚则热，脉虚则惊，肉虚则重，骨虚则痛，肠虚则泄溏，髓虚则惰[5]。

仲景曰：鼻头色青者，腹中冷若[6]痛者死。鼻头色微黑者有水气，色白者无血，色黄者胸上有寒，色赤者为风，色青者为痛，色鲜明者有留饮。又，仲景曰：病人语声寂然，喜惊呼者，骨节间病；

---

〔1〕漏下百刻　"百"原作"二"，据本卷·诊脉大意改。按"漏"，漏壶，古代计时器。今存漏壶为铜制，分播水壶、受水壶两部分，受水壶内有立箭，箭上划分一百刻，箭随蓄水逐渐上升，露出刻度，以表示时间。《说文解字·水部》："漏，以铜受水刻节，昼夜百刻。"

〔2〕神归其室　谓精气归藏于五脏之中。按"神"，正气，亦即人体五脏所藏的精气。《灵枢经·小针解》："神客者，正邪共会也。神者，正气也；客者，邪气也。"

〔3〕神舍其墟　谓精气逸散于五脏之外。按"墟"，场所。《庄子·天运》："古之至人，假道于仁，托宿于义，以游逍遥之墟。"此谓精气所归藏之处。

〔4〕大命　寿命，天年。《史记·春申君列传》："王若卒大命，太子不在，阳文君必立为后，太子不得奉宗庙矣。"

〔5〕惰　原作"𢤱"，今改。按"𢤱"，通"惰"。懈惰。《韩非子·显学》："与人相若也，无饥馑疾疚祸罪之殃独以贫穷者，非侈则𢤱也。"陈奇猷集释："惰，𢤱同。"

〔6〕若　犹"而"。《三国志·魏志·陈思王植传》："窃自比于葵藿，若降天地之施，垂三光之明者，实在陛下。"又，《金匮要略》卷上·脏腑经络先后病脉证作"苦"。

言声暗暗然[1]不彻者,心膈间病;言声啾啾[2],细而长者,头中病一作痛。

诊脉大意第二

问曰:手足三阴三阳十二经皆有动脉,而独取寸口者何也。扁鹊曰:昼夜漏水下百刻,凡一刻一百三十五息,十刻一千三百五十息,百刻一万三千五百息。脉行五十度周于身,漏下一百刻,荣卫行阳二十五度,行阴二十五度,合五十度为一周,而复会于手太阴。手太阴者,寸口也。寸口者,五脏六腑气血之所终始,故法取于寸口也。脉有尺寸者,从关至尺是尺内,阴之所治;从关至鱼际是寸内,阳之所治。寸口位八分,关上位三分,尺中位八分,合三部一寸九分。寸口关上为阳,阳脉常浮而速;尺中为阴,阴脉常沉而迟。初持脉如三菽之重[3],与皮毛相得者,肺脉也;如六菽之重,与血脉相得者,心脉也;如九菽之重,与肌肉相得者,脾脉也;如十二菽之重,与筋平者,肝脉也;按之至骨,举指来疾者,肾脉也。

凡诊脉,当视其人大小长短及性气缓急,称其形性[4]则吉,与本性相乖[5]则凶。何则,人大而脉细,人细而脉大,人乐而脉实,人苦而脉虚,性急而脉缓,性缓而脉躁,人壮而脉细,人羸而脉大,

---

[1]　暗暗然　谓语声抑郁不彻。按"暗",哽咽,哭不出声。《方言》卷一:"平原谓啼极无声谓之唴哴　,楚谓之嗳咷,齐宋之间谓之暗。"

[2]　啾啾　谓语音细小,如小儿之声。按"啾",小儿声。《说文解字·口部》:"啾,小儿声也。"

[3]　如三菽之重　犹若三粒豆的重量。喻切脉时所用指力。按"菽",豆类总称。《说文通训定声·孚部》:"尗,古谓之尗,汉谓之豆,今字作菽。菽者,众豆之总名。"

[4]　称其形性　谓脉搏与其人的形体气性相适宜。按"称",适宜。《汉书·刑法志》:"一物失称,乱之端也。"颜师古注:"称,宜也。"

[5]　与本性相乖　谓脉搏与其人的形体气性相违逆。按"乖",违背。《玉篇·北部》:"乖,戾也,背也。"

此皆为逆。逆则难治，反此为顺，则为易治。

凡妇人脉常欲濡弱于丈夫也。小儿四五岁者，脉自疾驶[1]，呼吸八至也。

凡春脉细弦而长，夏脉洪浮而长，来疾而去迟，秋脉微浮而散，冬脉沉滑而实，季夏脉洪而迟。

凡心肺二脉大率俱浮，何以别之。浮而大者心也，浮而短者肺也。凡肝肾二脉俱沉，何以别之。牢而长者肝也，按之濡，举指来实者肾也，迟缓而长者脾也。

夫人受气于谷，谷入于胃，乃传于五脏六腑，五脏六腑皆受气于胃，其清者为荣，浊者为卫，荣行脉内，卫行脉外，阴阳相贯，如环之无端。故曰：胃为水谷腑，主禀四方，皆以胃气为本也。

凡人病脉不病，名曰内虚。脉病人不病，名曰行尸，死不治。

夫平和之脉，不缓不急，不涩不滑，不存不亡，不长不短，不低不昂，不纵不横，此为平也，无病。尺欲小大，关欲小实，老人脉欲微，阳赢于阴者，平也。

夫按之不足，举之有余，名曰浮。浮，阳也。

按之去来促急，名曰数。数，阳也。

按之如琴瑟弦[2]，三关通病，梗梗无有屈挠[3]，名曰弦。弦，阳也。《玉函经》为阴。

按之如动珠子，名曰滑。滑，阳也。

按之实强，其脉有似沉伏，名曰牢。牢，阳也。

按之浮大在指下而满，名曰洪。洪，阳也。

---

〔1〕　疾驶　迅疾，急数。按"驶"，迅疾。慧琳《一切经音义》卷十一引《苍颉篇》："驶，疾也。"

〔2〕　弦　原作"絃"，今改。按"絃"，同"弦"。《集韵·先韵》："絃，八音之丝也。通作弦。"

〔3〕　梗梗无有屈挠　谓脉形挺直而不曲屈。按"梗梗"，直貌。《尔雅·释诂》："梗，直也。""挠"，通"桡"。弯曲。《说文通训定声·小部》："挠，假借为桡。"《国语·晋语二》："抑挠志以从君，为废人以自利也。"韦昭注："挠，屈也。"

按之洪大,牢强隐指[1],名曰实。实,阳也。

脉见于关上,无头尾,大如豆,厥厥摇,名曰动。动,阳也。

上件八条皆阳脉也。

按之有余,举之不足,名曰沉。沉,阴也。

按之无,举之来,两旁实而中央空,名曰芤。芤,阴也。

按之迟小,名曰细。细,阴也。

按之短实而数,有似切绳[2]状,名曰紧。紧,阴也。

按之依依,名曰缓。缓,阴也。

按之大而迟,名曰虚。虚,阴也。

按之短小不至,动摇若有若无,或复浮薄而细急,轻手乃得,重手不得,名曰微。微,阴也。

按之乃得,举之无有,濡而细,名曰弱。弱,阴也。

按之尽牢,举之无有,不前不却,但出不入,如鱼之接食动中,名曰迟。迟,阴也。

按之无有,举之有余,或如帛衣在水中,轻手与肌肉相得而软,名曰濡。濡,阴也。

按之促数浮短,如刮竹皮,轻手乃得,重手不离其处,或多入而少出,名曰涩。涩,阴也。

按之来数,时一止,名曰促。促,阴也。

脉来动而中止,按之小数,中能还者,举指则动,名曰结。结,阴也,不死。

脉动而止,不能自还,因而复动,名曰代。代,阴也,代者死。

上件一十四条皆阴脉也。

脉有相薄者,寸口微而尺中弦,此为相薄也,或但寸口微而弦,

―――――――――――――――――――

〔1〕 隐指　谓脉搏动于指下而有力。按"隐",通"殷",震动。《说文通训定声·屯部》:"隐,假借为殷。"《史记·司马相如列传》:"车骑雷起,隐天动地。"《文选·司马相如·上林赋》"隐"作"殷"。李善注引郭璞曰:"殷,犹震也。"

〔2〕 切绳　牵紧绷急的绳索。按"切",急。《素问·调经论》:"必切而出,大气乃屈。"王冰注:"切,谓急也。"

亦为相薄也。

　　沉与伏相类，濡与弱相类，弦与紧相类，浮与芤相类，牢与实相类，微与涩相类，迟与缓相类，滑与数相类。

　　凡脉出为阳，入为阴，来往之间为脾，大阴也。凡脉浮滑长皆为阳，沉涩短皆为阴也。脉有一阴一阳者，脉来沉而滑也；一阴二阳者，脉来沉滑而长也；一阴三阳者，脉来浮滑而长，时一沉也。一阳一阴者，脉来浮而涩也；一阳二阴者，脉来长而沉涩也；一阳三阴者，脉来沉涩而短，时一浮也。

　　脉有伏匿者，谓阴阳更相乘伏也。若脉居阴部，反阳脉见，为阳乘阴也，虽阳脉，时沉涩而短者，此为阳中伏阴也；脉居阳部，反阴脉见，为阴乘阳也，虽阴脉，时浮滑而长者，此为阴中伏阳也。故重阴者癫，重阳者狂。

　　脉有太过，有不及，有阴阳相乘，有覆有溢，有关有格。关之前者，阳之动也，脉当见九分而浮，过者谓之太过，减者谓之不及，遂上鱼[1]为溢，为外关内格，此阴乘之脉；关之后者，阴之动也，脉当见一寸而沉，过者谓之太过，减者谓之不及，遂入尺为覆，为内关外格，此阳乘之脉。是真脏[2]之见也，得此诸脉，人不病自死。寸脉下不至关为阳绝，尺脉上不至关为阴绝，此皆死不治。欲决死生，当以月节期[3]之。

　　脉有相乘，有纵有横，有逆有顺，何以知之。水行乘火[4]，金

---

〔1〕　鱼　鱼际部位。《灵枢经·经脉》："肺手太阴之脉……上鱼，循鱼际，出大指之端。"张景岳注："鱼，手腕之前，大指本节之间，其肥肉隆起形如鱼者，统谓之鱼。"

〔2〕　真脏　真脏脉。为脉无胃气而真脏之气独见的脉象，如弦而无胃等。《素问·玉机真脏论》："见真脏曰死。"高士宗注："真脏者，无胃气也。"

〔3〕　期　预期，预料。《荀子·天论》："所志于天者，已其见象之可以期者矣。"

〔4〕　水行乘火　谓病脉当属火行而复见水行之脉，为相克。此下"金行乘木"义同。

行乘木，名曰纵；火行乘水[1]，木行乘金，名曰横；水行乘金[2]，火行乘木，名曰逆；金行乘水[3]，木行乘火，名曰顺也。

　　夫欲知人病将愈，当诊其三部之脉，大小迟疾浮沉正等[4]，虽有寒热不解，然阴阳已平，知当愈也。夫病者发热，身体疼痛，此为表有病，其脉当浮大，今脉反沉迟，故知当愈；病卒腹中急痛，此为里有病，其脉当沉细，今脉反浮大，故知当愈。然此二脉其人不即愈者，必当死，以其病与脉相反也。

　　夫脉者，血之腑[5]也。长则气治，短则气病，数则烦心，大则病进，上盛[6]则气高，下盛[7]则气胀，代则气衰，细则气少，短而急者病在上，长而缓者病在下，弦而沉者病在内，浮而洪者病在外，脉实者病在内，脉虚者病在外，滑而微浮病在肺，下坚上虚病在脾胃，长而弦者病在肝，脉小血少病在心，大而紧者病在肾。

　　凡脉，腑为阳，主热；脏为阴，主寒。阳微自汗，阴浮自下。阳数即口疮，阴数即恶寒。阳数出血，阴涩下血。脉与肌肉相得，久持之至者可下之。

　　夫脉有三部，阴阳相乘，荣卫气血，任人体躬[8]。呼吸出入，

----

〔1〕　火行乘水　谓病脉当属水行而复见火行之脉，为反克。此下"木行乘金"义同。

〔2〕　水行乘金　谓病脉当属金行而复见水行之脉，为我生。此下"火行乘木"义同。

〔3〕　金行乘水　谓病脉当属水行而复见金行之脉，为生我。此下"木行乘火"义同。

〔4〕　正等　谓病势与脉形正相齐等，为脉证相合之象。按"等"，齐，同。《广雅·释诂一》："等，齐也。"

〔5〕　血之腑　《备急千金要方》卷二十八·分别病形状、《素问·脉要精微论》"腑"并作"府"。

〔6〕　上盛　谓寸脉盛实。按"上"，指寸口脉的寸部。《素问·通评虚实论》："脉气上虚尺虚，是谓重虚。"王冰注："言尺寸俱虚。"

〔7〕　下盛　谓尺脉盛实。按"下"，指寸口脉的尺部。《素问·通评虚实论》："上盛则气高，下盛则气胀。"王冰注："下谓尺中。"

〔8〕　任人体躬　《备急千金要方》卷二十八·五脏脉所属作"而行人躬"。

632

上下于中,因息游布,津液流通。随时动作,效象形容,春弦秋浮,冬沉夏洪。察色观脉,大小不同,一时之间,变无经常[1]。尺寸参差,或短或长,上下乖错,或存或亡。病辄改易,进退低昂,心迷意惑,动失纪纲。愿为具陈,令得分明。师曰:子之所问,道之根源。脉有三部,尺寸及关,荣卫流行,不失衡铨[2]。肾沉心洪,肺浮肝弦,此自经常,不失铢分。出入升降,漏刻周旋,水下百刻,一周循环。当复寸口,虚实见焉,变化相乘,阴阳相干[3]。风则浮虚,寒则牢坚,沉潜水畜,支饮急弦,动即为痛,数即热烦。设有不应,知有所缘,三部不同,病各异端。太过可怪,不及亦然,邪不空见,终必有奸。审察表里,三焦别焉,知其所舍,消息诊看,料度脏腑,独见若神。为子条记,传与贤人。

凡疗病,当察其形气色泽,脉之盛衰,病之新故,乃可疗之。形气相得,色泽以浮,脉顺四时,此为易治;形气相失,色夭不泽[4],脉实坚甚,脉逆四时,此为难疗。

夫形盛脉细,少气不足以息者危;形瘦脉大,胸中气多者死。形气相得者生,参伍不调者病。

夫关前为阳,关后为阴,阳出阴入,以关为界。阳数则吐,阴数则下。阳弦头痛,阴弦腹痛。

---

[1]　经常　常规,常法。按"经",义理,法则。《玉篇·糸部》:"经,义也。"《三国志·魏志·陈思王植传》:"举挂时纲,动乱国经。"

[2]　衡铨　法度,规则。按"衡"、"铨",俱为称量重量之器,即秤。《淮南子·说林》:"悬衡而量则不差。"高诱注:"衡,称也。"《说文解字·金部》:"铨,称也。"段玉裁注:"称,各本作衡,今正。称即今秤字。"

[3]　阴阳相干　谓阴阳二气相互逆扰。按"干",扰乱。《国语·周语上》:"王事唯农是务,无有求利于其官以干农功。"韦昭注:"干乱农功。"

[4]　色夭不泽　谓面色晦暗枯憔而失去润泽。按"夭",晦暗,枯憔。《素问·玉机真脏论》:"形气相失,谓之难治;色夭不泽,谓之难已。"王冰注:"夭,谓不明而恶。不泽,谓枯燥也。"

诊四时脉第三

春肝木旺[1]，其脉弦细而长者，平脉也。反得微浮而短涩者，是肺之乘肝，金之克木，为贼邪，大逆，十死不治；反得浮大而洪者，是心之乘肝，子之乘母，为实邪，不治自愈；反得沉濡而滑者，是肾之乘肝，母之归子，为虚邪，虽病自愈；反得大而缓者，是脾之乘肝，土之畏木，为微邪，虽病不死。

夏心火旺，其脉浮大而洪者，是平脉也。反得沉濡而滑者，是肾之乘心，水之克火，为贼邪，大逆，十死不治；反得大而缓者，是脾之乘心，子之乘母，为实邪，不治自愈；反得弦细而长者，是肝之乘心，母之归子，为虚邪，虽病当愈；反得微浮而短涩者，是肺之乘心，金之畏火，为微邪，虽病不死。

季夏六月脾土旺，脉大穰穰[2]而缓者，为平脉也。反得弦细而长者，是肝之乘脾，木之克土，为贼邪，大逆，十死不治；反得微浮而短涩，是肺之乘脾，子之乘母，为实邪，不治自愈；反得浮大而洪者，是心之乘脾，母之归子，为虚邪，虽病自愈；反得沉濡而滑者，是肾之乘脾，水之畏土，为微邪，虽病不死。凡脾脉旺则不见，衰时即见。

秋肺金旺，其脉微浮而短涩者，是平脉也。反得浮大而洪者，是心之乘肺，火之克金，为贼邪，大逆，十死不治；反得沉濡而滑者，是肾之乘肺，子之乘母，为实邪，不治自愈；反得大而缓者，是脾之乘肺，母之归子，为虚邪，虽病自愈；反得弦细而长者，是肝之乘肺，木之畏金，为微邪，虽病不死。

---

[1] 旺　原作"王"，今改。按"王"，通"旺"。盛。《说文通训定声·壮部》："王，假借为旺（旺）。"《广韵·漾韵》："王，盛也。"

[2] 脉大穰穰　谓脉形盛大。按"穰穰"，众盛貌。《诗经·周颂·执竞》："降福穰穰。"毛传："穰穰，众也。"《汉书·张敞传》："长安中浩穰，于三辅尤为剧。"颜师古注："穰，盛也，言人众之多也。"

冬肾水旺，其脉沉濡而滑者，是平脉也。反得大而缓者，是脾之乘肾，土之克水，为贼邪，大逆，十死不治。反得弦细而长者，是肝之乘肾，子之乘母，为实邪，不治自愈；反得微浮而短涩者，是肺之乘肾，母之归子，为虚邪，虽病自愈；反得浮大而洪者，是心之乘肾，火之畏水，为微邪，虽病不死。

诊寸口脉第四

寸口紧者，中风，风头痛，亦为伤寒头痛。

寸口沉而横者，胁下有积，腹中有横积痛。

寸口浮大而实，宿食不消，浮滑亦然。

寸口沉而紧，寒结在心下痛。《千金》云：沉而紧，苦心下有寒，时时痛，有积邪。

寸口沉滑，胸中有水气，面目肿，有微热，名为风水。

寸口沉而弱，寒热，疝瘕，少腹痛。

寸口微而弱，气血俱虚，男子吐血，妇人下血，呕汁出。

寸口弱而弦，胸中胁下腰背并痛。

寸口双弦，胁下拘急而痛，啬啬而寒[1]。

寸口弦紧而细，痛在心下。

寸口洪而大，伤寒热病，兼胸胁下满痛。

寸口细沉滑者，有积聚在胁下，左右皆满，背相引痛。

寸口细而数，数即发热，细即反吐。

寸口缓而数者，中风。

寸口沉而喘，则寒热。

寸口盛而紧者，伤于食也。

寸口急，疝瘕，少腹痛。

寸口浮大而疾者，名曰阳中之阳，病苦烦懑，身热头痛，腹中热。

---

[1]　啬啬而寒　"啬啬"原作"濇濇"，据文义改。

寸口沉细者,名曰阳中之阴,病苦悲伤不乐,恶闻人声,少气,时汗出,阴气不通,臂不能举。

寸口脉壮大,尺中无有,此为阳干阴,病苦腰背痛,阴中伤,足胫寒。

寸口偏绝者,则臂偏不用[1],其人两手俱绝者不治。

寸口脉弱而迟,弱即卫气微,迟即荣中寒。荣为血,血寒即发热;卫为气,气微即心中饥,饥而虚满不能食。

寸口脉弱而缓,弱则阳气不足,缓即胃气有余,噫而吞酸,食卒不下,气填于膈上。一作下。

寸口脉微而弱,微即无气,弱即血不足,血不足即不能呼,气不足则不能吸,呼吸不足则胸满短气。

寸口脉微而涩,微即卫气不行,涩即荣气不逮[2],荣卫不能相将[3],三焦无所仰[4],身体痹不仁,荣气不足即疼而烦懑,口即难言,卫气虚即恶寒而数欠。

寸口脉微而涩,微即卫气衰,涩即荣气不足,卫衰其色黄,荣不足其色青。荣为根,卫为叶,荣卫俱微即根叶枯槁而寒栗,咳逆,唾腥吐涎沫。

寸口脉微而缓,微即卫气疏,疏即其肤空;缓即胃气足,足即谷消而水化。谷入于胃,脉道乃行;水入于经,其血乃成。荣盛则其肤必疏,三焦绝,经名曰血崩。

寸口脉微而数,微即为风,数即为热。微为风,风即汗出;数为热,振而寒栗。

寸口脉微而迟[5],尺脉沉即为血,滑即为实,血实内结,入络

---

〔1〕 臂偏不用　《备急千金要方》卷二十八·三关主对法作“臂偏不遂。”

〔2〕 荣气不逮　谓荣气涩滞而不能行至于身体诸部。按“逮”,及,至。《尔雅·释言》:“逮,及也。”

〔3〕 荣卫不能相将　谓荣卫二气不能助养身体诸部。按“将”,扶助。《玉篇·寸部》:“将,助也。”

〔4〕 无所仰　谓无所凭依。按“仰”,依赖。《广雅·释诂三》:“仰,恃也。”

〔5〕 寸口脉微而迟　此下疑有脱误。

胸臆[1]，肺痿色薄，不能喘息，而心坚脱色，口不能言，肝举筋厥四逆，不识人。

寸口脉微而濡，濡即为弱，微即为寒。濡即恶寒，弱即发热。濡即厥逆，微濡相薄即为烦，其气在心。

寸口脉微，尺中紧，其人虚损多汗，知阴常在，绝不见阳。

寸口诸微为无阳，诸濡为无血，诸弱为发热，诸紧为寒，微濡为血不足。

诊关上脉第五

关上浮而数，胃中热。

关上浮大，风在胃中，腹胀急，心下澹澹然[2]，羸瘦不能食。《千金》云：关上浮大，风在[3]胃中，张口肩息，心下澹澹，食欲呕。

关上细微而绝者，腹中癖，少气，不能食。

关上微而芤，唾血，亦吐血。

关上弦紧而细，癥在胃脘。

关上紧而滑者，蛔虫动。

关上微浮，积热在胃中。

关上滑而大小不均，是为病方欲来，不出一二日内复欲发动，其人欲多饮，饮即注痢，如痢止者生，不止者死。

关上弦大，有痛在脐左右上下。《脉经》云：关脉弦长者，积在脐左右上下。

诊尺中脉第六

尺中紧数而弦，下痢病。

---

〔1〕　胸臆　胸部。《广韵·职韵》：“臆，胸臆。”

〔2〕　心下澹澹然　谓心中不定。按“澹”，水波起伏貌。《说文解字·水部》：“澹，水摇也。”

〔3〕　在　原作“有”，据《备急千金要方》卷二十八·三关主对法改。

尺中浮数,小便不利,尿黄。

尺中微而滑,带下病。

尺中微而芤,尿血。

尺中弦而细,癥在脐下。

尺中细而急,筋挛疼痹,不能行。

尺中细而滑,妇人欲产。

尺中虚小者,足胫痿,寒痹脚疼。

尺中虚者,漏血,小便不禁。

尺中沉细者,名曰阴中之阴,病苦两脚疼酸,不能久立,阴气衰,小便有余沥,阴下湿痒。

尺脉滑而浮大者,名曰阴中之阳,病苦少腹痛满,不能尿,尿则阴中痛,大便亦热[1]。

尺中牢长,关上无有,此为阴干阳,病苦两胫重,少腹引腰痛。

尺寸俱数有热,俱迟有寒。

尺寸俱濡,发热汗出。

尺寸俱浮直下,此为督脉,腰背强痛[2],不得俯仰,大人癫病,小儿风痫。

尺寸俱微,血气不足,其人短气。

尺寸俱牢,直上直下,此为冲脉[3],胸中有寒疝。

诊杂病脉第七

热病大汗后,脉不安静者死。

热病脉盛大而快[4],不得汗,此热发也。

----

〔1〕　大便亦热　《备急千金要方》卷二十八·阴阳表里虚实"热"作"然"。

〔2〕　腰背强痛　"背"原作"皆",据《脉经》卷二·平奇经八脉病改。

〔3〕　冲脉　此上原衍"通"字,据《脉经》卷二·平奇经八脉病删。

〔4〕　快　原作"駃",今改。按"駃",同"快"。疾数。《说文解字·马部》徐铉注:"駃,今俗与快同用。"《字汇·马部》:"駃,音快。《尸子》曰:黄河龙门駃流如竹箭。"

寒热瘈疭[1]，脉绝代者死。

热病未得汗，脉盛大者生，细小者死。

热病多汗，脉虚小者生，紧实者死。

热病得汗，脉常喘[2]而热不退者死。

汗出而衄，其脉小滑者生，大躁者死。一云：微细为难治。

伤寒脉浮而洪大者易治，谵言妄语，身热，脉洪大者生，沉细而微，手足四逆者死。

咳而尿血，羸瘦，脉大者死。

咳且羸瘦，脉坚大者死。

上气注液，脉虚慢伏匿者生，牢弦者死。

寒疰上气，脉虚濡者生，牢急而疾者死。

上气喘息，脉滑，手足温者生，涩而四肢寒者死。

上气，面浮肿，肩息，脉浮大者死。

上气喘息，脉滑者生，大而快者死。

唾血，脉沉弱者生。一云：紧强者死，滑者生。

吐血，脉牢实者死。

吐血鼻衄，脉沉细者生，浮大而牢者死。

中恶腹大，脉紧实细者生，浮大者死。

金疮出血不断，脉大而止者，七日死。

金疮出血太多，脉虚细者生，大数者死。

金疮所伤在阳处者，去血四五升，脉弱微缓而迟者生，急疾者死。

人被笞榜[3]，内有结血，脉实大者生，虚小者死。

---

[1] 瘈(chì　赤)疭　即瘛疭。按"瘈"，同"瘛"。《玉篇·疒部》："瘛，小儿瘛疭病也。瘈，同瘛。"

[2] 喘　急促。《素问·五脏生成》："赤脉之至也，喘而坚。"王冰注："喘，谓脉至如卒喘也。"

[3] 笞榜　笞打，击打。按"榜"，笞打。《篇海类编·花木类·木部》："榜，笞打也。"《说文通训定声·状部》："榜，凡榜弓必约而考击之，故又为榜笞。"

从高堕下及金疮内有瘀血,腹胀,脉牢大者生,沉细者死。

心腹痛,脉沉细者生,浮大而长者死。

腹胀,脉浮者生,虚小者死。

下痢,脉微细者生,浮大者死。

下痢,脉代绝者不死。

肠澼,便脓血,脉沉细虚迟者生,疾大而有热者死。

肠澼,下白沫,脉沉者生,浮者死。

肠澼,下赤白,脉细微而迟,身体温暖,可治。

肠澼,其脉滑者生,浮者死,悬绝者死。

泄痢,脉缓时小结者生,浮大而数者死。

洞泄,或去脓血,食不化者,脉微小者生,实急者死。

泄痢,脉细微而涩者生,紧大而滑者死。

泄痢,寸关脉不见,尺中时一见,此肾气见,为难治。

下痢脉绝,手足寒,晬时[1]脉还,手足温者生,脉不还不温者死。

霍乱,脉大可治,微细难治。

霍乱吐下,脉微迟,气息劣,口不欲言者不治。

病手足厥逆,脉当沉细而涩,反得坚大而滑者死。

水病,脉洪大者生,微细者死。

消渴,脉数大者生,细小浮短者死。

卒中风,四肢不收,唇口僻,语言不正,脉浮迟者生。

癫病卒忤,脉坚弦实大者生,虚伏濡小者死。

癫狂恍惚,脉实牢者生,沉细者死。

中风,口噤不能言,四肢不收,其脉浮迟者生,实大数急者死。

病风痹不仁痿厥,脉虚数者生,牢急者死。

目眩眴,脉大缓者死。

闭目不欲见人,脉得肝脉者生,反得肺脉者死。

---

〔1〕　晬(zuì　最)时　周时。《灵枢经·上膈》:"虫为下膈,下膈者,食晬时乃出。"张景岳注:"晬时,周时也。"

耳聋,脉大者生,沉迟细者难治。

坚积泄痢,脉微细者生,浮者死。

头痛,脉短涩者死,浮滑者生。

中毒药,阳脉洪大而速者生,微细者死。《脉经》速作迟。

暴病,脉微细者生,大急洪直者死。

大人得小人脉者死。

脉但出不能入者死。

将死之脉,如群鸟之聚,一马之驭,系水交紧[1]一作驰之状,如悬石之落,出筋之上,藏筋之下,坚关之里,不在荣卫,伺候交射不可知也。

困病,脉如虾之游,如鱼之翔者死。虾游者,冉冉[2]而起,寻复退没,不知所在,久而复起,起辄迟而没去甚速是也。鱼翔者,似鱼不行而但掉尾动身,其动疏而住久是也。

脉病人不病,脉如屋漏雀啄者死。屋漏者,其脉既绝而止,时复一起,不相连属也。雀啄者,脉来甚数而急疾,绝止久已复顿来。

脉来如弹石,去如解索者死。弹石,脉辟辟[3]急也。解索,脉动数而随散乱,无次绪[4]也。

脉来涌涌不去者死。

脉如转豆者死。

---

〔1〕 交紧　《备急千金要方》卷二十八·扁鹊诊诸反逆死脉要诀、《脉经》卷五·扁鹊诊诸反逆死脉要诀并作"交驰"。

〔2〕 冉冉　柔弱貌。《说文解字·冄部》:"冄,毛冄冄也。"段玉裁注:"冄冄者,柔弱下垂之貌。"

〔3〕 辟辟　脉来急促而坚硬貌。《素问·平人气象论》:"死肾脉来,发如夺索,辟辟如弹石,曰肾死。"王冰注:"辟辟如弹石,言促又坚也。"

〔4〕 次绪　即次序。按"绪",次序。《庄子·山木》:"进不敢为前,退不敢为后,食不敢先尝,必取其绪。"陆德明释文:"绪,次绪也。"

脉如偃刀[1]者死。

脉怒来[2]忽去，暂止复来者死。

脉中移者死。

脉久绝者死。

脉有表无里者死。

妇人尺脉按之不绝者，胎也。

产后寸口焱疾[3]不调者死，沉微附骨不绝者生。新产后渴热，病脉细而四肢冷者死。

三部脉沉浮正等不断绝者，有娠也。

妊娠脉滑疾，重手按之不散者，胎已三月也，但疾不滑者，五月也。妊娠七八月，脉实大牢强弦紧者生，沉细者死。欲产者，其脉细而滑也。

妇人欲产，其脉离经[4]者，曰生也[5]。

新产，脉小缓滑者生，实大弦急者死。

已产，脉沉虚小者生，实牢坚者死。

妇人月经不通，脉绝小实者生，浮虚者死。

妇人脉寸关调如故而尺脉绝不至者，月经不利，当患少腹引腰绞痛，气积聚，上叉胸胁也。

漏下赤白，脉急疾者死，迟滑者生。

妇人脉尺寸俱微弱，则绝子不产也。

小儿脉沉者，乳不消也。

---

〔1〕　偃刀　即偃月刀，刀形如半弦月。此喻脉形阔大，有如偃月刀之状。

〔2〕　怒来　谓来势急而盛。按"怒"，盛。《庄子·外物》："春雨日时，草木怒生。"

〔3〕　焱(yàn 焰)疾　谓来势急促而盛大。按"焱"，火花。《说文解字·火部》："焱，火花也。"段玉裁注："凡物盛则三之。"因谓盛大。

〔4〕　离经　谓脉势变动，不合常规。按"离"，违背。《正字通·隹部》："离，违也。"

〔5〕　曰生也　《脉经》卷九·平妊娠分别男女将产诸证作"夜半觉日中则生也"八字。

小儿弦急者,客忤气也。

凡按人脉五十至而不止者,五脏皆受气足,吉也。四十动而一止,一脏无气,四岁死;三十动而一止者,二脏无气,三岁死;二十动而一止者,三脏无气,二岁死;一十动而一止者,四脏无气,岁中死。

凡脉一动一止,或三动一止,或十动一止,投数无常,此死脉也,命虽未尽,正当小引日月[1]耳。

凡脉一呼再至,一吸再至,呼吸定息,其脉五至,不大不小为平。若一呼三至,一吸三至,始为得病也。

夫脉前大后小,则为头痛目眩;前小后大,则为胸满短气。

问曰:何谓损至。答曰:脉有损至,谓一呼再至曰平,三至曰离经,四至曰夺精,五至曰死,六至曰命绝,此谓至脉也;一呼一至曰离经,二呼一至曰夺精,三呼一至曰死,四呼一至曰命绝,此谓损脉也。至脉从下上也,损脉从上下也。损脉之为病也,一损损于皮毛,皮聚而毛落;二损损于血脉,血脉虚少,不能荣于五脏;三损损于肌肉,肌肉消瘦,饮食不为肌肤;四损损于筋,筋缓不能自扶持;五损损于骨,骨痿不能起于床。反此者至于收。病从上下者,骨痿不能起于床者死;从下上者,皮聚而毛落者死。

损其肺者益其气,损其心者调其荣卫,损其脾者调其饮食,适其寒温,损其肝者缓其中,损其肾者益其精气也。

凡脉一息再至为平,无病也。一息三至名离经,离失也,经常也,其人荣卫已亏,将欲病也。一息四至为夺精,其人已病也。一息五至为绝命,有大有小,为难治。一息六至为将灭,一息七至为命尽,一息八至为无魂,一息九至为无魄,一息十至为今死。一息一至,其人虽行当着床,其人血脉已病,诸气皆不足也。二息一至为危,三息一至为困,四息一至为行尸,将死,五息一至为定死。

（任娟莉）

---

[1]　小引日月　谓稍可延其年寿,不久必死。按"引",延长。《周易·系辞上》:"引而伸之。"

千金翼方卷第二十六　针灸上

取孔穴法第一

论曰:安康公李袭兴称:武德中出镇潞州,属随征士[1]甄权以新撰《明堂》[2]示余。余既暗昧,未之奇也。时有深州[3]刺史成君绰,忽患颈肿如数升,喉中闭塞,冰粒不下已三日矣。以状告余,余屈权救之,针其右手次指之端,如食顷气息即通,明日饮啖如故。尔后缙绅之士[4],多写[5]权图,略遍华裔。正观中,入为少府[6],奉敕[7]修《明堂》,与承务郎[8]司马德逸、太医令[9]谢季卿、太常丞[10]甄立言[11]等校定经图,于后以所作呈示。甄权曰:人有七尺之躯,脏腑

---

〔1〕　征士　不就朝廷征聘之士。《后汉书·周磐传》:"周磐,字坚伯,汝南安城人,征士爕之宗也。"

〔2〕　《明堂》　唐代甄权所撰《明堂人形图》,一卷,已佚。

〔3〕　深州　州名。隋开皇十六年置,治所在安平。其后屡经废置,治所屡有迁移。至唐先天时移治陆泽(今深县西),辖境相当今河北深县、安平、饶阳、束鹿等县地。

〔4〕　缙绅之士　古代对士大夫的称谓。《后汉书·赵壹传》:"君学成师范,缙绅归慕。"

〔5〕　写　誊录。《广韵·马韵》:"写,转本曰写。"

〔6〕　少府　秦官九卿之一,掌宫中服御诸物,衣服、宝货、珍膳等。晋南北朝沿置,至明废。

〔7〕　奉敕　奉诏。按"敕",自上命下之辞。南北朝以后专指皇帝的诏书。

〔8〕　承务郎　隋唐时官职名,职掌籍帐。

〔9〕　太医令　掌管医药的主官。秦汉有太医令丞,隋唐为太医署主官。

〔10〕　太常丞　秦置奉常,汉景帝改名太常,为九卿之一,掌礼乐郊庙社稷事宜。

〔11〕　甄立言　唐代医家,甄权之弟。精本草,善治寄生虫病。撰有《本草音义》、《本草药性》、《古今录验方》等。

包其内,皮肤络其外,非有圣智,孰能辨之者乎。吾十有八而志学
于医,今年过百岁,研综经方,推究孔穴,所疑更多矣。窃闻寻古人
伊尹[1]《汤液》[2],依用炎农本草;扁鹊针灸,一准黄帝雷公[3]。
问难殷勤,对扬周密。去圣久远,愚人无知,道听途说[4],多有穿
凿[5],起自胸臆[6],至如王遗乌御之法,单行浅近,虽得其效偶然,
即谓神妙。且事不师古,远涉必泥[7]。夫欲行针者,必准轩辕[8]
正经;用药者,须依《神农本草》。自余《名医别录》[9],益多误耳。
余退以《甲乙》[10]校秦承祖[11]图,有旁庭脏会等一十九穴,按六百
四十九穴有目无名,其角孙景风一十七穴,《三部针经》[12]具存焉,
然其图缺漏。仍有四十九穴,上下倒错,前后易处,不合本经。所
谓失之毫厘,差之千里也。至如石门、关元二穴,在带脉下相去一

---

〔1〕　伊尹　商代人,相传曾为商汤厨师,后创制汤剂,并撰《汤液经法》三十二
　　　　卷。《甲乙经·序》:"伊尹以亚圣之才,撰用《神农本草》,以为《汤液》。"

〔2〕　《汤液》　即《汤液经法》,相传为伊尹所撰。

〔3〕　雷公　传说中上古医家,相传为黄帝之臣,精于针灸之术。

〔4〕　道听途说　"途"原作"塗",今改。按"塗",同"途"。《广韵·模韵》:
　　　　"塗,路也。"《集韵·模韵》:"途,通作塗。"

〔5〕　穿凿　于理不可通者,强求其通。犹言"牵强附会。"

〔6〕　胸臆　谓臆测。按"臆",主观的,猜测的。辛弃疾《美芹十论》:"定势
　　　　也,非臆说也。"

〔7〕　泥　拘泥。《论衡·书解》:"问事弥多而见弥博,官弥剧而识弥泥。"

〔8〕　轩辕　即黄帝。《史记·五帝本纪》载黄帝姓公孙,居于轩辕之丘,故名
　　　　曰轩辕。

〔9〕　《名医别录》　古本草著作,约成书于汉末,辑者佚名。原书早佚,其佚
　　　　文主要见载于《证类本草》。

〔10〕　《甲乙》　即《针灸甲乙经》,魏晋间皇甫谧撰。

〔11〕　秦承祖　南朝刘宋医家,精于针灸医药,撰有《脉经》、《偃侧杂针灸经》、
　　　　《明堂图》等,均已佚。是较早绘制经络穴位图的古代医家之一。

〔12〕　《三部针经》　即《黄帝三部针灸甲乙经》,亦称《针灸甲乙经》,魏晋间皇
　　　　甫谧撰。因该书内容主要取材于《素问》、《针经》、《明堂孔穴针灸治要》
　　　　三部医书,故名。

寸之间，针关元主妇人无子，针石门则终身绝嗣[1]。神庭一穴在于额上，刺之主发狂，灸之则愈癫疾。其道幽隐，岂可轻侮之哉。人诚知惜命，罕通经方，抄写方书，专委下吏，承误即录，纰缪转多。近智之徒[2]，不见正本[3]，逢为经钞[4]。以此而言，可为深诫。今所述针灸孔穴，一依甄公明堂图为定，学者可细详之。且夫当今医者，各承一业，未能综练[5]众方，所以救疾多不全济。何哉，或有偏功针刺，或有偏解灸方，或有惟行药饵，或有专于禁咒，故以纲罗诸疾，有愈于是。慨其如此，聊以养疾之暇，撰录灸经，以贻后嗣。其于条例具之。医者意也，善于用意，即为良医。良医之道，必先诊脉处方，次即针灸，内外相扶，病必当愈。何则，汤药攻其内，针灸攻其外。不能如此，虽时愈疾，兹为偶瘥，非医瘥也。又以孔穴难谙，非图莫可，虽复经本具述，自非硕学之士[6]，造次未可卒知，所以先述取穴方法云尔。

仰人面二十六穴第一

神庭　在发际直鼻，不刺。一云入发际一分。

曲差　夹神庭一寸半，在发际。

攒竹[7]　在眉头陷中。

睛明　在目内眦。

---

〔1〕　绝嗣　无子接代。《汉书·李寻传》："……成帝不应天命，故绝嗣。"

〔2〕　近智之徒　浅陋平庸之辈。按"近"，浅陋，平庸。《北史·崔宏传附崔浩》："圣策独发，非愚近所及，顾陛下必行无疑。"

〔3〕　正本　谓善本。

〔4〕　逢为经钞　谓奉为经典。按"逢"，迎接。用如"奉"。《方言·卷一》："逢，迎也。自关而西曰迎，或曰逢。"

〔5〕　综练　谓归纳熟悉。按"综"，归纳整理。《文心雕龙·定势》："综意浅切者，类乏酝藉。""练"，熟悉。《南史·王准之传》："彪之博闻多识，练悉朝仪。"

〔6〕　硕学之士　谓学识渊博，德高望重之人。曾巩《与杜相公书》："当今内自京师，外至岩野，宿师硕士，杰立相望。"

〔7〕　攒竹　原作"攒行"，据《针灸甲乙经》改。

迎香　在禾窌上鼻下孔旁。一云在禾窌上一寸。

素窌　在鼻柱端。

水沟　在鼻柱下人中。

兑端　在唇上端。

龈交　在唇内齿上龈缝。

本神　在曲差旁一寸半。

阳白　在眉上一寸，直瞳子。

承泣　在目下七分，直瞳子，不灸。

四白　在目下一寸。

巨窌[1]　夹鼻旁八分，直瞳子。

禾窌　直鼻孔下，夹水沟旁五分。

地仓　夹口旁四分。一云在口角一韭叶近下动脉。

承浆　在颐前下唇之下。

廉泉　在颔下结喉上舌本。

头维　在额角发本神旁一寸半，不灸。

上关　在耳前上廉起骨，开口取之。

下关　在客主人下，耳前动脉下空下廉，合口有穴，张口则闭。

颊车　在耳下曲颊端陷中。

大迎　在曲颔前一寸二分骨陷中动脉。

丝竹空　在眉后陷中，不灸。

瞳子窌　在目外去眦五分。

颧窌　在面顀骨[2]下下廉陷中。

头上第一行九穴第二

上星　在颅上，直鼻中央入发际一寸陷，容豆。

囟会　在上星后一寸陷中。

前顶　在囟会后一寸半骨陷中。

---

〔1〕　巨窌　原作"臣窌"，据《针灸甲乙经》改。

〔2〕　顀（qiú　求）骨　原作"鮂骨"，今改。按"鮂"，通"顀"。颧骨。《说文通训定声·孚部》："鮂，假借为顀。"《玉篇·页部》："顀，面颧也。"

百会　在前顶后一寸半,顶中心。

后顶　在百会后一寸半,枕骨上。

强间　在后顶后一寸半,脑户前一寸半。

脑户　在枕骨上,强间后一寸半,不灸。

风府　入发际一寸大筋内宛宛中,不灸。一云在瘖门上一寸。

瘖门　在项后发际宛宛中,不灸。一云在脑户下三寸,又名哑门。

头上第二行六穴第三

五处　在头上,去上星一寸半。

承光　在五处后一寸,不灸。一云一寸半。

通天　在承光后一寸半。

络却　在通天后一寸半。

玉枕　在络却后七分半,夹脑户旁一寸三分,起肉枕骨上入发际三寸。

天柱　夹项后发际大筋外廉陷中。

头上第三行六穴第四

临泣　当目上眦直入发际五分陷中。

目窗　在临泣后一寸。

正营　在目窗后一寸。

承灵　在正营后一寸。

脑空　在承灵后一寸半,夹玉枕骨下陷中。

风池　在颞颥后发际陷中。

伏人耳后六穴第五

颅息　在耳后青脉间。

瘈脉　在耳本鸡足青脉,不灸。

完骨　在耳后入发际四分。

窍阴　在完骨上,枕骨下。

翳风　在耳后陷中,按之引耳中。

浮白　在耳后入发际一寸。此穴在翳风前,窍阴后,写时请为用心看。

伏人脊中第一行十一穴第六

大椎　在第一椎上陷中。

陶道　在大椎下节间。

身柱　在第三椎下节间。

神道　在第五椎下节间。

至阳　在第七椎下节间。

筋缩　在第九椎下节间。

脊中　在第十一椎下节间,不灸。

悬枢　在第十三椎下节间。

命门　在第十四椎下节间。

腰俞　在第二十一椎下节间。

长强　在脊骶端。

伏人脊中第二行二十一穴第七

大杼　在项第一椎下两旁各一寸半陷中。

风门热府　在第二椎下两旁各一寸半。

肺俞　在第三椎下两旁各一寸半。

心俞　在第五椎下两旁各一寸半。

膈俞　在第七椎下两旁各一寸半。

肝俞　在第九椎下两旁各一寸半。

胆俞　在第十椎下两旁各一寸半。

脾俞　在第十一椎下两旁各一寸半。

胃俞　在第十二椎下两旁各一寸半。

三焦俞　在第十三椎下两旁各一寸半。

肾俞　在第十四椎下两旁各一寸半。

大肠俞　在第十六椎下两旁各一寸半。

小肠俞　在第十八椎下两旁各一寸半。

膀胱俞　在第十九椎下两旁各一寸半。

中膂俞　在第二十椎下两旁各一寸半。

白环俞　在第二十一椎下两旁各一寸半。

上窌　在第一空腰果下一寸夹脊陷中。

次窌　在第二空夹脊陷中。

中窌　在第三空夹脊陷中。

下窌　在第四空夹脊陷中。

会阳　在阴尾骨两旁。

伏人脊中第三行十三穴第八

附分　在第二椎下附项内廉两旁各三寸。

魄户　在第三椎下两旁各三寸。

神堂　在第五椎下两旁各三寸。

譩譆　在肩膊内廉夹第六椎下两旁各三寸。

膈关　在第七椎下两旁各三寸。

魂门　在第九椎下两旁各三寸。

阳纲　在第十椎下两旁各三寸。

意舍　在第十一椎下两旁各三寸。

胃仓　在第十二椎下两旁各三寸。

肓门　在第十三椎下两旁各三寸。

志室　在第十四椎下两旁各三寸。

胞肓　在第十九椎下两旁各三寸。

秩边　在第二十一椎一两旁各三寸。

侧人耳颈二十六穴第九

颔厌　在曲周颞颥上廉。

悬颅　在曲周颞颥上廉中。

悬厘　在曲周颞颥下廉。

天冲　在耳上如前三寸。

曲鬓　在耳上发际曲隅陷中。

角孙　在耳廓[1]中间上，开口有穴。

率谷　在耳上入发际一寸半。

和窌　在耳前兑发下动脉。

耳门　在耳前起肉，当耳缺。

听会　在耳前陷中，张口得之。

---

[1]　耳廓　"廓"，原作"郭"，今改。按"郭"，用同"廓"。《释名·释宫室》："郭，廓也。"

天容　在耳下颊后。

听宫　在耳中珠子,大如赤小豆。

天牖　在颈筋缺盆,天容后,天柱前,完骨下,发际上。一云在风池上一寸。

缺盆　在肩上横骨陷中。

天鼎　在颈缺盆直扶突气舍后一寸半。

天窗　在曲颊下扶突后,动应手陷中。

扶突　在曲颊下一寸,人迎后。

人迎　在颈大筋脉动应手,夹结喉旁,以候五脏气,不灸。

水突　在颈大筋前,直人迎下,气舍上。

气舍　在颈直人迎,夹天突陷中。

侧胁十六穴第十

章门　一名长平,在大横外,直脐季肋端。

京门　在监骨腰中季肋本,夹脊。

带脉　在季肋下一寸八分。

五枢　在带脉下三寸。一云在水道下一寸半。

维道　在章门下五寸三分。

居窌　在长平下八寸三分监骨上。

泉腋[1]　在腋下三寸宛宛中,举臂取之。

大包　在泉腋下三寸。

辄筋　在腋下三寸,复前行一寸著胁。

天池　在乳后一寸腋下三寸,著胁直腋掘肋间。

胸部中央直下第一行七穴第十一

天突　在颈结喉下五寸中央宛宛中。

璇玑　在天突下一寸陷中,仰头取之。

华盖　在璇玑下一寸陷中,仰而取之。

紫宫　在华盖下一寸六分陷中,仰而取之。

---

[1]　泉腋　即渊腋穴。按"泉",为"渊"的避讳字,唐人为避唐高祖李渊名讳而改。

玉堂　在紫宫下一寸六分陷中。

亶中[1]　在玉堂下一寸六分，直两乳间陷中。

中庭　在亶中下一寸六分陷中。

胸部第二行六穴第十二

俞府　在巨骨下去璇玑旁各二寸陷中，仰卧取之。

或中　在俞府下一寸六分陷中，仰卧取之。

神藏　在或中下一寸六分陷中，仰卧取之。

灵墟　在神藏下一寸六分陷中，仰而取之。

神封　在灵墟下一寸六分。

步郎　在神封下一寸六分陷中，仰而取之。

胸部第三行六穴第十三

气户　在巨骨夹俞府两旁各二寸陷中。

库房　在气户下一寸六分陷中。

屋翳　在库房下一寸六分陷中。

膺窗　在屋翳下一寸六分。

乳中　不灸刺。

乳根　在乳下一寸六分陷中。

胸部第四行六穴第十四

云门　在巨骨下气户两旁各二寸陷中，动脉应手，举臂取之。

中府　在云门下一寸，乳上三肋间动脉应手陷中。

周荣　在中府下一寸六分陷中。

胸卿　在周荣下一寸六分陷中。

天溪　在胸卿下一寸六分陷中。

食窦　在天溪下一寸六分陷中，举臂取之。

腹中央第一行十四穴第十五

鸠尾　在臆前蔽骨下五分，不灸刺。

巨阙　在鸠尾下一寸。

---

[1]　亶中　即膻中穴。

上脘　在巨阙下一寸，去蔽骨三寸。

中脘　在上脘下一寸。

建里　在中脘下一寸。

下脘　在建里下一寸。

水分　在下管下脐上一寸。

脐中　不刺。

阴交　在脐下一寸。

气海　在脐下一寸半。

石门　在脐下二寸，女子不灸。

关元　在脐下三寸。

中极　在脐下四寸。

曲骨　在横骨上，中极下一寸毛际陷中。

腹第二行十一穴第十六

幽门　在巨阙旁半寸陷中。

通谷　在幽门下一寸陷中。

阴都　在通谷下一寸。

石关　在阴都下一寸。

商曲　在石关下一寸。

肓俞　在商曲下一寸，直脐旁五分。

中注　在肓俞下五分。

四满　在中注下一寸。

气穴　在四满下一寸。

大赫　在气穴下一寸。

横骨　在大赫下一寸。

腹第三行十二穴第十七

不容　在幽门旁一寸五分，去任脉二寸，直四肋端，相去四寸。

承满　在不容下一寸。

梁门　在承满下一寸。

关明　在梁门下，太一上一寸。《千金》云：梁门下五分。

太一　在关明下一寸。《千金》、《甲乙经》皆云梁门下一寸。

滑肉门　在太一下一寸。

天枢　去肓俞一寸半,夹脐各二寸陷中。

外陵　在天枢下,大巨上。《千金》云:在脐下一寸两旁各二寸。

水道　在大巨下三寸。

归来　在水道下二寸。

气冲　在归来下,鼠鼷上一寸。

腹第四行七穴第十八

期门　在第二肋端不容旁各一寸半,上直两乳。

日月　在期门下五分。

腹哀　在日月下一寸半。

大横　在腹哀下三寸直脐旁。

肠结　在大横下一寸三分。一云腹结。

府舍　在肠结下三寸。

冲门　上去大横五寸,在府舍下横骨两端约中动脉。一云冲门。

手太阴肺经十穴第十九

少商　在手大指端内侧,去爪甲角如韭叶。

鱼际　在手大指本节后内侧散脉内。

太泉〔1〕　在掌后陷中。

经渠　在寸口陷中,不灸。

列缺　去腕上一寸半。

孔最　在腕上七寸。

尺泽　在肘中约上动脉。

侠白　在天府下,去肘五寸动脉。

天府　在腋下三寸臂臑内廉动脉,不灸。

臑会　在臂前廉,去肩头三寸。

手阳明大肠经二十六穴第二十

商阳　在手大指次指内侧,去爪甲如韭叶。

---

〔1〕　太泉　即太渊穴。

二间　在手大指次指本节前内侧陷中。

三间　在手大指次指本节后内侧陷中。

合谷　在大指歧骨间。

阳溪　在腕中上侧两筋间陷中。一云在合谷上三寸。

偏历　在腕后三寸。

温留　在腕后，小士五寸，大士六寸。

下廉　在辅骨下，去上廉一寸。

上廉　在三里下一寸。

三里　在曲池下二寸，按之肉起，兑肉之端。

曲池　在肘外辅屈肘曲骨之中。一云在肘上横纹中。

肘窌　在肘大骨外廉陷中。

五里　在肘上行马裹大脉中，不刺。《甲乙经》云：在肘上二寸。

臂臑　在肘上七寸䐃肉[1]端。

肩窌　在肩端臑上斜，举臂取之。

秉风　在夹天窌外肩上髃后举臂有空。

肩井　在肩上陷解中缺盆上大骨前。

天窌　在缺盆中上毖骨之际陷中。

巨骨　在肩端上行两叉骨间陷中。

肩髃　在肩端两骨间。

手少阴心经八穴第二十一

少冲　在手小指内廉之端，去爪甲角如韭叶。

少府　在手小指本节后陷中，直劳宫。

神门　在掌后兑骨之端陷中。

阴郄　在掌后脉中去腕半寸。

通理　在腕后一寸。

灵道　在掌后一寸半。

少海　在肘内廉节后陷中。

---

[1] 䐃肉　肌肉的突起部分。《素问·玉机真脏论》王冰注："䐃者……谓肘膝后肉如块者。"

极泉　在腋下筋间动脉入胸。

手太阳小肠经九穴第二十二

少泽　在手小指之端，去爪甲一分陷中。

前谷　在手小指外侧本节前陷中。

后溪　在手小指外侧本节后陷中。

腕骨　在手外侧腕前起骨下陷中。

阳谷　在手外侧腕中兑骨之下陷中。

养老　在手踝骨上一空在后一寸陷中。

支正　在腕后五寸。

小海　在肘内大骨外，去肘端五分陷中。

肩贞　在肩曲胛〔1〕下两骨解间，肩髃后陷中。

手厥阴心主经八穴第二十三

中冲　在手中指之端，去爪甲如韭叶陷中。

劳宫　在掌中央动脉。

内关　在掌后去腕二寸。

大陵　在掌后两筋间陷中。

间使　在掌后三寸两筋间陷中。

郄门　去腕五寸。

曲泽　在肘后内廉下陷中，屈肘得之。

天泉　在曲腋下去臂二寸，举腋取之。

手少阳三焦经十七穴第二十四

关冲　在手小指次指之端，去爪甲角如韭叶。

腋门　在手小指次指间陷中。

中渚　在手小指次指后本节后间陷中。

阳池　在手表腕上陷中。

外关　在腕后二寸陷中。

〔1〕　胛　原作"甲"，今改。按"甲"，同"胛"。《说文解字·骨部》："髆，肩甲。"段玉裁注："《释名》作肩甲。《灵枢经》作肩胛。"

支沟　在腕后三寸两骨间陷中。一云在阳池上一寸。

会宗　在腕后三寸空中。

三阳络　在臂上大交脉支沟上一寸，不刺。

四渎　在肘前五寸外廉陷中。

天井　在肘外大骨后一寸两筋间陷中，屈肘得之。

清泠泉[1]　在肘上三寸，伸肘举臂取之。

消泺　在肩下臂外开腋斜肘分下行。

天宗　在秉风后大骨下陷中。

臑俞　夹肩窌后大骨下胛上廉陷中。

肩外俞　在肩胛上廉去脊三寸陷中。

肩中俞　在肩胛内廉去脊二寸陷中。

曲垣　在肩中央曲甲陷中，按之应手痛。

足太阴脾经十二穴第二十五

隐白　在足大指端内侧，去爪甲角如韭叶。

大都　在足大指本节后陷中。

太白　在足内侧核骨下陷中。

公孙　在足大指本节后一寸。

商丘　在足内踝下微前陷中。

三阴交　在足内踝上三寸骨下陷中。

漏谷　在足内踝上六寸骨下陷中。

地机　在膝下五寸。

阴陵泉　在膝下内侧辅骨下陷中，伸足得之。

血海　在膝膑上内廉白肉际二寸。

箕门　在鱼腹上越筋间动应手阴市内。一云在阴股内起脉间。

气冲　在阴股内动脉。此穴已见上腹第三行中。

足阳明胃经十五穴第二十六

厉兑　在足大指次指之端，去爪甲角如韭叶。

―――――――

[1]　清泠泉　即清泠渊穴。

内庭　在足大指次指外间陷中。

陷谷　在足大指次指外间本节后,去内庭二寸。

冲阳　在足跗上五寸骨间,去陷谷三寸。

解溪　在冲阳后一寸半腕上陷中。

丰隆　在外踝上八寸下廉,胻外廉陷中。

上廉　在三里下三寸。一名上巨虚。

下廉　在上廉下三寸。一名下巨虚。

条口　在下廉上一寸。

三里　在膝下三寸胻外廉。

犊鼻　在膝膑下骭上夹解大筋中。

阴市　在膝上三寸,伏菟〔1〕下,若拜而取之。

伏菟　在膝上六寸起肉。

髀关　在膝上伏菟后交分中。

梁丘　在膝上二寸两筋间。

足厥阴肝经十一穴第二十七

大敦　在足大指端,去爪甲如韭叶及三毛中。

行间　在足大指间动应手陷中。

太冲　在足大指本节后二寸或一寸半陷中。

中封　在足内踝前一寸,仰足取之,伸足乃得。

蠡沟　在足内踝上五寸。

中郄　在足内踝上七寸胻骨中,与少阴相直。

膝关　在犊鼻下三寸陷中。《甲乙经》云二寸。

曲泉　在膝内辅骨下大筋上小筋下陷中,屈膝而得之。

阴包　在膝上四寸,股内廉两筋之间。

五里　在阴廉下二寸。《甲乙》《针经》云:在阴廉下去气冲三寸阴股中动脉。

阴廉　在羊矢下,去气冲二寸动脉。

---

〔1〕　伏菟　即伏兔穴。

足少阳胆经十五穴第二十八

窍阴　在足小指次指之端,去爪甲角如韭叶。

侠溪　在足小指次指歧间本节前陷中。

地五会　在小指次指本节后陷中,不灸。

丘墟　在足外踝如前陷中,去临泣三寸。一云伸脚取之。

临泣　在小指次指本节后间,去侠溪一寸半。

付阳　在外踝上三寸太阳前少阳后筋骨间。

悬钟　一名绝骨,在外踝上三寸动者中。

光明　在足外踝上五寸。

外丘　在足外踝上七寸。

阳辅　在足外踝上,辅骨前绝骨端如前三分许,去丘墟七寸。

阳交　在足外踝上七寸,斜属三阳分肉间。

阳陵泉　在膝下一寸外廉陷中。

阳关　在阳陵泉上五寸,犊鼻外陷中。

环铫[1]　在髀枢中,侧卧伸下足屈上取上足。一云髀枢中外砚骨陷中。

中渎　在髀外膝上五寸分肉间陷中。

足少阴肾经十一穴第二十九

涌泉　在足心陷中,屈足卷指宛宛中。

然谷　在足内踝前起大骨下陷中。

太溪　在足内踝后跟骨上动脉陷中。

太钟　在足踝后。

水泉　去太溪下一寸,在内踝下。

照海　在足内踝下。

复溜　在足内踝上二寸陷中。

交信　在足内踝上二寸,少阴前太阴后廉筋骨间。

筑宾　在内踝上端分中。

阴谷　在膝内辅骨之后大筋之下小筋之上,按之应手,屈膝得之。

---

[1]　环铫　即环跳穴。

会阴　在大便前小便后两阴间。

足太阳膀胱经十七穴第三十

至阴　在足小指外侧，去爪甲角如韭叶。

通谷　在足小指外侧本节前陷中。

束骨　在足小指外侧本节后陷中。

京骨　在足外侧大骨下赤白肉际陷中。

申脉　在足外踝下陷中容爪甲。

金门　在足外踝下，名曰关梁。

仆参　在足跟骨下陷中。

昆仑　在足外踝后跟骨上陷中。一云在外踝从地直上三寸两筋骨中。

承山　在兑腨肠下分肉间陷中。

飞扬　在外踝上七寸。

承筋　在腨中央陷中，不刺。《千金》云：在胫后从脚跟上七寸腨中。

合阳　在膝约中央下二寸。

委中　在腘中约纹动脉。

委阳　在足太阳后出于腘中外廉两筋间，承扶下。

浮郄　在委阳上一寸，展足得之。

殷门　在肉郄下六寸。

扶承　一名肉郄，在尻臀下股阴下纹中。

三阴三阳流注法

肺手太阴　少商、鱼际、大泉、列缺、经渠、尺泽、募中府、俞三椎；

大肠手阳明　商阳、二间、三间、合谷、阳溪、曲池、募天枢、俞十六椎；

心主手厥阴　中冲、劳宫、大陵、内关、间使、曲泽、募巨阙、俞五椎；

心手少阴　少冲、少府、神门、通里、灵道、少海；

小肠手太阳　少泽、前谷、后溪、腕骨、阳溪、小海、募关元、俞十八椎；

脾足太阴　隐白、大都、大白、公孙、商丘、阴陵泉、募章门、俞十一椎；

胃足阳明　厉兑、内庭、陷谷、冲阳、解溪、三里、募中脘、俞十二椎；

肝足厥阴　大敦、行间、太冲、中封、中郄、曲泉、募期门、俞第九椎；

胆足少阳　窍阴、侠溪、临泣、丘墟、阳辅、阳陵泉、募日月、俞第十椎；

肾足少阴　涌泉、然谷、太溪、水泉、复溜、阴谷、募京门、俞十四椎；

膀胱足太阳　至阴、通谷、束骨、京骨、昆仑、委中、募中极、俞十九椎；

三焦手少阳　关冲、腋门、中渚、阳池、支沟、天井、募石门、俞十三椎。

　　上五脏六腑三阴三阳十二经脉，脏腑出井流荥，注俞过原，行经入合，募前后法。假令肺手太阴为脏，出于少商为井，流于鱼际为荥，注于大泉为俞，过于列缺为原，行于经渠为经，入于尺泽为合，募在中府，俞在第三椎。他皆仿此。

　　阳井为金，阴井为水；阳荥为水，阴荥为火；阳俞为木，阴俞为火；阳原为火，阴原为金；阳经为火，阴经为金；阳合为土，阴合为水。

妇人第二 法四十五首

绝子　灸然谷五十壮，穴在内踝前直下一寸。

胞门闭塞，绝子　灸关元三十壮，报之。

妊胎不成，若堕胎腹痛，漏胞见赤　灸胞门五十壮，关元左边二寸是也，右边名子户。又灸气门穴，在关元旁三寸，各五十壮。《千金》云：百壮。

子脏闭塞不受精　灸胞门五十壮。

绝嗣不生，漏下赤白　灸泉门十壮，三报之，穴在横骨当阴上际。

石门穴　在气海下一寸，针入一分，留三呼，得气即泻，主妇人气痛坚硬，产后恶露不止，遂成结块，崩中[1]断绪，日灸二七至一百止。

关元　在石门下一寸，主断绪，产道冷，针入八分留三呼，泻五吸，灸亦佳，但不及针，日灸一百止。

崩中带下，因产恶露不止　中极穴在关元下一寸，妇人断绪最要穴，四度针即有子。若未有更针，入八分，留十呼，得气即泻，灸

─────────────

[1]　崩中　病名，即血崩。指妇人未值经期而阴道大量出血的病证。《诸病源候论》卷三十八·崩中候：“崩中者，脏腑损伤，冲脉任脉血气俱虚故也。”

亦佳,但不及针,日灸三七至三百止。

白崩中　灸少腹横纹当脐孔直下一百壮。又灸内踝上三寸左右各一百壮。

带下　灸间使三十壮。又淋,小便赤,尿道痛,脐下结如覆杯,或因食得,或因产得,恶露不下,遂为疝瘕,或因月事不调,血结成块,皆针之如上。

妇人遗尿,不知时出　灸横骨当阴门七壮。

妊不成,数堕落　灸玉泉五十壮,三报之。中极是。

灸夹丹田两边相去各一寸名四满　主月水不利,贲血〔1〕上下,并无子,灸三十壮。丹田在脐下二寸。

妇人胞落颓〔2〕　灸脐中二百壮。

水泄痢　灸气海百壮,三报之。

胞落颓　灸身交五十壮,三报之,是脐下横纹中。又灸背脊当脐五十壮。又灸玉泉五十壮,三报之。又灸龙门二十壮,三报之,是阴中上外际。

胞下垂注,阴下脱　灸夹玉泉三寸,随年壮,三报之。

阴冷肿痛　灸归来三十壮,三报之,夹玉泉两旁五寸。

妇人无乳法　初针两手小指外侧近爪甲深一分,两手腋门深三分,两手天井深六分,若欲试之,先针一指即知之。神验不传。

妇人逆产足出　针足太阴入三分,足入乃出针,穴在内踝后白肉际陷骨宛宛中。

横产手出　针太冲入三分,急补百息,去足大指奇一寸。

胞衣不出〔3〕　针足太阳入四寸,在外踝下后一寸宛宛中。又针足阳跻入三分。在足外踝下白肉际。

---

〔1〕 贲血　大出血。按"贲",大。《集韵·文韵》:"贲,大也。"

〔2〕 胞落颓　病名,即阴挺。凡妇女子宫下垂,甚则挺出阴户之外,或阴道壁膨出,统称阴挺。因多发生于产后,故又有"产肠不收"之称。

〔3〕 胞衣不出　病名,指因胎儿娩出后元气大耗,无力推胞外出,或败血不下,或感受外邪,气血凝滞而致胎儿娩出后胎盘迟迟不下的病证。

产后脉绝不还 针合谷入三分,急补之。又主胎上抢心。

心一作阴中懊恼痛 针涌泉入三分。

心中懊恼痛 针劳宫入五分补之。

产后出汗不止 针太冲,急补之。

产难,月水不禁,横生胎动 皆针三阴交。

胞衣不出或腹中积聚 皆针胞门入一寸,先补后泻,去关元左二
　寸。又针章门入一寸四分。

子死腹中及难产 皆针胞门。

胎动及崩中下痢,奔气上逆 针丹田入一寸四分,在脐下二寸。

凡难产 针两肩井一寸,泻之,须臾即生也。

漏胞下血不禁 灸关元两旁相去三寸百壮。

妇人阴中痛,引心下少腹绞痛 灸膝外边上去一寸宛宛中。

妇人下血,泄痢赤白,漏血 灸足太阴五十壮,在内踝上三寸百壮,
　主腹中五寒。

妇人漏下赤白,月水不利 灸交仪,穴在内踝上五寸。

妇人下血漏赤白 灸营池四穴三十壮,在内踝前后两边池上脉,一
　名阴阳。

妇人漏下赤白,四肢疲削 灸漏阴三十壮,穴在内踝下五分微动
　脉上。

妇人下赤白漏,泄注 灸阴阳穴,随年壮,三报之,在足拇指下屈里
　表头白肉际。

小儿惊痫第三法二十一首

曲泽 主心下澹澹[1],喜惊。

阴交、气海、大巨、主惊不得卧。

阴跻 主卧惊,视如见星。

---

[1] 澹澹 水波动貌。《文选・宋玉・高唐赋》:"水澹澹而盘纡兮,洪波淫淫
　之溶潏。"李善注:"《说文》曰:'澹澹,水摇也。'"此谓神志不安,心中忐忑。

大钟、郄门　主惊恐畏人，神气不足。

然谷、阳陵泉　主心中悚惕[1]，恐人将捕之。

解溪　主瘛疭而惊。

少冲　主太息烦懑，少气悲惊。

行间　主心痛数惊，心悲不乐。

阳谷　主风眩惊，手卷。

厉兑　主多卧好惊。

腋门　主喜惊妄言，面赤。

神门　主数噫，恐悸少气。

间使　主喜惊，瘖[2]不能言。

三间、合谷　主喜惊。

阳溪　主惊瘛。

通里　主心下悸。

大陵　主心中澹澹惊恐。

手少阴阴郄　主气惊心痛。

天井　主惊瘛。

后溪　主泪出而惊。

腕骨　主烦懑，惊。

鼻病第四法七首

鼻中拥塞　针手太阳入三分，在小指外侧后一寸白肉际宛宛中。

囟一穴　主鼻塞不闻香气，日灸二七至一百壮，初灸时痛，五十壮已去不痛，七百壮[3]还痛即止，至四百壮渐觉鼻轻。

---

[1]　悚（sǒng　耸）惕　恐惧不安貌。按"悚"，恐惧。《玉篇·心部》："悚，惧也。"

[2]　瘖　声音嘶哑或失音、不能言。《说文解字·疒部》："瘖，不能言也。"《素问·宣明五气》王冰注："邪内搏于阴则脉不流，故令瘖不能言。"

[3]　七百壮　据文义"七"当作"一"。

治鼻中瘜肉　灸上星二百壮，入发际一寸。又夹上星相去三寸各
　　百壮。

衄时痒　便灸足大指节横理三毛中十壮，剧者百壮，衄不止灸之。
　　并主阴卵肿。

鼻衄不止　灸涌泉二穴百壮。

灸鼻两孔与柱七壮　主鼻涕出不止。

舌病第五法二十五首

重舌　灸行间，随年[1]，穴在足大指歧中二穴。

小儿重舌　灸左足踝上七壮。又灸两足外踝上三壮。

紧唇　灸虎口，男左女右，七壮。又灸承浆三壮。

牙齿疼　灸两手中指背第一节前有陷处七壮，下火立愈。

齿疼　灸外踝上高骨前交脉上七壮。

风牙疼逐左右　以绳量手中指头，至掌后第一横纹，折为四分，以
　　度横纹后，当臂两筋间，当度头灸三壮，随左右灸之，两相患，灸
　　两臂至验。

耳聋鸣　客主人一名上关，在听会上一寸动脉宛宛中，针入一分，主
　　耳聋鸣如蝉。又聤耳脓出亦宜灸，日三壮至二百壮，侧卧张口
　　取之。

又　听会在上关下一寸动脉宛宛中，一名耳门，针入三分，主耳聋，
　　耳中如蝉鸣，通耳灸，日五壮至七壮止，十日后还依前灸之，慎生
　　冷醋滑酒面羊肉蒜鱼热食。

又　合谷在虎口后纵纹头[2]立指取之宛宛中，主耳聋，飕飕然如
　　蝉鸣，宜针入四分，留三呼五吸，忌灸，慎洗手。凡针手足，皆三
　　日勿洗也。

---

[1]　随年　灸法术语，即随年壮。指艾灸壮数与年龄相同，年几岁即灸几壮。

[2]　纵纹头　"纹"原作"文"，今改。按"文"，同"纹"。纹理，花纹。《古今韵
　　会举要·文韵》："文，理也。如木有文亦曰理。"

耳风聋雷鸣　灸阳维五十壮,在耳后引耳令前弦弦筋上是。

耳聋不得眠　针手小指外端近甲外角肉际,入二分半补之。又针关冲,入一分半补之。又针腋门,在手小指次指奇间,入三分补之。

牙车失欠蹉跌[1]　灸第五椎,日二七壮。满三百壮不瘥,灸气冲二百壮,胸前喉下寅骨中是。又灸足内踝上三寸宛宛中三百壮,三报之。

听会　主牙车急及脱臼相离二寸,在上关下一寸,一名耳门,侧卧张口乃得之,针入三分,留三呼,得气即泻,不补,宜灸,日五壮至七壮止,十日后还依前灸。慎生冷醋滑。

又法　下关在耳门下一寸宛宛中动脉际是也,主牙车脱关不得嚼食,侧卧开口取之,针入四分,与上同法,灸数亦同,忌热食酒面。

颊车　在耳下二韭叶宛宛中,主牙车不开,口噤不言及牙疼不得食,牙颊肿,侧卧张口取之,针入四分,得气即泻,不补,宜灸,日七壮至七七壮即止。

喉痹针两手小指爪纹中,出血三大豆许即愈,左刺左,右刺右。

又　手无名指甲后一韭叶名关冲,主喉痹不得下食饮,心热噏噏[2],常以缪刺[3]之,患左刺右,患右刺左也,都患刺两畔。

咽喉酸辛　灸少冲七壮,雀屎大炷[4]。

神门、合谷　主喉痹心烦。

---

[1]　牙车失欠蹉跌　即下颌关节脱臼。

[2]　噏(xī　吸)噏(xī　吸)　气短不续貌。按"噏",同"吸"。《广韵·缉韵》:"噏,同吸。"《诸病源候论》卷三·虚劳候:"六曰精极,令人少气,噏噏然内虚,五脏气不足。"

[3]　缪刺　针刺方法之一,又称交经缪刺。指左侧有病取右侧穴,右侧有病取左侧穴的交叉刺法。临床一般以浅刺井穴和呈现淤血的络脉为主,用以治疗络脉的病变。《素问·缪刺论》:"夫邪客大络者,左注右,右注左,上下左右与经相干,而布于四末,其气无常处,不入于经俞,命曰缪刺。"

[4]　雀屎大炷　"炷"原作"注",据文义改。

脚气第六_{法三首　论一首}

初灸风市,次伏菟,次犊鼻,次膝目,次三里,次上廉,次下廉,次绝骨,凡八穴。风市穴,令病人起正身平立,垂两手直下舒十指掩著两髀,便点手中指头髀大筋上灸百壮,逐轻重灸之,轻者不可减百壮,重者一穴五六百壮。伏菟穴,令病人累夫端坐,以病人手夫横掩膝上,夫下旁与曲膝头齐,上旁侧夫际当中央是,灸百壮,亦可五十壮。犊鼻穴在膝头盖骨上际外角平处,以手按之得节解是,一法云在膝头下近外三骨箕踵中,动脚以手按之得窟解是。灸五十壮,可至百壮。膝目穴在膝头下两旁陷者宛宛中是,灸百壮。三里穴在膝头骨节下一夫附胫骨外是,一法云在膝头骨节下三寸,人有长短大小,当以病人手夫度取,灸百壮。上廉穴在三里下一夫,亦附胫骨外是,灸百壮。下廉穴在上廉下一夫,亦附胫骨外是,灸百壮。绝骨穴在足外踝上一夫,亦云四寸是,灸百壮。

凡此诸灸,不必一顿灸尽壮数,可日日报灸之,三日之中令尽壮数为佳。凡病一脚灸一脚,病两脚便灸两脚也。凡脚弱病多著两脚,一方云觉脚异便灸三里、绝骨各一处,两脚异者合四穴灸之,多少逐病轻重。大要虽轻不可减百壮,不瘥速令以次灸之,多则佳。

脚疼,三阴交三百壮,神良。一云灸绝骨最要。论曰:有人得之不以为事,不觉忽然入腹,腹肿心热,其气大上,遂至绝命。当知微觉有异,即须大灸之,乃得应手即瘥。亦依旧支法存[1]灸之梁丘、犊鼻、三里、上廉、下廉、解溪、太冲、阳陵泉、绝骨、昆仑、阴陵泉、三阴交、足太阳复溜、然谷、涌泉、承山、束骨等凡一十八穴。旧法多灸百会、风府、五脏六腑俞募,顷来灸者悉觉引气向上,慎不得灸,以上大忌之。

又灸足十指奇端去奇一分,两足凡八穴,名曰八冲,极下气。

─────────────

[1]　支法存　晋代医家,善治脚气病,撰有《申苏方》五卷,已佚。

足十指端名曰气端，日灸三壮。其八冲可日灸七壮，气下即止。艾炷须小作之。

诸风第七法六十九首　论一首

肺中风者，其人偃卧[1]而胸满短气，冒闷汗出者，肺风之证也。视眼以下鼻上两边下行至口色白者，尚可治，速灸肺俞百壮，小儿减之；若色黄者，此为肺已伤，化为血矣，不可复治。其人当妄言掇空指地，或自拈衣寻缝，如此数日死。若为急风所中，便迷妄恍惚，狂言妄语，或少气慑慑，或不能言，若不速治，宿昔而死。亦觉便灸肺俞、膈俞、肝俞数十壮，急服续命汤，可救也。若涎唾不止者，既灸，当与汤也。

肝中风者，但踞坐[2]不得低头，绕两眼连额微有青者，肝风之证也。若唇色青，面黄，尚可治，急灸肝俞百壮，急服续命汤；若色大青黑者，此为肝已伤，不可复治，数日而死。

心中风者，其人但得偃卧，不得倾侧，闷乱冒绝汗出，心风之证也。若唇正赤，尚可治，灸心俞百壮，急服续命汤；若或青或白或黄或黑，此为心已坏，为水，不可复治，旬日死一云五六日死。

脾中风者，其人但踞坐而腹满。视身通黄，口吐咸汁，尚可治，灸脾俞百壮，急服续命汤；若目下青，手足青，不可复治。

肾中风者，其人踞坐腰痛。视胁左右未有黄色如饼粢[3]大，尚可治，灸肾俞百壮，急服续命汤；若齿黄赤，鬓发直，面土色，不可复治。

大肠中风者，卧而肠鸣不止，灸大肠俞百壮，服续命汤。

----

〔1〕　偃卧　仰卧。按"偃"，仰卧。《说文解字·人部》段玉裁注："凡仰卧曰偃，引申为凡仰之称。"

〔2〕　踞（jù　剧）坐　伸开腿坐。《正字通·足部》："踞，据物坐曰踞。"

〔3〕　饼粢（zī　资）　即饼餈，米饼。按"粢"，同"餈"。《说文解字·食部》："餈，稻饼也。粢，餈或从米。"

论曰：凡风病内外沉浮者，内是五脏，外是皮肤；沉是骨髓，浮是血脉。若在腠理，汤药所及；若在五脏，酒醪所至；若在血脉，针灸所中；深在骨髓，扁鹊自云不能如何。

风痱[1]者，卒不能言，口噤，手不随而强直。灸法：度病者手小指内歧间，至指端为度，以置脐上，直望心下，丹注度上端毕，又作两度，续在注上合其下开上，取其本度，横置其开上令三合，其状如倒作厶字形也。男度右手，女度左手，嫌不分明，故以丹注。三处起火各百壮。夫眼瞤动[2]，口偏㖞，舌不转者，灸口吻边横纹赤白际逐左右，随年壮，三报之，不瘥更报。

肝风占候，口不能言　灸鼻下人中，次大椎，次肝俞，各五十壮。

心风　灸心俞各五十壮。

脾风　灸脾俞各五十壮。

脾风占候，言声不出，或手上下　灸手十指头，次灸人中、大椎，两耳门前脉去耳门上下行一寸，次两大指节上下，六穴各七壮。

卒中风口㖞　以苇[3]筒长五寸，以一头刺耳孔中，四畔以面密塞，勿令泄气，一头纳大豆一颗，并艾烧之令燃[4]，灸七壮瘥，患右灸左，患左灸右，千金不传。又灸手交脉三壮，左灸右，右灸左，其炷如鼠矢，横安之，两头放火烧之。

凡卒中风，口噤不得开　灸颊车二穴，穴在耳下八分小近前，灸五壮，即得语，又随年壮，口僻[5]左右灸之。

---

〔1〕　风痱　病证名，一名痱。临床表现以肢体瘫痪，身无痛，或有轻度意识障碍为主证。详参《诸病源候论》卷一·风痱候。

〔2〕　瞤（shùn　顺）动　肌肉掣动，抽搐。《伤寒论·辨太阳病脉证并治》："服之则厥逆，筋惕肉瞤。"

〔3〕　苇（wěi　伟）　竹名。《玉篇·竹部》："苇，竹。"又"苇"同"葦"。芦葦。《集韵·尾韵》："葦，艸名。《说文》：大葭也。通作苇。"

〔4〕　燃　原作"然"，今改。按"然"，同"燃"。《说文解字·火部》："然，烧也。"徐铉注："然，今俗别作燃。"

〔5〕　口僻　口歪。按"僻"，歪斜。《灵枢经·经筋》："颊筋有寒，则急引颊移口，有热则筋弛纵缓不胜收，故僻。"张景岳注："僻，歪斜也。"

治尸厥〔1〕法　凡尸厥如死,脉动如故,针百会入二分补之,灸熨两胁,又针足中指头去甲如韭叶,又针足大指甲下肉侧去甲三分。

灸失瘖不语法　先灸天窗五十壮讫,息火乃移灸百会五十壮,毕,还灸天窗五十壮。若初发先灸百会,则风气不得泄,内攻五脏,当闭伏,更失瘖也,所以先灸天窗次灸百会乃佳。一灸五十壮,息火泄气复灸之,视病轻重,重者处各三百壮,轻者以意。一云次灸肩井得二百壮,即灸二里三壮若五壮,以下气也。鸠尾可灸百壮,灸至五十壮暂息火也。

又法　凡一切中风服药益剧者,但是风穴皆灸之三壮,神良。欲除根本,必须火艾,专恃汤药则不可瘥。

灸角弓反张法　唇青眼戴〔2〕,角弓反张,始觉发动,即灸神庭七壮,穴在当鼻直上发际。次灸曲差二穴各七壮,穴在神庭两旁各一寸半。次灸上关二穴各七壮,在耳前上廉起骨陷中,一名客主人。次灸下关二穴各七壮,在耳前动脉下空下廉陷中。次灸颊车二穴各七壮,穴在耳下曲颊端陷中。次灸廉泉一穴七壮,在当颐直下骨后陷中。次灸囟会一穴七壮,在神庭上一寸。次灸百会一穴七壮,在当顶上正中央。次灸本神二穴各七壮,在耳直上入发际二分。次灸天柱二穴各七壮,在项后大筋外入发际陷中。次灸陶道一穴七壮,在大椎节下间。次灸风门二穴各七壮,在第二椎下两旁各一寸半。次灸心俞二穴各七壮,在第五椎下两旁各一寸半。次灸肝俞二穴各七壮,在第九椎下两旁各一寸半。次灸肾俞二穴各七壮,在第十四椎下两旁各一寸半。次灸膀胱俞二穴各七壮,在第十九椎下两旁各一寸半。次灸曲池二穴各七壮,穴在肘外曲头陷中,屈肘取之。次灸肩髃二穴各七壮,在

〔1〕　尸厥　病证名,厥证之一。泛指突然昏倒,不省人事,状如昏死的病证。《素问·缪刺论》:"其状若尸,或曰尸厥。"张景岳注:"尸厥,上下离竭,厥逆气乱,昏愦无知,故名尸厥。"

〔2〕　眼戴　即戴眼,一称戴睛上插,症见目睛上视,不能转动,常见于小儿急惊风,厥阴风痰阻闭等,为太阳经绝证。《素问·诊要经终论》:"太阳之脉,其终也戴眼,反折瘛疭。"

两肩头止中两骨间陷中。次灸支沟二穴各七壮，在手腕后二寸两骨间陷中。次灸合谷二穴各七壮，在手大指虎口两骨间陷中。次灸间使二穴各七壮，在掌后三寸两筋间。次灸阳陵泉二穴各七壮，在膝下骨前陷中。次灸阳辅二穴各七壮，在外踝上绝骨陷中。次灸昆仑二穴各七壮，在外踝后跟骨上陷中。

上以前主久风卒风，缓急诸风，发动不自觉知，或心腹胀满，或半身不遂，或口噤不言，涎唾自出，目闭耳聋，或举身冷直，或烦闷恍惚，喜怒无常，凡有风皆灸之，神验。

鼻交頞[1]中一穴，针入六分，得气即泻，留三呼，泻五吸，不补，亦宜灸，然不如针。此主癫风，角弓反张，羊鸣，大风青风，面风如虫行，卒风，多睡健忘，心中愦愦，口噤，奄倒不识人[2]，黄疸急黄，八种大风，此之一穴皆主之，莫不神验。慎酒面生冷醋滑猪鱼蒜荞麦浆水。

杂灸法　凡风，灸上星二百壮，又前顶二百壮，百会一百壮，脑户三百壮，风府三百壮。凡大风，灸百会七百壮。凡百诸风，灸大椎平处两相二寸三分，以病人指寸量之，各一百壮。治风，耳后八分半有穴，灸一切风，若狂者亦瘥。耳门前灸百壮，治卒病恶风，欲死不言及肉痹不知人，灸第五椎名曰脏俞各一百五十壮。

扁鹊曰：凡心风，灸心俞各五十壮，第五节对心是也。肝俞主肝风，腹胀，食不消化，吐血酸削，四肢羸露，不欲食，鼻衄，目眴[3]睆睆，眉头胁下痛，少腹急，灸百壮。大肠俞主风，腹中雷鸣，大肠灌沸，肠澼泄痢，食不消化，少腹绞痛，腰脊疼强，大小便难，不能饮食，灸百壮，三报之。

----

〔1〕頞（è　饿）　鼻梁。《说文解字·面部》：“頞，鼻茎也。”《素问·气厥论》：“胆移热于脑，则辛頞鼻渊。”王冰注：“頞，谓鼻頞也。”

〔2〕奄倒不识人　“奄”原作“闇”，今改。按“闇”，通“奄”。忽然。《文选·傅毅·舞赋》：“翼尔悠往，闇复辍已。”李善注：“闇，犹奄也……《方言》曰：奄，遽也。”“奄倒不识人”，谓忽然昏倒，不省人事。

〔3〕目眴（xún　旬）　目眩。《集韵·谆韵》：“眴，目眩也。”

治卒中恶闷热毒欲死　灸足大指横纹,随年壮。若筋急不能行者,
　若内筋急灸内踝上三十壮,外筋急灸外踝上三十壮,愈;若戴睛
　上插者,灸两目后眦二七壮。若不语,灸第三椎五百壮;若不识
　人,灸季肋头七壮;若眼反口噤,腹中切痛,灸阴囊下第一横理十
　四壮。

腋门二穴　主风,灸五十壮,亦可九壮。

治风,身重心烦,足胫疼　灸绝骨百壮,在外踝上三寸。一云四十。
　又云一夫。

凡卒中风,口噤不开　灸机关二穴,在耳下八分近前,灸五壮即愈。
　一云随年壮。僻者逐左右灸之。

治头风摇动　灸脑后玉枕中间七壮。

治猥退风偏风半身不随[1]法　肩髃主偏风,半身不随,热风头风
　刺风,手不上头,捉物不得,挽弓不开,臂冷酸疼无力,针入八分,
　留三呼,泻五吸,在膊骨头陷中平手取之。偏风不随,可至二百
　壮,过多则臂强。慎酒肉五辛热食浆水。又针曲池入七分,得气
　即泻,然后补之,太宜灸,日十壮至一百壮止,十日更报下少至二
　百壮。又针列缺入三分,留三呼,泻五吸,亦可灸之,日七壮至一
　百,总至三百壮。

　　阳池上一夫两筋间陷中,主刺风热风,耳聋鸣,手不仁,冷风手
颤[2],偏风半身不随。阳池、支沟下一夫覆腕当纹宛宛中,亦主或
因损后把捉不得,针入三分,留三呼,泻五吸,忌灸。

　　商丘在内踝前陷中,主偏风痹,脚不得履地,刺风头风,热风阴
痹,针入三分,留三呼,泻五吸,疾出之,忌灸。偏风,半身不随,脚
重热风疼,不得履地针入四分,留三呼,得气即泻,疾出针于痕上灸
之良,七壮。

---

〔1〕　半身不随　即半身不遂。按“随”,听使唤。也作“遂”。《诸病源候论》
　　卷一·风半身不随候:“半身不随者,脾胃气弱,血气偏虚,为风邪所乘
　　故也。”

〔2〕　手颤　“颤”原作“战”,今改。按“战”,通“颤”。发抖。《说文通训定
　　声·乾部》:“战,假借为颤。”

灸猥退风半身不随法　先灸天窗,次大门,脑后尖骨上一寸,次承浆,次风池,次曲池,次手髓孔,腕后尖骨头宛宛中,次手阳明大指奇后,次脚五册[1],屈两脚膝腕纹,次脚髓孔,足外踝后一寸,次足阳明足拇指奇三寸,各灸百壮。若有手足患不随,灸百会,次本神,次肩髃,次心俞,次手少阳,次足外踝下容爪外,并依左右五百壮。面上游风如虫行,习习然起,则头旋眼暗,头中沟垄起,灸天窗,次两肩上一寸当瞳仁,次曲眉,在两眉间,次手阳明,次足阳明,各灸二百壮。

时行法第八法四首

初得一日二日,但灸心下三处。第一去心下一寸,名巨阙,第二去心下二寸,名上脘,第三去心下三寸,名胃脘,各灸五十壮。然或人形小大不同,恐寸数有异,可以绳度之,随其长短寸数最佳。取绳从心骨鸠尾头少度至脐孔,中屈之取半,当绳头名胃脘,又中屈更为二分,从胃脘向上度是上脘,上度取一分是巨阙。大人可五十壮,小儿可一七二七壮,随其年灸,以意量之。

若病者三四日以上,宜先灸囟上二十壮,以绳度鼻正上尽发际,中屈绳断去半,便从发际度入发中,灸绳头,名天窗。又灸两颧髎,又灸风池,又灸肝俞百壮,余处各二十壮。又灸太冲三十壮,神验无比。

豌肉疮[2]　灸两手腕研子骨[3]尖上三壮,男左女右。

---

[1]　脚五册　疑即足五里。经穴名,属足厥阴肝经。参见本书卷二十七·小肠病"足五册"条注释。

[2]　豌肉疮　疑即豌豆疮。按豌豆疮,一名痘疮,即天花。

[3]　研子骨　一名研子(《针灸孔穴及其疗法便览》)。位于尺骨茎突之高点处,主治天花。

黄疸第九法一十一首

唇里　正当承浆边,逼齿龈针三锃,治马黄黄疸。

颛颙　在眉眼尾中间上下有来去络脉是,针灸之,治疸气温病。

夹人中火针　治马黄疸通身并黄,语音已不转者。

灸钱孔百壮　度乳至脐中屈肋头骨是,灸百壮,治黄疸。

夹承浆两边各一寸　治马黄急疫。

灸太冲七壮,又云针灸随便。又灸风府、热府、肺俞、心俞、肝俞、脾
　俞、肾俞,男阴缝拔阴反向上灸　治马黄黄疸。若女人玉门头是
　穴,针灸无在。

脚跟　在白肉后际,针灸随便,治马黄黄疸。

臂石子头[1]　还取病人手自捉臂,从腕中大渊纹向上一夫接白肉
　际,灸七壮,治马黄黄疸。

黄疸　灸第七椎七壮,黄汁出。

疟病第十法一十三首

疟　灸上星及大椎,至发时令满百壮,艾炷如黍米粒。俗人不解,
　务大炷也。又觉小异,灸百会七壮,若更发更七壮,极难瘥不过
　三灸。又灸风池二穴三壮。又灸肾俞百壮。又灸三间,在虎口
　第二指节下一寸,三年疟欲发即下火。

治一切疟　无问处所,仰卧以绳量两乳间,中屈,从乳向下灸度头,
　随年壮,男左女右。

治疟　刺足少阴出血,愈。

治诸疟而脉不见者　刺十指间见血,血去必已。先视身赤如小豆
　者,皆取之。

---

[1]　臂石子头　经外奇穴名。位于前臂屈侧桡侧缘,腕横纹上三寸处,主治
　马黄,黄疸等。

疟日西发者　临泣主之。

疟实则腰背痛,虚则鼻衄　飞扬主之。

疟多汗腰痛,不能俯仰,目如脱,项如拔　昆仑主之。

灸一切疟　尺泽主之。

凡疟有不可瘥者　从未发前灸大椎至发时满百壮,无不瘥。

（苏　礼）

肝病第一五十一法

治眼目法

攒竹　主目视不明䀮䀮，目中热痛及眴，针入一分，留二呼，泻三
　　吸，徐徐出之，忌灸，宜出血涂盐。

肤翳白膜覆瞳仁，目暗及眯[1]，雀目，冷泪，目视不明，努肉出　皆
　　针睛明，入一分半，留三呼，泻五吸。冷者先补后泻，复补之；雀
　　目者可久留十吸，然后速出。

视眼㖞不正，口㖞目眴[2]，面动叶叶然，眼赤痛，目䀮䀮，冷热泪，目
　　睑赤　皆针承泣，在目下七分眶骨[3]中，当瞳子直下陷中入二
　　分半，得气即泻，忌灸。

目暗不明　针中渚入二分，留三呼，泻五吸，灸七壮，炷如雀矢大，
　　在手小指次指本节后间。

眯目，偏风眼㖞，通睛耳聋　针客主人，一名上关，入一分，久留之，
　　得气即泻，亦宜灸，日三七壮至二百壮，炷如细竹箸[4]大，侧卧
　　张口取之。

眼暗　灸大椎下第十节正当脊中二百壮，唯多佳，可以明目，神良。

---

〔1〕　眯　物入目中而致视线模糊。《说文解字・目部》："眯，艹入目中也。"
　　　段玉裁注："《字林》云：眯，物入为病，然则非独艹也。"

〔2〕　目眴　眼皮跳动。《说文解字・目部》："眴，目动也。"桂馥义证："今谓
　　　眼睑掣动为眴也。"

〔3〕　眶骨　"眶"原作"匡"，今改。按"匡"，与"眶"同。眼眶。《素问・刺禁
　　　论》："刺匡上陷骨，中脉，为漏为盲。"王冰注："匡，目眶也。"

〔4〕　箸　原作"筋"，据文义改。

灸满千壮,不假汤药。

肝劳邪气眼赤　灸当容一百壮,两边各尔。在眼后耳前三阴三阳之会处,以手按之有上下横脉是,与耳门相对也。

肝俞　主目不明,灸二百壮,小儿寸数斟酌,灸可一二七壮。

治目急痛不可远视　灸当瞳子上入发际一寸,随年壮。

治风瞖[1]　灸手中指本节头骨上五壮,炷如小麦大,逐病左右灸之。

治风痒赤痛　灸人中、鼻柱二壮,仰卧灸之。

治目卒生瞖　灸大指节横纹三壮,逐左右灸之。

治眼暗　若一眼暗,灸腕后节前陷中,两眼暗两手俱灸,随年壮。

治温病后食五辛即不见物,遂成雀目　灸第九椎名肝俞二百壮,永瘥。

治脚转筋法

治脚转筋　针内昆仑穴,在内踝后陷中,入六分,气至泻之。又灸承山,随年壮,神验。

第二十一椎　主腰背不便,筋转痹,灸随年壮。

治筋挛转筋,十指筋挛急,不得屈伸　灸足外踝骨上七壮。

治失精筋挛,阴缩入腹相引痛　灸中封五十壮。又下满灸五十壮,两脚一百壮。此二穴亦主喉肿厥逆,五脏所苦,鼓胀悉主之。老人加之,五十以下及小儿并随年壮。

治转筋胫骨痛不可忍　灸屈膝下廉横筋上三壮。

腹胀转筋　灸脐上一寸二七壮。

治癥瘕法

少腹坚大如盘盂,胸腹中胀满,饮食不消,妇人癥聚瘦瘠　灸三焦俞百壮,三报之。灸内踝后宛宛中,随年壮。灸气海百壮。

久冷及妇人癥癖,肠鸣泄痢,绕脐绞痛　灸天枢百壮,三报之,勿针,脐两旁各二寸。积聚坚满痛　灸脾募百壮,章门是也。

---

〔1〕风瞖　因风而致目生瞖膜。按"瞖",目生瞖膜之病。《广韵·霁韵》:"瞖,目瞖。"

治瘰癖　患左灸左,患右灸右,第一屈肋头近第二肋下即是灸处,第二肋头近第三肋下向肉翅前亦是灸处,初日灸三,次日五,后七,周而复始,至十止。唯忌大蒜,余不忌。又灸关元五十壮。又灸脐上四指五十壮。

膏肓俞两穴主无病不疗方　先令病人正坐曲脊,伸两手,以臂著膝前令正直,手大指与膝头齐,以物支肘,勿令臂得动也。从胛骨上角摸索[1]至胛骨下头,其间当有四肋三间,灸中间依胛骨之里去胛骨容侧指许,摩胛去表肋间空处,按之自觉牵引肩中,灸两胛内各一处至六百壮,多至千壮,数百壮当气下砻砻然[2]如流水,当有所下,若停痰宿疾亦必下也。此灸无所不治,主诸赢弱瘦损虚劳,梦中失精,上气咳逆,及狂惑妄误,皆有大验。若病人已困,不能正坐,当令侧卧,挽上臂令前索孔穴灸之。求穴大较,以右手从左肩上住指头表所不及者是也,左手亦然,及以前法灸。若不能久正坐,伸两臂者,亦可伏衣幞上伸两臂,令人挽两胛骨使相远,不尔胛骨覆,穴不可得也。所伏衣幞当令大小有常,不尔则前却失其穴也。此穴灸讫后,令人阳气盛,当消息自养,令得平复。其穴近第五椎相准望求索。

治头重臂肘重法

头重风劳　灸脑户五壮,针入三分补之。

头重不能胜　灸脑户下一寸半。

身体重,四肢不能自持　灸脾俞,随年壮,针入五分补之。

身重,嗜眠不自觉　灸天府五十壮,针入三分补之。

身重　灸水分百壮,针入一寸补之。

体重,四肢不举　灸天枢五十壮,忌针。

身重肿,坐不欲起,风劳脚疼　灸三里五十壮,针入五分补之。又

---

〔1〕　摸索　"摸"原作"莫",据文义改。

〔2〕　砻(lóng　龙)砻(lóng　龙)然　磨砺之声。按"砻",磨,磨砺。《说文解字·石部》:"砻,礦也。"段玉裁注:"谓以石磨物曰砻也。"

灸足太阳五十壮,针入三分补之。

臂重不举　灸肩井,随年壮,可至百壮,针入五分补之。又灸足泽
　　三十壮,针入三分补之。

第一椎　名大杼,无所不主,左右一寸半或一寸二分,主头项痛不
　　得顾,胸中烦急,灸随年壮。

诸烦热,时气温病　灸大椎百壮,针入三分泻之,横三间寸灸之。

心烦上气　灸肺俞,针入五分。

心烦短气　灸小肠俞,又灸巨阙、期门各一百壮,针入五分。又灸
　　心俞百壮,针入五分。

头身热　灸胃脘百壮,勿针。

烦闷忧思　灸太仓[1]百壮。

烦热头痛　针虎口入三分。

烦躁恍惚　灸间使三十壮,针入三分。

骨热烦,胸满气闷　针三里入五分。

身体烦热　针中府。又灸绝骨五十壮。

胆病第二—十二法

　　右手关上阳绝者,无胆脉也,苦口中无味一云苦眯目,恐畏如见
鬼,多惊少力,刺足厥阴,治阴,在足大指间,或刺三毛中。左手关
上阳实者,胆实也,苦腹中不安,身躯习习[2],刺足少阳,治阳,在
足第二指本节后一寸。

夹胆俞旁行相去五寸名浊浴　主胸中胆病,随年壮。

胆虚　灸足内踝上一夫,名三阴交,二十壮。

治吐血法

虚劳吐血　灸胃脘三百壮。亦主呕逆吐血,少食多饱及多睡百病。

---

〔1〕　太仓　原作"大仓",据《针灸甲乙经》改。

〔2〕　习习　频飞貌。《楚辞·宋玉·九辩》:"骖白霓之习习兮,历群灵之丰
　　丰。"此谓身躯不适而辗转难安。

凡口鼻出血者,名脑衄　灸上星五十壮。

吐血唾血　灸胸堂百壮,忌针。

吐血,腹痛雷鸣　灸天枢百壮。

吐血唾血,上气咳逆　灸肺俞,随年壮。

吐血酸削　灸肝俞百壮。

吐血呕逆　灸手心主五十壮,大陵是。

吐血　灸颈项上二七壮。

心病第三—十八法

心俞　各灸二七壮,主心病,老小减之,不能食,胸中满,膈上逆气
　　闷热,皆灸之。

卒心疝暴痛,汗出　刺大敦,左取右,右取左,男左女右,刺之出血,
　　立已。

夹巨阙两边相去各半寸名曰上门　主胸中痛引腰背,心下呕逆,面
　　无滋润,各灸随年壮。

凡颜色焦枯,劳气失精,肩背痛,手不得上头　灸肩髃百壮,穴在肩
　　外头近后,以手按之有解[1]宛宛中。

当心下一寸名巨阙　主心闷痛上气,引少腹冷,灸二七壮。

脉不出　针不容两穴,在幽门两旁各一寸五分。

健忘忽忽　针间使入五分,掌后三寸。

心里懊恢,彻背痛,烦逆　灸心俞百壮。

心痛如锥刀刺,气结　灸膈俞七壮。

心痛,冷气上　鸠尾上二寸半名龙额,灸百壮,不针。

心痛,恶气上,胁痛急　灸通谷五十壮,在乳下二寸。

心痛,暴恶气叉心　灸巨阙百壮。

心痛,胸胁满　灸期门,随年壮。

---

[1] 解(xiè 懈)　物体相连接处。《玉篇·角部》:"解,接中也。"此谓骨骼
　　相接处,即骨缝。《素问·缪刺论》高士宗注:"解,骨缝也。"

心痛,坚烦气结　灸太仓百壮。

心痛暴绞急欲绝　灸神府百壮,附鸠尾正当心,有忌。

胸痹心痛　灸亶中百壮,忌针,两乳间。

心痛　灸臂腕横纹三七壮。

心痛　灸两虎口白肉际七壮。

小肠病第四八十一法　诀二首

　　左手关前寸口阳绝者,无小肠脉也,苦脐痹,少腹中有疝瘕,主月即冷上抢心,刺手心主,治阴,在掌后横纹中入一分。左手关前寸口阳实者,小肠实也,苦心下急热痹,小肠内热,小便赤黄,刺手太阳治阳,在手第二指本节后一寸动脉。

夹中管两边相去半寸名曰阴都　灸随年壮,主小肠热病。

夹脐两边相去一寸名魂舍　灸一百壮,主小肠泄利脓血,小儿减
　　之。又灸小肠俞七壮。

灸风眩法　以绳横度[1]口至两边,既得度口之寸数,便以绳一头
　　更度鼻,尽其两边两孔间,得鼻度之寸数,中屈之取半,合于口之
　　全度中屈之,先觅头上回发[2],当回发中灸之,以度度四边左右
　　前后,当绳端而灸,前以面为正,并依年壮多少,一年凡三灸,皆
　　须疮瘥又更灸之,壮数如前。若速灸,火气引上。其数处回发
　　者,则灸其近当鼻也。若回发近额者亦宜灸。若惜面为瘢[3],
　　则缺其面处,然病重者亦不得计此也。

治卒癫法　灸阴茎上宛宛中三壮,得小便通即瘥,当尿孔上是穴。
　　又灸阴茎头三壮。又灸乳头三壮。又灸足大指上聚毛中七壮。
　　又灸督脉三十壮,在直鼻人中上入发际,三报之。又灸天窗、百
　　会,各渐灸三百壮,炷惟小作。一法灸耳上发际各五壮。

---

[1]　度(duó　夺)　测量。玄应《一切经音义》卷二十六:"度,测量也。"

[2]　回发　头顶发之旋转处。

[3]　惜面为瘢　"惜"原作"指",据文义改。

治卒中邪魅恍惚振噤法 鼻下人中及两手足大指爪甲令艾炷半在
　爪上,半在肉上,七炷不止,十四壮,炷如雀屎大作之。

狂鬼语 针其足大拇指爪甲下入少许,即止。

治大人癫小儿惊痫法 灸背第二椎及下穷骨两处,以绳度中折绳
　端一处,是脊骨上也,凡三处毕,复断此绳作三折,令各等而参合
　如厶[1]字,以一角注中央灸,下二角夹脊两边便灸之,凡五处
　也,以丹注所灸五处,各百壮。削竹为度,胜绳也。

狂风骂詈挝斫[2]人,名为热阳风 灸口两吻边燕口处赤白际各一
　壮。又灸阴囊缝三十壮,令人立,以笔正注,当下已卧却核卵令
　上乃灸之,勿令近前中卵核,恐害于阳气也。

卒发狂言鬼语法 以甑带急合缚两手大指,便灸左右胁当对屈肘
　头,两处火俱下,各七壮,须臾鬼语,自道姓名乞去,徐徐语问,乃
　解其手。

狂痫不识人,癫病眩乱 灸百会九壮。

狂走瘛疭 灸玉枕上三寸。一法项后一寸百壮。

狂邪鬼语 灸天窗九壮。又灸口吻十五壮。

狂癫哭泣 灸手逆注三十壮,在手腕后六寸。

狂走惊痫 灸河口五十壮,在手腕后陷中动脉,此与阳明同也。

狂癫风痫,吐舌 灸胃脘百壮,不针。又灸大幽一百壮。又灸季肋
　端三十壮。《千金》云:治狂走癫痫。

狂言恍惚 灸天枢百壮。又灸间使三十壮。《千金》云:治狂言妄语。

狂走,喜怒悲泣 灸巨觉,随年壮,在背上胛内侧[3]反手所不及
　者,骨芒穴上六分,捻之痛是也。一云巨阙俞。

狂邪惊痫 灸承命三十壮,在内踝后上行三寸动脉上。又灸巨阳

---

〔1〕 厶(sī 私) “私”的古字。《玉篇·厶部》:“厶,奸邪也。今为私。”此处
　　　用“厶”字字形以喻三角形状。

〔2〕 挝(zhuā 抓)斫(zhuó 着) 击打,攻击。按“斫”,攻击。《说文解
　　　字·斤部》:“斫,击也。从斤,石声。”

〔3〕 胛内侧 “胛”原作“侠”,据文义改。又,《备急千金要方》卷十四·风癫
　　　作“甲”,义同。

五十壮。《千金》云：治狂癫风惊，厥逆心烦。又灸足太阳五十壮。《千金》云：治狂癫鬼语。又灸足少阳，随年壮。《千金》云：治狂，癫痫狂易。又灸足阳明三十壮。《千金》云：治狂走惊，恍惚。

狂走，癫厥如死人　灸足大敦九壮。《千金》云：灸足大指三毛中。

狂走骂詈　灸八会，随年壮，在阳明下五分。

狂癫惊走，风恍惚嗔喜，骂笑歌哭，鬼语吐舌　悉灸上星、脑户、风池，手太阳阳明太阴、足太阳阳明阳跻少阳太阴阴跻足跟，悉随年壮。

惊怖心忪[1]，少力灸大横五十壮。

邪鬼妄语　灸悬命一十四壮，在口唇里中央弦弦者是，一名鬼禄。一法以钢刀断弦弦乃佳。

狂邪鬼语　灸伏菟百壮。又灸慈门五十壮。《千金》云：治悲泣邪语，鬼忙歌笑。

悲泣鬼语　灸天府五十壮

狂邪发无常，披头大唤欲杀人，不避水火者　灸间使，男左女右，随年壮。

狂走刺人，或欲自死，骂詈不息，称鬼神语　灸口吻头赤白际一壮。又灸两肘内屈中五壮。又灸背胛中间三壮，报之。

惊狂走　灸内踝上三寸近后动脉上七壮。

邪病，四肢重痛，诸杂候　尺泽主之，一名鬼堂。

邪病语不止及诸杂候　人中主之，一名鬼市。《千金》云：一名鬼客厅，凡人中恶先掐鼻下是也。

邪病卧，冥冥不自知　风府主之，一名鬼穴。

邪病大唤骂詈走　十指端去爪一分主之，一名鬼城。

邪病鬼癫　胸上主之，一名鬼门，并主四肢重。

邪病大唤骂走　三里主之，名鬼邪。

　　劳宫一名鬼路。阳泽一名鬼臣。耳前发际宛宛中名鬼床。尺

---

[1] 心忪（zhōng　中）　心惊跳。按"忪"，心跳，惊惧。《玉篇·心部》："忪，心动不定，惊也。"

中动脉名鬼受。足太阳名鬼路。

癫狂二三十年者　灸天窗,次肩井,次风门,次肝俞,次肾俞,次手
心主,次曲池,次足五册[1],次涌泉,各五百壮,日七壮。

针邪鬼病图诀法

凡百邪之病,源起多途,其有种种形相,示表癫邪之端而见其
病,或有默然而不声,或复多言而谩语[2],或歌或哭,或笑或吟,或
眠坐沟渠,啖食粪秽,或裸露形体,或昼夜游走,或嗔骂无度,或是
飞蛊精灵,手乱目急,如斯种类癫狂之人,今针灸与方药,并主
治之。

扁鹊曰:百邪所病者,针有十三穴。凡针之体,先从鬼宫起,次
针鬼信,便至鬼垒,又至鬼心,未必须并针[3],止五六穴即可知矣。
若是邪蛊之精,便自言说,论其由来,往验有实,立得精灵,未必须
尽其命,求去与之,男从左起针,女从右起针,若数处不言,便遍针
也,依诀而行针灸等处,并备主之。

第一初下针从人中,名鬼宫,在鼻下人中左边下针,出右边。
第二次下针手大指爪甲下三分,名鬼信,入肉三分。第三次下针足
大指爪甲下入肉二分,名鬼垒,五指皆针。第四次下针在掌后横后
入半解,名鬼心。第五次下针在外踝下白肉际,火针七锃[4],锃三
下,名鬼路。第六次下针入发际一寸,大椎以上火针七锃,锃三下,
名鬼枕。第七次下针去耳垂下五分,火针七锃,锃三下,名鬼床。
第八次下针承浆,从左刺出右,名鬼市。第九次下针从手横纹三寸
两筋间,针度之,名鬼路,此名间使。第十次下针入发际直鼻上一
寸,火针七锃,锃三下,名鬼堂。第十一次下针阴下缝,灸三壮,女

---

[1]　足五册　疑即足五里,经穴名,属足厥阴肝经。《针灸甲乙经》作
　　"五里"。

[2]　谩语　说谎。唐人《捉季布传文》:"圣明天子堪匡佐,谩语君王何
　　是论。"

[3]　并针　皆针。按"并",范围副词,皆,都。《广韵・颈韵》:"并,皆也。"

[4]　锃(zèng　赠)　针一次为一锃。

人玉门头三壮,名鬼脏。第十二次下针尺泽横纹中内外两纹头接
白肉际七锃,锃三下,名鬼臣,此名曲池。第十三次下针去舌头一
寸,当舌中下缝刺,贯出舌上,仍以一板横口吻,安针头令舌不得
动,名鬼封。

　　上以前若是手足,皆相对针两穴,若是孤穴即单针也。

治风邪法　灸间使,随年壮。又灸承浆七壮,三报之。又灸心俞七
　　壮。又灸三里七壮。

治鬼魅　灸入发际一寸百壮。灸间使、手心各五十壮。

野狐魅　合手大指急缚大指,灸合间二七壮,当狐鸣而愈。

脾病第五三十二法

脾俞　主四肢寒热,腰疼不得俯仰,身黄,腹满食呕,舌根直,并灸
　　椎上三穴各七壮。

治老小大便失禁法　灸两脚大指去甲一寸三壮。又灸大指奇间各
　　三壮。

大小便不通　灸脐下一寸三壮。又灸横纹百壮。

治大便难法　灸第七椎两旁各一寸七壮。灸夹玉泉相去二寸半,
　　名肠遗,随年壮。一云二寸。又灸承筋二穴三壮。又灸大都,随
　　年壮。又灸大敦四壮。

腹中热闭,时大小便难,腰痛连胸　灸团冈百壮,在小肠俞下二寸,
　　横三间寸灸之。

大便闭塞,气结心坚满　灸石门百壮。

大小便不利,欲作腹痛　灸荣卫四穴各百壮,在背脊四面各一寸。

大小便不利　灸八窌百壮,在腰目下三寸,夹脊相去四寸,两边各
　　四穴。

小儿大小便不通　灸口两吻各一壮。

小便不利,大便数泄注　灸屈骨端五十壮。又灸天枢百壮,在夹脐
　　相去各二寸。魂魄之舍,不可下针。一云相去三寸。

治痢法

大便下血　灸第二十椎,随年壮。恐是中膂肉俞。

赤白下痢　灸穷骨头百壮,多多益佳。

食不消化,泄痢,不作肌肤　灸脾俞,随年壮。

泄注五痢,便脓血,重下腹痛　灸小肠俞百壮。

泄痢久下,失气劳冷　灸下腰百壮,三报之,在八魁正中脊骨上,灸多益佳,三宗骨是,忌针。

少腹绞痛,泄痢不止　灸丹田百壮,三报之,在脐下二寸,针入五分。

下痢,不嗜食,食不消　灸长谷五十壮,三报之,在夹脐相去五寸,一名循际。

下痢赤白　灸足太阴五十壮,三报之。

久冷,五痔便血　灸脊中百壮。

五痔便血失屎　灸回气[1]百壮,在脊穷骨上。

赤白下　灸穷骨,惟多为佳。

久痢百治不瘥　灸足阳明下一寸高骨之上,中去大指奇间三寸,灸随年壮。又灸关元三百壮,十日灸,并治冷痢腹痛,又先屈竹量正当两胯脊上点记,下量一寸点两旁各一寸,复下量一寸当脊上,合三处,一灸三十壮,灸百壮以上,一切痢皆瘥,亦主痔湿,脊上当胯点处不灸。又灸脐中,稍稍至二三百壮。

胃病第六_{三十四法}

治胃补胃　灸胃俞百壮,主胃中寒,不能食,食多,身羸瘦,肠鸣腹满,胃胀。

灸三焦俞　主五脏六腑积聚,心腹满,腰背痛,饮食不消,吐逆,寒热往来,小便不利,羸瘦少气,随年壮。又灸心下二寸,名胃脘,百壮至千壮,佳。

---

[1]　回气　经外奇穴名,位于骶骨尖端,主治痔疮便血,大便不禁等。

小肠俞　主三焦寒热,灸随年壮。

治胃中热病　膝下三寸名三里,灸三十壮。

反胃,食即吐出,上气　灸两乳下各一寸,以瘥为限。又灸脐上一
　　寸二十壮。又灸内踝下三指稍斜向前有穴三壮。《外台秘要》云
　　一指。

灸胸胁胀满法

胪胀,胁腹满　灸膈俞百壮,三报之。

胀满水肿　灸脾俞,随年壮,三报之。

胀满雷鸣　灸大肠俞百壮,三报之。

胀满气聚寒冷　灸胃脘,在心鸠尾下三寸百壮,三报之。

胀满,绕脐结痛,坚不能食　灸中守百壮,在脐上一寸,一名水分。

胀满瘕聚,滞下疼　灸气海百壮,在脐下一寸,忌针。

胀满气如水肿状,少腹坚如石　灸膀胱募百壮,在中极脐下四寸。

胀满肾冷,瘕聚泄痢　灸天枢百壮。

胸满,心腹积聚痞疼痛　灸肝俞百壮。

灸干呕法

干呕不止,所食即吐不停　灸间使三十壮。若四厥脉沉绝不至者,
　　灸之便通,此法起死人。又灸心主尺泽,亦佳。又灸乳下一寸三
　　十壮。

凡哕令人惋恨　灸承浆,炷如麦大七壮。又灸脐下四指七壮。

治卒哕　灸膻中、中府、胃脘各数十壮,灸尺泽、巨阙各七壮。

灸吐法

吐逆不得食　灸心俞百壮。

吐逆不得下食,今日食明日吐　灸膈俞百壮。

卒吐逆　灸乳下一寸七壮。

吐变不下食　灸胸堂百壮。又灸巨阙五十壮。又灸胃脘百壮,三
　　报之。又灸脾募百壮,一名章门,在大横外直脐季肋端,三报之。

呕吐宿汁,吞酸　灸神光,一名胆募,百壮,三报之。《甲乙经》云:日
　　月,胆募也,在期门下五分。

呕吐咳逆,霍乱吐血　灸手心主五十壮

噎哕，膈中气闭塞　灸腋下聚毛下附肋宛宛中五十壮，神良。

噎哕呕逆　灸石关百壮。

肺病第七四十五法

肺胀气抢，胁下热痛　灸夹胃脘两边相去一寸，名阴都，随年壮。

又刺手太阴出血　主肺热气上咳嗽，寸口是也。

肺胀胁满，呕吐上气等　灸大椎并两乳上第三肋间各三壮。

凡肺风气痿绝，四肢胀满，喘逆胸满　灸肺俞各两壮。肺俞对乳引
　绳度之。

肺俞　主喉痹，气逆咳嗽，口中涎唾，灸七壮，亦随年壮，可至百壮。

呕吐上气　灸尺泽，在肘中，不三则七。

腹中雷鸣相逐，食不化，逆气　灸上脘下一寸，名太仓，七壮。

治奔豚上气法

章门　一名长平，二穴在大横外直脐季肋端，主奔豚腹肿，灸百壮。
　又灸气海百壮，在脐下一寸半。又灸关元五十壮，亦可百壮，在
　脐下三寸。

中极　一名玉泉，在脐下四寸，主奔豚抢心不得息，灸五十壮。

心中烦热，奔豚，胃气胀满，不能食　针上脘入八分，得气即泻。若
　心痛不能食，为冷气，宜先补后泻，神验，灸之亦佳，日二七至一
　百止，不瘥倍之，大忌房室。

奔豚冷气，心间伏梁，状如覆杯，冷结诸气　针中脘入八分，留七
　呼，在上脘下一寸，泻五吸，疾出针，须灸，日二七壮至四百止，慎
　忌房室。

又中府二穴　主奔豚上下，腹中与腰相引痛，灸一百壮。

又期门二穴，直乳下二肋端旁一寸五分　主奔豚，灸百壮。

又四满　夹丹田两旁相去三寸，灸百壮一云三十壮，主奔豚气上下，
　抢心腹痛。

凡上气冷发，腹中雷鸣转叫，呕逆不食　灸太冲，不限壮数，从痛至
　不痛止，炷如雀矢大。

第四椎名巨阙俞　主胸膈中气,灸随年壮。

太仓一穴　一名胃募,心下四寸,主心腹诸病,坚满烦痛,忧思结
　　气,寒冷霍乱,心痛,吐下,食饮不消,肠鸣泄痢,灸百壮。

肓募二穴　在乳头斜度至脐中,屈去半,从乳下行尽度头是,主结
　　气囊裹,针药所不及,灸随年壮。

脐下结痛,流入阴中,发作无时,此冷气　灸关元百壮。又灸天井
　　百壮。

气短不语　灸大椎,随年壮。又灸肺俞百壮。又灸肝俞百壮。又
　　灸尺泽百壮。又灸小指第四指间交脉上七壮。又灸手十指头各
　　十壮。

少年房多短气　灸鸠尾头五十壮。又灸脐孔中二七壮。

乏气　灸第五椎下,随年壮。

下气　灸肺俞百壮。又灸太冲五十壮,此穴并主肺痿。

灸飞尸法　以绳量病人两乳间,中屈,又从乳头向外量使肋罅[1]
　　于绳头,灸随年壮,主一切疰。《千金》云:三壮或七壮,男左女右。

胃脘　主五毒疰,不能食饮,百病,灸至千壮。

忤疰　灸手肘尖,随年壮。尖一作纹。又第七椎,灸随年壮。又灸
　　心下一寸三百壮。

食疰　灸手小指头,随年壮,男左女右。

水疰,口中涌水出,经云肺来乘肾,食后吐水　灸肺俞及三阴交,随
　　年壮,泻肺补肾。

灸一切疰无新久者　先仰卧,灸两乳两边斜下三寸,名注市,随年
　　壮。第二肋间名期门,灸随年壮。凡中尸者,飞尸、遁尸、尸疰也,今
　　皆取一方治之,其状皆腹胀痛,急不得气息,上冲心胸两胁,或踝踊起,或挛
　　引腰脊,灸乳后三寸,男左女右,可二七壮。不止者,多其壮数即愈。又两
　　手大指头各灸七壮。乳下一寸逐病所在灸之,病瘥止。

一切恶疰,气急不得息,欲绝者及积年不瘥者　男左手虎口纹于左

---

[1]　罅(xià　夏)　原作"鯱",据文义改。按"罅",缝隙。《广韵·祃韵》:
　　"罅,孔罅。"

乳头并四指当小指节下间灸之,妇人以右手也。

大肠病第八二十二法　论一首

大肠俞　主肠中胪胀,食不消化,灸四十壮。

夹巨阙相去五寸名承满　主肠中雷鸣相逐,痢下,两边一处各灸五
　　十壮。

治咳嗽法　肝咳刺足太冲。心咳刺手神门,脾咳刺足太白,肺咳刺
　　手太泉,肾咳刺足大溪,胆咳刺阳陵泉,厥阴咳刺手太阴。

嗽　灸两乳下黑白肉际各一百壮,即瘥。又以蒲当乳头周匝围身,
　　令前后正平,当脊骨解中灸十壮。又以绳横度口中,折绳从脊,
　　灸绳两头边各八十壮,三报之,三日毕,两边者口合度也。又灸
　　大椎下数下行第五节下第六节上穴中间一处,随年壮,并主
　　上气。

呀嗽　灸两屈肘里大横纹下头,随年壮。

上气咳逆短气,气满食不下　灸肺募五十壮。

上气咳逆短气,风劳百病　灸肩井二百壮。

上气短气咳逆,胸背彻痛　灸风门、热府百壮。

上气咳逆短气,胸满多唾,唾血冷痰　灸肺俞,随年壮。《千金》云:
　　五十壮。

上气,气闷咳逆,咽塞声坏,喉中猜猜〔1〕　灸天瞿五十壮,一名
　　天突。

　　　上气,胸咳短气　灸云门五十壮。

上气咳逆,胸痹彻背痛　灸胸堂百壮,忌刺。

上气咳逆　灸亶中五十壮。

上气咳逆,胸满短气,牵背彻痛　灸巨阙、期门各五十壮。

灸咳　手屈臂中有横纹外骨捻头得痛处二七壮。

又内踝上三寸绝骨宛宛中　灸五十壮,主咳逆虚劳,寒损忧恚,筋

---

〔1〕　猜猜　象声之词,形容咽喉不舒而发出的声音。

骨挛痛，又主心中咳逆，泄注腹痛，喉痹，项颈满，肠痔逆气，痔血阴急，鼻衄骨疮，大小便涩，鼻中干燥，烦潢，狂易走气。凡二十二种病，皆当灸之也。

论曰：凡上气有服吐药得瘥，亦有针灸得除者，宜深体悟之。

治痰饮法

诸结积留饮澼囊，胸满，饮食不消　灸通谷五十壮。又灸胃脘三百壮，三报之。

心下坚，积聚，冷热腹胀　灸上脘百壮，三报之。

肾病第九二十四法

对脐当脊两边相去各一寸五分名肾俞　主肾间风虚，各灸百壮。

治小便失精法　灸第七椎两旁三十壮。又灸第十椎两旁三十壮。又灸阳陵泉、阴陵泉，各随年壮。灸第十九椎两旁各三十壮。

梦泄精　灸中封五十壮。

男女梦与人交，泄精　三阴交灸五壮，喜梦泄神良。

丈夫梦失精，小便浊难　灸肾俞百壮。

男子阴中疼痛，尿血精出　灸列缺五十壮。

失精，五脏虚竭　灸屈骨端五十壮，阴上横骨中央宛曲如却月[1]中央是也，一名横骨。

男子失精，阴上缩，茎中痛　灸大赫三十壮，在夹屈骨端三寸。

男子腰脊冷疼，小便白浊　灸脾募百壮。

男子失精，膝胫疼冷　灸曲泉百壮。

男子失精，阴缩　灸中封五十壮。

第二十二椎　主腰背不便，筋挛痹缩，虚热闭塞，灸随年壮，两旁各一寸五分。

小肠俞　主小便不利，少腹胀满，虚乏，灸随年壮。

――――――――

〔1〕宛曲如却月　谓弯曲如缺月。按"宛"，弯曲。《说文通训定声·乾部》："宛，犹屈也。""却"，退。《广韵·药韵》："却，退也。"

骨髓冷疼　灸上廉七十壮,三里下三寸。

治腰疼法

腰卒痛　去穷脊上一寸灸七壮。

肾俞　主五脏虚劳,少腹弦急胀热,灸五十壮,老小损之,若虚冷可至百壮,横三间寸灸之。

腰痛不得动者　令病人正立,以竹杖柱地度至脐,取杖度背脊,灸杖头处,随年壮,良。灸讫,藏竹杖勿令人得之。丈夫痔,下血脱肛,不食,长泄痢,妇人崩中去血,带下淋露,去赤白杂汁,皆灸之。此夹两旁各一寸,横三间寸灸之。

腰痛　灸足跟上斜纹中白肉际十壮。又灸巨阳十壮,巨阳在外踝下。又灸腰目窌,在尻上约[1]左右是。又灸八窌及外踝上骨约中。

膀胱病第十三十二法

灸转胞法

玉泉　主腰痛,小便不利,若胞转灸七壮。第十七椎灸五十壮。又灸脐下一寸,又灸脐下四寸,各随年壮。

第四椎名厥阴俞　主胸中膈气,积聚好吐,随年壮灸之。

夹屈骨相去五寸名水道　主三焦膀胱肾中热气,随年壮。屈骨在脐下五寸,屈骨端水道夹两旁各二寸半。

夹脐旁相去两边各二寸半名[2]大横　主四肢不可举动,多汗洞痢,灸之随年壮。

第十五椎名下极俞　主腹中疾,腰痛,膀胱寒,澼饮注下,随年壮灸之。

小肠俞　主膀胱三焦津液,下大小肠寒热,赤白泄,洞痢,腰脊痛,

---

〔1〕　约　横纹。《灵枢经·本脏》:"爪直色白无约者胆直。"《灵枢识》丹波氏注:"约,纹也。"

〔2〕　名　原作"各",据文义改。

又主小便不利，妇人带下，灸之各五十壮。

小肠俞　主三焦寒热，一如灸肾法。

治霍乱法

凡霍乱，灸之或虽未即瘥，终无死忧，不可逆灸，或但先腹痛，或先
　　下后吐，当随病状灸之　纳盐脐中，灸二七壮，并主胀满。

治霍乱转筋　令病人正合面卧，伸两手著身，以绳横两肘尖头，依
　　绳下夹脊骨两旁相去一寸半灸一百壮，无不瘥者。《肘后》云：此华
　　佗法。

若先心痛先吐　灸巨阙二七壮，不瘥更二七壮。

若先腹痛　灸太仓二七壮，不瘥更二七壮。

若先下痢　灸谷门，在脐旁二寸，男左女右，一名大肠募，灸二七
　　壮，不止更灸二七壮。

吐痢不禁，三阴三阳但数者　灸心蔽骨〔1〕下三寸，又灸脐下三寸，
　　各六七十壮。

霍乱上下吐泻　灸脐下十四壮。又灸关元三七壮。

手足逆冷　灸三阴交各七壮，不瘥更七壮。

转筋　灸涌泉三七壮。不止，灸足踵聚筋上白肉际七壮，立愈。又
　　灸慈宫〔2〕二七壮。

走哺〔3〕转筋　灸踵踝白肉际左右各二十一壮。又灸少腹下横骨
　　中央，随年壮。

转筋四厥　灸两乳根黑白际各一壮。

转筋在两臂及胸中　灸手掌白肉际七壮。又灸膻中、中府、巨阙、
　　胃脘、尺泽。又灸承筋五十壮。又灸承山一百壮。

下若不止　灸大都，在足大拇指本节内侧白肉际，各七壮。

---

〔1〕　心蔽骨　即鸠尾骨，又名蔽心骨。《医宗金鉴·刺灸心法要诀》："鸠尾
　　者，即蔽心骨也。其质系脆骨，在胸骨之下岐骨之间。"

〔2〕　慈宫　即冲门穴。

〔3〕　走哺　病证名。因下焦湿热，气机不畅而致，症见呕逆失禁，二便不通
　　等。《诸病源候论》卷二十二·霍乱候："……三曰走哺，言其哺食变逆
　　者也。"

若转筋入腹欲死　四人持其手足，灸脐上一寸十四壮，四五壮自不
　动，勿持之。

又中脘、建里二穴　皆主霍乱肠鸣，腹痛胀满，弦急上气[1]，针入
　八分，留七呼，泻五吸，疾出针，可灸百壮，日二七壮。

（苏　礼）

---

[1]　弦急上气　谓呼吸短促急迫。按"弦"，急。《说文解字注·弦部》："弦，
　弦有急意。"

千金翼方卷第二十八　针灸下

消渴第一一十二法　论一首

消渴，咽喉干　灸胃下俞三穴各百壮，在背第八椎下，横三间寸
　　灸之。

消渴，口干不可忍　小肠俞百壮，横三间寸灸之。

消渴咳逆　灸手厥阴，随年壮。

消渴口干　灸胸堂五十壮。　又灸足太阳五十壮。

消渴口干，烦闷　灸足厥阴百壮。又灸阳池五十壮。

建氏灸消渴法　初灸两手足小指头及项椎，随年壮。又灸膀胱俞，
　　横三间寸灸之，各三十壮，五日一报之。又灸背脾俞下四寸夹脊
　　梁一寸半二穴，随年壮。论曰：灸上诸穴讫，当煮白狗肉作羹汁，
　　饮食不用姜酱豉，可用葱薤随意，当煮肉骨汁作淡羹，可食肉，当
　　稍渐进，忌食猪肉，法须二百日乃善。又灸肾俞二穴并腰目，在
　　肾俞下三寸，夹脊两旁各一寸半，以指按陷中。又关元夹两旁各
　　二寸一处。又阴市二穴，在膝上当伏菟上三寸，临膝取之。

　　曲泉、阴谷、阴陵泉、复溜，凡此诸穴断小便利大佳，不损阳气，
亦云止遗尿也。太溪、中封、然谷、太白、大都、跌阳、行间、大敦、隐
白、涌泉，凡此诸穴各一百壮。腹背两脚凡三十七穴。其肾俞、腰
目、关元、水道可灸三十壮，五日一报之，各得一百五十壮佳。涌泉
可灸十壮，大敦、隐白、行间可灸三壮，余者悉七壮，皆五日一报之，
余三灸可山也。若灸诸阴不瘥，可灸诸阳，诸阳在脚表，宜审用之，
无有不验。造次则并灸肺俞募、按流注孔穴，壮数如灸阴家法。

　　灸小便数而少且难，用力辄失精，此方万验也。令其人舒两手
合掌，并两大指令齐，急逼之令两爪甲相近，以一炷灸两爪甲本肉
际，际方后自然有角，令炷当两角中小侵入爪上，此两指共当一炷

也。亦灸脚大指[1]，与手同法，各三炷，经三日又灸之。此法甚验。

淋病第二二十三法

著盐脐中　灸三壮。

五淋不得尿　灸悬泉二七壮，在内踝前一寸斜行小脉间是，中封之别名。

五淋　灸大敦三十壮。

气淋　灸关元五十壮。又夹玉泉相去一寸半灸三十壮。

劳淋　足太阴百壮，在内踝上三寸，三报之。

石淋，脐下三十六种疾不得小便　灸关元三十壮一云百壮。

血淋　灸丹田，随年壮。

血淋　灸腹溜五十壮。

卒淋[2]　灸外踝尖七壮。

失禁尿不自觉知　针阴陵泉入五分，灸随年壮。

茎中痛　灸行间三十壮。

屈骨端　主腹中满，小便数，灸二七壮，小儿以意量之。

不得尿　灸太冲五十壮。

失尿不禁法　灸大敦七壮。又灸行间七壮。

小儿遗尿　灸脐下一寸半，随年壮。又大敦一壮。

尿床灸法　垂两手髀[3]上尽指头上陷处，灸七壮。又脐下横纹七壮。

遗尿　针遗道入二寸补之，在夹玉泉五寸，灸随年壮。又灸阴陵泉，随年壮。又足阳明，随年壮，针入三分。

---

[1]　脚大指　即足大趾。按"指"，足趾。《左传·定公十四年》"阖庐伤将指，取其一履。"杜预注："其足大指见斩，遂失履，姑浮取之。"

[2]　卒淋　发病急遽的淋证。

[3]　髀　股，大腿。《说文解字·骨部》："髀，股也。"

尿血第三七法

第七椎两边各五寸　主尿血，又灸大敦，各随年壮。

虚劳尿血白浊　灸脾俞百壮。又灸三焦俞百壮。又灸肾俞百壮。
又灸章门百壮。

尿黄　灸石门五十壮。

水病第四一十五法

灸足第二指上一寸　随年壮。又两手大指缝头各灸七壮。

虚劳浮肿　灸太冲百壮。

灸肾俞百壮　主百病水肿。灸胃仓，随年壮。

水肿　灸陷谷，随年壮。

水肿，气上下　灸阴交百壮。

水肿胀　灸曲骨百壮。

大腹　灸阴市，随年壮。

人中满，唇肿及水肿，大水　灸脐中、石门各百壮。

风水　灸上廉，随年壮。

水肿，不得卧　灸阴陵泉百壮。

石水　灸然谷、气冲、四满、章门。

水分　主水肿，胀满，不能食，坚硬，灸日七壮，至四百即止，忌针，
针水出尽即死，水病灸至瘥止，在下脘下一寸。

鼓胀　灸中封二百壮。

痈疽第五七法　论一首

卒疽著[1]五指，急不得屈伸　灸踝尖上数壮，亦可至百壮。

---

〔1〕　著　原作"箸"，据文义改。

凡卒患腰肿,附骨肿,痈疽疔肿[1],风游毒热肿此等诸疾　但初觉
有异,即急灸之,立愈。遇之肿成,不须灸,从手掌后第一横纹后
两筋间当度头灸五壮,立愈,患左灸右,患右灸左,当心胸中者,
灸两手俱下火[2]。

疔肿　在左灸左臂曲肘纹前,取病人三指外于臂上处中灸之两筋
间,从不痛至痛。肿在右从右灸,不过三四日瘥。又灸掌后横纹
从五指,男左女右,七壮即验,已用得效。

　　论曰:疔肿灸法稍多,然此一法亦甚效验,出于意表也。

瘾疹　灸曲池二穴,随年壮,神良。

头痛,瘾疹　灸天窗七壮。

白癜白驳[3],浸淫病疡,著[4]头及胸前　灸两乳间,随年壮,立瘥。

痔漏第六十八法

针漏法

少海　在臂曲侧肘内横纹头,屈手向头取之,主腋下瘰疬漏,臂疼,
屈伸不得,风痹瘙漏,针入三分,留七呼,泻五呼。

针病瘰　先拄针皮上三十六息,推针入内之,追核大小勿出核,三
上三下,乃拔出针。

灸漏法

颈漏　灸天池百壮,穴在乳后一寸,腋下著胁直腋屈肋间。又灸两
耳后发际直脉七壮。又灸背后两边腋下后纹头,随年壮。又灸
心鸠尾下宛宛中七十壮。又两胯内有患瘰处宛宛中百壮。又灸
章门、临泣、支沟、阳辅各百壮。又以艾炷绕四畔周匝灸七壮,即

---

〔1〕　疔肿　"疔"原作"节",据文义改。
〔2〕　俱下火　"火"原作"大",据文义改。
〔3〕　白驳　"驳"原作"駮",今改。按"駮",通"驳"。颜色不纯。《说文假借
　　　义证·马部》:"駮、驳声同,形尤近,故駮可为驳之假借。"
〔4〕　著　原作"箸",据文义改。

止。又灸肩井，随年壮一云二百壮。

诸恶漏中冷，瘜肉出　灸足内踝上各三壮，二年者六壮。

针痔法

长强　在穷脊骨下宛宛中，主下漏五痔，甘虫[1]蚀[2]下部，针入三寸，伏地取之，以大痛为度，灸亦良，不及针。灸日三十壮，至七日止，特忌房室。

针足太阴穴　在内踝上一夫，一名三阴交，亦主大便不利，针入三分。

飞扬、商丘、复溜、劳宫、会阴、承筋、扶承、委阳、委中　并主之。

灸肠痈法　屈两肘正尖头骨，各灸百壮，则下脓血者愈。

灸乳痈妒乳[3]法　灸两手鱼际各二七壮，断痈脉也。又以绳横度口，以度从乳上行，灸度头二七壮。

指忽掣痛不可忍　灸指端七壮。

脱肛第七四十法

灸尾翠骨[4]　七壮立愈，主脱肛[5]，神良。又灸脐中，随年壮。

灸瘰法　灸风池夹项两边两穴耳上发际百壮，又大椎[6]百壮，大椎两边相去各一寸半小垂下各三十壮。又颈冲在两伸手直向前，令臂著头对鼻所住处，一名臂臑，灸随年壮。凡五处共九穴。又垂两手，两腋上纹头各灸三百壮，针亦良。

----

[1]　甘虫　即疳虫。泛指能导致小儿多种慢性疾病的致病因素。《金匮要略方论》卷下"小儿疳虫蚀齿方"可参。

[2]　蚀　原作"食"，今改。按"食"，与"蚀"同。侵蚀。《洪武正韵·陌韵》："食，与蚀同。"

[3]　妒乳　病名。因产后乳汁蓄积而致，症见乳房胀硬掣痛等。《肘后备急方》卷五："凡乳汁不得泄，内结，名妒乳。"

[4]　尾翠骨　即尾骶骨，一名尻骨，为尾骨和骶骨的合称。

[5]　脱肛　"肛"原作"肚"，据本节篇题改。

[6]　大椎　原作"大惟"，据文义改。

灸瘿　肩髃左右厢宛宛中,男左十八壮,右十七壮;女右十八壮,左十七壮,再三,以瘥止。

瘿,上气短气　灸肺俞一百壮。

瘿,上气胸满　灸云门五十壮。

瘿,恶气　灸胸堂百壮。又灸天府五十壮。又灸大椎,横三间寸灸之。又灸冲阳,随年壮,在肘外屈横纹外头。据此是曲池穴,冲阳在足趺上五寸。

瘿　灸天瞿三百壮,横三间寸灸之。

瘿气面肿　灸通天五十壮。

瘿　灸中封,随年壮。

灸癀卵法　以蒲横度口,如横折之,一倍增之,以布著少腹横理,令度中央,上当脐勿令偏僻,灸度头及中央合二处,随年壮,好自养,勿劳动作役,大言大怒大笑。又牵阴头正上行,灸头所极,牵向左右髀直下行皆仿此,随年壮。又灸足厥阴,在右灸左,在左灸右,各三壮,厥阴在足大指本节间。

　　男癀有肠癀卵癀气癀水癀四种,肠癀卵癀难瘥,气癀水癀针灸易瘥。

卵偏大入腹　灸三阴交,随年壮,在内踝上八寸。又肩井肩臂接处,灸随年壮。又灸关元百壮。又灸手小指端七壮,在左灸右,在右灸左。

癀卵偏大　灸玉泉百壮,报之。又灸泉阴百壮,三报之,在横骨边三寸。

凡癀病阴卒肿者　令并足,合两拇指爪甲相并,以一艾炷灸两爪端方角上七壮。

阴肿欲溃,困　灸足大拇指本节横纹中五壮。又灸足太阳五十壮,报之。又足太阴五十壮,在内踝上一夫。又灸大敦,在足大指三毛中,随年壮。又灸足大指内侧去端一寸白肉际,随年壮,甚验,若双癀灸两处。又横骨两边二七壮,夹茎灸之。又足大指下理中十壮,随肿边灸之,神验。

小儿㿗　先时将儿至碓头[1]，咒之曰：坐汝令儿某甲阴囊㿗，故灸汝三七二十一。灸讫，便牵儿令雀头[2]向下著囊缝，当阴头灸缝上七壮，即消，已用有验，艾炷如帽簪头[3]大。

凡男㿗　当骑碓轴，以茎中置轴上，齐阴茎头前灸轴木上，随年壮，即愈。

卵肿如瓜，入腹欲死　灸足大指下横纹中，随年壮。

灸汗法[4]

多汗，寒热　灸玉枕五十壮，针入三分。

多汗，疟病　灸谚语五十壮。

盗汗，寒热，恶寒　灸肺俞，随年壮，针入五分。又灸阴都各一百壮，针入八分补之，穴在夹胃脘相去三寸。

多汗，四肢不举，少力　灸横纹五十壮，在夹脐相去七寸。又灸长平五十壮，在夹脐相去五寸，不针。

卒死第八十三法

针间使　百息，又灸人中。

灸魇[5]不觉法　灸两足大指聚毛中二十一壮。

治卒忤法　灸人中三十壮。又灸肩井百壮。又灸间使七壮。又灸巨阙百壮。又灸十指爪甲下各三壮。

治鬼击法　夫鬼击之为病，卒著[6]人如刀刺状，胸胁及心腹绞切急痛，不可按抑，或即吐血，或即鼻中出血，或下血，一名鬼排，灸

---

〔1〕　碓（duì　兑）头　碓之下与臼接触的部位。按"碓"，舂米的工具。《说文解字·石部》："碓，舂也。"

〔2〕　雀头　谓小儿阴茎头。山田业广引元慎曰："雀头者，即言龟头之类。"

〔3〕　帽簪头　"帽"原作"猸"，据《外台秘要》卷二十六·灸诸癫法改。

〔4〕　灸汗法　"汗"原作"汁"，据本节治例改。

〔5〕　魇（yǎn　演）　梦中惊骇，恶梦。《广韵·叶韵》："魇，恶梦。"《集韵·琰韵》："魇，惊梦。"

〔6〕　著　原作"箸"，据文义改。

人中一壮，立愈。若不止，更加灸脐上一寸七壮，又灸脐下一寸三壮一云七壮。

中恶　灸胃脘五十壮。

治蛇毒　灸毒上三七壮。无艾，以火头称疮孔大小熬之。

治热喝　灸两乳头七壮。

治狂犬咬人　令人吮去恶血尽，灸百壮，以后日日灸，一百日乃止瘥，血不出。慎酒猪肉，一生慎之。

杂法第九

用针法

凡用针者，虚则实之，满则泄之，宛陈则除之，邪胜则虚之。大要徐而疾则实，疾而徐则虚。言实与虚，若有若无，察其后先，若存若亡，为虚为实，若得若失。虚实之要，九针最妙，补泻之时，以针为之，重则为补，轻则为泻，虽有分寸，得气即止。明堂偃侧，针讫皆无不灸，凡病皆由血气拥滞，不得宣通，针以开道之，灸以温暖之，灸已好须将护，生冷醋滑等，若不谨慎之，反增疾矣。

黄帝曰：五脏五行五时病何以故？岐伯曰：假令春月和畅，条芳水渌，心荡意盈，神乱于内，而形病于外。卒有西方飘风[1]，凛然毛耸，因腠理开，不复得散，便居孙脉，孙脉满，流入络脉，络脉入大经，大经注腑，腑归脏，四时同然。故风病多归于心也。手心主灸刺血出多，令人心惊。三里刺入四分，令人气上。涌泉刺深杀人。阴交灸多绝孕。

凡诸孔穴，名不徒设，皆有深意。故穴名近于木者属肝，穴名近于神者属心，穴名近于金玉者属肺，穴名近于水者属肾。是以神之所藏，亦各有所属。穴名府者，神之所集；穴名门户者，神之所出入；穴名舍者，神之所安；穴名台者，神所游观。穴名所主，皆有所

---

[1] 飘风　旋风。《素问·六元正纪大论》："少阳所至为飘风，燔燎霜凝。"王冰注："飘风，旋转风也。"

况,以推百方,庶事皆然。穴名五脏,原缺脾。

凡孔穴者,是经络所行往来处,引气远入抽病也。故经云:灸三壮者,即为足数也。

禁忌法

凡灸头与四肢,皆不欲少,须熟,宜令灸计壮满三百,足以愈病。头手足肉薄,若并灸,则血气绝于下,宜时歇火气,少时令血气遂通,使火气流行,积数大足,自然邪除疾瘥也,乃止火耳。《本经》多云刺入三分,灸三壮,兹乃举其大纲,未尽圣心。且手足皮薄,炷小数少;腹背肉厚,炷大壮多。斯皆以意商量[1]也。背欲熟,即为佳也。凡灸生熟,候人盛衰老少肥盛灸之。

凡微数之脉及新得汗后,并忌灸。

凡孔穴皆逐人形大小,取手中指第一节为寸,男左女右。一云三寸者,尽一中指也。

人年三十以上,若灸头不灸三里穴,令人气上眼暗,所以三里穴下气也。一切病皆灸三里三壮,每日常灸下气,气止,停也。

凡灸法,先发于上,后发于下;先发于阳,后发于阴。凡针刺,大法在午时后,不欲午时前。

治冷痹胫膝疼,腰脚挛急,足冷气上,不能久立,有时厌厌嗜卧,手脚沉重,日觉羸瘦,此名复连病,令人极无情地,常愁不乐,健忘嗔喜,有如此候,即宜灸之。当灸悬钟穴,在足外踝上三指当骨上,各灸随年壮,一灸即愈,不得再灸也。取法以草从手指中纹横三指令至两畔齐,将度外踝从下骨头与度齐,向上当骨点之。两脚令三姓人灸之,候天晴日午后,在门外四达道[2]上灸之,神良。若年月久更发,依法更灸。若意便欲多者,七日外更灸七壮。

巨阙可百壮。上脘可二百壮。中脘可千壮,下至五百壮。下

---

〔1〕 以意商量　谓根据具体情况斟酌决定。按"意",思量,思虑。《俱舍论》卷四:"思量故名意。"

〔2〕 四达道　通行四方的道路。按"达",畅通。《玉篇·辵部》:"达,通也。"

脘可百壮。中守[1]可一百壮。阴交可三百壮。中极可五百壮。大椎可三百壮。风门可二百壮。魂门可五壮。阳纲可五壮。意舍可百壮。盲门、胞门可各一百壮。悬枢可五壮。命门可七壮。白环俞可三壮又云一壮。心俞、肝俞、肺俞、脾俞、肾俞、小肠俞、胆俞、大肠俞、胃俞、膀胱俞、三焦俞、膈俞，上五脏六腑俞皆得满一百壮。

肺募中府，心募巨阙，肝募期门，胆募日月，脾募章门，肾募京门，小肠募关元，三焦募石门，大肠募天枢，膀胱募中极，胃募中脘，上五脏六腑募亦得满百壮。鸠尾三十壮，三报之；巨阙五十壮；上脘、胃脘、建里、下脘、水分、脐中各五十壮，三报之；阴交、气海、石门、关元五十壮；中极五十壮。上从鸠尾下第一行皆得百壮，以此为大率。自外诸穴，或中病乃止，或取随年壮，以意商量也。

头维、脑户、风府、丝竹空、下关、耳中、瘈脉、人迎、瘖门、承泣、经渠、脊中、气冲、鸠尾、地五会、阴市、阳关、乳中、泉腋、伏菟、承光、天府、白环俞、石门女人忌灸。上二十四处禁不可灸，大忌。

上关、左角、乳中、鸠尾、五里、承筋、复溜、颅息、缺盆、脐中、神庭、云门、伏菟、三阳络、然谷。上十穴，禁不可刺，大凶。

玉枕、维角、睛明、舌根、结喉、胡脉、天窗、神符[2]、巨觉[3]一作觉、血海、足太阴、丘墟。上十二穴，无病不可灸刺。

针灸宜忌第十

论曰：凡欲灸针，必先诊脉知医，须看病者行年本命，祸害绝

----

[1]　中守　经穴别名，即水分穴。《备急千金要方》卷十六·胀满："腹胀满，绕脐结痛，坚不能食，灸中守百壮，穴在脐上一寸，一名水分。"

[2]　神符　经外奇穴名，疑即"神府"。《备急千金要方》卷十三·心腹痛："心痛暴绞急绝欲死，灸神府百壮，在鸠尾正心，有忌。"

[3]　巨觉　经外奇穴名，又作巨觉、巨搅，即臣觉。《备急千金要方》卷十四·风癫："狂走，喜怒悲泣，灸臣觉，一作巨搅，随年壮。穴在背上胛内侧反手所不及者，骨芒穴上捻之痛者是也。"

命,生气所在;又须看破除开日[1]人神取天医。若事急卒暴不得已者,则不拘此也。既得吉辰,当知忌穴,乃以绳量,依图朱点,并疏[2]患穴及壮数,然后用心乃疗之,则无不愈矣。其分寸法,取病人男左女右手中指第一节为寸。宜忌等列之如左。

治病服药针灸法诀:凡针灸服药,皆须审知病人生年月日,推其行年[3]游宫生气[4]绝命讫,乃处断之。旧法:男避除,女避破。又男忌戌,女忌己。假令木命人行年又在木,则不宜针及服青色药;火命人行年又在火,则不宜发汗及服赤色药;土命人行年又在土,则不宜吐及服黄色药;金命人行年又在金,则不宜灸及服白色药;水命人行年又在水,则不宜下及服黑色药。凡医者不知此法,下手即困。若遇病人年命厄会[5]深者,下手即死矣。

凡入月六日、十五日、十八日、二十二日、二十四日、小尽日治病,令人长病。戊午、甲午,此二日大忌针刺出血服药及灸,不出月,凶。

甲辰、庚寅、乙卯、丙辰、辛巳,此日灸刺大凶。壬辰,此一日大忌针灸。甲辰、己巳、丙午、丁巳,此日男子特忌针灸;甲寅、乙卯、乙酉、乙巳,此日女人特忌针灸。丙子、壬子、甲子、丙辰、丁巳、辛卯、癸卯、乙亥,以上日切忌针灸。

立春、春分脾,立夏、夏至肺,立秋、秋分肝,立冬、冬至心,四季十二日后肾。上以前日并不得治疗,凶。凡五脏王时,不得治及针

---

[1] 破除开日　古代术数家用以占卜吉凶的"建除十二辰"中时日的代号。破日即申日,除日即卯日,开日即子日。《淮南子·天文》:"申为破……卯为除……子为开……"

[2] 疏　点画。《管子·问》尹知章注:"疏,谓饰画也。"

[3] 行年　经历过的年岁。《国语·晋语四》:"文公问元帅于赵衰,对曰:却縠可,行年五十矣。"韦昭注:"行,历也。"

[4] 生气　谓阴阳之和气。《礼记·乐记》:"合生气之和。"注:"生气,阴阳气也。"

[5] 厄(é 尊)会　谓艰难困苦的遭遇。按"会",灾厄,厄运。《后汉书·董卓传赞》:"百六有会,《过》、《剥》成灾。"

灸其经络，凶。凡春左胁，秋右胁，夏脐，冬腰，以上人神，皆不宜针灸。

凡五辰、五酉、五未等日及八节先一日后一日，皆不得针灸。

建日申时头，除日酉时膝，满日[1]戌时腹，平日[2]亥时腰背，定日[3]子时心，执日[4]丑时手，破日寅时口，危日[5]卯时鼻，成日[6]辰时唇，收日[7]巳时足，开日午时耳，闭日[8]未时目。上件其时并不得犯其处，杀人。

一日足大指，二日外踝，三日股内及脚腨，四日腰及髀，五日口齿舌根咽悬雍[9]及足指，六日手小指少阳及脐下，七日内踝，八日足腕一云脚，九日尻尾手阳明，十日腰眼及足拇指，十一日鼻柱及眉，十二日面发际，十三日牙齿，十四日胃脘咽喉足阳明，十五日遍身，十六日胸乳，十七日气冲及胁，十八日股内及腨肠[10]，十九日足跗[11]足下及项，二十日膝以下一云内踝及膊，二十一日唇舌足小指，二十二日伏菟外踝一云胸臆中，二十三日肝俞足跗两腋，二十四

---

〔1〕　满日　古代术数家用以占卜吉凶的建除十二辰之一，即辰日。《淮南子·天文》"苍龙在辰，寅为建，卯为除，辰为满，巳为平，主生。"

〔2〕　平日　建除十二辰之一，即巳日。

〔3〕　定日　建除十二辰之一，即午日。《淮南子·天文》："寅为建，卯为除……午为定，未为执。"

〔4〕　执日　建除十二辰之一，即未日。

〔5〕　危日　建除十二辰之一，即酉日。《淮南子·天文》："申为破，主衡。酉为危，主杓。"

〔6〕　成日　建除十二辰之一，即戌日。《淮南子·天文》："戌为成，主少德。"

〔7〕　收日　建除十二辰之一，即亥日。《淮南子·天文》："亥为收，主大德。"

〔8〕　闭日　建除十二辰之一，即丑日。《淮南子·天文》："子为开，主太岁。丑为闭，主太阴。"

〔9〕　悬雍　即悬雍垂。

〔10〕　腨肠　即腓肠。俗称小腿肚子。按"腨"，腓肠。《说文解字·肉部》："腨，腓肠也。"《广韵·狝韵》："腨，腨肠。"

〔11〕　足跗　足背。按"跗"，同"趺"。脚背。《玉篇·足部》："趺，足上也。跗，同上。"

日足阳明两胁及小肠，二十五日足阳明心腹—云膝足，二十六日手足胸，二十七日膝内踝—云膝肩脐膈下及两足并阴囊中，二十八日内踝玉茎[1]—云阴中及耳颊，二十九日膝头颞颥两手足，三十日关元下至足—云足跗上及颊膝头，又云遍身。上人神并须依之，吉。

　　肝神丁卯，心神庚辰，肺神癸酉，肾神庚子，脾神戊己。此五神之日，特须避之，余日不假[2]避讳[3]也。余以此论为得之近矣，必须依而行之，余者猥碎[4]，徒费辞难领，固非君子之言。诸忌之法，以施俗士，通人[5]达道[6]，岂拘此哉。

月忌	正	二	三	四	五	六	七	八	九	十	十一	十二	
血忌	丑	未	寅	申	卯	酉	辰	戌	巳	亥	午	子	忌针灸
月厌	戌	酉	申	未	午	巳	辰	卯	寅	丑	子	亥	忌针灸
四激	戌	戌	戌	丑	丑	丑	辰	辰	辰	未	未	未	忌针灸
月杀	丑	戌	未	辰	丑	戌	未	辰	丑	戌	未	辰	忌针灸
													《千金》法不同
月刑	巳	子	辰	申	午	丑	寅	酉	未	亥	卯	戌	忌针灸
六害	巳	辰	卯	寅	丑	子	亥	戌	酉	申	未	午	忌针灸
天医	卯	寅	丑	子	亥	戌	酉	申	未	午	巳	辰	
													宜寻医取药呼师

上呼师宜天医上来疗病吉。若刑害上来及针灸，大凶。

又行年天医法　人年至子丑寅卯辰巳午未申酉戌亥，天医卯戌子

---

[1]　玉茎　男子生殖器。《外台秘要》卷十七："玉茎盛强，以合阴阳。"

[2]　不假　不必。按"假"，须，必。李白《送张遥之寿阳幕府》："不假筑长城，大贤在其间。"

[3]　避讳　回避。王充《论衡》佚文："班叔皮（彪）续太史公书，载乡里人以为恶戒，邪人枉道，绳墨所弹，安能避讳。"

[4]　猥碎　琐碎。按"猥"，庞杂，琐碎。《集韵·贿韵》："猥，并杂。"

[5]　通人　学术渊博之人。王充《论衡·超奇》："通书千篇以上，万卷以下，弘畅雅闲，审定文读，而以教授为人师者，通人也。"

[6]　达道　通晓大道。杜甫《杜工部草堂诗笺》十五·遣兴之三："陶潜避俗翁，未必能达道。"

未酉亥辰寅巳午丑申。

推岁天医法　常以传送加太岁[1]太一下为天医。

推月天医法　阳月以大吉，阴月以小吉，加月建[2]功曹[3]，下为鬼道[4]传送，下为天医。

避病法　以小吉加月建登明[5]下为天医。

疗病法　以月将加时天医加病人年上，疗之瘥。

日天医法　甲乙丙丁戊己庚辛壬癸，天医卯亥丑未巳。

行年人神所在法　年一岁、十三、二十五、三十七、四十九、六十一、七十三、八十五，神在心，辰；年二岁、十四、二十六、三十八、五十、六十二、七十四、八十六，神在喉，卯；年三岁、十五、二十七、三十九、五十一、六十三、七十五、八十七，神在头，寅；年四岁、十六、二十八、四十、五十二、六十四、七十六、八十八，神在肩，丑；年五岁、十七、二十九、四十一、五十三、六十五、七十七、八十九，神在背，子；年六岁、十八、三十、四十二、五十四、六十六、七十八、九十，神在腰，亥；年七岁、十九、三十一、四十三、五十五、六十七、七十九、九十一，神在腹，戌；年八岁、二十、三十二、四十四、五十六、六十八、八十、九十二，神在头，酉；年九岁、二十一、三十三、四十五、五十七、六十九、八十一、九十三，神在足，申；年十岁、二十二、三十四、四十六、五十八、七十、八十二、九十四，神

---

〔1〕　太岁　"太"原作"大"，今改。按"太岁"，古代天文学中假设的星名，与岁星（木星）相应。旧时方士术数以太岁所在为凶方，有忌兴土木建筑或迁徙房屋等说法。

〔2〕　月建　农历每年所置之辰为月建。如正月建寅，二月建卯等。《淮南子·天文》："大时者，咸池（太岁）也；小时者，月建也。"

〔3〕　功曹　官名。汉代州郡佐吏有功曹、功曹史，掌管考查记录功劳。唐时在府叫功曹参军，在州叫司功参军。此处借用为推算天医之符号。

〔4〕　鬼道　佛教所称六道之一，一名饿鬼道。与地狱道、畜生道、阿修罗道、天道、人道合称六道。

〔5〕　登明　丛辰名。旧时星命家六壬术，有十二月将神名，正月日月会于亥，神名登明。

在膝,未;年十一岁、二十三、三十五、四十七、五十九、七十一、八
十三、九十五,神在阴,午;年十二岁、二十四、三十六、四十八、六
十、七十二、八十四、九十六,神在股,巳。

十日人神所在　甲日在头,乙日在项,丙日在肩臂,丁日在胸胁,戊
日在腹,己日在背,庚日在膝,辛日在脾,壬日在肾,癸日在足。

十二日人神所在　子日在目,丑日在耳,寅日在胸一云面及口,卯日
在鼻一云在脾,辰日在腰,巳日在手一云在头口,午日在心腹,未日
在足一云两足心,申日在头一云在肩额,又云在腰,酉日在背一云在
胫,戌日在颈一云在咽喉,亥日在项一云在臂颈,又云两膝。

十二时人神所在　子时在踝,丑时在头,寅时在耳一云在目,卯时在
面一云在耳,辰时在项一云在口,巳时在乳一云在肩,午时在胸胁,未
时在腹,申时在心,酉时在膝一云在背脾,戌时在腰一云在阴左右,
亥时在股。

　　上件人神所在血,不可针灸损伤,慎之慎之。

(苏　礼)

千金翼方卷第二十九　禁经[1]上

论曰：夫清浊[2]未分，无间昏晓，玄黄[3]肇判，乃见温凉。四时攸分，降生寒暑，三光[4]照烂，日影[5]亏盈。人禀五常[6]，腠理通塞。故老子曰：吾所以有大患者，为吾有身，及吾无身[7]，吾有何患。由此观之，形质既著，则疴瘵兴焉。静言思之，惟无形者[8]可得远于忧患[9]矣。夫天地圣人尚不能无患，况如风烛者乎。古

---

〔1〕 禁经　专门论述禁咒的篇章。按"禁"，禁咒。旧时以真气、符咒等治病邪、克异物、禳灾害的一种法术。亦谓施行禁咒之术。《抱朴子·至理》："吴越有禁咒之法，甚有明验。"

〔2〕 清浊　清气与浊气。《文选·魏都赋》："夫泰极剖判，造化权舆，体兼昼夜，理包清浊。"李善注："清轻者上为天，浊重者下为地。"此谓阴阳。

〔3〕 玄黄　黑色与黄色。《周易·坤卦》："夫玄黄者，天地之杂也，天玄而地黄。"后因以玄黄指天地。《文选·剧秦美新》："玄黄剖判，上下相呕。"

〔4〕 三光　日、月、星。《庄子·说剑》："上法圆天，以顺三光。"又以日、月、五星合称三光。《史记·天官书》："衡，太微，三光之廷。"司马贞索隐："三光，日、月、五星也。"

〔5〕 日影　"影"原作"景"，今改。按"景"，与"影"同。《周礼·地官·大司徒》："以土圭之法测土深，正日景以求地中。"陆德明释文："景，本或作影。"

〔6〕 五常　即五行。《礼记·乐记》："合生气之和，道五常之行。"孔颖达疏："道达人情以五常之行，谓依金木水火土之性也。"

〔7〕 无身　道家语。谓没有自我的存在。《老子》第十三章："吾所以有大患者，为吾有身；及吾无身，吾有何患？"河上公注："使吾无有身体，得道，自然经举升云，出入无间，与道通神，当有何患？"

〔8〕 无形者　不见形体者。刘禹锡《天论》："以目而视，得形之粗者也；以智而视，得形之微者也。乌有天地之内有无形者耶。"

〔9〕 忧患　困苦患难。《孟子·告子下》："入则无法家拂士，出则无敌国外患者，国恒亡。然后知生于忧患而死于安乐也。"

有调针切脉之君,尝药炼石之帝,忧劳[1]庶类不遑宁处者,亦以众矣。自时厥后,穷神极智之士[2],抽心[3]尽思之贤,相与赞成其业者,不可胜纪。是以医方千卷,未尽其性,故有汤药焉,有针灸焉,有禁咒焉,有符印焉,有导引焉,斯之五法,皆救急之术也。何者,病起无端,医疗万品,闾阎[4]之内犹有夭枉之哀,朝野之中尚致膏肓之疾,诚可悲夫。方今医者,学不稽古,识悟非深,各承家技,便为洞达,自负其长,竞称彼短,由斯对执,卒不得挹[5]其源流[6]也。余早慕方技,长崇医道,偶逢一法,岂吝千金,遂使名方异术莫能隐秘。且此书也,人间皆有,而其文零叠,不成卷轴,纵令有者,不过三章两章,既不专精,探其至赜,终为难备。斯之一法,体是神秘,详其辞采,不近人情,故不可得推而晓也,但按法施行,功效出于意表[7]。不有所缉,将恐零落,今编为两卷,凡二十二篇,名曰禁经。其于条例,后科详悉,博雅君子,无或隐焉。

持禁斋戒法第一

《神仙经》曰:凡欲学禁,先持知五戒十善八忌四归,皆能修治此者,万神扶助,禁法乃行。

----

〔1〕　忧劳　忧患劳苦。白居易《与僧智如夜话》诗:"忧劳缘智巧,自喜百无能。"

〔2〕　穷神极智之士　谓知识渊博或智慧超群的人。

〔3〕　抽心　诚心。《后汉书·文苑传赞》:"抽心呈貌,非雕非蔚。"

〔4〕　闾阎　谓乡里。《史记·苏秦传》:"夫苏秦起闾阎,连六国从亲,此其智有过人者。"

〔5〕　挹(yì易)　谓汲取。吴自牧《梦梁录·六月》:"恣眠柳影,饱挹荷香。"

〔6〕　源流　根源,来源。《抱朴子·释滞》:"古人质朴,又多无才,其所论物理……不足以演畅微言,开示愤悱,欢进有志,教戒始学,令知玄妙之涂径、祸福之源流也。"

〔7〕　意表　谓意料之外。《尉缭子·十二陵》:"战在于治气,攻在于意表,守在于外饰。"

五戒者：一曰不杀，二曰不盗，三曰不淫，四曰不妄语，五曰不饮酒嫉妒。

十善者：一济扶苦难，二行道见死人及鸟兽死者皆埋之，三敬重鬼神，四不行杀害，起慈悯心，五不怜富憎贫，六心行平等，七不重贵轻贱，八不食酒肉五辛，九不淫声色，十调和心性，不乍嗔乍喜。

八忌者：一忌见死尸，二忌见斩血，三忌见产乳，四忌见六畜产，五忌见丧孝哭泣，六忌抱小儿，七忌共女人同床，八忌与杂人论法。

四归者：一不得著秽污不净洁衣服，即神通不行，二不得恶口咒诅骂詈，三不得共人语诈道称圣，四不得饮酒食肉，杀害无道。又云：不得秽处诵禁文。又云：不得与不信人行禁。又不得向人说禁法，又不得秽污手执禁文，又不得与杂人喧戏，又不得轻说神明，又不得嗔打六畜及人，不得乘车马。

有犯此满三事则禁道不行，能不犯者其禁大验。

经曰：若履城邑污秽者，当用此方。

竹叶十两　桃白皮四两　柳白皮四两

上三味以水一石二斗煮之一沸，去滓，浴身，百秽消除，又避温瘴疮疡。此法，天仙下游既返之日，未尝不用此方解秽也。至于符水咒漱及外舍之近术，皆不及此方。若能常用此汤澡浴者益佳，惟不可洗目也。

紫微王夫人敕水洗目得清净法　咒曰：浊不秽形，死不妨生，摩掌蔟目三遍，令我长生，青龙在吾左，白虎在吾右，朱雀在吾前，玄武在吾后，神禁敕水除尘垢，急急如律令。

一法　解秽禁水曰：东流之水滑如苔，中有主君与三台，某甲污秽荡除，急急如律令。

受禁法第二

《神仙经》曰：阳道强坚而易歇，阴道微软而久长。圣人闭口，万物可藏。回转清白，改易阴阳。应言不言，神明相传。应语不语，神明相与。故万法闭口，藏身之禁法流行，五脏神明。众人游戏，而我独住。众人浩浩，而我独静。众人言说，而我独默。此行禁之道毕矣。

《仙经》曰：凡受禁之法，当先斋[1]戒百日，精心不行淫欲，惟得清净沐浴，著鲜净衣，口常不出恶言骂詈，精思静念，勿生异想，一如前章。仍更七日之中，闭口不共人语，乃可受之。正月一日、三月三日、五月五日、七月七日、九月九日，三年之中三遍于此月日受之，并一心持斋戒不犯，则行禁其验如神。

正月一日受法　正月一日平旦寅时清净澡漱，在无人清净之处著鲜净衣，不得令人辄见，烧众名香，正面向东，禹步三匝，勿回转，长跪读启度文曰：上启三师神童玉女天医卢医一切诸师太上老君诸仙神王日月五星二十八宿北斗三台诸神仙官属诸大神王咸知，弟子某甲受持符禁之法，愿济拔众生苦难，除毒消邪，避却奸恶万事，如敕急急如太上老君律令。

都受禁文曰　想东方木禁在吾肝中，想南方火禁在吾心中，想西方金禁在吾肺中，想北方水禁在吾肾中，想中央土禁在吾脾中，想左青龙、右白虎、前朱雀、后玄武，天师禁驾无事不苦，东王公、西王母，道吾禁有随当止，急急如太上老君律令。讫，还诵所得禁文各三遍，礼一十二拜，仍更七日勿共人作一言及恶骂詈等语，七日勿洗手。

三月三日受法　三月三日平旦寅时至东流水上，正面向东立，端心正意，读前启度文如正月法，并启江河四渎一切水官、四海大龙正，愿知弟子某甲受持禁法，愿大神王立契。讫，诵所得禁文各六遍，礼九拜。

五月五日受法　五月五日正中午时在静处烧香，正面向南立，读启度文讫，诵所得禁文各三遍，礼十二拜。

---

[1]　斋　原作"齐"，今改。按"齐"，同"斋"。《集韵·皆韵》："斋，《说文》：戒洁也。斋作齐。"

七月七日受法　七月七日鸡鸣丑时在静处烧香,正面向西立,读启
　　度文讫,诵所得禁文各三遍,礼七拜。

九月九日受法　九月九日人定亥时在静处正面向北立,盆盛水,口
　　衔刀,读启度文,投香火,长跪诵所得禁文各三遍,礼九拜。此五
　　日处法,用一如正月法,惟所向方及拜数不同耳。

太白仙人受法　四月一日斋戒,至八日立道场,四面悬幡,盖烧香
　　然灯,启醮[1]五方五帝五方禁师五方吞精啖毒夜叉神王,愿知
　　弟子某甲受持禁法。咒讫,诵所得禁文各三遍,七日斋戒。

同力受禁法　候初雷时举目看雷,右手把刀,以左手摩之。咒曰:
　　助我行禁,振声如雷吼,万毒伏闭气。待雷声尽讫,七日斋戒,不
　　出言。一本云:候初雷时,眼所见物,随便把取,唱言声如雷,万
　　邪皆怖畏,待雷声尽乃弃之。一云:口衔刀,手捉大斧摩之,言口如毒,
　　手如毒,声如雷吼云云。

神仙王受禁法　候燕初来时,仰头看之,以手按地云:口如毒。以
　　燕去不见乃止,此等洁净斋戒,一如正月不别,乃至七日不洗手。

天帝太一受禁法　初受禁时,在寂静无人之处敷坐,设案烧香,正
　　面向北闭口并足正立,左手持刀,依式思存,青龙在左,白虎在
　　右,朱雀在前,玄武在后,北斗七星覆头上柄指前,次思东治大禁
　　师愿持兵万石赵侯骠骑大将军苏平南公八部将军七十二禁师陈
　　师赵师直符小吏直日童子护直今日,不得以左为右,以前为后,
　　若有倒错,即依使者法律科罪之,急急如律令。如此阴念三遍,
　　然后禹步三匝至香火前,叩齿三遍。咒曰:东方青龙衔水来,南
　　方赤龙衔水来,西方白龙衔水来,北方黑龙衔水来,中央黄龙衔
　　水来,悉投杯中三台,三台此水非常水,洗除天秽地秽三十六秽,
　　某甲身秽净除之,急急如律令。三遍咒讫,以水洗目,并噀四方
　　上下,余水自饮之,洗腹内令净,想又读前启度文,然后长跪诵所
　　得禁文各三遍讫,礼四方各再拜,即成神验。刀子水盆不得用曾

---

〔1〕　醮(jiào　教)　祭祀。《玉篇·酉部》:"醮,礼祭也。"《文选·宋玉·高
　　唐赋》:"醮诸神,礼太一。"李善注:"醮,祭也。"

经酒肉五辛者。

又一法　正月一日东方明星出时洗浴，在清净无人之处，白茅为藉置坐，设案烧香火，井花水洗面目，正面东向并足立，先举左手呼青龙，次举右手呼白虎，前行呼朱雀，后行呼玄武讫，依前左手持刀，次第思神师日符禁同法，更无别法也。若欲受符印者，以帛若袋子盛挂著左手，指句之[1]而擎水盆，闭气禹步，依法次第咒请，有效也。

七星受咒法　正月一日，三月三日，五月五日，七月七日，九月九日。先以香汤洗浴，取东流水未经用瓦器盛之，以诵所得禁文咒一遍，受人自洗浴于旷野无人之处，以净草为坐，以瓦器盛水七盏，作七星形北向云：谨启七圣真君，弟子某乙愿持禁法，禁断邪恶鬼毒之气，救理人民，伏愿降真气流布臣身，令臣所行符禁应声除瘥，应手除愈。次第饮前件水各少许，余洗手，不得手捻不净之物，即有大验。一云：七佛咒法下，又有一观自存咒法，今并不取。

黄帝越禁受法　黄帝曰：凡受符禁者皆清净斋洁百日，不得近死亡产乳房室，三年之中三度。正月一日，三月三日，五月五日，七月七日，九月九日，以夜众星之下，置神座设案烧香，盆盛水临刀北面叩齿捻三师目，次第思神讫，禹步三匝，长跪读启度文，又诵所得禁文各三遍，神验。水盆不得用曾盛酒肉五辛者。临欲越时朱书帛素上，左手持之捻目阴诵咒之，欲行禁时闭气朱书帛素上，右手持之捻目阴诵咒之。

杂受禁法第三

正月一日日未出寅时，三月三日寅时，五月五日午时，七月七日丑时，九月九日寅时一云丑时。正月受一年用，三月受一春用，五月受一夏用，七月受一秋用，九月受一冬用。上年年常依此日受之法，不得饮酒食肉五辛芸薹乳酪酥蜜，心如药王、药上，愿救护一切

[1]　指句之　谓手指弯曲。按"句"，弯曲。《说文解字·句部》："句，曲也。"

众生,不作艰难,不求财物,但作此心,下口即瘥,万不失一。受法用前月日,先以清净井花水沐浴,上下衣服一切鲜净,清斋七日,至其日先以井花水澡浴漱口,烧香礼五方五帝各五拜讫,正面向东烧香端立,净器盛井花水置傍,诵所得禁文各二七遍讫,口含水仰噀五方承取洗手面讫,向东方吸青气,想入口中七吸,次向南方吸赤气,次向西方吸白气,次向北方吸黑气,次吸中央黄气,皆作七吸入腹想讫,更礼五方各五拜讫,后作两月持斋戒作得禁想,不得作一切诸恶行,受讫即成禁法。器物不得用曾经盛酒肉五辛者。

受禁肿法　古冢北桑树阴内有艾者,五月五日平旦日未出时,从冢北向南步取五十四步,至艾作禹步北斗七星讫,还,闭气将取艾叶拭手使汁入手中,七日勿洗手,持斋过七日以外即成禁。五十四步之中标[1]记使分明一步七尺,登取艾时,面向西方咒:愿我此手,一切痈肿,一切诸毒,乃至一切病,手著即瘥。作法讫,还,勿反顾,受时以五月四日作斋标记步数,亦四日使记,先从艾东置魁,因北向为尾,向北五十四步作标记,五日旦从北向南步之作法了斋,至十一日上桑树,在冢北从地三尺于冢上生者佳,亦于四日在冢东宿,五日旦即作法禹步法,闭气握固,若治病时作想此手作热铁叉,想前人病如雪,手著病即散。又治病时常在病人生气上,若病人头面上有浮肿,不得顿治使尽即伤人,必当留少许明日更治。此法大业六年,琅邪郡莒县令梁阔送擅持山善寂道场灵法师所行,神验不传。

受禁疟法　候燕初来时,以纸一张浓点笔于纸上,望燕与点,燕没乃止,后若疟病人来,向云我患疟,即语我与你治,你但去阴押取一点,塞壁孔中,即愈。

又法　正月元日呼牛马时,火下将笔闭气,多书纸上作鬼字,气尽乃止,疟病欲发时,押取一鬼字与吞之,即瘥。

受禁肿都禁法　正月元日东方动时,以净席一领于寂静无人之地,

---

〔1〕　标　原作"摽",今改。按"摽",通"标"。《说文通训定声·小部》:"标,又假借为标。"

以井花水沐浴漱口三遍,手持香炷礼五方五帝君,咒愿曰:弟子
某甲今日受天神咒,愿救一切众生苦。四方各礼三拜讫想,取东
方青气入口满七咽,南方赤气,西方白气,北方黑气,中央黄气等
各七咽讫,向南东方闭气诵咒各七遍,七日持斋戒。咒曰:天之
所圆,地之所方,受天神符,可以长生,二十八宿,其色亭亭,五色
变化,与符合并,急急如律令。次咒曰:无根肉本生无留停,大肿
如山,小肿如粟,登高山,临海水,旦起生,向暮死,急急如律令。
须紫檀杷〔1〕刀子,以刀杷①按肿上,其肿疼痛用前禁文,若不疼
痛用此禁禁之,然此二禁皆是正禁肿文,凡是恶肿皆用此二文。
其大肿曰别四五度,禁五日瘥。小者当日瘥。

大总禁法　咒曰:朝日不良,为物所伤,上告天公,下告地皇,地皇
夫人,教我禁疮,仙人持水,玉女持浆,一唾止毒,二唾止疮,三唾
已后,平复如常,天雷马鸣,疮亦不惊,天雷地动,疮亦不恐,皮相
连,肉相当,不疼不痛,不肿不脓,急急如律令。用法以刀子一
枚,先吸一口水捻盐著口中和水喂病上,若小儿惊恐,当喂地上
二三过,快唾病上,以口附近病上诵禁,每一遍三唾,每七遍,一
遍盐水漱〔2〕口,三七遍成一禁也。若不瘥,多加遍数,取瘥为
限。若百遍不瘥者,此病大重,不可救也,慎勿与治。

禁时气病法　头痛以刀隐痛处,唾禁如前缘,但有患疼痛处,皆用
刀背隐而禁之,若金疮从高堕下,六畜狼虎毒蛇所伤,手足卒挛
躄,凡百一切痛苦不如意处,并用此法禁咒之,悉得除愈,不可具
载,男女并得受持。

　　论曰:此之杂法,由禁师不能具美大法,所以须受轻法。易者
约者,若受大法,此亦不须。

---

〔1〕　杷　器物的柄。《晋书·外戚传·王濛》:"临殡,刘惔以犀杷尘尾置棺
　　　中,因恸绝久之。"按:《世说新语·伤逝》作"犀柄"。
〔2〕　漱　原作"嗽",今改。按"嗽",同"漱"。漱口。《集韵·宥韵》:"漱,《说
　　　文》:盪口也。或从口。"

禁法大例第四

论曰：用禁大例，诵禁文必不得出声，令自耳闻声，若闻之咒即禁法不行，行之无益，慎之慎之。受禁之时，不得令人畜等一切见之，见之即不成。受法时，刀及水盆皆不得曾经酒肉五辛用者。

《神仙经》曰：对治禁万病击同类。逢水难土王击之，逢土难木王击之，逢刀难阳精击之，逢鬼难桃汤击之，逢虎难五常气击之。万病击同类对治，皆持刀持桃持火持鉴持水持绳持药持符持戟持弓持箭持弩持食持坐持粉持意持神持想持气持画持石持土持盐持幡持脂持肉持血持面持金持玉持印，故其法皆禁击之。所须用禁之法，有请有告有祭有害善神即饮食祭之住之，恶鬼即克之却之有杀有畏有爱有喜有恶有死有走有住有灭，是故对治用时各各条列。

《仙经》曰：用禁有六法：一牙齿禁，意存气至牙齿；二营目禁，开一目闭一目；三意想禁，存意以去想诸疾以除；四捻目禁，谓手上有一十五目；五气道禁，谓吹呼呵嘘嘻呬；六存神禁，存诸神在，以食醮祭之，感天灵气至。又鸣天鼓，叩齿是也。

凡为人请疗疾　出门三步咒曰：天杀黄黄，地杀正方，千鬼万神，谁复敢藏，飞步一及，百鬼灭亡，急急如律令。

若至主人家先当解秽，即作五龙水法　手持水碗咒曰：东方青龙含水来，南方赤龙含水来，西方白龙含水来，北方黑龙含水来，中央黄龙含水来，五方五龙吐水没杀邪鬼，急急如律令。讫，叩齿三百遍。咒曰：神水解天秽地秽生秽死秽人秽鬼秽身秽病人之秽，速除去之，立令清净，急急如律令。三嘘三呬，以刀右搅三回，以右足跟蹴地三下，含水四方喷之，及喷病人上，尽令清洁，然后按法思神行禁。又存气至牙齿，令住闭一目，存意已去即捻目，然后用存七星在其顶上，存青龙白虎朱雀玄武来护身，存大神在其前后，五星存之腹内，吐气存如云，击彼处令如徐行，行步法乾坤，如此行，按即外邪不入五脏，神明自通，仍皆须审之，万不失一。

又法　欲向病人家,当须存想作白虎吐火,烧病人家屋舍,皆令荡
　　尽。又作龙舐病人身肉令尽,还作充满悦怿,然后用气急治之。
　　欲击物,一一皆如是。此令行禁神明万物皆神效验,须精审之。
　　若唾热病,以冷气吹之二七,然后禁之。若唾冷病,以热气呵之
　　二七,然后禁之。三唾之后行禁,禁后三唾,乃放之。

　　《仙经》曰:受符禁同法,先当修身洁己,安魂定魄,口勿妄言,
洁斋百日,可致神仙,避逆恶气,除灭灾祥,可以长生。

掌诀法第五

　　天师曰:若欲修之,先持斋戒,一如正月法,断口味,绝房室,先
取龙骨、乌头、附子犀角各一两,以水三斗煮取二斗,遍身澡浴,有
余者明日更洗手面讫,以盆盛水,烧香,禹步三匝,口衔刀北面长
跪,读前启度文讫,诵所得禁文各三遍,一依正月戒忌,即成神验。

　　天师曰:得吾法者,上士升仙,下士迁官,庶人得之,益寿延年,
父子兄弟,不得相传,传必贤人,非贤勿传,殃及子孙。

又受禁法　咒曰:女口噙艾,一日诵七遍,七日止。凡禁病大例,禁
　　一切病,先须口嚼杨枝,去口中秽气讫,又嚼盐乃咒唾之。若犯
　　一切口味者,即烧牛粪灰,淋取汁饮漱服之,此除腹中诸秽,并作
　　解秽符水法,还得清净。此是掌诀解秽法也。凡游行人间有所
　　犯秽者,皆亦如之。凡欲行禁者,皆须先捻鬼目,若与男禁捻左
　　手目,若与女禁即捻右手目。一云:男子行禁捻左手目,女人行
　　禁捻右手目,并逐四时王相,正面向月建正心定意闭气三捻目,
　　左营目顺天道,即成禁法,用之神效。左营目者,开左目闭右目。
　　右营目者,开右目闭左目。

凡禁讫须解禁法　假令禁虎,须存作狮[1]子捻虎目,若欲解之,还
　　存作虎。一云:男番捻右手虎目,女番捻左手虎目,若欲禁狗,存

----

[1]　狮　原作"师",今改。按"师",同"狮"。李白《方城张少公厅画师猛
　　赞》:"师猛在图,雄姿奋发。"

作虎捻狗目,若欲解之,还存作狗,以此为例,触类长之,皆须仿此。

　　大指第一节是生人蛇虎头,若有恶人侵犯己身,骂詈不止者,缓即捻之,急即闭气押之左营目,恶人即怒止也。若不止,则押喉。向官府门亦如之,一百步外预作之乃入官,官见不瞋。欲禁虎蛇,亦依此法,即虎蛇避人入草,畏见人也。大指第二节是生入蛇虎喉,若恶人骂詈不止,与人争者,闭气捻之,急即押之左营目,令彼吃讷不能言也。第二指第一节是蛇虎目,治蛇虎疮,闭气捻之,己身及他人同,若见蛇虎便捻之,急即嗔怒而押之。第二指第二节是鬼目,欲见鬼去鬼击鬼皆捻之,急则闭气押之左营目,九气则鬼神立至矣,呼即去,吸即来,治病捻之。第二指第三节是生人目,欲藏身翳己与人斗争,及在深山旷野皆须捻之,以伏众人之言,急则闭气押之左营目,人不见己也。第三指头甲下是蜂蝎及百鸟飞虫之目,若人被蜂蝎螫,捻之七左营目,五气则解之,若不瘥,押蝎目及人天二道并捻掌心即瘥。第三指第一节是地狱治鬼目,若欲禁诸神不令来去,闭目向王闭气五十息捻之,急即左营目押之。第三指第二节下是天狱目,欲禁鬼摄鬼却鬼杀鬼,皆向王闭气捻之,急则押之左营目,若为鬼魅所著或恶梦魇,押之。第三指第三节是鼠目,一名天地狱治鬼目,若住鬼定鬼住神皆向王闭气五十息,捻之左营目。第四指次甲下是蚊子蚤虱之目,欲除之,闭气捻之。第四指第二节是都监目,一名神都目,都监者监领一切诸神,都管一切诸鬼,欲召鬼神问其意,向王闭气五十息,捻之左营目,鬼神立至矣。第四指第三节是禁鬼目,一名蛇胎,欲行考鬼令鬼住鬼问鬼,捻之闭气。若入山泽畏逢蛇蟒,当押蛇胎令不来见人,及已逢亦押之,蛇口禁不得开。第五指头是天心,欲求天神,向王闭气押之,神自来奉赛,大佳。第五指第一节是游师目。第五指第二节是天师目。第三节是三师目,此皆是初学符禁法时,向王闭气捻之九十息左营目,启请即有神验。掌中一理是鬼道,欲诛符破圹断鬼魍魉恶气伐神树,皆向月建闭气五十息,押之左营目,神验。凡欲咒敕符,皆须捻断鬼道,使鬼常敬之。掌中一理,一名鬼舍,亦名地轴,亦名左都监鬼道目,欲诛符破庙除社公社地,或召诸鬼神,须有请问,及治病并欲解鬼,皆押左都监鬼道目,鬼神立至。若田野中浪宿,押地轴令鬼贼及神皆不敢近人,若入神屋止宿恐怕不安,押鬼舍即不魇梦。掌中一理斜文名食地,食地上一文名天文,下一文名人道,若入山泽畏逢虎狼,向王闭气押手虎口中即不来,若已逢亦押之,令虎狼闭口不开。第四指第一节名左金堂,若远行求财,押之万倍。第三指第一节名玉堂,欲求官觅职,押之必遂意。第二指第一节亦名玉堂,欲求官押之。

　　论曰:此掌诀直用闭气左营目捻之,无咒文也。禁病则皆须禹步诵禁文捻而用之,急则瞋而押之,缓则捻之,禁男用左手,禁女用右手,禁手之用,勿失左右也。

　　凡禹步法,移步左右脚前后不同。凡欲作法,必先取三光气又禹步,然后作法验矣。三光者,日月星。禹步者,或三步七步九步不定。若欲受三光气者,极晴明日向日两脚并立,先所愿事随意多少小咒之,然后取禹步三步也。所欲步时,先举头看日光剩开口吸取日光明,即闭口塞气至三步始得放气也。三步者,从立处两过移两脚始成一步,三步即是六过移脚也。向日光禹步时,左脚先移,右脚后移。若向月星二光禹步时,并右脚先移,左脚在后也,但步数不同耳。若向星禹步时,须满九步也。九步者,向日中三步,更足六步耳,三三步合九步也。星者,即是北斗七星也,星中最须殷勤,所以须九步也。于日月中,或用三步,或所用七步也。咒愿及闭气方法并如日中作也。受三光气时,日必须明亮好晴日也。日是阳,月与星是阴。又左是阳,右是阴,是故受日气时左脚先移,受月星气时右脚先移也。又向星禹步作九步时,既长久若一气不得度,是以三步作一闭气,则九步即三过闭气也,咒愿亦须三过愿之。又须识北斗下三台星,男识免狱厄,女识免产厄。问曰:虽云两过移两脚成一步犹未可好,其状云何。释曰:先两脚正并立,先举左脚进前往,次举右脚就左脚处正齐[1]并立,此犹未一步,次第二又

────────────

〔1〕　正齐　"齐"原作"斋",据文义改。

先举左脚进往,次举右脚就左脚住,方始成一步也。如此六过,双移两脚成三步,此是步法也。

禁鬼客忤气第六

咒曰　吾上太山府,竭拜皇老君,交吾却鬼,语我神方,上呼玉女,收摄不祥,登天左契,佩戴印章,头戴华盖,足蹑魁刚,左呼六甲,右呼六丁,前皇神,后越章,神师诛罚,不避豪强,先斩小鬼,后杀游光,何神敢住,何鬼敢当,一鬼不出,斩付魁刚,急急如律令。
一云:吾上太山,道逢东王父,教吾杀鬼语,我有神禁,上帝王子,捕收飞祥,登天左契,佩戴印章,头戴华盖,足蹈天罡,先杀小鬼,后杀游光,何神敢住,何神敢当,缚汝正身,煮汝镬汤,三日一治,五日一量,门丞收缚,灶君上章,吾含天地之气,读咒杀鬼之方,唾天自裂,唾地自缺,唾山自崩,唾水自竭,唾痈自溃,唾火自灭,唾邪自走,唾鬼自杀,急急如律令。又　吾为天师祭酒,为天地所使,身佩乾灵之兵,百千万亿,在吾前后,罗列左右,何神敢住,何鬼敢当,正神当住,邪鬼速去,急急如律令。又　六甲六乙,邪鬼自出,六丙六丁,邪鬼入冥,六戊六己,邪鬼自止,六庚六辛,邪鬼自分,六壬六癸,邪鬼自死,急急如律令。又　神师所唾,严如雪霜,唾杀百鬼,不避豪强,当从十指自出,前出封侯,后出斩头,急急如律令。七遍咒之,先咒水喷病人,然后咒之,欲杀鬼然后下刀,不瘥,更咒看之手十指头毛出。若咒病人时,当以单被笼病人头,更遣两人捉被单两头以遮前,病人洗手莫拭,合手胡跪,然后咒之。

禁温疫时行第七

禁时气温疫病法一曰十禁自防难为人施无限也　天封吾以德,地封吾以道,吾奉天威取地武,吾遇石石烂,按癥癥散,左达右贯,贯骨达体,追病所在,何邪敢进,进者斩死,北斗七星饮汝血,叱叱灭手下,急急如律令。

禁时气法亦禁水沐浴身体令净法温疫恶鬼　九真行道,邪气敢当,元气
　洞达,百邪消亡,伏羲女娲,五疸地主,流入四肢,主作千病万病,
　上气虚寒,皆以风邪鬼所为,急按急按,灭绝手下,急急如律令。
出病家门禁法　从病家门出,去门三步,衔禁闭气,左转而去,然后
　咒之曰:一画成湖,再画成海,斩汝黄奴老古头,不得追吾天师祭
　酒之后,急急如律令。便以左手画背后地,因去勿反顾。
禁疫鬼文　吾上知天文,下知地理,天地夫人教吾禁名能禁疫鬼。
　汝从东来名曰狗,入人身中倚于心口,神师咒汝汝自走。汝从南
　来名曰羊,入人身中倚于肝肠,神师咒汝汝自亡。汝从西来名曰
　鸡,入人身中倚于皮,神师咒汝汝自衰。汝从北来名曰蛇,入人
　身中倚于百脉,神师咒汝汝自厄。科斗七枚,在吾目前,口是天
　门,不得枉开。若唾东方甲乙木木折,若唾南方丙丁火火灭,若
　唾西方庚辛金金缺,若唾北方壬癸水水竭,若唾中央戊己土
　土[1]裂。六甲六乙疫鬼自出,六丙六丁知鬼姓名,六戊六己疫
　鬼自死,六庚六辛知鬼东西,六壬六癸疫鬼自死,六亥六戌百鬼
　速出,急急如律令。
禁时气温疫法　东方青温吾肝中之气,南方赤温吾心中之气,西方
　白温吾肺中之气,北方黑温吾肾中之气,中央黄温吾脾中之气,
　五方五温悉在吾身中,不得动作即归在实,急急如律令。
度恶世禁法　东方青帝甲乙君,南方赤帝丙丁君,西方白帝庚辛
　君,北方黑帝壬癸君,中央黄帝戊己君,千乘万骑护卫吾身,前有
　万石桃汤,后有万队将军,主斩黄奴之鬼,欲行我者吾祭酒,父长
　甲母奇仲,语我吾万厄之中不近我,急急如律令。一日十念,度恶
　世也。
禁时气却疫法一日十念,万恶不近人也　吾是天师祭酒,当为天师驱
　使,头戴日月北斗五星[2],吾有乾灵之兵十万人,从吾左右前

〔1〕　土　原作"上",据文义改。
〔2〕　五星　金、木、水、火、土五大行星。《史记·天官书》:"天有五星,地有
　　五行。"

后,吾有太上老君天地父母在吾身中,左手持节,右手持幢,何鬼不役,何神不走,何邪不去,何鬼敢住,急急如律令。

禁时气温疫法　吾头戴朱雀,足履玄武,左挟青龙,右挟白虎,前有万石镀汤,后有虎贲猛士,天驷甲卒在吾前后,黄奴之鬼去我万里,急急如律令。

又禁温疫法存青龙白虎朱雀玄武逐后禁之　咄汝黄奴老古知吾否,吾初学道出于东方千城万仞上紫宫,灵钢百炼之剑,利如锋芒,斩杀凶咎,枭截不祥,叱汝黄奴老古,先出有礼,后出斩你,叱叱急急如律令。

唾时行头痛法　南越太公还故乡,壬申之唾自有方,神师所唾,上白太一皇天使者,督察不祥,威若山海,唾若雪霜,当吾者死,值吾者亡,妖精魍魉,自受其殃,急急如律令。

救水逐鬼法　习习详详,便生水光,直符使者,住立水傍,真正补虚,邪气消亡,吾左手捉鬼,右手持钺斧斩鬼死,急急如律令。

禁唾恶鬼法禁住亦得　吾从狼毒山中来,饥食真珠,渴饮武都,戎盐一把,冷水一盂,口含五毒,常与唾居,但老君之唾,唾杀飞凫,唾河则竭,唾木则折,唾左彻右,唾表彻里,铜牙铁齿,嚼鬼两耳,速去千里,不得留止,急急如律令。

禁病救粉大法禁住亦得　粉在纸中为神粉,举手以摩体,百鬼走出,精魅魍魉应声散走出,天皇老教我唾粉,腹中跳踉,五脏安稳,录保三气,道保精神,急急如律令。

禁温鬼法　天门亭长外都使,欲得九卿缚鬼士非子法住,左手持刀,右手持斧,斫黄奴温病之鬼何不走去,前出封候,后出斫头,急急如律令。

禁疟病第八

咒疟鬼法　登高山,望海水,水中有一龙,三头九尾,不食诸物,惟食疟鬼,朝食三千,暮食八百,食之不足,差使来索,符药入五脏,疟鬼须屏迹,不伏去者缚送与河伯,急急如律令。一云:登高山,望海水，天公下捕疟鬼，呬汝不疾去，吾家有贵客子各破，头如东山，躯如东泽，不食五谷，但食百鬼，朝食三千，暮食八百，一食未足，摧促来索，急急如律令。

禁疟病法　连年不瘥，治之即愈。若治之须在净处平地，以手小指画地作鬼字，口中阴道病人生时年月日姓名，以砖覆之，勿令知之，至三七日不开，永瘥。如三七日内开，其病还复发。若治必须知发时，逆前预治，勿使患人知之，大良。若丈夫左手画之，女人右手画之，阴为之，勿使人知，静作，大验。

禁疟病法　唾疟鬼，翁字园一作周，母字欲，大儿赢长矣，小儿如石，大女鬲〔1〕甑炊，小女鲁子因玉道将军娶〔2〕，疟鬼不得留停，速出速去，不得停住，急急如律令。

禁疟鬼法　南山一神字铜柱，出门入户口有语，捉得疟鬼大镬煮。南山一神字长丘，早起至门绕家游，捉得疟鬼斩却头。南山一神字辟邪，铜作髑髅，铁颔车，斧凿作齿，金刚作牙，生吞疟鬼三万车，北斗七星知汝姓字，不得住家，急急如律令。

禁疟鬼法　登高山，望海水，使螳螂捕疟鬼，朝时来暮时死，暮时来朝时死，捕之不得与同罪，急急如律令。

禁疟鬼法　将狗上山，下使入海，中有一虫，不食五谷，只食疟鬼，朝食三千，暮食八百，一食不足，下符更索，速出速去，可得无殃，急急如律令。

禁疟病法　日正中时正南立，取西北桃枝结项，两手脚灰绕三匝，中心立刀。曰：头上戴九天，两手把九弓，两脚履九江，腹安四神，皆出自然，吾生食天，育养四神，上得精禁，能转人身，蜈蚣蟒蛇，止杀汝身，并鬼子孙，急急如律令。

禁疟鬼法　先取一平砖，令病人在无人处不得见人，大从月建向月破，以砖磨地令平，以手按砖四角使不动，还以手发砖立，在前可

---

〔1〕　鬲　原作"甋"，今改。按"甋"，同"鬲"。《说文解字·鬲部》："甋，鬲或从瓦。""鬲"，古代炊器，空足鼎。

〔2〕　娶　原作"取"，今改。按"取"，通"娶"。《说文通训定声·需部》："取，假借为娶。"

砖下书北斗，傍置三台，外尽孤虚，直取旬孤虚，其北斗中画作小鬼患人姓名年几，置下在斗柄中。咒曰：小鬼字某甲，年若干，你从台入斗，疟鬼断后，若患人时，头上先下，若非患人时，头下先下，若无逆顺，平下砖讫，若患人日一发，以手二七下打砖，若隔日发，三七下打砖，三日一发以上，四七下打砖讫，取砖傍土拥砖，即复左手取一把土散砖上而去，慎勿反顾，大验。又以故笔画六尺方，中画作北斗，形皆以北斗，相应其魁衡[1]，必令开门，以身左行向斗魁[2]，闭气并足俱前而立。咒曰：小鬼吾令出天门，入地户，不得从我去住，遂出建上之门，急去不得反顾，即瘥。三七日不发，与人治患，还得此患，必用此治。欲令患人还发，二七日内发之法：还取患人发，以足蹴砖。咒曰：小鬼尔从斗入台，疟疾还回，即发。

救禁疟鬼法　书桃枝一尺，欲发即用，喋病人面，诵咒文二七遍，系著头底，天姓张，地姓皇，星月字长，日字紫光，南山有地，地中有虫，赤头黄尾，不食五谷，只食疟鬼，朝食三千，暮食八百，少一不足，下符请索，语你速去，即得无殃，汝若不去，缚送魁刚[3]，急急如律令。

禁疮肿第九

咒曰　先奄肿上，闭右目左目营之三匝，然后唾之，三乘车，四狱吏，载痈神，弃都市，登高山，临海水，吕河伯，捕痈鬼，大肿如斗，小肿如粟，吾唾一肿，百肿屏迹，唾汝二七，毒自出，急急如律令。
禁唾痈法　禁唾一遍，一度刀割。一二三四五六七背阴向阳，吾朝晨

---

[1]　魁衡　指北斗七星的第一星和第五星，沈榜《宛署杂记·恩泽》："乘飙驾云，言归帝乡，功赞化育，位参魁衡。"
[2]　斗魁　指北斗七星之第一至第四星，即枢、璇、玑、权。《史记·天官书》："在斗魁中，贵人之牢。"亦泛指北斗。
[3]　魁刚　指北斗星的斗魁、天罡二星。

行,女娲相逢,教我唾痈,从甲至乙,痈疽速出,从乙至丁,痈疽不
生,从丁至癸,痈疽皆死,青痈赤痈白痈黑痈黄痈血疽肉疽兄弟
八人,吾皆知汝姓名,徒忍割汝,汝须急去,急急如律令。

禁痈肿法正面向东,以手把刀,按其边令匝,以墨点头,重重围讫,然后急唾
之,即愈 日出东方,乍赤乍黄,牵牛织女,教我唾方,或是痈应钾
空,若是痤应钾碎,若是疖应钾灭,若是肿应钾垄,不疼不痛,速
去速去,急急如律令。

又法 取东壁土三丸,向井东置一丸。三咒曰:赫赫洞洞,日出东
方,上有发痈之山,下有清泠之泉,某甲患某处上有发痈,土入井
中,天公当烂,石痈当散,七星北斗光,织女教我方,唾汝急出不
得留藏,急急如律令。又嘘三七遍,置土井中三九,三禁三嘘之也。

禁五毒法禁蛇亦得 吸东方青毒,南方赤毒,西方白毒,北方黑毒,
中央黄毒,天毒地毒,水毒火毒,雾毒尘毒,死生毒,百毒之精,知
汝姓名,天毒上升,地毒下藏,百毒止息,五毒灭亡,恶毒须出,毒
脑破,毒腹出,毒肠止,不止不已,拘汝牙,折汝齿,吸吸叱叱,急
急如律令。

禁肿法三七遍 骨肉皮肤,血气空虚,远入江海,急去无留,大肿如
山,小肿如粟,唾一肿,千肿灭,急急如律令。灭一作死。

禁肿法七重右回一气朱书,皆以右手封之,指七过周于五指,右手持禁如法
咒封山山没,封石石烂,封湖湖决,封火火灭,上白东王公西王
母教我神方,白刃封汝,大肿如山,小肿如米,封一肿,万肿死,急
急如律令。先以手按之久令痛,次以金刀按之四边令散,以气七
呵令热,然后急气七吹令冷,阴阳气定,然后却唾之。

禁天下大肿法别室中以木屐相背,令以绳系定,上安一楣,一禁一打楣令
没,以三七遍 东方青帝摄青精之毒气,南方赤帝摄赤精之毒气,
西方白帝摄白精之毒气,北方黑帝摄黑精之毒气,中央黄帝摄黄
精之毒气,五方毒气,并及五精,纳吾腹中,天下最尊者,莫大于
五帝,天下[1]最神者,莫及于五精,天下大恶者,莫过于五毒,吾

---

[1] 天下 "天"原作"夫",据文义改。

舍五帝五精五毒,与禁共居,其声如雷,禁如风霜,经口即死,逢禁即亡,吾禁东方木木折,禁南方火火灭,禁西方金金缺[1]。禁北方水水竭,吾上禁飞鸟落,下禁井泉枯竭,吾禁一肿百肿灭,吾禁盘石开,深涧契,天架摧,地柱折,晓停光,夜星灭,冬变雨,夏积雪,冷肿热肿速消灭,急急如律令。

禁水肿方　咒曰:天阳在上,人阳在中,阴阳在地,水从下流,唾肿消化,急急如律令。

太白仙人禁肿法　先向王方三嘘三吹,以刀约之,以手握之讫,然后三噢之。禁曰:日出东方,雷起西南,虾蟆白兔,食月中心,营月带日,无所不通,大肿如山,小肿如珠,吾唾一肿,百肿自除,急急如律令。

又法　一二三四五六七百肿皆疾出,急急如律令。

又法　日出东方如悬鼓,似白虎,吾能唾肿散,唾毒烂,急急如律令。

又法　东方青帝禁驾青毒,南方赤帝禁驾赤毒,西方白帝禁驾白毒,北方黑帝禁驾黑毒,中央黄帝禁驾黄毒,吾有苦口,唾十瘥九,急急如律令。

禁一切肿法　咒曰:吾口如天雷,唾山崩,唾木折,唾金缺,唾水竭,唾火灭,唾鬼杀,唾肿灭,池中大鱼化为鳖,雷起西南不闻其音,大肿如山,小肿如气,浮游如米,吾唾一肿,百肿皆死,急急如律令。

又法　咒曰:生在木间,那得来人间,石盐一撮,清水一斗,故来治肿,南山石羊,其角如芒,左角抵肿,右角决肿,东海大鸟,飞来食肿,左翼掠肿,右翼裂肿,不疼不痛,不坏不脓,急急如律令。

禁痈肿法　先叩齿三七遍,急噢左营目即唾。咒曰:雷起地中,一听其音,月生东盛,蟾蜍白兔,食月中心,荣卫不通结成痈,大肿如山,小肿如粟,唾咒一肿,百肿散死,急急如律令。

---

[1]　缺　原作"钬",今改。按"钬",通"缺"。《字汇·金部》:"缺,与缺通。"李绅《上家山》:"苔阶泉流缺,石瓮青莎密。"

又法　日出东方,赫赫煌煌,威威容容,天门亭长,来捕痈肿,山多石,海多龙,天门亭长来捕,摩得便斩杀莫闻罗,一唾当心,再唾都愈,急急如律令。

禁疗疮法一云:初得之时,逆以禁即除愈,当三七遍唾之讫　咒曰:日出东方,乍赤乍黄,天上织女,教我唾方,疗公疗母,元出南方,疗公死,疗母亡,北斗真气能治疗疮,吾口如天门,不可枉张,唾山崩,唾石裂,唾金缺,唾火灭,唾水竭,急急如律令。

禁疗疮法　用水一碗,置枣树南,令搏树,以刀子一枚安碗上,刀向树三指漫撮临著刀刃上胡跪。咒曰:上启伏奴将军,伏奴将军能治疗疮,今是某年月日姓字某甲年若干,患某处,生疗疮,或是浮沤疗,或是麻子疗,或是雄疗,或是雌疗,或是羊角疗,或是蛇眼疗,或是烂疗,或是三十六疗,或是驱失疮,或是水洗疮,或是刀镰疮,三头著体于人,不量清净七寸枣树下之水洗之伏藏,急急如律令。

禁疗疮法先闭气三遍,叩齿三十六通,闭气禁之三七遍即瘥　东海大神三女郎,疗疗有神方,以药涂此疮,必使疗公死,疗母亡,疗男疗女自受殃,星灭即愈大吉良,过时不去,拨送北方,急急如律令。一云:东海大神三女郎,三万细米簸去糠,三称行捶灸疗疮云云。

禁喉痹第十

吸喉痹父,喉痹母,喉痹妇,喉痹孙,天生汝时,缘上百草露,谁使汝著人喉里,拘汝牙,折汝齿,破汝头,破汝胁,神不得动,不得留停,北斗知汝名,吸吸急急如律令。

又法　吸日出阳,阳吸为喉痹肿毒所伤,莫痈莫痛,吸吸愈,急急如律令。

禁牙齿法　用桃板长一尺二寸,正面南向闭气书曰:某州某县乡里女某甲年若干,患口中左右若干齿痛,三读讫埋三路头,以石子盖之,勿反顾。南山有一虫名赤松子,不食五谷,但食口中齿,埋汝三路头,塞汝用石子,埋汝著树东,千年万岁不得起,急急如律令。

又禁牙齿法　用一枚杖，长三握，复取两指团艾三炷，灸杖头止柱
牙上。咒曰：登高山，望海水，中有一虫黄头赤尾，不食五谷，专
食牙齿，吾欲治之，握两指神灸三壮，虫死矣，急急如律令。

禁哽法　南山大虎，北山狐狸，江中大獭，海中鸬鹚，某甲得哽，共
来吞除，急急如律令。

又禁哽法　四海荡荡，滑如苔上，五虎四獭三鸬鹚共来食，哽速消
除，横者即入，顺者即出，急急如律令。

禁目痛法以呵之三七遍，然后禁之　日出东方，赤如紫阳，儿子目痛，
父母心伤，吾口一唾，明见四方，百药千治，不如吾汤，若唾唾汝，
汝眼毒消亡，急急如律令。

禁目痛法　神师所唾自有方，日出东方，右阴左阳，瞳子生肉，瞻视
无光，吾能诛罚，不避镬汤，唾目二遍，还复故常，大吉神师，西岳
灵方，急急如律令。

咒禁产晕第十一

取蒜七瓣，正月一日正面向东，令妇人念之一遍，夫亦诵一遍，
次第丈夫吞蒜一瓣，吞麻子七枚，便止。丈夫正面向东行，诵满七
遍，不得见秽恶，受持之法，不用见尸丧，见即无验。吾蹑天刚游九
州，闻汝产难故来求，斩杀不祥众喜投，母子长生相见面，不得久停
留，急急如律令。

唾晕鬼法丈夫从妇人口中受取，妇人从男夫口中受取　天无梁，地无柱，
五骑三龙使九虎，押晕鬼汝身长少许，或在人心肝，或在人心肺，
或在人心臆，吾受东海王禁，故来追捉汝，急急如律令。

禁晕鬼法　先禹步三匝，左手持刀，右手持水，努目急气，然后禁之
喷之。曰：唾东方青晕鬼字青姬年七十，南方赤晕鬼字赤姬年六
十，西方白晕鬼字白姬年五十，北方黑晕鬼字黑姬年四十，中央
黄晕鬼字黄姬年三十，唾天皇地皇六律九章，是公晕子之鬼未嫁
之女，头乱如筐，腹胀如莒，克害忠良，唾汝急出，不得留藏，汝若

不去，吾遣张丞伯捉汝缚送镬汤，急急如律令。一云：晕子之鬼，未嫁之女，头乱如筐，腹胀如苢，但行人间，不见晕女，唾之还本主，速出速出，更不见汝，张丞伯王问驱杀晕鬼数万千，速断因缘，东唾无辜恶见晕鬼来相呼，南唾无极恶见晕鬼来相逼，唾三寸刀二寸刃，先治反支却治晕，唾太山东门一把莗举高十丈，治晕鬼初来如辟蜂，不著余处当眉聚，一杯水唾晕去，须臾不去当自死，急急如律令。

禁产难方　先禁水一杯与服之，乃禁曰：天有阴阳，地有五行，星辰列布，日月精明，四时变化，不失其常，骨肉已成，四体已强，毛发已就，今是生时，生迟何望，河伯在门，司命在庭，日月已满，何不早生，若男若女，司命须汝促出无迟，并持胞衣，急急如律令。

（李培振）

千金翼方卷第三十　禁经下

禁金疮第十二

禁金疮法　咒曰:吾被百箭,疗无一疮,一人挽弓,万人惊张,一箭破于千阵,此禁亦是难当,急急如律令。

又法　正月一日日未出时,取四壁下土和酒井华水,向东三拜云:言受神禁,愿大神如是,四方各礼讫,口含酒水,四方悉噀,至日中还复如此,七日之中鲜洁斋戒,不得恶言出口。禁金疮即定法,元闭气,嘘三遍,呵气七遍,唾之曰:日出东方,惠惠皇皇,上告天公,下告地皇,地皇夫人,教我禁疮,吾行步不良,与刀相逢,断皮续皮,断肉续肉,断筋续筋,断骨续骨,皮皮相著,肉肉相当,筋筋相连,骨骨相承,今会百药,不如神师,一唾止痛,再唾愈疮,北斗七星,教我禁疮,南斗六星,使疮不疼不痛不风不脓,北斗三台,转星证来,急急如律令。

唾疮法　日出东方,育育阳阳,上白天公,下白地王,地王有女,教我唾疮,皮皮相养,肉肉相当,令疮不疼不痛不风不脓,连筋续骨,肌生肉实,急急如律令。用王气唾疮良,便有验,神吉。

禁血不止法三七遍　日出东方,乍赤乍黄,南斗主疮,北斗主血,一唾断血,再唾愈疮,青衣怒士,却血千里,急急如律令。

禁疮断血法　某甲不良,某甲不慎,为刀箭木石所伤,上告天公,下告地皇,地皇夫人,教我禁疮,一唾止血,再唾合疮,两皮相连,两骨相当,新疮莫痛,故疮莫脓,急急如律令。

禁金疮法　吾是天师之子,为师之所使,执天有纲,执地有纪,一百二十禁疮,吾以受之,吾禁此疮,金血须止,吾与天地同体,令疮合,急急如律令。

唾百种疮法　神师所唾,口为雷门,唾为霹雳,雷公主阴,霹雳主阳,残贼结气,唾下消亡,急急如律令。

禁唾恶疮毒法　先闭气三通,神师受告,大道最良。咒曰:百药之长,不如吾之膏唾,吾仰天唾杀飞鸟,唾南山之木,木为之折,唾北山之石,石为之裂,唾北方之水,水为之竭,唾百虫之毒,毒自消灭,唾百虫之毒,生肌断血,连筋续骨,肌生肉实,扁鹊卢医教我禁方,三唾何疮不愈,何毒不去,天音神师今在汝处,急急如律令。

禁水洗疮法　先左营目三周,开目视疮中,闭气一息欲止,然后禁之:无弱无强,为某所伤,清血无流,浊血无往,一青一黄,一柔一刚,皮皮相值,脉脉相当,南方止血,北方止疮,东流海水,寒热如汤,朝令淹露,暮令复故,医王扁鹊,药术有神,还丧车,起死人,不脓不痛,知道为真,知水为神,急急如律令。

禁漆著人法　漆翼丹盈,漆翼丹盈,丹为兄,漆为弟,汝不漆杯以盂,乃漆人肌肤,刀来割汝,斧来伐汝,汝不疾去,咸盐苦醋唾杀汝,急急如律令。

禁漆著人法三七遍　一云烧故漆器当著漆,急唾之,赤非非漆,贤丈夫著车移,丙丁使者收摄之,不得著人体,不得著人皮,急急如律令。一云:妄移移漆,贤丈夫著车盘以盂,何由得著人皮肤,保辜保辜,收摄漆贤丈夫,急急如律令

禁火烛疮法　浮阳浮阳,火烧东壁,东壁穷烂,上付河伯,还付壬癸,火精毒灭,入地千里,急急如律令。

禁蛊毒第十三

咒蛊毒文　毒父龙盘推,毒母龙盘脂,毒孙无度,毒子龙盘牙,若是蛆蛛蜣螂,还汝本乡,虾蟆蛇蜥,还汝槽枥,今日甲乙,蛊毒须出,今日甲寅,蛊毒不神,今日丙丁,蛊毒不行,今日丙午,还著本主,虽然不死,腰脊偻拒,急急如律令。

禁蛊毒法　取一赤雄鸡,淳色者,左手持鸡,右手持刀,来至病人户前,去屋溜三步,便三声门尉户丞,某甲病蛊,当令速出,急急如

律令。以鸡头柱病人口中，三遍毕，以苦酒二合，刺鸡冠上血，纳苦酒中，便与病人服之愈。

咒魇蛊及解法　天无梁，地无柱，魇蛊我者，还著本主，一更魇蛊不能行，一午魇蛊不能语，太山昂昂，逐杀魅光，魅翁死，魅母亡，魇蛊大小，驱将入镬汤，急急如律令。

又咒曰　食鬼将军，摩牙利齿，不食余味，止食魅鬼，魅鬼九千九万户，少一不足，下符来取，魅鬼速还本主，不归本主，反缚送与，急急如律令。又有将军字屈丘，牙形带剑，持兜铧，出门入户远地游，捉得魅鬼便斫头，又有一神字穷奇，头如破筐发强相，口如罗披恶神祇，不食五谷食魅皮，朝食一千，暮食九百，一口不足，使来便索，急急如律令。

禁五蛊时气悉用此　九真斗光，道气并行，大寒小热，当从内出，最巨夷忧除烈，水火之光，宅中凶殃，大神丈人，入某身形，恍惚无常，大道正教，真道常行，邪气急灭手下，急急如律令。

又法　咒曰：东方青帝魇人鬼，南方赤帝魇人鬼，西方白帝魇人鬼，北方黑帝魇人鬼，中央黄帝魇人鬼，魇公字阿强，魇母字阿防，有人魇我者，还令著本乡，诵魇二七鬼走出，诵魇三九魇鬼还向本主走，若当不走，吾语北斗，急急如律令。

禁遁疰第十四

禁疰法　吾从天南来至北，食盐三斛，饮水万千，经江量海，手捉丘山，口含百毒，心怀蚰蜒，唾天须转，唾地陷穿，唾石碎裂，唾火灭烟，唾鬼即死，唾水竭渊，东方之疰自名医，入人体中疰心根，神师咒疰疰灭门，南方之疰自名青，入人体中疰百脉，神师咒疰疰即易，西方之疰自名摇，入人体中疰脊腰，神师咒疰疰即消，北方之疰自名雌，入人体中疰心脾，神师咒疰疰即移，中央之疰自名雉，入人体中疰十指，神师咒疰疰即死，四方之疰尽已亡，惟我五脏永安强，急急如律令。

禁疰出血法三七遍急噀之。东方之疰自名羊，入人体中主腹肠，神师咒疟疟即亡,南方之疟自名狗,入人体中主心口,神师咒疟疟即走,西方之疟自名鸡,入人体中主心脐,神师咒疟疟即迷,北方之疟自名鱼,入人体中主六腑,神师咒疟疟即无,中央之疟自名雉,入人体中主心里,神师咒疟疟自死。谨告病人身中诸疟殃,若在心腹及胸肠,或在四肢并中央。谨告四方诸关节,急送血殃,三焦关元,下部膀胱,若有若无,不出者亡,速去百年毒,神符欲居汝处,急急如律令。

又法　疟父张,疟母杨,疟兄靖,疟弟强,疟姊妲,疟妹姜,知汝姓字,得汝宫商,何不远去,住何所望,前出封候,后出斫头,前出与赏,后出与杖,汝今不去,住何所望,急急如律令。

又禁疟法　东方青帝食青色之疟,南方赤气食赤色之疟,西方白帝食白色之疟,北方黑帝食黑色之疟,中央黄帝食黄色之疟,五帝之神食十二疟,北斗七星食一百二十疟,或食土公疟,或食土母疟,或食土子疟,或食土妇疟,或食土孙疟,或食土孙妇疟,或食生人疟,或食死人疟,或食飞尸遁疟,大疟消,小疟灭,急急如律令。

又禁疟法三七遍　东方青疟,南方赤疟,西方白疟,北方黑疟,中央黄疟,五方五疟,何不速去,雷公霹雳,欲居汝处,吾唾山山崩,唾石石裂,唾火火灾,唾水水竭,吾唾五毒,逐口消灭,急急如律令。

咒疟文　吾是太山之子,今为太山所使,口如天门,不可柱张,唾如毒药,气如秋霜,当吾者死,值吾者亡,五疟之鬼,速出速去,不得留藏,急急如律令。此咒当晨朝日初出时,遣病人净洗手面,向东方至心礼太山讫,更以水洗手至心合掌正西立,师当在东,正当病人,面向南立以此咒之七遍便愈。若不愈者,明晨更如是咒之,不过三朝,无不愈者。

禁唾飞尸入腹急切痛法　请天上飞龙,穷奇白虎,眼如明星,腹如建鼓,齐功叩齿,主食恶鬼,入食飞尸,出食殃魅,人生于天,吞气受道,身形之中,非汝所处,形中五部,各有所主,肝为青龙,肺为白虎,心为朱雀,肾为玄武,脾为中府,主御四方,上有真人赤城童子,下有咸池青腰玉女,各守部界,不得留住,方名道人,教来治汝，头则法天，身法北斗，手为魁刚，口为金斧，主授六甲，直神辅汝，何鬼不出，何尸不走，急急如律令。

按摩卒中注忤魑魅法　配阴脉十三，阳脉十五，二十八脉，随手上下，一脉一通，知汝有苦，男祥女祥，客死不葬，骸骨消散，流离道旁，惊恐驰走，责人酒浆，南山有一人名穷奇，不食五谷，但食鬼皮，朝食鬼父，暮食鬼母，食正欲壮，复索鬼子，急急如律令。

禁邪病第十五

凡鬼邪著人，或啼或哭，或嗔或笑，或歌或咏，称先亡姓字，令人癫狂，有此状者，名曰鬼邪。唯须伏鬼，遣之乃瘥。治之法：正发时，使两人捻左手鬼门鬼市，两人捻右手如左手法。鬼门者，掌中心是。鬼市者，腕后厌处是。伸五指努手力则厌处是。腕后者，大指根两筋中间是。一捻之后，不得暂动。动鬼出去，不得伏鬼，又不得太急，若太急则捻人力尽，力尽即手动，手动即鬼出。亦不得太缓，若太缓复不能制鬼。惟须以意消息〔1〕，令缓急得所。复使两人投棕子刺两肩井中，缓急如鬼门鬼市法，以鬼伏为限。若不伏，稍稍急刺，若鬼伏，即稍轻刺之，若病人是丈夫肥壮者，则急刺之，量人之强弱消息以意。若棕尖利，以布物裹之，勿令人伤。亦须诵咒，必臣伏。如状貌中有似伏状，不复相骂，下情求首，叩头求去，遣一人捉咒师自问鬼之姓名，住何州县乡里，年几贯属，伴侣几人，又问来意，有所须为何事来，一依病人口笔写之，若其臣伏，叩头求去，不敢更住者，且停刺肩井等，依其所须备觅发遣之，须食与食，须金银车马，即采画人马像，金银緅〔2〕帛，随其形貌，悉尽作之。绢帛以白纸作，金以栀子染之，若是远来之鬼，须给过所者，亦

---

〔1〕　消息　斟酌。《晋书·慕容超载记》："其令博士已上，参考旧事，依《吕刑》及汉、魏、晋律令，消息增损，议成燕律。"

〔2〕　緅　彩色丝织品。《玉篇·糸部》："緅，五緅备。"《集韵·海韵》："緅，缯也。"

即给之,即日早发遣,或待后发遣亦得。送鬼之时,须桃符一板,长七寸阔三指,综线一条,长七寸,以朱书板,上著年号月朔日子,鬼之乡里姓名年几,从人头数,告五道大神,河伯将军,上件鬼某甲等,在我家中作如此罪过,捉获正身,所索之物,并已具给发,遣速出去,不得久停,不得久住,急急如律令。

炬火禁邪法去百鬼断万邪。　敕粉火治邪,亦可以按摩病人,若欲断邪鬼,以敕粉火,以一炬火著户外,令病人住外。又师捉一拒火,作禹步烧粉,令病人越火入户还床,以向者一炬送大门外道上,去门百步弃之,勿反顾。师取一盆水,著病人户限内,以大刀横上,亦可然灯置病人屋内,令昼夜不灭,至病瘥。师捉火拒燎病人身上,随多少治病。咒曰:粉良天火赫赫,天火奕奕,千邪万恶,见火者避,急急如律令。

咒水喷病人法　先取净水一器,三吸气闭目存鬼神怒五气击之。咒曰:持清持浊持正持水所为物,无不消化,怒石石裂,怒木木折,邪不干正,危不入身,大道流行,摄录邪精,神祇所怒,玉石皆化,何病不愈,何灾不断,速出速出,急急如律令。

咒水治百病法　先取净水以器盛之。十咒曰:太一之水祖且良,举水向口续神光,大肠通膀胱,荡涤五脏入胞囊,脾肾太仓耳目皆明,百病除瘥,邪精消亡,急急如律令。吃之遍身,然后用之。

禁恶兽虎狼第十六

夫草野山林,行见恶虫　但闭右目,以左目营之三匝,鬼神见之,伏而头胁著地也。

禁虎入山法　吾登行五岳,前置避邪六驳,后从麒麟狮子,扬声哮吼,野兽猛虎,闻吾来声,伏地不语,若不避吾,檄虫杀汝,急急如律令。

敕禁虎法　天一太一李耳伯阳,教我行符,厌伏虎狼,垂头塞耳,伏匿道旁,藏身缩气,疾走千里,舅氏之子,不得中伤,急急如律令。

禁蛇毒第十七

三月三日夜,向北烧香闭气,诵满三七遍。咒曰:日出东方,赫赫煌
　　煌,报你蛇虫,远逃深藏,你若不藏,鹳鹊步刚,食你蛇头,吞汝入
　　肠,大蛇死,小蛇亡,急急如律令。

禁蛇法　压蛇头咒曰:寅加卯,寅加卯。三遍即愈。若欲发蛇毒,
　　压蛇尾,倒[1]诵之:卯加寅,卯加寅,蛇毒即发剧。一注螯右相
　　压左手,自余皆同。又法:庚寅卯,庚寅卯。三遍即愈。若欲令
　　发,云:卯寅庚,卯寅庚。即发。

又法　辰生巳,辰生巳。蛇毒即止,三遍即愈。欲令发者,云:巳生
　　辰,巳生辰。即发。

禁蛇法　一名蛇,二名蟾,三名蝮,居近野泽,南山腹蛇,公青蛇,母
　　黑蛇,公字麒麟蛇,母字接肋,犀牛角,麝香牙,鹳鹊嘴,野猪牙,
　　啄蛇腹腹熟,啄蛇头头烂,蜈蚣头,鸩鸟羽,飞走鸣唤,何不急摄
　　汝毒,还汝本乡江南畔,急急如律令。

禁蛇敛毒法　晖晖堂堂,日没停[2]光,姿擢之节,唾蛇万方,蛇公
　　字蚰蜒,蛇母字弥勒,汝从江南来,江北言汝何失准,则汝当速敛
　　毒,若不收毒,吾有鸩鸟舌,野猪牙,蜈蚣头,何咤沙,吾集要药破
　　汝,速出速出,敛毒还家,急急如律令。

一法　器朱书此符,左手把之,闭气唾禁,捻目向王为之。吾一唾
　　开天门,再唾诸黄泉,天下有恶毒,皆来归吾前,吾今提你,一唾
　　得千千,急急如律令。

山鹊蛇,山蚱,山青蛇,泽青蛇,马蛇,蛟黑似蜥蜴,上六种螫人不
　　死,令人残病。咒曰:吾有一切之禁,山海倾崩,九种恶毒,元出

---

[1]　倒　原作"到",今改。按"到",与"倒"同。颠倒。《说文解字通正》:
　　"《太玄经》:颠衣到裳,是到正字。倒,新字。"
[2]　停　原作"亭",今改。按"亭",与"停"同。《说文通训定声·鼎部》:
　　"亭,字亦作停。"

南厢,令渡江北,专欲相伤,吾受百神之禁,恶毒元出南边,今来
江北,截路伤人,吾一禁在后,你速摄毒,受命千年,急急如律令。

白朔蛇,蒿脊蛇,赤蛇,黄蛇,水蛇,青蛇,上六种啮人不伤,直禁
即瘥。

子蛇,尺八蛇,土蜡蛇,沙虱,毒到蛇,白蝎蛇,罔蛇,蟒蛇,上八种蛇
人著者须药治。咒曰:道边一木,百尺无枝,凤凰觜如丝,速去速
去吾不知,急急如律令。

禁蝎蜂第十八

禁蝎法捻蛇目闭气向王为之　蠕蝎神祇,八节九枝,兄字大节,弟字
蝎儿,公字腐屋草,母字烂蒿枝,但自摄敛汝毒,不出去何为,急
急如律令。

咒蝎法　蹀蹀移移,八节九枝,公字腐草,母字蒿枝,缘他篱落,螫
他妇儿,何不收毒,欲住何为,山鸡戴胜,食汝四肢,头破尾折,伏
地莫移,急急如律令。一云:山鸡头戴胜角,拉尔腰断,不得动尾云云。

又曰　蝎虫毒止,速收你尾,河伯将军,铁钳铜指,压你腰断,不得
动尾,急急如律令。

禁毒蝎螫人法　先二日斋戒,正朝一日,日未出时,净澡浴洗手,北
堂东头下诵之三七遍。咒曰:天有八节,地有九枝,一非草木,二
非蒿枝,上他床上,伤他妇儿,速去速去,戴胜来追,不痛不疼,不
肿不脓,急急如律令。

禁蜂毒捻蜂目,左营目,闭气向王为之　东方青毒还东方,南方赤毒还
南方,西方白毒还西方,北方黑毒还北方,中央黄毒还中央。黄
蜂扬扬,黑蜂奕奕,王有小女,嫁与河伯,吾有铜掌铁指,押汝便
死,汝是小虫,何不速去毒阴,吾曰大鸟敷翅,三千八万里不得张
口,汝应是死,急急如律令。

禁蜂毒法捻蜂目,左营目,向王闭气为之　兄弟三人走出野,大兄名蝮
南山上下,中兄名蛇走田野,小弟名蜂看屋梁,坚如瓦,热如火,
二七唾,毒当堕,急急如律令。

禁恶虻螫人毒法 蛆似蜂著山丛,虻似蜗著山腹,老虻蚑缘木枝,
兄弟五人吾都知,摄汝五毒莫令移,汝不摄毒灭汝族,急急如
律令。

禁恶虻文一云:狐尿刺伤人,肿当急闭气治唾之,即愈,一七不愈,三七遍
日出东方,乍赤乍黄,瓜熟离蔓,椹熟离桑,东家啮人狗,西家好
妇娘,咒此小虫,雄狐毒死,雌狐毒亡,急急如律令。

禁狗鼠第十九

咒曰 日出东方何堂堂,狗不名狗名大黄,皇帝遣汝时,令啮猴与
鼠,不令汝啮人伤,若啮人伤,白虎吞入汝肠,急急如律令。一云:
不令汝啮人伤,烂汝齿,腐汝牙,自不去,虎唊汝云云。

禁狗毒法 犬牙狗齿,天父李子,教我唾汝,毒出乃止,皇帝之神食
汝脑髓,白虎之精食汝之形,唾汝二七,狗毒便出,急急如律令。
以气嘘呵之,捻狗目,左营目,向王为之。

禁狗令不咬人法捻狗目,向王闭气,七息七禁之,令不咬人 吾口如天
门,不可枉张,舌如拔剑,唾如秋霜,北斗照耀,列宿天苍,毕集声
气,正其发阳,牵牛持形,织女待傍,此之小狗,咒之灭亡,天狗地
狗,何反不走,欲伤我者,牙折口哑,急急如律令。一法下文不同,
今不取。

又法 取西厢屋檐下土,捣末绢罗之,和大苦酒渍作团如鸡子,于
疮上摩之。咒曰:东方木为折,南方火为灭,西方金为缺,北方水
为竭,中央土为绝,吾太上府逢西王母,教我禁毒,语我神方,东
句枝,西句枝,庶民狂狗咬我天公儿,急出急出,汝若不出,莫使
我怒,吾能唾山崩,唾石裂,唾火灭,唾海竭,速出速出,急急如律
令。如此三咒,擘泥中见随狗毛色,有验。又取灶中黄土,与水
和作泥,丸如鸡子大,摩疮上,随犬毛色,毒随而出,擘破泥丸明
视之。疮痛,则又以一盆水写屋上,以器盛取以洗疮,余水破落
地,则和为泥,封疮上,擘中必见犬毛色,疮不疾痛也。

禁狗文 咒曰:汝是小犬,恶兽之余,为物有幸,得与人居,汝命如

泥，土精空虚，吾以西方白虎咬汝头，汝毒急收，急急如律令。凡向人家，先以脚踏门右。咒曰：主人某甲家，门丞户尉，篱落诸神，主人有狗，黄白不分，师来莫惊，师去莫瞋，急急如律令。

禁狗不吠人法　黄狗子养你遣防贼捕鼠，你何以啮他东家童男，西家童女，吾请黄帝灶君震宫社土，付与南山黄斑，北山黑虎，左脚踏汝头，右脚踏汝肚，向暮必来咬杀食汝，狼在汝前，虎在汝后，三家井底黄土塞汝口，吾禁你四脚蜷不得走，右掷不得，左掷搦草，吾来上床，汝亦莫惊，吾出十里，汝亦莫起，急急如律令。

禁鼠令出法　桃枝一枚，茅草索一条。咒曰：天皇地皇，卯酉相当，天皇教我压鼠，群侣聚集一处，地皇教我压鼠，群侣聚集一处，速出速出，莫畏猫犬，莫畏咒咀，汝是猫之仇，又非猛兽之侣，东无明，南无明，西无明，北无明，教我压鼠失魂精，群阳相将南一作西目失明，呼唤尽集在于中庭，急急如律令。作此法时，于室中净扫地，穴前遍扫之，桃枝以茅草索结杖中腹，以三个穴立呼之矣。

初越集鼠法　初越时，以香汤浴身，洒室中及庭前地讫，用三盆三家浆粉，以刀子横著盆上，以灰匝之，以笔一管，去盆三尺著地，所有穴前皆安灰，广一尺，上作子字，一云穴上紫字，乃咒曰：北斗三台，招摇所录，天李日形，必归所属，寄食附人，穿穴我屋，胡为杨时，饭食欲熟，急敕鼠王，召集眷属，大鼠小鼠，并须来食，侧立单行，洗荡心垢，伏罪勿走，汝父小奚，汝母幽方，汝兄阿特，汝弟阿当，汝妹仆姜，室家相将，妆化坐傍，固告敕汝，莫以旧为常，急急如律令。

又去鼠法　鼠必栗兜，牛必栗兜，蛾蛾必栗兜，犯犯必栗兜，母名必栗兜，三唤神来赴。欲避之法，悉在华上，勿得东西。

解放鼠法　日东向旷二里，西向旷二里，辟方八里，此广阔耐停止，鸡零星牵至厅，鸡零禄牵至狱，汝等此中行，勿得与人相牵触，当断汝手足，急急如律令。

禁鼠耗并食蚕法　咒曰：天生万虫，鼠最不良，食人五谷，啖人蚕桑，腹白背黑，毛短尾长，跳高三尺，自称土公之王，今差黄头奴子三百个，猫儿五千头，舍上穴中之鼠，此之妖精，咒之立死，随禁破灭,伏地不起,急急如律令。

越百怪法　乾坤定位,阴阳化成,门丞户尉,侍从交并,二十八宿,黑白赤青,千殃万怪,急收汝形,吾知汝姓,吾知汝名,急须屏迹,不得久停,违即斩杀,万不得生,急急如律令。

又咒曰　日出东方,赤如紫阳,百怪妄起,损害忠良,吾口咒之,避除凶殃,怪闻我咒,速去他方,祸去福来,万恶潜藏,急急如律令。

护身禁法第二十

咒曰　诺诺辜辜,左带三星,右带三牢,天翻地覆,九道皆塞,使汝失心,从此迷惑,以东为西,以南为北,人追我者,终不可得,明星北斗,却闭千里,六甲反张,不避祸殃,乘车追我,折其辕轴,乘马追我,掩其两目,步行追我,肿其两足,扬兵追我,刀反自伏,明星北斗,却敌万里,追我者亡,觅我者死,牵牛织女,化为江海,急急如律令。

又法　太一神人曰:凡欲远行避难,若为恶人追逐,危厄之中,出门禹步三咒乃去,可以消灾,追我者迷惑,五道旋转,到还恶人,欲来侵己者,逆而却之。咒曰:东方青毒,南方赤毒,西方白毒,北方黑毒,中央黄毒,五毒之气,今有某甲无道欲来侵,吾被太一神符,历行四海,乘风驾云,使有限会,某甲怀恶逆之心,残贼忠良,不肯休止,五毒之气,并力收摄,付与地官,莫令某甲复怀恶心,贼害之意,应时了命,言切千二百等,急急如律令。

若逢怨家恶人法　先却三步,捻生人喉,又以左足大指蹑地。咒曰:北斗神君,来灭恶人,斩截冤家某甲头,送上天门,急急如太上老君魁刚律令。

又法　恶人欲来侵害者,先闭气三嘘,窃咒勿令人闻。咒曰:头戴朱雀,足履玄武,左佩青龙,右佩白虎,吾来到处,百恶悉走,吾有天丁力士,椎杀恶鬼,远进千里,急急如律令。

自防身禁咒法　咄某甲左青龙盖章甲寅,右白虎监兵甲申,头上朱雀陵光甲午,足下玄武执明甲子,脾为贵子中央甲辰甲戌,急急

742

如律令。

上此一法，凡是学人，常以旦夕暗诵令熟，莫使声出，若有县官口舌，军阵危险厄难之处，四方兴功起土殃祸之气，或入他邦未习水土，及时行疫疠，但以晨夜数数存念诵之勿忘。若吊丧问病，临尸凶祸之家，入门一步诵一遍，出门三步诵二遍，皆先叩齿三通，并捻鬼目。

又法　凡行山泽晨夜恐怖之处，使人鬼恶总不相忤。咒曰：人皆浊，我独清，人皆去，我独停，人皆极，我独丁，人皆枯，我独荣，人皆破，我独成，天长地久我与并，依文昌，游心星，登太玄，星紫庭，饮甘露，食阳精，佩日月，体安宁，乘三凤，驾羽英，坚藏择，九天仙公以赴刑，急急如律令。

被人所禁解之法　先捻生人喉。咒曰：炜炜煌煌，天有九柱，地有九梁，北斗七星，为我除殃，青龙在前，白虎在后，青龙饮汝血，白虎咬汝喉，头破脑裂，汝死不择日，急急如律令。

被人禁却解之法　喷之行头及天公亦是吾师，坐头及天公亦是吾师，眠卧及天公亦是吾师，却看天师欲作禁，吾解千禁万恶，若有禁吾反自著，急急如律令。

禁令家和法　南无伽帝伽帝腻伽帝收溜避南无阿乾陀罗呵弥陀罗灌陀沙婆呵。上此法能令家内有不孝子不顺妇女皆孝顺。用法：取一把土，咒三七遍，置家大门下。又咒一把置中门下。又咒一把置堂门下。又咒一把撒在井中。又咒一把置灶额上。如是七日，内外自然和顺，但使行禁人精心咒之。

又凡人行处不安稳，疑有恐怖之事　即以气噀之，便以拒禁咒之曰：急令辟恶鬼除制不祥，众邪消尽，魍魉逃亡，神符宣流以知天恶，当我者死，值我者亡，急急如律令。

又法　唾三十六鬼，大鬼打头破作七分，如阿梨树枝沙呵。

凡行经神庙及断虎狼　咒：吾为天地祭酒，当为天地，头戴日月，身佩北斗，急急如律令。

禁恶人鬼火法　咒曰：吾是元皇之孙，太上之子，口含圣真神气，付与东西百鬼随吾驱使，吾东向一唾九木折，南向一唾八火灭，西向一唾金刚缺，北向一唾流水绝，道气流布，随吾所说，急急如律令。

禁贼盗第二十一

夫欲出行，先画地为坛，房中六尺，庭中六尺，野外六十步，置十二辰位，身居甲地自呼名某乙，今欲出往某处征讨，时神保佑于我吉昌，三言乾，大呼青龙下。咒曰：六甲九章，天圆地方，四时五行，青赤白黄，太一为师，日月为光，禹前开道，蚩尤辟兵，青龙侠举，白虎承衡，荧惑先引，避除不祥，北斗诛罚，除凶去殃，五神导我，周游八方，当我者死，向我者亡，欲恶我者，先受其殃，吾受北斗之孙，今日出行，乘青龙出天门入地户，游阴中，履华盖，去寇贼矛盾[1]刀，戟戟弩，见我摧伏，莫敢当御，急急如律令。

禁贼法　唾此恶贼，欲来狂图，某甲者，或从东方青帝来，或从南方赤帝来，或从西方白帝来，或从北方黑帝来，或从中央黄帝来，欲来伤害人者，令其作事莫成，拔刀自刺，拔箭自射，吾于四道开通，盗贼伏匿，五兵摧折，蜂蛇莫动大尾，避侧百步，莫令相伤，吾禁五方，恶贼伏吾手下，不得浪行，急急如律令。

咒童子令说鬼姓字第二十二

太上老君禁神，三呼三吸以取其真　东方青帝木中精，南方赤帝朱雀形，西方白帝白虎神，北方黑帝乘船行，中央黄帝黄龙声。吾有其禁知天神，盖不自发身归诚，日南施禁火精，日北施禁五帝动，经吾三禁，莫敢不来，神道神名，鬼道鬼字，蛊道蛊名，魅道魅字，偷道偷名，贼道贼字，高山腾蛇，下山腾蛇，高山之崎，下山之峻，或在天上，或在人间，河伯将军，五道修罗，十二神将，登明君

---

[1]　盾　原作"楯"，今改。按"楯"，同"盾"。古代兵器名，即盾牌。《集韵·准韵》："楯，干也。或省。"

天魁君传送君小吉君胜光君太一君天罡君大冲君功曹君大吉君，速送速送，汝名不得久停，急急如律令。

　　<mark>昷</mark>天仇　<mark>弬</mark>使灵符　<mark>皿</mark>法玉箓　<mark>罞</mark>一本如此

　　上前件取清水半升，以刀子搅之，诵此咒三七遍，与小儿饮之，朱书前件箓于小儿膊作膝下，少时召鬼并来，小儿自见，一一问之，即道所作病，所作鬼，抄取姓名，发遣如治癫法，与过所遣之，如上说也。

度符启请神言曰　先上香，咒笔曰：以笔指口鸣六鼓。谨请东方青帝老君来下缠吾笔，谨请南方赤帝老君来下缠吾笔，谨请西方白帝老君来下缠吾笔，谨请北方黑帝老君来下缠吾笔，谨请中央黄帝老君来下缠吾笔。指天天倾，指地地宁，指鬼鬼死，指人人生，急急一如太上老君律令。

请五方水度符言曰　谨请东方青龙真气入吾水中，谨请南方赤龙真气入吾水中，谨请西方白龙真气入吾水中，谨请北方黑龙真气入吾水中，谨请中央黄龙真气入吾水中，谨请五方五龙真气入吾水中。吾水非常之水，煮桃作汤。吾刀非常之刀，七星夹傍。吾口非常之口，内含魁罡。水在江中，名曰江水。水在井中，名曰井水。水在吾碗中，名曰清净神水。水在吾口中，名曰太上老君解秽之水。吾水噀山山崩，噀地地裂，噀人人生，噀鬼鬼灭，急急如律令。洒水言嘘，系天师阳平等二十四化真气，臣某弟子自称道号某岳真人某先生，以今月今日今时，奉为某家弟子度某符，随符言之，神符度。咒曰：日出东方，光曜表里，行符救水，出于老子，老子行符，从吾所使，东九夷从符行，南八蛮从符起，西六戎捉鬼军，北五狄破鬼营，中三秦从符所摄，急急收录，一鬼不去，斩付北岳，天有三皇，地有五黑，某所行符，自有法则，非当吾真，当符者死，值符者亡，一鬼不去，斩付魁刚，急急如律令。

又曰　符主东方木折，南方火灭，西方金缺，北方水竭，中央土裂，符主天清地裂，人生鬼灭，急急如律令。噀水三口，度神符主符启请：谨请虚无直符直事，三十六人从吾符行。谨请太清直符直事，今岁直符直事，今月今日今时直符直事，各三十六人从吾符行,保某家弟子三灾度脱,急急如律令。噀水三口。又曰:天圆地方,六律六章,神符烧香,灾厄消亡,符到奉行,急急如律令。

禁经上下两卷,二十二篇,其间辞语鄙野,盖出俗传,思邈切于救人,实录其文,不加删润,今具有云,庶成一家之书。

（李培振）

校释后记

　　唐代名医孙思邈所撰著的《备急千金要方》(简称《要方》)一书,载述广博,条理清晰,是我国第一部百科全书式的医学典籍,至今仍具有重要的学术价值和实用价值,深受国内外医学界的重视和推崇。《千金翼方》(简称《翼方》)是孙思邈晚年为补充《要方》之未备而撰。撰年约在公元 7 世纪末期(公元 682 年)。据孙氏自序称,他在撰成《要方》之后,"犹恐岱山临目,必眛秋毫之端;雷霆在耳,或遗玉石之响。所以更撰《方翼》三十卷,共成一家之学。"因《翼方》之与《要方》,"譬铫铓之相济,运转无涯;等羽翼之交飞,抟摇不测",故名。

　　1993 年,继校勘整理《孙真人千金方　附　真本千金方》校订及《备急千金要方校释》之后,我们又承担了国家中医药管理局下达的"《千金翼方》的整理研究"课题。通过对《翼方》的全面校释,对本书有关的一些问题,取得了进一步的了解和认识,兹简要探讨如下。

1　孙思邈生平事略

　　据《旧唐书》记载,孙思邈(公元 581—682 年)是唐代京兆华原(今陕西耀县)人,因自幼羸弱多病而发愤学医,他以"一事长于己者,不远千里,伏膺取决","白首之年,未尝释卷"的精神,孜孜致力于岐黄之学,勤求博采,济世活人,终于成为一代"大医",名重朝野。隋文帝时,曾征召其为国子博士而不就;唐太宗欲授以高爵,亦固辞不受。然其不辞劳苦,奔走民间,执著地实现着做一位医德高尚、医术高明的医生的愿望。孙思邈认为:"人命至重,有贵千金。"治病活人是人间最大的功德,因而以"千金"二字给他的著作命名。

从《翼方》及《要方》有关记载可见,孙思邈的学术贡献是多方面的。他继承了我国唐代以前的医德思想,把"精诚"二字作为一个高明医生(大医)的首要条件,提出了一系列切实可行的医德规范,为我国传统医学伦理学的发展奠定了基础。孙氏在药学方面亦有许多独到的见解,他强调辨证用药,主张临证用药要从地理环境、气候条件、病人体质等实际出发,重视药物的贮藏和保管,重视有效药物的发现和整理。《本草经集注》、《新修本草》所记载的乔麦、糯米、动物肝脏、山韭、葱等,均是孙氏最早著录或首先选用的药物。孙思邈在药剂学发展方面,尤其有重大的贡献。据统计,《要方》中的剂型有汤(饮)、散、膏、糊、汁、酒、煎、熨、坐导、烟熏、浴、乳、沐、煮散、澡豆、泥、粥、枕、蒸等数十种,其中包括有相当数量的酒剂、美容剂、强壮剂,颇具开发价值。孙氏对妇女儿童的医疗保健,给予了极大的关注。他全面总结了我国唐代以前在妇科和儿科疾病方面的防治经验,并加以系统阐述,为妇科、儿科学的确立创造了良好的条件。在针灸学方面,孙氏绘制了彩色《明堂三人图》,十二经脉分别用五色标记,奇经八脉用绿色为主。仰人、背人、侧人共有孔穴三百六十五,使学者"依图知穴,按经识分",对针灸教学起了重要作用。孙氏还首创"阿是"穴法,至今仍在临床广泛应用。在内科急症方面,孙氏把"风邪"作为内科急症的主要病因,认为"诸急卒病多是风",在治法上重在祛邪,用药多有独特之处。孙思邈在老年医学方面,重视养生之道,主张通过调摄精神、体育锻炼、饮食调理、药物保健等方法延年益寿。在老年病的治疗方面,也有诸多发明。孙氏推崇仲景学说,首创"以法类方"、"以方类证"的方法研究《伤寒论》,对后世伤寒学派的发展产生了深远的影响。正如日本嘉永二年影印宋本《备急千金要方》多纪元坚序云:"晋唐以降,医籍浩繁,其存而传于今者,亦复何限,求其可以扶翼长沙,绳尺百世者,盖莫若孙思邈《千金方》者焉。"此外,孙氏还注重吸收国外医学成果。近代著名医家黄竹斋先生对孙思邈的学术贡献给予了高度评价:"隋唐之际,孙思邈氏崛起关中,衍农黄之坠绪,承南阳之宗风,勤加搜讨,网罗古今,撰成《千金要方》及《千金翼方》各三十卷,自医经经方,以及采药之候,针灸之术,旁及养性之道,避谷之方,靡不详记;伤寒杂病而外,妇婴、疮疡始有专科,博大精微,道全德备,蔚然为一代宗师,盖仲景后一人也。"

2 佛、道、儒与《千金方》

2.1 佛教与《千金方》

佛教在家男女教徒终身应遵守的五项戒条、佛教为在家男女教徒制订的八种戒条,以及佛教沙弥、沙弥尼所受的十条戒条,其首条均规定为"不杀生"。"大医精诚":"自古名贤治病,多用生命以济危急,虽曰贱畜贵人,至于爱命人畜一也。损彼益己,物情同患,况于人乎! 夫杀生求生,去生更远,吾人此方所以不用生命为药者,良由此也。"这段话表明孙氏是信奉佛教关于不杀生戒条的。但是,医疗实践业已证明动物药的药用价值。例如水蛭、虻虫对于血滞经闭、癥瘕积聚,以及跌打损伤等瘀血阻滞之证有良好疗效。鸡卵能滋阴润燥、养血安胎,主治热病烦闷,燥咳声哑,目赤咽痛,胎动不安等。面对患者的疾苦,对于一位"誓愿普救含灵之苦"的"苍生大医"来说,是死守戒条,还是尊重实践灵活掌握? 显然,在这种情况下,孙氏就不那么守戒了。不过,他没有明说,言词委婉,自圆其说罢了。水蛭、虻虫"市有先死者,则市而用之",而用的不是亲手杀死的。鸡蛋作药使,则是"不得已隐忍而用之"。《千金》两方所列六千余首方剂中,动物药是常用的。又据《翼方》药品介绍,卷三人兽部列药 252 味,卷四虫鱼部列药 87 味。其中包括有动物的全体,如鼹鼠、红公鸡、黑母鸡、鹧鸪、蜂、龟、鲤鱼、蚱蝉、蟅虫、虾蟆、蚯蚓、蜣螂、斑蝥等;亦有动物(人、牛、马、鹿、猪、狗等)的内脏、脑、髓、肉、骨、角、蹄、齿、毛发等。以上说明,孙氏口头上虽承认不杀生戒律,但是,至少在他临证遣方使用动物药方面,因其疗效确实有益于芸芸众生,就顾不了那么许多了。

《千金方》还收载有注明产于西戎、交趾、南海、昆仑、西域等地的药物,如珊瑚、特生礜石、阿魏、胡桐泪、菌桂、安息香、甲香等 30

余味。其中许多是随佛教传入而来的。方剂方面还收载有随佛教传入的古天竺名医耆婆的方剂 10 余个(耆婆万病丸、耆婆治恶病方 9 个、耆婆汤、耆婆大士补益长生不老方)以及直接与佛事有关的处方如正禅方、服菖蒲方等。此外,尚有天竺国按摩法、服水法、禁法等。

2.2 道教与《千金方》

道教所谓外丹术,大约肇始于汉代,盛行于魏晋隋唐,衰落于唐后。服石颓风之所以能在贵族士大夫阶层风靡,这与道教追求肉身不死,长寿成仙,既超脱尘世俗务,又不放弃享乐生活的思想迎合了他们的精神需要有关。五石散又名寒食散,最早是一种治病方药,而从两晋南北朝以至隋唐,却用为延年壮阳之品。有人认为,该散系由东汉张仲景《金匮》中的两个方剂"侯氏黑散"和"紫石寒食散"合并加减而成。五石指的是礜石、紫石英、白石英、赤石脂和石钟乳。因"礜"与"矾"字形相近,故在古籍中礜石常与矾石相混淆。前者即硫化砷铁(FeAsS),是一种含砷的有毒矿物。后者即明矾[$KAl_3(OH)_6(SO_4)_2$],是一种无毒矿物。《抱朴子·金丹》:"五石者,丹砂、雄黄、白礜、曾青、慈石也。"丹砂为辰砂矿石,其主要成分为硫化汞(HgS),服用丹砂过量或久服可致汞中毒。与服石者的主观愿望相反,服石不仅未能延年益寿,且多因服石中毒而促其命丧。服石者中尚包括一些著名医家,如晋代医家皇甫谧因长期服石,出现"隆冬裸袒食冰,当暑烦烦,加以咳逆,或苦温疟,或类伤寒,浮气流肿,四肢酸重……"服石七年,终至毙命(《儒佛道与传统文化·魏晋服散颓风与道教信仰》)。外丹术在初唐、中唐亦盛极一时,服石致死者日益增多。孙氏目睹此惨状,感慨地说:"余自有识性以来,亲见朝野仕人遭者不一,所以宁食野葛,不服五石,明其大大猛毒,不可不慎也。"他还观察到"凡发背皆因服食五石寒食更生散所致,亦有单服钟乳而发者,又有生平不服而自发背者,此是上代有服之者。"他结合临症经验,撰写了对服石中毒及并发证的辨证论治,证 28 条,方 35 首。孙氏并不完全否定服石,唯强调应区别药物品质的优劣。对待服石,孙氏高明之处在于,他虽处服石盛行的唐代,道教发展鼎盛时期,能总结历史教训,结合切身临床实践,得出基本否定服石的结论,著之于书,以警世人,以救治中毒患者。

《千金方》还辑入道教养生中气功、导引、房中、补益,以及食疗和老年长寿医学等方面的理论与实践知识。禁经 2 卷,于医学无补,当属糟粕。

2.3　儒教与《千金方》

儒教思想对《千金方》的影响主要表现在:①强调《周易》、五经(儒教经典)为医生的必修课(见《大医习业》)。②教育女子遵守"三从"、"四德"的妇道,培养封建思想品格的"贤妻良母"是儒家教育妇女的思想。但是,为培养"贤妻良母"还提出了"母仪"、"慈幼",以及"胎教"。这后者显然是正确的。儒家思想在妇女教育的这两方面,《千金方》中都有所反映。前者,如说:"四德者,女子立身之枢机。""婚姻养育者,人伦之本。"后者,如说:"焚烧名香,口诵诗书……割不正不食,席不正不坐。弹琴瑟,调心神。和情性,节嗜欲,庶事清净,生子皆良,长寿忠孝,仁义聪惠,无疾,斯盖文王胎教也。"③对儒家教育子女"学而优则仕",把做官作为高于一切职业的最好出路,而忽视对医药学的研习持反对态度。他说:"朝野士庶咸耻医术之名,多教子弟诵短文,构小策,以求出身之道,医治之术阙而弗论。"

2.4　"妙应真人"与孙思邈

道家称"修真得道"或"成仙"的人为真人。成仙之说纯属虚构。孙氏是人而不是神。他之所以被称为真人,与宋代帝王信奉道教及《要方》收入《道藏》有关。①宋真宗称赵玄朗为其族祖,奉作道教尊神,封为圣祖上灵高道九天司命保生天尊大帝,并加封老子为太上老君混元上德皇帝。徽宗自称教主道君皇帝,又于太学置《道德经》、《庄子》、《列子》博士,诏天下访求道教仙经,并亲自为多种经书作注。宋神宗元丰四年(公元 1081 年)立碑,金大定九年(公元 1169 年)重刻的《耀州华原妙应真人祠记》称孙氏为"妙应真人"、"孙真人"、"孙处士"。徽宗首次以皇帝名义赐号孙氏为"妙应真人"。见陕西耀县药王山《感德军五台山静应庙敕并加号妙应真人告词》碑。此碑系据尚书左仆射兼门下侍郎蔡京等奉敕发出的"尚书省牒"于宋徽宗崇宁三年(公元 1104 年)镌刻的。宋代帝王视孙氏为道家,赐号"妙应真人"系出于统治者政治上的需要,这与人民群众称颂"孙真人"出自崇敬与感激之情是两码事,不可混为一谈。②早在唐宋之际,道教徒已将《要方》收入《道藏》。公元1066 年宋校正医书局在《新校备急千金要方序》中即申明:"探道藏之别录。"校书时曾参考过当时的道藏本。公元 1449 年前后(明正统中)正统本《道藏》将其收入"太平部",名《孙真人备急千金方》,并将原书 30 卷改析为 93 卷。《道藏》是一部包括道教经典及有关书籍的大型丛书。它内容庞杂,包罗万象。所收医药类书籍达 20 种,除《要方》外还有《黄帝内经》、《灵枢经》等。若仅据《道藏》收过某人的医著,就认为某人是道家,其医著属于道教医学,那么,《道藏》还收入《黄帝内经》、《灵枢经》又当作何解释呢?

隋唐时期佛、道、儒三教鼎立。唐宋之际"三教合一"发展为一种必然的历史趋势。孙氏(公元 581—682 年)生活于三教鼎盛期,同时也是"三教合一"大势的前期,他年少时即"喜谈庄、老及百家之说,兼好释典"(《旧唐书·孙思邈传》),受到这种思潮的影响是很自然的。三教的影响反映在他所编著的《千金方》中的特点有三:①兼容并蓄三教有益的医学内容为我所用;②批判地继承三教思想及有关医学知识,尊重实践而不囿于旧说;③精华与糟粕并存,但瑕不掩瑜。孙氏被称为真人,与宋代帝王信奉道教及《要方》收入《道藏》有关。孙氏是我国唐代著名的医学家。

3 《翼方》的内容及价值

见载于历代史籍文献,题名为孙思邈的著作总计有 70 余种,除《要方》、《翼方》公认为孙氏所撰外,其他众多书目,究竟哪些为孙氏所撰,哪些不是,尚无定论。近据马继兴老师研究,在 20 世纪初,出土于黑城(今内蒙古额济纳旗附近)的两种《孙真人千金方》

残书(英藏本和俄藏本)系继18世纪末清代学者黄丕烈首先发现《孙真人千金方》宋刻残书(日藏本)之后的再发现。英、俄两种藏本均系辽版的同一重刊本。日、英、俄三种藏本在医学内容及版本学方面均具有重要参考价值。

《翼方》共30卷,卷一至卷四为本草部分,收载唐代所用药品873种的产地、炮制、性味、主治和功用;卷五至卷八为妇人病,分别论述了妇女经带胎产、妇科杂病的辨证与治疗以及护肤美容;卷九至卷十为伤寒,为孙氏晚年从其所搜集到的仲景之书编纂而成。卷十一为小儿;卷十二至卷十五为养性、避谷、退居、补益;卷十六至卷十七为中风;卷二十至卷二十五为杂病、疮痈、万病、飞炼以及诊法;卷二十六至卷二十八为针灸;卷二十九至卷三十为禁经。

《翼方》收载了我国唐代以前大量的珍贵医学资料,其内容涉及现代医学的药物学、传染病学、食疗养生学、老年医学、性医学、心身医学以及社会医学等诸多领域,充分体现了我国隋唐及其以前医药学的发展水平和辉煌成就。对后世医药学术的发展,产生了深远的影响。因此,无论从文献医史、基础理论、临床实用等不同角度来看,《翼方》都具有重要价值,亟待全面、系统地整理、研究、开发。

4 《翼方》的版本沿革

《翼方》撰成后,传抄流行至宋,经宋臣林亿等校正后刊行全国。现存《翼方》的刻本及影印本约有20余种,其中藏在日本的中国版本就有6种。此外,尚有多种日本翻刻本。

《翼方》的版本,大致可分为宋以前的早期传本、宋元刊本及宋元以后的复刊本两类。

4.1 宋以前的早期传本

《翼方》的早期传本今已无存,但其早期传本之一曾为唐代王焘撰的《外台秘要》所引用。据马继兴考证,《外台秘要》一书引录《翼方》共249条。

4.2　宋元刊本及宋元以后的复刊本

宋仁宗嘉祐二年(公元 1057 年)设立校正医书局,林亿等有鉴于《翼方》"其书之传于今,讹舛尤甚,虽洪儒硕学,不能辨之",遂奏表请予校正刊行。时间约在《要方》刊成(公元 1066 年)后不久。

《翼方》的宋刊本今已无存。据宋本复刻的刊本,既知主要有以下几种:

(1)元大德十一年(公元 1307 年)梅溪书院刊本:据日人森立之《经籍访古志》称,此本原系日本医家白贞庵秘藏,后为丹波氏家族的聿修堂所得,文政十二年(公元 1829 年)曾摹刻。此本首载宋臣"校正《千金翼方》表",次孙氏自序,末有校正后序,卷尾有"大德丁未良月梅溪书院刻梓"12 字。每半版高六寸八分,幅宽四寸四分,13 行,行 22 字。清光绪四年(公元 1878 年)灵芬阁据此本之日本摹刻本重印。公元 1955 年及 1982 年,人民卫生出版社先后两次据此本以四合一版面影印,即今国内《翼方》的通行本。公元 1965 年及 1974 年,台北中国医药研究所两次据灵芬阁重印本影印。公元 1989 年,日本大阪オリエント出版社又据元版原本影印,收入《东洋医学善本丛书》第二期。

(2)明万历三十三年(公元 1605 年)王肯堂刊本:王肯堂刊本每卷卷首均有"明翰林院检讨国史纂修官王肯堂重校,孙云仍、王廷鉴同校"字样。"念西居士"王肯堂《重刻千金翼方序》云:"《千金方》收入《道藏》,今关中江右皆有刻。乃至宋元刻本,藏书家多有之,而独《翼方》不传,《道藏》亦不载,世多有不闻其名者……三从子廷鉴以母病,欲刻医书,冀获冥佑,请于余,余以此书授之。而表弟孙仲来助余校订尤力,苦无他本雠校,其乌焉帝虎之讹,灼然无疑者,然后改正。不然,宁仍其旧,以俟他日得宋刻善本而更之。"据此可知,王氏所据乃源于宋刻本之刊本而非宋刻本。《翼方》王氏刊本今中国中医科学院图书馆、陕西省中医药研究院图书馆、北京图书馆均有藏。日本内阁文库藏有原枫山文库旧藏本,24 册,10 行,每行 20 字。清乾隆十一年(公元 1746 年)华希闳保元堂刊本,据考是王肯堂本之复刻本。又有明代华氏刊本,《孙氏书目》、

《四库书目邵注》、《邵亭知见传本书目》均有著录,今已罕见。日本复刻之王肯堂本,北京大学图书馆有藏。

(3)清同治七年(公元1868年)扫叶山房刊本,即华希闳保元堂版而易其扉页。国内多家图书馆均有藏。

(4)日本明和七年(公元1770年)东都书肆植村藤刻本:此本题唐·孙思邈著,宋·林亿等校正,明·王肯堂重校,孙云仍、王廷鉴同校,日本阿波医官汤浅荛明阅,明和七年望月三英翻刻,幽松堂藏版。有望月三英"刻千金翼方序"。据考此本是王肯堂本的日本翻刻本。

清代以后国内所传《翼方》刊本、石印本,多为清初保元堂的复刊本。

公元1993年华夏出版社出版的《千金方》,系《要方》与《翼方》合刊的简体横排本,其底本为元大德梅溪书院本。

5　关于校释的几个问题

5.1　简体字运用及文字规范

本书系据《千金翼方校释》繁体竖排本改写为简体横排本的。在繁简体字转换及文字规范方面处理如下:

(1)繁简体字转换一律以中国文字改革委员会编发的《简化字总表》所列字目为准。但个别中医专用字,如癥瘕的"癥"字、妒乳的"妒"字等仍沿用。

(2)凡底本文字在《简化字总表》中无相应简化字者,一律用繁体正字。

(3)凡底本中音、义全同,或近乎全同的异体字(含俗字),悉据其相应繁体正字转换为简化字。凡底本中音、义尚有距离的异体字,则改为相应的简化字,并出具校注;若其无相应简化字者,则采用相应的繁体正字,并出具校注。本书常用古今字如藏、府等,则据文义采用相应的简化字,如五脏、药藏;六腑、少府。

(4)凡底本中通借字,悉改为该字所通借之正字,并出具校注。

如卷十六·诸酒·地黄酒："其押出地黄干滓,亦和米炊酿之。"今将"押"改为"压"。按"押"通"压"。《正字通·手部》:"押,与压通。"

(5)凡底本中避讳字,其缺笔避讳者,悉改为正字。如卷五·妇人积聚·辽东都尉上丸"恒山"作"恒山",系避宋真宗赵恒名讳。今改"恒"为"恒",并出具校注。改字避讳字则区分为两种情况:其有碍文义者,改正后加校注。如卷七·虚乏有"柏子仁圆"、"小泽蓝圆"等。改"丸"为"圆"系南宋刻书者为避宋钦宗赵桓名讳,因其有碍文义,故今改"圆"为"丸"。其无碍文义者,则仍用原字。如卷二至卷四本草部分,每药名下治某病的"治"字,因避唐高宗李治名讳而改"治"为"主",因其不碍文义,则今仍从其原貌不改。

(6)凡底本中药名有相应简化字者,径改为简化字(如乾薑改为干姜,當歸改为当归等。)无相应简化字的药名仍沿用,不作改动(如署预、栝楼根等)。无相应简化字,且近现代中医书籍中已不采用的文字,酌情改为相应近正的简化字(如茵蔯蒿之"蔯"改为"陈")。

(7)凡底本中因刊刻所致笔画漏误,悉径予改正。

5.2 关于注释的某些问题

《翼方》成书年代较早,文字古朴,某些词语在今天看来,已是相当晦涩,非注莫明。在本次整理研究中,全书共出注释 3000 余条,其中有不少词语,在现有字书、辞书及训诂书籍中难以找到可资借鉴的解释,有的亦无文献书证可援。为此,我们在充分汲取前人研究成果的基础上,大胆探索,精心求证,解决了一些疑难问题。例如:

(1)管通脘:"胃管"一词,《翼方》中有两种不同的文字记载。其一,卷五·妇人求子·牡蒙丸"主男子疝瘕……胃管有邪气方";其二,卷二十八·杂法:"上管、胃管、建里、下管、水分、脐中各五十壮,三报之"。从上述两段原文文义可见,《翼方》中的"胃管"一词,有两方面的含义:一指脏器部位名称,即胃脘;一指经穴名称,即中脘穴。该穴位于腹正中线,脐上 4 寸处。(据《要方》卷十一·坚癥积聚："胃管……穴在巨阙下二寸。")然"管"与"脘"是什么关系，在训诂专著和字书中找不到依据。按"管"，其本义为一种古乐器，引申为管状物的通称，又指穴道、腧穴。《说文解字·竹部》："管，如箎六孔，十二月之音；物开地牙，故谓之管。"《荀子·赋》："簪以为父，管以为母。"扬倞注："管，所以盛针。"《庄子·人间世》："五管在上，两髀为胁。"成玄英疏："管，五脏腧也。"《翼方》腧穴名称，诸如胃管、上管、中管、下管之"管"字，均从此义。从音韵学的角度来看，先秦用韵主要根据《说文解字》谐声、中古音切和异文现象来推求。管字从竹，官声；脘字从肉，完声；二者上古音韵均属元部韵；中古音韵为古满切，上缓见。故管通脘。

此类字书无据的通假，在《翼方》中还有许多。如卷五·生发："瓜子散……故令人头发早白，少而筭发。"其中"筭"字，本义为筹码。然据此难于解释此处词义。经查，"筭"与"孱"上古音均为元部韵，"筭"为心母，"孱"为崇母，故"筭"通"孱"。按"孱"，衰弱，低劣。据此，"筭发"一词解释为"头发稀少而枯槁"，则比较确切。

(2)某些特殊词语的注释：《翼方》中有不少古奥的词语，非详加考辨，遽难明其真义。《翼方》卷十二·养老食疗"不食肉人油面补大虚劳方"中有"如常法作馎饦煮五六沸"一句，其中"馎饦"一词是何意义，今人已很难知晓。经考证馎饦是古人用面或米粉制成的一种食品。《集韵·铎韵》："馎，馎饦，饼也。"宋代欧阳修《归田录》二："汤饼，唐人谓之不托，今俗谓之馎饦矣。"又宋代陆游《剑南诗稿·岁首书事》："中夕祭余分馎饦，黎明人起换钟馗。"自注："乡俗以夜分毕祭享，长幼共饭其余。"可见馎饦在唐宋之际当属一种面饼。今西安回民坊中所售的一种烤饼，呼之曰"饦饦馍"者，概源于此。又如《翼方》卷二十八·灸宜忌："此五神之日，特烦避之，余日不假避讳也。"其中"避讳"一词，显然与一般意义上的避讳不同。按汉代王充《论衡》佚文："班叔皮(彪)续太史公书，载乡里人以为恶戒，邪人枉道，绳墨所弹，安能避讳。"可见此处之"避讳"当作"回避"解。

（3）首见于《翼方》的穴位及其他：针灸是《翼方》的重要内容之一。经我们统计，首见于《千金》两方的穴位有 124 穴之多。其中首见于《翼方》者凡 16 穴。这 16 穴的具体情况亦颇为复杂：有本属经穴名者，如上巨虚；有本属经外奇穴名者，如大门、巨阙前、肋头、阳维、泉阴、膝下、膝外（按：膝下、膝外在《翼方》中本非穴名，近代《针灸经外奇穴图谱》始列作奇穴）；有虽首见于《翼方》，而实为同穴异名者，如颈冲（臂臑穴之异名）、迥气（《要方》经外奇穴回气之异名）、阳泽（曲池穴之异名）、肠结（《铜人腧穴针穴图解》作腹结穴异名）、颈中（臂臑穴之异名）。又有名同而实异者，如鬼市（原指承浆穴，《翼方》作水沟之别名）、鬼堂（原指上星穴，《翼方》作尺泽穴之别名）、鬼路（原注为申脉穴，《翼方》作间使穴）等。仔细辨析此类穴位的名实，对于临证取穴委实重要。

本书卷九、卷十，历来被认为是张仲景《伤寒论》的现存最早版本，或者说是唐代孙思邈《翼方》收录本《伤寒论》。所以，无论是从版本角度、校勘角度、学术角度，均具有较高的研究价值。在本书校释过程中发现，在这两卷中，不少内容为今本《伤寒论》和《金匮要略》所阙如，足以弥补今本之不足。还有一些内容，是校勘今本《伤寒论》和《金匮要略》的珍贵资料。如本书卷九·太阳病用柴胡汤法有柴胡加大黄芒消桑螵蛸汤，其方由小柴胡汤（柴胡、黄芩、人参、半夏、甘草、生姜、大枣）加大黄、芒硝、桑螵蛸共 10 味药组成。遍检今本《伤寒论》和《金匮要略》，均未见此方，疑在流传过程中丢失。又如卷十·宜刺有"妇人伤寒怀身，腹满不得小便，加从腰以下重，如有水气状……"一条，此条亦见于今本《金匮要略》卷下·妇人妊娠病脉证并治。惟其"伤寒怀身"作"伤胎怀身"。按此条文字为北齐徐之才"逐日养胎说"所本，而作"伤胎怀身"，则难于解释。《翼方》作"伤寒怀身"，较之今本《金匮要略》为胜，足以证明"胎"为"寒"之讹。

孙氏撰《翼方》在《新修本草》问世以后，一般认为《翼方》卷二至卷四的本草内容系转录自《新修本草》。在校释《翼方》对比有关文献时,发现《翼方》中的本草在总体内容、用字特点、行文风格及药物性味、功效、主治等方面,不仅与《新修本草》相似,并且与《本草经集注》更为相似。据此认为《翼方》本草内容系综合《新修本草》与《本草经集注》而成,而非仅源自《新修本草》,是比较合乎实际的。

此外,对本书中所涉及的天文、地理、文学、史学、释道、儒家以及术数家等术语、典故,在力所能及的范围内,都做了一定的探索和研究,力图不遇难而默,俾便读者参考。

在整理校释《翼方》的过程中,我们注意吸取了国内外研究《千金方》的有关成果,如张璐《千金方衍义》、张骥《唐本千金方第一序例注》、马继兴关于《千金方》版本的研究、李经纬关于孙思邈生平事迹的研究、日人宫下三郎等关于《千金方》在日本的研究等。本课题组成员关于《翼方》版本、文字、药物、穴位等专题研究成果,亦予以汲取,从而使校释本最大限度地反映了当代对孙思邈及其《翼方》研究的最新成果。

特别需要指出的是,在完成《千金翼方校释》的过程中,马继兴、史常永、张灿玾、白永波等著名中医文献学家给予了很大的支持、帮助和指导。马继兴先生欣然担任本课题的学术顾问,帮助我们解决了不少学术上和工作中的疑难问题;人民卫生出版社中医编辑室呼素华副编审、李丽编辑对本书校释从总体上提出规范化准则,对送审稿字斟句酌,认真审阅,提出了不少宝贵的修改意见,保证了校释工作的学术质量;陕西省中医药研究院及科研处有关领导,对本项整理研究工作给予了关照和支持;陕西省中医药研究院文献医史研究所卢棣、胡玲等同志,在资料管理、文字录入、书稿打印等方面,付出了辛勤的劳动,在此一并致以诚挚的谢意!

中医古籍文献的整理研究,是继承发展中医学术的重要方面。我们深感到整理研究诸如孙思邈《要方》和《翼方》这样重要的中医古典文献,是"有益当代,惠及子孙"的大事。但整理古籍本非易事,整理如《翼方》这样在国内外有影响的中医古籍,更有许多意想不到的困难。虽经课题组同仁三历寒暑，朝乾夕惕，数易其稿，得以草成，但由于受学术水平和知识面的限制，其中错误不妥之处，仍恐难免，敬请海内外贤达不吝指正是幸。

李景荣

1996 年 12 月

方 名 索 引

六画

九画

主要征引及参考书目

东汉·许慎《说文解字》 中华书局据清陈昌治刻本影印本

清·段玉裁《说文解字注》 上海古籍出版社一九八八年影印本

清·朱骏声《说文通训定声》 中华书局一九八四年影印本

清·桂馥《说文解字义证》 齐鲁书社一九八七年影印本

汉·史游《急就篇》 中华书局一九八五年印《丛书集成初编》本

唐·玄应《一切经音义》 商务印书馆影印《海山仙馆丛书》本

唐·慧琳《一切经音义》 丁福保一九二四年排印本

辽·行均《龙龛手鉴》 清道光《正谊斋丛书》本

元·戴侗《六书故》 上海古籍出版社一九八七年影印文渊阁本

明·梅膺祚《字汇》 清光绪刻本

明·张自烈《正字通》 清康熙清畏堂刻本

清·吴仕臣《字汇补》 清康熙刻本

近代·刘复等《宋元以来俗字谱》 文字改革出版社一九五七年印本

汉·《尔雅》 上海古籍出版社影印清疏四种合刊本

汉·孔鲋《小尔雅》 中华书局一九八五年印《丛书集成初编》本

汉·扬雄《方言》 上海古籍出版社影印清疏四种合刊本

东汉·刘熙《释名》 上海古籍出版社影印清疏四种合刊本

三国魏·张揖《广雅》 上海古籍出版社影印清疏四种合刊本

南朝梁·顾野王《玉篇》 中华书局一九八七影印泽存堂本

唐·陆德明《经典释文》 中华书局一九八三年影印本

清·王先谦《释名疏证补》 上海古籍出版社一九八四年影印本

清·刘淇《助字辨略》 中华书局一九五四年印本

清·王引之《经传释词》 中华书局一九五六年印本

宋·陈彭年等《广韵》 中国书店一九八二年影印泽存堂本

宋·丁度等《集韵》 中国书店一九八三年影印扬州使院本

金·韩孝彦《改并四声篇海》 明刊《韵书四种》本

元·熊忠《古今韵会举要》 清光绪淮南书局重刊本

明·乐韶凤《洪武正韵》 上海古籍出版社一九八七年影印文渊阁本

775

《周易》 中华书局一九八零年影印阮元《十三经注疏》本

《诗经》 中华书局一九八零年影印阮元《十三经注疏》本

《尚书》 中华书局一九八零年影印阮元《十三经注疏》本

《仪礼》 中华书局一九八零年影印阮元《十三经注疏》本

《礼记》 中华书局一九八零年影印阮元《十三经注疏》本

《周礼》 中华书局一九八零年影印阮元《十三经注疏》本

《左传》 中华书局一九八零年影印阮元《十三经注疏》本

《公羊传》 中华书局一九八零年影印阮元《十三经注疏》本

《谷梁传》 中华书局一九八零年影印阮元《十三经注疏》本

《论语》 中华书局一九八零年影印阮元《十三经注疏》本

《孟子》 中华书局一九八零年影印阮元《十三经注疏》本

《孝经》 中华书局一九八零年影印阮元《十三经注疏》本

汉·司马迁《史记》 中华书局一九八五年排印本

东汉·班固《汉书》 中华书局一九八三年排印本

南朝宋·范晔《后汉书》 中华书局一九八二年排印本

晋·陈寿《三国志》 中华书局一九八五年排印本

唐·房玄龄等《晋书》 中华书局一九八二年排印本

唐·李延寿《北史》 中华书局一九八三年排印本

唐·李延寿《南史》 中华书局一九八三年排印本

北朝齐·魏收《魏书》 中华书局一九八三年排印本

唐·姚思廉《梁书》 中华书局一九八二年排印本

唐·魏徵《隋书》 中华书局一九八二年排印本

宋·司马光《资治通鉴》 中华书局一九八六年排印本

春秋·李耳《老子》 上海商务印书馆一九三六年印《四部丛刊》本

春秋·商鞅《商君书》 中华书局一九八零年重印世界书局《诸子集成》本

春秋·管仲《管子》 上海商务印书馆一九三六年印《四部丛刊》本

战国·庄周《庄子》 中华书局一九八零年重印世界书局《诸子集成》本

战国·墨翟《墨子》 上海古籍出版社一九八七年影印文渊阁本

战国·荀况《荀子》 中华书局一九八零年重印世界书局《诸子集成》本

战国·韩非《韩非子》 中华书局一九八零年重印世界书局《诸子集成》本

战国·吕不韦《吕氏春秋》 上海商务印书馆一九三六年印《四部丛

刊》本

战国·列御寇《列子》 中华书局一九八五年排印本

战国·左丘明《国语》 商务印书馆一九五八年印本

汉·刘安《淮南子》 上海古籍出版社一九八七年影印文渊阁本

汉·刘向辑《楚辞》 中华书局一九八六年印本

汉·高诱补注《战国策》 商务印书馆一九五八年印本

汉·戴德《大戴礼记》 上海商务印书馆一九三六年印《四部丛刊》本

东汉·王充《论衡》 上海商务印书馆一九三六年印《四部丛刊》本

晋·郭璞注《山海经》 上海商务印书馆一九三六年印《四部丛刊》本

东晋·葛洪《抱朴子》 中华书局一九八零年重印世界书局《诸子集成》本

北朝魏·贾思勰《齐民要术》 上海商务印书馆一九三六年印《四部丛刊》本

南朝宋·刘义庆《世说新语》 上海商务印书馆一九三六年印《四部丛刊》本

南朝梁·刘勰《文心雕龙》 上海商务印书馆一九三六年印《四部丛刊》本

南朝梁·宗懔《荆楚岁时记》 中华书局一九三六年印《四部备要》本

南朝梁·萧统《文选》 中华书局一九八七年影印涵芬楼六臣注本

唐·欧阳询《艺文类聚》 中华书局一九六五年印本

唐·段成式《酉阳杂俎》 中华书局一九八一年印本

唐·韩愈《昌黎集》 中华书局一九三六年印《四部备要》本

宋·李昉《太平御览》 中华书局一九八五年影印宋本

宋·张君房《云笈七签》 文物出版社一九八七年影印《道藏》本

日·丹波康赖《医心方》 人民卫生出版社一九五五年据日本安政元年医学馆本影印本

唐·王焘《外台秘要》 人民卫生出版社一九五五年据经余居本影印本

汉·《黄帝内经素问》 人民卫生出版社一九五六年据明顾从德翻刻宋本影印本

汉·《灵枢经》 人民卫生出版社一九五六年据明赵府居敬堂本影印本

汉·《难经》 人民卫生出版社一九五六年据《佚存丛书》影印《难经集注》本

晋·皇甫谧《针灸甲乙经》 人民卫生出版社一九五六年据明刻《医统正

脉》本影印本

　　隋·杨上善《黄帝内经太素》　人民卫生出版社一九五五年据兰陵堂仿宋嘉祐本影印本

　　晋·王叔和《脉经》　人民卫生出版社一九五六年据元广勤书堂本影印本

　　东汉·张仲景《伤寒论》　人民卫生出版社一九五六年据明赵开美刻《仲景全书》影印《注解伤寒论》本

　　东汉·张仲景《金匮玉函经》　人民卫生出版社一九五五年据清康熙丙申(一七一六年)上海陈氏刻本影印本

　　东汉·张仲景《金匮要略方论》　人民卫生出版社一九五六年据赵开美刻《仲景全书》本影印本

　　东汉·华佗《中藏经》　商务印书馆一九五六年据清孙星衍《平津馆丛书》本排印本

　　晋·葛洪《肘后备急方》　人民卫生出版社一九五六年据明万历刊本影印本

　　齐·龚庆宣《刘涓子鬼遗方》　人民卫生出版社一九五六年据仿宋刻本影印本

　　隋·巢元方《诸病源候论》　人民卫生出版社一九五五年据清《周氏医学丛书》本影印本

　　梁·陶弘景《本草经集注》　上海群联出版社一九五五年据《吉石庵丛书》本影印本

　　唐·苏敬《新修本草》　上海卫生出版社一九五七年据德清傅氏《籑喜庐丛书》本影印本

　　宋·唐慎微《证类本草》　人民卫生出版社一九五七年据金张存惠晦明轩本影印本

　　《马王汉墓帛书》　文物出版社印本

　　南朝宋·雷敩《雷公炮炙论》　江苏科技出版社印本

　　宋·王怀隐《太平圣惠方》　人民卫生出版社一九五八年影印本

　　宋·严用和《严氏济生方》　人民卫生出版社印本

　　宋·陈自明《妇人大全良方》　上海科技出版社一九五八年印本

　　明·李时珍《本草纲目》　人民卫生出版社一九五七年印本

　　明·方有执《伤寒论条辨》　人民卫生出版社一九五七年影印本

　　清·吴谦《医宗金鉴》　人民卫生出版社一九五七年影印本

清·尤怡《伤寒贯珠集》 上海科技出版社一九五九年印本

清·喻昌《尚论篇》 上海锦章书局石印本

清·柯琴《伤寒来苏集》 上海锦章书局石印本

清·舒诏《舒氏伤寒集注》 上海千顷堂书局印本

清·张璐《千金方衍义》 上海中原书局一九三〇年石印本

清·张骥《唐本千金方第一序例注》 双流张氏刻本

清·张玉书《康熙字典》 上海书店影印本

《中华大字典》 中华书局一九七八年影印本

《汉语大字典》 四川、湖北辞书出版社一九八六年印本

《中药大辞典》 上海科技出版社一九八六年印本

《中医大辞典》 人民卫生出版社一九八一年印本